尿液标志物学

主编 黄 山 田晓滨 陈 辉 查 艳

科学出版社
北京

内 容 简 介

本书全面系统地介绍了尿液标志物学的理论基础、研究与应用进展、与相关交叉学科的关系、与全身多器官和多系统疾病关联的多种尿液生物标志物的生物学特点、最新检验方法及临床应用等相关知识，目的是让广大医学工作者对尿液标志物学的基础研究和临床应用有一个系统的了解，旨在推动尿液标志物学在临床疾病的诊断、治疗和研究方面的发展。本书既注重实用性，也兼顾理论性，可供肾内科、泌尿外科、儿科、急诊科、呼吸与危重医学科、肿瘤科、心内科、神经科、检验科临床工作者参考，也可供基础医学科研工作人员和高等医学院校师生参考。

图书在版编目(CIP)数据

尿液标志物学/黄山等主编. —北京：科学出版社，2018.6

ISBN 978-7-03-057551-7

Ⅰ. ①尿… Ⅱ. ①黄… Ⅲ. ①尿液检验－生物标志化合物 Ⅳ. ①R446.12

中国版本图书馆 CIP 数据核字(2018)第 100464 号

责任编辑：程晓红 / 责任校对：张怡君

责任印制：徐晓晨 / 封面设计：吴朝洪

科学出版社出版

北京东黄城根北街 16 号

邮政编码：100717

http://www.sciencep.com

北京建宏印刷有限公司印刷

科学出版社发行 各地新华书店经销

*

2018 年 6 月第 一 版 开本：787×1092 1/16

2019 年 6 月第二次印刷 印张：30

字数：767 000

定价：135.00 元

（如有印装质量问题，我社负责调换）

编著者名单

主　编　黄　山　田晓滨　陈　辉　查　艳

副主编　许　健　达静静　袁　静　冯勤颖

编　者　(以姓氏笔画为序)

王仕敏　王欲舟　龙艳君　田　禾　田茂露
田晓滨　冉　燕　冯勤颖　皮明婧　达静静
向　丽　刘　丽　刘　璐　许　健　孙　翼
苏凤粃　李　倩　杨　霞　杨宇齐　吴　静
吴立波　何　珊　何平红　佟小雅　余芳芳
沈　燕　宋晓钰　张　茜　张　栋　张维贞
陈　洁　陈　爽　陈　辉　陈立东　陈运芬
林　鑫　林建明　林贵州　周志文　周信忠
周朝敏　赵　强　赵健秋　胡　英　胡杉杉
查　艳　俞佳丽　饶玲玲　贺　蓉　袁　静
聂　杰　黄　山　黄　霞　黄斗全　黄芃铖
崔梦笔　彭艳哲　董　蓉　程世平　曾　雯
谢　莹

序

对于疾病的研究，生物标志物一般是指可供客观测定和评价的一个普通生理或病理或治疗过程中的具有某种特征性的生化指标，通过对其测定可以获知机体当前所处生物学过程中的进程。检查一种疾病特异性的生物标志物，对于疾病的鉴定、早期诊断，以及预防、治疗过程中的监控可能起到帮助作用。寻找和发现有价值的生物标志物已经成为目前研究的一个重要热点。

尿液是人类和脊椎动物为了新陈代谢的需要，经由泌尿系统及尿路排出体外的液体排泄物，蕴藏了人体健康、疾病、饮食与环境污染物接触等方面的关键信息。早在公元前 5 世纪，Hermogenes 就指出尿液的颜色及其他性质可能与某些特定的疾病相关。作为体液重要组成部分之一的尿液，在寻找疾病标志物方面具有很大的理论优势，能反映泌尿系统及整个机体的生理和病理生理状态。

近年来，随着生物组学技术的兴起与发展，使用生物组学的方式在尿液中寻找疾病标志物的研究越来越受到重视。生命信息学已经深入到后基因组时代的蛋白质组学、功能基因组学等，更为广泛地出现了代谢组学、激酶组学、免疫组学等。在尿液这种极其复杂的生物流体中，同样具备上述属性，而且呈现良好的发展势头。大数据时代的到来，生物技术与信息技术的融合，产生了与尿液标志物学有关的海量大数据，为精准医学的发展提供了丰富的数据源，极大地丰富和整合了医学数据信息，为整个人类医学卫生事业的发展提供了良好的数据源保障。

《尿液标志物学》一书从生物化学的角度出发，详细阐述了人体疾病与尿液标志物的关系及临床应用价值，旨在充分挖掘无创性尿液生物标志物在全身各系统疾病的早期诊断、疗效评估及转归结局中的应用价值，提出尿液标志物学这个全新的概念，为全身各系统疾病的诊断和治疗另辟蹊径，值得借鉴。同时，尿液标志物学这门学科必将成为新兴的科学，在不久的将来，必定造福于人类。

中华医学会检验医学分会主任委员
解放军总医院检验中心主任 王成彬 教授

2018 年 3 月

前 言

尿液因获取方便、操作无创、不受稳态调节及生物学信息丰富等优势而成为预警疾病标志物的优质资源。迄今为止，已经在正常尿液中发现了包括蛋白质、核酸、激素，以及体内代谢终产物等 3000 多种化学成分，提示尿液是一种极其复杂的生物流体，能反映泌尿系统及整个机体的生理和病理生理状态。随着生物组学技术的发展和大数据技术的应用，催生了“尿液标志物学”这个学科的诞生，产生了与尿液标志物学有关的海量大数据，尿液标志物学越来越受到临床医学和基础医学的重视。

本书从“尿液标志物学”这个概念出发，结合相关的交叉学科，系统地阐述了尿液标志物的基础和临床相关知识，旨在充分挖掘无创性尿液生物标志物在全身各系统疾病的早期诊断、疗效评估及转归结局中的应用价值，以推动尿液标志物学的发展和应用。本书既注重临床，也不脱离基础，还兼顾相关的检验技术，是一部实用性兼理论性的医学专著。

我们十分感谢为本书写了精彩序言的王成彬教授。感谢贵州省人民医院各位领导对本书的精心指导和关心，感谢贵州省人民医院临床检验中心和肾内科全体工作人员的大力支持。

尽管我们做了最大的努力，但是由于水平有限，书中若存在缺漏之处，敬请各位专家和同行批评指正。

主 编

2018 年 3 月

目 录

第1章

尿液生物标志物概论

第一节 尿液生物化学的提出

生物化学(biochemistry)一词出现在约19世纪末、20世纪初,但其起源可追溯得更远,早期是生理学和化学的一部分。例如18世纪80年代,拉瓦锡证明呼吸与燃烧一样是氧化作用,与此同时科学家又发现光合作用本质上是植物呼吸的逆过程。又如1828年,沃勒首次在实验室中合成了一种有机物——尿素,打破了有机物只能靠生物产生的观点,给"生机论"以重大打击。1860年,巴斯德证明发酵是由微生物引起的,但他认为必须有活的酵母才能引起发酵。1897年,毕希纳兄弟发现酵母的无细胞抽提液可进行发酵,证明没有活细胞也可进行复杂的生命活动,终于推翻了"生机论"。因此,生物化学被定义为研究生命物质的化学组成、结构及生命活动过程中各种化学变化的基础生命科学。

生物化学对其他各门生物学科的深刻影响首先反映在与其关系比较密切的细胞学、微生物学、遗传学、生理学等领域。通过对生物高分子结构与功能进行深入研究,揭示了生物体物质代谢、能量转换、遗传信息传递、光合作用、神经传导、肌肉收缩、激素作用、免疫和细胞间通信等众多奥秘,使人们对生命本质的认识跃进到一个崭新的阶段。生物化学若以不同的生物为对象,可分为动物生化、植物生化、微生物生化、昆虫生化等。若以生物体的不同组织或过程为研究对象,则可分为肌肉生化、神经生化、免疫生化、生物力能学等。因研究的物质不同,又可分为蛋白质化学、核酸化学、酶学等分支。研究各种天然物质的生物功能的学科称为生物有机化学,研究各种无机物的生物功能的学科则称为生物无机化学或无机生物化学。20世纪60年代以来,生物化学与其他学科融合产生了一些边缘学科,如生化药理学、古生物化学、化学生态学等;或按应用领域不同,分为医学生化、农业生化、工业生化、营养生化等。

迄今为止,在正常尿液中共发现了包括蛋白质、核酸、酶、激素及体内代谢终产物等共3079种化学物质,提示尿液是一种极其复杂的生物流体。尿液因获取方便、操作无创、不受稳态调节及生物学信息丰富等优势,已成为预警疾病标志物的优质来源。随着生物组学技术的进步,大规模研究尿液生物分子表达谱及应用生物组学技术研究尿液疾病标志物得到快速发展,发现了很多尿液生物标志物,但目前缺乏对尿液生物化学的系统阐述。因此,本书首次提出"尿液生物化学",从生物化学的角度出发,详细阐述了尿液的化学组成、尿液生物大分子物质的结构与功能、检测技术及临床应用价值,旨在充分挖掘无创性尿液生物标志物在全身各系统疾病的早期诊断、疗效评估及转归结局中的应用价值,为尿液的整合医学提供理论依据。

第二节　尿液生物化学的重要内容

一、尿液的组成

尿液是人类和脊椎动物为了新陈代谢的需要，经由泌尿系统及尿路排出体外的液体排泄物，蕴藏了人体健康、饮食与环境污染物接触等方面的关键信息。尿液在医学研究方面的历史已有 3000 多年。早在远古时期，人们就了解到尿液的颜色、黏稠度、尿量与疾病的变化有关。古印度的医生将尿液倒在地上观察，如果这种尿液能够招来蚂蚁，说明这种尿液是患痈患者排出的"蜜尿"，这可能是人们最早知道尿液中含有糖的检测方法。公元前 400 年，古希腊名医希波克拉底注意到发热时成人及儿童尿液颜色和气味的变化，指出尿液检测对健康人和患者有重要作用。公元 1000 年，波斯名医伊斯梅尔总结了对尿液研究的 7 个方面，包括颜色、黏稠度、尿量、透明度、沉淀物、气味和泡沫等。因此，确定尿液的化学成分，对于有针对性地改善人体健康具有长远影响。

迄今为止，加拿大艾伯塔大学戴维・威舍特研究小组利用多种先进的分析化学技术，经过 7 年多的研究并结合文献资料，对 22 名健康志愿者的尿液进行分析检测，共发现了 3079 种化学物质，包括蛋白质、核酸及体内代谢的最终产物等。戴维・威舍特教授指出："尿液是一种极其复杂的生物流体。我们没想到会有这么多种不同的化学物质进入尿液。"他说，目前多数尿检只检测六七种化学成分，多数医学教科书也仅列出尿液中的 50～100 种化学成分，而这项研究则将名单扩充了 30 倍。研究人员表示，这一成果将使利用尿液而非血液或组织切片的新一代医学检测技术成为可能，从而降低检测成本，耗时变短。现在，针对结肠癌、前列腺癌、腹腔疾病、溃疡性结肠炎、肺炎与器官移植排斥等新一代尿液诊断技术已进入开发过程或即将进入医院。

从这个分析来看，尿液的组成除水及无机盐外，主要还包括蛋白质、核酸及多种有生物学活性的小分子化合物，如维生素、激素、氨基酸及其衍生物、肽、核苷酸等。若从分子种类来看，就更复杂了。以蛋白质为例，人体内的蛋白质分子，据估计不少于 100 000 种。这些蛋白质分子中，极少与其他生物体内的相同。每一类生物都各有其一套特有的蛋白质，它们都是些大而复杂的分子。其他大而复杂的分子，还有核酸、糖类、脂类等，它们的分子种类虽然不如蛋白质多，但也是相当可观的。这些大而复杂的分子称为"生物分子"，经过人体新陈代谢或疾病状态时的丢失或消耗，汇聚在尿液中。生物体不仅由各种生物分子组成，也由各种各样有生物学活性的小分子所组成，足见生物体在组成上的多样性和复杂性。

大而复杂的生物分子在体内也可降解到非常简单的程度。当生物分子被水解时，即可发现构成它们的基本单位，如蛋白质中的氨基酸、核酸中的核苷酸、脂类中的脂肪酸及糖类中的单糖等。这些小而简单的分子可以看作是生物分子的构件，或称作"构件分子"，亦可存在于尿液之中，与大分子物质共存。它们的种类为数不多，在每一种生物体内基本一样。实际上，生物体内的生物分子仅仅由几种构件分子借共价键连接而成。由于组成一个生物分子的构件分子的数目多，它的分子就大；因为构件分子不止一种，而且其排列顺序又可以是各种各样，由此而形成的生物分子的结构就相对复杂。不仅如此，某些生物分子在不同情况下还会具有不同的立体结构。构件分子在生物体内的新陈代谢中按一定的组织规律，互相连接，依次逐步形成生物分子、亚细胞结构、细胞组织或器官，最后在神经及体液的沟通和联系下，形成一个有生命的整体。

二、尿液的代谢与调控

新陈代谢由合成代谢和分解代谢组成，前者是生物体从环境中取得的物质，转化为体内新的物质的过程，也称为同化作用；后者是生物体内的原有物质转化为环境中的物质，也称为异化作用。同化和异化的过程都由一系列中间步骤组成。中间代谢就是研究其中的化学途径。如糖原、脂肪和蛋白质的异化是各自通过不同的途径分解成葡萄糖、脂肪酸和氨基酸，然后再氧化生成乙酰辅酶 A，进入三羧酸循环，最后生成二氧化碳。新陈代谢是在生物体的调节控制下有条不紊地进行的。这种调控有 3 条途径：①通过代谢物的诱导或阻遏作用控制酶的合成。这是在转录水平的调控，如乳糖诱导乳糖操纵子合成有关的酶。②通过激素与靶细胞的作用，引发一系列生化过程，如环腺苷酸激活的蛋白激酶通过磷酰化反应对糖代谢的调控。③效应物通过别构效应直接影响酶的活性，如终点产物对代谢途径第一个酶的反馈抑制。生物体内绝大多数调节过程是通过别构效应实现的。

尿液代谢是关于定量描述生物内源性代谢物质的整体及其对内因和外因变化应答规律的研究。其中心任务包括：①对内源性代谢物质的整体及其动态变化规律进行检测、量化和编录；②确定此变化规律和生物过程的有机联系。就细胞系统而言，不仅存在细胞自身的代谢物质组成问题和细胞之间代谢物质交换的问题，也存在代谢过程中所发生的位点问题。因此，简单地分析代谢物质的总组成（即代谢组）缺乏“整体论”所要求的全面性，其意义有一定的局限性。研究代谢产物谱变化的代谢组学可提供生物过程中的完整信息。

代谢组学属于全局系统生物学研究方法，便于对复杂体系的整体进行认识。系统生物学研究就是要将给定生物系统的基因、转录、蛋白质和代谢水平所发生的事件、相关性及其对所涉及生物过程的意义进行整体性认识。我们已经发现，DNA、mRNA 等核酸分子及蛋白质的存在为生物过程的发生提供了物质基础（但这个过程有可能不发生），而尿液代谢物质所反映的是已经发生了的生物学事件。因此，研究尿液的代谢是对一个生物系统进行全面认识不可或缺的一部分，是全局系统生物学的重要基础，也是系统生物学的一个重要组成部分。

例如，一个正常工作的人体包括“人体”本身和与之共同进化而来且共生的消化道微生物群体（或称菌群），孤立地研究“人体”本身的基因、转录子及蛋白质当然可以为人们认识人体生物学提供重要信息，但无法提供使人体正常工作不可缺少的菌群的信息。人体尿液的代谢组却携带着包括菌群在内的每一个细胞的信息，因此代谢组学方法对研究如人体这样复杂的进化杂合体十分有效。正因为如此，尿液代谢组学已经广泛应用到了包括药物研发、分子生理学、分子病理学、基因功能组学、营养学、环境科学等重要领域。

三、尿液生物大分子的结构与功能

生物大分子的功能多样性与它们特定的结构关系密切。蛋白质的主要功能有催化、运输和储存、机械支持、运动、免疫防护、接受和传递信息、调节代谢和基因表达等。由于结构分析技术的进展，使人们能在分子水平上深入研究它们的各种功能。酶的催化原理的研究是这方面突出的例子。蛋白质分子的结构分为 4 个层次，其中二级和三级结构间还可有超二级结构，三、四级结构之间可有结构域。结构域是一个较紧密的具有特殊功能的区域，连结各结构域之间的肽链有一定的活动余地，允许各结构域之间有某种程度的相对运动。蛋白质的侧链更是无时无刻不在快速运动之中。蛋白质分子内部的运动性是它们执行各种功能的重要基础。20世纪80年代初出现的蛋白质工程，通过改变蛋白质的结构基因，获得在指定部位经过改造的蛋白质分子。这一技术不仅为研究蛋白质的结构与功能的关系提供了新的途径，而且也开辟了按一定要求合成具有特定功能的、新的蛋白质的广阔前景。

核酸的结构与功能研究为阐明基因的本质，了解生物体遗传信息的流动作出了贡献。碱基配对是核酸分子相互作用的主要形式，这是核酸作为信息分子的结构基础。脱氧核糖核酸的双螺旋结构有不同的构象，J. D. 沃森和 F. H. C. 克里克发现的是 B-结构的右手螺旋，后来又发现了称为 Z-结构的左手螺旋。DNA 还有超螺旋结构。这些不同的构象均有其功能上的意义。核糖核酸包括信使核糖核酸（mRNA）、转移核糖核酸（tRNA）和核糖体核糖核酸（rRNA），它们在蛋白质生物合成中起着重要作用。新近发现个别的 RNA 有酶的功能。

基因表达的调节控制是分子遗传学研究的一个中心问题，也是核酸的结构与功能研究的一个重要内容。人体内估计超过 1/3 的细胞转录组受 miRNA 调节，虽然数目相对不多（<2000 种），但在常见的组织和体液中 miRNA 有很高的稳定性，miRNA 表达增殖的潜力可准确辅助定量分析与分散的组织类型和疾病状态有定位关系的 miRNA，从而作为一个诊断新工具。有研究认为外泌体是转运 miRNA 的细胞结构基础。外泌体是纳米级别的细胞单层膜结构，可由机体多种类型细胞释放，并广泛分布于尿液、唾液、血浆、乳汁等体液中（图 1-1）。外泌体可携带多种 mRNA、miRNA 和蛋白质，参与细胞间通信，重启免疫系统、血管新生、肿瘤细胞生长等过程。在肿瘤或疾病中，这些分子都可以作为生物标志物。miRNA 也是重要的调节分子，涉及细胞生长全过程，如时序发育、干细胞分化和凋亡，可作为一种“肿瘤信号”。研究显示，miRNA 在病理发展中会快速从组织中释放入血，在血清、血浆、唾液和尿液中，这些胞外 miRNA 与肿瘤的不同病理状态有关。

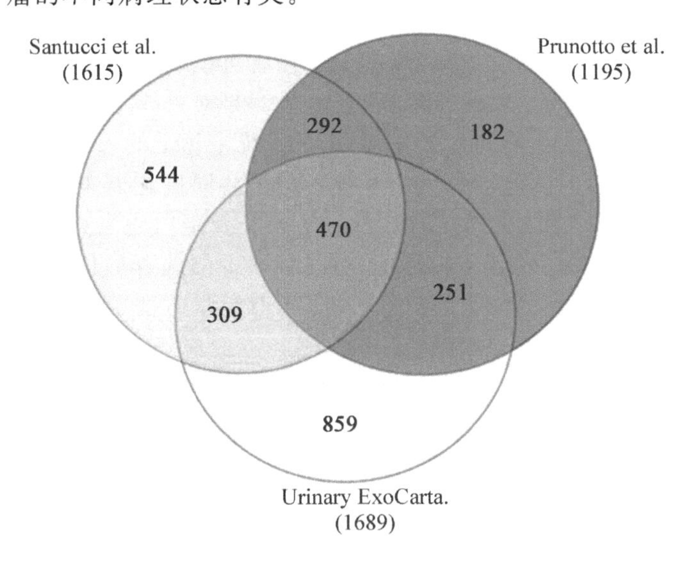

图 1-1 ExoCarta 数据库中已经发现的外泌体

注：图中数据显示 ExoCarta 数据库中已经发现的外泌体与 Santucci 等学者和 Prunotto 等学者发现的外泌体的交集

四、尿液中的“组学”

(一)尿液蛋白质组学

最新数据的人类尿蛋白质组数据库(Human Urinary Database,http://mosaiques-diagnostics.de/diapatpcms/mosaiquescms/front content.Php? id-cat=257)收录了 13 020 个尿液样品。其中发现人的生物标志物涉及的疾病主要有移植相关疾病(造血干细胞移植、肾移植、肝移植等),泌尿系统疾病(膀胱输尿管逆流、输尿管连接部梗阻、肾脏疾病、膜性肾小球肾炎、肾结石、IgA 肾病、局灶节段性肾小球硬化、糖尿病肾病、多囊性肾病、急性肾损伤、范科尼综合征、微小病变性肾病等),生殖系统疾病(良性前列腺增生症、先兆子痫、多囊卵巢综合征等),脑血管疾病(脉管炎、血栓形成、高血压、心力衰竭、1 型与 2 型糖尿病、冠状动脉疾病等),肿瘤(嗜铬细胞瘤、卡波西肉瘤、膀胱癌、肾癌、前列腺上皮内瘤变、前列腺癌、法布里病、动脉瘤、结肠癌、肺癌、卵巢癌等),免疫性疾病(系统性红斑狼疮、获得性免疫缺陷综合征、过敏性紫癜等),神经系统疾病及其他一些疾病(肺炎、丙型肝炎、胆道闭锁、老年痴呆症、目盲、重症监护病房患者)等。而在这些疾病中,每一种疾病相关的蛋白标志物少则几种,多则 1000 多种,而这些标志物并不特异性地代表某一种疾病,有研究者从肾移植慢性移植肾功能障碍的 18 个生物标志物中筛选出了一种诊断肾移植慢性移植肾功能障碍的蛋白,其敏感性和特异性也只有 93%和 65%。

目前,国内外关于病理情况下尿液中蛋白质的数据已经非常丰富,但由于个体间及个体内存在差异;早期小样本试验须经过大样本验证才能确定;再者由于试验条件所限,单个研究机构研究的样本数和疾病种类都比较有限,很难解决生理和疾病相关标志物的可信度和特异性的问题,因此需要建立数据共享平台。如上面提及的人类尿蛋白质组数据库,还有尿液蛋白质生物标志物数据库(Urinary Protein Biomarker Database,http://122.70.220.102/biomarker/),它是基于 PubMed 数据库公布的可以用于标记疾病的蛋白质建立的,其中涉及人类的 10 种癌症、31 种泌尿外科疾病和 15 种非泌尿道疾病;涉及动物的 21 种泌尿道疾病和 4 种非泌尿道疾病。再有胞外囊泡与外泌体数据库(Urinary Exosome Protein Database,http://dir.nhlbi.nih.gov/papers/lkem/exosome/),它是基于肾脏与电解质代谢实验室(Laboratory of Kidney and Electrolyte Metabolism,NHLBI)用两种质谱方法鉴定的外泌体蛋白质而建立的,其中包括 1600 种蛋白质。这些数据库的建立不仅可以解决数据的可靠性问题,通过数据的比较还可以确定某种疾病的特异性蛋白。

(二)尿液代谢组学

目前,代谢组学被认为是系统生物学的重要学科之一。严格地说,代谢组学是指某一生物体或细胞所有的代谢产物与基因组学、转录组学和蛋白质组学相对应,是一门通过对某一生物或细胞所有低相对分子质量的代谢产物进行定性和定量分析,并用以监测活细胞中化学变化的学科。其研究对象为体内所有相对分子质量小于 1000 的小分子代谢产物。著名学者 German 等曾在其文章中写道:“基因组学反映了什么是可以发生的,转录组学反映的是将要发生的,蛋白质组学指出了什么是赖以发生的,只有代谢组学才真正反映已经发生的。”

常用于代谢组学分析的生物分析技术包括光谱方法,如磁共振(NMR)、液相色谱(LC)、气相色谱(GC)、毛细管电泳(CE)和质谱(MS)联用的技术。其中 NMR 和 MS 是目前最常见的两种检测技术。应用生物分析技术获得原始数据后,需要对其进行分析,其一般模式识别方法主要包括主成分分析(PCA)、聚类分析(HCA)、偏最小二乘法(PLS)、偏最小二乘法-显著分析(PLS-DA)等。

第三节 尿液生物化学的理论意义

一、尿液含有丰富的疾病生物信息分子

尿液中包含了丰富的疾病标志物信息,在临床诊断中具有重要价值。尿液的颜色、性状、pH 常被用于辅助某些疾病的诊断与鉴别诊断。早在公元前 5 世纪,Hermogenes 就指出尿液的颜色及其他性质可能与某些特定的疾病相关。近年来,随着生物组学技术的兴起与发展,使用生物组学的方式在尿液中寻找疾病标志物的研究逐渐受到重视。

目前在尿液中寻找标志物的研究主要集中在泌尿系统疾病,如急性肾损伤、急性肾移植排斥反应、肾癌、膀胱癌、前列腺癌等。2003 年,有研究者用 SELDI-TOF-MS 的方式比较了正常人和肾细胞癌患者的尿液,发现了一些潜在的具有鉴别意义的蛋白信号。2004 年,也有学者使用二维凝胶电泳的方式比较了经前列腺按摩后的前列腺癌患者和良性前列腺增生患者的尿液蛋白质组,发现钙粒蛋白 Calgranulin B/MRP-14 可能是前列腺癌的潜在标志物。尿液蛋白质组学不仅在泌尿系统疾病标志物的研究中发挥了重要意义,在其他疾病的研究中也逐渐受到关注。2008 年,另外一位学者采用 CE-MS 的方式比较了冠心病患者和正常人的尿液蛋白质组,发现多种尿液多肽组合可以鉴别冠心病,敏感性和特异性分别为 98%和 83%。2009 年有学者用二维凝胶电泳分别分析了急性戊型肝炎与正常人的尿液蛋白质组,发现 α_1-微球蛋白(α_1-microglobulin)可能是潜在的疾病标志物。尿液蛋白的翻译后修饰信息(PTMs),如糖基化和磷酸化亦是潜在的疾病标志物信息。

此外,已有报道指出对于某些疾病而言,特定的标志物在尿液比在血液中有更好的诊断意义。如尿液中的 ADAM 12 和 MMP-9 水平可能与女性患乳腺癌的风险相关;尿液中锁链素(desmosine,DES)的升高可能与慢性阻塞性肺疾病的恶化相关。这些研究提示在尿液中寻找疾病标志物有着较好的应用前景。

二、尿液生物化学研究的优势

作为体液重要组成部分之一的尿液,在寻找疾病标志物方面具有很大的理论优势。尿液能反映泌尿系统及整个机体的生理和病理生理状态。与常用的研究样本——血液相比,尿液具有以下优势:①尿液可以完全无创、连续、大量收集。而血液收集是有创的,一般只在某个时间点采集,并且采血量有限制。这样在尿液中就更容易监测随时间改变的生物标志物量的变化。②血液有严格的稳态调节,理论上血液中发生的变化会通过各种各样的机制,如肝脏降解、肾脏或者其他器官排出被清除,大部分的变化信息在血液中存在时间不长。而变化的信息正是疾病标志物的本质。尿液则没有稳态调节,它可以累积种类更多、幅度更大的变化,机体的很多变化在尿液中很可能得到体现,这样更容易在尿液中找到疾病标志物。③尿液生物组信息含量丰富。尿液是最接近泌尿系统的体液,尿液生物组一部分来源于泌尿系统,一部分来源于血浆经肾小球滤过的产物。所以,尿液生物组不仅能直接反映泌尿系统的功能状态,还能够保留血浆的一些信息,并在一定程度上反映血液和整个机体的状态。④尿液蛋白质组的组

成复杂度相对较低，高丰度抑制效应不受高含量血浆白蛋白的影响，因此其中的低丰度蛋白（很有可能是潜在的疾病标志物）更容易得到鉴定。⑤有一些激素和细胞因子等相对分子质量相较小的蛋白在入血之后，会很快排泄进入尿液，这些蛋白在尿液中检测到的概率比在血液中要大很多。⑥与血液不同，尿蛋白可在较长时间内保持稳定。在尿液收集之前，尿中可能的蛋白降解过程已经完成。尿液在室温存放6h或4℃存放3d后，其蛋白组成没有明显变化。而血液收集过程常伴随着蛋白酶的激活，对血液的取样操作要求更为严格。在大规模处理血液样本时，操作因素带来的样本差异不容忽视。尿液则因其相对稳定、容易处理，操作因素导致的样本差异较小，实验数据较易分析，也更能反映样本的真实信息。

三、尿液生物化学的前景与展望

目前，生物标志物的研究并没有取得很多成果。人们主要关注的还是血液中的标志物，毕竟血液和所有的器官都联系紧密。有可能寻找标志物的地方不合适吗？有可能有更好的生物标志物金矿吗？

稳定的内环境是高等生物的生存优势。血液更倾向稳定，而尿液是血液经过肾脏而生成，尿液完全没有稳定的必要性和机制。一个被引入到血液的变化，会被肝、肾等器官利用各种机制将其在血液中的变化缩小，所以尿液有可能比血液更能体现这个引入的变化，当然这也决定了影响尿液的因素会有很多。除了所研究疾病的标志物，还有很多可能的干扰因素。影响尿液的因素越多，在生物标志物验证时就越需要大量的样本。由于尿液取得具有完全无创的特点，在技术上、伦理上取得样本不应该是瓶颈。尿蛋白质组样品能吸附在膜上，保存于干燥真空中，这使得样品的保存不仅简便而且经济，为像记录和保存病历一样，全面系统地保存患者的生物学样品提供了可能性，有利于提高后续标志物大规模验证的效率和产出标志物的质量。由于尿液和泌尿系统天然的直接关系，从尿液中寻找泌尿系统疾病的生物标志物可能是生物标志物领域最容易取得突破的地方。

除此之外，亦有尿液生物化学相关交叉学科的研究，已经突破了人们的常规思维而扩展出来。例如，2013年布里斯托实验室和英国巴斯大学的研究人员可以从尿液中获得能量，他们开发出了一种新的燃料电池，可以将尿液转化成电能。这种靠尿液充电的电池是一种“价格低廉，可再生，可保持碳平衡”的产品，它几乎不会造成任何浪费，而且其生产成本只有2英镑（约合人民币18.5元）左右。此外，专家表示现有型号的燃料电池能充满手机，不过与太阳能、风能和氢能相比，它还比较弱。但是，这些研究人员并没有放弃，正集中精力致力于尿液电池的改进中。2016年7月，比利时根特大学科学家新近研究发明了一种用太阳能把尿液变饮用水和肥料的机器，相关技术可用在农村和发展中国家。

记录病历为分析病历、提高医疗水平奠定了基础，曾经改变了20世纪医学的面貌。全面大规模地保存尿液蛋白质组为深入解读患者的尿液信息提供了基础。现在的分析技术水平正在快速提高，如果能有更多的研究人员参加这个潜在金矿的挖掘，也许会极大地加快个体医学的发展，改变下一个世纪医学研究和医学实践的面貌。

第四节　大数据及精准医疗在尿液生物化学研究中的作用

随着互联网、社交网络、物联网、云计算等新一代信息技术的应用和推广，大数据时代应运而生。大数据库中含有丰富的信息资源，其潜在价值越来越大，数据信息的提取和挖掘能力成为大数据时代的发展战略需求，需要利用多种数据挖掘工具来开发其潜在的有效价值，以促进多学科的发展和更新。医学的发展经历了传统医学和循证医学阶段，如今发展到以分子生物学为本质出发点，对疾病精准的预防、诊断和治疗的精准医学时代。作为现代医疗模式的革命和创新——精准医学及精准医疗时代的到来，挖掘和整合涵盖流行病学、预防医学、临床医学、康复医学、卫生经济学和医学分子生物学等多学科领域的大数据将成为精准医学发展的首要任务之一。通过大数据挖掘分析技术提取有效的价值，可以指导和制订出适合每位患者的精准的个体化预防和治疗方案，以期达到治疗效益最大化和医疗资源配置最优化。

大数据是指无法在一定时间内用传统数据库软件工具对其内容进行抓取、管理和处理的数据集合，大部分专业人士认为它是继云计算、物联网之后信息技术产业又一次颠覆性的技术变革产物。它有别于以往的"海量数据"，大数据不仅在于数据量大，更在于其具有数据类型繁多、价值密度低、处理速度快等属性特征。①数据量大。我国医疗卫生服务和各种医疗卫生信息系统产生了海量数据，以每个 CT 图像约 150MB 的数据、每个基因组序列文件约 750MB、每个标准病理图接近 5GB 计算，乘以我国人口数量和平均寿命，那么每个社区医院或中等规模制药企业均可以生成和累积达数个 TB 甚至数个 PB 级的结构化和非结构化数据。②类型繁多。医疗数据类型复杂，不仅限于电子病历中患者的基本数据、输入转出数据等结构化数据，还包括医学影像数据、临床实验室检测数据及互联网中存在的医学数据等海量的半结构化和非结构化数据。③价值密度低。目前大数据的价值存在稀疏的特点，价值密度的高低与数据总量的大小成反比，因此，须通过强大的机器算法和大数据处理技术来实行数据价值挖掘。④处理速度快。处理速度是大数据区分与传统数据分析最显著的特征，如在电子商务背景下，不管其采用批处理还是流处理方式，其衡量的是用户"交互点"，如网站响应速度、订单完成速度、产品和服务的交付速度等。假设交互点是一个黑盒子，一边吸入数据，经过黑盒子处理后，在另一边流出价值，那处理速度指的是吸入、处理和产生价值的速度。在医疗信息服务中可能包含大量在线或实时数据分析处理的需求。例如，临床决策支持中的诊断和用药建议、流行病学分析报表生成、健康指标预警等都需要更快的处理生成速度。因此，有大数据定义指利用常用软件工具捕获、管理和处理数据所耗时超过可容忍时间的数据集合。

当今人类产生的数据量远超过以往人类历史任何时代所产生的总和。数据的产生及来源大致经历了 3 个阶段：运营式系统阶段、用户原创内容阶段和感知式系统阶段。①在运营式系统阶段，数据库的出现使得数据管理的复杂程度大大降低，该阶段的数据往往伴随一定的运营活动而产生，并记录在数据库中，如在医疗服务过程中，对就医患者的信息登记和记录保存，该类数据的产生往往是被动的。②在用户原创内容阶段，互联网及 Web2.0 时代的诞生促使人类社会数据量再次飞跃，如社交网络、专业网站、信息平台建成后，人们愿意主动在网上发布思想见解、经验和经历等，医学中的专业数据网站、医疗信息平台可以收集大量的数据信息，如医疗事故信息的上报、统计；医生专业知识的交流和分享；医学科研数据的网络化交流和搜索等，这个阶段数据产生方式往往是主动的。③在感知式系统阶段，系统的广泛使用导致了数据信息的爆发，促进了大数据的产生。这个阶段人们多使用微小的带有处理功能的传感器，并通过这些设备来对整个社会活动的运转进行监管，源源不断地产生新数据，如在医疗行业中的远程会诊、医学教学视频、移动医疗技术产生和传输的实时数据等，这个阶段数据的产生方式多是自动的。因此，可以说大数据的产生伴随着电子信息和通信技术的发展，经历了被动、主动和自动3个阶段，它们构成了大数据的来源。医疗卫生“大数据”的数据资源包括医疗服务的医院信息系统(HIS)、电子健康档案系统(EHRs)、实验室信息系统(LIS)、医学影像信息系统(PACS)、放射信息系统(RIS)的数据等，医院与医保的结算与费用数据，医学研究的学术、社会、政府数据，医院药物采购与使用监管数据，居民的行为与健康管理数据，以及政府的人口与公共卫生数据，构成了医疗卫生领域大数据的初期数据资源。

至2003年完成“人类基因组计划”以来，医学诊断模式发生了革命性的变化，“基因组后科学”的发展又提出了新的目标——精准医学，2011年美国基因组学与生物医学界的智库发表了《迈向精准医学：建立生物医学与疾病新分类学的知识网络》。随着分子生物学和高通量基因测序技术的发展，促进尿液基因组学及基因组后的转录组学、蛋白质组、脂类组学、糖类组学、表观遗传学等多种“组学”进步，它们产生了与尿液生物化学有关的海量大数据，为社会精准医学的发展提供了丰富的数据源。随着现代信息技术的更新和世界全球一体化的推进，世界各国之间的信息网络平台建设得到了飞速发展，尤其是医疗卫生事业领域的信息交流更加密切，各种临床、科研、政府决策、分子生物学等医学信息的交流与共享，极大地丰富和整合了医学数据信息资源，为整个人类医学卫生事业的发展提供了良好的数据源保障。

主要参考文献

Abraham K, Monien B, Lampen A, 2017. [Biomarkers of internal exposure to toxicologically relevant contaminants in food]. Bundesgesundheitsblatt Gesundheitsforschung Gesundheitsschutz, 60(7): 761-767.

Alldred SK, Guo B, Takwoingi Y, et al, 2015. Urine tests for Down's syndrome screening[J]. Cochrane Database of Systematic Reviews, 12(12): CD011984.

Barreiro K, Holthofer H, 2017. Urinary extracellular vesicles. A promising shortcut to novel biomarker discoveries[J]. Cell and Tissue Research, 369(1): 217-227.

Beasley-Green A, 2016. Urine proteomics in the era of mass spectrometry[J]. Int Neurourol J, 20(Suppl 2): S70-S75.

Chen Z, Kim J, 2016. Urinary proteomics and metabolomics studies to monitor bladder health and urological diseases[J]. BMC Urol, 16(1): 1-13.

Chiu L, Wong E, DeAngelis C, et al, 2015. Use of urinary markers in cancer setting: A literature review[J]. J Bone Oncol, 4(1): 18-23.

Darwiche F, Parekh DJ, Gonzalgo ML, 2015. Biomarkers for non-muscle invasive bladder cancer: Current tests and future promise[J]. Indian J Urol, 31(4): 273-282.

Fendler A, Stephan C, Yousef GM, et al, 2016. The translational potential of microRNAs as biofluid markers of urological tumours[J]. Nat Rev Urol, 13(12): 734-752.

Franzen CA, Blackwell RH, Foreman KE, et al, 2016. Urinary exosomes: The potential for biomarker utility, intercellular signaling and therapeutics in urological malignancy[J]. J Urol, 195(5): 1331-1339.

Gasparri ML, Casorelli A, Bardhi E, et al, 2017. Beyond circulating microRNA biomarkers: Urinary microRNAs in ovarian and breast cancer[J]. Tumour Biol, 39(5): 1010428317695525.

Herreros-Villanueva M, Bujanda L, 2016. Non-invasive biomarkers in pancreatic cancer diagnosis: What we need versus what we have[J]. Ann Transl Med, 4(7): 134.

Junker K, Heinzelmann J, Beckham C, et al, 2016. Extracellular vesicles and their role in urologic malignancies [J]. Eur Urol, 70(2): 323-331.

Kalantari S,Jafari A,Moradpoor R,et al,2015. Human urine,proteomics:Analytical techniques and clinical applications in renal diseases[J]. Int J Proteomics,2015:782798.

Kersten E,Paun CC,Schellevis RL,et al,2018. Systemic and ocular fluid compounds as potential biomarkers in age-related macular degeneration[J]. Surv Ophthalmol,63(1):9-39.

Klein J,Bascands JL,Mischak H,et al,2016. The role of urinary peptidomics in kidney disease research[J]. Kidney Int,89(3):539-545.

Kuiken NSS,Rings EHHM,Blijlevens NMA,et al,2017. Biomarkers and non-invasive tests for gastrointestinal mucositis[J]. Support Care Cancer,25(9):2933-2941.

Lamb LE,Bartolone SN,Kutluay SB,et al,2016. MB. Advantage of urine based molecular diagnosis of Zika virus[J]. Int Urol Nephrol,48(12):1961-1966.

Lindsay A,Costello JT,2017. Realising the potential of urine and saliva as diagnostic tools in sport and exercise medicine[J]. Sports Med,47(1):11-31.

Liu E,Nisenblat V,Farquhar C,et al,2015. Urinary biomarkers for the non-invasive diagnosis of endometriosis [J]. Cochrane Database Syst Rev,(12):CD012019.

Oshikawa S,Sonoda H,Ikeda M,2016. Aquaporins in urinary extracellular vesicles (Exosomes)[J]. Int J Mol Sci,17(6) 957.

Raimondo F,Cerra D,Magni F,et al,2016. Urinary proteomics for the study of genetic kidney diseases[J]. Expert Rev Proteomics,13(3):309-324.

Rajpal S,Alshawabkeh L,Opotowsky AR,2017. Current role of blood and urine biomarkers in the clinical care of adults with congenital heart disease[J]. Curr Cardiol Rep,19(6):50.

Santucci L,Bruschi M,Candiano G,et al,2016. Urine proteome biomarkers in kidney diseases. I. Limits,perspectives,and first focus on normal urine[J]. Biomark Insights,11:41-48.

Sarosiek I,Schicho R,Blandon P,et al,2016. Urinary metabolites as noninvasive biomarkers of gastrointestinal diseases:A clinical review[J]. World J Gastrointest Oncol,8(5):459-65.

Shi H,Li X,Zhang Q,et al,2016. Discovery of urine biomarkers for bladder cancer via global metabolomics[J]. Biomarkers,21(7):578-588.

Tosoian JJ,Ross AE,Sokoll LJ,et al,2016. Urinary biomarkers for prostate cancer[J]. Urol Clin North Am,43(1):17-38.

Toyo'oka T,2016. Diagnostic approach to disease using non-invasive samples based on derivatization and LC-ESI-MS/MS[J]. Biol Pharm Bull,39(9):1397-411.

Vacchi-Suzzi C,Kruse D,Harrington J,et al,2016. Is urinary cadmium a biomarker of long-term exposure in Humans? A Review[J]. Curr Environ Health Rep,2016,3(4):450-458. Review. Erratum in:Curr Environ Health Rep,3(4):493-494.

van de Vrie M,Deegens JK,Eikmans M,et al,2017. Urinary microRNA as biomarker in renal transplantation [J]. Am J Transplant,17(5):1160-1166.

Van JA,Scholey JW,Konvalinka A,2017. Insights into diabetic kidney disease using urinary proteomics and bioinformatics[J]. J Am Soc Nephrol,28(4):1050-1061.

Wu P,Cao Z,Wu S,2016. New progress of epigenetic biomarkers in urological cancer[J]. Dis Markers,2016:9864047.

第 2 章

尿液生物标志物的检测与相关技术

第一节　尿液常规检验

尿液是机体内具有重要意义的体液。尿液常规检查是临床基础检验(常规检查)的重要内容之一;是临床上重要的过筛检查手段之一;是评估肾脏疾病最常用的和不可取代的首选检验项目之一;是普及和应用面非常广泛的实验内容之一;是操作简便、快速,无须昂贵仪器,费用低廉,易于取得,无痛的检查方法之一。尿液常规检查,也称尿液一般检查,在国内外常将其称为尿液分析(urinalysis)。《中华检验医学大辞典》对尿液分析的定义为:“用目测、理学、化学、显微镜及其他仪器对尿液标本进行分析,以达到对泌尿、循环、肝、胆、内分泌系统等疾病进行诊断、疗效观察及预后判断等的目的。”

一、标本收集

尿标本必须置于清洁、干燥的容器,标本务求新鲜,并及时送检。常规收集尿液 100～200ml,可随时留尿,但以晨尿为最好。成年女性避开月经期,留取中段尿。细菌培养应清洁外阴,留中段尿或导尿,必要时膀胱穿刺取尿。糖尿病患者应空腹留尿,否则须注明时间。做尿沉渣计数,成年女性留尿前认真冲洗外阴,防止白带混入,并加入防腐剂。

二、常规检查

1. *24h 尿量*　尿量主要与饮水和排汗有关。正常成人 24h 尿量为 500～2500ml,儿童可为成人的 2～3 倍。

临床意义:

(1)尿量增多:24h 尿量＞3000ml 称多尿。

①生理性:大量饮水、饮酒、精神紧张、受凉或输液过多,多为暂时多尿。

②抗利尿激素性多尿:因垂体分泌抗利尿激素(ADH)不足或肾小管对 ADH 反应性降低,造成持续性低比重多尿,尿量常超过 4000ml/24h。

③溶质性利尿:尿中含过多的葡萄糖、电解质、尿素等溶质,如糖尿病、使用脱水剂等,致高比重或正常比重性多尿。

④病理性多尿:慢性肾炎、肾盂肾炎后期、尿崩症等。肾移植后也可多尿。

(2)尿量减少:成人尿量低于 4000ml/24h 或低于 17ml/h 称少尿;低于 100ml/24h 则称无尿。

①肾前性少尿:休克、心力衰竭(心衰)、失水及有效血容量减少致肾小球滤过不足而少尿。

②肾性少尿：各种肾实质病变可致肾性少尿，如急性肾炎、严重烧伤、肝硬化腹水等。

③肾后性少尿：因结石、尿路狭窄、肿瘤压迫致尿路梗阻等。因排尿功能障碍者，又称假性少尿。

(3)尿闭：24h 尿量＜100ml。见于肾炎急性期、急性肾衰竭、尿路梗阻等。

2. 尿液外观

(1)血尿：观察 10 个/HP，平均红细胞数＞3 个/HP 称血尿。仅在显微镜下查出红细胞为镜下血尿；若出血量超过 1ml，尿可呈淡红色、洗肉水色或血样，称肉眼血尿。

临床意义：①血尿见于肾小球肾炎、泌尿系结核、感染、多囊肾、结石、肿瘤、创伤、血管病、血小板减少等疾病，剧烈运动偶可致一过性血尿。②服用利福平类药可使尿呈砖红色，应与血尿相区别。

查血尿来源，可行尿三杯试验，即在一次排尿过程中分别收集初、中、末段尿，分别查红细胞。初段血尿提示来自尿道；末段血尿可能为膀胱三角区或前列腺病变；全程血尿提示肾、输尿管或膀胱病变。

(2)乳糜尿和脂肪尿：尿中混有淋巴液而呈稀牛奶状称乳糜尿，并同时混有血液称乳糜血尿；尿中出现脂肪小滴称脂肪尿。

临床意义：①乳糜尿及乳糜血尿，见于丝虫病、腹腔淋巴结核、肿瘤压迫胸导管和腹腔淋巴管等。②脂肪尿，见于脂肪挤压伤、骨折、肾病综合征(NS)、肾小管变性等。

3. 尿液气味　久置尿有氨臭味，若见于新鲜尿则见于膀胱炎或尿潴留；有机磷中毒尿呈蒜臭味；酮症酸中毒尿呈烂苹果味；丙酮酸尿呈鼠臭味。

三、尿液显微镜镜检形态检测

1. 红细胞　玻片法平均 0～3 个/HP，定量 0～5 个/μl 尿。

在碱性尿中红细胞边缘不规则；高渗尿中因脱水皱缩，呈表面带刺、颜色较深的桑葚状；低渗尿中因吸水胀大，并可有血红蛋白逸出，呈大小不等的空环状，称红细胞淡影；经肾小球滤出的红细胞变化较大，呈多形性，特别是有胞膜向外或内、大小不一突起的刺形红细胞；其他来源者则形态较均一。

2. 白细胞和脓细胞　玻片法平均 0～5 个/HP，定量 0～10 个/μl 尿。可作为泌尿系感染的依据。

3. 上皮细胞

(1)肾小管上皮细胞：尿中无此细胞，一经出现即表示肾小管发生病变。成团出现多见于肾小管坏死病变，如急性肾小管坏死性肾炎、NS、肾小管间质性炎症等；慢性肾小球肾炎时肾小管皮细胞可发生脂肪变性，胞质中有多个脂肪颗粒，称脂肪颗粒细胞。若肾小管上皮细胞中出现含铁血黄素颗粒，提示慢性充血性病变如慢性心衰、肾梗死。肾移植后持续存在排斥反应。

(2)移行上皮细胞：尿中无或偶见。若较多出现甚至成片脱落，表明肾盂致尿道炎性或坏死病变。中层移行上皮细胞增多提示肾盂肾炎。

(3)复层扁平上皮细胞：又称鳞状上皮细胞。尿中大量出现或片状脱落且伴白细胞、脓细胞，见于尿道炎。

4. 管型尿　尿中管型形成的条件：①尿中有白蛋白，远端小管上皮细胞分泌的 T-H 蛋白等蛋白质，为形成管型的基质；②肾小管仍有浓缩和酸化功能，前者使蛋白成分浓缩，后者促进蛋白变性凝聚；③仍存在交替开放的肾单位，处于休息状态的肾单位有足够的时间形成管型。

(1)透明管型：主要由T-H蛋白、白蛋白、氯化钠构成。正常尿中平均为0～1个/LP，剧烈运动后，高热、心衰者见少量。如量大，特别是复合透明管型，则见于肾小球肾炎、NS、肾盂肾炎、恶性高血压、使用氨基糖苷类抗生素等药物中毒。出现复合性透明红细胞管型、透明白细胞管型，分别是肾出血和肾炎的标志；复合性透明脂肪管型则是NS的重要标志物。

(2)颗粒管型：运动后，发热，脱水时偶见。大量出现表明肾小球炎性病变。粗颗粒管型提示慢性肾小球肾炎、NS、药物中毒致肾小管损害。

(3)细胞管型

①肾小管上皮细胞管型：在各种原因所致的肾小管损伤时出现，如急性肾小管坏死、肾淀粉样变性、肾移植排斥反应、妊娠中毒症、药物及重金属盐中毒等。

②红细胞管型：其出现表明肾单位出血，常与肾小球性血尿同时存在。见于肾小球肾炎、狼疮性肾炎(LN)、血型不合输血、肾移植后排斥、肾梗死、肾静脉血栓形成等。

③白细胞管型：多见于肾盂肾炎、间质性肾炎等肾实质感染性疾病，并作为上尿路感染的标志物。也见于肾非感染性炎症，如肾小球肾炎、NS等，但多与上皮细胞管型和红细胞管型同时出现。

④混合管型：常在肾小球肾炎、LN、肾梗死、肾缺血坏死及NS时出现。常提示急性移植肾排斥反应。

(4)蜡样管型：由颗粒管型、细胞管型在肾小管内长期停留变性或直接由淀粉样变性的上皮细胞溶解后形成，提示有严重的肾小管变性。见于肾小球肾炎晚期、肾衰竭、肾淀粉样变性，偶见于移植后排斥反应。

(5)脂肪管型：见于NS、慢性肾小球肾炎急性发作及其他肾小管损伤。

(6)宽管型：在急性肾衰竭少尿期或多尿期出现，故又称肾功能不全管型。也见于血型不合输血、挤压伤、大面积烧伤等致急性肾衰竭时。

(7)细菌管型：见于感染性肾疾病。

(8)其他类似管型的沉渣

①类管型：见于急性肾小管肾炎及肾血循环障碍者。

②黏液丝：见于尿道炎。

5. 尿结晶体

(1)易在碱性尿中出现的晶体

①磷酸盐晶体：偶见无意义，持续大量出现见于甲状旁腺功能亢进、肾小管酸中毒、骨脱钙，应注意磷酸盐结石的可能。

②碳酸盐和尿酸盐晶体：无临床意义。

(2)易在酸性尿中出现的晶体

①尿酸晶体：若在新鲜尿中持续存在，应注意尿酸结石。

②草酸钙晶体：持续出现在新鲜尿中，应注意结石的可能，因草酸钙结石见于90%的肾结石中。

③胆红素晶体：见于阻塞性和肝细胞性黄疸者。

④酪氨酸和亮氨酸晶体：正常尿中无此两种晶体。如出现，见于急性肝坏死、白血病、急性

磷中毒等。

⑤胱氨酸晶体：仅见于遗传性胱氨酸尿症。

⑥胆固醇晶体：正常人尿中可存在，见于肾淀粉样变性、尿路感染及乳糜尿者。

⑦磺胺及其他药物晶体。

第二节　尿液干化学分析技术

一、干化学技术的发展

16世纪，英国物理学家 Robert Boyle 发明了石蕊试纸，用于测定溶液 pH。1850年，法国化学家 Mauraene 用氧化锡浸泡美利奴羊毛的纤维，将尿液滴于其上，加热羊毛纤维，如果有葡萄糖存在，纤维变为黑色。1883年，英国医生 George Oliver 发明了测定尿蛋白和尿糖的药片，并出版了 *On Bedside Urine Testing*，介绍干化学分析技术。1920年，美国大学生 Benidict 首次使用还原法测定尿糖，创建了著名的班氏尿糖检查法。1937年，费格尔利用“蛋白质误差”(protein error)原理，首次发明了测定尿蛋白的一种单颜色反应，从而取代了沿用已久的沉淀法。此发明奠定了以后发展浸入即读(dip-and-read)干化学试带的基础。1941年，Bayer 公司的 Walter Compton 设计出基于班氏法的干化学尿糖试剂片 Clinitest，省却了原来的加热程序。以及后来出现的尿酮体试剂片 Acetest、隐血试剂片 Ocultest 和胆红素试剂片 Ictotest。1956年，联合尿糖、蛋白、pH 等多个项目组合的多联试纸问世。从3～4个项目组合到20世纪90年代的尿液10项干化学试带，已经达到比较理想的境地。1970年起，用于判读尿试带颜色变化的半自动化仪器问世。1980年，具有自动进样、点滴、试带传输和打印功能的全自动尿干化学分析仪问世。

1966年，北京协和医院检验科生产出12种用于测定尿液中化学成分的试纸，开创了我国干化学试纸分析的先驱时代，当年所开发的试纸中就包括尿蛋白、尿糖、酮体、胆红素、pH、隐血等项目。

1980年，北京协和医院与美国 Ames 公司签订双方协作计划，首次从美国引进一批自动化和半自动化检验设备，这在当时国内许多检验都处于手工测定时代，是非常先进的设备。其中就包括8项尿液化学成分分析的半自动和全自动尿液干化学分析仪。可以说这是国内第一次使用尿液干化学仪器。

改革开放以后的1985年，国内不少厂家如北京化工厂、桂林医疗电子仪器厂、苏州第一医药公司等引进日本京都第一化学或日本荣研化学的技术，生产8项的干化学试带生产线，然后还引进了 MA-4210 等型号的尿液分析仪。进入20世纪90年代，尿液干化学分析仪器和试带已经扩展到10～11项。

2000年以后，全自动检测系统开始逐渐推广使用，一些仪器还具备了初步判断尿液颜色和浊度的功能，可以说进步非常快速。在此阶段国内生产的各种型号尿液干化学分析仪器和试带种类也开始遍布各地，品牌和型号种类众多。很多知名品牌的仪器同时推出了用于干化学测定的质控品，用于保证检测系统和试带的质量。一些仪器可与尿液有形成分分析系统相结合，或者与尿显微镜有形成分分析工作站结合，形成完整的尿液分析体系。

尿试带是许多含有各种化学试剂成分的试剂垫附着在塑料条上构成，许多试纸为单层。

这些试剂垫的质量是决定尿液化学反应的关键。另有一些干化学试带则采用多层试剂垫构成。所有试带一般都附有比色板，在没有仪器使用的条件下，也可人工判断结果，但是要在标定的时间内读取结果，否则会产生一定的误差。尿液干化学分析仪是一类操作简便、体积小巧、成本低廉的仪器，是常规实验室均应配备的仪器。在试带质量和仪器质量优良及稳定的情况下，可保证过筛试验结果的可靠性。尿液干化学分析仪器是一类过筛性检验仪器，它的质量和特性与相应的尿液干化学试带密切相关，所有影响干化学反应的事项，同样会影响干化学分析仪器的测定结果。因此，在某些情况下需要对出现的不确定结果进行复核，例如通过显微镜检查法、湿化学法、折射计法对化学成分和有形成分进行确认。

优质的尿液干化学分析仪器应该具备自己的完整检测系统，这包括配备质量控制措施，例如空白校正、质控试带、质控液和校正液、配套的尿干化学试带、方便和完善的操作软硬件系统，使其测定结果具有良好的稳定性和重复性，易于实现标准化操作。

二、尿液分析仪原理

此类仪器一般由微电脑控制，采用球面积分仪接受双波长反射光的方式测定试带上的颜色变化进行半定量测定。试剂带上有数个含各种试剂的试剂垫，各自与尿中相应成分进行独立反应，而显示不同颜色，颜色的深浅与尿液中某种成分成比例关系。试剂带中还有一个“补偿垫”，作为尿液本底颜色，对有色尿及仪器变化所产生的误差进行补偿。

将吸附有尿液的试剂带放在仪器比色槽内，试剂带上已产生化学反应的各种试剂垫被光源照射，其反射光被球面积分仪接收，球面积分仪的光电管被反射的双波长光（通过滤片的测定光和一束参考光）照射，各波长的选择由检测项目决定。

仪器按反射率公式自动计算出反射率，然后与标准曲线比较，自动打印出各种成分的相应结果，尿液中某种成分含量高，其相应试剂垫的反射光较暗，否则较强。反射率公式：

$$R(\%)=\frac{\mathrm{TmCs}}{TsCm}\times 100\% \qquad (2.1)$$

式中 R(%)为反射率；Tm 为试剂垫对测定波长的反射强度；Ts 为试剂垫对参考波长的反射强度；Cm 为校准垫对测定波长的反射强度；Cs 为校准垫对参考波长的反射强度。

三、尿试带试验方法

(一)尿 pH 检查

1. *原理*　采用酸碱指示剂法。尿中 pH 可使该测定区中的甲基红和溴麝香草酚蓝两种指示剂发生颜色改变，可表达 pH 5～9 的变色范围。

2. *方法学评价*　尿标本必须新鲜，时间过长的尿液可滋生细菌，如变形杆菌等可分解尿素产生氨，使尿液变碱；含过多碳酸氢盐并放置时间过久也可导致挥发，使 pH 增高。测定具有一定的局限性：pH 结果间隔大，范围为 5～9，不适宜精确测定尿 pH。但因携带方便，无须设备，检查方便且便于实现自动化，适合于过筛试验。

3. *临床意义*　①反映体内酸碱代谢状态；②由于尿蛋白、尿比密的测定原理是基于膜块上最后 pH 试剂的颜色变化，因此分析 pH 变化还有监控尿 pH 变化对其他膜块区反应的干扰作用。

(二)尿比密检查

1. *原理* 采用多聚电解质离子解离法。预先处理的高分子电解质与尿中各种离子浓度的关系导致电离常数的负对数(p*K*a)的变化。尿中含有以 NaCl 为主的电解质,在水中解离为 Na^+ 和 Cl^-,可和离子交换体中的氢离子置换,在水溶液中释放出氢离子(H^+)。随着尿液中氢离子浓度不断增加,使得指示剂溴麝香草酚蓝的颜色发生改变。

2. *方法学评价* 该方法敏感性略低,只能按 0.005 的梯度色阶表达结果,精密度差,测试范围窄,并且受强碱性尿和高蛋白质尿的影响,不适宜用于小儿及肾浓缩、稀释功能严重减低的患者使用。其优点是快速过筛,适用于一般尿液分析仪自动检测,适合于健康人群过筛试验。

尿比密测定曾采用悬浮法和折射仪法,主要测定尿内固体物浓度。随着 10 项尿液分析仪的问世,试带法测定尿比密得到广泛应用,其膜块中主要含有多聚电解质、酸碱指示剂及缓冲物,这是采用酸碱指示剂法,其原理是根据经过多聚电解质的 p*K*a 改变与尿液离子浓度相关原理。膜块中的多聚电解质含有随尿标本中离子浓度而解离的酸性基团,离子越多,酸性基团解离子越多,而使膜块中的 pH 改变,这种改变可由膜块中的酸碱性指示剂的颜色变化显示出来,进而换算成尿液的比密值。

不同的干扰因素对上述 3 种方法测量的比密结果影响也不同:第一是尿液中的非离子化合物增多时,可使悬浮法和折射仪法测得的比密结果偏高,而试带法只与离子浓度有关,不受其影响;第二是尿液中蛋白增多时,三种方法都具有不同程度的增高,以试带法最为明显,折射仪法次之;第三是试带法易受 pH 的影响,当尿液的 pH＞7 时应在测定结果的基础上增加 0.005 作为由于尿液 pH 损失的补偿。

3. *临床意义* 尿试带法简单、快速、用尿量少。但由于试纸法尿比密结果间隔较大,不能反映细微的比密变化,故不能用于浓缩稀释试验。此外,试带法对高或过低的尿比密均较敏感,故不宜用于这两种情况,如新生儿尿就不适用。因此,只能用于一般性筛选,在上述情况下以折射仪法更为理想。NCCLS 建议折射仪法结果作为干试带法的参比方法。

(三)尿蛋白检测

1. *原理* 采用“指示剂蛋白质误差”(protein error of indicators)原理。尿中存在蛋白质时,由于蛋白质离子对带相反电荷指示剂离子吸引而造成溶液中指示剂进一步电离,在不同的 pH 时,可使指示剂改变颜色。

2. *方法学评价* 对清蛋白的敏感性明显高于球蛋白、血红蛋白、本周蛋白和黏蛋白,因此“阴性”结果并不能排除这些蛋白质的存在。对清蛋白测定的敏感性在 0.15～0.30g/L,各厂家产品略有不同。混浊尿不影响测定结果和判断,但肉眼血尿、血红蛋白尿、黄疸尿等显著异常的尿色会影响到对结果的判别。

该实验方法对标本的酸碱性非常敏感。强酸性尿(pH＜3)和含高浓度青霉素尿可呈现假阴性结果。强碱性尿(pH＞9),如服用奎宁和嘧啶等药物时,尿液可呈强碱性,超出试剂带本身的缓冲能力,可造成干化学法假阳性。含非那吡啶、聚乙烯吡咯酮、有机碘造影剂的尿样,被某些清洁剂和消毒剂污染的尿标本会出现假阳性。大剂量青霉素(＞40 000U/L),干化学法可产生假阴性,造成湿化学法假阳性。

3. *临床意义* 干化学法测定尿蛋白操作简单、快速,但使用时应注意:①患者服用奎宁和磺胺嘧啶等药物引起的强碱性尿时,会使干化学法出现假阳性结果而磺基水杨酸法出现假阴性结果,可用稀乙酸将尿液 pH 调到 5～7 再行实验,借以区别是否由于强碱性尿而导致假阳性。②研究证明，几十种药物可使尿蛋白检查出现假阳性，如大剂量青霉素。③不同测定方法对患者尿液内不同种类蛋白质检测的敏感性不同，双缩脲定量可以对白蛋白、球蛋白有相似的敏感性，而干化学测量球蛋白的敏感性仅是白蛋白的1/100～1/50。因此，对于肾病患者特别是在疾病发展过程中需要系统观察尿蛋白含量的病例，应使用磺基水杨酸法（或加热乙酸法）定性和双缩脲法进行定量试验。④标本内含有其他分泌物（如生殖系统分泌物）或含有较多细胞成分时，可引起假阳性。

NCCLS建议以磺基水杨酸法作为干化学检测尿蛋白的参比方法。

（四）尿葡萄糖测定

1. *原理*　尿试带法测定尿葡萄糖采用酶法。其膜块中含有葡萄糖氧化酶、过氧化物酶和色原。不同厂家采用的色原有异，主要有两类：①采用碘化钾作色原，阳性反应呈红色；②采用邻甲联苯胺作色原，阳性反应呈蓝色。其测定原理是葡萄糖氧化酶把葡萄糖氧化成葡萄糖醛酸和过氧化氢，后者再由过氧化物酶催化释放，而使色原呈现颜色，以此类方法最常用。

2. *方法学评价*　葡萄糖氧化酶法特异性强、灵敏度高，敏感性可在4～7mmol/L（100mg/L），适用于常规及过筛检查尿中的葡萄糖。而对乳糖、半乳糖、果糖等其他还原糖不反应，这与班氏法有明显区别。高浓度的维生素C会减低反应的敏感性，可能会造成假阴性。某些高比重尿液可使尿葡萄糖反应性减低。维生素C可与干化学试剂发生竞争性抑制反应，造成假阴性，如果使用了大剂量维生素C治疗，5h内最好不要做尿糖检查。某些品牌的干化学试带含有过碘盐成分，具有分解尿中维生素C的能力，因此这类试纸不受明显影响。

尿试带法在使用中应注意：①尿试带法与班氏定性法的特异性不同。前者的特异性强，参与葡萄糖反应；而后者与尿内所有还原性糖和所有还原性物质都反应，故在尿试带法呈阴性的标本有可能在班氏法呈阳性结果。②干化学法与班氏法的敏感性不同。干化学法的敏感性高，葡萄糖含量为1.67～2.78mmol/L时即可出现弱阳性；而班氏法葡萄糖含量达8.33mmol/L才呈弱阳性。③干扰物质对两法的影响不同。尿液内含有对氧亲和力较强的还原物质，可与班氏法中的铜离子作用产生假阳性，但却可使干化学法试带产生的H_2O_2还原显色而使其呈假阴性。排除的方法是先将尿液煮沸几分钟破坏维生素C再进行试验。现已有含维生素C氧化酶的试带可以排除这一干扰。④干化学法测定尿葡萄糖只是一般的半定量试验，它所设计的浓度水平与传统的班氏法存在显著差异，两者有可能相互交叉。因此，对于糖尿病的动态观察，在干化学法出现阳性结果时，最好用湿化学定量方法，以确立准确的尿葡萄糖范围或收集昼夜尿标本做尿糖定量。

3. *临床意义*

（1）血糖过高性糖尿：①糖尿病；②内分泌疾病：如库欣综合征、甲状腺功能亢进（甲亢）、肢端肥大症、巨人症、嗜铬细胞瘤等；③其他：肝功能不全、胰腺癌、胰腺炎等。

（2）血糖正常性糖尿：称肾性糖尿，见于慢性肾小球肾炎、NS、间质性肾炎等。

（3）暂时性糖尿：输入或食入糖过多，应激，妊娠，使用糖皮质激素、茶碱、咖啡因、大剂量阿司匹林等。

（4）非葡萄糖性糖尿：乳糖、半乳糖、果糖、戊糖可致糖尿，见于妊娠、肝功能不全、大量进食水果等，罕见为先天性半乳糖、戊糖尿。

（五）尿酮体检查

1. *原理*　采用硝普钠（亚硝基铁氰化钠）法。尿中的丙酮或乙酰乙酸与试纸上的硝普钠反应，产生浅紫色到深紫色变化。

2. *方法学评价* 对乙酰乙酸的灵敏度为50～100mg/L，对丙酮的敏感性为400～700mg/L，与β-羟丁酸不反应。早期酮症排出的β-羟丁酸占酮体总量的78%，因而对早期酮症检出不敏感。由于丙酮和乙酰乙酸具有挥发性，故标本应新鲜，最好在采集后30min内测定。肉眼血尿等有明显颜色变异的尿和含大量左旋多巴代谢物的标本可出现假阳性。

使用中应注意：①由于尿酮体中的丙酮和乙酰乙酸都具有挥发性，乙酰乙酸更易受热分解成丙酮；尿液被细菌污染后，酮体消失，因此尿液必须新鲜，及时送检，以免因酮体的挥发或分解出现假阴性结果或结果偏低。②干化学法与酮体粉法敏感性存在差异：酮体粉法对乙酰乙酸与丙酮的敏感性分别为80mg/L和100mg/L，不如试带法敏感。故同一病理标本两种方法可能出现结果的差异，分析结果时应特别注意。③不同病因引起的酮症，酮体的成分不同，即使同一患者不同病程也可有差异。例如在糖尿病酮症酸中毒早期病例中，主要酮体成分为β-羟丁酸，很少或缺乏乙酰乙酸，此时测定结果可导致对总酮体量估计不足。在糖尿病酮症酸中毒症状缓解之后，β-羟丁酸转变为乙酰乙酸，反而使乙酰乙酸含量比初始急性期增高，易对病情估计过重。因此，检验人员必须注意病程发展，与临床医生共同分析实验结果。

3. *临床意义* 尿酮体阳性见于肝细胞性或梗阻性黄疸，而尿中有高浓度维生素C和亚硝酸盐时，可呈假阴性，吩噻嗪类可致假阳性。

(六)尿胆红素、尿胆原检查

1. *原理* 尿胆红素测定原理是结合胆红素在强酸性介质中，与2,4-二氯苯胺重氮盐起偶联反应呈紫红色；测定尿胆原的原理与改良Ehrlich法相同。

2. *方法学评价* 过量的维生素C和亚硝酸盐可抑制偶氮反应而呈假阴性，而大量的氯丙嗪和高浓度的盐酸苯偶氮吡啶的代谢产物在酸性条件下会呈假阳性反应。试纸法出现可疑时，可用Harrison法或Ictotest片剂法进行验证。

两个方法主要注意点为：①标本必须新鲜，以免胆红素在阳光照射下成为胆绿素；尿胆原被氧化成尿胆素。②尿液中含高浓度维生素C和亚硝酸盐时，抑制偶氮反应使尿胆红素呈假阴性。当患者接受大量的氯丙嗪治疗或尿中含有盐酸苯偶氮吡啶的代谢产物时，可呈假阳性。③尿液中一些内源性物质如胆色素原、吲哚、胆红素等可使尿胆原检查结果出现阳性，一些药物也可干扰实验。④正常人尿胆原排出量每天波动很大，夜间和上午量少，午后则迅速增加，在午后2～4时达最高峰；同时尿胆原的清除率与尿pH相关，pH为5时，清除率为2ml/min。pH8时增加至25ml/min。因此，有学者倡用预先给予患者服用碳酸氢钠，以碱化尿液；收集午后2～4时尿液(2h排出量)进行测定，以提高检出率。

3. *临床意义* 见表2-1。

表2-1 尿胆红素、尿胆原检查检测的临床意义

黄疸类型	尿胆红素	尿胆原
正常	阴性	阴性至弱阳性
溶血性黄疸	阴性	显著增加
肝细胞性黄疸	中度增加	轻度增加
梗阻性黄疸	显著增加	阴性

(七)尿亚硝酸盐检查

1. 原理 采用亚硝酸盐还原法。尿中含有的亚硝酸盐在酸性环境中先与对氨基苯磺酸反应形成重氮盐,再与α-萘胺结合而产生粉红色偶氮化合物。

2. 方法学评价 此项结果测定时尿液必须新鲜,无外界污染,最好用晨尿或在膀胱中潴留4h以上的尿液。出现阳性结果意味着尿液中细菌数量在10^5/ml以上。阴性结果并不表明尿液中无细菌,可能为非硝酸盐还原性细菌引起的尿道感染;也可能是尿液在膀胱中潴留不足4h或饮食中缺乏硝酸盐等情况。高比密尿液或含有大量维生素C的标本可减低反应的敏感性。

3. 临床意义 膜块中主要含有对氨基苯磺酸和1,2,3,4-四羟基对苯喹啉-3-酚。大多数尿路感染由大肠埃希菌引起。正常人尿液中含有来自食物或蛋白质代谢产生的硝酸盐,尿液中有大肠埃希菌感染增殖时,将硝酸盐还原为亚硝酸盐,可将膜块中对氨基苯磺酸重氮化而成重氮盐,后者与1,2,3,4-四羟基对苯喹啉-3-酚偶联使膜块产生红色,借以诊断患者是否被大肠埃希菌感染,其检出敏感性为0.03～0.06g/L。尿液中亚硝酸盐检出率受感染细菌是否含有硝酸盐还原酶、食物中是否含硝酸盐、尿液标本是否在膀胱停留4h以上三者影响,符合上述3个条件,此试验的检出率为80%,反之可呈现阴性结果。因此,本试验阴性并不能排除细菌尿的可能,同样亚硝酸盐试验阳性也不能完全肯定泌尿系统感染,标本放置过久或污染可呈假阳性,应结合其他尿液分析结果,综合分析得出正确的判断。

(八)尿白细胞检查

1. 原理 采用粒细胞酯酶(leukocyte esterase)法。中性粒细胞特异性地含有一种酯酶,而这种酯酶在红细胞、淋巴细胞、血小板,以及血清、肾及尿液中均不存在。试纸反应基质是吲哚酚羟基酸酯,在酯酶作用下将其转变为吲哚酚,再与重氮盐发生反应形成紫色缩合物。

2. 方法学评价 该试验仅与尿液中的粒细胞反应,既可与完整的粒细胞反应,也可与脓细胞和破坏后的粒细胞所释放出的酯酶成分反应。当尿中出现以淋巴细胞或单核细胞为主的白细胞时,可呈阴性。尿中出现过高的葡萄糖、蛋白质或高比密尿会造成反应的敏感性减低或出现假阴性。尿中的先锋霉素类、乙噪酸、高浓度草酸、四环素等药物都可使反应的敏感性减低或出现假阴性。

四、尿液干化学检验影响因素分析及质量控制

尿液干化学检验,由于其速度快,检测参数多,极大地提高了工作效率,减轻了检验人员的劳动强度,越来越受到基层医院的欢迎。但由于干化学检测的局限性、干化学试纸的诸多影响因素及检查过程中忽略了许多中间环节,从而直接影响尿液检验的准确性。我们对尿液干化学检测过程中经常遇到的干扰因素及注意事项介绍如下,以便在实际工作中进行有效的质量控制。

1. 影响因素分析

(1)pH检查:过低的强酸性尿液几乎不存在,因此,需要我们引起足够重视的是pH升高的强碱性尿。pH升高的病理因素包括碱中毒、原发性醛固酮增多症、变形杆菌和铜绿假单胞菌引起的膀胱炎、肾盂肾炎等尿路感染。许多药物如枸橼酸钠、嘧啶、碳酸类药物及某些中草药常可引起尿液pH不同程度的升高。

(2)蛋白检测:由于蛋白试带对测定白蛋白敏感,对球蛋白不敏感,尤其对黏蛋白和本-周

蛋白反应阴性时，并不能说明尿中无蛋白，所以在实际工作中要予以注意，以免诱导和误导临床医生及患者，造成漏诊及误诊。青霉素分子结构中的—COOH 可电离出 H^+，可能通过 H^+ 影响 pH 的变化而导致尿蛋白的阳性减弱。因此，静脉滴注青霉素最好 5～6 h 后再做尿液检查。对蛋白尿患者使用青霉素治疗时，不同测定方法应考虑不同的干扰作用，干化学法可使结果减弱甚至为假阴性。哌拉西林（氧哌嗪青霉素）仅影响磺柳酸法尿蛋白的测定，而不影响干化学法的检测。氧哌嗪是青霉素的衍生物，静脉滴注后主要以原形从尿中排出。氧哌嗪分子结构中含有两个牢固结合的肽键，与磺柳酸可发生明显的结合，产生类似尿蛋白的假阳性反应。因此，遇到磺柳酸法尿蛋白强阳性，与仪器检测或显微镜检查明显不符时，应详细询问病情，了解用药史，及时反馈给临床。

（3）比重检测：当尿液 pH≥7 时，尿液中会存在 OH^-，它的存在将中和掉尿液离子成分释放出 H^+，因此应在测定结果的基础上增加 0.005 做碱性尿损的补偿，这样才能使检验结果接近真值。强碱性尿对比重的影响主要是尿液中的 OH^- 中和了一部分 H^+，引起膜块上的 pH 改变导致比重结果降低。

（4）pH、尿蛋白和尿比重的相互影响：干化学法尿蛋白、比重和 pH 的检测原理都是基于 pH 的变化而设计的，这是 pH、尿蛋白和比重之间相互影响的根源。pH 5～7 的正常尿液对尿蛋白和尿比重无影响。实验室检测 pH＞7 时，在原尿比重基础上应增加 0.005；＞8 时，增加 0.01；pH＞8.5 时，对仪器报告的尿蛋白阳性标本均应通过其他方法加以证实。而作为两性电解质的蛋白质，本身可电离出 H^+，可作用于尿比重膜块上的指示剂，发生显色反应，使比重检测结果偏高。

（5）葡萄糖检测：葡萄糖试带是基于葡萄糖的酶促反应，故抗干扰能力较差，所以试带必须妥善保存于阴凉干燥处，并严密注意使用期限。

（6）胆红素检测：胆红素试带多采用偶氮反应法，在接收标本时必须新鲜、避光。因为阳光照射可使尿液标本氧化成胆绿素，尿胆原氧化成尿胆素。服用某些药物时，应尽量不做该实验，因为药物可抑制偶氮反应而出现假性结果。对于这些缺陷要及时注意提示和加以避免，以防误诊。

（7）隐血试验：隐血试带采用血红蛋白类过氧化物酶，对于完整的红细胞及破碎的红细胞和游离的血红蛋白均能有所反应。当出现阳性结果时，应采用显微镜镜检，以提高诊断的准确率。另外，由于菌尿等对热产生不稳定酶，可出现假阳性结果，在进行检查时应将标本充分混匀，方可检查。

尿隐血检查是诊断泌尿系统疾病，特别是肾脏疾病的重要实验指标之一。尿路感染的病例中，部分杆菌、球菌及真菌（主要为假丝酵母菌）一方面可能释放过氧化物酶，另一方面为了代谢的需要在增殖过程中可能合成过氧化物酶、触酶或超氧化物歧化酶。目前，尿隐血检查是一种非特异性的检测方法，上述酶类物质在尿隐血的干化学测定中可不同程度地使试纸膜块上的过氧化氢茴香素或过氧化氢分解出游离氧，引起色原颜色的变化，出现假阳性反应。大量实验已经证实，尿中少量细菌和真菌对隐血无影响，但延长显色时间有时也可呈弱阳性反应。不同细菌引起尿隐血的阳性程度不同，假单胞菌属（如铜绿假单胞菌）最严重，杆菌强于真菌和球菌。大量细菌和真菌是引起干化学法尿隐血假阳性的原因之一。

显微镜血尿是许多泌尿系统疾病病理变化的初始信号之一，极少量红细胞有时只表现为隐血阳性。临床无症状的尿隐血阳性对疾病的早期诊断更为重要。尿隐血检测包括尿液中的红细胞和(或)红细胞变形裂解后溢出的血红蛋白。红细胞和血红蛋白均含有亚铁血红素,具有过氧化物酶样活性,亚铁血红素还原试纸带膜块上的过氧化物释放出游离氧,氧化色原显色。因此,尿隐血报告的阳性程度往往高于显微镜检查的红细胞数。许多患者红细胞在肾或泌尿道中因渗透压过低或 pH 偏高而破坏,血红蛋白释放,出现所谓干化学检查的假阳性现象。如遇到与显微镜检查结果不符时,一定要结合临床加以分析,寻找原因,切不可一概对干化学法加以否定,更不可武断地调节仪器的敏感性。尿隐血假阴性主要见于维生素 C 的干扰所致。假阳性主要是尿液中存在对热不稳定的酶(如过氧化物酶、类过氧化物酶)和肌红蛋白。前者加热后酶类破坏即转为阴性,后者是一类特殊的疾病。

(8)亚硝酸盐检测:在检测亚硝酸盐时,应防止亚硝酸盐和偶氮试剂污染造成假阳性结果,所以检验器械必须洁净、干燥,勿放置其他化学试剂。

(9)白细胞检测:干化学法白细胞检测的原理是依赖于白细胞胞质内粒细胞酯酶的存在。该酶作用于试纸膜块上的吲哚酚酯游离出吲哚酚,吲哚酚与重氮盐反应形成紫色缩合物。粒细胞酯酶主要存在于粒细胞胞质内,单核细胞含有少量,淋巴细胞中无此酶。因此,干化学法主要测定粒细胞。甲醛防腐尿液及应用某些药物(如呋喃妥因)时,可使尿白细胞呈假阳性。而陈旧性尿液中的脓细胞,尿中含有大量先锋霉素Ⅳ和庆大霉素,尿蛋白>5g/L,乳糜尿及深棕色尿均可导致尿白细胞阳性减弱或呈假阴性。由于干化学测定的原理与显微镜计数的形态学检查是两种截然不同的概念,所以有时出现结果不一致的情况。当出现阳性时,应借助显微镜检查以提高结果准确性。

(10)维生素 C 检测:现在,许多尿干化学分析仪增加了维生素 C 检测项目。维生素 C 是最常用的维生素类药物,检测维生素 C 既可了解尿液中维生素 C 含量,又可对维生素 C 对其他检测结果的影响进行判断。本药水溶性好,口服或滴注后体内代谢快,尿中浓度迅速升高。维生素 C 具有较强的还原性,对尿液成分测定的影响机制可理解为竞争性抑制反应,使结果减弱或出现假阴性。一般认为,常规剂量口服维生素 C 对实验结果无影响,而大剂量口服特别是静脉滴注时,30min 内尿中浓度即迅速升高,随着尿液的浓缩其浓度不断上升。高浓度的维生素 C 可影响尿中葡萄糖、隐血、胆红素和亚硝酸盐的测定。不同浓度的维生素 C 对尿液检查的影响不同,同样浓度的维生素 C 对尿液中不同成分的影响也不相同,不同批号的试纸抗维生素 C 的干扰不同。从事尿液分析的检验人员,应参照本实验室的仪器和试纸,探索建立维生素 C 在多大浓度范围内才对以上实验产生影响及影响程度的数据,控制维生素 C 滴注后对尿液检验的影响。

2. 质控措施

(1)显微镜镜检要求:干化学试纸带受诸多因素的影响,不同尿液分析仪检测的敏感性也有一定差异。目前,任何一台尿液分析仪只能起显微镜检查的过筛试验,即使可进行无玻片镜检及细胞分布直方图报告的电脑遥控显像尿液分析仪,也不能完全取代显微镜。基于以上原因,实验室需要常规镜检的情况至少应包括:①泌尿系统或可疑泌尿系统疾病的患者;②尿蛋白、白细胞、红细胞、亚硝酸盐有阳性者或四项均阴性而尿维生素 C(++)以上或标本留取前使用了对尿液检查有影响的药物;③可疑尿中有管型、肾上皮细胞、亚硝酸盐还原酶阴性的细菌、病理性结晶等异常成分;④尿液混浊或尿色异常者;⑤近期内尿检异常正在治疗观察的患者。

(2)控制影响因素,提高尿液分析的准确性

①标本的采集与放置:干化学检查要求尿液应新鲜,最好不超过 2 h。长时间放置的尿标

本，某些化学成分或有形成分可能会分解、破坏或转化成其他成分（待测物或非待测物），从而直接或间接影响结果的准确性。例如，尿液中大量繁殖的细菌在葡萄糖和蛋白质的分解过程中，细菌大量增加，葡萄糖和蛋白质逐渐减少；红细胞无氧酵解过程中对葡萄糖的利用及各种细胞成分的破坏，都不同程度地增加了实验的误差。又如新鲜尿中的酮体形式主要为乙酰乙酸，长时间放置的尿标本，乙酰乙酸的含量逐渐降低，而丙酮和β-羟丁酸逐渐增高，由于3种酮体物质检测的敏感性差异甚大，势必造成同一份标本应用同一台仪器和试纸在不同时间检测结果的差异。干化学检查更不可应用加入防腐剂（如甲苯、甲醛）和抑制剂（如氟化钠）的尿液，否则加入的化学试剂将直接影响到某些成分的测定。

②干化学试纸的保存、浸湿时间及测试温度：干化学试纸一旦启封应尽快用完，且每次使用后必须紧塞筒盖，勿放入冰箱保存，以免被空气氧化或吸水变质。由于各项目的检测原理不同，延长浸湿时间加之室内温度增高，可使葡萄糖、蛋白质、胆红素和尿胆原的阳性增强，而酮体阳性减弱，pH降低。禁止用手触摸试纸带上任何一个测试膜块，浸湿后的试纸带不宜甩动，以免互相污染影响结果。因此尿液检查必须标准化，试纸浸湿时间应严格控制在2s或规定的时间，启封后应在1周内用完，保存于室温在15～25℃的通风干燥处为宜。

③使用配套试纸、定期校准仪器、开展室内室间质控：由于尿试纸带各项目的检测原理不同，同一项目不同厂家的试纸反应原理也不尽相同，各膜块反应的敏感性及色泽变化也存在一定差异，所以不同仪器和试纸对同一标本的测定结果可能存在一定误差，同一仪器、同一标本应用不同厂家试纸测定的结果也可能有一定差别。建议各实验室不可频繁更换试纸厂家。同时，应积极开展室内室间质量控制。室间质控可随时观察仪器的重复性与否，室内质控可及时发现仪器的准确性与否。定期用高低质控物作对照，用校正带校准仪器，在无可比性对照方法的情况下，不要随意调整仪器检测的敏感性。

第三节　尿沉渣自动分析技术

尿沉渣（urinary sediment）检查是用显微镜对尿沉淀物进行检查，识别尿液中细胞、管型、结晶、细菌、寄生虫等各种病理成分，辅助对泌尿系统疾病做出诊断、定位、鉴别诊断及预后判断的重要常规试验项目。全自动尿沉渣分析仪是采用显微图像全自动识别技术对尿液中的有形成分进行自动定位及捕捉，通过形态学方法对尿液中的有形成分进行自动识别和分类计数的一种常规检验设备，主要用于临床检验科、肾病实验室等尿常规分析中。目前，任何一种尿液分析仪只能作为显微镜检查的过筛试验，即使近年国外研制的电脑遥控显像尿液分析仪，可进行无玻片镜检及红白细胞大小分布直方图的报告，也不能完全取代显微镜，因此需要与尿沉渣检测联合应用。在一般性状检查或化学试验中不能发现的变化，常可通过沉渣检查来发现，如尿蛋白检查为阴性者而镜检却可查见少量的红细胞。以上说明在判断尿沉渣结果时，必须将物理、化学检查结果相互参照，并结合临床资料等进行综合分析和判断。

一、尿沉渣分析技术的发展

近年来尿沉渣有形成分的检查在利用显微镜检查的基础上有了多方面的进展：

1. 利用干化学试带检查尿中白细胞、红细胞等有形成分。

2. 利用平面流动池中连续位点图像摄影系统，摄制尿沉渣粒子的静止图像，对尿沉渣粒子进行自动分类、储存等，形成独立的尿沉渣自动分析仪。

3. 除利用普通显微镜检查外，还可采用干涉、相差、偏振光、扫描及透射电镜等。①在干涉显微镜下观察尿沉渣中细胞管型，由于能观察“三维空间”，因此清晰度明显提高。②相差显微镜中由于视野中明暗反差大，故对不典型红细胞及血小板易于识别。③在新鲜血尿及运动后血尿中均可见到血小板，但在普通光学显微镜下常被漏检；用透射电镜对尿沉渣的超薄切片进行观察时，可准确诊断细菌管型：白念珠菌管型及血小板管型等，而这些管型在普通光学显微镜下常被误认为细颗粒及粗颗粒管型。④用偏振光显微镜检查尿沉渣，易识别脂肪管型中的脂肪成分。如肾病综合征时，尿沉渣的脂肪管型经偏振光显微镜检查后可见到具特异形象的胆固醇酯，即在管型黑色背景中嵌有大小不等明亮球体，中心为黑色的十字架形状，这对确认本病有重要意义。偏振光显微镜还可对尿沉渣各种结晶进行识别和确认，这对泌尿系统结石的诊断有一定价值。

4. 现已采用尿沉渣活体染色及细胞化学染色等多种染色法来识别各种管型，如甲紫-沙黄染色，可识别管型(尤其是透明管型)及各种形态的红细胞、上皮细胞，并能区别存活及死亡的中性粒细胞和检出闪光细胞；用巴氏染色观察有形成分的细微结构，对尿路肿瘤细胞和肾移植排异反应具诊断意义；其他如阿利新蓝—中性红等的混合染色剂也有助于尿沉渣成分的识别；细胞过氧化物酶染色可鉴别不典型红细胞与白细胞，并可分透明管型与颗粒管型，经染色后发现透明管型应属颗粒管型范畴。

5. 近年来应用单克隆抗体技术识别各种细胞。临床上可根据出现的不同细胞而诊断一些疑难肾病如新月体肾炎，药物引起的急性间质性肾炎、肾小管坏死等。

目前尿沉渣检测的筛查已可通过自动化尿沉渣分析仪来完成。尿沉渣分析仪大致有两类，一类是利用图形识别法，通过尿沉渣直接显微镜摄影，再人为对影像进行分析得出相应的技术资料与实验结果；另一类是利用流式细胞术原理，直接分析尿液中各类细胞的性质及数量。1988 年，美国国际遥控影像系统有限公司研制生产了世界上第一台“Yollow IRIS”高速摄影机式的尿沉渣自动分析仪。这种仪器是将标本的粒子影像展示在计算机的屏幕上，由检验人员加以鉴别。1990 年，日本东亚医疗电子有限公司与美国国际遥控影像系统有限公司合作，生产出影像流式细胞术的 UA-1000 型尿沉渣自动分析仪，随后又生产了 UA-2000 型。虽然此类仪器对原来的尿液分析仪进行了较大的改革，但由于对图像粒子测绘不十分满意，处理能力低，重复性差，管型分辨不清，价格昂贵等，未能普及。1995 年，日本东亚医疗电子有限公司在原来影像流式细胞术的尿沉渣自动分析仪基础上，将流式细胞术和电阻抗技术结合起来，研制生产出新一代 UF-100 型全自动尿沉渣分析仪。该仪器具有快速、操作方便，且同时得出尿沉渣有形成分的定量结果和红细胞、白细胞散射光分布直方图，便于临床诊治和科研。1996 年，德国宝灵曼公司生产出新一代的名为 SEDTRON 以影像系统配合计算机技术的尿沉渣自动分析仪。尿沉渣仪器的发展，检测标准的不断完善，为临床医疗和科研提供了更为准确和详细的客观资料。

二、尿沉渣检测原理

尿沉渣检测不论从计数原理还是方法学方面均有别于干化学。全自动尿沉渣分析仪将尿液样品放入进样槽后，仪器会自动吸样、染色、计算，还可储存、打印结果。目前常用的有 IRIS™ 和 UF-100 型两种类型的自动化仪器。IRIS™ 由频闪(strobe)光源灯、相聚光镜、流动样品池及彩色摄像机等组成工作站。UF-100型是按流式细胞术和电阻抗原理设计的新型尿沉渣分析仪。该仪器所用尿液无须离心，但要经荧光染色。尿液经液流聚焦使有形成分有序地吸入测定管道后，同时检测电阻抗、激光照射后发射的荧光强度和在前向角测定的散射激光强度及脉冲时间；再用电脑加以综合分析，在屏幕上显示各种散点图和直方图并打印出结果和图形。由于各种细胞、管型、细菌等的大小、形状、内部结构和结合荧光染料的多少不同，故可加以区分。该仪器还可以同时测定电导率，用以间接推算比重。值得一提的是，仪器可检测一般不为检验人员所注意的细菌；同时还可将红细胞分为均一型、不均一型和混合型，对鉴别红细胞来源（肾小球、肾小管或是下泌尿道）有参考价值。

三、尿沉渣检测指标及临床应用

1. 红细胞荧光强度（Fl）及散射强度

（1）检测原理：红细胞无细胞核，在尿液中的直径约为8μm，由于只有红细胞膜被染液染色，因此荧光较弱。前向散射光强度（Fsc）的分布因红细胞形状而改变，由于尿液中红细胞来源不同、尿液的渗透压及pH不同，红细胞很可能发生变形。尿液中的红细胞形状各异，有时部分呈小红细胞碎片分布，因此可以看到红细胞前向散射光强度差异较大。一般来看Fl极低和Fsc大小不等都可为红细胞。红细胞大小的分布可通过前向散射光直方图来确认。

（2）临床应用：根据尿液中红细胞形态可将血尿分为均一性红细胞血尿（isomorphic RBC hematuria）、非均一性红细胞血尿（dysmorphic RBC hematuria）和混合性红细胞血尿（mixture RBC hematuria）。80%红细胞Fsc≥84ch为均一性红细胞（isomorphic RBC），均一性红细胞大小形态近似正常红细胞。80%红细胞Fsc≤126ch为非均一性红细胞（dysmorphic RBC），非均一性红细胞大小不一，尿中可见两种以上的异性红细胞，如小红细胞、大红细胞、皱缩红细胞、棘形红细胞等。红细胞Fsc介于84～126ch即为混合性红细胞（mixture RBC）。仪器可给出均一性红细胞百分率（isomorphic RBC%）、非均一性红细胞百分率（dysmorphic RBC%）、非溶血性红细胞（non-lysed RBC）的数量和百分比（non-lysed RBC%）、平均红细胞荧光强度（RBC-MFL）、平均红细胞前向散射强度（RBC-MFsc）和红细胞荧光强度分布宽度标准差（RBC-FL-KWSD）。

一般临床意义同尿干化学检测，同时尿沉渣分析仪多种红细胞信息的综合判断对泌尿系统疾病的诊断特别是血尿定位有一定帮助。临床上非均一性红细胞为主的混合型血尿（肾性血尿）或影细胞大于80%时多考虑为肾小球病变，而红细胞形态正常的均一性血尿（非肾性血尿）基本上可排除肾小球病变。

2. 白细胞荧光强度及散射强度

（1）检测原理：尿液中的白细胞直径约为10μm，有细胞核及多种细胞器。白细胞的细胞核被染液充分染色，在散点图上分布在高荧光强度区域（Fsc/Fl2）。由于尿液中也同样存在形态各异的白细胞，故前向散色光强度和荧光强度分布于散点图上较广的区域。活的白细胞有一定的体积和密度，具有高前向散色光强度和低荧光强度；死亡或被损坏的白细胞体积和密度都有所改变，可能会分布在散点图中的低散色光强度和高荧光强度区域。

（2）临床应用：结合白细胞数量，利用其激光散射强度和荧光强度的不同程度，对泌尿系统急慢性感染的鉴别诊断和恢复期预测具有重要意义。典型的急性泌尿系统感染时尿白细胞为高前向散射光强度和低荧光强度；典型的慢性泌尿系统感染时尿白细胞为前向散射光强度弱和荧光强度强。

3. 上皮细胞

(1)检测原理:上皮细胞体积较大,含有细胞核及多种细胞器,这些细胞具有较强的前向散射光强度和荧光强度的特性。分布在大尺寸细胞的 Flw/Fscw 散点图中。在 Flw/Fscw 散点图中,上皮细胞分布在高荧光脉冲宽度区域和低于管型的散射光脉冲宽度区域,仪器还显示了每微升尿液中小圆上皮细胞(SRC)数量。

(2)临床应用:尿液由肾生成,经尿道排出的整个过程中,难免混入泌尿系统各部分的少量上皮细胞,特别是成年女性或孕妇尿中,常因白带污染而存在多量上皮细胞,一般无临床意义。但是肾小管上皮细胞(或称肾细胞、小圆上皮细胞)和移行上皮细胞常与某些疾病相关。可见,由尿液排出的上皮细胞种类较多,大小不等,这些细胞散射光、荧光及电阻的信号变化较大,仪器难以完全区分出是哪一类细胞,因此当仪器显示此类细胞数量“超标”时,必须通过离心染色镜检予以判别。

大量上皮细胞对临床的提示表现在:①成片脱落的鳞状上皮细胞见于尿道炎,常伴有较多白细胞。②较多肾小管上皮细胞常提示肾小管病变或肾实质损害,最多见于急性肾小球肾炎;大量肾小管上皮细胞,表示肾小管有坏死性病变的可能。肾移植术后 1 周内,尿中可见较多肾小管上皮细胞,随后逐渐减少至消失。当发生排异反应时,尿中再度出现成片的肾小管上皮细胞。有时报告单中还可见到复粒细胞(又称脂肪颗粒细胞),这是脂肪变性的肾小管上皮细胞,多见于慢性肾病。③浅层移行上皮细胞(亦称大圆上皮细胞)和中层移行上皮细胞(亦称尾行上皮细胞)见于肾盂、输尿管及膀胱颈部炎症。尿道插管、膀胱镜、逆行肾盂造影等刺激时,尿中也可见较多移行上皮细胞;底层移行上皮细胞见于急性膀胱炎、急性肾盂肾炎等。

4. 管型(cast)

(1)检测原理:管型是尿液中蛋白质、肾小管分泌物、变性的肾小管上皮细胞及其剥落物、红细胞或白细胞及其崩解产物在远曲小管和集合管内形成的长条形圆柱体,分布于 Flw/Fscw 散点图中。由于阻抗强度可反映有形成分的体积,管型体积的阻抗大于黏液丝体积,通过电阻抗信号可区分管型和黏液丝。通过荧光脉冲宽度可区分管型和病理管型。透明管型细胞体积大但不含有内容物或仅有少量微粒体,它们的前向散射光脉冲宽度较高,但荧光脉冲宽度非常弱。病理管型的体积与透明管型相当,但其内容物中包括上皮细胞、白细胞、微粒体等,所以它们的前向散射光脉冲宽度和荧光脉冲宽度都较高。

(2)临床应用:管型是尿液检验中最有意义的成分,尿液中见到管型,表示肾小管有一过性尿潴留。正常人尿液中不见或偶见透明管型。高强度运动后、部分老年人晨尿中、持续高热等可一过性出现较多透明管型,不能作为判定肾脏疾病的依据。但尿液中检出其他类型的管型时,表示肾小管有一过性尿潴留,可反映肾脏病变。管型的分类鉴定对急慢性肾炎、肾病综合征有特定的诊断意义,对糖尿病肾病、急性肾小管坏死、肾脂肪变性、肾盂肾炎、肝脏病变、弥散性血管内凝血等疾病均有重要的鉴别诊断价值。尿液中管型出现时,绝大多数尿蛋白阳性。尿中管型并伴有蛋白质时,不论是哪种类型的管型对判定有无肾病及其活动性均有重要意义。尿沉渣分析仪只能起到病理性管型的过筛作用,只有严格规定镜检,结合临床症状进行管型的分类鉴定,才能保证管型不被漏检。病理条件下尿液中可见到的管型有透明管型、颗粒管型、细胞管型、变性管型和宽幅管型。

①透明管型:见于肾实质病变,如急性肾小球肾炎的早期及恢复期、急性肾盂肾炎、肾动脉

硬化、恶性高血压和充血性心力衰竭等。正常人剧烈运动后、高热、全身麻醉等情况下可一过性出现透明管型，透明管型也偶见于老年人晨尿中。

②颗粒管型：慢性肾炎和急性肾炎后期可大量出现细颗粒管型；粗颗粒管型见于慢性肾炎、肾淀粉样变性、尿毒症及某些原因（如药物中毒）引起的肾小管损伤等。

③细胞管型

a. 红细胞管型：是红细胞充满在管型内所致，常见于急性肾小球肾炎、慢性肾小球肾炎急性发作期、急性肾小管坏死、肾出血、肾移植术后急性排异反应、系统性红斑狼疮、肾硬化症、肾静脉血栓形成等。此种管型偶可见于蛋白定性阴性的尿中。

b. 白细胞管型：是白细胞包埋在管型内而形成的，常见于急性肾盂肾炎、间质性肾炎等，查见白细胞管型提示有化脓性炎症，肾移植术后排异反应时可见到淋巴细胞管型。

c. 上皮细胞管型：如检出提示有肾小管病变，常见于药物或重金属所致的急性肾小管坏死、间质性肾炎、轻度肾脂肪变性、重症肝炎、胆汁淤积性黄疸及妊娠子痫等。有时在开腹手术后患者的尿中也可见到。

d. 混合细胞管型：有红白细胞混合型，也有红白细胞和上皮细胞混合型，可见于肾炎反复发作、肾充血、肾坏死及肾病综合征等。血小板管型见于弥散性血管内凝血（DIC）等。

e. 肿瘤细胞管型：较少见，可发生在黑色素瘤、多发性骨髓瘤、肺癌等有肾转移或肾浸润时。

④变性管型：是指蛋白质、上皮、血液等变性后形成的管型，包括脂肪管型、蜡样管型及血液管型。脂肪管型见于慢性肾小球肾炎的肾病期及肾病综合征。蜡样管型是严重肾脏疾病的表现，见于慢性肾小球肾炎的晚期、肾衰竭、肾病综合征、肾淀粉样变、糖尿病肾病及重症肝病患者，此种管型的出现提示局部肾单位有长期阻塞、少尿或无尿现象的存在。血液管型见于肾出血及慢性肾小球肾炎急性发作时。

⑤宽幅管型：过去称肾衰竭管型，见于尿毒症、重症肾脏疾病或肾昏迷时。

5. 细菌

（1）检测原理：由于细菌很小，须用高于正常前向散射光强度10倍灵敏度的散射光来计数。细菌体积小且含有DNA或RNA，故其前向散射光强度低于红白细胞，但荧光强度高于红细胞而低于白细胞，因此细菌分布在Fsc/Fl2散射图红细胞和白细胞之间的下方区域。

（2）临床应用：大量细菌提示泌尿系统感染。

6. 结晶

（1）检测原理：尿中出现大量结晶称为结晶尿，也称为晶体尿。结晶不被染色，分布于红细胞或低于红细胞的荧光强度区域。因结晶的中心分布不稳定，故一般与红细胞可以区分开。尿沉渣分析仪难以明确给出结晶的具体数量及类型，但可提示颗粒状物的数量。由于尿液结晶种类繁杂，大小、形态差异较大，结晶散射光强度分布很宽。如草酸钙分布可能会接触到散点图上的前向散射光强度轴，尿酸结晶有覆盖红细胞分布的倾向，因此在大量尿酸盐存在时可影响红细胞测定，遇此情况时应离心后镜检，以区分细胞和结晶。非定型盐类结晶（如非定型磷酸盐、非定型尿酸盐等）可影响分析数据，在35℃下稀释和染色时已被去除，故不影响实验结果。

（2）临床应用：尿中结晶多来源于食物、盐类代谢物或药物等，分为代谢性及病理性结晶两大类。代谢性结晶也称为正常结晶，常见者有非定型尿酸盐结晶、尿酸结晶、草酸钙结晶、非定型磷酸盐结晶、磷酸铵镁结晶、磷酸钙结晶、碳酸钙结晶等。大量结晶可致尿液浑浊，往往成为患者就诊的原因。一般认为，多数代谢性结晶与季节、饮水量减少及饮食结构有关，如夏季大量出汗或饮水减少及冬天尿液放置后，均可析出较多结晶，多为尿酸盐或磷酸盐，其检出多无临床意义，而某些代谢性结晶大量出现或伴有其他病理成分时，对疾病的发生及诊断则有一定的意义。

①代谢性结晶：新鲜尿液中大量出现尿酸结晶、草酸钙结晶、磷酸铵镁结晶、磷酸钙结晶并伴有多量红细胞时，有尿路结石的可能。新鲜尿液中大量出现尿酸铵结晶、碳酸钙结晶并伴有脓细胞时，有膀胱炎的可能。

②病理性结晶

a. 胆固醇结晶：肾脏淀粉样变、脂肪变或泌尿生殖系肿瘤时可出现，有时可见于乳糜尿及脓尿中。

b. 磺胺类药物结晶：磺胺类药物溶解度小，尿中出现此类结晶而继续长期应用时，可能形成尿路结石或堵塞输尿管，引起少尿、无尿、肾绞痛和血尿，故应用期间应定期检查尿中是否有磺胺类药物结晶，此类结晶的检出，应作为停药的信号。

c. 亮氨酸或酪氨酸结晶：可见于急性肝坏死、肝硬化、急性有机磷和四氯化碳中毒的病例中，偶见于白血病、糖尿病性昏迷、伤寒及皮肤腐败性病变等。

d. 胱氨酸结晶：先天性胱氨酸代谢异常时可大量出现，此类结晶长期存在可导致肾或膀胱的胱氨酸结石，风湿病、严重肝病患者尿中也可查到。

e. 胆红素结晶：见于急性肝坏死、肝癌、溶血性黄疸及有机磷中毒等。

f. 含铁血黄素颗粒：可见于自身免疫性溶血性贫血及阵发性睡眠性血红蛋白尿患者。

7. *尿液中其他成分的检测*　类酵母细胞、精原细胞和精子由于含有 DNA 和 RNA，荧光强度较高。类酵母细胞散射图分布在红细胞和白细胞之间的区域，但大量类酵母细胞可干扰红细胞计数。由于类酵母细胞的前向散射光脉冲宽度比精子细胞的要小，据此可将两者区分，但浓度较低时也难以区分。

第四节　蛋白电泳分析技术

一、电泳原理及电泳分析系统

电泳是在电场中，带电粒子向所带电荷相反方向运动的现象，根据这一原理，如今先进的电泳技术和电泳仪得到不断发展，在基础和临床应用研究中得到了广泛应用。按电泳原理有三种形式的电泳分析系统，即移动界面电泳、区带电泳和稳态电泳（或称置换电泳）。

1. *移动界面电泳*　是带电分子的移动速率通过观察界面的移动来测定，该法已成为历史。目前已被支持介质的区带电泳所取代。

2. *区带电泳*　因所用支持体的种类、颗粒大小和电泳方式等不同，其临床应用价值存有差异。目前，固体支持介质可分为两类：一类是滤纸、乙酸纤维素薄膜、硅胶、矾土、纤维素等；另一类是淀粉、琼脂糖和聚丙烯酰胺凝胶。后者的优点为：①由于具有微细的多孔网状结构，故在电泳时除能产生电荷效应外，还有分子筛效应，小分子物质比大分子物质跑得快而使分辨率提高；②几乎不吸附蛋白质，电泳无拖尾现象；③蛋白质在低浓度琼脂糖电泳时可自由穿透，阻力小，分离清晰，透明度高，能透过200～700mm波长的光线，故电泳结束后无须“透明”，可减少操作步骤及由此引起的实验误差，又因底板无色泽，提高了对着色区带的检测敏感性。为此，第一类支持介质现已被第二类支持介质取代。

3. 稳态电泳　其特点是分子颗粒的电泳迁移在一定时间后达到稳态，如等电聚焦和等速电泳等。

二、尿蛋白电泳测定

肾脏疾病中常用到的是血清和尿的蛋白电泳，尤其以尿蛋白电泳作为临床肾脏疾病的重要诊断指标。尿蛋白盘状电泳也称十二烷基硫酸钠-聚丙烯酰胺凝胶（SDS-PAGE）电泳，又称之为SDS盘状电泳。此法能分析尿中蛋白成分的分子量范围，具有操作方便，设备简单，测定所需样品量少，电泳时间短，分辨力高等优点。

1. 测定原理　蛋白质分子是两性电解质，酸性环境下电离成正电荷的颗粒，碱性环境下则为负电荷颗粒，同一溶液中各种蛋白质的带电荷各有差异。盘状电泳基本原理是使SDS与尿中蛋白质进行反应，形成带负电的SDS蛋白质复合物，消除原来蛋白质中的电荷差异，使电泳时尿中各种蛋白质的组成部分皆向正极移动。根据各组成部分的不同分子量，以及电泳距离与分子量的对数间的反比关系，在通过聚丙烯酰胺凝胶的分子筛作用后，将各种蛋白质按其分子量大小顺序分离。

丙烯酰胺与交联剂双丙烯酰胺在催化剂和加速剂的作用下形成网络结构凝胶，网络即分子筛，这种分子筛可根据需要调节。它的分辨能力较滤纸和琼脂淀粉高。这种凝胶既有分子筛作用，又有电荷载体的作用。

借助灵敏的染色方法（考马斯亮蓝染色或银染）可清楚地分辨出所测样本的蛋白质分子电泳条带，与同时电泳的已知分子量大小的标准蛋白质分子条带相比较，即可判断尿蛋白分子量范围（表2-2）。

表2-2　不同分子蛋白尿的分子量及蛋白尿特征

类别	主要蛋白质组成成分的分子量	蛋白尿特征
低分子蛋白尿	1万～7万	主要区带在白蛋白及白蛋白以下
中分子蛋白尿	5万～10万	主要区带在白蛋白上下附近
高分子蛋白尿	5万～100万	主要区带在白蛋白及白蛋白以上
混合型蛋白尿	1万～100万	低分子加高分子，白蛋白为主要蛋白区带

2. 临床应用　正常情况下，只有小分子血浆蛋白能够通过肾小球滤过膜，大分子的血浆蛋白一般不能通过肾小球滤过膜。

（1）高、中分子量范围蛋白尿的出现反映存在肾小球病变。急性肾小球肾炎、慢性肾小球肾炎、肾病综合征、妊娠中毒时都可出现大、中分子蛋白尿。

（2）低分子蛋白尿反映肾小管疾病。慢性肾盂肾炎、小管间质性肾炎、重金属（如镉、汞、铅等）中毒及药物毒性引起的肾小管间质病变，肾移植排异时亦可出现低分子蛋白尿。

（3）多发性骨髓瘤患者由于血浆中异常的免疫球蛋白升高，免疫球蛋白分子的轻链过多，导致轻链从肾小球滤过增加，超过肾小管重吸收能力，因而小分子轻链从尿中排出本-周蛋白，这是"溢出性蛋白尿"，不同于肾小管疾病时的小分子蛋白尿，SDS-PAGE 有助于鉴别。

尿蛋白中以中、小分子蛋白（白蛋白及更小的蛋白质）为主，没有或仅有极少量大分子蛋白，这种蛋白尿称为选择性蛋白尿。若血浆中蛋白质不论分子大小均能从肾小球滤过膜通过，尿中大、中、小分子蛋白质均有，并且有相当量的大分子蛋白质，称为非选择性蛋白尿。临床研究表明，蛋白尿的选择性好坏和病变的发展有一致性关系。小儿肾病综合征中蛋白尿呈高选择性者，其中约 97% 患者为微小病变性肾病。在成人中，高选择性者常提示为微小病变型肾小球病变，偶见于膜性肾小球肾炎、增殖性肾炎或局灶性硬化性肾小球肾炎。凡高选择性者可预测对激素及免疫抑制治疗反应良好。临床见到肾小球轻微病变时呈选择性蛋白尿，当病变发展到增殖型时，则蛋白尿逐渐变为非选择性。

第五节　全自动生化分析技术

目前，自动生化分析仪以高新技术为基础，具有高准确性、精密度、灵活性和高效率的特点，在现代临床实验室中承担了大部分的常规工作，成为实验室特别是大、中型实验室必备的检验仪器，并也渐渐普及到了基层实验室。

全自动生化分析仪，从加样至出结果的全过程完全由仪器自动完成。操作者只需把样品放在分析仪的特定位置上，选用程序开动仪器即可等取检验报告。由于分析中没有手工操作步骤，故主观误差小，且由于该类仪器一般都具有自动报告异常情况、自动校正自身工作状态的功能，因此系统误差也较小，给使用者带来很大的便利。这类仪器功能全，灵活性大，易操作，大多采用吸光度、荧光、光散、浊度测定技术和离子选择电极系统，用于常规生化、特殊蛋白和药物监测等检测，可随机安排程序，既可根据需要输入单一项目成批分析，又可按临床医生根据患者病情不同要求，选择性出多项组合分析；结果报告既能打印出每个项目的报告，也能按人打印出所做全部项目的累积报告。在测试过程中可随时加入急诊项目，优先分析，打印出报告后，仪器仍按原输入程序继续进行检测。仪器以微机控制，采用人机对话方式安排程序操作，可自由编排和清除程序，可储存 100 个以上分析方法，可进行统计学处理，求均值、标准差、变异系数、相关系数等。

肾脏病的生化检查对某些肾脏病的诊断、鉴别诊断、指导治疗及判断预后有重要意义。以下为常用的几种检查项目：

1. *尿蛋白选择性监测*　患肾小球疾病时，滤过膜的通透性和滤过作用都发生改变。当肾小球疾病较轻，滤过膜"漏洞"较小时，尿中以中分子量蛋白为主，而大分子量蛋白排出很少，称为选择性蛋白尿。当肾小球病变明显，滤过膜"漏洞"较大时，尿中不仅有大量的白蛋白，而且有很多大分子量蛋白（如球蛋白），称为非选择性蛋白尿。选择性蛋白尿测定的结果可推测病理类型，预测治疗反应及估计预后。小儿肾病综合征中蛋白尿呈高选择性，其中约有 97% 患者为微小病变型肾病；成人亦多数为微小病变或轻微病变，但也可见于膜性肾小球肾炎、局灶性肾小球肾炎、增殖性肾炎。凡高选择性者可预测对激素及免疫抑制剂治疗反应良好；选择性高者预后较好，反之预后差。

2. *血、尿补体测定*　血清总补体（CH50）增高见于各种炎症，也作为急性阶段的反应物质。某些恶性肿瘤补体活性增高。血清 CH50 降低常见于急慢性肾小球肾炎、溶血性贫血和系统性红斑狼疮。急性肾小球肾炎血 C3 下降，尤以链球菌感染后急性肾小球肾炎下降更为明显。膜增生性肾小球肾炎、狼疮性肾炎及肾移植排异反应，血 C3 均可降低。测定尿 C3 含量可间接反映肾小球基底膜的通透性，膜增生性肾炎、狼疮性肾炎尿 C3 几乎全为阳性；膜性肾病和局灶节段性肾小球硬化阳性率也很高，而微小病变型常为阴性。尿 C3 阳性患者较阴性患者病情重、预后差，含量越高病情亦越重。

3. *纤维蛋白降解产物测定* 尿纤维蛋白降解产物阳性意味着肾脏内有凝血和纤溶现象，提示有炎症病变。非炎性疾病大多阴性。原发性肾小球肾病通常为阴性，慢性肾炎多为阳性。尿纤维蛋白降解产物含量增加反映了肾功能损害程度。在慢性肾炎治疗过程中，临床症状缓解，肾功能恢复，尿纤维蛋白降解产物含量逐渐降低或转阴；阳性者表明肾脏病变炎症过程仍在进行病变活动，经治疗后持续阳性者预后较差。

4. *肾小球性尿蛋白检测* 如果肾小球滤过屏障损伤，尿液中就会出现白蛋白、转铁蛋白、免疫球蛋白 G(IgG)、免疫球蛋白 M(IgM)及 α_2-巨球蛋白等中分子量蛋白。尿微量白蛋白检测有助于肾小球病变的早期诊断。当肾小球轻度病变时尿中白蛋白增高；当进一步受损时，尿免疫球蛋白 A(IgA)及 IgG 增高；肾小球严重病变时尿中 IgM 增高。尿中白蛋白及 IgG 出现提示肾小球病变向慢性过渡，尿中 IgM 出现对预测肾衰竭有重要价值。

5. *肾小管性尿蛋白检测* 当近曲小管上皮细胞受损，对正常滤过的蛋白质重吸收障碍时，尿中可出现低分子量蛋白质，主要有 α_1-微球蛋白(α_1-MG)、β_2-微球蛋白(β_2-MG)、溶菌酶和维生素 A 结合蛋白。

6. *肾功能组合项目检测* 肾功能检查项目较多，目前，临床上常检项目主要为：尿素(Urea)、尿酸(UA)、肌酐 (Cr)、β_2-MG、胱抑素 C(Cys C)、尿酶、微量白蛋白等。这些肾功能化验检查项目可大概判断有无肾疾病、疾病的程度及评估临床治疗效果，作为临床治疗方案制订的辅助依据。具体内容将在相关章节介绍。

第六节　免疫比浊分析技术

光谱分析技术是利用化学物质(包括原子、基团、分子及高分子化合物)发射、吸收或散射光谱的特征，确定其性质、结构或含量的技术，是临床重要的检验技术，应用极为广泛。根据光谱谱系特征的不同，可以把光谱分析分为发射光谱分析、吸收光谱分析和散射光谱分析三大类。其中散射光谱分析法主要测定光线通过溶液混悬颗粒后光线的吸收或散射程度，从而对混悬颗粒进行定量。应用散射光谱原理进行分析的方法主要是比浊法，包括免疫比浊法等。

比浊分析可应用于全自动生化仪、凝血仪和特种蛋白测定仪等多种仪器。目前在临床生化检验中使用最多的比浊法是免疫比浊法，如免疫球蛋白、载脂蛋白和补体等项目均可用免疫比浊法进行快速定量。所谓免疫比浊法是将现代光学测量仪器与自动分析检测系统相结合后应用于沉淀反应中。它是利用抗原抗体反应，通过测定免疫复合物形成量的多少对抗原或抗体进行定量的方法。该法发展到今天，已经由早期对血清、尿和脑脊髓液中蛋白质的简单测定发展到了成熟的自动化分析仪器。现在，免疫比浊法已经为科学研究和临床检测奠定了广泛而坚实的基础。

在免疫比浊应用到自动化仪器时，由于仪器校正的曲线稳定性好，敏感性高(达到 ng/L)，精确性高(CV＜5％)，结果判断准确，简便快速，易于自动化，因此适用于大批量标本同时检测。免疫比浊法与放射免疫分析(RIA)相比没有放射性核素污染，易于进行室内及室间质量控制。但检测过程中所提到的多方面的影响因素也同时对自动化提出了挑战。为了克服以上问题，自动化的特定蛋白分析仪有针对性地进行了多方面的改进，已广泛应用于临床。

目前临床上采用免疫比浊分析技术检测与肾脏疾病相关的项目主要有微量白蛋白(mAlb)、Cys C、β_2-MG、视黄醇结合蛋白(RBP)、α_1-MG 等，其方法稳定、敏感性高、特异性强，用于临床检验结果可靠。可以作为配套试剂与特定仪器配套使用，也可以作为开放试剂用于生化分析仪上机检测，具有广泛应用和检测速度快的优势，而且成本相对较低。

第七节　免疫荧光分析技术

免疫荧光技术(immunofluorescence technique)又称荧光抗体技术，是标记免疫技术中发展最早的一种免疫荧光技术。它是在免疫学、生物化学和显微镜技术的基础上建立起来的一项技术。很早就有学者试图将抗体分子与一些示踪物质结合，利用抗原抗体反应进行组织或细胞内抗原物质的定位。用免疫荧光技术显示和检查细胞或组织内抗原或半抗原物质等方法称为免疫荧光细胞(或组织)化学技术。

免疫荧光技术的主要优点是：特异性强、敏感性高、速度快。主要缺点是：非特异性染色问题尚未完全解决，结果判定的客观性不足，技术程序也还比较复杂。

在肾脏疾病的诊断中，免疫荧光技术主要应用于肾脏病理，即肾穿刺的病理诊断。肾穿刺活检的标本主要来源有肾移植和肾病两种。在肾脏疾病的临床和科研工作中，免疫荧光技术对肾小球发病机制和免疫分型，组织学检查的诊断和鉴别诊断都有十分重要的作用。

第八节　基因芯片技术

基因芯片(gene chip)通常指 DNA 芯片，其基本原理是将指大量寡核苷酸分子固定在支持物上，然后与标记的样品进行杂交，通过检测杂交信号的强弱进而判断样品中靶分子的数量。基因芯片的概念现已泛化到生物芯片(biochip)、微阵列(microarray)、DNA 芯片(DNA chip)，甚至蛋白芯片。基因芯片集成了探针固相原位合成技术、照相平板印刷技术、高分子合成技术、精密控制技术和激光共聚焦显微技术，使得合成、固定高密度的数以万计的探针分子以及对杂交信号进行实时、灵敏、准确的检测分析变得切实可行。基因芯片技术在分子生物学研究领域、医学临床检验领域、生物制药领域和环境医学领域显示出了强大的生命力，在国内外已形成研究与开发的热潮，许多科学家和企业家将基因芯片同当年的 PCR 相提并论，认为它将带来巨大的技术、社会和经济效益，正如电子管电路向晶体管电路和集成电路发展时所经历的那样，核酸杂交技术的集成化也已经和正在使分子生物学技术发生着一场革命。

一、基因芯片在检验医学中的应用

1. *在优生方面*　目前已知有 600 多种遗传疾病与基因有关。妇女在妊娠早期用 DNA 芯片做基因诊断，可避免许多遗传疾病的发生。

2. *在疾病诊断方面*　由于大部分疾病与基因有关，而且往往与多基因有关，因而，利用 DNA 芯片可以寻找基因与疾病的相关性，从而研制出相应的药物和提出新的治疗方法。

3. *在基因配型方面*　应用于器官移植、组织移植、细胞移植方面的基因配型，如 HLA

分型。

4. *在病原体诊断方面* 如细菌和病毒鉴定、耐药基因的鉴定。

5. *在环境对人体的影响方面* 已知花粉过敏等人体对环境的反应都与基因有关。若对与环境污染相关的200多个基因进行全面监测,将对生态环境控制及人类健康有重要意义。

6. *在法医学方面* DNA芯片比早先的DNA指纹鉴定更进一步,它不仅可做基因鉴定,而且可以通过DNA中包含的生命信息描绘生命体的脸型等外貌特征。这种检验常用于灾难事故后鉴定尸体身份以及鉴定父母和子女之间的血缘关系。

由此可见,利用DNA芯片可以快速、高效地获取空前规模的生命信息,这一特征将使DNA芯片技术成为今后科学探索和医学诊断等诸多方面的革命性的新方法、新工具。

二、基因芯片在肾脏疾病诊治中的应用

1. *在肾移植研究中的应用* 肾移植目前已成为治疗终末期肾病最有效的方法。但肾移植仍面临许多问题需要解决,例如组织配型、器官保存、免疫高敏、排斥反应、免疫抑制方案、移植肾的长期存活和慢性移植肾失功能等,这些问题都涉及许多基因的表达变化与调控。肾移植亟待一种敏感的技术进行综合、全面、系统的研究,而近年发展起来的高通量的基因表达分析平台——基因芯片技术则可以满足此要求,已经开始应用于肾移植研究的多个领域。

基因芯片是检测小组织标本中上千个基因表达的新方法,由于不依赖于事先知道哪些基因参与急性排斥,有利于筛查移植组织急性排斥时的基因表达,认识排斥机制和诊断。应用基因芯片分析人移植肾活检基因的表达,可以对相关的基因转录产物进行分析,也可应用于移植肾失功能的基因组分析。

2. *在肾脏疾病基础理论研究中的应用* 许多肾病的发生和发展都有多个基因参与并受环境因素影响,有着复杂的病理生理过程,而应用传统的研究方法则大多局限于单个基因分析,无法阐明这种多基因病(又称多因子病)中多个基因的复杂作用机制及其相互作用和调控关系。

(1)T细胞:许多免疫性疾病的病理过程与炎症部位Th细胞的特定亚群有关,应用基因芯片比较人Th1和Th2细胞的基因表达谱,可对基因编码的蛋白参与转录调控、凋亡、蛋白水解、细胞黏着和运动等情况进行研究。基因芯片可分析多种不同亚型T细胞的基因表达差异,从而了解特定抗原刺激反应后全面、精细的基因表达变化。通过基因芯片比较静息T细胞和IL-2刺激的活化T细胞的基因表达,发现多个干扰素相关的基因(干扰素受体、JAKs/Stats)明显差异表达。由于传统方法只能检测某一特定基因mRNA表达水平,往往容易丢失更多的基因信息,而基因芯片技术则可以弥补此不足。

(2)B细胞:B细胞发展成浆细胞需要大量基因和蛋白协同作用。应用基因芯片观察IgM刺激的人类B细胞成熟期间基因表达谱的变化,发现B细胞发育必需的几种新基因。通过对小鼠免疫无能B细胞、FK506作用的B细胞与正常B细胞基因表达差异,研究自身耐受和FK506如何阻止B细胞促有丝分裂,发现许多新的免疫耐受相关基因,根据基因表达差异情况及基因的背景信息,推测免疫抑制、免疫激活和免疫耐受不同的分子机制。

(3)树突状细胞(DC):应用基因芯片研究DC相关基因和基因表达谱,可对DC高表达基因及参与抗原摄取、处理、提呈、细胞变形或趋化作用等现象进行研究,对DC相关的疾病机制做出新的解释。

3. *在肾生理研究中的应用*　一项应用基因芯片技术针对肾脏集合系统分支形成过程的研究发现，在此过程中形态发生相关转录因子、抗凋亡基因及一组分泌因子，如转化生长因子（TGF）、组织金属蛋白酶抑制因子-3（TIMP-3）的表达增强，凋亡基因的表达减弱。另一项运用基因芯片技术建立了大鼠肾脏基因表达谱数据库，并比较成年及老年大鼠肾脏基因表达的变化，筛选出一些肾脏衰老相关新基因。

4. *在肾脏病理研究中的应用*

（1）肾小球肾病：糖尿病肾病是导致肾功能衰竭的重要因素之一，其致病机制尚须进一步研究。研究肾小球肾病病理过程中的基因表达谱，分析表达差异，可为肾小球肾病的研究提供新的线索，拓展研究思路。

（2）肾脏肿瘤：肾有不同病理类型的肿瘤，通过基因芯片技术对肾不同癌细胞的差异原因进行研究，基因表达的差异是病理类型差异的原因。基因芯片检测的敏感性高、特异性强，许多基因及其信号通路同肿瘤发生、发展密切相关，筛选其中起关键调控作用的基因，对肿瘤的诊断和治疗有重要意义。基因芯片技术为筛选、确定有诊断和预后价值的肿瘤相关基因提供了一个快捷、有力的途径，并能在短时间内进行肿瘤样本检测，获得更加准确、全面的肿瘤标志物信息，为肿瘤的深入研究提供新线索。

5. *免疫抑制剂研究*　通过研究药物作用后基因表达变化，可以深入了解免疫抑制剂的分子机制，有利于更好地应用现有免疫抑制剂，还可以根据某些免疫激活基因的低表达或者免疫抑制、免疫耐受相关基因的高表达情况开发出新型免疫抑制剂。基因芯片筛选出B细胞发育必需的几种新基因，可以作为可能的药物开发的靶基因。应用基因芯片研究普乐可复（FK506）如何阻止B细胞促有丝分裂，发现许多新的与免疫耐受相关基因，可见FK506不只抑制免疫激活作用，还能诱导免疫耐受相关基因表达，可能诱导免疫耐受应用基因芯片分析糖皮质激素对正常外周血单核细胞基因表达谱的作用，发现糖皮质激素诱导趋化因子、细胞因子、补体家族成员，以及包括清除剂和Toll样受体在内的先天性免疫相关基因的表达，抑制适应性免疫相关基因的表达，对炎性Th亚群和凋亡相关基因簇同时具有抑制和刺激作用。糖皮质激素对免疫细胞未知的增强和抑制作用将有助于设计更特异性的有效的治疗方案。基因芯片可以用来分析鉴定免疫抑制剂的新靶点。免疫抑制剂SR31747A通过抑制ERG2基因产物即δ8-δ7固醇异构酶，抑制麦角固醇生物合成，从而抑制酵母菌细胞增殖，应用基因芯片比较SR31747A处理的野生型细胞和ERG2清除株突变型细胞的表达谱，确认SR31747A作为固醇异构酶抑制剂，并排除其他可能的作用靶点。

6. *器官移植组织配型*　基因芯片也可以用于器官移植组织配型方面。使用已知基因序列的HLA分子基因芯片可以全面了解供者和受者HLA基因型，还可以对HLA分子的多态性进行研究，扫描复杂的HLA-DR结合位点的基因，基因芯片分型准确、可靠，所得的实验数据有良好的准确性和说明性。由于一张芯片上可以同时固定上其他分型探针，这样一次实验就可以区分出HLA所有的基因型，具有集成化优势。

第九节　蛋白质芯片技术

随着人类基因组计划（Human Genome Project，HGP）的顺利实施和生物芯片技术的不断成熟，基因芯片已被广泛应用于分子生物学的各个领域，以检测、比较各种已知或未知的核酸序列。然而,蛋白质而并非核酸才是生命活动的具体执行者和体现者,相当部分蛋白质的表达与其上游 mRNA 的表达情况不完全一致,使基因芯片技术的应用受到限制,而且蛋白质结构和构象方面的各种微小化学变化均能导致其活性或功能的改变,所以要进一步揭示细胞内各种代谢过程与蛋白质之间的关系及某些疾病发生的分子机制,迫切要求针对蛋白质组学进行更深入的研究,蛋白质芯片技术随之应运而生。

一、蛋白质芯片技术的应用现状

1. *疾病诊断及疗效、预后判定*　这一领域蛋白质芯片技术的应用主要包括两部分,即诊断性芯片及筛查性芯片。

(1)诊断性芯片:由于蛋白质芯片对生物样品的要求较低,使得样品的预处理大为简化,甚至可以直接检测血清、尿、体液、细胞或组织等生物样品。诊断性芯片多为生物化学型芯片。将已知的与某些疾病或环境因素损伤相关的生物活性分子固定于固相载体,用于诊断相应疾病。

(2)筛查性芯片:多为化学性芯片。它通常一次性给出某一样品中几乎全部蛋白质的表达情况,再将其与正常标本的检测结果相对照,经过对标本检测后,得出某种疾病不同于正常的蛋白质表型(pattern)而诊断疾病、判断疗效、监测疾病进程和预后。这一表型通常由多种生物标志物组成,不受单个标志物可能较低的敏感性或特异性的限制,且并不需要鉴定某一蛋白质就可做出诊断。由于蛋白质芯片的高通量优点,使得生物标志物的发现和确认速度大为加快。目前,筛查性芯片主要应用于肿瘤的早期诊断,其次为感染性疾病、精神病、神经系统疾病的诊断。

2. *受体-配体反应的检测*　表面结合有特殊生物活性分子,如抗体、受体、核酸等的生物化学型芯片,可以非常方便而准确地捕获与其发生特异性结合的靶蛋白。如事先将 DNA 或 RNA 标记探针结合于芯片表面,则可用来检测 DNA 结合蛋白和 RNA 结合蛋白。同理,酶与底物之间的反应亦可用类似的方法进行检测进而筛选底物。

3. *药物筛选及药理、毒理研究*　新药物的开发常须筛选上千种化合物,在寻找作用于蛋白质的药物时,如利用靶蛋白制成芯片来直接筛选与其作用的化合物,将极大地提高药物开发的效率,实现高通量和自动化。同时,蛋白质芯片有助于研究药物或毒物与其效应相关蛋白质之间的相互作用,也是寻找药物作用靶点的有力工具。蛋白质芯片技术允许在对药物或毒物作用机制细节尚不够清楚的情况下,直接研究蛋白质谱,并进一步建立和发展外源化学物与蛋白质表达谱的数据库,促进药理学和毒理学的研究。

4. *其他应用*　除了上述的几种用途外,蛋白质芯片已被广泛应用于医学和生物学研究的各方面。如利用正相或反相层析的化学型芯片进行抗体合成的质量控制,研究翻译和翻译后修饰过程,将显微切割技术与蛋白质芯片技术相结合用于肿瘤研究来比较正常组织与肿瘤组织的蛋白质表达谱差异等。

二、存在的问题和前景展望

作为一种新兴的蛋白质组学研究手段,蛋白质芯片技术具有传统的蛋白质研究方法无法比拟的高通量、快速、平行、自动化等优点,这一方法的建立和应用可为基因组学、蛋白质组学等基础研究提供强大的技术支持,从而将极大地推动人类揭示疾病发生、发展的分子机制及寻找更合理有效治疗的进程。同时，基因组学和蛋白质组学研究的不断深入也将为蛋白质芯片技术提供更为丰富的研究资源。但由于蛋白质本身的变化太多，且空间构象在很大程度上决定其活性与功能，相对于目前基因芯片研究的进展速度而言，蛋白质芯片的研究显得相对滞后，目前亟待解决的问题主要有：①寻找更好的固相载体表面修饰方法，尽可能保持结合蛋白质的生物学活性；②样品准备和标记操作的简化；③提高检测敏感性，解决低拷贝蛋白质和难溶蛋白质的检测问题；④降低检测成本。这些问题如能较好解决，将进一步推动其从实验室走向临床。我们有理由相信，随着研究的深入和技术的发展，蛋白质芯片作为一类重要的蛋白质组学研究平台，必将为生命科学的发展提供更有力的技术支持。

三、利用蛋白质芯片技术诊断和评估肾损伤的临床应用

蛋白尿导致肾脏疾病患者多种临床表现的病理生理基础，尤其是大量蛋白尿的出现，因此，实验室尿蛋白的检测是确定肾功能损害的重要标志。肾脏疾病的早期阶段，一般临床表现并不明显，常规实验室检查方法也难以发现尿蛋白的阳性结果，一旦发展到蛋白尿阶段则很有可能继续向临床肾病发展而造成严重后果。尿微量白蛋白是目前诊断肾脏疾病的主要检测指标，但由于受到饮水量、排尿量、运动情况、饮食及体位等多种因素的影响，无法用于明确诊断或排除患者出现肾脏早期损伤。因此，探索更早期肾脏损害的特征，从而早期诊断和干预治疗，对于肾病的治疗效果和预后意义更大。应用蛋白质芯片检测尿样本中多种蛋白质，如白蛋白、转铁蛋白、α_1-MG、β_2-MG 等，建立标准蛋白质谱数据，与肾病患者尿蛋白质谱比对分析，可满足临床肾病的早期检测、肾脏疾病普查及大样本疾病筛查的需要，具有重要的临床应用价值。

第十节　基因组学技术

一、基因组学及其研究内容

基因组学(genomics)是研究生物基因组的组成，组内各基因的精确结构、相互关系及表达调控，以及如何利用基因的一门科学，也是用于概括涉及基因作图、测序和整个基因组功能分析的遗传学分支。

基因组学的研究内容主要为：①基因表达概况研究，即比较不同组织和不同发育阶段、正常状态与疾病状态，以及体外培养的细胞中基因表达模式的差异；②基因产物-蛋白质功能研究，包括单个基因的蛋白质体外表达方法，以及蛋白质组研究；③蛋白质与蛋白质相互作用的研究，利用酵母双杂交系统、单杂交系统(one-hybrid system)、三杂交系统(three-hybrid system)及反向杂交系统(reverse hybrid system)等。其分支学科包括结构基因组学研究和功能基因组学研究。

二、基因组学的应用

随着基因组学研究的不断深入，人类有望揭示生命物质世界的各种前所未知的规律，完全揭开生命之谜，进而驾驭生命，使之为人类的社会经济服务。基因组学研究和其他学科研究交叉，促进了一些学科的诞生，如营养基因组学(nutritional genomics)、环境基因组学(environmental genomics)、药物基因组学(phamarcogenomics)、病理基因组学(pathogenomics)、生殖基因组学(reproductive genomics)、群体基因组学(population genomics)等。其中,生物信息学正成为备受关注的新型产业的支撑点。目前,基因组学在临床上主要用于以下几个方面:

1. 药物基因组学及其在个体化医疗中的应用　药物基因组学是 20 世纪 90 年代末发展起来的一门基于功能基因组学与分子药理学的科学。它从基因水平上研究基因多态性与药物效应多样性之间的关系。药物基因多态性包括药物代谢酶(如 CYP 同工酶)多态性、药物作用的受体或靶标的多态性。这些多态性可导致药物疗效和不良反应的个体差异。引入药物基因组学的目的在于从基因水平上揭示这些差异的遗传特征,指导个体化医疗(personalized medicine)方案的制订,提高用药的安全性和有效性,避免严重不良反应,减少药物治疗的风险和费用。药物基因组学开启了个体化医疗的大门,其作用表现为:①根据代谢酶或药物作用受体或靶点的基因多态性情况,指导合适的用药剂量。如华法林可根据 CYP2C9 代谢酶的多态性和维生素 K 环氧化物还原酶(VKORC1)基因多态性而设计合适的剂量。②确认具有某些基因特性的患者接受某种药物治疗更容易发生严重不良事件,如存在人类白细胞抗原-B * 1502 (HLA-B * 1502)等位基因的患者使用卡马西平或苯妥英后,出现重症多形性红斑(Stevens-Johnson syndrome,SJS)和中毒性表皮坏死松解症(toxic epidermal necrolysis,TEN)等严重皮肤反应的危险显著升高。③确认某些基因特性的患者采用某种治疗方案更容易获益,可以指导药物选择和剂量调整以达到理想疗效,如对于人类表皮生长因子受体 2(HER2)基因过表达者接受曲妥单抗治疗更有效。④检测病毒耐药性并选择合适的药物,如确定某个 HIV 感染者是 CCR5-tropic HIV-1 阳性耐药,可以选择对该患者更有效的马拉维若。

2. 药物基因多态性检测的药物　根据基因多态性检测结果选择治疗药物。例如,HLA-B * 1502 等位基因与卡马西平严重皮肤反应相关。卡马西平治疗中,某些个体可出现罕见且极为严重的皮肤反应,因此卡马西平治疗前需要对高危人种的患者 HLA-B * 1502 等位基因进行检测。对于等位基因阳性患者,除非临床权衡利弊认为受益大于风险,否则不宜应用卡马西平。

根据药物代谢酶的基因多态性设计合适的用药剂量。CYP2C19 基因多态性引起酶活性改变与药物维持剂量相关。15%~20%的亚洲人 CYP2C19 是属于慢代谢型(PM 型),而白种人和黑种人 3%~5%是 PM 型。体内研究显示,CYP2C19 是伏立康唑的主要代谢酶。对健康白种人和日本人的研究发现,服用相同剂量的伏立康唑,PM 型受试者的伏立康唑血药浓度比纯合子的正常代谢型(EM 型)高约 4 倍,而杂合子的 EM 型比纯合子的 EM 型血药浓度高约 2 倍。其他经 CYP2C19 代谢的药物包括奥美拉唑、泮托拉唑、埃索美拉唑、地西泮、那非那韦和雷贝拉唑。

3. 肾毒性生物标志物的筛选　在临床上,不同治疗药物能通过不同作用机制引起肾毒性或肾损伤,如抗病毒药物阿昔洛韦常被认为通过结晶沉淀引起肾损伤;肾皮质近端小管的上皮细胞为氯仿诱导细胞毒性和细胞增殖再生的初始靶组织;氯化汞($HgCl_2$)能诱导近端小管上皮细胞的细胞质和细胞核的改变引起急性肾损伤;氨基核苷嘌呤霉素能影响肾小球上皮细胞表面层改变从而引起蛋白尿;吲哚美辛能引起大鼠肾脏部分的磷脂聚集。然而,传统的肾脏毒性评价指标如血清肌酐及尿素氮往往在肾小球滤过率损伤超过 50%才出现明显改变,缺乏敏感性和特异性,而传统的肾脏组织病理学检查必须通过组织切片检查才能获得肾脏损伤的结果。因此,研究探索发现新的肾毒性生物标志物用于检测早期肾毒性及跟踪其损伤进展就显得尤为重要。研究结果表明,血清脂质运载蛋白(lipocalin,Lcn)对急性肾损伤具有早期诊断价值。近些年研究人员也发现 Lcn 可能为慢性肾损伤的生物标志物。通过对儿童慢性肾病患者血清中 Lcn 和半胱氨酸蛋白酶抑制剂 C(cystatin C,Cys C)的检测,发现上述两个标志物与肾病发展呈现一定相关性。随着研究的深入,多种技术和方法被用于肾毒性生物标志物的发现和鉴定,其中包括毒理基因组学技术。研究结果表明,肾毒性或肾损伤能使很多基因调节失衡,这些生物标志物包括肾损伤分子 1(KIM-1)、丛生蛋白、纤维蛋白原多肽、分泌性磷蛋白、骨桥蛋白及金属蛋白酶的组织抑制剂等。2008 年的一项研究对一些研究肾毒性生物标志物应用动物模型报道进行验证,通过应用 RT-PCR 对大鼠重复给药已知肾毒性的药物如庆大霉素、杆菌肽、万古霉素和顺铂进行基因表达水平分析,证实了 24 种基因与肾毒性特异相关的候选生物标志物,包括 KIM-1、Lcn2 和骨桥蛋白。Kondo 等应用 Affymertix Genechip 对肾毒性动物模型的基因表达谱进行分析,发现 KIM-1、铜蓝蛋白、丛生蛋白及金属蛋白酶的组织抑制剂等 92 种相关基因,并将基因分类,作为候选生物标志物。这些基因主要涉及机体组织修复、炎症反应、细胞增殖及代谢的调节。

第十一节 蛋白质组学技术

一、蛋白质组学概念

随着人类基因组计划的实施和推进,生命科学研究已进入了后基因组时代。在这个时代,生命科学的主要研究对象是功能基因组学,包括结构基因组研究和蛋白质组研究等。蛋白质是生理功能的执行者,是生命现象的直接体现者,对蛋白质结构和功能的研究将直接阐明生命在生理或病理条件下的变化机制。蛋白质本身的存在形式和活动规律,如翻译后修饰、蛋白质间相互作用及蛋白质构象等问题,仍依赖于直接对蛋白质的研究来解决。虽然蛋白质的可变性和多样性等特殊性质导致了蛋白质研究技术远比核酸技术要复杂和困难得多,但正是这些特性参与和影响着整个生命过程。

传统的对单个蛋白质进行研究的方式已无法满足后基因组时代的要求。这是因为:①生命现象的发生往往是多因素影响的,必然涉及多个蛋白质;②多个蛋白质的参与是交织成网络的,或平行发生,或呈级联因果;③在执行生理功能时蛋白质的表现是多样且动态的,并不像基因组那样基本固定不变。因此,要对生命的复杂活动有全面和深入的认识,必然要在整体、动态、网络的水平上对蛋白质进行研究。因此,20 世纪 90 年代中期,国际上产生了一门新兴学科——蛋白质组学(proteomics),它是以细胞内全部蛋白质的存在及其活动方式为研究对象。可以说蛋白质组研究的开展不仅是生命科学研究进入后基因组时代的里程碑,也是后基因组时代生命科学研究的核心内容之一。

目前,二维色谱(2D-LC)、二维毛细管电泳(2D-CE)、液相色谱-毛细管电泳 (LC-CE)等新型分离技术都有补充和取代双向凝胶电泳之势。另一种策略则是以质谱技术为核心,开发质谱鸟枪法(shot-gun)、毛细管电泳-质谱联用(CE-MS)等新策略直接鉴定全蛋白质组混合酶解产物。随着对大规模蛋白质相互作用研究的重视,发展高通量和高精度的蛋白质相互作用检测技术也被科学家所关注。

在基础研究方面,近两年来蛋白质组研究技术已被应用到各种生命科学领域,如细胞生物学、神经生物学等。在研究对象上，覆盖了原核微生物、真核微生物、植物和动物等范围，涉及各种重要的生物学现象，如信号转导、细胞分化、蛋白质折叠等。在未来的发展中，蛋白质组学的研究领域将更加广泛。

在应用研究方面，蛋白质组学将成为寻找疾病分子标记和药物靶标最有效的方法之一。在对癌症、早老性痴呆等人类重大疾病的临床诊断和治疗方面，蛋白质组技术也有十分诱人的前景，目前国际上许多大型药物公司正投入大量的人力和物力进行蛋白质组学方面的应用性研究。

在技术发展方面，蛋白质组学的研究方法将出现多种技术并存，各有优势和局限的特点，而难以像基因组研究一样形成比较一致的方法。除了发展新方法外，更强调各种方法间的整合和互补，以适应不同蛋白质的不同特征。另外，蛋白质组学与其他学科的交叉也将日益显著和重要，这种交叉是新技术、新方法的活水之源，特别是蛋白质组学与其他大规模科学如基因组学、生物信息学等领域的交叉，所呈现出的系统生物学(system biology)研究模式，将成为未来生命科学最令人激动的新前沿。

二、尿蛋白质组学在肾小球疾病中的应用

1. *糖尿病肾病*　糖尿病肾病（diabetic nephropathy，DN)在西方国家是终末期肾病的首要原因，在我国也呈逐年上升趋势，DN 尿蛋白质组学也成为近年研究的热点。微量白蛋白尿是目前诊断糖尿病肾病的主要临床指标，但是当患者出现微量白蛋白尿时，已经有明显的肾小球结构改变。所以，研究者希望能借助蛋白质组学的方法找到一种比微量白蛋白更敏感的尿液生物标志物，以实现 DN 的早期诊断。有研究者用二维差异凝胶电泳的方法分离糖尿病肾病患者尿蛋白成分，发现与正常对照相比，共有 99 个蛋白点有明显变化，其中 63 个蛋白点表达上调，36 个表达下调。其中一种蛋白在 DN 组明显上升，经 SELDI-TOF-MS 鉴定为 α_1-抗胰蛋白酶(AAT)，并进一步用酶联免疫吸附试验的方法得到了验证，同时肾组织免疫组织化学也发现 α_1-抗胰蛋白酶在纤维化区域表达上调。也有研究者用 2-DE 方法分离尿蛋白，发现 DN 患者尿液中除白蛋白之外还有其他 4 种主要蛋白，经 MALDI-TOF-MS 和免疫印迹证实为：锌 α_2-糖蛋白、α_1-酸糖蛋白、α_1-微球蛋白和 IgG，这些蛋白可能成为特异和准确评估 DN 的标志物。

有研究者用 2-DE 和液相色谱-MS 方法比较正常、微量和大量蛋白尿 DN 患者尿多肽图像，以寻找 DN 早期诊断生物标志物。比较 2-DE 图像共发现 195 个差异蛋白点，分别代表 62 种不同的蛋白，其中 7 种蛋白随着蛋白尿的增加含量逐渐上升，另外 4 种蛋白含量则逐渐下降，同时发现这些 DN 相关的生物标志物大部分是糖蛋白，可能成为糖尿病肾病诊断的标志物。

2. *IgA 肾病*　IgA 肾病(IgA nephropathy，IgAN)是全球最常见的原发性肾小球肾炎。过去认为 IgAN 患者预后良好，但最近几年的研究发现有 15%～20%的 IgAN 患者在发病 10 年内进展至终末期肾病。迄今为止，IgAN 的发病机制仍不明确，质谱技术的发展为 IgAN 的诊断和病理生理机制的研究提供了有力的工具。利用 CE-MS 技术建立的 45 例 IgAN 患者尿多肽图像的研究者，发现 IgAN 患者即使在尿蛋白阴性时也能显示与正常对照和膜性肾病患者不同的尿多肽图像，并且随访观察发现 IgAN 患者在有效治疗后的尿多肽图像有所改变。研究发现，用 2-DE 方法比较 13 例 IgAN 患者与 12 例正常对照尿蛋白表达的差异，并用

MALDI-TOF-MS 鉴定蛋白。约有 216 个蛋白点在 IgAN 患者中有差异表达，与正常对照相比，其中 82 个点高表达，134 个点低表达。这些蛋白在 IgAN 发病机制中所起的作用尚待进一步研究，但对 IgAN 的诊断有重要意义。

3. 肾病综合征　肾病综合征（nephrotic syndrome，NS）以大量蛋白尿和低蛋白血症为主要临床表现，临床诊断较容易。但是 NS 患者对激素治疗的反应很难预料，研究者致力于比较激素抵抗、依赖和敏感的 NS 患者尿蛋白表达差异，期望能找到用于鉴别诊断的尿液标志物来指导治疗。有研究者收集了 23 例 NS 患者的尿液和血清进行 2-DE 及 MALDI-TOF-MS 研究，发现 72 种尿液成分均属于白蛋白和 α_1-抗胰蛋白酶片段。部分尿白蛋白片段同时在血浆中也能检测到，但是浓度很低，提示这些片段是血浆经肾小球滤过的成分。在比较研究了激素敏感型 NS、激素抵抗型 NS 和体位性蛋白尿患者尿蛋白成分的研究中，结果发现 m/z 为 11 117. 4 的峰值蛋白对诊断激素抵抗型 NS 准确率达 95%，经最后鉴定证实此峰值蛋白是 β_2-微球蛋白。用 SELDI-TOF-MS 寻找儿童激素抵抗型 NS 患者特异的尿液生物标志物，发现 m/z 为 4144 的蛋白是鉴别激素敏感型和激素抵抗型 NS 敏感及特异的标志物。

4. 狼疮性肾炎　肾脏是系统性红斑狼疮侵袭的主要器官之一，肾活检显示大多数系统性红斑狼疮患者有不同程度的肾损害。目前临床评估狼疮性肾炎（lupus nephritis，LN）活动的指标不够敏感，不利于早期诊断和及时治疗。尿蛋白质组学的发展加速了 LN 生物标志物的发现。用 SELDI-TOF-MS 技术比较了活动性与非活动性狼疮性肾炎患者尿蛋白表达，发现 m/z 为 3340 和 3980 的蛋白在鉴别活动性和非活动性 LN 的敏感性和特异性均达到 92%。

5. 其他肾小球疾病　只有通过不同肾小球疾病之间尿蛋白质组的比较，才能获得真正意义上的特异的尿液生物标志物，以实现疾病的诊断与鉴别诊断。有研究者用 CE-ESI-TOF-MS 方法研究局灶节段性肾小球硬化、膜性肾病、轻微病变型肾病（minimal change nephropathy，MCN）、IgAN、DN 与正常对照之间的尿蛋白差异，发现正常对照尿蛋白表达与肾小球疾病患者存在显著差异，经鉴定后发现这些差异蛋白均是白蛋白片段，推测这些白蛋白片段的出现是因为肾脏病变引起蛋白酶活性改变所致，也可能反映了近端肾小管功能障碍。也有研究者用微量流控芯片技术比较了正常对照、DN 及 IgAN 患者的尿蛋白质组成，仅用 4ml 未经处理的尿液进行自动化分析，数据处理后发现 9 种尿蛋白在正常对照组和 DN 组有显著差异，另外 3 种尿蛋白则在 DN 组和 IgAN 组有显著差异。这一研究证实了微量流控芯片技术可以进行尿蛋白质组分析，并可应用于临床。

三、表面增强激光解吸离子化飞行时间质谱技术

表面增强激光解吸离子化飞行时间质谱（surface-enhanced laser desorption/inionation-time of flight-mass spectra，SELDI-TOF-MS）是一种目前应用较多的蛋白质芯片技术，已取得可喜的进展，筛选出了许多与疾病相关的新型生物标志，不仅为临床疾病的诊断和治疗等提供了新的选择，而且在基础科学、新药研制和疾病预防等方面具有广泛的应用前景。

1. SELDI-TOF-MS 原理　利用激光脉冲辐射使芯池中的分析物解吸形成荷电离子，根据不同质荷比，这些离子在仪器场中飞行的时间长短不一，由此绘制出一张质谱图来。该图经计算机软件处理还可形成模拟谱图，同时直接显示样品中各种蛋白质的分子量、含量等信息。若将它与常人或某种疾病患者的谱图，甚至基因库中的谱图进行对照，我们还能够从中发现和

捕获新的疾病异性相关蛋白及其特征。整个测定过程一般在几分钟内就可全部完成，十分迅速且方法敏感，特异性高，同时不会破坏所测定的蛋白质。

2. SELDI-TOF-MS特点　不会破坏蛋白质，使样本与可溶的基质共结晶来产生质谱信号。可直接将血清、尿液、组织抽取物等不须处理直接点样检测。与二维电泳相比：二维电泳分析蛋白质的相对分子质量在30 000以上时电泳图谱较清楚，对在组织抽提物中占很大比例的低丰度的蛋白质不能被检出；其次，二维电泳胶上的蛋白质斑点很大一部分包含一种以上的蛋白质；二维电泳耗时长，工作量大，对象染色转移等技术要求高，不能完全实现自动化。而SELDI-TOF-MS在200～500 000区间都可以给出很好的质谱，对一个样本的分析在几十分钟内就可以完成，处理的信息量远大于二维电泳；对于低丰度物质，只要与表面探针结合就可检测到，这也是二维电泳所不具备的。

3. SELDI-TOF-MS优势　①可直接使用粗样本，如血清、尿液、细胞抽提物等；②使大规模、超微量、高通量、全自动筛选蛋白质成为可能；③不仅可发现一种蛋白质或生物标记分子，而且还可发现不同的多种方式的组合蛋白质谱，可能与某种疾病有关；④推动基因组学发展，验证基因组学方面的变化，基于蛋白质特点发现新的基因。可以推测疾病状态下，基因启动何以与正常状态下不同，受到哪些因素的影响，从而跟踪基因的变化。

SELDI-TOF-MS技术用于寻找潜在肿瘤标志物，在健康人的筛查中特异性可达95%。利用SELDI技术对小肾癌患者和健康人进行对比筛查，获得了较高的诊断敏感性和特异性。SELDI-TOF-MS技术在肾癌肿瘤标志物寻找方面具有广阔前景。

第十二节　微生物鉴定技术

尿路感染广义来说是指尿路内有大量微生物繁殖而引起的尿路炎症，可以有或没有临床症状。根据致病微生物的不同，尿路感染可分为细菌性和真菌性尿路感染等，但以细菌性尿路感染最为常见。过去，微生物学鉴定主要依靠手工鉴定，随着科技的不断发展，全自动微生物鉴定仪的问世，成为当代临床微生物检验的进步标志之一。微生物检验领域自动化系统的应用为快速、准确鉴定报告奠定了良好的物质基础，使微生物检验水平在原有手工方法的基础上有了巨大的飞跃。在我国，较常见的是法国梅里埃公司的VITEK（AMS系统）全自动微生物分析仪。这类仪器因能自动进行细菌鉴定和药敏试验而广泛应用于大医院的微生物实验室，使患者得到及时、有效的治疗。

一、微生物鉴定技术的基本原理

由于自动化鉴定系统的使用，使得细菌鉴定过程进一步规范化和程序化，从而使结果判读的准确性得到较大的提高。系统建立不同的底物测定组合，通过采集标本与之发生反应所产生的不同结果，与系统内部建立的标准数据库类型相对照，从而对待测微生物进行判定。多数系统测试的原理是物质利用产生的pH变化，能释放色原或荧光性复合物的酶学反应，四氮唑标记的糖类代谢活性，挥发或非挥发酸的检测，或可见生长的识别。也可包括使用不同方式检测给定物质的阳性反应的微生物鉴定附加试验。样本采集是否准确、是否符合采集要求，采集到的样本的浓度，孵育条件和试验解释反应的准确性都直接影响结果的准确性。抗菌药物敏感性试验也是临床微生物学实验室的重要工作内容，现在常用的自动化抗菌药物敏感性试验原理主要是微量肉汤稀释法，通过检测细菌生长浊度的变化、荧光指示剂荧光光度、特定培养基中产生荧光物质水解程度等作为抗菌药物抑制效果的指示。现就 VITEK 全自动微生物分析系统工作原理加以介绍：

1. *细菌鉴定原理*　根据不同细菌的生化性质不同，采用光电比色法，测定细菌分解底物导致 pH 改变而产生不同的颜色，仪器通过电脑处理，识别被检测细菌的生化反应结果并将其转化为数字组成的编码，再从编码库中查出该编码所代表的菌种名称。

每张鉴定卡片上有 30 项生化反应，由计算机控制的读数器每隔 1h 对各反应孔底物进行光扫描，并读数 1 次，动态观察反应变化。一旦鉴定卡内的终点指示孔达到临界值，指示此卡已完成。系统最后一次读数后，将所得的生物编码与菌种资料库标准菌的生物模型相比较，得到相似的系统鉴定值，自动打印出实验报告。

2. *药敏试验原理*　根据每一种药物生长斜率与最小抑菌浓度(MIC)的线性关系，选择适当数目的稀释度，加入待检细菌的菌悬液，经 4～15h 孵育后，应用光电比浊原理，即可得到待检菌在各浓度的斜率，与阳性对照孔斜率相比，并计算出待检菌的复合斜率，经过回归分析得到 MIC 值，并根据 NCCLS 标准获得相应的敏感(S)、中度敏感(I)和耐药(R)的结果。

二、微生物鉴定的临床价值

临床上尿路感染可以分为上尿路感染和下尿路感染。尿路感染最常见的致病菌是肠道革兰阴性杆菌，其中以大肠埃希菌最常见，占 70%以上，其他依次是变形杆菌、克雷伯杆菌、产气杆菌、沙雷杆菌、产碱杆菌、粪链球菌、铜绿假单胞菌和葡萄球菌。目前尿路感染诊断的确立主要依靠尿细菌学检查，通过清洁中段尿或膀胱穿刺尿的采集进行尿细菌定量培养。临床上以尿含菌量$\geq 10^5$/ml 为有意义的细菌尿，常为尿路感染；$10^4 \sim 10^5$/ml 者为可疑阳性，须复查；如为$< 10^4$/ml，则可能是污染。

现在微生物鉴定和抗菌药物敏感试验的自动化可以缩短微生物鉴定和抗菌药物敏感试验的时间，促进实验室内和实验室间的标准化，为临床尿路感染的诊断提供更为可靠和准确的数据，为抗生素的合理应用提供科学依据。

第十三节　代谢组学技术

随着人类基因组计划等重大科学项目的实施，基因组学、转录组学及蛋白质组学在研究人类生命科学的过程中发挥了重要作用。与此同时，代谢组学(metabolomics)在 20 世纪 90 年代中期产生并迅速发展起来，与基因组学、转录组学、蛋白质组学共同组成系统生物学。基因组学、转录组学、蛋白质组学和代谢组学等各种组学在生命科学领域中发挥了重要作用，它们分别从调控生命过程的不同层面进行研究，使人们能够从分子水平上研究生命现象，探讨生命的本质，逐步系统地认识生命发展的规律。这些组学手段加上生物信息学，成为系统生物学的重要组成部分。

一、代谢组学的概念及发展

代谢组学的出现和发展是必要的，同时也是必需的。对于基因组学和蛋白质组学在生命科学研究中的缺点和不足，代谢组学正好可以进行弥补。代谢组学研究的是生命个体对外源性物质(药物或毒物)的刺激、环境变化或遗传修饰所做出的所有代谢应答,并且检测这种应答的全貌及其动态变化。代谢组学方法为生命科学的发展提供了有力的现代化实验技术手段,同时也为新药临床前安全性评价与实践提供了新的技术支持与保障。

代谢组学最初是由英国帝国理工大学 Jeremy Nicholson 教授提出的,他认为代谢组学是将人体作为一个完整的系统,机体的生理病理过程作为一个动态的系统来研究,并且将代谢组学定义为生物体对病理生理或基因修饰等刺激产生的代谢物质动态应答的定量测定。2000 年,德国马普所的 Fiehn 等提出了代谢组学的概念,但是与 Nicholson 提出的代谢组学不同,他是将代谢组学定位为一个静态的过程,也可以称为代谢物组学,即对限定条件下的特定生物样品中所有代谢产物进行定性定量分析。同时 Fiehn 还将代谢组学按照研究目的的不同分为四类:代谢物靶标分析、代谢轮廓(谱)分析、代谢组学分析和代谢指纹分析。现在代谢组学在国内外的研究都在迅速发展,科学家对代谢组学这一概念也进行了完善,作出了科学的定义:代谢组学是对一个生物系统的细胞在给定时间和条件下所有小分子代谢物质的定性定量分析,从而定量描述生物内源性代谢物质的整体及其对内因和外因变化应答规律的科学。

与基因组学、转录组学、蛋白质组学相同,代谢组学的主要研究思想是全局观点。与传统的代谢研究相比,代谢组学融合了物理学、生物学及分析化学等多学科知识,利用现代化的先进仪器联用分析技术对机体在特定条件下整个代谢产物谱的变化进行检测,并通过特殊的多元统计分析方法研究整体的生物学功能状况。由于代谢组学的研究对象是人体或动物体的所有代谢产物,而这些代谢产物的产生都是由机体的内源性物质发生反应生成的,因此,代谢产物的变化也就揭示了内源性物质或是基因水平的变化,这使研究对象从微观的基因变为宏观的代谢物,宏观代谢表型的研究使得科学研究的对象范围缩小而且更加直观,易于理解,这点也是代谢组学研究的优势之一。

代谢组学的优势主要包括:对机体损伤小,所得到的信息量大,相对于基因组学和蛋白质组学检测更加容易。由于代谢组学发展的时间较短,并且由于代谢组学的分析对象是无偏向性的样品中所有的小分子物质,因此对分析手段的要求较高,在数据处理和模式识别上也不成熟,存在一些不足之处。同时生物体代谢物组变化快,稳定性较难控制,当机体的生理和药理效应超敏时,受试物即使没有相关毒性,也可能引起明显的代谢变化,导致假阳性结果。

二、代谢组学的应用领域

代谢组学的应用领域大致可分为以下七个方面:

(1)植物功能基因组研究,主要以拟南芥为研究模型,也包括一些转基因作物的研究。

(2)疾病诊断,根据代谢物特征图谱诊断肿瘤、糖尿病等疾病。

(3)制药业即新药临床前安全性评价,主要通过高通量比对预测药物的毒性和有效性,通过全面分析来发现新的生物指示剂。

(4)微生物领域。

(5)毒理学研究,包括利用代谢组学平台研究环境毒理及药物毒理。

(6)食品及营养学,即研究食品中进入体内的营养成分及其与体内代谢物的相互作用。

(7)在中药现代化及其机制上的研究。

三、代谢组学的研究方法

代谢组学的研究过程一般包括代谢组数据的采集、数据预处理、多变量数据分析、标志物识别和途径分析等步骤。首先，采集生物样品（如尿液、血液、组织、细胞和培养液等），对其进行生物反应灭活、预处理。再运用先进的分析手段如磁共振、质谱或色谱等检测样品中所有代谢物的种类、含量、状态，从而得到原始的大量反映生物样品信息的实验数据，而后使用多变量数据分析方法对获得的多维复杂数据进行降维和信息挖掘，从这些复杂及大量的信息中筛选出最主要的、最能反映代谢物变化的主要成分，再通过模式识别将其与标准的代谢物谱进行比对，或是根据代谢物谱在时程上的变化来寻找生物标志物，研究相关代谢物变化涉及的代谢途径和变化规律，以阐述生物体对相应刺激的响应机制。同时由于不同分析手段各有其特点，在不同应用领域使用的分析方法也是有所不同的。

（一）磁共振技术

磁共振（nuclear magnetic resonance，NMR）是有机结构测定的四大谱学之一，作为一种分析物质的手段，由于其可深入物质内部而不破坏样品，并具有迅速、准确、分辨率高等优点而得以迅速发展和广泛应用。在代谢组学发展的早期，NMR 技术被广泛应用在毒性代谢组学的研究中。NMR 的优势在于能够对样品实现无创性、无偏向的检测，具有良好的客观性和重现性，样品不需要烦琐处理，具有较高的通量和较低的单位样品检测成本。此外，^{1}H-NMR 对含氢化合物均有响应，能完成样品中大多数化合物的检测，满足代谢组学中的对尽可能多的化合物进行检测的目标。

NMR 虽然可对复杂样品如尿液、血液等进行非破坏性分析，但与质谱法相比，它的缺点是检测敏感性相对较低（采用现有成熟的超低温探头技术，其检测敏感性在纳克级水平）、动态范围有限，很难同时测定生物体系中共存的浓度相差较大的代谢产物；同时，购置仪器所需的投入也较大。为了改进 NMR 检测敏感性较低的缺点，可采用高分辨磁共振技术或使用多维磁共振技术和液相色谱-磁共振联用（LC-NMR）。魔角旋转（magic angle spinning，MAS）磁共振技术是 20 世纪 90 年代初发展起来的一种新型的磁共振技术，在代谢组学的研究中，魔角旋转磁共振波谱技术已被成功地应用到研究生物组织上，因为生物组织在磁共振实验中会由于磁化率不均匀、分子运动受限等因素而引起谱线增宽。这些因素利用固体磁共振中的 MAS 方法可以消除，例如大鼠肝脏、哺乳动物肾脏及大鼠睾丸组织等。

（二）质谱联用技术

1. *气相色谱与质谱联用（GC-MS）*　是代谢组学常用的方法，原先主要应用于植物组学研究，随着代谢工程和分析技术的快速发展，其在微生物代谢组学的应用越来越引起关注。GC-MS 的分离效率高，易于使用且较为经济，特别是采用标准的电子轰击（EI）模式后，其使用范围和重复性都进一步提高。但是 GC-MS 需要对挥发性较低的代谢物进行衍生化预处理，这一步骤会耗费额外的时间，甚至引起样品的变化。受此限制，GC-MS 无法分析热不稳定性的物质和分子量较大的代谢产物。近来，多维分离技术如二维气相色谱-飞行时间质谱（GC-GC-TOF-MS），检测范围更广，但由于实际应用困难和费用较高等问题使其并未普遍使用。

2. *液相色谱与质谱联用（LC-MS）*　无须进行样品的衍生化处理，检测范围广，可以作为 GC-MS 的补充，非常适合于生物样本中低挥发性或非挥发性、热稳定性差的代谢物。LC 与电喷雾(ESI)质谱连用可以分析大部分极性代谢物。此外,离子配对(IP)LC-MS、亲水相互作用液相色谱质谱联用(HILIC-MS)、反相 LC-MSI 等可以进行不同种类代谢物的及时定量分析。有研究者利用 HILIC-MS 获得了大肠埃希菌和酿酒酵母饥饿胁迫应答的代谢指纹图谱,测出68种胞内代谢物的浓度发生了改变。LC-ESI-MS-MS 分析被用于测量葡萄糖冲击下的酿酒酵母的糖分解和三羧酸循环中间代谢产物。

3. *毛细管电泳与质谱联用(CE-MS)* 分离样品效率比普通的色谱质谱联用要高得多,仅需要极少的进液量(nl),而且其测试时间短,试剂成本低。CE-MS 在微生物代谢组领域发挥着越来越重要的作用。通过 CE-TOF-MS 对大肠埃希菌的阴离子和阳离子代谢产物进行全面分析及定量,鉴别出主要代谢物中的375个亲水性中间体,并对其中的198个代谢物进行了定量。运用反相电渗流(EOF)CE-MS 高效分离了辅酶 A、有机酸、核苷酸和磷酸糖。用 CE-MS 系统研究了枯草杆菌在芽孢发生过程中的代谢谱的变化过程,识别出1692种代谢物,并鉴别出其中的150种。

4. *直接注射质谱(DIMS)* 可作为一种高通量的筛选工具,每天能分析检测数以百计的生物样品。样品无须经过特殊处理,可直接注入点喷射质谱仪,每个波谱峰代表一种样品成分。代谢组的有效区域大小取决于样品离子化程度的高低,质荷比(m/z)可作为样品鉴别的标准。研究表明,样品在分析过程中,离子抑制效应会影响检测的敏感性,这也说明 DIMS 只是一种样品筛选工具,而不能作为代谢物定量工具。代谢物的鉴别要求使用高分辨率的分析仪器和准确的质量精度,而飞行时间质谱技术(TOF-MS)就能显著提高分析系统的分辨率。但由于没有预先进行色谱分离处理,往往会使出峰发生重叠,傅里叶变换离子回旋共振质谱(FTICR-MS)技术能很好地克服这个问题。FTICR-MS 具有高通量、检出限低、超高分辨率及便于发展串联质谱技术等特点,使得图谱上所有可能的代谢物组分峰能被解析出来,并能精确计算其相对分子质量。DIMS 主要应用于微生物及植物代谢组学领域。

5. *傅里叶变换红外光谱仪(FT-IR)* 是一个不断发展的分析技术,能够快速、无损害和高通量分析各种样品。FT-IR 的原理:当样品经过光的电磁辐射作用后,在一定的波长下,化学键吸收光能并通过不同的方式发生键的震动(拉伸或弯曲震动),利用这些分子中光的吸收和化学键的震动来鉴别某些未知代谢物组分。FT-IR 不需要复杂的样品预处理过程,对实验者的操作水平要求也不高。当然,FT-IR 也有其不足之处,因为红外光谱吸收水分,所以样品在进样前须经过严格的脱水处理(血清、血浆样品例外,可直接进样)。FT-IR 广泛应用于微生物、植物和临床医学等研究领域。在微生物研究领域,其能快速、准确地完成细菌鉴别,分化某些与临床疾病相关的细菌,快速检测食品是否酸败和微生物突变株代谢组学研究。最近,它也可作为代谢指纹研究的主要策略来研究植物科学,包括植物之间的生物或非生物干扰和相互作用、耐高盐浓度马铃薯体内相关功能基团的重要性等。

四、代谢组学的研究流程

代谢组学研究的技术平台一般流程包括样品制备、代谢产物的检测和分析鉴定、数据分析与模型建立(图 2-1)。

(一)样品制备

微生物代谢物样品的制备一般分为微生物培养、淬灭和代谢产物的提取。根据研究对象、目的和采用的分析技术不同,所需的样品提取和预处理方法各异,不存在一种普适性的标准化

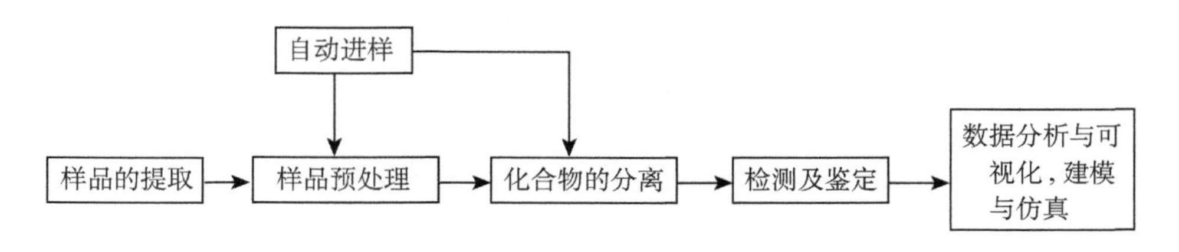

图 2-1　代谢组学流程

方法。

在样品淬灭和代谢物的提取过程中，应遵循的原则是：

(1)淬灭工艺最好可以立即冻结细胞代谢。

(2)在淬灭过程中要求细胞膜无明显损伤，以免胞内代谢物外泄。

(3)提取过程中应尽可能多地提取胞内代谢物。

(4)代谢产物不应该遇到任何物理或化学修饰。

(5)得到的样品基质应与所选择的分析方法相容。冷甲醇和液氮是最常用的淬灭方法，而在提取方面由于特定的提取条件往往仅适合某些类化合物，目前尚无一种能够适合所有代谢产物的提取方法。应根据不同的化合物选择不同的提取方法，并对提取条件进行优化。

(二)代谢产物的分析鉴定

生命科学领域的巨大进步与先进分析技术密不可分，进行代谢组学研究首先要解决的是分析方法上的理论和技术问题。传统的酶法定量胞内外代谢物只能分析一个样品中的一个或几个代谢物，且需要的样品体积大。而胞内代谢物浓度一般很低，在淬灭或提取过程中又会被稀释，所得的样品体积一般很少，这些都将严重影响酶法定量的可靠性。代谢组学定量胞内外代谢物的分析方法要求具有高敏感性、高通量和无偏向性的特点。在分析复杂的胞内外代谢物时，所选用的分析方法十分重要，一般根据样品的特性和试验目的，选择最合适的分析方法。目前最常用的分离分析手段是气相色谱与质谱联用(GC-MS)、液相色谱与质谱联用(LC-MS)、毛细管电泳与质谱联用(CE-MS)及磁共振(NMR)。

(三)数据分析策略

在代谢组学研究中，大多数是从检测到的代谢产物信息中进行两类(如基因突变前后的响应)或多类(如不同表型间代谢产物)的判别分类及生物标志物的发现。由于生物样品的组成复杂，在得到分析对象的原始谱图后，首先需要对数据进行预处理(归一化和滤噪)，消除干扰因素，保留有用信息。数据的解析可分为如下 3 个基本步骤：

(1)提取出色谱分离(如 GC-MS)后未能有效分开的代谢物峰并得出其相应浓度。

(2)根据其保留时间及质谱图等信息鉴别有效峰所代表的化合物。

(3)根据代谢数据建立代谢网络模型(表 2-3)。

表 2-3　代谢组学研究策略与方法

研究策略与方法	技术简介
代谢组学	代谢物组学的目标是通过整体分析方法对全部的这些小分子代谢物进行无偏差的定量测定；样品处理过程必须具有高选择性，分析方法的灵敏度要高
代谢轮廓分析	采用针对性的分析技术，对特定代谢过程中的结构或性质相关的预设代谢物系列进行定量或半定量测定（有时含转化途径分析）
代谢指纹分析	对样品进行整体性定量分析，比较图谱差异对样品进行快速鉴定和分类；而不分析或测量具体组分，样品处理过程较简单
代谢物靶目标分析	对生物样品中的与特定代谢反应相关的一个或数个代谢物进行有选择的定性或定量测定；色谱分离技术一般耦联质谱、紫外检测
代谢捉印	或称胞外代谢物组学，对分泌到胞外媒介中的代谢物进行整体性定性分析，可作为对代谢指纹分析的补充
代谢通量组	功能表型研究中，从代谢工程学角度，对复杂生物代谢网络的代谢物流量进行数学动态模拟、计算和定量分析

第十四节　液基细胞学技术

液基细胞学技术是采用液基薄层细胞检测系统检测脱落细胞并进行细胞学分类诊断的技术，作为新一代细胞学制片技术，较之传统的细胞学制片技术有了质的飞越。该技术自 20 世纪 90 年代末出现以来，已被广泛应用于宫颈癌的筛查，其效果得到了广泛认可。但在非妇科方面的应用较少，许多研究人员仍在对其在诸如尿液、胸腔积液、腹水、脑脊液等的应用上进行相关研究。

一、常见的几种液基细胞学检查技术

1. 新柏氏液基细胞学技术（Thinprep liquid-based cytologic test，TCT）　美国 Cytyc 公司 ThinPrep 膜式过滤技术使用 Thin-Prep2000 自动制片，机轴和顶端由带过滤膜的圆柱形的中空过滤器相连，使得过滤器在标本瓶内自转进而带动液体旋动，分散黏液同时混匀细胞。当标本和过滤装置停止转动后，通过相连的负压管的抽吸，细胞黏附在过滤膜上，同时液体通过滤膜上的微孔进入过滤装置。然后过滤器翻转 180°接触并转移细胞至玻片上，细胞薄层玻片就形成了。由于使用由数万个直径 8gm 的孔隙构成的高精密度过滤膜，因而能有效排除炎性细胞、血细胞及黏液等干扰物。

2. 利普液基细胞学技术（liquid prep test，LPT）　美国 LPT 技术是由机器离心加上人工涂片的半自动制片技术，关键在于其细胞黏附包裹技术，通过梯度离心及特有的细胞基液将坏死物、黏液与有诊断意义的细胞相分离并形成均匀的悬浮液，再通过人工涂片制成单层薄片。该技术简单，无须昂贵的仪器设备，形成的细胞薄层背景均匀、干净；缺点是难以去除红细胞的干扰，血性标本要多次检验。

3. 超柏氏液基薄层细胞学技术（Surepath liquid-based cytologic test，LCT）　美国 Tripath 公司的离心沉淀方法制作液基薄片技术首先用涡旋震荡标本瓶使采集器上的细胞进入瓶内液体中，然后用自动化移液器进行梯度离心，由于试管中的比重液，使标本中那些无诊断意义的细胞及黏液等浮在离心液的上部。试管底部的有诊断意义的细胞再重新悬浮、混匀并转移到细胞沉降管中，通过自然重力作用，细胞便沉降并附着于下方的载玻片上，形成薄层细胞玻片后便在操作台上自动染色。

二、液基细胞学技术的涂片质量

传统细胞学因制片技术使得标本中收集的有效细胞成分较少，涂片中混有较多的黏液、血性成分等，涂片厚薄不一，不易观察，涂片质量较差。相反，液基细胞学因其自动化及标准化的技术使得涂片均匀，细胞平铺，厚薄一致，特殊的固定液减少干扰的炎性成分、血性成分及黏液等，使有意义的细胞保存良好，结构清晰，进而获得更高的涂片质量，涂片中细胞形态保存良好、分布均匀且三维立体突出，同时较小的细胞涂膜面积明显缩短阅片时间，提高病理医生工作效率。根据文献报道，液基细胞学较传统脱落细胞学有更多的细胞量、更清楚的背景和更好的细胞形态学特征，可以获得更好的涂片质量，而细胞学涂片质量是影响病理医生作出诊断的重要因素。

三、液基细胞学诊断膀胱癌的特异性

特异性是将实际上无病的人准确地判断为真阴性的概率，用来衡量某种诊断方法正确判断无病者的能力。尿细胞学诊断膀胱癌的特异性高，据文献报道特异性可达85%～100%，可以说是膀胱癌诊断的“金标准”，而液基细胞学保留了细胞学的高特异性的优点。有研究者通过对3085例住院患者尿液标本进行液基细胞学检查，发现液基细胞学检测膀胱癌患者的特异性为95%。张珂的研究表明，液基细胞学检测膀胱癌的特异性为98.2%。有的研究也证实了液基细胞学的高特异性。综合国内外的研究报道表明，液基细胞学技术保持了细胞学检查特异性高的特点。

四、液基细胞学诊断膀胱癌的敏感性

敏感性是将实际有病的人准确判断为真阳性的概率，用来衡量某种式样检测出有病者的能力。作为肿瘤筛查与诊断的检查方法，除了具备高特异性，还应具有较高的敏感性。有研究通过收集78例确诊膀胱癌患者的尿液，进行液基细胞学检测，发现液基细胞学的敏感性高达88.46%。而也有研究却发现液基细胞学的敏感性只有50%。另外，还有学者的研究表明传统细胞学的敏感性要优于液基细胞学的敏感性。综合国内外的研究报道表明，目前液基细胞学对膀胱癌的敏感性结果差异较大，而且其敏感性是否高于传统细胞学尚存在争议，可能跟每个研究采用的方法、标本量、检测人员经验等因素有关，需要进一步规范大样本的随机对照试验进一步证实。

五、液基细胞学在不同分期分级膀胱癌诊断敏感性的比较

肿瘤的分期分级是影响恶性肿瘤预后的重要因素。根据文献报道，膀胱癌的5年生存率分别从Ta～T1的91.9%到T4的10.2%，G1级的91.4%到G3的62.6%，可见早期诊断膀胱癌进而早期治疗是治疗膀胱癌的关键。相关研究通过收集305例疑似膀胱癌患者的尿液标本，分别进行液基细胞学及传统细胞学检查，检查结果根据最终的病理结果进行验证，研究发

现在不同分期的膀胱癌中，液基细胞学的敏感性均较传统细胞学高，但仅在 T1 期敏感性差异有统计学意义；在不同级别膀胱癌中，液基细胞学对尿路上皮癌Ⅱ级的敏感性较传统细胞学提升且差异有统计学意义。有学者的研究发现，液基细胞学在低级别和高级别尿路上皮癌的敏感性分别为 29.4%和 60.6%。一些相关的研究也表明，在早期的膀胱癌中液基细胞学的敏感性较传统细胞学有显著提高。可见液基细胞学虽然在早期膀胱癌的敏感性低于晚期膀胱癌的敏感性，但相较传统细胞学在膀胱癌的早期诊断方面更加具有优势。

主要参考文献

Boelaert M, Verdonck K, Menten J, et al, 2014. Rapid tests for the diagnosis of visceral leishmaniasis in patients with suspected disease[J]. Cochrane Database System Reviews, 6(6): CD009135.

Dijkstra S, Mulders PF, Schalken JA, 2014. Clinical use of novel urine and blood based prostate cancer biomarkers: a review. Clin Biochem, 47(10-11): 889-896.

Jiménez-Díaz I, Zafra-Gómez A, Ballesteros O, et al, 2014. Analytical methods for the determination of personal care products in human samples: an overview[J]. Talanta, 129: 448-458.

Lin CC, Tseng CC, Chuang TK, et al, 2011. Urine analysis in microfluidic devices[J]. Analyst, 136(13): 2669-2688.

Lunny C, Taylor D, Hoang L, et al, 2015. Self-collected versus clinician-collected sampling for chlamydia and gonorrhea screening: A systemic review and meta-analysis[J]. PLoS One, 10(7): e0132776.

Malá Z, Šlampová A, Křivánková L, et al, 2015. Contemporary sample stacking in analytical electrophoresis[J]. Electrophoresis, 36(1): 15-35.

Marangu D, Devine B, John-Stewart G, 2015. Diagnostic accuracy of nucleic acid amplification tests in urine for pulmonary tuberculosis: a meta-analysis[J]. Int J Tuberc Lung Dis, 19(11): 1339-1347.

Meyer GM, Maurer HH, Meyer MR, 2016. Multiple stage MS in analysis of plasma, serum, urine and in vitro samples relevant to clinical and forensic toxicology[J]. Bioanalysis, 8(5): 457-481.

Palmer S, Sokolovski SG, Rafailov E, et al, 2013. Technologic developments in the field of photonics for the detection of urinary bladder cancer[J]. Clin Genitourin Cancer, 11(4): 390-396.

Pattari SK, Dey P, 2002. Urine: beyond cytology for detection of malignancy[J]. Diagn Cytopathol, 27(3): 139-142.

Rezazadeh M, Yamini Y, Seidi S, 2014. Microextraction in urine samples for gas chromatography: a review [J]. Bioanalysis, 6(19): 2663-2684.

Ruige W, Fung YS, 2015. Microfluidic chip-capillary electrophoresis device for the determination of urinary metabolites and proteins[J]. Bioanalysis, 7(7): 907-922.

Whiting P, Westwood M, Watt I, et al, 2005. Rapid tests and urine sampling techniques for the diagnosis of urinary tract infection (UTI) in children under five years: a systematic review[J]. BMC Pediatr, 5(1): 4.

第3章

尿液生物标志物检测的质量管理规范

第一节 《尿液标本的收集和处理指南》标准解读

尿液一般检验是临床实验室三大常规检查项目之一，包括尿液的理学参数、化学成分及尿沉渣中有形成分等参数的分析，是泌尿系统疾病诊断、疗效观察及预后的重要常规检查项目，也可以间接反映全身代谢性及循环等系统的功能。尿液标本的采集及处理是尿液检验分析前质量控制的关键环节，由于尿液标本的采集通常由患者本人、医生、护士或护理人员在实验室以外完成，影响因素较多，从而成为尿液检查规范化和标准化的难点。为此，卫生部临床检验中心依据美国临床实验室标准化协会(Clinical and Laboratory Standards Institute，CLSI)颁布的指南和国内外其他研究文献，在多次召开专家讨论会和反复征求临床实验室技术骨干意见的基础上制定了《尿液标本的收集和处理指南》标准。本标准已于2011年9月30日颁布，于2012年4月30日起正式实施。

一、适用范围

本标准规定了临床尿液标本采集和处理的一般技术要求，适用于开展尿液标本检测的临床实验室。实验室应结合自身实际情况制定本实验室的尿液标本采集和处理指南，并采取多种形式积极向患者、医护及检验人员进行宣贯。

二、关于尿液标本采集

首先应明确，不同类型检验项目所需要的尿液标本类型不同，相应的标本采集要求也不相同。如晨尿是浓缩尿，主要用于细胞、管型、结晶及细菌的镜检等定性检查；随机尿采集方便，便于门急诊检查，如隐血、尿淀粉酶等项目的检测等。实验室应针对不同的尿液标本类型分别制定详细的采集要求和采集方法说明。

关于标本采集器具，实验室应选择容积与标本量相符的容器。采集容器除了必须满足清洁、无渗漏、无颗粒、不与尿液成分发生反应等基本要求外，还要便于标本采集和运送。收集微生物检查标本的容器还应无菌和不含防腐剂。对于新采用的采集器具，在正式使用之前须对其适用性进行评估。

尿液采集可能由患者自行完成，实验室应制定并实施正确收集和处理尿标本的指导手册，向采集人员告知注意事项。患者的年龄、性别、情绪、运动、饮食及药物等都可能影响检验结果，应在其准备阶段给予一定指导，如尽量减少运动、禁食某些食物、必要时停用某些药物、女性应避开经期等。留取标本前，医务人员应告知患者正确的采集方法，不同的检测项目要求采用不同的采集方法，应避免混入经血、粪便、精液等，且将需要的尿液类型收集完全。如遇危重患者、昏迷患者、婴幼儿或其他无法自行采集尿液标本的情况，应由医务人员参与尿液采集过程。医务人员也应熟知注意事项并熟练掌握无菌技术收集导管尿。

三、收集标本的器具要求

1. 用于收集尿标本的容器应保证清洁、无渗漏、无颗粒，其制备材料与尿液成分不发生反应。容器和盖子无干扰物质附着，如清洁剂等。

2. 容器的容积≥50ml，收集 24h 尿标本容器的容积应为 3L 左右。

3. 容器的开口为圆形，直径≥4cm。

4. 容器具有较宽的底部，适于稳定放置。

5. 容器具有安全、易于开启且密封性良好的盖子。

6. 推荐使用一次性容器。

7. 收集微生物检查标本的容器应干燥、无菌。

四、防腐剂

1. 应尽可能地避免使用防腐剂，除非在标本收集后 2h 之内无法进行尿液分析。如尿标本须分析的成分不稳定或要进行细菌培养，标本中可加入特定的化学防腐剂。如使用商品化的含防腐剂的器具，实验室应预先对该器具的适用性进行评估。

2. 选择适当的防腐剂。有多种防腐剂适用于该分析时，应选择危害性最小的防腐剂。

3. 常用的防腐剂及用途如下：

a）甲醛：每 100ml 尿加入 400g/L 的甲醛 0.5ml。用于管型、细胞检查；由于甲醛具有还原性，不适用于尿糖等化学成分检查。

b）硼酸：每升尿中加入约 10g 硼酸。在 24h 内可抑制细菌生长，可有尿酸盐沉淀。用于蛋白质、尿酸、5-羟吲哚乙酸、羟脯氨酸、皮质醇、雌激素、类固醇等检查；不适于 pH 检查。

c）甲苯：每 100ml 尿加入 0.5ml 甲苯。用于尿糖、尿蛋白的检查。

d）盐酸：每升尿加入 10ml 浓盐酸。用于钙、磷酸盐、草酸盐、尿 17-酮类固醇、尿 17-羟皮质类固醇、肾上腺素、儿茶酚胺等项目的检查；因可破坏有形成分，沉淀溶质及杀菌，不能用于常规筛查。

e）碳酸钠：24h 尿中加入约 4g 碳酸钠。用于卟啉、尿胆原检查；不能用于常规筛查。

f）麝香草酚：每 100ml 尿加入 0.1g 麝香草酚。用于有形成分检查。

五、标签

标签由放入冰箱后仍能粘牢的材料制成；标签应贴在容器上，不可贴在盖子上；提供的信息应至少包含如下内容：

a）患者姓名。

b）唯一性标识。

c）收集尿液的日期和时间。

d）如加入防腐剂应注明名称；如果防腐剂溢出可对人体造成伤害，应在标签上加上警示内容，并口头告知患者。

六、尿液分析申请单

实验室应建立尿液分析的申请程序。申请单提供的信息应包含如下内容：

a)患者姓名；

b)年龄或出生日期；

c)性别；

d)患者所在区域(住院或门诊、急诊等)；

e)唯一性标识；

f)标本类型(如晨尿、中段尿或其他类型的尿标本)；

g)申请检测的项目；

h)诊断或主要症状；

i)与尿液分析项目有关的服用药物(如维生素 C)；

j)申请医生签字；

k)收集尿液的日期和时间。

七、尿标本的收集

(一)实验室

实验室应制定并实施正确收集和处理尿标本的指导手册，并使负责收集尿标本的人员方便获得这些资料或向患者告知收集说明。

(二)患者自己收集的尿标本

分为随机尿、晨尿和计时尿标本(包括 24h 尿)。患者留取标本前，医务人员应对患者进行指导，给患者介绍留取标本的正确方法及有关注意事项。如语言无法交流，应给予书面指导，指导内容如下：

a)患者留取标本前要洗手，以及实施其他必要的清洁措施；

b)交给患者的尿液收集容器应贴有标签，并要求核对姓名；

c)告知患者留取所需实验的最小标本量；

d)指导患者留取标本时避免污染；

e)指导患者留取标本后将容器盖好，防止尿液外溢，并记录标本留取时间。

(三)随机尿标本的收集

随机尿标本的收集不受时间的限制，但应有足够的尿量用于检测。容器上应记录收集尿液的准确时间。

(四)晨尿标本的留取

清晨起床、未进早餐和做运动之前所收集的第一次排出的尿液。

(五)计时尿标本的收集

特定时段内收集的尿标本(如餐后 2h 尿、前列腺按摩后立即收集尿、24h 尿等)。标本收集的注意事项如下：

a)收集计时尿标本时，应告知患者该时段的起始和截止时间；留取前应将尿液排空，然后收集该时段内(含截止时间点)排出的所有尿液。

b)如防腐剂有生物危害性，应建议患者先将尿液收集于未加防腐剂的干净容器内，然后小心地将尿液倒入实验室提供的含有防腐剂的收集容器中。

c)对尿标本进行多项检测时,加入不同种类的防腐剂可能有干扰。当多种防腐剂对尿液检测结果有干扰时,应针对不同检测项目分别留取尿标本(可分次留取,也可一次留取分装至不同容器中)。

d)特定时段内收集到的尿液应保存于2～8℃条件下。对卧床的导尿患者,将尿袋置于冰袋上;如患者可走动,应定期排空尿袋,将尿液存放在2～8℃条件下。

e)收集时段尿时,收集的尿量超过单个容器的容量时,须用两个容器,两个容器内的尿液在检测前必须充分混匀。最常用的做法是在两个尿容器之间来回倾倒尿标本。第二个容器收集的尿量一般较少,故加入防腐剂的量相应减少。

(六)医务人员收集的尿标本

1. 导管尿标本的收集　导管尿是采用无菌技术,将导管通过尿道插入膀胱后收集的尿液,从导出的尿液中取一部分作为尿标本。

2. 耻骨上穿刺抽取尿标本的收集　由医务人员采用无菌技术进行耻骨上穿刺,直接从膀胱抽取尿标本。需要医务人员参与或指导收集的尿标本主要指清洁尿标本的收集。标本收集步骤如下:

a)收集标本前患者应先用肥皂洗手或消毒湿巾擦手;

b)指导未行包皮环切术的男性患者退上包皮露出尿道口(女性患者则无此步骤);

c)用消毒湿巾或类似消毒物清洁尿道口及周围皮肤;

d)患者将开始部分的尿液排出,收集中段尿于适当且无污染的容器中;

e)如患者自己不能采用所推荐的收集方法时,医务人员应给予帮助,操作时应戴无菌手套。

3. 婴幼儿尿标本的收集　使用儿科和新生儿尿标本收集袋作为儿科尿液收集容器,此收集袋上附有对皮肤过敏性低的胶条,适用于不能自行留尿标本的婴幼儿。

4. 随机尿标本的收集　收集儿童随机尿标本,临床医护人员应按如下步骤操作:

a)分开儿童双腿。

b)保持耻骨会阴部清洁、干燥,无黏液、粉末、油和护肤品等物质的污染。

c)采用儿科尿液收集装置,移去胶条表面的隔离纸。

d)对于女性儿童,拉紧会阴部皮肤,将胶条紧压于外生殖器四周的皮肤上,固定收集袋于直肠与阴道之间的位置,避免来自肛门区域的污染;对于男性儿童,将收集袋套于阴茎上,将胶条压紧于会阴部皮肤上。

e)确保胶条牢固地粘于皮肤,胶条的粘贴应无皱褶。

f)定时察看收集容器(如每隔15min)。

g)从患者处取回收集的标本,注明标识。

h)将标本从收集袋倒入收集容器,在容器上贴标签,然后送往实验室检查。

i)收集婴幼儿尿标本时,若使用了脱脂棉球,尿沉渣显微镜检查时应注意外源性污染的存在。

j)年龄大的儿童可按成人的方法留取。

5. 微生物培养尿标本的收集方法　收集儿童的微生物培养尿标本时,临床工作人员应按如下要求进行:

a)临床工作人员应用肥皂洗手或消毒湿巾擦手；

b)分开儿童双腿；

c)用肥皂和水清洗耻骨和会阴区，使之干燥，无粉末、油和护肤品等污染物；

d)其他步骤可按儿童随机尿标本的收集方法留取。

八、尿标本的运送

1. 运送尿标本时，容器须有严密的盖子，以防尿液渗漏。

2. 标本收集后应减少运送环节并缩短保存时间，病房标本的传送应由经过培训的专人负责且有制度约束。如使用轨道传送或气压管道运送时，应尽量避免标本因震荡产生过多泡沫，以防引起细胞破坏。

3. 用于微生物学检查的标本如不能立即送达实验室，应将部分尿标本移至含防腐剂的抑菌管内再运送，如何操作应咨询实验室。

九、尿标本的接收

1. 应建立尿标本的接收程序。

2. 申请单与容器标签上的信息应一致。

3. 从收集标本到实验室收到标本的时间符合实验室要求。

4. 如运送延迟，并要求微生物检查，标本应保存于冰箱或加入适当防腐剂。是否添加防腐剂应符合标本检测的要求。

5. 容器及其他条件(如大小、盖子密封等)符合要求。

6. 肉眼观察标本量是否适当，有无粪便或其他物质污染。进行显微镜尿液检查的实验室应制定鉴别不合格尿标本的标准，以确认标本是否存在影响显微镜检查的污染物(如大量成熟鳞状上皮细胞、线索细胞和植物纤维等)。

7. 如标本不合格，实验室应立即与临床联系以进一步采取措施，在与临床医护人员达成一致意见前，不能丢弃“不合格”标本。

8. 在下列情况下，如婴幼儿、休克、昏迷等特殊情况，只能留取少量尿液；女性患者在经期留取标本，且标本受经血污染时，经临床医生同意后，临床实验室方可接受尿标本并检验，但应在检验报告中注明。

十、尿标本的保存

1. 如尿标本在2h内不能完成检测，宜置于2～8℃条件下保存。对计时尿标本和在标本收集后2h内无法进行尿液分析或要分析的尿液成分不稳定时，可根据检测项目采用相应的防腐剂。24h尿标本的保存条件见表3-1。

2. 用于微生物学检查的标本如不能立即送达实验室，可将标本保存于2～8℃冰箱中，在24h内仍可进行培养。防腐的标本无须置冰箱保存。

3. 实验室应保证标本标识的完整性，并保证从收到标本到分析前标本的状况良好。

表 3-1　24h尿标本的保存条件

分析物	冷藏 2～8℃	冰冻 −24～−16℃	6mol/L 盐酸	硼酸	醋酸
白蛋白(微量白蛋白)	√	√		√	
酒精(乙醇)	√	√			
醛固酮	√	√	√	√	
氨基酸	√	√	√	√	
氨基乙酰丙酸		√	√		√
淀粉酶	√				
β_2-微球蛋白	√	√			
钙	√	√	√		
儿茶酚胺,分馏	√	√	√		√
氯化物	√	√		√	
枸橼酸盐		√	√	√	
肾上腺皮质素	√	√	√	√	√
C-肽		√			
肌酸	√	√	√	√	
肌酐	√	√	√	√	
胱氨酸		√	√		
脱氢表雄甾酮				√	
电解质钠钾	√	√	√	√	
雌三醇	√				
雌激素(总)				√	√
卵泡刺激激素	√			√	
葡萄糖				√	
组胺		√	√		
高香草酸			√		√
17-羟皮质类固醇				√	√
羟脯氨酸		√	√	√	
5-羟吲哚乙酸	√		√	√	
免疫电泳	√	√			
17-生酮类固醇			√	√	√
17-酮类固醇			√	√	√
铅	√		√		√

续表

分析物	冷藏 2～8℃	冰冻 −24～−16℃	6mol/L 盐酸	硼酸	醋酸
镁	√		√		
3-甲氧基肾上腺素			√		√
3-甲氧 4-羟苯乙二醇(MHPG)	√		√	√	
N-甲基咪唑乙酸					√
氮	√		√		
草酸盐	√		√		
对氨基苯甲酸					
磷酸盐(磷)	√	√	√		
卟啉	√	√			
总蛋白	√			√	
吡啶胶原交键物			√	√	
四氢化合物 S					√
尿素氮	√				
尿酸	√	√	√	√	
香草酰杏仁酸		√	√	√	√
黄嘌呤和次黄嘌呤		√			

十一、关于尿液标本的处理

采集尿液后立即送检，运送过程中应防渗漏。实验室应建立规范的标本接收制度，仔细检查申请单与容器标签上信息是否一致，采集时间是否符合要求，添加防腐剂是否符合要求。如遇标本不合格的情况，应立即与临床联系以进一步采取措施。对于微生物学检查不能立即送检的标本或 2h 内不能完成检测的标本，宜置于 2～8℃条件下保存。

总之，实验室只有充分认识到尿液标本的采集、运输和保存是尿液分析前质量保证的重要环节，切实将尿液标本收集和处理进行规范化的管理，严格执行标本接收制度才能获得合格的标本。

第二节　尿液标本检测干扰因素分析

一、尿标本采集、处理对计数的影响

不同时段尿主要是指晨尿、随机尿和餐后尿三个时段。陈国强等研究发现，同一患者三个时段尿红细胞和白细胞浓度依大小分别为晨尿＞餐后尿＞随机尿，各时段间尿红细胞和白细胞值虽有不同，但差异无显著性。正常人随意尿中有形成分含量低，如干化学法检查尿红细胞

和白细胞阴性时,应结合临床复查其晨尿,以提高阳性检出率;患病者则应采用同一时段尿进行比较。罗效梅等报道尿液放置时间对尿沉渣检查尤其红细胞、白细胞在形态及数量上有明显影响,建议在2h内测完。陈巧林、顾可梁等认为女性患者白带对尿液的污染非常明显,对于女性患者,应取后段尿送检。标本处理方面,晨尿、后段尿快速检测是保证UF-100尿沉渣分析稳定性、准确性的前提条件。

二、离心对尿液低浓度红细胞镜检定量计数的影响

尿沉渣的显微镜检查是识别尿有形成分的"金标准",主要有离心镜检法和不离心镜检法两种,我国多建议采用离心法。在实际工作中,当尿液红细胞较多时,离心沉淀反而不利镜检计数,尿沉渣检验实际无须离心,这已为检验人员所公认。许多研究显示,在尿红细胞中高浓度时,离心法结果与真实结果存在明显差异,离心法结果明显低于不离心法,不离心法直接计数与真实值更加接近。离心的目的是浓缩有形成分,防止漏检,在尿有形成分浓度较低时,比如在正常参考值的上限9/μl以上,到100/μl这个浓度范围内,将尿液离心,浓缩有形成分后再镜检计数似乎理所当然,但本研究显示即使在低浓度下离心法的计数结果仍然明显低于真实值,而不离心法与真实值较为接近,与丛玉隆等在高浓度下的研究结果一致。

有学者认为离心使红细胞计数偏低的原因可能有以下几个方面:

(1)离心后红细胞沉淀不完全,上清液还有红细胞;

(2)离心过程中部分红细胞受到破坏;

(3)离心后沉渣是否混匀;

(4)计数池分布误差;

(5)计数方格数量少;

(6)离心管管壁有细胞黏附;

(7)计算时除以50这个浓缩倍数,放大了上述效应。

为探讨这些原因,有研究者做了以下实验:将理论定值为50/μl的红细胞尿液分别以1500r/min离心5min、1500r/min离心10min和3000r/min离心5min,3种离心方法来计数红细胞,均值分别为28.57,30.22,27.46,后两种方法与第一种方法比较无显著性差异。增加离心时间或者增加离心速度不能减少红细胞偏低现象,说明红细胞沉淀可能不是主要原因,反而提示离心过程中红细胞受到破坏现象可能较为普遍,这一点在离心后尿沉渣红细胞的形态比直接计数红细胞形态更多具有变形皱缩、破碎、聚集等现象也能得到推断。至于是否混匀、分布误差及计数方格数量等不是红细胞偏低的必然影响因素,因为这三个因素既可以使红细胞计数偏低也可以偏高,所以不做讨论。离心管管壁有细胞黏附,这一点应是肯定的,我们将理论定值为50/μl的红细胞尿液10ml(红细胞总量为500 000)1500r/min离心5min后倒干尿液,吸弃沉渣,重新加入5ml生理盐水,反复轻轻颠倒以洗脱管壁红细胞,然后直接计数红细胞,计算洗脱的红细胞总量为15 555,表明离心后红细胞在试管管壁的黏附率至少有3.11%。因此可以初步认为,离心使红细胞计数减少的原因主要有红细胞沉淀过程中的破坏、管壁的黏附及计算因素。当然,更准确、更全面的原因分析需要进行更深入的实验探讨。

三、尿沉渣分析仪测定管型的影响因素分析

管型是一些有机物或无机物如蛋白、细胞或结晶等成分在肾小管和集合管内凝固而成的

圆柱状结合物，尿沉渣中管型对肾脏疾病的诊断有重要的临床意义，其数量、种类、组成、大小对肾实质性病变的诊断、治疗观察及预后判断有一定价值。全自动尿沉渣分析仪采用流式细胞术与粒子成像分析技术，将通过流式细胞分析孔的尿液有形成分粒子聚集于物镜的聚焦平面上，通过APR自动微粒识别软件依据尺寸、外形、对比度、材质等特性将其分为包括管型在内的12种成分。在多数情况下分类是非常可信的，但由于尿中有形成分十分复杂，形态变化大，故在管型检测中的影响因素比较多，引起较高的假阳性率。通过与手工镜检结果对比，发现造成尿沉渣分析仪假阳性的原因有以下几种：①尿液中的上皮细胞，尤其是移行上皮细胞，因其形态变化不规则，有些尺寸、对比度、材质与管型相类似而被误认；②尿液中含有大量的黏液丝时，包裹了细胞和结晶的粗大黏液丝及黏液丝相互粘连，因外形与管型类似而被误认；③尿液中含有真菌的菌丝，由于其形态多样，有时因与管型外形相似而被误认；④尿液中含有大量非晶形尿酸盐、磷酸盐等结晶时，常由于相互堆积成类圆柱体而被误认为管型。

尿中管型是蛋白质在肾小管、集合管中凝固而成的圆柱形蛋白聚体，是在肾小球病变，高蛋白滤出、肾小管浓缩和酸化、蛋白和盐类沉积等多种因素、多种途径下形成的。病理性管型的出现，常预示着肾实质和肾小球的损害，管型出现的多少，往往与病症的严重程度呈正相关。UF-100用前向散射光脉冲宽度来检测管型的整体长度及宽度，用荧光脉冲宽度来检测管型内容物的长度，这样就能准确区分出无内容物的透明管型和有内容物的颗粒管型。但对于有同样特性的其他物质，UF-100也会错误地识别为管型，如成卷的上皮细胞(特别是移行上皮)、一些黏附有无定型盐类结晶的黏液丝、类圆柱体等，这些必须要通过显微镜检查才能发现并予以鉴别。对于女性患者，特别是怀疑妊高征的患者，应嘱其洗净外阴，留后段尿送检，避免以上两种因素的影响。

四、细菌、霉菌及结晶对红细胞计数的影响

菌尿不仅干扰干化学法测定尿红细胞，而且也影响全自动尿沉渣分析仪对尿红细胞的测定。有研究结果显示，在菌尿和非菌尿尿液中，尿红细胞UF-100测定15/μl，而显微镜检查法15/μl分别占总检测数的21.5%和6.5%。两者$P<0.001$，说明差异有显著意义。在这项实验基础上人工加入细菌实验，尿标本在加入细菌前后的红细胞计数为(32±18)/μl和(976±211)/μl，两者差异显著，两项实验相符。因此，在实验中发现菌尿时，最好使用显微镜检查法或其他方法来加以分析鉴别，以免出现不必要的误诊。

酵母样霉菌也将影响尿红细胞计数。UF-100在检测霉菌时会给予相应的阳性提示(YLC+)，在霉菌提示阳性的情况下，红细胞计数应以显微镜计数为准。特别是在提示霉菌阴性、尿干化学隐血阴性，而UF-100红细胞计数>10/μl的情况下，必须进行显微镜检查。酵母样霉菌是二重感染的重要指标，工作中应避免将其识别为红细胞而导致误诊。

结晶，特别是草酸钙结晶也同样影响尿红细胞计数。在临床工作中，血尿伴草酸钙结晶的病例与泌尿系结石有关，故大部分病例血尿和草酸钙结晶同时出现。部分结晶容易造成血尿假象，故对出现草酸钙结晶的尿标本，显微镜复检是必需的。

五、上皮细胞和滴虫对白细胞计数的影响

在白细胞检测中，造成假阳性的主要是上皮细胞和滴虫。尿中上皮细胞增多时，由于受尿液渗透压和pH的影响，上皮细胞大小和形态都很不一致，部分上皮细胞与白细胞体积和形态

相似,荧光强度和散射光强度相同,因此仪器易将其误认为白细胞。大量滴虫存在时,尿沉渣分析仪的相关参数多与白细胞参数相重叠导致尿白细胞计数不同程度增高。在假阴性结果中,镜下可见白细胞附着在黏液丝上,仪器虽具有自动混匀功能,但不能彻底混匀附着在黏液丝上的白细胞团,尤其是吸样时只能定量吸取,如未能吸到白细胞团,就造成了白细胞假性减低。其次,黄疸尿也会造成白细胞假阴性。由于胆红素的颜色与散色光及荧光的抵消作用影响,使白细胞计数随黄疸程度的不同而不同,即黄疸越高,白细胞计数越低,甚至为零。

小圆上皮细胞和滴虫与白细胞相似,因此影响了白细胞的检测。表层鳞状上皮细胞、移行上皮细胞等大细胞,具有较强的前向散射光强度和荧光强度的特性,分布在高的荧光脉冲宽度区域和低于管型的散射光脉冲宽度区域。而白细胞小得多,在实际检测过程中,大量的上皮细胞会使白细胞不同程度增高,可能是将上皮细胞核误认为白细胞。

第三节　尿常规检验的质量控制

尿常规检验医学上又称尿液分析,是能有效反映人体多种器官生理功能的常规检查项目之一,广泛用于疾病的辅助诊断和筛查。尿常规检验从患者准备到报告发出,各个环节影响因素众多,为使检验结果准确反映受检者的身体状况,做好检验的质量控制非常必要。只有建立一套完整的尿液分析管理措施,实行分析前、分析中、分析后全程的质量控制,才能保证检测结果准确。

一、尿液标本采集前的质量控制

为真实反映患者病情,尿液标本采集前医护人员应按要求,嘱患者注意休息及饮食,避免服用可能影响检验结果的药物等。尿液标本一般应在服药和输液治疗前采集,患者用药及饮食均可影响检验结果的准确性。有文献报道维生素 C 浓度＞100mg/L,尿糖和隐血测定呈阴性反应;大量使用头孢菌素或庆大霉素等药物时白细胞检测可出现假阴性;摄食含有硝酸盐丰富的食物可造成亚硝酸盐检测出现假阳性。尿标本容器检验科应统一,并在容器上标注姓名、性别、科别、床号或条码,注明采集的日期、时间、标本类别,便于检查核对。

二、尿液标本采集的质量控制

尿液标本的采集是尿液检验的基础,能否正确、合理、规范化地采集和处理尿液标本,是尿常规检验前质量保证的重要环节。尿常规检验应使用一次性清洁容器,采集新鲜或随机中段尿液至少 30ml 以备检验。以往检验操作强调检查要用晨尿标本,早晨 5:00～6:00 时留尿并送实验室,但医院一般 8:00 或 8:30 上班,须隔 3～4h 后才能检查,如保存不当必然影响尿液中的成分,因此近年来有人强调留取第二次晨尿,即留 8:00～9:00 时尿用作检查,此时的尿液更适合临床诊断。尿标本采集时应避免污染,女性患者应避免在月经期留取尿标本,防止混入阴道分泌物;男性则要避免前列腺液和精液混入,必要时冲洗外阴后留取中段尿或导尿;新生儿和婴儿在收集尿标本时,应注意用 0.1%苯扎溴铵消毒尿道口、会阴部,然后将清洁的标本瓶紧贴尿道口收集尿标本,或采用特殊留尿方式。

三、尿液标本检测中的质量控制

尿液标本采集后，一般应在2h内及时送检，最好在30min内完成检验。对于不能及时送检的尿液标本必须采取冷藏或使用防腐剂，抑制细菌生长繁殖维持尿液的pH(尿液的酸碱度)，保持有形成分不变，防止因放置时间过久细菌的繁殖使其化学指标发生改变，如亚硝酸盐会出现假阳性，尿糖下降。如为细菌学检测，则会造成细菌的死亡使培养结果出现假阴性。临床常用的防腐剂有甲醛、甲苯和麝香草酚。甲醛又称福尔马林，对尿液中的细胞、管型等有形成分的形态有较好的固定作用；甲苯可阻止尿液中化学成分与空气接触，达到防腐效果，常用于尿糖、尿蛋白等化学成分的定性或定量检查；麝香草酚能抑制细菌生长，其防腐作用可较好地保存尿液中的有形成分。尿液分析常规检验具体为pH、比重、尿蛋白、葡萄糖、胆红素、尿胆原、酮体、亚硝酸盐、隐血或红细胞、白细胞(白细胞酯酶)、维生素C的检测，方法使用干化学反应产生的颜色变化进行其含量定性及定量检测。为保证检测结果准确可靠，应做好尿液分析仪的日常维护，确保仪器正常运行；检测中要加强尿试纸和尿液分析仪的配套使用；检验人员应做好尿液分析仪室内、室间质控，严格按操作规程操作。在日常工作中，尿试纸应防止变质污染，在防潮、避光、密封条件下保存；使用试纸前仔细检查，防止试纸由于密封不好变质，并注意其有效期，确保试纸质量和敏感性，确保检验结果的准确性。

四、加强尿液标本显微镜检查验证

目前尿液常规分析多采用干化学法，但干化学筛选方法是基于胞内化学成分判断细胞的有无，单独按试带反应给出报告，其假阳性率及假阴性率都很高。干化学法不能替代对病理性尿标本的显微镜检查，特别是管型、结晶、上皮细胞、淋巴细胞等其他有形物质。临床上多见尿液化学分析与显微镜检查结果不相符的检测结果出现，当尿液分析仪检查出现异常时，应结合显微镜镜检并以显微镜镜检结果为准。虽然尿液显微镜检查是尿液有形成分检查的金标准，尿液显微镜检查有助于发现尿液异常病理成分，但尿液显微镜检查费时费力，在大量尿标本需要检测、急需报告的情况下难度很大。这就需要制定显微镜检查筛选标准，通常可以联合干化学可能伴随相关试带的反应变化筛选，如红细胞增多往往伴随蛋白阳性；白细胞一般与红细胞同时出现；大肠埃希菌感染的白细胞与亚硝酸盐多同时阳性；虽然试带没有检查管型的反应模块，但绝大多数含有管型的标本都可出现红细胞、蛋白、白细胞某一反应阳性，红细胞、蛋白、白细胞同时阴性也可认为管型的可能性不大。在日常工作中，检验人员应根据患者临床症状及干化学检测情况，加强显微镜检查，避免漏检，造成误诊。

五、检验报告的审核

检验报告应该由具有资质的检验人员严格审核全部检测结果，主要审核检查申请单、报告单及标本间的信息是否一致，结果和临床诊断是否符合。当遇到检验结果与临床诊断不符时，应加强与临床沟通，了解患者用药及饮食情况，结合其他检查结果和患者的临床症状进行分析和判断，确认无误后签字才能发出报告。

临床检验中要做到尿常规检验结果准确、可靠，必须坚持做到尿液标本分析前、分析中和分析后的全程质量控制，并结合显微镜检查和临床资料综合分析，为临床提供准确、可靠的尿液标本检验报告。

主要参考文献

彭明婷,谷小林,李臣宾,等,2011.尿液标本的收集及处理指南[M].北京:中国标准出版社.

Bautista-Marín MF, Rojo-Martín MD, Pérez-Ruiz M, et al, 2012. Implementation and monitoring of a quality management system based on the standard UNE-EN-ISO 15189 in a urine culture unit. Clin Biochem. Mar; 45(4-5):374-7. doi:10.1016/j.clinbiochem.2011.12.016.

Halperin ML, Kamel KS, Oh MS, 2008. Mechanisms to concentrate the urine: an opinion[J]. Curr Opin Nephrol Hypertens, 17(4):416-22. doi:10.1097/MNH.0b013e328304b3f5.

Mitchell SC, 2013. Asparagus, urinary odor, and 1,2-dithiolane-4-carboxylic acid[J]. Perspect Biol Med, 56(3): 341-51. doi:10.1353/pbm.2013.0031.

Ohloff G, 1986. Chemistry of odor stimuli[J]. Experientia, 42(3):271-9.

Paratz JD, Stockton K, Paratz ED, et al, 2014. Burn resuscitation-hourly urine output versus alternative endpoints: a systematic[J]. Shock, 42(4):295-306. doi:10.1097/SHK.0000000000000204.

Voge J, Varner DD, Blanchard TL, et al, 2016. The effects of urine concentration, and cushion centrifugation to remove urine, on the quality of cool-stored stallion sperm[J]. Theriogenology, 86(5):1294-8. doi:10.1016/j.theriogenology.2016.04.070.

第4章

尿液生物标志物的研究与应用进展

第一节　尿液生物标志物研究

一、尿液生物标志物研究中药物影响的评估

在尿液生物标志物的研究中，尤其是涉及人体或临床尿液蛋白质组学和生物标志物研究中，需要注意的一个问题是各种临床治疗药物对于生物标志物研究的干扰。为了使机体从疾病状态恢复到健康状态，一个重要的人为干预措施就是使用恰当的治疗药物。通过药物治疗，缓解病理性症状，达到机体部分乃至完全恢复健康状态的效果。就实际临床应用而言，药物治疗也许不是完全有效，导致的变化也许只是将疾病造成的机体变化部分逆转回去。从某种意义上说，疾病发生发展的过程就是产生生物标志物的过程，药物治疗的过程则是消除疾病、消除生物标志物的过程。

每一种药物都有不同的作用机制，对机体产生不同的作用效应。在利用临床人体尿液样品进行研究时，如果不考虑治疗药物对机体的作用，无论是检测出的变化，还是发现的潜在生物标志物，其实质都是机体病理效应和治疗药物作用效应两者共同作用的结果。所以，药物对于人体临床尿液样品蛋白质组学及相关生物标志物研究的影响不应被忽视。

通过抗凝血药物对尿液蛋白质组学作用效应的研究发现，相比于正常对照组，肝素实验组尿液蛋白质组中有27种蛋白质含量发生改变；阿加曲班实验组有62种蛋白质含量发生改变。因此，对于服用这些抗凝血药物的患者临床尿液样品，其尿液蛋白质组学研究与生物标志物评估中，需要考虑抗凝血药物的影响，将可能的潜在生物标志物有效性进行适当的评估。

通过评估临床常用利尿药速尿（flurosemide）、氢氯噻嗪（hydrochlorothiazide）、螺内酯（spirolactone）对于尿液蛋白质组学的影响，也发现利尿药引起多种尿液蛋白质的改变。这表明，使用利尿药物的作用效应，在临床相关肾脏疾病尿液蛋白质组学及相关生物标志物的研究中也应该予以考虑，并给予更多关注与有效评估。

在抗高血压、抗焦虑治疗中使用的药物哌唑嗪（prazosin）属于交感神经系统抑制药（α_1-adrenergic receptor antagonist），其对于尿液蛋白质组的影响研究也表明，该药可显著改变尿液蛋白质组组成，约50%的尿液蛋白质含量都发生了变化。通过尿液蛋白质组学的研究，还有助于了解生理状态下交感神经系统与尿液的关系。

当然也应当考虑到，疾病状态下治疗药物对尿液蛋白质组的影响，很有可能和健康状态下的影响有所不同。但是考虑到治疗药物的尿液蛋白质组学信息将使临床领域相关研究人员和医务工作者能够提前预知使用的治疗药物对于尿液蛋白质组的作用特征，为研究特定疾病病

理机制及相关生物标志物提供必要的参考和对照，在此基础上增加发现有效的疾病生物标志物的可能性。同时，治疗药物尿液蛋白质组学研究也有助于揭示药物作用机制，有助于探索、确定生物标志物在反映药物治疗效果方面的作用。

二、尿液生物标志物研究路线图

尿液能够容留更多变化因素，更能反映体内的代谢特征，这些特点决定了在不同个体之间或同一个体不同时期，尿液内各组成成分都有可能存在着相当大的差异。正常机体状态和病理性机体状态之间除了存在着病理、生理机制的不同外，还存在着服用或不服用治疗药物的影响，这些影响因素都会反映到尿液的构成上。正常个体状态也会因为性别、生活习惯、饮食、运动锻炼的差异，对尿液组成成分造成不同的影响。对于尿液蛋白质组的影响，也是如此。

可以应用疾病动物模型最大限度地减少大量不确定因素的影响，先找到病理状态和尿液变化的关系，然后再在临床样本上予以验证，这就构成尿液生物标志物研究路线图，其特点是便捷、有效(图 4-1)。

虽然直接使用人体临床样本做的实验最真实，但相比而言，临床样本的获得困难得多，特别是样本需要量大时，整个实验研究更是艰难。而且人体临床实验的影响因素也较多，如基本的伦理原因使得病理状态和治疗药物是不能分开的，此时难以将尿液生物标志物的病理性效应与药理性效应区别开。临床研究中，尿液样品还有可能受到各种各样的生理、病理因素干扰，要确切找到和病理发生、发展直接相关的尿液生物标志物，困难很大。为解决这一问题，或减少此方面的实验误差，甚至是错误，就需要扩大实验数据量，引入大数据量的统计分析，研究成本和投入也将随之显著增加。

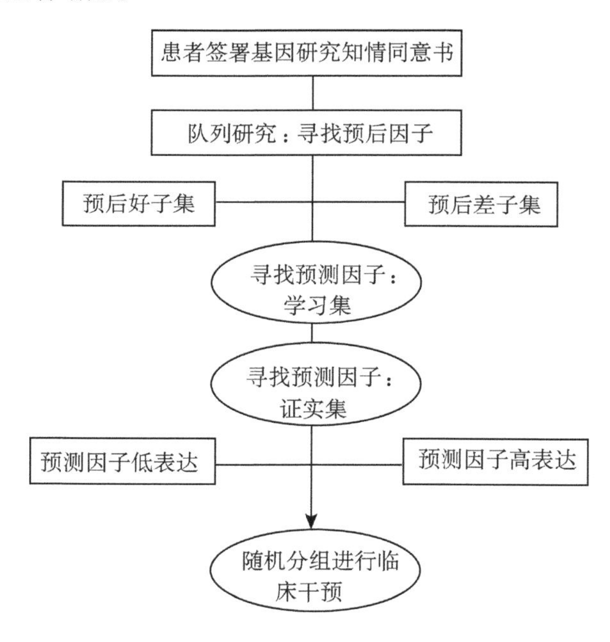

图 4-1　尿液生物标志物研究路线图

生物标志物的核心特性是变化。尿液、呼气、汗液，都有大量的变化，血液因为稳态机制变化相对较少。生物标志物的来源应当是富集变化的地方。生物标志物的另一重要特性是必须和病理状态相关。所以在生物标志物的研究中，那些能够体现确定相关性的实验应该被重视。这就引出一个疑问，到底临床试验能体现相关性，还是动物实验更能体现相关性呢？和人体临床样本相比，实验动物模型的个体间差异较小，并且可以在人为干预下实现各种外部条件的最大一致化，消除因为不同外界条件对动物机体造成的差异影响，从而保证不同个体表现出最大的协同性和一致性。同时，实验动物模型做的研究可以用严格的对照来评估影响因素和作用效应。这样基于动物模型开展的实验，找到的尿液变化往往和病理状态具有更为确定的相关性，这样的尿液生物标志物可能更准确、更有效。

应用动物模型研究尿液生物标志物的另一有利条件是，目前已经有多种比较成熟的疾病动物模型建立或有据可循。当然，通过摸索条件，也可以尝试建立新的不同病理、生理条件下的动物模型，应用于尿液生物标志物的研究中。应用动物模型还有一个优势，就是可以提供早期疾病生物标志物的线索，为开展人体临床相关早期阶段尿液生物标志物的研究打下基础。对于临床医疗实践，疾病早期阶段的生物标志物研究在某种程度上更有意义。但临床医疗对于疾病早期阶段的确诊往往存在很大困难，在具体实践中，也很难找到多种疾病或者病理状态的早期患者。这也决定了不可能通过临床样本的收集和调研，达到发现适宜的早期生物标志物的研究目的。应用疾病动物模型，可以很好地规避这一现实矛盾，解决这一现实难题。适当的动物模型，可以辅助研究人员更好地观察疾病的整个发病过程，对不同病理状态进行准确的判断。同时，在尿液生物标志物研究中应用有效的动物模型，可以减少影响因素，通过较少的样本量，在尿液中找到和疾病或病理现象相关的早期变化。基于尿液生物标志物研究路线图，有望拓展早期疾病尿液生物标志物的研究空间。

通过建立阿霉素肾病（局灶性节段性肾小球硬化）和大鼠抗-Thy1.1 肾炎模型（系膜增生性肾炎）这两个大鼠疾病模型，发现在相关病变早期，两模型间有 39 种尿液蛋白质变化趋势不同，7 种尿液蛋白质变化趋势相同。这些信息将有助于对这两种疾病的早期鉴别诊断。通过肾小球疾病大鼠模型的研究，在病理症状不明显的早期阶段，即可发现激素敏感性和不敏感性的肾脏综合征早期激素药物应用特征。这可能有助于以后在人体临床治疗中，判断哪些患者是激素敏感性的，哪些患者是激素非敏感性的。对于激素敏感性的临床患者，可以进行激素药物的有效治疗。对于激素非敏感性的患者，则避免使用无效的激素治疗方案，改用其他治疗方案或药物。该研究从某种意义上也带给我们关于“精准医学”的某些启示。通过研究败血症诱发的急性肾衰竭大鼠模型，发现了疾病早期一系列尿液蛋白质发生变化，比如白蛋白、安眠蛋白-1-α 和丝氨酸蛋白酶抑制药等。其中安眠蛋白-1-α 有望成为可能的药物作用靶点和潜在的疾病早期生物标志物。

在应用动物模型进行人类尿液生物标志物的研究中，也应当考虑到以下问题：某个特定模型是否完全模拟人类疾病？也许应用同一种疾病的几种不同的动物模型更有助于全面反映人类的疾病状态。因此，基于动物模型找到的尿液生物标志物线索，最终还是必须要在人体临床试验上予以验证。这也说明临床样本验证是尿液生物标志物研究路线图上的重要一环，对于发现的新型尿液生物标志物是否能够应用于人类医疗实践、是否能在改善疾病治疗与预防上起到积极作用、是否能够推进“精准医学”的发展，具有决定性的意义。总之，基于尿液生物标志物研究路线图，将有助于将人体尿液生物标志物的研究推向前进。

第二节　应用生物信息学挖掘尿液生物标志物

一、生物信息学

生物信息学是一门交叉学科，覆盖了生命科学、数学、统计学、物理学、化学、信息学和计算机技术等多门学科领域。它是当今生命科学和自然科学的重大前沿领域之一，同时也将是21世纪自然科学的核心领域之一。生物信息学的研究工具主要有计算机、软件和互联网，研究对象主要有核酸序列和蛋白质序列。生物信息学旨在对大量的原始学数据进行存储、编辑、处理、传播和分析，归纳数据中的变化规律，揭示数据中所蕴含的生物学奥秘，同时为试验设计提供理论支持和指导，缩短科研周期。

相比其他学科，生物信息学起步晚、发展快。根据研究内容的不同，可将生物信息学的发展归结为前基因组、基因组和后基因组三个阶段。前基因组阶段为20世纪90年代以前，该阶段主要集中于构建生物信息学数据库，开发检索工具，建立序列比对算法、基因序列和蛋白质序列的分析。基因组阶段为20世纪90年代到2001年，该阶段主要集中于研究结构基因组学、建立生物信息学网络数据库、大规模基因测序和开发交互界面工具。后基因组阶段为2001年至今，该阶段主要集中研究功能基因组学。

2001年，人类基因组工程测序完成，使生物信息学发展走向了高潮。由于DNA自动测序技术的快速发展，DNA数据库中的核酸序列公共数据量以每天10^6bp的速度增长，生物信息迅速膨胀成数据的海洋。毫无疑问，人们正从一个积累数据向解释数据的时代转变，数据量的巨大积累往往蕴含着潜在突破性发现的可能。

(一)生物信息学数据库

随着测序技术的成熟，各种各样的生物学数据突飞猛增，研究者为方便管理利用这些数据建立了生物信息学数据库。生物信息学数据库包含了大量的生物学原始数据，是生物信息学研究的出发点，也是其根本。根据研究对象的不同，将生物信息学数据库归为四类：基因序列数据库、氨基酸序列数据库、蛋白质结构数据库和基因组学数据库。常用的基因序列数据库主要有GenBank、DDBJ、BioSino和EMBL，常用的氨基酸序列数据库主要有PIR、MIPS、TrEMBL和SWISS-PROT，常用的蛋白质结构数据库主要有PDB、NRL-3D、HSSP和SCOI，常用的基因组学数据库主要有Gen Cards和GDB。

(二)同源性序列查找

同源性序列查找是将待测序列输入数据库中，并与所有序列进行比对找出高相似度序列的过程，是生物信息学中最基本的操作之一，直接决定后续操作能否进行。同源性序列查找要考虑DNA序列和氨基酸序列的生物学特性，针对不同研究对象有不同的方法，两个或多个序列比对常采用点阵图法、Needleman-Wunsch算法和Smith-Waterman算法，这些算法适用于较小长度的序列比对。然而，在海量数据库中比对序列时，常采用BALST算法、FASTA算法、Pattern Hunter算法及相应的改进方法。

(三)序列比对

序列比对(sequence alignment)是生物信息学的一项基本技术，其本质是比较两个或两个以上符号序列的相似性或不相似性。通过差异序列或不同序列在整个序列中所占的比列，计算序列的替代率，判断其同源性，进而推断物种的进化关系。常用的序列比对软件有 Clustal Ⅴ、BioEdit 和 DNAMAN。

（四）蛋白质结构分析

蛋白质是生命活动的主要承担者。研究蛋白质的功能是后基因组阶段最主要的任务之一，而蛋白质的功能往往与其结构和特性密切相关。传统研究蛋白质结构的方法费时、费力且价格昂贵，蛋白质的一级结构即氨基酸序列和二硫键位置，通常须采用质谱分析和 Edman 降解法测定；二级结构须采用傅里叶红外光谱法和圆二性色谱法测定；三级结构则需要利用三维电镜技术和磁共振技术，采用 X 射线衍射法测定。这些实验的费用较高，且在一般的实验室不能完成。伴随着生物信息学的出现和基因测序的飞速发展，这一切都成为可能。

蛋白质序列分析包括蛋白质序列的理化性质分析、亲疏水性分析、跨膜区结构预测、卷曲螺旋和翻译后修饰位点预测，以及蛋白质二级结构预测和信号位点分析、蛋白质结构域分析、蛋白质三维结构模拟、蛋白质超家族分析。利用生物信息学上的相关软件，只须知道氨基酸序列顺序或基因序列顺序就可以快速地知道这些信息。常用的蛋白质序列分析软件，在线软件有 Swiss-model、PROCHECK 和 Molprobity，本地软件有 Modeller、TMHMM 和 VMD。

（五）非编码区分析

非编码区是指不能转录为相应信使 RNA 的 DNA 片段。这些片段不转录信使 RNA，但并不是没有作用，通常具有降低编码区碱基突变率的作用，还具有调控编码区基因转录的作用。非编码区往往具有启动子、终止子、调控基因和 DNA 聚合酶结合位点。非编码区分析是利用生物信息学的方法对非编码区的 DNA 片段进行定性、定量，以及对结构进行剖析，找出调控编码区基因转录机制的过程。

（六）系统发育分析

生物进化需要漫长的时间，人们没有办法跟踪并记录整个过程，因此，也没有办法了解整个生物进化关系。随着生物信息学的发展，研究者试图通过系统发育分析来推断进化关系。系统发育分析是通过已知序列分析推断或评估物种间进化关系的过程，具体是通过系统发育树的构建来实现。系统发育树既可以由核酸序列构建，也可以由氨基酸序列构建。常见的系统发育树构建方法有相邻连接法（NJ）、非加权配对组算数法（UPGMA）、最小进化法（MJ）、最大简约法（MP）和最大似然法（ML）；常用的系统发育树构建软件有 MEGA、DNAstar、PAUP、PHYLIP、MOLPHY、PAML。

二、应用生物信息学挖掘尿液 miRNA 标志物

生物信息学的一大特色是具有快速预测能力，那么开发能够快速而准确预测新的 miRNA-疾病关系的生物信息学方法是 miRNA 和疾病研究中十分重要的课题，这一问题既可以用于预测与特定 miRNA 相关的疾病，又可以预测与特定疾病相关的 miRNA。根据文献检索，我们将这些论文提出的生物信息学方法分为两大类，即不利用已知 miRNA-疾病关联数据的方法和利用已知 miRNA-疾病关联数据的方法。

（一）不利用已知 miRNA-疾病关联数据的方法

1. 基于 miRNA 基因组位置　不同于植物及低等动物，人类 miRNA 的一个显著特点是其人类 miRNA 中内含子 miRNA 的比例较高，约占到全部人类 miRNA 的 40%。更有意思的是内含子 miRNA 往往与其宿主基因（即包含该 miRNA 的蛋白编码基因）往往共表达，提

示内含子 miRNA 可能与其宿主基因功能相关,因此参与共同的疾病。这样,结合宿主基因的注释信息(如 GO、OMIM 和 GAD),进而可以通过其宿主基因的关联疾病来预测该 miRNA 所关联的疾病。基于此,我们提出基于 miRNA 基因组位置的 miRNA 和疾病关系预测方法。然而,进一步的研究进展表明不是所有的内含子 miRNA 都与其宿主基因共表达,有的内含子 miRNA 与其宿主基因并没有共表达关系,这种情况下就不能通过宿主基因的办法预测其关联的疾病。我们进而又开发了基于机器学习的算法(Cepred)预测筛选和宿主基因具有共表达关系的内含子 miRNA。我们还将上述方法应用于预测心血管病相关的 miRNA 上,预测出系列心血管病相关 miRNA,其中有代表性的两个是 miRNA-208 和 miRNA-499,我们的方法预测其是心血管特异表达的 miRNA。现在我们已经知道,这两个 miRNA 和其他 3 个 miRNA (miRNA-1、miRNA-133 和 miRNA-206)是公认的 5 个心血管特异 miRNA。2011 年,Rossi 等也基于该思想,利用和 OMIM 数据库的疾病相关遗传位点有交集的 miRNA 为相应疾病相关的 miRNA。

2. *基于 miRNA 下游靶基因* miRNA 通过特异性调控其靶基因来行使功能,因此 miRNA 与其靶基因在功能上联系紧密,因此,我们可以通过分析其靶基因的功能来预测 miRNA 的功能,进而预测其可能相关联的疾病。因为大多数 miRNA 的靶基因未知,即使有靶基因报道的 miRNA,其靶基因也远未探索清楚,因此,一个解决办法是通过生物信息学预测 miRNA 的靶基因。对预测出来的靶基因进行功能富集分析,这样就可以实现预测一个 miRNA 所关联的疾病的目的。我们可以利用 TargetScan、PicTar、miRanda 等软件先预测出 miRNA 靶基因,再利用 DAVID 等软件分析这些靶基因富集的功能或疾病。另外,有一些生物信息学方法和工具将上述两个步骤集成起来,如 DIANA-mirPath、miR2Subpath、miRPD 和 miR_Path 等。另外,通过 miRNA 靶基因在蛋白相互作用网络上随机游走也被提出用于 miRNA 和疾病关系的预测。

3. *基于 miRNA 上游转录因子* 毋庸置疑,基于 miRNA 下游靶基因的方法是依赖于预测出来的靶基因的,遗憾的是,目前 miRNA 靶基因预测方法还有较高的假阳性和假阴性。除此之外,因为 miRNA 靶基因预测方法用到的最核心的特征是 miRNA 种子区序列和目标序列的互补配对,因此,以下两种情况下的 miRNA 具有高度相似的预测靶基因。

(1)同属于同一个家族的不同 miRNA:因为一个家族的 miRNA 拥有完全一样的种子区,如 has-miR15a 和 has-miR15b。

(2)有多个 copy 的 miRNA:这样的 miRNA 拥有完全一样的成熟 miRNA 序列,因此其种子区序列也完全一样,如 has-miR-281-1 和 has-miR-281-2。基于靶基因的方法对这些 miRNA 的预测结果是高度相似甚至完全一样的,而这些 miRNA 是否有区别,我们是否能够预测它们的区别,则是基于靶基因的预测方法做不到的。最近,有研究者也开发了一个疾病情况下的转录因子-miRNA 调控数据库 TMREC,也有人开发了一款分析疾病相关转录因子-miRNA 调控的工具 TFmiR。

(二)利用已知 miRNA-疾病关联数据的方法

1. *基于 miRNA 功能相似度或疾病相似度* 2010 年 5 月,有研究者提出了利用 MimMiner 疾病表型相似度打分来预测 miRNA 和疾病关系的方法。该方法的思想是假设表型相似的疾病可能和相同的 miRNA 有关系,以预测乳腺癌相关的 miRNA 为例。作者发现评分最高的前 100 个 miRNA 中,有 17 个确实与乳腺癌相关,如 miRNA-7。同年 8 月,北京大学第三医院实验室提出了基于 miRNA 相关疾病 Mesh 结构来计算 miRNA 功能相似度的方法 MISIM，并应用该方法取得了一些成功的预测，如 miRNA-33a 和心肌梗死的关系。基于 miRNA 相似度或疾病相似度，陆续又有多种基于网络随机游走的方法被提出，如 RWRM-DA、MBSI、PBSI、NetCBI、HDMP、RLSM-DA、RBMMMDA 和 WBSMDA 等。

2. *基于 miRNA 集合富集分析*　2008 年北京大学第三医院提出 miRNA 集合的概念，并且发现同一集合的 miRNA 更可能和相同疾病有关系，如同一个家族或同一个簇的 miRNA 功能更相关，也更可能和相同疾病有关系。到 2010 年，课题组共收集了 238 个 miRNA 集合，并提出针对 miRNA 芯片或测序数据的连续型 miRNA 集合分析方法，并将其应用于慢性心衰 miRNA 表达谱数据的模式挖掘。2010 年，进一步开发了 miRNA 集合富集分析方法和工具 TAM。利用 TAM，我们可以做两类任务：

(1)从一组杂乱无章的 miRNA 中挖掘背后潜藏的规律和知识。

(2)预测和某类任务(如某疾病)相关的新的 miRNA。利用 TAM，我们预测了 9 个新的心肌梗死相关 miRNA(miR-24、miR-133a、miR-221、miR-222、miR-23a、miR133b、miR-206、miR-208b、miR-124)，其中 8 个(除 miR-124)后来都陆续获得了验证。最近，国外又有新的 miRNA 富集分析工具被开发出来，如 miSEA。

3. *基于机器学习*　根据 miRNA 和疾病关联数据(正样本)区别于非 miRNA 和疾病关联数据(负样本)的特征，还可以基于机器学习获得分类器用于预测一对新的 miRNA-疾病关系是否是相关(属于正样本)或者不相关(属于负样本)，如基于支持向量机(SVM)的方法。

4. *基于网络生物学*　除了上面提到基于 miRNA 相似度或疾病相似度的 miRNA-疾病网络随机游走，还有一些基于网络生物学的方法被开发出来。如 miRNA-疾病网络的一些结构特征(如网络 motif)，可用于预测在 miRNA-疾病网络上最可能受某一输入 miRNA 影响的疾病。

三、生物信息学研究面临的挑战

生物信息学的前景是非常诱人的，未来很多学科的发展将依赖于生物信息学，但生物信息学自身仍存在一些挑战。首先，生物信息学作为一门新型的交叉学科，基础理论方面相对薄弱，如何丰富生物信息学理论知识将是未来生物信息学需要解决的问题。其次，生物信息学的分析需要依靠相关模型，而目前建立的模型并不能满足研究需要，因此，依靠数学思维建立生物信息学模型也是生物信息学未来需要解决的问题。再次，生物信息学的分析主要依靠计算机软件，而生物信息学软件的设计者不仅要熟练掌握编程语言，还要熟悉生物学方面的专业知识，但目前这方面的专业人才还比较缺乏，因此，培养这方面的人才将是生物信息学需要解决的问题。最后，生物信息学数据库缺乏专业的管理人员，导致在提交数据时较混乱，影响了分析结果的准确性，同时也阻碍了生物信息学的发展。总之，生物信息学在诸多方面还存在挑战，值得研究人员深入探索。

第三节　尿液生物标志物的循证医学

20 世纪 90 年代以来，循证医学(EBM)的新概念逐渐引入临床医学领域，近 20 年来已发展成为一种临床医学实践的新模式和制定医疗决策的新思维。循证医学在医学哲学和临床实践中发挥着日益重要的作用，成为国际临床学界倡导的学科发展方向和世界医学领域关注的热点。循证医学的迅速兴起，必将使临床思维模式、临床研究和临床实践发生深刻的变革。

以膀胱癌为例，由最开始不分组织病理学亚型或分子生物学特点而进行的特异性不高的化疗，逐步发展到了针对肿瘤新生血管和表皮生长因子受体的靶向治疗。在目前的临床工作中，大部分临床医生的膀胱癌治疗概念是基于临床分期、病理分型、患者的功能状态、药物不良反应等临床因素的癌症个体化治疗，是基于循证医学基础上的规范化治疗。但真正意义的个体化治疗是对每一个癌症患者的"量体裁衣"，根据肿瘤生物学特征和药物基因组学改变进行的针对性治疗。目前很多循证医学证据均说明尿液生物标志物不仅能判断预后，而且它们有助于预测药物治疗的效果或耐药情况及监测治疗的有效性。

随着分子医学的到来，肿瘤个体化治疗研究领域正迅速发展，循证医学更加重要。新的转化性研究将整合更多的手段筛选出更多与预后、疗效相关的尿液生物标志物，前瞻性、大规模的临床试验也将最终证实。选择安全有效的治疗策略，实现癌症个体化治疗，使患者生存时间更长、生活质量更好，是膀胱癌治疗的发展趋势。将来，当癌症患者前来就诊时，临床医生除了进行临床全身评估外，还须留取肿瘤组织或血、尿液标本检测生物标志物和药物基因组学特征，综合分析选择合适的治疗策略，以避免无效治疗，从而最大限度地提高膀胱癌患者的长期生存率。

一、循证医学实践的方法

循证医学实践就是结合临床经验与最好证据对患者进行处理的过程，包括提出问题、检索证据、评价证据、临床决策分析和成本-效果分析五个步骤。通过该实践过程，最终提高了医疗质量和学术水平，这是循证医学的最终目的。

（一）提出问题

提出问题是循证医学实践的起点。按照循证医学模式，从事临床医学的医务人员及相关的医疗管理和卫生决策人员，既是提供证据的研究者，又是使用证据的应用者。为了做出可靠的临床决策和科学的卫生管理决策，首先要发现临床所面临的问题和了解解决问题所需要的信息，这是实践循证医学的第一步，它关系到证据研究的质量和证据是否有重要的临床意义。

（二）检索证据

检索者根据提出的问题，选择适当的检索工具进行文献检索。只要较好地掌握了证据的计算机检索方法，就可以从互联网在线数据库、公开发行的CD、Cochrance中心数据库和Cochrance图书馆等，系统地检索到全面的证据。当然，循证医学的信息或研究证据的来源还包括杂志、指南和学术专著等，这些都为循证医学实践获取最佳证据奠定了坚实的基础。

（三）评价证据

临床研究证据包括病因学及危险因素研究证据、诊断性试验证据、治疗性研究证据、药物不良反应研究证据、疾病预后研究证据及临床经济学研究证据等。证据的严格评价是指将收集到的文献应用临床流行病学方法及循证医学的质量评价标准，对临床研究证据的质量进行科学的鉴别，分析其真实性、可靠性和实用性，以确定能否应用于指导临床实践和卫生管理决策。如果收集到的合格的文献篇数较多，则应做系统评价或Meta分析。

（四）临床决策分析

根据国内外研究的最新进展，将提出的新方案与传统方案进行全面比较和系统评价，通过定量分析取其最优者应用于临床决策和卫生管理决策，是减少临床不确定性的重要方法，也是循证医学的一个直接目的。

(五)成本-效果分析

作为卫生经济学分析和评估方法的成本-效果分析是医学决策制定的重要依据和技巧之一。它从整体上评估投入和收益间的关系，用于确定与医疗卫生有关的被评估对象的价值。效果的评估多注重于健康水平，即生命质量的变化，例如疾病治愈率、好转率、死亡率的下降、人均期望寿命的提高等。一般采用患病与死亡的综合指标——质量生命年。通过分析，达到以尽可能少的投入来最大限度地满足患者对医疗保健的需求，使有限的卫生资源得到合理的配置和利用，产生最大的经济和社会效益。如对评价的结果不满意，则应再进行检索。

二、系统评价

系统评价(SR)是一种全新的、高质量的文献综述。1979 年，英国著名流行病学家 Archie Cochrane 首先提出将各专业领域的所有随机对照试验收集起来进行系统评价，为临床医疗实践提供可靠依据，这一观点立即引起了国际医学界的强烈反响。如今，全世界每年有 2000 多万篇医学论文发表在 2.2 万余种生物医学杂志上，临床医生和决策者很难从中收集、整理所需信息，并归纳出结论而应用。医学文献综述为一线临床医生和决策者提供了临床实践中的有效信息，可节省大量时间和财力。

(一)概述

1. 目的　随着临床医学的发展，现代医学正处于从传统的生物医学向社会-心理-生物医学模式转变。随着社会的发展和医学的进步，健康问题已从传染性疾病转变到肿瘤、心脑血管疾病和糖尿病等多因素疾病，这类疾病的疗效评价已证明不可能由小样本临床试验来完成，而应尽量开展大样本随机对照试验。越来越多的卫生决策和诊疗指南需要以高质量的研究结果为依据，如随机对照研究的结果，尤其是随机对照研究的系统评价或 Meta 分析。将质量真实、可靠的单个试验联合起来进行分析处理就增加了样本含量，从而减少了各种偏倚和随机误差，增强了检验效能，而且能得出较全面、真实、可靠的综合性结论，这就是系统评价的目的。

2. 定义　按照特定的病种和疗法，全面收集全世界所有能收集到的质量可靠的临床研究(包括发表的和未发表的)，并应用恰当的统计学方法对所收集起来的研究结果进行处理分析，从而得出综合可靠的结论，即一种疗法到底有效、无效、仍尚须进一步研究。其本质是有效的信息合成，并将合成后的信息提供给临床医生、医疗机构、患者及卫生决策者。系统评价可以是定性的，也可以是定量的，用定量综合的方法对资料进行了统计学处理的系统评价就称为 Meta 分析，从广义来说 Meta 分析是系统评价的一种。Cochrane 系统评价(CSR)是 Cochrane 协作网协作者发表在 Cochrane 图书馆的系统评价，它有别于一般的系统评价，其特点主要是规范化和系统化，并不断更新，它是被全世界公认的质量最高的研究结论，为循证医学的发展提供了物质基础，给临床实践带来了深刻影响，是当前和未来 20 年间临床医学的重要发展趋势。

3. 系统评价与叙述性文献综述的区别与联系　文献综述分为两大类：叙述性文献综述和系统评价。叙述性文献综述为传统的文献综述，作者根据特定的目的和兴趣，围绕某一题目收集的相关文献，结合自己的观点和临床经验对原始文献进行分析和评价。由于缺乏明确、系统、严格的方法，且常存在一定的局限性和偏倚，因此不同的作者对同一问题的结论常不一致，可能漏掉一些有临床价值的结论，一般重复性较差。而系统评价如上所述，对符合质量标准的文献进行定性或定量分析，去粗取精、去伪存真，得出综合可靠的结论，并且随着新研究出现而更新，具有良好的重复性。两者都是对原始文献的分析和总结，多为回顾性、观察性研究，受原始文献质量的制约；也可为前瞻性研究。

4．*系统评价的发表性偏倚*　系统评价成功与否的关键在于纳入研究的数量和质量。发表偏倚指有统计意义（阳性结果）的研究较无统计意义（阴性结果）的研究更易发表，而未发表的临床研究常难以收集，这将影响系统评价结果的真实性，已越来越受到人们的重视。发表偏倚发生的原因是多方面的：第一，研究的设计和实施及研究者对研究领域的熟知和倾向性可能引发发表偏倚；第二，研究者的阳性结果得到更多关注，对临床实践影响更大，因而导致更多的阳性报告投稿；第三，杂志编辑部对阳性结果的偏好产生的发表偏倚；第四，因研究机构不同产生的发表偏倚，政府资助项目较厂方资助项目发表多。进行系统评价时，可通过绘制漏斗图来了解收集的资料是否存在发表偏倚。若无发表偏倚，则形状类似漏斗形；但当阴性结果研究的发表受到影响时，则漏斗图成偏态分布。最好的防止发表偏倚的方法是建立研究注册库；其次可从研究人员和编辑人员入手，使阴性结果得到发表；也可采用统计方法弥补，但都存在局限性。

（二）系统评价的方法

现以Cochrane系统评价为例，简述其基本方法和步骤。

1．*确立题目、制订系统评价计划书*　系统评价的题目主要来源于临床医疗实践，涉及疾病防治方面不肯定、有争论的重要临床问题，以帮助临床医生进行医疗决策。题目确立后，需要制订计划书，内容包括系统评价的题目、背景资料、目的、检索文献的方法及策略、选择合格文献的标准、评价文献质量的方法、收集和分析数据的方法等。纳入系统评价的文献需要明确四个要素：①研究对象的类型；②研究的干预措施或进行比较的措施；③主要研究结果的类型，包括所有重要的结果及严重的不良反应；④研究的设计方案。

2．*检索文献*　系统评价作者围绕拟解决的问题，按照计划书中制订的检索策略，采用多种渠道和系统的方法检索文献，快速、全面收集原著以及其他尚未发表的内部资料和多语种的相关资料，从而避免了出版偏倚和语言偏倚。

3．*选择文献*　按照事先拟定的纳入标准分析和评价所有收集到的文献，从而选择能够回答研究问题的研究资料。为避免选择和评价者的偏倚，可以考虑一篇文章多人或者盲法选择和评价，也可采用专业和非专业人员相结合的共同选择和评价的方法。对有疑问或有分歧的文献可联系作者获得更多信息，也可通过共同讨论或请第三人的方法进行解决。

4．*评价文献质量*　应用临床流行病学、循证医学评价文献质量的原则和方法进一步分析评价纳入的文献。主要有3个方面：①真实性，包括内在真实性和外在真实性。重点评价文献有无受各种偏倚因素如选择偏倚、实施偏倚、失访偏倚和测量偏倚等的影响，并根据文献的偏倚存在与否，采用分类或量表的方式对文献的真实性进行量化，作为系统评价时给予文献的不同权重的依据。②结果的实用价值和推广应用的条件。③影响结果解释的因素。

5．*收集数据*　根据计划书收录有关的数据资料，包括评价的题目、调查者的姓名、编号、原始文献来源等；文献的设计方案、研究方法、防止偏倚的措施、主要的试验结果等；研究对象的特征和数量；干预的内容和实施情况等。然后将数据输入系统评价管理软件（RevMan），进行结果的定量分析和报告。

6. *分析资料、报告结果*　对收集的数据进行定性或者定量的统计分析，以获得相应的结果。在定量分析时，应该根据评价的目的及资料的变量类型（连续性变量或二分变量）确定统计分析的内容和方法，并对不同原始研究进行异质性检验。评价结果稳定性和强度时，对影响结果的重要因素进行敏感性分析，以观察干预措施的效应值和同质性是否发生改变。

7. *解释系统评价的结果*　为了帮助医务工作者和决策者对文献进行正确的选择和应用，评价者必须对系统评价的结果进行解释，主要内容有：其论证强度、使用范围、临床意义、对今后研究的价值及对患者的利弊和费用进行的卫生经济学分析。

8. *更新系统评价*　与任何评价一样，系统评价也有有效时限，必须随时、定期更新。系统评价的更新是指在系统评价发表以后，定期收集新的原始研究，再重新进行分析、评价，及时更新和补充新的信息，使系统评价更完善。

（三）系统评价的原则

经过近十年来的发展，系统评价的文献日益增多，方法日趋复杂，但并不表示其结论的绝对真实、可靠。因此，无论是系统评价或叙述性文献综述的结论，指导临床实践前，必须对其方法及其每一个步骤进行严格评价，以确定文献综述的结论是否真实、可信。评价文献综述的基本原则有以下八条。

1. *文献综述涉及的问题是否明确、具体*　文献综述涉及的问题必须明确、具体。对于系统评价，应该在题目中说明研究对象、暴露因素/干预措施与研究结果之间的关系。

2. *文献综述收集的原始资料是否全面*　收集的文献越系统、越全面，则结论受发表偏倚的影响就越小，可信度就越大。从文献收集方法中可明确收集的原始文献是否包括了发表和未发表的文献，是否漏掉了重要的相关文献。

3. *选择原始文献的标准是否恰当*　是指根据研究的人群、干预措施或暴露因素、研究方法和研究结果选择原始文献的标准是否恰当。

4. *是否评价了纳入文献综述的原始文献的真实性*　由于文献综述是对原始文献资料的再分析和总结，除了评价方法须严格外，原始文献的质量也非常重要。因此，应详细描述评价文献质量的方法。

5. *评价原始文献的方法的重复性*　尽管对文献制定了明确的纳入和评价标准，作者也应该说明每一个步骤的具体实施情况，是否采用多人选择与评价文献的方法，他们之间的一致性如何等。

6. *不同原始文献的结果是否相似*　对于纳入评价的每个临床研究，其研究结果相似或者研究方向一致，则合成结果的可信度较高。因此，在采用定性或定量的方法合成不同原始文献的结果前，作者应评价各个研究结果之间的相似性，即进行同质性检验。如果同质性检验有显著性差异，则不宜将不同研究的结果进行合成。

7. *文献综述的综合结果及其精确性*　在进行结果合成时，不能通过简单比较阳性研究结果和阴性研究结果的研究个数来确定综述的结论，而应该根据研究的质量和样本含量的大小对不同研究给予不同的权重值，并采用恰当的指标如比值比、相对危险度、均数的差值、防止一例事件发生需要治疗同类患者的例数（NNT）和随机效应模型及固定效应模型等统计方法合成结果，并计算可信区间。

8. *文献综述的结果对患者诊疗的作用*　文献综述报道的结果是所有研究对象的“平均效应”，而主管的患者未必在研究中，因此，应从以下4个方面进行考虑：①患者是否与文献综述中的研究对象差异较大。可通过比较该患者与文献综述中的研究对象在性别、年龄、并发症、疾病严重程度、病程、依从性、文化背景、社会因素、生物学及临床特征等方面的差异，并结合临床专业知识综合判断文献综述结果的推广应用性。②文献综述中的干预措施是否可行。干预措施效果受技术力量、设备条件、社会经济因素的限制。③患者从治疗中获得的利弊如何。任何临床决策必须权衡利弊和费用，只有利大于弊且费用合理时才有价值应用于患者。④对于治疗的疗效和不良反应，患者的价值观和选择如何。循证医学强调，任何医疗决策的制定应以患者为中心，越来越强调患者参与医疗决策。

三、Cochrance 协作网

（一）概述

1. Cochrane 协作网的发展　英国已故著名流行病学家 Archie Cochrane 于 20 世纪 70 年代首先提出应根据特定专业或亚专业、特定的治疗措施收集全世界的随机对照试验进行综合分析，并不断更新，然后评价这些大病种的大疗法是否真正有效，从而指导临床实践。它是一个非常年轻的国际学术组织，自 1993 年成立以来，短短十余年来，Cochrane 协作网受到来自全球的卫生管理干部、用户、编辑、医学杂志的读者、医学图书管理员、系统评价者、统计学者等的协助，已发展成为知名的国际性学术组织，开创了循证医学的新局面，对全球卫生保健事业的改革产生了广泛而深远的影响。

2. Cochrane 协作网的标志　Cochrane 协作网的标志是由一个圆形图及围绕圆形图的两个粗体同心半环图共同构成。Cochrane 协作网下属成员国的 Cochrane 中心均采用此图作为中心的标志。每一条横线代表一个实验结果的可信区间，横线越短实验精度越高，结果越肯定。垂直线将它一分为二，用于判断结果差别有无统计学意义，以及区别治疗效果。一般来说，具有疗效的实验结果分布于垂直线左侧；若落在右侧，则表明结果无效。横线与垂直线相接触或相交，则表明差异无统计学意义。位于圆形图下方的菱形符号代表综合结果，位于左边表明治疗措施有效，位于右边则表明治疗措施弊大于利。

（二）Cochrane 图书馆

质量高的 Cochrane 系统评价受到了世界范围学术界或科技信息研发机构、公司等的广泛重视。因特网上能免费检索 Cochrane 系统评价的途径很多，如通过 Updatesoftware 公司网址（http://www.cochranelibrary.com）检索，通过 PubMed 检索系统（http://ncbi.nlm.nih.gov/Pubmed）和 Cochrane 协作网的网站（http://www.cochrane.org）检索 Cochrane 系统评价摘要。此外，还有许多数据库和相关网站收录了 Cochrane 图书馆的内容。

1. Cochrane 系统评价资料库（CDSR）　分为以下两部分：

（1）系统评价全文资料库：它收集了由 Cochrane 系统评价各专业组完成的系统评价全文。对已发表的系统评价，评价者根据系统评价专业组的要求以及读者的建议和评价，并阅读和筛选新的临床研究资料，在规定时间内更新系统评价的内容。研究方案收集了 Cochrane 系统评价各专业组的评价者在协作网注册的研究方案。研究方案需要对拟进行的系统评价进行介绍，至少包括以下内容：标题、作者及作者联系地址、研究背景、研究目的、研究对象选择标准、检索策略和研究方法等。

（2）疗效评价文献库（DARE）：分为以下两个部分。

①系统评价质量评估文摘库：由英国国家保健服务评价与传播中心的研究人员负责对已

发表的系统评价(非 Cochrane 系统评价)进行收集、整理,对其方法学等内容的质量进行再评价,并按该中心规定的格式做出详细的结构式文摘。除一般内容外,还包括作者的目的、干预措施类型、研究设计、检索策略、结果评价、作者结论,以及该中心的研究人员对该系统评价所做的结论等多方面内容。

②其他具有学术性质的综述:仅有题录及对这些综述进行整理的描述和检索用的主题词。

2. *Cochrane 临床对照试验资料库(CCTR)* 该资料库由 Cochrane 协作网对照临床试验注册中心管理,其目的是向 Cochrane 协作网系统评价专业组和其他制作系统评价的研究人员提供信息。Cochrane 协作网各中心、各专业组及志愿者等,通过手工检索和计算机检索,从医学杂志、会议论文集和其他来源收集随机对照试验(RCT)或对照临床试验(CCT)文献,并按规定的格式送到对照试验资料库注册中心,该中心统一规范对 RCT 和 CCT 的鉴别及质控。

3. *Cochrane 协作网方法学评价数据库* 是 Cochrane 图书馆新增加的内容,目前文献量较少。该数据库评价的制定类似于 Cochrane 系统评价,也有研究背景、研究目的、文献纳入与排除标准、研究设计、检索策略、方法学质量、结果评价等多方面的内容。

4. *其他* 涉及 Cochrane 协作网方方面面的信息,包括 Cochrane 各实体组织,如系统评价小组、各 Cochrane 中心的简介和联系地址、因特网上与循证医学有关的信息来源和网站介绍、卫生技术评估数据库、系统评价和 Cochrane 图书馆常用术语及 Cochrane 手册。

四、尿液生物标志物循证学评价举例

(一)提出问题

膀胱肿瘤是我国男性泌尿生殖系统中最常见的恶性肿瘤,其复发率亦高,且造成的经济负担重。在美国,膀胱癌从诊断到死亡平均每个患者所用医疗费用 9.6 万～18.7 万美元。膀胱镜检查及病变处活检是目前国际公认的诊断金标准,但其为有创性检查,易导致尿路感染。尿液细胞学检测也常用于临床监测,但其敏感性低。因此,寻找具有高诊断效能的无创性检测手段对膀胱癌早期诊断、降低复发有重要意义。近年来,检测尿液中肿瘤标志物用于诊断膀胱癌成为研究热点,其中生存素(survivin)蛋白为临床研究较多的分子标志物之一。运用生存素蛋白诊断膀胱癌的国内外研究较多,但其结果不一。本研究旨在应用系统评价的方法对其与金标准的诊断效能进行比较,以敏感性(sensitivity,SEN)、特异性(specificity,SPE)、阳性似然比(positive likelihood ratio,+LR)、阴性似然比(negative likelihood ratio,－LR)及受试者工作特征曲线(summary receiver operator characteristic curve,SROC)下面积为结果指标评价其诊断膀胱癌的准确度。

(二)检索证据

以"bladder neoplasm、survivin、sensitivity、specificity、diagnosis、膀胱肿瘤、生存素、敏感性、特异性、诊断"等为主要检索词检索 PubMed、EMBASE、Cochrane Library、SCI,以及中国生物医学文献数据库、中国期刊全文数据库、中文科技期刊数据库、中华医学会数字化期刊的相关文献。检索年限均为 1997－2017 年。检索策略参考诊断性系统评价研究"galactomannan detection for invasive asperffillosis in immunocompromized patients"制定,所有检索策略通过多次预检索后确定。用 Google Scholar 等搜索引擎查找互联网上的相关文献,并追查纳入文献的参考文献。

依据预先制定的纳入、排除标准由两位评价者独立筛选文献。首先阅读题目和摘要,排除明显不符合标准的研究；进一步阅读全文，以确定真正符合纳入标准的文献；最后交叉核对。若遇意见不一致，与第三者讨论解决。提取的资料包括：作者、年代、国家、纳入样本数、实验方法、盲法采用情况及结果指标（真阳性数、假阳性数、真阴性数、假阴性数）等。由两位评价者独立对纳入研究进行质量评价。如遇意见分歧通过讨论解决。根据 QUADAS（quality assessment of diagnostic accuracy studies）条目逐条按“是”“否”“不清楚”对纳入的每篇文献进行评价，并探讨各种偏倚和变异产生的原因。

采用 x^2 检验进行异质性分析（RevMan5.0 软件）。用 P 值和 I^2 评估异质性。当 $P>0.05$ 且 $I^2<50\%$ 时提示无统计学异质性；若存在异质性（$P\leqslant 0.05$ 且 $I^2\geqslant 50\%$），首先分析异质性来源，若因研究间方法学质量不同造成，可进行敏感性分析。用 Meta-Disc 软件（Version 1.4）计算 $SEN_{合并}$、$SPE_{合并}$、$+LR_{合并}$、$-LR_{合并}$，并绘制 SROC，计算 AUC。

（三）评价证据

本系统评价的结果显示：

（1）酶联免疫吸附法检测尿液中生存素蛋白诊断膀胱癌的 $SEN_{合并}$ 为 76%、$SPE_{合并}$ 为 86%，显示其漏诊率（24%）和误诊率（14%）较高；结果指标 $+LR_{合并}$ 越高，提示结果为阳性时，其疑似病例为膀胱癌的可能性大；$-LR_{合并}$ 越低，提示结果为阴性时，排除疑似病例为膀胱癌的可能性大。而酶联免疫吸附法检测结果 $+LR_{合并}$ 为 5.61，$-LR_{合并}$ 为 0.26，提示疑似病例被确诊或被排除为膀胱癌的可能性小。虽该法操作相对简单快速，但其影响因素多，且酶联免疫吸附法试剂盒相对较贵，故其临床实用性相对较差。

（2）免疫组化法检测结果提示其漏诊率和误诊率均低，其 $+LR_{合并}$、$-LR_{合并}$ 分别为 11.15 和 0.09，提示疑似病例被确诊或被排除为膀胱癌的可能性大；SROC 曲线下面积为 0.969 6，说明免疫组化法检测尿液中生存素蛋白对膀胱癌有较高的诊断价值。虽其操作较烦琐，但敏感性和特异性均较高，且结果可信度高，临床诊断价值较大。以上两种方法对实验室条件要求均不高，在临床上普遍推广的可行性大。

（3）Bio-Dot Microfiltration 法检测结果显示敏感性低，特异性较高。Western Blot 的敏感性和特异性均为 4 种方法中最高，但由于两种检测方法均仅纳入 1 个符合要求的研究，限于样本量及方法学的局限性，应慎重应用此结果。

（四）临床决策分析

综上所述，免疫组织化学法检测尿液中生存素蛋白对膀胱癌的诊断价值较高，可作为重要的无创性检测手段用于膀胱癌筛选及术后监测；酶联免疫吸附法检测尿液中生存素蛋白对膀胱癌的诊断效能不及免疫组织化学法。

第四节　尿液生物标志物与转化医学

一、转化医学是基础医学研究到医学实践的桥梁

转化医学是一种基于介入式流行病学（interventional epidemiology）的医学实践，认为转化医学是循证医学（evidence-based medicine）的自然发展和延伸，整合了基础科学、社会科学及政治学，其目的是优化医护及预防措施，提供一种超出单纯健康护理的服务。简言之，转化医学就是将合适的生物医学发现转换为药物、医疗装置或疾病防治措施等，使之服务于人类健

康的科学。

转化医学体现了当今生物医学研究模式变革的一种倾向，即将传统模式中各自分离的基础研究、药物研发、临床研究等整合起来，是专注于连接基础科学发现和临床研究活动，将临床实验结果转化为临床实用手段的变革，转化医学是"bench"和"bedside"的连续统一体，是双向、开放的循环。研究途径可以从基础到临床，即由基础研究获得的理论认识在患者(群)中验证和实践；也可以是从临床到基础，即从临床研究中获得信息，在此基础上提炼关于人类疾病病因和过程的信息，再在基础研究中进行理论证明，并用于指导临床实践。转化研究是转化医学的基础，包括"bench to bedside translation"(laboratory to human)和"bench to community translation" (evidence to practice)整个过程，是研究如何把基础医学研究成果转换成合适的方案、技术，使其能够用于解决公众健康问题的科学。转化研究的成果同时还应该与社会科学及政策研究的成果进行沟通和相互影响，以达到最终促进人类健康的目标。

当前人类基因组学的发展为转化研究提供了丰富的手段和工具，故转化医学在某些方面也可具体化为"分子医学""个体化医学""预测医学"等，即通过鉴定分子水平上的疾病表征和疾病过程，发展诊断试剂及针对疾病的靶向药物和预防方法。分子诊断试验似乎就是最早的从基础到临床的转化研究的例子。转化医学是基础医学迅速发展的需求和产物。基础医学研究推动了医学其他学科的发展。基础医学的研究成果转化成为临床医学实践的新技术、新方法，使得临床"指南"不断更新，推动了临床医学的快速发展。

二、转化医学的特征

转化医学的特征是多学科交叉合作，是临床到实验室研究的双向模式。转化医学以患者为中心，从医疗实践中发现科学问题，有针对性地进行基础研究，再将研究成果应用到临床实践，使其真正发挥作用。转化医学的精髓是以临床为中心的循环，被认为是"驱动临床研究引擎的激发器"。转化医学的目的是打破基础医学、临床医学、药物研发和健康促进等领域之间的壁垒，使它们相互沟通、直接联系，缩短了基础研究成果转化的进程，同时基础研究人员很大程度上避免了研究的盲目性，使基础研究能直接为临床服务。转化医学的实质是理论与实际相结合，是基础与临床的整合，是多学科、多层次、多靶点的交叉融合，是一次伟大的医学革命。转化医学的目标是建立预防性、预测、个体化和参与性的"4P"医疗模式。

三、转化医学的研究内容

转化医学最重要的内容是转化研究，即把基础研究获得的成果快速有效地应用到临床，主要包括：药物Ⅰ期临床试验，基因诊断、治疗及基因组药理，基于分子分型的个体化治疗，分子标志物的鉴定和应用，干细胞与再生医学，分子靶向治疗等。转化医学目前主要关注肿瘤、心脑血管疾病，其次是代谢性疾病、运动系统疾病、精神疾病、遗传病和器官移植等。随着组学技术的发展，对生物标志物的鉴定和识别，为疾病的早期诊断、药物研发、个体化医疗提供靶标是当前研究的热点。

主要参考文献

Akbari A, Fergusson D, Kokolo MB, et al, 2014. Spot urine protein measurements in kidney transplantation: a systematic review of diagnostic accuracy[J]. Nephrol Dial Transplant, 29(4): 919-26. doi: 10. 1093/ndt/gft520. Epub 2014 Jan 26.

Bauça JM, Martínez-Morillo E, Diamandis EP, 2014. Peptidomics of urine and other biofluids for cancer diagnostics[J]. Clin Chem, 60(8): 1052-61. doi: 10. 1373/clinchem. 2013. 211714. Epub 2013 Nov 8.

Beretov J, Wasinger VC, Graham PH, et al, 2014. Proteomics for breast cancer urine biomarkers[J]. Adv Clin Chem, 63: 123-67.

Hogan MC, Johnson KL, Zenka RM, et al, 2014. Subfractionation, characterization, and in-depth proteomic analysis of glomerular membrane vesicles in human urine[J]. Kidney Int, 85(5): 1225-37. doi: 10. 1038/ki. 2013. 422.

Kalantari S, Jafari A, Moradpoor R, et al, 2015. Human urine proteomics: analytical techniques and clinical applications in renal diseases[J]. Int J Proteomics, 2015: 782798. doi: 10. 1155/2015/782798.

Kolialexi A, Mavreli D, Tounta G, et al, 2015. Urine proteomic studies in preeclampsia[J]. Proteomics Clin Appl, 9(5-6): 501-6. doi: 10. 1002/prca. 201400092.

Medina-Rosas J, Yap KS, Anderson M, et al, 2016. Utility of urinary protein-creatinine ratio and protein content in a 24-hour urine collection in systemic lupus erythematosus: a systematic review and meta-analysis[J]. Arthritis Care Res (Hoboken), 68(9): 1310-9. doi: 10. 1002/acr. 22828.

Norden AG, Lapsley M, Unwin RJ, 2014. Urine retinol-binding protein 4: a functional biomarker of the proximal renal tubule[J]. Adv Clin Chem, 63: 85-122.

Rodríguez-Suárez E, Siwy J, Zürbig P, et al, 2014. Urine as a source for clinical proteome analysis: from discovery to clinical application[J]. Biochim Biophys Acta, 1844(5): 884-98. doi: 10. 1016/j. bbapap. 2013. 06. 016.

Zou L, Sun W, 2015. Human urine proteome: a powerful source for clinical research[J]. Adv Exp Med Biol, 845: 31-42. doi: 10. 1007/978-94-017-9523-4_4.

第5章

心脏尿液标志物概述

现在，心血管疾病已成为引起人类死亡的主要原因，尤其是冠心病，已成为发达国家最常见的心脏病，国内病例数也已名列前茅，成为最常见的疾病。心脏病的诊断除临床症状和体征外，主要依靠医学检测技术。心脏病的诊断检查技术进展十分迅速，除心电图(ECG)和血液生化检查外，还有超声心动图、核素心血管造影、电子计算机断层扫描(CT)、磁共振成像(MRI)等。但这些检查价格昂贵，不适于动态监测，而血液生化检查为心脏病，尤其是冠心病的诊疗提供了重要的实验室依据。在所有方法中ECG和心肌损伤生化标志物仍是使用最广和价廉的方法，尤其是ECG可迅速诊断出2/3急性心肌梗死(AMI)患者。目前越来越多的临床医师将AMI按心电图表现分为Q波AMI和无Q波AMI，典型的AMI通过心电图的Q波变化即可确诊，临床应立即给予溶栓治疗而不必等待心肌损伤生化标志物的检测结果。而对于无Q波AMI、不稳定型心绞痛及病情复杂而ECG无法确诊的患者的诊断，心肌损伤生化标志物的检测结果有很大帮助。大量的临床实践发现，约有25%的AMI患者发病时没有典型的临床症状，约50%的AMI患者缺乏心电图的特异性改变，在这种情况下，心肌损伤生化标志物的检测在诊断AMI时尤为重要。结合ECG和生化标志物的检测可诊断出95%的AMI患者。近年来，心脏标志物逐渐成为心肌损伤的实验室诊断指标，已越来越引起广大医务人员的重视。

每年有大量患者因胸痛被送入医院，可能存在潜在心肌缺血的预兆，而对疑似急性冠状动脉疾病的患者进行诊断，是一项耗时、耗资的工作。如果能及时恰当地应用生化标志物，则有助于对患者做出及时的诊断和治疗，有效减少患者的住院时间，避免漏诊误诊的发生，有效利用和节约医疗资源，减少患者的医疗费用。

一、心脏标志物应用现状

目前临床上应用的心脏标志物大致可分为3类：一类是主要反映心肌组织损伤的标志物；第二类是了解心脏功能的标志物；第三类是作为心血管炎症疾病的标志物。

(一)心肌组织损伤标志物

20世纪50年代诊断AMI的一大进展是测定血中有关心肌酶谱的变化[包括磷酸肌酸激酶CK及其同工酶(CK-MB)、天冬氨酸转氨酶(AST)、乳酸脱氢酶(LDH)、α-羟丁酸脱氢酶(α-HBDH)]，其中CK-MB长期以来一直被认为是诊断AMI的“金标准”。这些标志物均为生物酶类，主要进行酶活力检测，存在着早期诊断敏感性不高、由于检测时间过长酶易老化、易受同类非典型酶类的干扰、对MMD(微小心肌损伤)检测不敏感等问题。除CK-MB进行质量检测外，其他血清酶的检测逐渐被临床淘汰。

目前，cTn被认为是最好的确定标志物，正逐步取代CK-MB成为AMI的诊断“金标准”。

1999年,美国临床生化科学院(NACB)发布了冠状动脉疾病时心肌标志物应用建议,提出:cTnT或cTnI是用以诊断心肌梗死和心肌细胞损伤的新的标志物,可以代替CK-MB,在心脏疾病的诊断中不再应用LDH及其同工酶或α-HBDH测定。多年来,临床上一直沿用着WHO关于AMI诊断标准:①典型的胸痛病史;②心电图有异常改变,出现Q波或QS波,持续1d以上;③持续的酶测定值的异常或先升高后降低,这种变化与酶的特性及发病时间相符合。至少符合其中两条即可诊断为AMI。随着对心肌损伤生化标志物的深入研究,现在NACB提出了对第三条诊断标准的修改建议,以"cTnT或cTnI持续的明显改变"作为主要生化标志物,代替目前WHO标准中"酶持续的明显改变"。

2000年后有指南推荐使用健康人第99百分位作为单一临界值诊断AMI,并要求该诊断界值处CV小于10%。满足该性能的试剂称为符合指南要求的cTn,这就是所谓的超敏cTn(Hs-cTn),现在已有罗氏等4家公司可以生产超敏cTn检测试剂盒,但要在其专用仪器上进行检测。经过大量临床试验证实:超敏cTn检测能改善"纳入"和"排除"AMI的潜在能力;超敏cTn准确度高于传统的第四代cTn检测;超敏cTn的初次检测就能够可靠地"排除"AMI。这样,超敏cTn检测能提高早期诊断AMI率,与临床评估和ECG一起应用,超敏cTn可提高早期诊断的准确度,从而节省总体医疗费用。

现在,经临床实践,已陆续发现多种反映心肌组织损伤的标志物,包括反映心肌缺血损伤的标志物如缺血修饰白蛋白、髓过氧化物酶、CD40配体等;反映心肌缺血坏死的标志物如肌红蛋白、脂肪酸结合蛋白、糖原磷酸化酶BB及同工酶等。但是,这些标志物可能由于检验方法问题、检验的标准化问题,或是临床诊断符合性等问题,还未在临床上推广使用。

(二)心脏功能标志物

大量临床研究表明,A型利钠肽(A-type natriuretic peptide,ANP)和B型利钠肽(B-type natriuretic peptide,BNP)是目前了解心脏功能的标志物,在临床得到广泛的重视和应用。临床上主要检测ANP和BNP无活性的氨基酸部分,即NT-proANP或NT-proBNP,因为其半衰期较长,血液标本在体外稳定性较好。NT-proANP或NT-proBNP在临床诊断和鉴别诊断、评价心脏功能、心血管疾病预后评估和危险性分类、治疗效果监测和高危人群筛查等方面都有着重要的作用。

(三)心血管炎症疾病标志物

对动脉粥样硬化的病理生理变化的研究表明,炎症在动脉粥样硬化的病理生理进程中起重要作用。多种炎症标志物不仅在硬化的动脉血管壁上出现,也可在血液中检测到,这些炎症性标志物可用于预示动脉粥样硬化发病的危险,也可以用于疾病的诊断和鉴别诊断,甚至用于疗效评价。目前临床上应用的炎症性标志物主要为C反应蛋白(CRP),实际临床应用的是超敏C反应蛋白(Hs-CRP)。由于炎症在冠状动脉粥样硬化斑块不稳定、破裂、出血及血栓形成所致冠状动脉管腔完全或不完全闭塞的过程中均起着一定的作用,故其标志物种类和数量均较多,如白细胞介素类、因子细胞等,但大多数有待临床的进一步研究应用。

二、加快心脏尿液标志物的临床应用研究

美国食品和药品监督管理局(FDA)于2001年将生物标志物定义为:能够客观反映和评价某一正常生理过程或病理生理过程以及药物治疗反应的特征性指标。理想的生物标志物应该符合以下条件:①用以测定的样本比较容易获取,如血液、尿液或穿刺活检组织。②生物标志

物与所反映的临床现象之间存在因果联系和间接联系，并能够实时反映该现象的动态演变。动脉粥样硬化是冠心病的病理基础，早期发现和及早干预动脉粥样硬化可更有效地预防和治疗冠心病，减少心脏事件，改善患者预后。与急性心肌梗死的生物标志物如肌酸磷酸激酶、肌钙蛋白等不同，动脉粥样硬化的生物标志物不仅是动脉粥样硬化的结果，同时也是影响动脉粥样硬化形成的关键因素。因此，动脉粥样硬化的生物标志物不但是冠心病的预警信号，同时还是新的药物作用靶点，为治疗冠心病提供了新的途径。

尿液是血液经肾小球滤过、肾小管和集合管重吸收、排泄及分泌产生的终末代谢产物，其组成、数量与性状的变化可反映机体整体代谢状态，与血清等其他体液样本相比，其获取无创、收集便利，并且蛋白组成相对简单，易于分析。因此，通过比较正常人群和心衰疾病患者的尿液蛋白图谱，旨在获得与心衰疾病或心衰严重程度的特异性相关蛋白，就有很重要的临床价值，可以更好地诊断、监测甚至预测预后。

Framinhan 长期心脏研究证明胆固醇是心血管疾病的主要危险因素，首次提出胆固醇是动脉粥样硬化的生物标志物。大量临床观察表明，易发生心血管疾病危险的人其总胆固醇及低密度脂蛋白胆固醇（LDL-C）往往升高，给予药物治疗使血脂水平下降以后，患者预后可获改善。但是几个大型临床试验发现，一部分血脂正常的人仍然发生动脉粥样硬化，提示除血脂以外还存在其他可导致动脉粥样硬化的致病因素。此外，动脉粥样硬化的分子发病机制研究表明，动脉粥样硬化并不单纯是胆固醇及脂质在血管壁内沉积及随后发生的慢性炎症反应过程，而是一个多病因的复杂的病理生理过程。因此，寻找能够反映这些病理生理过程的生物标志物可更有效地诊断和评估心血管疾病，对急性冠状动脉综合征（ACS）患者进行危险分层，最终改善医疗救治水平，提高患者的生存率。

由于科学技术的不断进步，基础医学的发展也催生了临床科学的发展，一些新的心脏标志物不断被发现。据本书作者初步统计，已经临床证实和有待于研究应用的、与心血管疾病有关的、见之于各种文献的标志物达110种之多，本书罗列了其中的近100种，有很多标志物的临床应用价值还需要更多的临床研究证实。同时，由于检验医学的不断发展，一些新的检验方法不断被应用，研究新的心脏标志物检测的临床特异性、检测方法的特异性和敏感性、检测的标准化、是否适合常规检测操作等，也有待于研究。所以，心脏标志物的临床应用和检测方法的研究，是一门全新的学科，心脏标志物学必将成为新兴的科学，在不久的将来，必定造福于人类。心脏标志物学，是一门大有发展前途的科学，希望有志之士参与进来，共同创造心血管医学的辉煌。

三、心脏标志物的联合应用

目前，临床应用的心脏标志物常表现为多种用途，如心肌缺血损伤时除 cTn 和 CK-MB mass 增高，心脏利钠肽、Hs-CRP 在不同阶段如 ST 段增高、ST 段不增高、不稳定型心绞痛等也可出现异常变化，呈现出较好的短期和长期心脏事件预示价值，而心衰时 cTn 也可增高。心脏标志物合理的联合应用正在引起重视，有利于提高标志物临床应用的敏感性和特异性，有助于早期发现心脏疾病、病情监测及预后评估，有利于使患者得到早期诊断和治疗。

主要参考文献

Anderson DF,Jonker SS,Louey S,et al,2013. Regulation of intramembranous absorption and amniotic fluid volume by constituents in fetal sheep urine[J]. Am J Physiol Regul Integr Comp Physiol,305(5):R506-11. doi:10.1152/ajpregu.00175.2013.

Arza P,Netti V,Perosi F,et al,2015. Involvement of nitric oxide and caveolins in the age-associated functional and structural changes in a heart under osmotic stress[J]. Biomed Pharmacother,69:380-7. doi:10.1016/j.biopha.2014.12.026.

Shah KB,Tang DG,Kasirajan V,et al,2012. Impact of low-dose B-type natriuretic peptide infusion on urine output after total artificial heart implantation[J]. J Heart Lung Transplant,31(6):670-2. doi:10.1016/j.healun.2012.02.019.

Shimizu K,Doi K,Imamura T,et al,2015. Ratio of urine and blood urea nitrogen concentration predicts the response of tolvaptan in congestive heart failure[J]. Nephrology (Carlton),20(6):405-12. doi:10.1111/nep.12406.

Thongboonkerd V,Songtawee N,Kanlaya R,et al,2006. Quantitative analysis and evaluation of the solubility of hydrophobic proteins recovered from brain,heart and urine using UV-visible spectrophotometry[J]. Anal Bioanal Chem,384(4):964-71. Biomed Pharmacother. 2015 Feb;69:380-7. doi:10.1016/j.biopha.2014.12.026.

Zakeri R,Burnett JC Jr,Sangaralingham SJ,2015. Urinary C-type natriuretic peptide:an emerging biomarker for heart failure and renal remodeling[J]. Clin Chim Acta,30;443:108-13. doi:10.1016/j.cca.2014.12.009.

Zhou X,Mao A,Wang X,et al,2013. Urine and serum microRNA-1 as novel biomarkers for myocardial injury in open-heart surgeries with cardiopulmonary bypass[J]. PLoS One,22;8(4):e62245. doi:10.1371/journal.pone.0062245.

第6章

动脉粥样硬化尿液标志物

第一节　尿8-羟基-脱氧鸟苷

氧化损伤标志物种类众多，多为脂质过氧化作用而设定的，如丙二醛（MDA）、氧化低密度脂蛋白、MDA修饰的低密度脂蛋白（LDL）、F2-异前列烷、共轭二烯烃等。通过检测新生成的羰基、酪氨酸和氧化的组氨酸可证实蛋白质的氧化。然而，DNA氧化标志物很少，其中即包括8-羟基-脱氧鸟苷（8-OHdG）。DNA氧化损伤与老化相关退行性疾病，如癌症、心血管疾病、糖尿病等密切相关。尿液标本易获取，因此临床通常以尿8-OHdG水平评价DNA氧化损伤程度。

一、8-OHdG的生物学特征

8-OHdG是活性氧簇（ROS）引起DNA氧化损伤的修饰产物之一。其生成原因很多，主要是由电离辐射、化学致癌物代谢活化等过程产生大量ROS直接攻击DNA中的鸟嘌呤，由羟自由基攻击DNA中的脱氧鸟苷上的C-8位而形成。8-OHdG可被机体特异性DNA修复酶剪切清除并经肾脏随尿排泄，其含量反映机体氧化损伤程度。8-OHdG为代谢终产物，在体内稳定存在，且只能通过DNA氧化损伤途径形成。8-OHdG通过尿排泄，不仅是全身氧化应激的生物标志物，还是肿瘤、动脉粥样硬化和糖尿病的危险因子。可通过分析其在组织细胞核DNA及线粒体DNA中的含量来反映体内DNA氧化损伤，体液中8-OHdG水平不受饮食等因素影响，不是细胞更新的结果。因此，测定机体8-OHdG含量对评估体内氧化损伤和修复程度，氧化应激与DNA损伤的相互关系，研究退行性疾病、衰老机制、癌发生机制、环境毒物、慢性炎症疾病与氧化应激的关系等均有重要意义，其也可用来评价抗氧化剂治疗DNA氧化损伤的效果。在多种肿瘤患者中，检测到尿8-OHdG含量升高；在动脉粥样斑块中氧化应激增强，8-OHdG含量升高；在高血糖的糖尿病患者中，尿和白细胞的8-OHdG升高，而且与糖尿病肾病及糖尿病视网膜病变的严重程度相关。Breton等提出8-OHdG是ROS破坏DNA，引起G∶C到T∶A突变的产物，尿8-OHdG一般被公认为是DNA氧化损伤的标志。尿中的核苷酸崩解产物反映了ROS导致的DNA损伤和机体正常的修复作用。目前，国内外主要通过检测各种组织DNA及尿液中的8-OHdG，来阐明某些疾病的发病机制和探索治疗新方法，取得了一定进展。

诱导8-OHdG生成的因素很多，包括电离辐射、化学致癌物代谢活化，以及细胞正常新陈代谢产生的活性氧自由基（ROS）直接攻击DNA中的脱氧鸟嘌呤，都可使脱氧鸟苷氧化为8-OHdG。8-OHdG可被特异性DNA修复酶剪切，并经肾随尿排泄。尿8-OHdG水平反映了机体氧化损伤程度，既是个体接触标志物，又是效应标志物。8-OHdG 一旦逃避了机体的自身修复作用，有可能成为致突变、致畸、致癌的启动因子。体液 8-OHdG 水平不受饮食等其他因素的影响，因此是评价 DNA 氧化损伤和氧化应激状态的敏感指标和生物标志物。

二、8-OHdG 的实验室检测

可用于检测不同类型标本 8-OHdG 水平的方法较多，现就几种主要方法简单介绍如下。

1. *高效液相色谱(HPLC)* HPLC 可用于组织、淋巴细胞和血浆 8-OHdG 水平检测。为检测组织和淋巴细胞 8-OHdG 水平，8-OHdG 必须保持与酶形成复合物，从 DNA 中释放进入可溶性化合物，再采用 HPLC 进行定量检测。HPLC 检测的优势在于可同时测定数种氧化产物，也可用于确定未经酶消化的血浆和尿游离 8-OHdG 水平，避免了测定 8-OHdG 单体所需进行的复杂的提取和分离步骤。

2. *串联质谱* 串联质谱法无须进行抽提即可直接确定尿 8-羟基鸟苷物种类。一般多采用 HPLC-串联质谱系统直接检测尿标本。

3. *酶联免疫吸附法(ELISA)* 虽已经过改进，但 HPLC-串联质谱法检测尿 8-OHdG 及其相似物的操作步骤仍较为复杂。采用 ELISA 检测游离 8-OHdG 则较为简便，易于操作。有研究采用 ELSIA、HPLC 检测尿 8-OHdG，证实两种方法检测结果有一定的相关性(相关系数为 0.833，$P<0.05$)。

4. *尿 8-OHdG 正常参考范围* 有研究以中国台湾地区体检健康人群(年龄 20～70 岁)为受试对象，建立了酶联免疫吸附法(ELISA) 检测尿 8-OHdG 的正常参考范围。该研究同时发现 ROS 也可由包括线粒体在内的内源性细胞成分产生，因此建立的是反映氧化修饰 DNA 及 RNA 的正常参考范围。该研究建立的尿 8-OHdG 正常参考范围为：女性(43.9±42.1)ng/mg Cr($n=486$)，男性(29.6±24.5)ng/mg Cr($n=548$)。

三、尿 8-OHdG 检测的临床应用

1. *动脉粥样硬化* 活性氧参与各种细胞过程，包括基因表达的起始，促进细胞增殖、肥大、生长停滞和(或)凋亡，尤其是参与低密度脂蛋白的氧化，这些也是动脉粥样硬化发生和发展的基本步骤。有研究报道，发生粥样硬化的颈动脉与邻近的未发生动脉粥样硬化的乳内动脉相比，颈动脉斑块中免疫反应增强，巨噬细胞、平滑肌细胞和内皮细胞等细胞类型的斑块中发现强大的 8-OHdG 的免疫反应，并且 DNA 修复酶的过度表达与增殖细胞核抗原水平增高有关，说明人类动脉粥样硬化斑块中氧化性 DNA 损伤与修复增强。

2. *糖尿病* WHO 2005 年的数据显示：预计 2 型糖尿病患者人数在 2010 年将达到 2.39 亿，2025 年将达到 3 亿。我国的糖尿病人数以每年 10%的速度增长，增速居世界第二。糖尿病大血管并发症是 2 型糖尿病患者致残致死的主要因素。氧化应激在糖尿病的发生、发展及合并症出现的过程中发挥着重要的作用。尿 8-OHdG 是目前国际上公认的一种新型评价 DNA 氧化损伤和氧化应激状态的敏感指标和生物标志物，可以评价糖尿病及糖尿病合并症患者体内氧化应激水平，预测疾病的发展趋势。

有学者研究了非糖尿病患者及 2 型糖病患者的氧化应激标志物的生理节律，结果表明非糖尿病患者的尿 8-OHdG 有明显的生理节律，男性尿中氧化标志物 8-OHdG 的峰浓度与血 NO 的峰浓度一样，出现在早晨；但糖尿病患者 8-OHdG 的生理节律不明显。氧化损伤的增加

与合成分解代谢的增加一致。女性尿 8-OHdG 含量比男性偏高。尿 8-OHdG 的含量与三酰甘油呈弱相关。性别、年龄、体质量指数(BMI)、糖尿病的病程、糖化血红蛋白(HbA1c)、收缩压、总胆固醇及高密度脂蛋白胆固醇都可以影响尿 8-OHdG 的含量,年龄、HbA1c 和吸烟均可以独立地增加尿 8-OHdG 水平。目前,氧化应激增强被认为是糖尿病及其合并症的致病因素。研究表明,即使在初发的 2 型糖尿病患者体内也已经存在明显的氧化应激,但高血糖增加 ROS 产物的机制尚未完全明了,有假说线粒体活性氧簇(MROS)是造成糖尿病合并症的主要因素。尿 8-OHdG 的增加与糖尿病并发症的严重程度相一致,有文献指出 8-OHdG 在大鼠线粒体 DNA(mtDNA)比肝核 DNA 高 16 倍。非胰岛素依赖性糖尿病患者 mtDNA 4977 bp 的缺失和肌肉 DNA 中的 8-OHdG 含量比正常对照组明显升高。8-OHdG 是评价糖尿病患者 mtDNA 损伤的标志物。许多文献报道了 8-OHdG 及糖尿病的关系,检测到胰岛素抵抗组及糖尿病组大鼠中,尿 8-OHdG 明显升高,体内的氧化应激水平增强。也有学者研究 81 例 2 型糖尿病和 100 例正常对照组的 24h 尿 8-OHdG,发现糖尿病组比正常对照组明显偏高。同时,以尿 8-OHdG 为氧化应激参数评价 2 型糖尿病患者体内氧化应激水平,发现 8-OHdG 可作为 DNA 氧化应激敏感的生物指标,36 例 2 型糖尿病和高脂血症患者,经普罗布考(500mg/d)或阿托伐他汀(10mg/d)治疗后,尿 8-OHdG 水平均下降,普罗布考组明显低于阿托伐他汀组,说明在对抗氧化应激方面普罗布考有更大的作用。氧化应激增强导致糖尿病血管病变,8-OHdG 和 8-羟基鸟嘌呤(8-hydroxyguanine,8-OHG)水平标志体内 DNA 损伤。血 8-OHG 与组织 8-OHdG 相关。经胰岛素治疗,血 8-OHG 几乎降到正常水平;经胰岛素与普罗布考或胰岛素与维生素 E 联合治疗,组织 8-OHdG 明显下降。

3. *糖尿病微血管病变*　有研究者提出糖尿病并发症的统一机制学说,其核心均是由于高糖环境作用下线粒体呼吸链中氧自由基生成过多所致。高血糖引起血管内皮细胞中线粒体的超氧阴离子自由基、羟自由基等生成过多,导致细胞中氧化应激加剧,内皮细胞功能紊乱,导致血管收缩、抗血栓能力下降、血栓形成增加及血管基质增生,最终导致动脉粥样硬化等各种糖尿病并发症的形成。也有研究者以血清 8-OHdG 为评价氧化应激的指标探测糖尿病性视网膜病变的氧化应激参数,得到 8-OHdG 在糖尿病组比正常对照组显著增高,糖尿病性视网膜病变组比糖尿病组显著增高的结果,从而得出氧化应激导致糖尿病的发生,并且是糖尿病性视网膜病变的重要危险因素,血清氧化应激产物 8-OHdG 增加将预测糖尿病性视网膜病变的结论。与单纯视网膜病变相比,尿 8-OHdG 在进展性视网膜病变组显著增高,尿 8-OHdG 水平对糖尿病性视网膜病变的早期诊断和治疗有很大的帮助。糖尿病患者存在严重的 DNA 氧化损伤,氧化应激增强与糖尿病,尤其是糖尿病肾病相关。已有学者报道糖尿病肾病患者的尿及血单核细胞的 8-OHdG 明显升高。mtDNA 损伤缺失可能蓄积在肾,与糖尿病肾病的发病相关。尿 8-OHdG 还可用于评估血液透析患者体内的氧化应激水平。

4. *糖尿病大血管病变*　胰岛素抵抗和糖尿病增加了心血管疾病的发病率和病死率,是部分糖尿病血管并发症的原因,与内皮功能异常有关,而且内皮功能异常出现于心血管疾病之前。氧化应激增强与包括心肌病在内的糖尿病慢性并发症的发病机制相关,通过检测 8-OHdG 等指标得到血红蛋白加氧酶(HO)的表达可能是糖尿病诱导心脏氧化应激增强的原因。研究表明,即使在初发的 2 型糖尿病患者体内也已经存在明显的氧化应激,存在不同程度的大血管病变,氧化应激的水平直接影响着大血管病变的程度,氧化应激的程度越重则大血管并发症越严重。

有研究者评价尿8-OHdG作为糖尿病大血管并发症进展的标志物的研究中发现,HbA1c升高组比正常组尿8-OHdG高2.5倍;颈动脉内膜中层厚度(IMT)增加组比正常对照组尿8-OHdG高2.3倍;加强胰岛素治疗组尿8-OHdG明显低于常规胰岛素治疗组。有学者指出通过线粒体电子转移链能阻止细胞内ROS形成,可以提供一个预防糖尿病微血管及大血管合并症的潜在策略。目前,急须检出动脉粥样硬化的非侵入性定量指标的出现,尿8-OHdG敏感性高,但仍需要进一步研究。

5. *肿瘤* 细胞核DNA第8位上鸟嘌呤发生氧化羟基化是最常见和最易诱变性的损伤,因而8-OHdG在致突变和致癌作用中具有重要意义。鸟嘌呤的羟基化导致缺乏碱基配对特异性和碱基修饰及邻近残留物的错译。在缺陷细菌和酵母细胞的修复中,自发G:C→T:A颠换突变的频率增加。细胞为了生存,启动了多种修复酶系统删除、修复DNA。如果DNA氧化性损伤未得到及时修复则可导致突变,增加了癌变的风险。研究表明,人类肿瘤细胞产生的大量过氧化氢可致引起DNA氧化损伤增加。一项研究发现,在调整了吸烟、喝咖啡、口服避孕药等混杂因素后,乳腺癌患者尿8-OHdG水平为(41.04±43.32)ng/mg Cr,正常受试者为(11.77±17.78)ng/mg Cr,即乳腺癌患者的尿8-OHdG的水平约为正常受试者的3.5倍。另外,在小细胞肺癌患者尿8-OHdG/肌酐的值与对照组(未患小细胞肺癌的现在吸烟者或者曾经吸烟者)相比更高;研究还发现在膀癌患者尿8-OHdG的水平[(70.5±38.2)ng/mg Cr,$n=15$]和前列腺癌患者尿8-OHdG的水平[(58.8±43.4)ng/mg Cr,$n=16$],与对照组[尿生化检查正常的健康人,(36.1±24.5)ng/mg Cr,$n=24$,$P<0.05$]相比更高,提示尿8-OHdG水平可能提示癌症的发生。

6. *帕金森症* 有研究表明,帕金森症患者的尿8-OHdG水平与幻觉相关,而与其痴呆症状无关,提示幻觉导致8-OHdG的过量产生的机制是独特的。但是,目前还未明确。通过研究大鼠帕金森症模型发现,尿8-OHdG水平与所有评估的行为缺陷都相关,这可能与多巴胺能神经纤维或神经元的存活率呈正相关关系。此研究表明尿8-OHdG水平的改变与帕金森症的发作和病情进展也存在密切相关性。

第二节　半胱氨酸蛋白酶抑制剂C

一、半胱氨酸蛋白酶抑制剂C的生物学特征

半胱氨酸蛋白酶抑制剂C(cystatin C,又名胱抑素C或Cys C)是目前发现的对组织蛋白酶B(cathepsin B,CB)抑制作用最强的物质,其生物学功能主要是调节半胱氨酸蛋白酶活性。因其分子量小,能自由通过肾小球滤过膜,几乎完全被肾小管重吸收且不被分泌,能很好地替代肌酐而成为一种新的反映肾小球滤过率(GFR)的理想标志物。随着科学家对Cys C的深入研究,发现其不仅在肾脏疾病方面有临床价值,而且还揭示了它与肝脏疾病、糖尿病、肿瘤等具有一定的相关性。

Cys C是一个由122个氨基酸组成的小分子量,碱性非糖基化蛋白质,相对分子质量为13 300D,等电点(pI)为9.3,故带有正电荷。编码Cys C的基因位于人类第20p11上,长约4.3kb,包括3个外显子和2个内含子。Cys C在合成过程中先形成具有26个氨基酸的前体蛋白,进而形成一条分子内由二硫键连接的多肽链,人半胱氨酸蛋白酶抑制剂家族目前由

11 种已经明确的蛋白组成，不同半胱氨酸蛋白酶抑制剂在体液中的分布显著不同。Cys C 作为管家基因(house-keeping gene)，广泛分布于所有有核细胞表面和各种体液中，如脑脊液、血液、尿液、唾液、泪液、精液、胸腔积液、腹水等。以精液和脑脊液中浓度较高，精液中平均浓度为 51mg/L，脑脊液中浓度约为 5.8mg/L；正常血浆和羊水中 Cys C 浓度相近，约 1.0mg/L；在尿中浓度最低，平均尿浓度∶血浆浓度＝0.1mg/L∶0.8mg/L。在几乎所有组织恒定、持续转录及表达，无组织特异性，24h 昼夜节律变化波动很小，不足以影响试验结果。

半胱氨酸蛋白酶主要存在于小动脉壁，是一种淀粉生成酶，产生淀粉样物质。Cys C 是重要的胞外胱氨酸蛋白酶抑制剂，抑制内源性半胱氨酸蛋白酶的活性，对于细胞内蛋白质的转换，骨胶质的降解，蛋白质前体的分离有重要作用。目前证明，它是对组织蛋白酶 B 抑制作用最强的抑制物，对木瓜蛋白酶、无花果蛋白酶、组织蛋白酶 H 和 L 及二肽基肽酶 I 等也有抑制作用。也有文献报道 Cys C 有抗病毒和原虫感染的功能，且 Cys C 可以影响中性粒细胞的迁移。Cys C 产生不受炎症过程影响，因此不是急性时相蛋白。Cys C 相对分子量小，在体液的生理 pH 中携带正电荷，可以被肾小球自由滤过；不被肾小管上皮细胞分泌，但在近曲小管有一定重吸收，之后被完全分解代谢，不会重新返回血流。Cys C 的排出只受 GFR 的影响，不受性别、年龄、饮食、炎症、感染、血脂、肝脏疾病等其他因素的干扰。因此，Cys C 是反映 GFR 性质，评价肾小球滤过功能的良好指标。通常 Cys C 在尿中浓度很低，但在肾小管疾病或者肾实质受累时，滤出的 Cys C 超过了肾小管的重吸收能力时，尿中 Cys C 的浓度就会升高。

二、半胱氨酸蛋白酶抑制剂 C 的实验室检测

Cys C 的测定方法很多，包括单向免疫扩散法、酶免疫测定法、时间分辨荧光免疫法、放射免疫法、乳胶颗粒增强免疫比浊法等。随着颗粒增强透射免疫比浊法 (PETIA)和颗粒增强散射免疫比浊法 (PENIA)的建立，Cys C 的测定实现了自动化，且基本上不受溶血、黄疸、乳糜血、类风湿因子等因素的影响，回收率为 90%～109%，批内和批间变异系数均<4.5%，具有简便、快速、准确等特点，因此 PETIA 或 PENIA 可作为常规测定 Cys C 的首选方法。

1. *血 Cys C 的检测*　Cys C 合成持续稳定，无管内分泌，一些生理和病理因素对其无影响，仅受 GFR 的影响，这些特点表明 Cys C 是能够反映 GFR 的一个较理想的内源性滤过标志物。但血液中 Cys C 的浓度较低，须用敏感性和特异性均高的方法进行检测。1979 年 Lofberg 等用酶免疫法定量生物物体中 Cys C 水平，但此方法费时，且检测限为 300μg/L。后来也尝试用放射免疫(RIA)4ql 荧光免疫法(FIA)检测血清 Cys C 水平，但仍较费时。1994—1995 年出现了全自动的乳胶增强免疫透射比浊分析法(PETIA)检测血清 Cys C 水平，它的原理是通过与乳胶颗粒表面的抗体(抗原)结合发生直接凝集反应，然后通过测定透射光强度的改变而定量待测抗原(抗体)。此方法能实现自动化，能大批检测以满足临床需要，从而使血清 Cys C 有条件成为常规检测项目。1997 年，Finney 等进行了乳胶增强免疫散射浊度法(PENIA)检测血清 Cys C 的研究。进行的方法学比较表明，PENIA 能在较低的背景下检测到轻度的升高，较 PETIA 法敏感，且较少受到干扰因素的影响。目前没有公认的 Cys C 参考值范围，各研究提供的参考值范围也是在有限的研究对象基础上建立的，但一致认为血清 Cys C 浓度在 1 岁以后是稳定的，不随年龄的增长而变化。Filler 等报道儿童(8～12 岁)血清 Cys C 95%参考值范围 0.18～1.3mg/L，同其他研究报道的成人参考值范围无大的差别。目前，乳胶颗粒增强免疫比浊法应用最为广泛，可以实现自动化分析。由于受“管家基因”的调节，能

自由通过肾小球滤过且不受性别、年龄等因素的影响，是肾小球滤过率较好的标志物。同时，在糖尿病、心血管疾病、肾移植等检测中具有一定的意义。

2. 尿 Cys C 的检测　采用酶联免疫测定方法，在聚苯乙烯微量板内加入 100μl 包被液稀释的 Cys C 抗体，放于 4℃冰箱过夜，洗板 5 次后拍干；加入 100μl 封闭液 4 ℃过夜（或 37℃ 2h），洗板 5 次后拍干，可存放于 4℃冰箱保存备用。在封闭后的微量板内加入 100μl 稀释的标准品（US Biological 公司）和标本，37℃孵育 60 min，洗板 5 次后拍干；加入 100μl 的酶标抗体，37℃孵育 45min，洗板 5 次后拍干；然后加入显色剂 A 液、B 液各 50μl，37℃孵育 10min；最后加入终止液 50μl，450 nm 处比色，根据标准曲线计算标本浓度。尿 Cys C 稳定性高，只要满足 pH＞5 的前提条件，不同的储存温度及时间（4℃1 周，20℃48 h，37℃24 h），其结果变化范围都＜10%，结果较稳定，因此一般尿液标本的 pH 环境和实验室标本储存条件（4℃保存 1 周）不会影响尿 Cys C 的检测结果。

证明 Cys C 的产生速度是否恒定非常重要。目前仅确定少数情况对血清 Cys C 浓度有影响。大量糖皮质激素可升高血清 Cys C 浓度。相反，中少量糖皮质激素似乎不改变血清 Cys C 浓度。另外，已报道甲状腺功能亢进和甲状腺功能减退可改变血清 Cys C 浓度，当 Cys C 作为肾功能标志物时可能要考虑甲状腺因素。有研究者测量了新诊断的甲状腺功能亢进和甲状腺功能减退患者治疗前后的 Cys C 浓度，发现甲状腺功能减退患者 Cys C 水平升高，而甲状腺功能亢进患者中降低。甲状腺功能对 Cys C 浓度的影响反映了 GFR 的改变，GFR 直接随着基础代谢率改变。在 Cys C 测量普及之前，曾提倡另一低分子量蛋白 β_2-微球蛋白为 GFR 的标志物，但是后来发现应用 β_2-微球蛋白的局限性是在炎症和肿瘤形成的条件下其血清值升高。

三、半胱氨酸蛋白酶抑制剂 C 检测的影响因素

血清 Cys C 水平与恶性肿瘤、心脑血管疾病、哮喘等疾病有关。甲状腺疾病中，有报道甲状腺功能亢进，血清 Cys C 水平升高；甲状腺功能低下，血清 Cys C 水平下降。

四、半胱氨酸蛋白酶抑制剂 C 检测的临床应用

1. Cys C 与动脉粥样硬化（AS）　AS 的特点是受累动脉内膜局部有脂质及复合糖类积聚、纤维组织增生和钙质沉着形成斑块，并有动脉中层的逐渐退变。AS 是多因素共同作用的结果，由多种炎症因子参与。Cys C 在动脉壁蛋白溶解和抗蛋白溶解活性平衡中发挥重要作用，其可抑制某些半胱氨酸蛋白酶，尤其是组织蛋白酶。当有炎症刺激时，可促进血管壁平滑肌细胞分泌具有组织解离特性的组织蛋白酶、半胱氨酸蛋白酶等，使之在动脉内膜损伤处过度表达，而组织蛋白酶抑制剂 Cys C 分泌量则减少，这就导致组织蛋白酶和 Cys C 在血管壁失去平衡，从而造成组织蛋白酶活性增强，促进血管壁基质重构。转移生长因子 β_1（TGF-β_1）是抑制 AS 形成的抑制剂。TGF-β_1 抗 AS 可能是通过上调 Cys C 表达，从而恢复组织蛋白酶和 Cys C 的平衡有关。这就进一步说明组织蛋白酶与 Cys C 在体内的失衡是导致 AS 发生、发展的一个重要因素。有学者研究建立了 AS 模型小鼠，通过病理检测发现，Cys C 低水平表达小鼠的大动脉壁中层弹力纤维的破坏和胶原及平滑肌细胞的堆积高于正常对照组。该研究直接证实了在动脉粥样硬化斑块形成期间，Cys C 可通过减少血管壁细胞外基质降解而延缓血管壁重构，延缓动脉粥样硬化斑块进展，从而起到抗 AS 的作用。

2. Cys C与冠心病(CHD) 冠状动脉粥样硬化性心脏病(coronary heart disease,CHD),简称冠心病,是心血管系统常见的疾病,是指冠状动脉粥样硬化使管腔狭窄或阻塞和(或)因冠状动脉功能性改变(痉挛)导致心肌缺血缺氧或坏死而引起的心脏病。发病后出现心绞痛、心肌梗死、心力衰竭等症状,严重威胁患者生命。CHD的发病机制是多因素参与的病理生理过程,如高血压、糖尿病、高脂血症等均是其危险因素。近年来有研究表明,Cys C参与了CHD的发病过程,并与其预后密切相关,高浓度Cys C与冠状动脉粥样斑块的早期形成显著相关,且随着Cys C浓度增加,非钙化粥样斑块形成越多。有学者随访了9758例50~59岁无CHD者5年,以急性心肌梗死、心绞痛和心源性死亡为研究终点,其中313例出现急性心肌梗死,154例出现心绞痛,159例出现心源性死亡,结果发现Cys C水平与第一次缺血性心血管事件显著相关,经传统心血管危险因素(年龄、糖尿病、吸烟、高血压、体质量指数、三酰甘油、低密度脂蛋白和脂蛋白胆固醇等)校正后,此种相关性仍然存在,表明Cys C在CHD的发生、发展中起重要作用。也有学者测定了4991例GFR估算值(eGFR)≥60 ml/min每1.73m^2人群的Cys C水平,并按Cys C水平由低到高分为四组(<0.78,0.78~0.88,>0.88~1.03,>1.03mg/L),比较各组人群中出现CHD的比例,结果发现随着Cys C水平升高,CHD发病率升高,因此得出血清Cys C水平与无慢性肾病患者CHD发生率呈正相关。

有研究者将162例CHD患者依据冠状动脉造影结果分为对照组(冠状动脉狭窄<50%)、单支病变组(一支冠状动脉狭窄≥50%)、双支病变组(两支冠状动脉狭窄≥50%)和多支病变组(两支以上冠状动脉狭窄≥50%),对四组患者进行冠状动脉狭窄Gensini积分及血清Cys C水平检测,结果发现单支病变组、双支病变组、多支病变组的Cys C水平高于对照组,并依次递增,CHD患者Gensini积分与血清Cys C水平呈正相关,血清Cys C水平在一定程度上反映了冠状动脉粥样硬化病变的严重程度,并且可能与CHD的进展有关。另一项研究将128例CHD患者及71例非CHD患者进行回顾性病例对照研究,通过比较Cys C水平分析其与CHD病情程度之间的关系。结果发现,CHD组Cys C水平明显高于对照组,不稳定型心绞痛(UAP)组显著高于稳定型心绞痛(SAP)组和对照组,急性心肌梗死(AMI)组明显低于SAP组及UAP组,但与对照组比较,差异无统计学意义($P>0.05$),血清Cys C水平与Gensini评分呈正相关,因而认为血清Cys C水平与CHD病情程度密切相关。经ROC曲线分析提示,Cys C对CHD的最佳预测临界值为1.005mg/L,敏感性为80.5%,特异性为69.0%。还有多项研究结果也得出一致结论。以上研究均证实,了解Cys C水平对评估CHD病情严重程度有较好作用。血清Cys C水平还可作为CHD患者预后评估的一个独立因素。一项研究将990例慢性心血管病患者根据Cys C水平高低分为四组,经过37个月随访,发现高水平Cys C组出现心源性死亡、心血管事件及心力衰竭的概率明显高于低水平组,该研究提示高水平Cys C对预测慢性心血管病患者心源性死亡、心血管事件及心力衰竭有良好作用。一项研究纳入了1827例肾功能正常或轻度异常的CHD患者,结果发现心源性死亡的发生率随着Cys C浓度增加而升高,因而认为在肾功能正常或轻度异常的CHD患者中,血清Cys C浓度与心源性死亡的发生率呈正相关。

有一项研究纳入了726例可疑或确诊的非ST段抬高性急性冠状动脉综合征(ACS)患者,发现通过测定血清Cys C水平可较好地对非ST段抬高性ACS患者进行早期危险分层。另外,国内有研究发现,了解Cys C水平也可间接预测再发ACS的危险。张丽通过比较169例CHD患者行经皮冠状动脉介入治疗(PCI)前后的Cys C水平,发现Cys C还可作为CHD

心功能改善的预测指标。

综上所述，血清 Cys C 水平与 CHD 的发病率和死亡率显著相关，随着 Cys C 浓度的增加，CHD 的发病率和死亡率升高，Cys C 可作为评估 CHD 患者预后的重要预测因子之一。然而，Cys C 与 CHD 发生、发展的相关机制还有待更多的研究进一步证实。

3. Cys C 与高血压　高血压以血压升高为主要临床表现，是多种心、脑血管疾病的重要病因和危险因素，影响重要脏器(心、脑、肾等)的结构和功能，最终导致这些器官的功能衰竭，也是心血管疾病死亡的主要原因之一。近年来，高血压发生率逐年增高，其导致的心血管类疾病也逐年增多。

一项研究检测了 2583 例(其中女性占 54.5%)大于 20 岁的无慢性肾病患者的 Cys C 水平及血压情况，评价 Cys C 水平与高血压的关系，该研究结果显示，在女性中，高水平 Cys C 与高血压密切相关，但在男性中这种相关性不明显。付小国等将 162 例高血压患者分为观察组(伴左心室肥厚，共 102 例)和对照组(不伴左心室肥厚，共 60 例)，通过测定 Cys C 水平，探讨 Cys C 在高血压合并左心室肥厚发生、发展中的作用，结果显示，观察组 Cys C 水平均显著高于对照组，因而得出 Cys C 可促进高血压左心室肥厚的发生及发展。这与孙建琦等的研究结果类似，其检测了 122 例原发性高血压患者的 Cys C 水平及左室壁厚度，结果显示，高血压患者 Cys C 水平与左室壁厚度呈正相关。高血压可通过影响心、血管、肾等重要脏器的结构和功能，导致这些器官的功能衰竭，进而影响高血压患者的预后。有学者研究了 60 例原发性高血压患者血清 Cys C 水平与肾、心、血管等靶器官损伤的关系，发现 Cys C 的水平与 24 h 收缩压、左室质量指数及颈总动脉内膜中层厚度有相关性，提示 Cys C 可能是高血压患者早期靶器官损害的标志之一，血清 Cys C 水平可对原发性高血压患者靶器官损害程度作出评价，对高血压的预后评估及治疗也有一定的指导意义。还有研究发现，Cys C 在妊娠期高血压尤其是重度妊娠期高血压时有明显变化，因此，Cys C 可与其他肾功能指标一起反映重度妊娠期高血压患者的早期肾损害程度。

4. Cys C 与心力衰竭　近年来有研究表明，Cys C 水平越高，发生慢性心力衰竭的风险越高。一项研究纳入了慢性心力衰竭患者[充血性心力衰竭(CHF)组]80 例、健康体检者(对照组)30 例，将 CHF 组进行美国纽约心脏病协会(NYHA)心功能分级，测定比较两组血清 Cys C 水平，同时测定左心室射血分数及左心室舒张末内径，从而对左心室功能进行评价。结果显示，CHF 组患者血清 Cys C 水平显著高于对照组，且随着 NYHA 心功能分级的升高，血清 Cys C 水平也逐渐升高；还发现血清 Cys C 水平与左室舒张末内径呈正相关，与左心室射血分数呈负相关。这与多项研究结论一致。因此，Cys C 水平对评估慢性心力衰竭的严重程度有重要意义，同时 Cys C 水平还可作为一个评价左心室功能的指标。另一项研究测定了 155 例慢性心力衰竭患者的血清 Cys C 水平和氨基末端脑钠肽前体(NT-ProBNP)水平，了解随访 12～20 个月后的全因死亡情况，以受试者工作特征曲线(ROC 曲线)确定 Cys C 预测死亡事件的最佳截点。结果显示，Cys C 预测死亡事件的最佳截点为 1.25mg/dl，Cys C＞1.25mg/dl 患者 NT-ProBNP 水平明显高于 Cys C＜1.25mg/dl 患者，血清 Cys C 水平与 NT-ProBNP 水平呈正相关，随访期间 Cys C＞1.25mg/dl 患者病死率大于 Cys C＜1.25mg/dl 患者。因此，血清 Cys C 水平与慢性心力衰竭患者的预后关系密切，Cys C 对预测慢性心力衰竭死亡事件有较高价值。也有学者测定了 138 例急性心力衰竭患者的 Cys C、肌钙蛋白、NT-ProBNP 等水平，并根据 Cys C 水平由低到高分为三组，发现临床不良事件(即发生死亡或因心力衰竭所致呼吸困难再次住院)的发生率随着 Cys C 水平增高而升高。Campbell 等通过对 240 例急性心力衰竭患者的随访也发现,Cys C 水平与急性心力衰竭患者发生死亡和(或)再发急性心力衰竭概率呈正相关,经过多变量(年龄、性别、肌酐水平等)校正后,这种相关性仍然存在。因此得出,Cys C 水平对急性心力衰竭患者的预后评估有较高价值。

5. Cys C 与肾小球疾病　有学者首先研究了血中低分子量蛋白质:β_2-微球蛋白(β_2-MG)、视黄醇结合蛋白(RBP)、Cys C 与 GFR(^{51}Cr-EDTA 清除率)的相关性,发现血清 Cys C、β_2-MG 及 RBP 浓度的倒数与 GFR 的相关系数 γ 分别为 0.75、0.70 及 0.39,血清肌酐(serum creatinine,Scr)浓度倒数相关系数 γ 为 0.73,证实 Cys C 是低分子量蛋白质中与 GFR 最相关的内源性标志物,甚至优于 Scr。也有研究者用^{99m}Tc-DTPA 清除率作为肾小球滤过功能的“金标准”,发现 Cys C、β_2-MG 和 Cr 诊断肾功能异常的敏感度分别为 88.2%、64.7%和 52.9%。由于肾有强大的储备和代偿能力,当 GFR 下降至正常的 1/3 时,Scr 和血尿素氮(BUN)仍可在正常范围,因此用 Scr 和 BUN 评价 GFR 存在盲区。血清 Cys C 水平是一种简便、准确、灵敏的评价 GFR 的指标,为早期诊断肾小球滤过功能受损提供依据。

6. Cys C 与肾小管疾病　一项研究用散射比浊法测定 48 例各种肾病和 50 例健康成人尿中 Cys C 浓度,发现慢性肾小球肾炎、高血压肾病和肾衰竭患者尿 Cys C 均明显高于健康对照。认为散射比浊法是一种准确、灵敏、稳定的测定尿 Cys C 的方法,是临床监测肾损伤和急性肾小管损伤的灵敏方法。另外,Cys C 在尿中比 α_1-MG、β_2-MG 及 RBP 更稳定。因此,尿 Cys C 作为肾小管损伤的指标,可更加广泛地应用于临床。

7. Cys C 肾移植　肾移植目前已成为治疗终末期肾病最有效的方法,因此肾移植手术后移植肾的功能监测成为临床工作的重点。一项研究结果说明:健康人与非肾移植感染患者的 Cys C 浓度差异无统计学意义,故认为 Cys C 也不受感染因素影响。该研究还发现,Cys C 在肾移植后诊断急性排斥反应时明显优于 Scr,即 Cys C 比 Scr 提前(2.7±1.8)d 升高;与排斥前比较,Cys C 升高 148.9%,远高于 Scr 的 43.9%。Le Bricon 等也曾报道,Cys C 在排斥时比 Scr 升高得更早、更明显。王盛华等还发现,肾移植术后 Scr 缓慢下降,1 周左右转阴(低于判断值 122μmol/L),而 Cys C 术后 3d 内迅速下降,尤以第 1 天为著,可达 69.2%,第 2 天 91%的患者即转为阴性(低于判断值 1.79mg/L),也有报道肾移植术后 Cys C 可立即下降(29.3±1.7)%。Cys C 的这一优势在诊断加速性排斥反应时得以发挥优势效果:Scr 虽有升高,但处于术后下降的背景中,不易观察;Cys C 可立即由阴性转为阳性,变化明显。

感染是肾移植术后最常见的并发症,术后 1 年内,约 70%的患者至少发生 1 次感染,而细菌感染占 50%以上。有报道,Cys C 在肾移植术后诊断感染时虽然升高幅度与 Scr 无明显差异,但比 Scr 早(4.4±1.5)d 出现变化,有利于早期发现,这对肾移植患者来说有重大临床意义。因为肾移植患者感染时,早期症状、体征不典型或由于免疫抑制剂的作用白细胞和中性粒细胞比例不升高,实验室不易发现;并且一旦感染,来势凶猛,若不及时治疗,常可导致移植肾功能丧失或危及生命。

8. Cys C 与糖尿病肾病(DN)　糖尿病肾损害的主要病理改变为肾小球基底膜受损,而作为全部肾功能单位滤过率的总和,GFR 是评价肾功能受损的一项好的指标,国内外很多研究都说明 Cys C 在评价肾损害比 Scr 要更为灵敏、特异。糖尿病肾病是糖尿病常见而严重的并发症,其早期诊断和治疗极为重要,微量白蛋白是实施干预治疗的关键时期。邱谷等曾作过相关研究,血清 Cys C 对糖尿病早期肾损害灵敏度明显高于 Scr。

尿微量清蛋白对早期糖尿病肾病诊断有重要价值，但最近一些临床研究发现，伴微量清蛋白尿的糖尿病患者仅有30%～45%，在10年内进展到临床糖尿病肾病。有学者对23例仅尿微量白蛋白(mAlb)一项为阳性与46例Cys C为阳性和同时伴尿mAlb为阳性的未进行治疗的糖尿病患者进行跟踪调查测定，6个月内复查上述指标两次，结果发现前者有7例患者两次测定结果转为阴性，后者仅有2例两次测定结果恢复正常，证实单用尿mAlb诊断早期糖尿病肾病存在一定比例的假阳性，而Cys C的特异性较强，血清Cys C联合尿mAlb测定可提高糖尿病早期肾损害诊断的正确率。

国内研究者就Cys C的生物学特性，比较Cys C、Scr和Ccr(肌酐清除率)在糖尿病肾病早期诊断中的效能。ROC曲线是一种全面、准确地评价诊断试验的有效方法，该研究发现血清Cys C的AUC^{ROC}为0.716，Scr的AUC^{ROC}为0.702，表明Cys C较Cr和Ccr更早准确地获悉糖尿病患者的GFR下降，与国外报道相符，使临床医生较快作出诊断，较早进行干预治疗，改善患者预后。国外Mussap等对糖尿病患者Cys C和Cr的研究中认为，在诊断早期糖尿病肾病的敏感性和特异性方面Cys C均要比Cr好，GFR下降的敏感性Cys C(94.8%)优于Cr(64.9%)。

9. Cys C与肝脏疾病

(1)Cys C与肝炎、肝硬化、肝癌：Cys C与肝脏疾病的关系少有报道。慢性肝病在发展成为肝硬化或肝癌的过程中，细胞外基质蛋白量的改变是一个非常显著的特征。肿瘤的生长和转移需要对周围基底膜和组织成分的降解。因此，细胞外基质合成与降解的失衡是肝硬化、肝纤维化，甚至肝癌发生的重要因素。有研究表明，基质金属蛋白酶/基质金属蛋白酶组织抑制物(MMPs和TIMPs)是肝病中细胞外基质合成与降解的失衡原因之一。除MMP系统外，其他蛋白酶解系统也参与肝纤维化的形成，例如组织蛋白酶活性升高。国内有相关报道，Cys C在肝脏疾病患者中显著升高，且慢性肝炎、肝硬化和肝癌均有不同幅度的升高变化，推断Cys C与肝病的严重程度相关。血清Cys C在乙肝、丙肝、肝硬化及肝癌升高的阳性率分别为90%，93%，100%，100%，高于常用的生化指标。各疾病组肌酐均在参考范围内，从而排除肾功能障碍引起的Cys C水平升高的情况。该研究还发现：各肝病组谷丙转氨酶(ALT)、谷草转氨酶(AST)、谷氨酰转肽酶(GGT)、总胆红素(TBIL)等指标与正常对照组比较差异非常显著，但各肝病组间差异不是很明显。Cys C在肝脏疾病发展中到底有何作用，还有待于更深入的探索。但有学者的研究结果说明肝脏疾病时Cys C会有不同程度的升高，且阳性率要高于其他常用的肝功能生化指标。

(2)Cys C与肝肾综合征：由Scr或24h肌酐清除率估计GFR是目前诊断肝肾综合征(hepatorenal syndrome，HRS)的主要标准之一。近年来，Cys C作为评估GFR的内源性标志物日益受到重视，其最大的优点是血清或血浆中的Cys C浓度只由GFR决定，而受其他因素影响小。基于此，国内有学者作了相关报道，该结果显示：肝硬化患者的Scr浓度与GFR的确定系数r^2值过小，且HRS患者和非HRS患者间的Scr无显著差异，提示晚期肝硬化患者Scr不能真实反映GFR。在该研究的27例HRS患者中，以132μmol/L作为Scr诊断HRS的cut off值，仅有14例阳性。表明Scr在诊断HRS上灵敏度较差。虽然肾脏病饮食改良(modification of diet in renal disease，MDRD)均值在HRS患者和非HRS患者间有明显差异，但与GRF间的确定系数r^2值也不高，且明显高估了HRS患者的GFR，在27例HRS患者中只检出了15例阳性(MDRD＜40ml/min)，灵敏度与Scr相当，表明MDRD公式并不能提高晚期肝硬化患者 HRS 的诊断准确性。有研究认为，若对患者的年龄、性别、血尿素氮、血白蛋白及 Scr 的测定标准化，以 MDRD 公式估计 GFR 比直接以 Scr 估计 GFR 要准确。但即便如此，以 MDRD 公式对肝病患者 GFR 估计的准确性仍然比对其他肾病患者 GFR 差。由于 Cys C 不受性别、年龄等生理因素影响，在人类大多数组织中均能稳定表达而不受肝脏合成的影响，因此，以血 Cys C 估计 GFR 不受上述影响。该研究表明：HRS 患者的血 Cys C 浓度显著高于非 HRS 患者，血 Cys C 与 GFR 的相关程度（$r^2=0.688$）也明显比其他两个检测指标高，ROC 曲线则表明 Cys C 诊断 HRS 的准确性比 Scr 和 MDRD 高，佐证了 Cys C 较 Scr 和 MDRD 更能准确地反映 HRS 患者的肾功能受损情况。

10. Cys C 与妊娠高血压综合征　妊娠高血压综合征（简称妊高征）一直是产科的疑难杂症之一。早期诊断妊高征，对指导临床的早期用药，减少患者的痛苦意义重大。国内有研究显示，血清尿酸（UA）、Cr 在中重度妊高征患者中较正常未孕者明显增高（$P<0.05$）。尿素（UREA）只有到重度妊高征才有体现，健康晚孕者及不同程度妊高征患者血清 Cys C 与正常未孕者比较均显著增高（$P<0.05$），可见 Cys C 能更早期观察妊娠及妊高征时的肾功能变化。正常未孕者 UREA 水平较健康晚孕者有明显增高（$P<0.05$），这是由于随妊娠进展 GRF 增加，肾血浆流量增加，孕妇血液被稀释。有文献报道，只有到 GRF 降低到 50%时，血浆中 Cr 含量才开始升高；在妊娠情况下，血清 Cys C 浓度能更好地替代血清 Cr 浓度及 Ccr；该试验也支持 Cys C 比 Cr 能更早提示肾功能的改变。血清 Cys C 在妊高征时表现为随病情加重呈升高趋势，Cys C 的升高病理基础是由于高血压时肾脏小动脉痉挛、缺氧，肾小球发生明显的结构和功能的改变，肾小球内皮细胞明显增生，引起细胞间隙闭塞和肾小球滤过屏障的负电荷减少，妊高征的病情加重也同样加重了这些病理改变。该研究还发现，分娩后，随着妊高征各方面临床症状的消失，肾功能渐渐恢复正常，Cys C 较 UREA、Cr、UA 优先恢复。在肾移植中也可以说明这一点。可见产后 24h 检测血清 Cys C 浓度对早期了解产妇和妊高征患者肾功能恢复更有利。虽然该研究不能说明 Cys C 是诊断妊高征的特异性指标，但仍不失为反映妊高征病情及产后肾功能恢复情况的良好指标。

11. Cys C 与动脉瘤　Cys C 不仅表现在损伤后的水平减低，进一步研究还发现其浓度与疾病的严重程度呈负相关。通过超声法观察 122 例患者颈动脉内膜-中膜厚度及腹主动脉直径，并同时测定了血清 Cys C 水平与腹主动脉直径呈负相关，而与颈动脉内膜-中膜厚度无相关性，经过体表面积校正后，两者负相关关系仍然存在。有研究对 151 例腹主动脉瘤患者进行了平均 2.9 年的随访，测定了其中 142 例患者血清 Cys C、Scr 和 C 反应蛋白水平，发现血清 Cys C 的水平与小腹主动脉瘤的扩张呈负相关（$r=-0.22$），经校正后，这种负相关关系仍然存在。提示可能由于缺乏 Cys C 致使组织蛋白酶相对占优势，加速了动脉瘤的进展。

12. Cys C 与阿尔茨海默病（Alzheimer's disease，AD）　Cys C 分布于人体全身组织，尤其在脑脊液中具有较高的浓度。通过药理学研究发现，组织蛋白酶的药理性抑制剂可明显减少脑缺血后神经元的损伤，这就提示 Cys C 可能是内源性神经保护因子；同时 Cys C 还具有淀粉样遗传特性，与 AD 中变性神经元 β-淀粉样蛋白在共同区域，表明在神经元变性中扮演一定的角色。有研究者为了验证这一特性，在小鼠模型中发现 Cys C 基因的缺失可加重小鼠大脑局灶性缺血后的大脑损伤，而全身性缺血则可减轻神经元损伤。Cys C 基因型变异是目前研究热点。已经证实，正常细胞外 Cys C 基因第 68 位点处突变（A/G）可导致家族性大脑皮质淀粉样变血管病，易导致脑卒中。一项研究发现第 68 位点基因型发生突变（A/G）（L68Q-Cys

C)后，Cys C 会形成更稳定的二聚体，从而使 Cys C 的分泌和活性均减低，导致半胱氨酸蛋白酶活性增加，淀粉片段增加，引发 AD。另有研究用免疫组化方法测定 Cys C 在脑组织中的表达，所有 AD 患者脑颞皮质 Cys C 表达增多，皮质Ⅲ、Ⅳ层最敏感，且与基因型无关，推测 Cys C 可能与神经元的死亡有关。

13. Cys C 与类风湿关节炎(rheumatoid arthritis，RA)　类风湿关节炎是一种以累及周围关节为主的多系统性自身免疫病，呈对称性、周围性、多个关节慢性炎性病变，临床表现为受累关节疼痛、肿胀、功能下降，病变呈持续、反复发作过程。本病的血管炎很少累及肾，若出现尿的异常则应考虑因抗风湿药物引起的肾脏损害，也可因长期类风湿关节炎而并发淀粉样变。有学者研究了 56 名病程超过 5 年，用非甾体抗炎药(NSAID)超过 50 个月以上的类风湿关节炎患者血清 Cys C，并与传统 GFR 指标 Scr、Ccr 比较。结果显示，56 名患者只有 3 名 Scr 升高，而 60%患者血清 Cys C 水平升高，说明在 RA 患者药物导致的肾脏损害中，Cys C 可作为早期检测标志物。但研究也发现，一些类风湿因子也能干扰微粒子增强透射比浊法，会使结果假性偏高。Cys C 是 CB 的天然抑制剂，近年发现 CB 和 Cys C 参与肿瘤的转移和浸润，提示该酶及其特异性抑制剂对细胞外基质(extracellular matrix，ECM)代谢有重要作用。为比较 RA 滑膜中 CB 和 Cys C 表达，有研究选取 10 名 RA 患者和健康人对照，用免疫组化方法检测滑膜中 CB 和 Cys C，并研究表达两者的细胞类型。结果发现，RA 滑膜中 CB 和 Cys C 高度表达，而且破坏的软骨和骨的纤维增生组织包含了 CB 和 Cys C 阳性的成纤维样及巨噬细胞样细胞，而正常组织细胞和分子表达很少。破骨细胞也有 CB 升高，但没有 Cys C 的表达，说明 Cys C 是巨噬细胞样和成纤维细胞样滑膜细胞的产物。RA 患者关节滑膜中 CB 和 Cys C 强烈表达，尤其是在骨和软骨破坏的区域，表明尽管 Cys C 增加，但是不能防止基质的降解。

14. Cys C 与药物剂量调整　调整通过肾脏所排泄药物的剂量要依据肾功能的下降程度。因此，正确估计患者的肾功能以适当调整药物剂量是非常重要的。Ccr 和 GFR 的预测公式广泛应用，但是这些 GFR 的计算公式常常引起过高估计老年人的 GFR。应该根据 GFR 下降程度调整通过肾脏排泄药物的剂量，特别是涉及有效药物浓度范围很窄的药物，如氨基糖苷类抗生素和地高辛。临床实践中，这些药物常应用于老年人。然而，以前的研究已表明用血清肌酐浓度作为老年人肾功能标志物时常高估了肾功能，致使医生下处方时给予不必要的高药物剂量，使治疗成本升高并可能引起不良反应。因此，Cys C 更适合调整主要通过肾脏清除的药物剂量。

15. Cys C 与其他疾病　Cys C 基因突变可引起常染色体显性遗传病冰岛型淀粉样脑血管病(cerebral amyloid angiopathy，Icelandic type. OMIM，105150)，或称为冰岛型遗传性脑出血伴淀粉样变(hereditary cerebral hemorrhage with amyloidosis，Icelandic type，HCHWA-冰岛型)，或称为遗传性 Cys C 淀粉样血管病(hereditary cystatin C amyliod angiopathy，HCCAA)。患者平均在 27 岁左右发生第一次脑血管意外，病理示患者的淋巴组织、脾、唾液腺和精囊等处可发现淀粉样变。在小于 4 岁的儿童中，以检测血肌酐来确定 GFR 相对困难。有研究表明，Cys C 水平在出生后最高，可达 1.64～2.59mg/L，随后儿个月开始下降，到第 5 个月后趋于稳定，此时与成人的 Cys C 水平接近(0.7～1.38mg/L)。这一变化过程又反映了肾滤过功能的成熟过程。所以，Cys C 是 1 岁以上儿童更为理想的 GFR 检测标志物，受到临床儿科医生的重视。

尿 Cys C 是低分子量蛋白，可自由地被肾小球滤过，然后在近端肾小管上皮细胞吸收并迅速被分解代谢。如果肾小管功能受损,则不能及时代谢 Cys C,所以,尿 Cys C 可以作为肾小管指标。但报道显示,泌尿系统损伤过程中产生的蛋白分解酶能够降解 Cys C,或者由于膀胱及尿道中存在的细菌和收集标本时污染的细菌分解 Cys C,因此,在尿中检测 Cys C 的意义还有待于进一步探讨。血清中 Cys C 能够稳定存在,是因为血清中有抑制 Cys C 水解酶活性的抑制剂。在对癌症患者化疗前和化疗期间的研究中,发现血清 Cys C 比 Scr 更能反映 Ccr 下降的状况,尤其在肾衰竭的早期。研究者建议用血清 Cys C 代替 CCr 作为化疗前的筛选试验,也可用于 GFR 下降患者中剂量调整。血清 Cys C 水平还与恶性肿瘤、心脑血管疾病、哮喘等疾病有关。甲状腺疾病中,有报道甲状腺功能亢进,血清 Cys C 水平升高;甲状腺功能低下,血清 Cys C 浓度下降。但也有相反的报道。

第三节　尿微量白蛋白

尿微量白蛋白是指在人体尿中出现微量白蛋白。白蛋白是重要的血浆蛋白质之一,在正常情况下白蛋白的分子量大,不能越过肾小球基底膜,因此,在健康人尿液中仅含有浓度很低的白蛋白。疾病时,肾小球基底膜受到损害致使通透性发生改变,这时白蛋白即可进入尿液中,尿液白蛋白浓度持续升高,出现微量白蛋白尿。微量白蛋白尿反映了人体肾脏异常渗漏蛋白质。

一、尿微量白蛋白的生物学特性

1. *白蛋白形成及形成机制*　白蛋白(又称清蛋白,albumin,Alb)是由肝实质细胞合成,在血浆中的半衰期为 15～19d,是血浆中含量最多的蛋白质,占血浆总蛋白的 40%～60%。其合成率虽受食物中蛋白质含量的影响,但主要受血浆中水平调节,在肝细胞中几乎没有储存,在所有细胞外液中都含有微量的白蛋白。关于白蛋白在肾小球中的滤过情况,一般认为在正常情况下其量甚微,约为血浆中白蛋白的 0.04%,按此计算每天从肾小球滤过液中排出的白蛋白即可达 3.6g,为终尿中蛋白质排出量的 30～40 倍,可见滤过液中多数白蛋白是可被肾小管重新吸收的。有实验证实,白蛋白在近曲小管中吸收,在小管细胞中被溶酶体中的水解酶降解为小分子片段而进入血循环。白蛋白可以在不同组织中被细胞内吞而摄取,其氨基酸可被用于组织修补。

白蛋白是溶于水且遇热凝固的一种球形单纯蛋白。在自然界中分布最广,几乎存在于所有动植物中,如卵白蛋白、血清白蛋白、乳白蛋白、肌白蛋白、麦白蛋白、豆白蛋白等都属于此类。常用作培养基成分,也可用于人造香肠、汤品和炖品中作粘接剂。

白蛋白的分子结构已于 1975 年阐明,为含 585 个氨基酸残基的单链多肽,相对分子质量为 66 458,分子中含 17 个二硫键,不含有糖的组分。在体液 pH7.4 的环境中,白蛋白为负离子,每分子可带有 200 个以上的负电荷。它是血浆中的主要载体,许多水溶性差的物质可通过与白蛋白的结合而被运输,这些物质包括胆红素、长链脂肪酸(每分子可以结合 4～6 个分子)、胆汁酸盐、前列腺素、类固醇激素、金属离子(如 Cu^{2+}、Ni^{2+}、Ca^{2+})、药物(如阿司匹林、青霉素等)。

2. *微量白蛋白尿的形成机制*　正常肾小球基底膜有 3～4nm 的微孔,并带有一层负电荷,即具有孔径屏障和电荷屏障,使血浆中带负电荷的中等分子及大分子蛋白质不易通过。白蛋白是血浆中含量最高的蛋白质,平均 44g/L,相对分子质量 66 000,半径约为 3.6nm,不易通过肾小球基底膜的孔径屏障;白蛋白的 pH 为 4.7,在 pH 为 7.4 的血浆环境,带有大量负电荷,不易通过基底膜的电荷屏障。肾小球接受心排血量的 25%,每 24h 约有 70kg 白蛋白通过肾脏,正常时白蛋白不易通过肾小球滤过,其滤过系数仅为 0.000 2,原尿中的白蛋白(每天约 14g)在肾小管几乎全部被重吸收,每日排出仅 10~30mg。每日滤过的 14g 白蛋白,加上数克小分子量蛋白质(β_2-微球蛋白、视黄醇结合蛋白、α-微球蛋白等)已达到肾小管重吸收能力的饱和,如果任何原因使原尿中任一种蛋白质浓度增加,都会超过肾小管重吸收能力,由于竞争性重吸收抑制,则均会使白蛋白排出量增多。在临床上,一旦出现入球毛细血管压升高、肾小球基底膜滤过孔径增大、电荷屏障作用降低、肾小管重收能力下降及血浆中、小分子量蛋白质增多等时,尿液中白蛋白排出量都会增多,出现微量或临床白蛋白尿。

二、尿微量白蛋白的实验室检测

目前临床上常用于检测的尿微量白蛋白的种类有晨尿微量白蛋白、随机尿微量白蛋白及 24h 尿微量白蛋白 3 种。其中,微量白蛋白尿常用的诊断金指标是 24h 尿微量白蛋白的定量检测。研究发现,尿白蛋白排泄率每天之间的变化率可达 40%。即使在同一天,白昼的尿白蛋白排泄率也较夜间高约 25%,这可能与白昼活动量多有关。所以,采集 1 份理想的尿样十分重要。留取 24h 尿液测定尿白蛋白排泄率被认为是最准确的方式。留取清晨第 1 次尿样进行检测准确性高,而且方便经济,建议推广应用。采用尿白蛋白与肌酐比值作为评价的指标可纠正尿量变化对尿液中白蛋白浓度高低的影响,必要时还应进行重复收集尿标本和多次检测,以避免抽样误差。

目前国内常用的几种尿白蛋白的检测方法有免疫扩散法、免疫比浊法、免疫电泳法、酶联免疫吸附法(ELISA)和放射免疫法(RIA)。根据检验的目的可将尿液标本的收集分为晨尿、随机尿和 24h 尿,其中随机尿液的检测可用于门诊和大规模的人群筛查。其常用的测定方法有晨尿白蛋白浓度、24h 尿白蛋白排泄率和尿白蛋白/肌酐浓度比值 3 种。常用的正常参考值为:尿白蛋白排泄率 30~300mg/d 或 20~200μg/min,或一次性尿白蛋白/肌酐比值 3.5~35mg/mmol(女性)和 2.5~25mg/mmol(男性)。目前采用免疫法定量测定 24h 尿白蛋白水平并计算白蛋白排泄率为公认的临床诊断依据。周祥海等的研究显示,晨尿白蛋白排泄率和尿白蛋白/肌酐浓度比值的检测方法快速、方便,该比值与 24h 尿白蛋白排泄率有良好的统计学相关性,且消除了尿量对测定结果的影响。有研究发现,采用肌酐矫正法检测尿微量白蛋白水平增加了指标使用的复杂性,并且男、女性的肌酐矫正法正常参考值不同,其检测效率并不优于尿微量白蛋白的直接检测方法,故推荐临床上使用尿微量白蛋白直接检测法来评估尿微量白蛋白水平。

ELISA 和 RIA 方法检测精度较差,操作繁杂。免疫散射比浊法操作简便,测定精度较高,已有多种自动分析仪(特定蛋白分析仪)。近几年报道了几种尿液白蛋白的简易试条半定量法,用随意尿标本,结果以白蛋白与肌酐比值或白蛋白比密比值表示,用于微量白蛋白尿的过筛,已在临床中应用。

三、尿微量白蛋白检测的临床应用

当患者有高血压或糖尿病或同时患有这两种疾病(经常同时发生)时,肾脏血管发生病变改变了肾滤过蛋白质(尤其是白蛋白)的功能,使蛋白质渗漏到尿中。微量白蛋白是糖尿病影响肾的早期征象,为糖尿病肾病。微量白蛋白也是整个血管系统改变的征象,并可认为是动脉病变的“窗口”,因为它是肾和心血管系统改变的早期指征。

人体正常代谢情况下,尿中的白蛋白极少,具体到每升尿白蛋白不超过20mg(<20mg/L),所以叫微量白蛋白。如果在体检后发现尿中的微量白蛋白在20～200mg/L范围内,就属于微量白蛋白尿,如果患者能够经过规范的修复肾单位,逆转纤维化治疗,尚可彻底修复肾小球,消除蛋白尿,尿常规尿蛋白的显示为阴性(－)或(×－)。而当尿中微量白蛋白超过200mg/L时,应引起注意,此时证明肾病患者已有大量白蛋白漏出,可能出现低蛋白血症,肾病发展离不可逆期只有一步之遥,尿常规测试尿蛋白阳性[(＋)～(＋＋＋)],如不及时医治,就会进入尿毒症期。

临床中,通常用微量白蛋白指标监测肾病的发生。微量白蛋白检测是早期发现肾病最敏感、最可靠的诊断指标。通过尿液微量白蛋白的数值,结合发病情况、症状及病史陈述就可较为准确地诊断病情,判断病情进入了纤维化哪个阶段。所以,定期检测尿液微量白蛋白(U-MA),普通人应当每年一次,而已增高的患者应每3个月测试一次。这样,对于肾病的预防及早期治疗都可起积极作用。

1. *尿微量白蛋白/肌酐比值与冠状动脉病变程度的关系* 微量白蛋白尿(microalbuminuria,MAU)对冠心病发病及死亡具有独立的预测价值。MAU的定义或界定标准在多个研究中有所不同,有研究者将尿白蛋白排泄率20～200μg/min定义为MAU,通过测定AMI患者8h尿微量白蛋白,发现MAU组冠脉病变的范围及严重程度明显高于正常组。也有研究发现,MAU(尿白蛋白排泄率>4.8μg/min)独立于年龄、性别、肌酐清除率、糖尿病、高血压及血脂,强烈预测冠心病的发病率及死亡率。

目前认为用U-mAlb/Ucr表示MAU可避免尿量变化对结果的影响。英国一项大型前瞻性研究收集入选者随机尿标本(门诊进行)检测U-mAlb/Ucr,平均随访6.4年,显示MAU在区分高危冠心病患者及预测死亡率方面可能有重要价值。HOPE试验也发现,较正年龄及性别因素后,MAU每增加0.4mg/mmol,冠心病的危险性增加5.9%。以上提示采用随机尿U-mAlb/Ucr检测MAU方便易行,对高危冠心病可能有重要的预测价值。本研究通过影像学表现了解冠脉的病变情况,测定住院行冠脉造影患者的晨尿U-mAlb/Ucr,结果显示≥50%狭窄组U-mAlb/Ucr为(5.56±2.93)mg/mmol,明显高于轻度狭窄/斑块组,U-mAlb/Ucr与冠脉病变血管数、冠脉狭窄程度、冠脉病变评分具有相关性,而与年龄、血脂水平、收缩压、舒张压和空腹血糖无显著相关性。

据报道,仅有不到1/6的冠脉事件发生在狭窄程度≥70%的病变,绝大多数事件发生在“无血流动力学意义”的病变。因此,研究根据冠脉造影的结果另设了<50%狭窄/斑块组,发现即使轻度狭窄或仅有斑块,其U-mAlb/Ucr也高于正常。根据临床资料对此类患者也应严密随访,坚持服用抗血小板药物及调脂药,尤其是高U-mAlb/Ucr患者。本研究结果提示,U-mAlb/Ucr除了与冠脉造影显示的病变程度有关,可能还与病变是否稳定有关。在非糖尿病患者中,高水平C反应蛋白(CRP)与冠心病、肾功能不全及周围动脉疾病均独立相关,而MAU可能仅与冠心病独立相关。目前已有人准备将MAU的预测价值与CRP及利钠肽等进行比较研究。

总之,晨尿标本测定U-mAlb/Ucr简单易行,U-mAlb/Ucr与冠脉病变的严重程度相关,可作为门诊筛查高危冠心病患者的一项重要指标，有助于明确预后及指导早期积极有效的治疗。

2. 2型糖尿病疾病现状及微量白蛋白尿筛查的重要性 2型糖尿病是一种常见病，近20年来发病率显著升高，且发病年龄提前，目前全球20～79岁人群中患病人数约1.5亿，其中患病人数最多的前3位国家是：印度、中国和美国，合计约7000万。中国糖尿病患病率也逐年上升，1996年11个省市的调查显示，30岁以上人群患病率达3.2%；1998－2001年上海的调查显示，患病率达10%。大量研究证实了2型糖尿病是心血管事件及死亡、脑血管事件及死亡、终末期肾病及死亡的危险因子，而合并高血压更加重了这种危险性。将近一半的2型糖尿病合并有高血压。

2型糖尿病中，尿白蛋白量为死亡的危险因子。随着尿白蛋白浓度的增加，患者存活率下降，微量白蛋白尿是糖尿病肾病最早期的临床证据。出现微量白蛋白尿的2型糖尿病患者具有发展为严重肾脏并发症的高风险，一旦由微量白蛋白尿发展为蛋白尿，肾功能的进一步降低将是不可避免的。不幸的是，进入血液透析过程的慢性肾衰竭患者的期望生存期大约只有2年。因此，对糖尿病患者进行有效的微量白蛋白尿筛查是必要的，因为这样能尽早决定适当的治疗措施以减缓这一进行性发展过程。

2型糖尿病防止肾病进展的主要策略包括：有效控制血压，肾素血管紧张素系统阻滞剂已证明有明显益处，同时控制血糖，低蛋白饮食。

基于2型糖尿病的现状，早期发现微量白蛋白尿的患者显得尤为重要，现有数据显示2型糖尿病患者微量白蛋白尿的患病率为30%～40%。为此，美国糖尿病学会推荐所有2型糖尿病患者在初诊断时及以后每年检查微量白蛋白尿，2003年的报告中更强调糖尿病肾病的全过程都必须治疗，2型糖尿病伴有高血压，微量白蛋白尿或临床蛋白尿者推荐用血管紧张素受体阻滞剂治疗。

3. 微量白蛋白尿与高胰岛素血症及胰岛素抵抗 高胰岛素血症主要表现为胰岛素原的增加，刺激动脉平滑肌增生并由中间层向内层移位，促进动脉粥样硬化形成；同时刺激结缔组织增生及各种生长因子在动脉壁沉积；促进内皮细胞的内皮素1基因表达，增加内皮素受体数量和内皮素的缩血管作用；血浆纤溶酶原激活物抑制剂-1(PAT-1)在血管内皮及肝合成时受胰岛素原样分子的调控，高胰岛素原血症刺激了PAT-1的合成，促进血凝，降低纤溶，导致血管病变。胰岛素抵抗不仅出现在糖尿病患者，也存在于冠心病患者中，不但参与高血压的发生，还引起脂质代谢异常，参与动脉粥样硬化形成，是冠心病的独立危险因素。伴MUA者较无白蛋白尿者存在明显的胰岛素抵抗。

4. 微量白蛋白尿与血脂异常 脂代谢紊乱是动脉粥样硬化的重要危险因素之一，尿蛋白渗出者全身血管通透性增加，尤其是冠脉血管通透性增加时，血浆脂蛋白胆固醇进入血管壁，导致动脉粥样硬化斑块形成和发展，加剧了冠状动脉病变程度和范围。Islam等研究发现，微量蛋白尿与高三酰甘油(TG)和低高密度脂蛋白显著相关。随蛋白尿的增加，三酰甘油、极低密度脂蛋白胆固醇(VLDL-C)和脂蛋白a[LP(a)]亦呈进行性增加。

5. 高血压患者心血管损伤的标记 有研究者在对112例1～2期特发性高血压患者的血压和尿微量白蛋白的排泄率(UAE)作比较研究后指出，UAE与舒张期功能明显相关，与左心室功能的亚临床降低相联系，因而是特发性高血压患者累及心脏的一个早期指标。有一篇评论指出：微量白蛋白尿是特发性高血压患者心血管危险的一个综合指标。大量流行病学和临

床证据显示，非糖尿患者的微量白蛋白尿与心血管疾病危险因子如血压升高、心脏肥大、有害的代谢状态、吸烟、血管紧张素Ⅱ水平升高、内皮功能紊乱、急性和亚临床炎症等相关，因而微量白蛋白尿被认定是心血管疾病危险的综合指标。

6. *尿微量白蛋白与冠心病的关系* 冠心病(CHD)是由动脉粥样硬化斑块引起的冠状动脉血管腔狭窄和堵塞，最终造成心肌缺血缺氧甚至坏死的一组疾病。冠心病发病的确切分子生物学机制目前尚无定论，但大多数学者认为冠心病的发病与血管内皮功能紊乱及血管炎症反应失衡有关。尿微量白蛋白是冠心病患者中血管炎症反应的敏感预测因子，在合并有高血压或临界高血压的人群中，尿微量白蛋白水平高于正常值预测了冠心病的危险性比无微量白蛋白尿升高的人群增加了4倍。尿微量白蛋白水平高于正常值范围的发生率在冠心病患者中普遍存在，而尿微量白蛋白升高与年龄、糖尿病及血脂代谢紊乱等因素有关。尿微量白蛋白水平高于正常值的现象，可以早期预测动脉粥样硬化性疾病发病风险，其可能机制为：微血管受损后渗漏白蛋白导致尿微量白蛋白大量产生，在渗漏微量白蛋白的同时，其他脂质分子及大分子物质也随之渗漏，最终导致了血管内粥样硬化斑块的形成。此外，研究还发现，在高血压和(或)糖尿病的患者中，尿微量白蛋白水平与血清γ-谷氨酰转肽酶(γ-GGT)水平呈显著的剂量相关性，γ-GGT水平升高可预测尿微量白蛋白的发生，进而增加冠心病的发病风险，同时血清谷酰转肽酶水平升高也增加了糖尿病微血管病变的发病风险。以上研究结果均提示，γ-GGT水平可能与尿微量白蛋白增加冠心病发病风险的机制相关。

有研究者检测了6814名受试者的白蛋白尿排泄率、颈动脉内膜中层厚度、冠状动脉硬化指数及左室舒张末期容积，并根据受试者的尿蛋白排泄率数值分为正常组、正常高值组、尿微量白蛋白组及大量尿白蛋白组四个亚组，将各亚组的检测结果进行统计学比较和相关性分析，结果发现不仅是尿蛋白排泄率升高，甚至包括了低于尿微量白蛋白水平的尿蛋白排泄率的升高，都敏感地预测了无心血管疾病的成人中亚临床心血管疾病事件的发生。另一项研究发现，平均在10名尿微量白蛋白阳性的女性糖尿病患者中就有2名患者合并有无症状性心肌梗死。在未合并糖尿病的冠心病患者中常规检测患者的尿微量白蛋白水平可以较好地预测冠心病的存在及评估其严重程度。国内的一项研究将85例行冠脉造影的代谢综合征患者分为冠脉多支病变组和冠脉单支病变组，按冠状动脉Gensini积分将患者分为非严重病变组(0～20分)和严重病变组(>20分)两个亚组，按病变支数分多支病变组(≥2支)和非多支病变组(≤1支)，系统分析了尿微量白蛋白和纤维蛋白与冠状动脉病变支数及冠状动脉Gensini积分相关性，结果发现尿白蛋白/肌酐水平与冠脉病变支数呈正相关，与Gensini积分呈正相关。Logistic逐步回归分析表明，尿微量白蛋白对发生多支血管病变、严重冠脉病变有预测价值，提示代谢综合征患者中尿微量白蛋白是预测冠脉狭窄严重病变的重要的预测指标。王红梅等采用电化学发光测定了冠状动脉介入治疗的患者术前尿微量白蛋白水平，以及术前、术后心肌型肌酸激酶同工酶(CK-MB)、心肌肌钙蛋白I(cTnI)和肌红蛋白水平(Mb)，分析与比较了微量白蛋白尿阳性组和微量白蛋白尿阴性组上述心肌损伤标志物水平的变化。结果显示，微量白蛋白尿阳性组术后cTnI、CK-MB水平和Mb水平分别明显高于术前微量白蛋白尿阳性组和术后微量白蛋白尿阴性组，提示冠状动脉介入治疗可引起心肌损伤，亦说明了术前尿微量白蛋白阳性对行冠状动脉介入治疗术后患者发生心肌损伤具有一定的临床预测价值。

7. *脉压与微量尿白蛋白相关性研究* 脉压(pulse pressure，PP)是由每搏量、心室射血速率与大血管的舒缩功能(大动脉壁的顺应性或硬度)及脉搏反射波所决定的，正常PP差为

20～60mmHg(2.67～8kPa)，通常情况下每搏量和心室射血速率是相对固定的，因此大动脉的舒缩功能是决定PP大小的主要因素。PP的高低可反映大动脉的僵硬程度，PP增大反映了大动脉弹性降低、僵硬度增加。有报道，大动脉顺应性减退35%可使收缩压升高25%，舒张压下降12%。

大动脉硬度增加引起PP增大有两种机制：①直接机制：主动脉和大传输血管的僵硬度增加，管壁弹性和顺应性下降，收缩期时血液流入动脉扩张性降低使压力波动的发生部位距升主动脉较近，结果增加了主动脉和心室收缩期压力，产生高的压力波，同时降低舒张期压力。②间接机制：脉波通过僵硬度大的血管时，速度较快，波反射提前，从外周返回中央大动脉的压力波更多出现在收缩中期而非舒张期；两者综合从而导致收缩压水平升高，舒张压水平降低，PP增大，这是大动脉弹性降低、僵硬度增加的一个信号。PP的变化反映了血管硬度的改变，且与动脉硬化互为因果，形成恶性循环。PP增大本身是大动脉僵硬度增加的表现，反过来又增加动脉壁搏动负荷，是导致动脉损害和致粥样硬化形成的重要因素。由于年龄增长及长期循环压力作用，传输血管管壁压力负荷增加并导致管壁弹性胶原蛋白逐渐断裂和重构，血管壁顺应性下降，硬度增大，PP增宽，高血压、动脉粥样硬化等血管病变加速此过程。而宽PP又增加动脉的牵拉，血管壁所受压力增大，加快弹力纤维的退行性变及断裂，促进动脉瘤的发生及破裂，加速血管内皮功能紊乱及动脉壁的损伤，内膜损伤而导致动脉粥样硬化和血栓事件的发生。众多试验提示PP与心脑血管事件明显相关。有学者对3007例接受血管造影的患者进行随访分析，结果发现PP是颈动脉粥样斑块破裂最强的预测因子，PP每增加10mmHg，脑卒中的相对危险性增加10%，所有原因的死亡增加16%，强烈提示PP与脑卒中及总病死率明显相关。血管硬化是各种心脑肾不良事件的危险因素。如前所述，动脉硬化性疾病是一种全身性疾病，PP不但是反映动脉僵硬度的良好指标，而且又会增加动脉负荷诱发进一步血管结构和功能损伤，加速动脉粥样硬化和血栓性事件的发生。

目前研究认为mAlb是动脉病变的“窗口”，实际上反映了广泛的血管内皮损害和内皮功能障碍，无论是微血管病变还是大血管病变都可能引起mAlb，它不仅是肾受血流动力学和若干代谢因素(高血压、血脂紊乱、糖代谢异常等)变化的敏感指标，也被认为是冠心病等粥样硬化血管病变的敏感指标及预测因子。

理论上讲，位于血管表层的内皮细胞对于维持血管的正常功能有重要作用，它既是血液和组织间代谢交换的屏障，又可分泌多种活性物质以调节血管床的紧张性、微血管壁的通透性、凝血与纤溶之间的平衡、血管平滑肌细胞的增殖及血小板的黏附与聚集等作用。当内皮功能障碍时，正常的平衡状态被破坏，导致血管床的紧张性、微血管的通透性增高，血液处于高凝状态，从而进一步导致血管事件的发生。

肾小球滤过屏障的完整性是形成无蛋白成分超滤液的基础。动脉粥样硬化作为全身性疾病，也是肾血管性疾病的重要原因之一，当合并其他部位动脉粥样硬化表现时，动脉粥样硬化性肾动脉狭窄也常合并存在。PP增大一方面是动脉硬化的标志，另一方面又促使动脉壁张力增大，弹力纤维疲劳断裂及内皮细胞损伤，加速肾小球前血管甚至肾小球的损害；另外，当收缩压升高时，患者的肾入球小动脉保护性收缩，引起肾血流量减少，此时为维持正常的肾灌注，往往伴有肾出球小动脉收缩，当这种代偿收缩过度时，就可能造成肾小球内高压力高灌注从而导致肾小球滤过膜损伤，引起UAE及mAlb阳性率增加。

流行病学调查和临床研究表明，mAlb可使发生心血管事件的危险增加2倍，与其他增加动脉粥样硬化危险的因素类似或更高，mAlb 还使高血压或临界高血压患者发生缺血性心脏病的危险增加 4 倍。有研究发现，MA 和颈动脉（股动脉）动脉粥样硬化的严重程度及斑块数量均呈正相关关系，以表明 mAlb 与早期动脉粥样硬化有关。无论是否有糖尿病，mAlb 都能增加相对危险度，主要心血管事件为 1.83，所有死因为 2.09，因充血性心力衰竭而住院为 3.23。这些试验均证实 mAlb 不仅单一是肾脏病变的指标，而且与全身血管病变相关。前瞻性研究均证明 mAlb 是独立于其他危险因素心血管事件发生率的独立的强预测因子，它的出现可增加冠心病的死亡率。相关药物试验也证实药物控制尿蛋白排出可改善预后，两者平行相关，同时还发现患者尿蛋白水平并没达至 30mg/d，其心血管事件的发生仍然高于正常人群，建议修改 MAU 阈值为 10mg/d 或者更低。

有研究选择了 109 例无并发症的原发高血压患者，64 例外周动脉粥样硬化伴或不伴原发性高血压患者及 38 例健康对照者，按 PP 分为＜45，45～50，51～59，60～68，＞68mmHg 五组，随 PP 增大，MAU 及 mAlb 阳性率有增加的趋势，单因素相关分析 PP 收缩压与 MAU 的相关系数相同 $r=0.38$，$P<0.001$。控制年龄的 Logistic 回归模型中，PP 每增高 10mmHg，mAlb 的相对危险增加 62%，结果分析提示 PP 是 mAlb 较强的预测因子，两者有显著相关。有研究在意大利人群中随机选择 1567 名非糖尿病中年人进行的横断面研究中，也发现 PP 与 MAU 及 mAlb 阳性率呈线性关系。在单变量和多变量分析中，PP 单纯收缩期高血压都与 MAU 及 mAlb 阳性率有显著相关性，并独立于舒张压及平均动脉压。在矫正了性别及其他因素的多元回归分析中，PP 每升高 15mmHg，发生 mAlb 的相对危险为 1.71（$P<0.05$）。在单纯收缩期高血压患者中，收缩压每升高 15mmHg，发生 mAlb 的相对危险为 4.95。国内也有相似研究结果报道。

综上所述，高 PP 与 mAlb 增高发生率有较强相关性，两者同是各种心脑肾不良事件的危险因素，是全身血管病变的病理表现和预测因子，也均与冠状粥样性心脏病的发生、发展密切相关。PP 这一大动脉弹性指标不仅仅只是动脉硬化病变的表现，而且对肾脏病变及冠心病等靶器官病变的发生、发展有着较强的预测价值，对指导未来心脑血管疾病患者及危险人群的治疗提供了更直观的信号，这无疑有着重要的临床意义。

8. 评价临床用药的安全性　MAU 是反映肾功能损伤的敏感指标，已广泛用于评价体内用药的肾毒性作用，如各类抗生素、抗癌药物、降压药，甚至一些中成药等。一项研究报道几种降压药对 UAE 的影响，指出：二氢吡啶类钙拮抗剂降压药对 MAU 有不利影响，因而对轻度高血压者不宜使用。另一项研究观察了长期使用降压药的原发性高血压患者的 UAE，患者分别使用钙拮抗剂硝苯地平、ACE 抑制剂赖诺普利（lisinopril），单独或结合利尿降压 chlirtalidone 治疗 1 年后，血压均有明显下降。赖诺普利治疗组随着血压的降低，UAE 从（35.7±16.2）μg/min 降至（9.1±2.1）μg/min；硝苯地平治疗组 UAE 则无明显下降，因而认为硝苯地平对肾血管有不利影响。

许多研究认为尿液白蛋白测定对早期发现肾功能改变及随后的治疗监控，其特异性和敏感性都比总蛋白高。高血压、糖尿病及系统性红斑狼疮等常伴有肾脏病变的缓慢进行性恶化，尿液白蛋白测定中较早发现这些异常。在糖尿病时，尿液白蛋白排泄量增加常伴随有肾小球滤过率增加，它发生于肾病的早期阶段，在肾组织学或结构改变之前即可检出，对预防糖尿病肾脏并发症的发生有重要意义。由于 UAE 存在较大程度的变异，所以未定时的尿液标本（随意尿）一次白蛋白排泄量增加可能并无意义，连续 2～3 次增高方有诊断价值。某些进展缓慢的疾病，观察一段时期内UAE的变化，比一次测定结果更为重要。

现在一些国内权威的肾病专家主张早期预防MAU要从青壮年开始。随着生活的富足，肾病伴随着糖尿病、高血压、心脏病、肥胖等并发症越来越年轻化，市场上也逐渐出现了家庭就可以自我检测肾脏好坏及损伤程度的快速诊断试剂，为广大患者带来了极大的方便。通过家庭自我检测可在很大程度上做到早期预防、早期诊断、早期治疗，从而减轻病痛及经济压力。

9. 肾脏及泌尿系统疾病诊断的敏感指标　有人常把尿液白蛋白排出增多仅作为反映肾小球功能损伤的指标，实际上原尿中任一蛋白质的明显增加，如溢出性蛋白尿时，尽管肾小管功能正常，由于蛋白质的竞争性重吸收抑制，肾小管不能完成对白蛋白的完全重吸收，可出现MAU；如果仅有肾小管功能损伤，每日原尿中14g左右的白蛋白亦不能有效重吸收，亦会有MAU；白蛋白是血浆中含量最高的蛋白质，泌尿系统的炎症、出血，都会有血浆白蛋白渗出或漏出，使UAE增加。因而MAU时，应结合尿液总蛋白质定量、大分子量蛋白质（如IgG、IgA）和小分子量蛋白质（如β_2-MG、RBP、α_1-MG）测定及病情作分析。不能简单地将UAE增加评价为肾小球功能受损，将尿液小分子量蛋白质排出增多评价为肾小管功能受损。

第四节　高敏C反应蛋白

一、高敏C反应蛋白的生物学特征

1930年在肺炎患者的血液中发现了一种能与肺炎球菌C-多聚糖结合的急性时相反应物质，并称之为C反应蛋白（CRP）。CRP是由肝脏合成分泌，并由206个氨基酸残基组成，相对分子量为23 000的一种位于γ球蛋白区带的蛋白，血液中常以相同亚基的五聚体形式存在；是一种急性期蛋白，肝细胞、平滑肌细胞和巨噬细胞均可表达CRP，受IL-1、IL-6及肿瘤坏死因子的调节；具有激活补体、清除外来致病因子和损伤的细胞作用，为组织修复创造条件；在健康人体内含量很少，平均浓度5～10mg/L，在疾病急性反应期超过400mg/L，传统检测方法不能反映低水平CRP的变化；最早被认为是一种非特异性炎性标志物，在炎症急性期、恶性肿瘤、局部缺血、组织损伤等患者的血浆中，含量可增加上千倍；在动脉粥样硬化的发生、发展中发挥重要作用，包括诱发内皮功能障碍，促进泡沫细胞形成，抑制内皮祖细胞存活与分化，激活动脉粥样硬化斑块内膜的补体；可与炎症细胞表面CRP受体结合，使炎症细胞浸润、聚集，产生细胞因子，斑块内血管平滑肌细胞的含量减少，纤维帽的修复能力降低，还可引起血管内皮受损，使一氧化氮（NO）功能减低、失活，并被降解，释放大量的自由基，引起血管痉挛、动脉粥样硬化、心肌缺血缺氧，而发生心脏缺血事件。目前，CRP检测系统的敏感性已大大提高，可以检测出正常范围低水平CRP的微小变化，其检测的物质称为高敏CRP（high sensitivity CRP，Hs-CRP）。CRP和Hs-CRP在化学本质上无区别，是同一种物质，只是检测方法的下限不同。CRP主要用于儿童或成人的细菌/病毒感染、各种炎症过程、组织坏死与组织损伤（如外科手术后），以及恢复期的筛检、监测、病情评估与药物疗效判断。Hs-CRP主要用于诊断和预测心血管事件的发生、发展。

二、高敏C反应蛋白的实验室检测

1. CRP的常规检测方法　主要有胶乳凝集试验（定性）、单向免疫扩散法和免疫比浊分析法等。常规方法能测定的 CRP 范围是 35mg/L。由于该方法敏感性低，不能满足临床和科研工作的需要，已严重制约了 CRP 在临床的广泛应用。目前临床上主要进行 Hs-CRP 的检测。

(1)单向免疫扩散法：是一种经典的抗原抗体沉淀试验，沉淀环直径或面积的大小与抗原量相关。作为简易抗原定量的方法，其具有特异性高，重复性好，操作简单，价格低廉，不需要特殊仪器检测等优点，因此，在一些中小型医院应用得较多。但此法最大的缺点是在抗原过量时，反应体系不出现沉淀，CRP 浓度过高时可出现较高的假阴性。因此，用单向免疫扩散法检测 CRP 未出现沉淀环时，必须稀释标本后复检，以免漏诊。此外，由于该法的敏感性较差，制约了其临床上的广泛应用。

(2)胶乳凝集法：是临床较常用的血清学方法，属于间接的凝集试验。胶乳试剂用纯化的抗人 CRP 抗体致敏，能和患者血清中 CRP 发生特异性反应，数分钟内呈现清晰的凝集颗粒，出现凝集者为阳性，未出现凝集者为阴性。此方法操作简单、快速，敏感性、特异性较高。但易受补体、类风湿因子(RF)等因素的干扰，产生假阳性结果。因此，为提高结果的准确性，检测时应对待测标本进行预处理，以去除干扰因素。

(3)速率散射比浊法：是以测定溶液对光的散射程度来判断样品中抗原的含量。一定波长的光沿水平轴照射，碰到小颗粒的免疫复合物可导致光散射，散射强度与抗原抗体免疫复合物的含量成正比。此法是一种抗原抗体结合反应的动态测定法，可快速、准确地测量样品中抗原的含量，并且可在多种自动化检测仪上测定结果。速率散射比浊法在临床上已作为 CRP 的常规检测手段。

(4)免疫透射比浊法：是实验室检测 CRP 的常用方法，也是一种微量的免疫沉淀测定法。其与速率散射比浊法不同的是，其以测定透过溶液的光量来反映待测抗原的含量。当光线透过反应体系时，溶液中的抗原抗体免疫复合物可对光线加以吸收和反射，使透射光减少。免疫复合物越多，吸收的光线越多，透射光越少，这种变化可用吸光度表示。若抗体量固定，所测吸光度与免疫复合物的量成正比，也与待测抗原的量成正比。以一系列已知浓度的抗原标准品作对照，即可以测出受检物含量。可使用自动自动生化分析仪、采用多点定标方式进行检测。

2. *Hs-CRP 胶乳增强免疫透射比浊法检测*　胶乳增强免疫透射比浊法基本原理是首先将抗体吸附在一种胶乳颗粒上，当遇到相应的抗原时，抗原抗体结合而出现胶乳凝集。单个胶乳颗粒的大小在入射光波长之内，光线可透过。当两个以上胶乳颗粒凝集时，可阻碍光线透过，使透射光减少，其减少程度与胶乳凝集的程度成正比，亦与抗原量成正比。最近，推出了双重乳胶颗粒增强的 Hs-CRP 检测技术，该技术是将基于鼠单克隆抗体(抗 CRP 抗体)结合乳胶与检体中 CRP 的抗原抗体反应(凝集反应)作为浊度而进行光学测定，从而可以求得检体的 CRP 浓度，其优势是实现全量程 CRP(0～320mg/L)的测定，即一次检测可同时出具 Hs-CRP 和 CRP 两个检测结果，增加了 CRP 的临床应用价值。此方法是测定 Hs-CRP 一种新型的高敏检测方法，可应用全自动生化仪测定，具有敏感性高、稳定性好、方便快速的优点，适宜于在临床推广使用。但该方法仍然受抗原抗体反应的量的影响，存在方法标准化等问题。

3. *ELISA 法检测 Hs-CRP*

(1)检测原理：免疫标记技术用于 CRP 测定的免疫标记方法有放射免疫法、酶免疫法、金标免疫法等。由于放射免疫法存在放射性同位素半衰期短、放射性污染不易保存、稳定性差等缺点，使用中有诸多不便，尤其是酶免疫法的广泛应用，现在该方法应临床上已很少采用。目前，临床应用较多的方法是以酶联免疫吸附试验(ELISA)为主的酶免疫标记技术。ELISA 法具有高度的敏感性(其检测的敏感度可低到 0.15mg/L)、特异性,而且它的试剂比较稳定,无放射性污染。尤其是商品试剂盒和自动化酶标仪的应用,使其成为适用于各级检验部门的检测手段。同时,也是测定患者血清 Hs-CRP 常用的方法之一。该方法应用双抗体夹心法测定标本中人 Hs-CRP 水平。用纯化的抗 Hs-CRP 抗体包被微孔板,制成固相抗体,向包被单抗的微孔中依次加入人 Hs-CRP,再与 HRP 标记的 Hs-CRP 抗体结合,形成抗体-抗原-酶标抗体复合物,经过彻底洗涤后加底物 TMB 显色。TMB 在辣根过氧化物酶(HRP 酶)的催化下转化成蓝色,并在酸的作用下转化成最终的黄色。颜色的深浅和样品中的 Hs-CRP 呈正相关。用酶标仪在 450nm 波长下测定吸光度(OD 值),通过标准曲线计算样品中人 Hs-CRP 浓度。

(2)样本处理及要求

①血清:室温血液自然凝固 10～20min,离心 20min 左右(2000～3000r/min)。仔细收集上清,保存过程中如出现沉淀,应再次离心。

②血浆:应根据标本的要求选择 EDTA 或柠檬酸钠作为抗凝剂,混合 10～20min 后,离心 20min 左右(2000～3000r/min)。仔细收集上清,保存过程中如有沉淀形成,应该再次离心。

③尿液:用无菌管收集,离心 20min 左右(2000～3000r/min)。仔细收集上清,保存过程中如有沉淀形成,应再次离心。胸腔积液、腹水、脑脊液参照实行。

④细胞培养上清:检测分泌性成分时,用无菌管收集。离心 20min 左右(2000～3000r/min)。仔细收集上清。检测细胞内成分时,用 PBS(pH7.2～7.4)稀释细胞悬液,细胞浓度达到 100 万/ml 左右。通过反复冻融,以使细胞破坏并释放出细胞内成分。离心 20min 左右(2000～3000r/min)。仔细收集上清。保存过程中如有沉淀形成,应再次离心。

⑤组织标本:切割标本后,称取重量。加入一定量的 PBS,pH7.4。用液氮迅速冷冻保存备用。标本融化后仍然保持 2～8℃的温度。加入一定量的 PBS (pH7.4),用手工或匀浆器将标本匀浆充分。离心 20min 左右(2000～3000r/min)。仔细收集上清。分装后一份待检测,其余冷冻备用。

标本采集后尽早进行试验。若不能马上进行试验,可将标本放于－20℃保存,但应避免反复冻融。不能检测含 NaN_3 的样品,因 NaN_3 会抑制 HRP 酶的活性。

4. 胶体金法(定性或半定量)

(1)检测原理:以两株高特异性、高敏感性抗人 Hs-CRP 单克隆抗体,其中一株固定于膜上测试区(T),另一株为金标记抗体,预先包被在聚酯膜上,应用抗原抗体反应及免疫层析技术可对人血中 Hs-CRP 进行定性,配用免疫定量分析仪可进行半定量。

(2)标本要求:应在无菌情况下采集静脉血。检测时,未经肝素抗凝的血样须析出血清,经肝素抗凝的血样,可选用血浆或全血。建议优先选用人血清或血浆进行检测,在患者病情紧急或特殊情况下,可使用全血样本进行快速检测。其他体液和样本可能得不到准确的结果。若血清或血浆样本收集后 7d 内检测,样本须放在 2～8℃保存;如果 7d 后检测则须将样本放置于－20℃环境,可保存 6 个月;全血样本建议在 3d 内检测,样本于 2～8℃保存,不得冻存。避免加热灭活样本,溶血样本应弃用。检测前样本必须恢复至室温。冷冻保存的样本须完全融化、复温、混合均匀后方可使用,切忌反复冻融。

5. 化学发光和免疫荧光分析技术　目前,Hs-CRP 检测专用的化学发光酶免疫和免疫荧光分析仪器在临床上渐渐推广开来,这两类仪器均配有专用试剂,仪器小巧,自动化程度高,可进行床旁检测,可在检验科以外的临床科室实现 POCT 应用。

三、高敏 C 反应蛋白检测的影响因素

1. 使血清中 Hs-CRP 浓度升高的影响因素

(1)血清分离管:标本采集后立即分离血清。用凝胶分离管收集的标本的 Hs-CRP 浓度明显高于用无抗凝剂或 EDTA 管收集的标本的浓度。

(2)急性感染:急性感染患者的 Hs-CRP 浓度升高。

(3)衰老:随着年龄的增长,血清中 Hs-CRP 浓度会出现轻微的增加,这可能与老龄化相关的高肥胖率有关。

(4)吸烟:与 Hs-CRP 浓度增加有关。

2. 使血清中 Hs-CRP 浓度降低的影响因素

(1)EDTA 抗凝:EDTA 作为抗凝剂时,Hs-CRP 浓度降低,可能与抗凝红细胞的渗透性改变有关。

(2)戒烟:吸烟者戒烟后,已升高的 Hs-CRP 浓度会降低。

(3)膳食:心血管疾病危险性增加的个体,适当的饮食可降低血清中 Hs-CRP 浓度。

(4)运动:剧烈运动可降低 Hs-CRP 浓度。经常性的体育锻炼与已升高的 Hs-CRP 浓度明显降低有关。

(5)减肥:明显的体重降低与 Hs-CRP 浓度降低有关。

3. Hs-CRP 检测建议　①应在无炎症或感染条件下(代谢稳定)进行测定,以减少个体差异。②Hs-CRP 结果一般以 mg/L 表示。③可使用新鲜、储存和冷冻的样品[血清或血浆(肝素抗凝)]。④试剂敏感性要高(通常应≤0.3mg/L,如用于研究应低至 0.15mg/L),在可测定范围内有较高精密度[变异系数(CV)不应超过 10%]。⑤对检测系统进行定期多点校准,采用 4 参数 logit-log 等模式制备校准曲线。⑥试剂应采用符合世界卫生组织(WHO)的 CRP 标准品 85/506 或国际临床化学联合会(IFCC)/欧洲标准物质局(BCR)/美国病理家学会(CAP)用国际有证参考材料(CRM)470 标准。⑦建议用禁食与非禁食两种方法,间隔 2 周测定,可得到这种标志物水平更加稳定的评估。如果证实 Hs-CRP>10mg/L,应查找明显感染或炎症的来源,2 周后再测。

值得注意的是,不同 Hs-CRP 测定方法之间结果有一定差异,测定的标准化已日益受到重视。WHO 已有 CRP 免疫测定的国际参考标准 85/506,IFCC/BCR/CAP 已有次级标准——血浆蛋白 CRM470(CRP 是其中 14 种项目之一,美国 Dade Behring 公司生产),这些都为国内外开展 Hs-CRP 测定的标准化工作提供了条件。

四、高敏 C 反应蛋白检测的临床应用

1. Hs-CRP 可作为 ACS 的预后指标　Hs-CRP 测定在急性冠状动脉综合征(ACS)的预后价值,首先是在急性局部缺血和不稳定型心绞痛的患者中提出的。其后的研究发现,无论在入院或出院时测定 Hs-CRP,对于 ACS 患者均有预测价值。有研究发现,重度不稳定型心绞痛(UAP)患者入院时其 CRP 浓度较高,比 CRP 浓度低的患者心绞痛的复发、冠状动脉血管置换术、心肌梗死和心血管疾病致死等心血管事件发生率高。同时,又有研究发现,同一组 CRP 浓度水平较高的 UAP 患者出院后有较高的再住院及发生心肌梗死的危险。此外,Hs-CRP 有助于鉴别出心肌肌钙蛋白(cTn)阴性而死亡率增高的患者。

2. Hs-CRP是未来发生冠脉事件的预测指标　前瞻性研究显示，Hs-CRP是已知冠心病患者未来心血管病发病和死亡的预测指标。欧洲ECTA研究组的资料显示，稳定型心绞痛(SAP)和不稳定型心绞痛(UAP)患者，Hs-CRP浓度每升高一个标准差，非致命性心肌梗死或心源性猝死的相对危险增加45%(95%可信限CI为1.15～1.83)。许多研究证实Hs-CRP能预测首次心肌梗死和疾病的发作。到目前为止，18项前瞻性研究显示，在表观健康的男性和女性中，Hs-CRP水平增高是将来首次发生心血管疾病危险性的非常有效的预测指标。内科健康研究(PHS)显示，Hs-CRP位于最高四分位数的患者未来发生卒中的危险增加2倍，未来发生心肌梗死的危险增加3倍，未来发生周围血管疾病的危险增加4倍。这种预测作用长期稳定存在于吸烟和非吸烟者中，且独立于其他危险因素。采用年龄和吸烟配对研究发现，女性Hs-CRP基线增高者，3年后心血管事件发生率较Hs-CRP正常者增加5倍，心肌梗死和卒中的危险性则增加7倍。有关女性健康研究(WHS)的报告也显示Hs-CRP是女性未来发生心血管事件的一个强有力的预测指标。高水平Hs-CRP妇女与低水平Hs-CRP的妇女相比，患任何血管性疾病的危险性增加5倍，发生心肌梗死或卒中的危险性增加8倍。

3. Hs-CRP与其他生化指标对冠心病危险的预测价值　来自PHS和WHS等前瞻性研究显示，在众多生化指标中，Hs-CRP对冠心病的预测价值明显高于传统的冠心病危险因素如血脂、脂蛋白和载脂蛋白、同型半胱氨酸(HCY)等。在多变量分析过程中，记录诸多冠心病危险因素如肥胖、高血压、糖尿病、冠心病家族史及各种生化指标，仅仅只有Hs-CRP和TC/HDL-C有单独的预测价值。在对绝经期后妇女的相同研究中，Hs-CRP已显示能预测LDL-C＜1300mg/L人群的危险性。另有研究发现Hs-CRP能鉴别那些血脂水平在合适范围的个体发生冠心病的危险性。

自PHS(美国公共卫生署)的研究数据显示，与TC和Hs-CRP在正常值75%以下的人相比，单独TC增高的人危险性增加2.3倍，单独Hs-CRP增高的人危险性增加1.5倍，而TC和Hs-CRP均增高的人群发生冠心病的危险性增加5倍，因此认为TC和Hs-CRP两个危险因素的联合作用远远大于单个危险因素所产生的影响。此外，根据Hs-CRP和TC/HDL-C比率的组别进行分级时发现，Hs-CRP和TC/HDL-C在最高组别的男性、女性与最低组别相比，冠心病发生的相对危险性均超过8倍。因此，有学者认为联合Hs-CRP与血脂的预测模型是目前进行冠心病危险评估的最佳模型。

4. Hs-CRP与其他冠心病危险因素的关系　有研究发现，对于中年妇女来说，体质量指数(BMI)可解释约30%的Hs-CRP变异。肥胖与Hs-CRP水平升高直接相关，绝经期后肥胖妇女，减重后Hs-CRP水平下降近一半。节食与减重降低心血管事件危险的机制可归于它们对炎症反应的削弱。血压增高可促进内皮表达细胞因子并激活炎症反应，而良好地控制血压可降低炎症反应对心血管系统的不良作用。CRP在代谢综合征的几乎所有过程中都起着重要作用，这是CRP与LDL-C明显不同的另一个显著特点。糖尿病患者Hs-CRP水平升高，提示机体炎症在糖尿病发病及胰岛素抵抗综合征中的作用。吸烟者Hs-CRP、IL-6水平增高，戒烟可使这些指标水平下降。经研究证实，体育锻炼也可降低炎症因子的浓度。生长激素替代疗法可降低包括Hs-CRP在内的一些炎性指标的水平，而生长激素缺乏的成人有较高的心血管病死亡率。此外，口服避孕药和绝经期后使用雌激素替代疗法(HRT)的女性Hs-CRP水平明显高于未治疗的女性和年龄配对的男性。从长期作用的方面讲，HRT可通过降低LDL-C起到防止心血管疾病发生的保护性作用，但从短时间内讲，雌激素也可能导致斑块的不稳定和破裂。这也可能是 HRT 效果的两面性的反映之一。

5. 预防性治疗对 Hs-CRP 水平的影响　虽然没有特异性治疗能降低 Hs-CRP 水平及无直接证据表明 Hs-CRP 降低能减少将来发生心血管疾病的危险性，但已有研究显示，在 Hs-CRP 水平增高的人群中，一些治疗性生活方式的改变（如控制饮食、减重、戒烟、锻炼等）与药物能降低 Hs-CRP 水平，有效降低未来冠状动脉疾病的发生率。阿司匹林和普伐他汀、辛伐他汀可有效降低 Hs-CRP 浓度升高患者未来冠脉事件的发生率，提示这两类药物有抗炎特性。PHS 研究中，Hs-CRP 升高（＞2.1mg/L）的健康男子，服用阿司匹林可使未来心肌梗死危险降低 60％；而对于 Hs-CRP 无明显升高（＜0.55mg/L）者，未来心肌梗死危险只能降低 14％。胆固醇和复发性事件（CARE）及其他一些研究发现普伐他汀、辛伐他汀也有类似作用。此外，在冠心病的一级预防中，如将 Hs-CRP 与血脂结合，将优于单独用血脂进行他汀类药物疗效判断。值得注意的是，一级预防中有关 Hs-CRP 的资料不能确保其应用于心肌梗死患者的可靠性。因为急性缺血发作后 Hs-CRP 水平升高，很难确定患者的基线水平，从而有可能将患者错误分类。

为使 Hs-CRP 更好地用于临床常规分析及心血管疾病的诊治，值得注意和需要解决的问题主要有：健康人群的临界值确定；测定结果的解释和危险性评估的有效性；目前潜在的治疗方式；检测系统的准确性与标准化。

Hs-CRP 随急性感染或创伤等而升高，避免在这些情况下测定 Hs-CRP 限制了其临床应用。Hs-CRP 测定方法简便，个体日间和生理变异较少，是心肌梗死一个较好的生化预测指标。国外一些学者认为，Hs-CRP 浓度应当使用前瞻性临床研究已确定的临界值进行解释，根据 Hs-CRP 浓度报告发生冠状动脉疾病的相对危险性而不是实际的浓度值，也可根据 Hs-CRP 与 TC/HDL-C 两者联合的模式进行相对危险性的估算，而没有必要报告确切的 Hs-CRP 测定值。由于 Hs-CRP 的检测费用远小于其他心血管疾病检查项目的费用，从寿命延长和费用/效果比值这两项指标来看，Hs-CRP 筛查是高度有效的。美国一些临床医生已将 Hs-CRP 检测作为每年健康体检的内容之一。因此，建议在一级预防中，将 Hs-CRP 与 HDL-C、LDL-C、TC 一起检测，特别是结合 LDL-C 或 TC/HDL-C 进行分析；在二级预防中，将 Hs-CRP 同 cTn 一起检测，特别适合急诊有胸痛症状但 cTn 正常的患者，此时 CRP 升高预示着短期和长期的发病危险增加。反之提示，急诊患者如果 Hs-CRP 和 cTn 都正常，患潜在冠状动脉性疾病的可能性就小。

五、高敏 C 反应蛋白的正常参考范围

人群中血清 Hs-CRP 水平分布通常没有性别和种族差异。一般认为，我国健康人群 Hs-CRP 水平的中位数范围为 0.58～1.13mg/L。多数研究认为 Hs-CRP 在 3mg/L 以下，冠状动脉事件发生危险较低。美国 CDC 与 AHA 建议，可根据 Hs-CRP 水平对患者进行心血管病危险分类：＜1mg/L 为相对低危险，1.0～3.0mg/L 为中度危险，＞3.0mg/L 为高度危险。使用全量程（Hs-CRP＋ CRP）试剂盒：Hs-CRP＞ 1.0mg/L，CRP＞10.0mg/L。

主要参考文献

Agarwala A, Virani S, Couper D, et al, 2016. Biomarkers and degree of atherosclerosis are independently associated with incident atherosclerotic cardiovascular disease in a primary prevention cohort:The ARIC study[J]. Atherosclerosis,253:156-163. doi:10.1016/j.atherosclerosis.2016.08.028.

Bai D,Song J,2012. Plasma metabolic biomarkers for syndrome of phlegm and blood stasis in hyperlipidemia and atherosclerosis[J]. J Tradit Chin Med,32(4):578-83.

Foster MC,Coresh J,Bonventre JV,et al,2015. Urinary biomarkers and risk of ESRD in the atherosclerosis risk in communities study[J]. Clin J Am Soc Nephrol,10(11):1956-63. doi:10.2215/CJN.02590315.

Jaruga P,Rozalski R,Jawien A,et al,2012. DNA damage products (5′R)-and (5′S)-8,5′-cyclo-2′-deoxyadenosines as potential biomarkers in human urine for atherosclerosis[J]. Biochemistry,51(9):1822-4. doi:10.1021/bi201912c.

Stuveling EM,Hillege HL,Bakker SJ,et al,2004. C-reactive protein and microalbuminuria differ in their associations with various domains of vascular disease[J]. Atherosclerosis,172(1):107-14.

von zur Muhlen C,Schiffer E,Sackmann C,et al,2012. Urine proteome analysis reflects atherosclerotic disease in an ApoE-/-mouse model and allows the discovery of new candidate biomarkers in mouse and human atherosclerosis[J]. Mol Cell Proteomics,11(7):M111.013847. doi:10.1074/mcp.M111.013847.

Zemaitis P,Liu K,Jacobs DR Jr,et al,2014. Cumulative systolic BP and changes in urine albumin-to-creatinine ratios in nondiabetic participants of the multi-ethnic study of atherosclerosis[J]. Clin J Am Soc Nephrol,9(11):1922-9. doi:10.2215/CJN.02450314.

第 7 章

心肌缺血坏死尿液标志物

缺血性心脏病是心脏病中最常见的疾病之一，近年急性心肌梗死（AMI）发病率逐步上升，早期诊断对治疗十分重要。心肌缺血指急性冠状动脉综合征（ACS）形成心肌坏死前的短暂时间段，也称为早期心肌梗死阶段。经过认真的分析研究，我们把肌红蛋白、碳酸酐酶Ⅲ、脂肪酸结合蛋白和缺血修饰白蛋白等定义为心肌缺血标志物。准确把握和应用此阶段的特征性标志物，有助于早期心肌缺血的明确诊断，避免漏诊、误诊或某些患者盲目住院；有助于避免其他更昂贵的检查，从而可以减少医疗资源的浪费。同时，由于生物标志物只能反映疾病发展变化复杂过程的一部分，因此，心脏生物标志物检测结果的解释应结合患者病理生理变化，心脏生物标志物的应用并不能完全替代认真的临床观察、分析和判断。

第一节　尿肌红蛋白

一、肌红蛋白的生物学特征

1. *肌红蛋白的结构*　肌红蛋白（myoglobin，Mb）是一种小分子蛋白，由珠蛋白与正铁血红素（heme）结合而成。由 153 个氨基酸构成的单一肽链，相对分子质量 17 800，其主链的 75％折叠成 α 螺旋构象，共有 8 段主要的螺旋，以 A、B、C……H 命名。螺旋区之间有 5 个非螺旋段，还有 2 个非螺旋区。在氨基末端的 2 个残基命名为 NA1 和 NA2，羧基末端的 5 个残基命名为 HC1 至 HC5。Mb 的主链与 Hb 的 α 链和 β 链的折叠形成的三维结构非常相似。Mb 内部几乎都是非极性残基，外侧含极性和非极性两种残基，结构极为紧凑，体积为 $45\times35\times25$Å（埃）。内部很少空隙，血红素位于 Mb 分子的一个沟缝中，放在一个非极性的龛中，它可以保护 Fe^{2+} 不致氧化为 Fe^{3+}，其 Fe^{2+} 一端与肽链 F8 位置的组氨酸残基相结合，氧在第六配位键位置上与 Mb 结合成为氧合 Mb，在脱氧的 Mb 中，该位置是空位。F7 位置的第二个组氨酸很靠近这个位置，邻接组氨酸增加血红素对 O_2 的亲和性，远侧组氨酸则借位限制 CO 的结合。第六配位位置附近的远侧组氨酸和其他残基也抑制血红素被氧化为高铁状态。它能可逆地与氧结合，形成 MbO_2，在肌细胞内起着转运和储存氧的作用。MbO_2 称为氧合肌红蛋白，Mb 称为脱氧肌红蛋白。但肌红蛋白的功能只是把氧从肌细胞附近毛细血管的血液通过细胞膜运到肌细胞中，以 MbO_2 形式暂时储氧，并可携带氧在肌肉中的运动，在肌肉急剧运动时把氧释放出来，以保障肌肉强烈代谢对氧的需要。此外，由于血红素对 CO 有很高的亲和性，Mb 对 CO 的结合力比 O_2 约大 200 倍。

Mb 只存在于心肌及横纹肌内，其他组织包括平滑肌内都不含有此种蛋白。各组肌肉内 Mb 的含量与其活动量有关，活动量大的肌肉群含量多，反之则少。神经被切除处于麻痹状态的肌肉内，Mb 含量明显降低，重新植入神经，Mb 含量又恢复至原有水平。正常成人骨骼肌内含有 Mb 4.92mg/g 肌肉组织，心肌内含有 4.34mg/g 心肌（干重）。骨骼肌与心肌内的 Mb，在免疫化学性质上是一致的，采用现有的分析方法两者不能鉴别。Mb 进入血循环，部分呈游离状态，部分与血清蛋白相结合。当 Mb 浓度为 2μg/ml 时，有 50%～87.5%是结合的。血清中结合蛋白的分子量在 100 000～150 000，主要是 γ-球蛋白和 β-球蛋白。与白蛋白、触珠蛋白（haptoglobin）及 α-球蛋白没有或很少结合。Mb 与血清蛋白的结合力较弱，所以肾清除较快，其清除速度较血红蛋白快 25 倍。

Mb 不是变构蛋白，所以 O_2 与 Mb 结合并不协作进行。对于任何给定的氧分压，Mb 的氧饱和度总比 Hb 高，而且氧分压从 13.3kPa（100mmHg）一直降到很低，如 1.33kPa（10mmHg）时，Mb 的氧饱和度才开始下降，因此 Mb 结合的氧量多于 Hb。

作为有机化合物的蛋白质不能直接与氧发生可逆结合，但是却可以通过某些过渡金属的低氧态（特别是 Fe^{2+} 和 Cu^{+}）具有的强烈的结合氧倾向与氧发生作用。在进化过程中肌红蛋白-血红蛋白家族选中了二价铁（Fe^{2+}）作为氧结合部位，而某些节肢动物的血蓝蛋白选择了一价铜（Cu^{+}）作为氧结合部位。在肌红蛋白-血红蛋白家族中铁是由称为原卟啉Ⅸ的有机分子固定的。原卟啉Ⅸ由 4 个吡咯环组成，彼此通过甲叉桥连接成四吡咯环系统，与之相连的有 4 个甲基、2 个乙烯基和 2 个丙酸基。原卟啉Ⅸ属于卟啉类，这类化合物在叶绿素、细胞色素及其他一些天然色素中都有存在。卟啉化合物有很强的着色力，在血红蛋白中铁卟啉（血红素）使血液呈红色，叶绿蛋白中镁卟啉（叶绿素）使植物呈绿色。

原卟啉Ⅸ与 Fe 的络合物铁原卟啉Ⅸ称为血红素。卟啉环中心的铁原子通常是八面体配位，有 6 个配位健，其中 4 个与四卟啉环的 N 原子相连，另两个沿垂直于卟啉环面的轴分布在环面的上下[其中一个与 93 位上的 His(F8)残基的咪唑环 N 结合，另一个处于“开放”状态，用作 O_2 的结合部位，64 位 His(E7)就在它附近，中间的空隙正好容纳一个 O_2 分子]（图 7-1）。

血红素中的铁原子如果处在水环境中就很容易被氧化成三价铁（Fe^{3+}），并因此失去氧合能力。蛋白质正为血红素提供一个疏水洞穴，避免 Fe^{2+} 原子发生氧化，以保证血红素的氧合能力。此外，原卟啉Ⅸ还能与 H_2O、NO_2^-、OH^-、F^-、CN^-、N_3^-、H_2S、CO、NO 等离子或分子配位或键合。

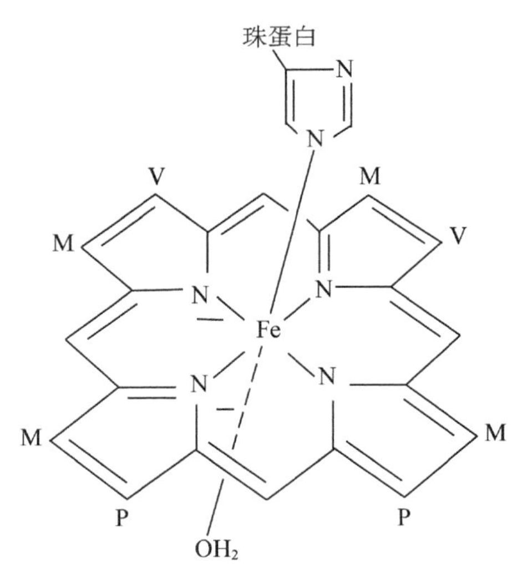

图 7-1 肌红蛋白的血红素结构

2. 氨基酸选择性突变 随着基因工程的发展，氨基酸残基的定点突变技术已经广泛应用于蛋白质工程研究中。这一技术在对天然蛋白分子进行结构与功能的改造中，以及在设计新功能蛋白分子中发挥着不可替代的作用，尤其是在实现不同血红素蛋白结构及功能间相互转化的研究中至关重要。研究发现四突变位点（Thr39Ile/Lys45Asp/Phe46Leu/Ilel07Phe）马心肌红蛋白的过氧化物酶活性高于野生型肌红蛋白，其氧化还原电位为 24mV[相同条件（pH6.0，μ=0.1M，25℃）下，野生型肌红蛋白氧化还原电位为 60.9mV]。此外，有人用圆二色谱法研究该突变体蛋白二级结构的变化时发现：突变体的热稳定性低于野生型肌红蛋白（74.1 *vs* 76.5），氧结合的速率常数与野生型肌红蛋白相一致，但是突变体与 CO 结合速率常数比野生型肌红蛋白高。

在 Mb 分子中引入其他的金属离子结合位点，是 Mb 结构和功能之间关系研究中的又一亮点。有学者将 Mb 活性中心空穴内的氨基酸 Leu29 及 Phe43 突变成 His。这样，加之空穴内原本存在的远端配体 His64，所得到的突变体 Mb(L29H/F43H)分子的活性中心就存在 3 个 His，它们可以结合一个 Cu^{2+} 离子(称为 CuBMb)。这一突变体具有类似血红素-铜氧化酶的活性中心结构，体现出了类似血红素-铜氧化酶性质及催化功能。

3. *血红素化学修饰*　近几年在对 Mb 分子的研究中又出现了通过对血红素辅基进行修饰来对整个蛋白分子进行改性的方法。这种方法主要集中在对 heme 的丙酸根进行化学修饰，使丙酸根衍生为更多的羧基或氨基，或在 heme 的丙酸根上引入 His 或 Arg，以及通过丙酸根使 heme 与足球烯 C60 的衍生物进行共价结合等；也有对 heme 乙烯基进行修饰，如对 heme 2-或 4-乙烯基进行羟基化，或对两个乙烯基进行饱和，得到 mesoheme 等。最后将修饰后的 heme 分子与脱辅基蛋白(apo-protein)进行体外重组，得到相应的结合修饰后辅基的全蛋白分子(holo-protein)。研究者在研究肌红蛋白血红素 6-或 7-丙酸侧链对其结构和功能的影响时，用甲基取代了该位置的血红素辅基的丙酸基。结果发现：脱氧肌红蛋白 6-甲基-7-丙酸血红素能够加速氧结合和解离的速率，并且 6-甲基-7-丙酸血红素肌红蛋白氧化为正铁肌红蛋白的速率高于 6-丙酸-7-甲基血红素肌红蛋白，这表明 6-丙酸在氧合肌红蛋白的稳定性中扮演着至关重要的生理角色，因为其能够与 Lys45 形成盐桥；7-丙酸被甲基取代之后，影响了 His93 与血红素铁离子之间的结合，导致 6-丙酸-7-甲基血红素肌红蛋白与 CO 的结合速率升高，氰化态和脱氧态的 6-丙酸-7-甲基血红素肌红蛋白的 H1NMR 谱表明 His93 咪唑环结构也遭到破坏，这表明 7-丙酸具有调节氢键网和 His93-血红素铁离子结合的能力。

4. *氨基酸选择突变和血红素修饰相结合*　无论是氨基酸残基的定点突变还是 heme 辅基的化学修饰，在蛋白的分子设计与构建中，单独使用这两种方法很难达到最理想的设计效果。目前，血红素蛋白的分子设计中所出现的新趋向之一就是将这两种方法进行有机的融合，利用两种方法各自的优点，实现功能性蛋白分子的设计与构建。也有研究者将 Mb 肽链中处于辅基 heme 平面的远端组氨酸 His64 定点突变成丙氨酸(Ala，A)或天冬氨酸(Asp，D)，同时对 heme 的丙酸根进行化学修饰，然后采用体外重组的方法得到不同的目标蛋白分子。结果发现，单独采用辅基的化学修饰方法可以使 Mb 的催化效率提高 34 倍；单独采用定点突变的方法，可以使 Mb 的催化效率提高 96 倍；而同时使用两种方法可以使 Mb 的催化效率提高 433 倍，其 Kcat/Km 值高达 23 000(mol/L)，是细胞色素 C 过氧化物酶的 115 倍，比辣根过氧化物酶只低 3.1 倍。可见，将两种方法进行有机的融合，确实可以人为地实现功能性蛋白分子的设计与构建，而且效果可以与天然蛋白分子相媲美。

5. *与小分子或金属离子的相互作用*　Mb 作为氧的载体在生物体内与各种微量元素共存，因此研究 Mb 同金属离子或各种识别分子的直接相互作用、作用机制及作用后引起的结构或构象的变化是非常有意义的。目前，关于 Mb 与小分子相互作用的研究，主要集中在其与小分子药物的相互作用，而其与金属离子相互作用的研究则很少有报道。

小分子与蛋白质结合后能够改变小分子或蛋白质的吸收光谱性质，如吸收峰位置的改变、吸收强度的改变、新的吸收峰的出现等均可以提供小分子与蛋白质相互作用的信息。同理，小分子与蛋白质相互作用后会引起小分子或蛋白质自身的荧光(内源荧光)光谱的变化，如改变荧光强度、改变荧光的偏振度、出现新的荧光峰等，同样可以提供小分子与蛋白质相互作用的信息，结合有关理论计算，则可以提供结合部位、结合常数、结合位点之间的距离及一些热力学常数等物理化学参数。

二、肌红蛋白的实验室检测

1. *传统比色法* Mb最早的测定方法，主要是利用Mb的物理特性和所含的正铁血红素进行测定，采用盐分部沉析、柱层析或电泳等方法分离肌红蛋白，然后用比色法或分光光度计对其进行定量测定。这些方法敏感性较差，要用较大容量或浓度的样品才能测出，在一般临床实验室不易推广。后来引进免疫学方法，应用各种免疫方法如免疫扩散、免疫电泳、血凝抑制试验和补体结合方法，改进了敏感性和特异性，然而这些方法仍不能定量测出血清中或尿标本中正常水平或稍高于正常水平的Mb含量，一直不能有效应用到临床。

2. *放射免疫法(RIA)* 1973年，Lwebuga Mukasa报道了一种肌红蛋白放射免疫测定法，可测定毫微克/毫升水平，不仅敏感性提高了，而且可以正确定量。但是，要建立肌红蛋白放射免疫测定，最初遇到的困难是制备合适的同位素标记抗原。Reichlm曾试用氯胺T法标记人肌红蛋白，没有成功，后来改用^{131}I标记马肌红蛋白。1975年，他修改了标记方法，先合成125碘-N-琥珀酰亚胺-3-(4-羟苯基)丙酸酯，以后再与人肌红蛋白反应，制成^{125}I标记的肌红蛋白抗原，获得了满意的结果。但是所用的方法测定周期太长，需要24h以上，这对于急性心肌梗死的早期诊断显得太迟了。后来，Rosano改进了方法，采用聚乙二醇分离结合抗原与游离抗原，总测定时间缩短到4h，这才使肌红蛋白放射免疫测定成为心肌梗死早期诊断的有价值的方法。

3. *快速床旁检测法* 目前，快速检测Mb的方法主要有全血肌红蛋白床旁荧光定量测定(POCT)法和胶体金法。POCT仪配套有专用试剂卡，其临界值为99.3μg/L。检测早期心肌病变标志物的方法近年来主要有放射免疫法、酶联免疫吸附法和免疫比浊法等，但由于所需检测的时间较长，不能用于快速诊断。采用床旁干式荧光定量测定全血Mb是一种快速、简便的技术，它不须分离血清即可进行检测，可在心肌梗死发病初期即检测到Mb显著升高，而且可作为判断梗死扩展或再梗死及预后的指标。因为Mb既存在于心肌又存在于骨骼肌，因此凡能引起这两种肌细胞病变损伤及肾排泄功能障碍的疾病均可引起血清Mb升高，可造成AMI诊断的假阳性。POCT是目前研究的热点，由于该方法的检测原理是将红细胞固定后利用毛细作用将血浆与滤膜中附着的荧光抗体颗粒结合，因此要求操作过程中须保证血液量要足够，以避免出现误差，并且红细胞的含量也会影响检测结果的准确性。

胶体金试剂为一种手工操作试剂，现国内有多家公司可生产此类产品，定性检测血清或血浆中的肌红蛋白水平。有单人份和多人份包装，已获国家药监局器械准字号，其主要组成成分包括：单克隆肌红蛋白抗体，羊抗鼠抗体，氯金酸，硝酸纤维素膜，玻璃纤维，无纺布，粗纤维吸水纸，塑料板，单双面胶带，塑料外壳。产品有效期：产品应储存于室温(4～30℃)、避光、干燥处，禁止冷冻，长期储存应置于2～8℃为宜，有效期为12个月。胶体金法操作简单，不需要仪器设备，但由于是定性试验，在临床使用上受到一定的限制。

4. *酶联免疫吸附试验(ELISA)* 方法原理为双抗体一步夹心法酶联免疫吸附试验(ELISA)。往预先包被人肌红蛋白(MYO)捕获抗体的包被微孔中，依次加入标本、标准品、HRP标记的检测抗体，经过温育并彻底洗涤。用底物TMB显色，TMB在过氧化物酶的催化下转化成蓝色，并在酸的作用下转化成最终的黄色。颜色的深浅和样品中的人肌红蛋白呈正相关。试剂盒在临床科研上已开始了一定的应用，在使用时应注意以下事项：

(1)收集标本前必须清楚要检测的成分是否足够稳定。对收集后当天进行检测的标本，储存在4℃备用，如有特殊原因需要周期收集标本，将标本及时分装后放在−20℃或−70℃条件下保存，避免反复冻融。标本2～8℃可保存48h，−20℃可保存1个月，−70℃可保存6个月。部分激素类标本须添加抑肽酶。

(2)标本必须为液体，不含沉淀。包括血清、血浆、尿液、胸腔积液、腹水、脑脊液、细胞培养上清、组织匀浆等。

(3)血清标本最好为室温血液自然凝固10～20min后形成，离心20min左右(2000～3000r/min)，收集上清，如有沉淀形成，应再次离心。

(4)血浆标本应选择EDTA、柠檬酸钠或肝素作为抗凝剂，加入10%(v/v)抗凝剂(0.1M柠檬酸钠或1%heparin或2.0%EDTA.Na2)混合10～20min后，离心20min左右(2000～3000r/min)。仔细收集上清。如有沉淀形成，应再次离心。

(5)尿液、胸腔积液、腹水、脑脊液：用无菌管收集。离心20min左右(2000～3000r/min)。仔细收集上清。如有沉淀形成，应再次离心。

(6)细胞培养上清：检测分泌性的成分时，用无菌管收集。离心20min左右(2000～3000r/min)。仔细收集上清。检测细胞内的成分时，用PBS(pH7.2～7.4)稀释细胞悬液，细胞浓度达到100万/ml左右。通过反复冻融，以使细胞破坏并放出细胞内成分。离心20min左右(2000～3000r/min)。仔细收集上清。保存过程中如有沉淀形成，应再次离心。

(7)组织标本：切割标本后，称取重量。加入一定量的PBS，缓冲液中可加入1μg/L蛋白酶抑制剂或50U/ml的抑肽酶(aprotinin)。用手工或匀浆器将标本匀浆充分。离心20min左右(2000～3000r/min)。仔细收集上清置于−20℃或−70℃保存，如有必要，可以将样品浓缩干燥。分装后一份待检测，其余冷冻备用。

5. 免疫比浊法　使用特异抗体结合于胶乳颗粒表面，标本与胶乳试剂在缓冲液中混合，标本中的Mb与胶乳颗粒表面的抗体结合，使相邻的胶乳颗粒彼此交联，在500～600nm附近测量溶液浊度，其浊度与标本中的Mb浓度呈正相关。现已有成套商品试剂盒供应，可在半自动或全自动生化分析仪上应用，对检测标本进行严格的质量控制，进行大批样品分析。

标本处理：用血清或血浆标本(肝素抗凝)，在4h内测定。标本于使用前离心，4000r/min，15min。2～8℃储存的标本应在24h内测定；如标本存放超过24h，应于−20℃以下冻存，融化后必须离心，避免反复冻融。标本避免溶血及黄疸。血清分离胶有明显负干扰，使用时应注意。慎用其他抗凝剂。胶乳试剂避免冰冻，以免影响其反应效果。方法学特性：其方法敏感性可达ng级，线性范围较宽，批内及批间变异系数较小。

6. 蛋白芯片检测法　现在，已有公司生产了心血管疾病诊断和预测多指标蛋白芯片检测试剂盒。这种试剂盒涉及心血管疾病的诊断和预测的多项指标，集成检测反应板和蛋白芯片试剂盒。试剂盒检测反应板包括基板和位于基板上的反应孔，其中，每一反应孔的底部有固相载体，且在固相载体上包被着抗Mb等抗体的微点阵。本试剂盒可简便、快速、准确地实现多人份的心血管疾病的诊断和预测，多项指标检测同时进行。

7. 化学发光分析法　光激化学发光免疫测定技术(light induced chemiluminescent immunoassay，LICI)是一种定量检测血清Mb的化学发光分析方法。其主要方法为：用0.02mol/L PBS作样品稀释液，配制Mb系列校准品，将抗体包被发光微粒，对抗体进行生物素标记。检测时，将生物素化的抗体与抗体包被的发光微粒等量混合，再加入校准品或待测样品并充分混匀，37℃孵育15min，然后加入包被有链霉亲和素的感光微粒37℃孵育15min后，在化学发光检测仪中检测光信号，根据光信号的强度计算待测样品中Mb的浓度。使用该方法，分析敏感性高，线性良好，抗干扰性强。

LICI是一种通过化学发光检测微粒间的结合，进而检测分析物含量的方法。在680nm的光照下，感光微粒中的光敏物质受到激发产生单线态氧，单线态氧扩散至发光微粒，与其中的发光物质反应，即产生化学发光。由于单线态氧在溶液中维持活性的时间很短(约4μs)，只有那些通过待测物连接在一起的发光微粒和感光微粒才能产生化学发光。因此，LICI是均相免疫测定法，避免了酶联免疫吸附试验(ELISA)、放射免疫法(RIA)等检测方法中烦琐的分离和洗涤步骤。同时，由于微粒表面积的增加，也提高了检测的敏感性。

8. 肌红蛋白的检测标准化　室间质量控制调查结果表明，血清Mb检测差异最高可达100%。Roche系统与Beckman系统之间检测冷冻血清标本时Mb差异达36%。BioMerieux Vidas与DPC Immulite之间检测新鲜人血清标本时Mb的差异达40%。其中部分原因是Mb校正品缺少可互通性。

为促进心脏标志物检测标准化，IFCC设立了心脏标志物标准化委员会，其工作目标之一是促进Mb检测标准化。2004年发表了评价候选肌红蛋白次级参考物(cRM)的实验报告。实验时选择合适的参考物以利于减少不同Mb检测系统之间测定值的差异。候选的cRMs共5种，4种是人心肌组织提取的含肌红蛋白亚型的参考物质，1种是重组形式的。实验还采用了新鲜的或冷冻的混合人血清样品。7家厂商的12种不同的分析系统参与了实验。试验时，每种cRM和血清都按照各厂商的要求作系列稀释，稀释比例为100%、80%、60%、40%、20%、10%和5%，评价内容包括线性、与人血清的平行性、不精密性、准确性等。线性实验和不精密性实验要求cRM与人血清(新鲜的或冷冻的)相似。各种候选的cRMs检测结果基本相似。尽管比较难以完全定量，但其中的cRM2、cRM4和cRM5相关性更佳。平行性实验中在标准化后计算斜率并与人血清(新鲜的或冷冻的)相比较(以CV表示)。cRM1和cRM3的CV分别为26%和29%，而cRM2、cRM4和cRM5的平行性较好，CV都<20%(分别为16%、15%和19%)。批内不精密性实验中，稀释20%和100%的样品的不精密性大致相同，但稀释10%和5%的样品CV较高。cRM1～cRM4的CV均<7%，但cRM5的CV达11%。回收实验中，cRM1和cRM3的回收率仅约60%。从实用性考虑，理想的参考物应均相、易于储存和运输、稳定。实验提示，cRM2和cRM3优于其他cRMs。综合实验结果，cRM2各项实验结果最好，其次为cRM4和cRM5，校正前不同检测系统之间的检测值差异为32%，以cRM2或冷冻血清重新校正后减少到13%。cRM2的特性与新鲜的或冷冻的人血清差异最少，符合各项要求。当然，参考物质的认定还须制定参考测量程序，并在认定后进行更大规模的实验。

三、血清肌红蛋白检测的影响因素

1. 使血清中浓度降低的影响因素

(1)EDTA：与血清浓度相比，EDTA抗凝的血浆浓度明显低些。

(2)类风湿因子：标本中增高的类风湿因子可导致假性增高或降低结果。

(3)人抗鼠抗体：标本含有人抗鼠抗体时，用贝克曼免疫系统测量肌红蛋白会导致结果假性增高或降低。

(4)血液储存:在浓度开始降低之前,血液只能在室温下储存 1h。

(5)荧光素:标本中含有荧光素,特别是来自视黄醛血管造影,在操作进行 48h 后仍存留于体内,当视黄醛缺乏时存留时间更长;用贝克曼免疫系统测量肌红蛋白时,可导致结果假性增高或降低。

2. 使血清中浓度升高的影响因素

(1)抗链霉素亲和素抗体:当使用罗氏分析系统进行 Mb 检测时,尽管在试剂中含有的添加剂产生的影响作用极小,但是少见的极高滴度的抗链霉素亲和素抗体可对个别标本产生干扰。

(2)类风湿因子:当用贝克曼免疫系统测量 Mb 时,标本中增高的类风湿因子可导致结果假性增高或降低。

(3)乳糜微粒:三酰甘油餐后乳糜颗粒(颗粒大小为 200～1000nm)可导致结果假性增高。

(4)荧光素:标本中含有荧光素,特别是来自视黄醛血管造影,在操作进行后 48h 仍存留于体内,当视黄醛缺乏时存留时间更长;当用贝克曼免疫系统测量 Mb 时,可能导致结果假性增高或者降低。

四、血清肌红蛋白检测的临床应用

1. 心血管疾病　因为 Mb 是个较小分子的球蛋白,心肌或骨骼肌损伤时 Mb 可以从肌肉组织漏到循环血中,并且能通过肾小球滤过出现在尿中。因此,血清和尿中 Mb 测定可用于某些肌病和心脏病的诊断,如急性肌损伤,急慢性肾衰竭,严重的充血性心力衰竭,长时间休克,神经肌肉病如肌营养不良、肌萎缩、多肌炎,以及各种原因引起的肌病。血清 Mb 在心肌梗死早期明显升高,比血清肌酸激酶同工酶升高的敏感性还要高。但由于心肌和骨骼肌 Mb 的免疫学性质相同,目前还不能区分血清中心肌来源的 Mb 和骨骼肌来源的 Mb。如果排除了骨骼肌疾病后,血清和尿 Mb 测定可作为心肌梗死的早期诊断指标。人血清 Mb 的参考范围在 16～87ng/ml,其含量因性别、年龄、种族而有变化。通常男性高于女性,黑种人男性明显高于白种人男性(女性不存在这种种族差异)。除黑种人外,其他种族高年龄者 Mb 都较高。

Mb 广泛分布于心肌和骨骼肌中,正常人的血中含量很低,当心肌和骨骼肌损伤时,血中 Mb 明显增高,因此 Mb 测定有利于急性心肌梗死的诊断。同时,要把握异常结果的分析,心肌梗死发病后 4～12h,血清中 Mb 含量可达高峰,48h 恢复正常,是诊断心肌梗死的早期指标。但有骨骼肌疾病、休克、手术创伤、肾衰竭患者血清 Mb 也可升高,应注意鉴别;假性肥大型肌病、急性皮肌炎、多发性肌炎等患者血中 Mb 与肌酸磷酸激酶呈平行性升高。在心脏疾病患者中,血清或尿中 Mb 升高是心肌受损的可靠指标。心绞痛、急性冠状动脉供血不足和陈旧性心肌梗死患者,如果无急性心肌梗死者,Mb 均属正常。急性心包炎、非心肌梗死所致的心力衰竭和心律失常患者血清 Mb 亦属正常范围。

2. 肌红蛋白尿性急性肾衰竭　肌红蛋白尿性急性肾衰竭是继发于横纹肌溶解症的一种临床危重疾病。肾是多器官功能衰竭综合征的主要受累器官,其中以急性肾衰竭最为多见,临床上以肌红蛋白血症、肌红蛋白尿、高分解代谢与急性肾小管坏死为主要特征。该病预后凶险、死亡率高。

3. 海洛因致急性横纹肌溶解症的早期标志物　急性横纹肌溶解症与海洛因滥用存在着联系,它是长期吸食海洛因继发的一种全身横纹肌组织非创伤性肌溶解改变,有患者在停用海洛因的 1～3d 出现全身无力，骨骼肌肉酸痛，严重者行动困难，卧床不起，蜷缩一团。经治疗 7～10d 症状开始逐渐缓解，1 个月后症状消失。同期实验室检查发现血、尿 Mb 水平发生明显变化，证实海洛因依赖者在戒毒头 3d 内有肌红蛋白尿形成，随着临床症状的缓解，肌红蛋白尿也渐消失。

有学者对海洛因依赖所致急性横纹肌溶解症死亡者的肾脏进行了研究，发现肾小管尤其是近曲小管中有多量蛋白管型和颗粒样物质。也有研究发现，在死者的肾脏组织中，采用免疫组织化学方法可检出 Mb 的成分，证实海洛因所致横纹肌溶解症的存在。实验通过对 106 例海洛因依赖者临床实验室检查发现血清和尿中 Mb 增高，进一步证实了海洛因依赖可引起急性横纹肌溶解症。患者戒断期间，均出现不同程度的肌肉酸痛、无力等戒断症状，且症状出现及消退的时间与血、尿 Mb 水平变化的时间一致，但症状严重程度与血、尿 Mb 增高的程度无明显相关。由此可以看出，尿液检查 Mb 是早期发现海洛因致急性横纹肌溶解症简便而重要的手段。

4. 运动后尿 α_1-肌红蛋白和白蛋白测定在早期诊断糖尿病肾病中的应用　正常生理状态下，α_1-肌红蛋白（α_1-MG）可自由通过肾小球滤过膜，经肾滤过的膜蛋白中有 40% 为白蛋白（Alb），两者在肾小管几乎全被主动重吸收，尿中的含量极微。糖尿病患者因长期的高血糖致肾损伤出现尿蛋白，在排除其他原因致蛋白尿的情况下，微蛋白尿作为早期诊断糖尿病肾病的指标被广泛应用，其测定一般取静止状态下的晨尿检测，这对于隐匿性糖尿病肾病不足以做出完全的诊断，在早期糖尿病肾病患者静态尿蛋白增高不明显的情况下，通过中量级运动试验后检测其尿中两种蛋白含量，更有利于做出早期的诊断。

长期的高血糖作用致肾微血管病变，肾小球的毛细血管通透性增高，促进蛋白质的漏出，加上肾小管对蛋白质的重吸收功能降低，使尿中出现了微蛋白。Alb 对于肾小球病变具有较特异性的诊断意义，α_1-MG 对于肾小管的重吸收功能的评判具有显著意义，两者联合检测对于肾脏病变早期诊断具有互补作用。糖尿病肾病患者运动后尿 Alb 和 α_1-MG 的排出量大于静态下，且同自身和健康人相比具有差异显著性，这可能是运动使儿茶酚氨的分泌增加，肾血压增高，肾血流量减少，从而增加了肾的损伤。这种损伤在剧烈运动时对糖尿病肾病可产生危害，动物实验和临床观察表明，如治疗得当，早期糖尿病肾病是可以逆转的，早期诊断对糖尿病肾病的治疗至关重要。中量级运动后尿 Alb 和 α_1-MG 的测定，有利于发现静态下尿 Alb 和 α_1-MG 正常的早期糖尿病肾病患者，所以值得推广应用。

第二节　心脏型脂肪酸结合蛋白

一、脂肪酸结合蛋白的生物学特征

脂肪酸结合蛋白（FABP）是一组多源性的小分子细胞内蛋白质，相对分子质量为 12 000～16 000，广泛分布于哺乳动物的小肠、肝、脂肪、心、脑、骨骼肌等多种细胞中。自 1972 年 Ockner 等发现 FABP 以来，人们已将其分为不同的类型，如小肠型（I-FABP）、心型（H-FABP）、肝型（L-FABP）、肾型（K-FABP）等。不同类型的 FABP 的序列有较大的同源性，其中 H-FABP 是一种可溶性细胞质蛋白，相对分子质量为 14 000～15 000。它特异地大量存在于心肌组织中，占心脏全部可溶性蛋白的 4%～8%，正常人每克湿重心肌中含 H-FABP（0.52±

0.06)mg。H-FABP 是一种酸性蛋白质，其等电点为 5.1。人 H-FABP 由 132 个氨基酸残基组成，其中含有多个苏氨酸和赖氨酸，缺少半胱氨酸，在其 N 末端有一个乙酰化的缬氨酸残基。H-FABP 能够与疏水性配体分子如长链脂肪酸、维生素(视黄醇)、视黄酸、某些有机阴离子等发生特异性结合，是关键的脂肪酸载体蛋白。它可将脂肪酸从细胞质膜向发生酯化和氧化的部位运输，从而进入线粒体的能量代谢中，使脂肪酸在此氧化分解并最终生成三磷酸腺苷，为心肌收缩提供能量。

当前，人们采用 X 线或磁共振技术已经证实了人、牛、兔、昆虫等的 H-FABP 的三维结构。对人 H-FABP 而言，其蛋白的折叠与其他型的 FABP 极其相似：10 条反平行的链排列形成一蛤壳形结构，其顶端有两个 α 螺旋紧紧相邻，从而使其内部形成一较大的空腔，用以容纳和保护其内的脂肪酸，使之与外界环境相隔离。在空腔内部，脂肪酸的羧基头蛋白质的带电基团或极性基团通过静电或氢键间的相互作用而被固定，同时脂肪酸的非极性尾与蛋白质的疏水基团发生相互作用而被固定。此空腔与外界环境通过一狭长的开口相连，且在口边上存在一正电荷(Lys-58)。人们猜想这一正电荷可以将腔外带负电荷的脂肪酸吸引到腔内。但是，仅靠这一点要想使脂肪酸轻易进入这个小口是不可能的，必须还要有蛋白质分子的动态重排。此外，H-FABP 的 D 链和 E 链可以形成第 2 个有效的小口。研究表明，顶端的 2 个 α 螺旋与形成桶状结构的其他链一样，不通过氢键直接相连，而是通过侧链与侧链间的相互作用及水分子与主链原子间形成键桥保持联系。由于两链间充满了溶剂分子，所以第 2 个区域不能成为一个真正的口。由动力模拟实验得来的结果表明，这一区域相当灵活，由此人们提出假说，即这一区域能够进行拉链式的活动以拓宽现有的小口，并且这种活动不能使桶状结构的氢键网络断裂，而是能够使配体与溶剂分子进入内腔。

二、脂肪酸结合蛋白的实验室检测

关于 H-FABP 的测定方法，进展很快。最早报道定量检测 FABP 的是放射免疫法，但此法缺乏实效性。后来人们采用竞争性酶联免疫吸附测定法对血浆中的 H-FABP 进行了测定，但由于其测定时间超过 16h，样品数量受离心机能力限制等缺点，通过改进人们研制了一种夹层酶联免疫吸附测定法。后来相继发展起来的快速测定 H-FABP 的方法，如微粒子增强的免疫比浊测定、免疫传感器方法等也需要特殊的仪器设备，应用于急救室中并不是很理想。为克服这些不足，最近有人研制了一种简易的全血板测定方法，即在一步免疫层析的基础上，采用具有两种相同单克隆抗体的夹层酶联免疫吸附测定法来测定血浆中的 H-FABP。

1. *夹心酶免法*(sandwich ELISA)　1997 年有研究者采用 FABP 单克隆抗体和鸡多克隆抗体联合 HRP 标记的鼠抗鸡 IgG 单克隆抗体，进行双抗体夹心 ELISA 法测定 H-FABP。本法批内 CV<15%，最低检出线 0.5μg/L，与其他心肌蛋白、骨骼肌蛋白、肌红蛋白、肌浆球蛋白、肌钙蛋白无交叉反应。用该法测定 35 名健康人血清中 H-FABP 水平为 0.5～2.8μg/L，正常参考值上限为 10μg/L。

2. *时间分辨免疫荧光测定法*(time-resolved immunofluorometric assay，TRIFMA)　1997 年，有研究者采用 4 种人 H-FABP 单克隆抗体研制出快速而敏感的双抗体夹心一步时间分辨免疫荧光测定法，以 F31 型单克隆抗体作为捕获抗体，用 Eu 螯合物标记 F12 型单克隆抗体作为标记抗体。血清标本和 Eu 标记抗体依次加入包被有 F31 单抗的板孔中，于室温培育 30min 后洗涤，然后加入 LANFLA 增强液混匀，于时间分辨荧光计上测定荧光强度，其强度值与血清中 H-FABP 含量成正比。本法最低检出线为 1μg/L,线性范围 1～300μg/L。用本法检测 AMI 患者血清 H-FABP,发现在 AMI 发作 2～4h 血清 H-FABP 水平明显增高。

3. *在线流动替换免疫试验*(on line flow displacement immunoassay) 采用标准流动置换免疫测定分析系统,通过固化抗体以特异结合样本中的抗原而置换标记抗原,借助测定下游标记物的含量即可完成定量测定。Kaptein 等利用该系统测量 H-FABP,置换系统采用反向测定法,即利用固化抗原联合酶标记 H-FABP 单克隆抗体系统,以样品中的 H-FABP 置换固定抗原,通过检测酶标记抗体量,即可达到 H-FABP 的快速测定。该法的检测范围为 2～2 000μg/L。

4. *光栅耦合传感器技术*(grating couple senser) 有学者采用重组牛 H-FABP 制备单克隆抗体,并使其共价结合于光栅耦合传感器,制备出新型免疫光栅耦合传感器,进行 H-FABP 特异性免疫反应的动力学分析。该技术测定结果准确、可靠,但需要特殊设备。

5. *胶体金免疫层析法* 现已有该类商品试剂盒供应,临界浓度为 6.5ng/ml 左右。方法简单:撕开封装袋,取出检测板,正确取手指血 2 滴滴入血样孔中(或加入血清),平放 15min(血清则为 3min)左右,待检测窗的“C”处有红色条带出现时,读结果。若“C”处、“T”处各有一红色条带为“阳性”(“T”处红色较浅时为“弱阳性”);若“C”处有红色条带而“T”处无时为“阴性”;若“C”处无红色条带则实验无效。同时还兼有简便、快捷、敏感性和特异性较高的特点,适用于急诊检验,从技术上弥补了 ELISA 等方法的不足。

6. *其他检测方法* 现在,一些新的检验方法开始应用于临床,如微粒增强免疫浊度测定法和免疫传感器测定法等,方法敏感性和特异性较高,但因为需要特殊的仪器设备,推广有一定的难度。

三、脂肪酸结合蛋白检测的影响因素

1. *使血清中脂肪酸结合蛋白浓度升高的影响因素*

(1)衰老:血清中脂肪酸结合蛋白含量随着年龄有轻微上升,41～51 岁的男性和女性平均含量比 20～30 岁的男性和女性分别高 60%和 50%。

(2)性别:健康男性的平均含量轻微高于健康女性的平均含量。

2. *对血清中脂肪酸结合蛋白浓度无影响的因素*

(1)标本稳定性:在 4℃放置 1 周,－20℃以及－70℃放置 12 个月后,血清脂肪酸结合蛋白浓度没有变化。

(2)反复冻融:在多次反复冻融后,血清脂肪酸结合蛋白浓度没有变化。

四、脂肪酸结合蛋白检测的临床应用

1. *早期 AMI 的预防* 早期 AMI 患者经常表现出非典型的症状,也不出现有诊断意义的心电图表现,胸痛发作 6h 内血清酶学常在正常范围。H-FABP 是早期检测 AMI 的良好指标。在 AMI 早期,由于心肌细胞对缺氧、缺血的敏感,动员脂肪酸提供能力,导致心肌细胞内 H-FABP 大量增加;由于心肌细胞缺氧、缺血导致心肌细胞膜的通透性增加;H-FABP 分子量小,从而使 H-FABP 透过细胞膜迅速释放入血。与传统标志物相比,H-FABP 在心肌梗死(MI)早期具有较心肌肌钙蛋白 T(cTnT)、肌酸激酶同工酶(CK-MB)敏感性强,较肌红蛋白(Mb)特异性更高的特点。因此,H-FABP 是一种比 Mb 和 CK-MB 更为敏感和特异的早期 AMI 的诊断标志,具有更好的诊断价值。

2. AMI复发的监测　H-FABP在AMI发作后3h内超过阈值显著升高，然后由肾在12～24h完全排出，因此，可用血浆H-FABP早期监测第二次心肌梗死。有研究发现一名患者首发AMI 10h后再次发生心肌梗死，复发AMI表现可从血浆H-FABP曲线图上清楚地反映出来，而另外两项标志CK-MB和α-HBDH无明显改变。

3. H-FABP与心肌梗死面积的相关性　AMI后评估心肌梗死面积对于预测随后的病程进展至关重要，因为它能反映心室功能的减弱和发生室性心律失常的危险性。有人研究了血浆H-FABP浓度评估梗死面积大小的可行性，49例患者（AMI发病后6h，实施溶栓治疗）连续取样测定血浆H-FABP浓度和CK-MB、α-HBDH活性，3种标志物在AMI 72h后评估梗死面积大小差异无显著性，但H-FABP分子量小在心肌梗死发作后快速入血。因此，测定血浆H-FABP能在AMI发作24h内可靠地评估梗死面积的大小。

4. 心脏手术后心肌梗死的监测　科学家测定下列3组患者血清酶（CK、CK-MB）活性和H-FABP、Mb的浓度：8例体外循环（CPB）行冠状动脉旁路术的低风险组；8例非体外循环（非CPB）行冠状动脉旁路术的低风险组；39例CPB行冠状动脉旁路术的高风险组（其中7人有术后AMI）。研究发现，非CPB组患者酶活性和心肌蛋白在术后没有立即升高，只是在再灌注24h期间缓慢升高；在CPB组患者所有标识升高得更快，特别是再灌注1.5h内，有术后心肌梗死的患者可见4种标志两次升高；再灌注4h，H-FABP水平在AMI和非AMI患者间有显著的不同，并且H-FABP升高比CK、CK-MB或Mb早4h。作者认为，根据再灌注后0.5h心肌标志物的释放可诊断术间心肌损伤，早期诊断术后AMI，测定H-FABP比测定CK、CK-MB或Mb更好。

5. 心肌梗死的预后　研究报道，血浆H-FABP较cTnT对心脏事件有更好的预测能力。有研究者观察了AMI早期血浆H-FABP与cTnT浓度对预后的影响。连续入选胸痛发作6h内入院的急性冠状动脉综合征患者328例，分别测量入院即刻血浆H-FABP与cTnT浓度。其中AMI 241例（73.5%）、ST段抬高154例（47.0%）。心脏事件定义为心源性死亡和再发非致命性心肌梗死。随访6个月，结果显示共发生心脏事件25例，其中15例心源性死亡和10例再发非致命性心肌梗死。包括临床症状、心电图及其他生化指标变化的逐步多变量因素分析显示：升高的血浆H-FABP（超过中位数9.8 g/L）与心脏事件有独立的相关性，相对危险度（RR）=8.96，P=0.000 4；ST段抬高急性心肌梗死亚组RR=11.3，P=0.02；不稳定型心绞痛及非ST段抬高型心肌梗死亚组RR=8.31，P=0.007；而cTnT增加不明显（超过中位数0.02 g/L）。血浆H-FABP的特性曲线下面积较cTnT高（P=0.08）。H-FABP定性试验阳性是急性冠状动脉综合征患者30d不良事件的独立预测因子。对H-FABP与不稳定型心绞痛（UAP）目前的研究发现，UAP时血浆H-FABP浓度较高，但与正常对照组无明显差异。

6. 应用于AMI再灌注的判断　在再灌注疗法广泛应用的今天，一个有价值的AMI生化标志物的作用之一是判断已梗死的动脉是否疏通和推测其梗死面积。已闭塞的动脉血流一经疏通，会产生一种被称为Wash-out效应的现象，即从损伤的部位一过性释放大量的心肌蛋白入血，使血中的AMI生化标志物浓度一过性升高。实验表明，再灌注疏通时血液H-FABP的浓度也同样产生一过性升高，并且由于H-FABP是存在于细胞质内的低分子可溶性蛋白，可早于Wash-out效应而迅速、准确地判断再灌注疏通。

7. H-FABP与心力衰竭

（1）H-FABP在心力衰竭诊断中的价值：对充血性心力衰竭患者的研究发现，充血性心力衰竭患者血浆H-FABP浓度较对照组明显增高，且血浆H-FABP浓度随着纽约心脏病协会(NYHA)分级的增加而升高，血浆H-FABP浓度升高组患者心源性事件较正常对照组明显增加，多元回归分析显示升高的血浆H-FABP浓度是心源性事件的独立预测因素。同时，严重心力衰竭患者血浆H-FABP在治疗前平均浓度较正常组和常规治疗后均明显增高，进一步发现血浆中H-FABP的浓度下降与脑钠素(BNP)的下降呈相关性，血浆H-FABP的绝对浓度与BNP的浓度有肯定的相关性。

(2)H-FABP与心力衰竭严重程度的关系：有人比较了38例不同纽约心脏病协会(NYHA)分级患者的血浆H-FABP浓度，结果NYHA分级Ⅲ～Ⅳ的患者血浆H-FABP浓度为(9.3±5.9)ng/ml，而NYHA分级Ⅱ的患者为(5.1±1.8)ng/ml，差异明显($P=0.003$)。伴有心力衰竭的肥厚性心肌病(HC)患者其心力衰竭组血浆H-FABP明显高于对照组。

(3)H-FABP与心力衰竭预后的关系：有研究者对连续性因慢性心力衰竭住院的186例患者同时测量血浆中H-FABP及BNP的浓度，平均随访(534±350)d，共发生心脏事件44例，包括16例心源性死亡和28例因心力衰竭恶化再次住院患者。经过特征曲线确定的正常高限血浆H-FABP为4.3ng/ml，BNP为200pg/ml。多元逐步回归分析显示血浆中升高的H-FABP及BNP是心源性事件的独立预测因子，危险度分别为5.416($P=0.000\ 2$)和2.411($P=0.046\ 3$)。血浆中H-FABP浓度可以预测扩张型心肌病患者发生严重心脏事件的可能性。也有研究者观察了92例扩张型心肌病患者，分别测量出院前血浆H-FABP、BNP及cTnT浓度，随访4年期间，共有23例因心源性死亡、使用左心室辅助装置或接受心脏移植。经多元回归分析显示，H-FABP和BNP浓度是严重心脏事件的独立预测因子，两者由于严重心脏事件死亡的曲线下面积相似。血浆H-FABP浓度≥5.4ng/ml组的患者较低于此浓度的患者生存率明显降低($P<0.000\ 1$)。血浆中H-FABP浓度的增加与扩张型心肌病心力衰竭稳定期患者发生急性心功能恶化有明显的相关性。

8. H-FABP在其他方面的价值

(1)H-FABP对所有胸痛患者诊断及预测价值：有研究采用多中心研究评价H-FABP对急性冠状动脉综合征(ACS)患者的诊断及预测价值。实验共入选到急诊室就诊并怀疑ACS的患者133例，比较了H-FABP与Mb、cTnT及CK-MB的差异。结果显示，H-FABP与Mb较cTnT与CK-MB有更高的阳性率，特征曲线分析显示H-FABP对于ACS的检出最可靠，对于早期识别7d内需要进一步住院治疗、冠脉造影及接受介入治疗的患者亦最具敏感性。

(2)H-FABP对所有危重患者死亡风险有独立的预测价值：一项前瞻性研究对617例到急诊室救治的危重患者，根据急诊室测量的血H-FABP，以四分位数分为4组，临床终点是住院期间任何原因的死亡。结果H-FABP在1.2～2300ng/ml，中位数为19.9 ng/ml。未调整的死亡率随H-FABP四分位点的增加而升高，在调整了年龄、性别、收缩压及有无心血管疾病后，发现H-FABP是死亡率的独立预测因子。

(3)应用于AMI以外的心血管疾病：在AMI以外的H-FABP升高疾病中，大多为心绞痛(含不稳定型心绞痛)，其他如急性心肌炎、多发性肌炎等心肌病变时也可升高。实验表明，不稳定型心绞痛时H-FABP阳性诊断率为56.7%，能检测出在CK-MB毫无改变时的微小心肌损伤。近年，根据不稳定型心绞痛、AMI、缺血性心脏骤停的发病机制，将其统称为急性冠状动脉综合征(acute coronary syndrome，ACS)。H-FABP有在ACS诊断中应用的可能性。由于 H-FABP 能较敏感地检测出早期心肌损伤，作为生化标志物，它将在心血管疾病的早期诊断、疗效观察和预后判断中发挥重要作用。

第三节 缺血修饰白蛋白

一、缺血修饰白蛋白的生物学特征

1. 缺血修饰白蛋白(IMA)的理化性质　急性冠状动脉综合征(ACS)是以冠状动脉内粥样斑块破裂或其表面破损，继发出血、血栓形成，引起冠状动脉完全或不完全闭塞为病理基础的一组临床急症，包括不稳定型心绞痛(unstable angina，UA)、非 ST 段抬高心肌梗死(non-ST segment elevation myocardial infarction，NSTEMI)和 ST 段抬高心肌梗死(ST segment elevation myocardial infarction，STEMI)。这一概念描述了从发生心肌缺血，诱发心绞痛，直至心肌梗死的动态过程。一旦粥样斑块出现继发性病变，患者往往即有胸痛，但胸痛发作之初并不能确定是仅停留于不稳定型心绞痛或进展至心肌梗死，因此在胸痛发作早期明确诊断，及时干扰和治疗，对逆转不稳定型心绞痛病情，挽救濒死心肌至关重要。此外，许多其他疾病也可发生急性胸痛，如何从众多急性胸痛患者中鉴别出 ACS 患者更是及早正确治疗的关键。近年来广泛用于临床的心肌损伤标志物如心肌肌钙蛋白(cTn)和肌酸激酶同工酶(CK-MB)均在心肌坏死后血中浓度才升高，不利于在 ACS 早期心肌损伤可逆阶段做出诊断。临床需要新的检测指标解决上述问题。1999 年美国学者 Bar-Or 等在一项从急诊患者血清中寻找生化标志物的研究中观察到，不稳定型心绞痛和心肌梗死发作早期患者的血清白蛋白(human serum albumin，HSA)氨基末端与外源性钴离子(Co^{2+})结合能力下降，HSA 转化为缺血修饰白蛋白(ischemia modified albumin，IMA)，并在此基础上建立了快速比色法测定血中 IMA 的方法，提示人白蛋白-钴结合试验(albmumin cobalt binding assay，ACB)有可能用于心肌缺血的早期诊断。IMA 的前身：HSA 是人体血液循环中含量最多的一种蛋白质，在肝中合成，半衰期约为 19d。HSA 氨基末端序列为人类所特有，是过渡金属包括铜、钴和镍离子主要的结合位点，组织缺血时释放的产物使循环血液中流经该处的部分 HAS 氨基末端结合位点改变，与金属离子结合能力下降，这部分发生改变的 HAS 就称为 IMA。其在血液和组织液中的主要功能是维持胶体渗透压，但也参与包括脂肪酸、血红素分解产物、微粒性药物和金属等配体的结合与转运。HAS 是由 585 个氨基酸残基组成的单肽链，相对分子质量为 6.65×10^7，其氨基末端氨基酸的排列顺序显示，前 4 个为 N-天冬氨酸(Asp)，-丙氨酸(Ala)，-组氨酸(His)，-赖氨酸(Lys)，是人类所特有，是过渡金属离子钴(Co^{2+})、铜(Cu^{2+})和镍(Ni^{2+})等稳定结合的位点。

2. IMA 的形成机制　IMA 或称钴结合蛋白，其氨基末端序列为人类所特有，是过渡金属包括铜、钴和镍离子的结合位点。与其他种属动物的白蛋白相比，人血清白蛋白的金属结合位点最容易受生物化学因素影响而被降解　Bar-Or 等在寻找诊断 ACS 的生化标志物时，观察到患者血清白蛋白与外源性钴离子 (Co^{2+})结合的能力减弱，同时阐明了缺血/再灌注引起白蛋白改变的机制，当各种原因引起缺血时，局部血液灌注和供氧减少，组织细胞进行无氧代谢，消耗 ATP。同时代谢产物(如乳酸)堆积，导致酸中毒，局部微环境 pH 下降，致使 Cu^{2+} 被转化为 Cu^{+}，后者可以与氧反应生成超氧自由基，在超氧化物歧化酶的作用下将其歧化为过氧化氢(H_2O_2)和氧。正常情况下，H_2O_2 是无害的，由过氧化物酶降解成水和氧气，而当有金属离子存在时，H_2O_2 可通过 Fenton 反应形成羟自由基(OH^-)，后者具有高度活性，导致蛋白、核酸损伤和脂质过氧化。人血清白蛋白易受 OH^- 损害，使 N 末端序列的 2～4 个氨基酸发生改变，形成 IMA。在缺血情况下，氨基末端被乙酰化或缺失 1～2 个氨基酸转变为 IMA。在这一过程中游离的 Cu^{2+} 具有较高的毒性作用。游离 Cu^{2+} 释放后，血清白蛋白的 N 末端序列与其结合，迅速将其清除，当白蛋白在 OH^- 的作用下被修饰后，结合 Cu^{2+} 的能力减弱，Cu^{2+} 从位点释放，再次进入 OH^- 形成过程或与正常的白蛋白结合，这就形成了一个链式反应，最终使 IMA 在缺血后数分钟内迅速升高。

3. IMA 的释放动力学　由于猪、狗和鸡等常用实验动物的白蛋白与人血白蛋白 N-Asp-Ala-His-Lys 相比在结构上存在差异，在 3 位上不是 His，就缺失与过渡金属钴结合的位点。还存在其他的不同，如狗的白蛋白的 N 端是谷氨酸而非天冬氨酸，猪的丙氨酸 2 位点是谷氨酸而不是丙氨酸。此外，N 端的 Aps1、Ala2 及 Lys4 与镍和铜的结合有关。因此，在常用实验动物体内缺血发作时很少观察到 IMA。理想模型通过经皮冠状动脉腔内成形术诱导短暂心肌缺血得以实现。在冠状动脉硬化性心脏病介入治疗时，由于球囊压迫，支架的植入可引起冠脉血管短暂性闭塞，心肌缺血缺氧发生损伤，从而有效地诱导心肌短暂缺血发作的典型人体内模型，可用来研究 IMA 的释放动力学。Bar-Or 等对 41 例接受选择性经皮冠状动脉腔内成形术(percutaneow transluminal coronary angioplasty，PTCA)治疗的患者进行观察，IMA 的血样在 PTCA 术前，术后即刻，6h 及 24h 采集。结果发现，IMA 在球囊扩张冠脉血管诱导的心肌缺血发生后数分钟内血浆水平已经开始升高，与基线相比，升高了 10.1%($P<0.000\ 01$)，6h 回到术前基础水平。本书作者曾报道，AMI 患者在实施经皮冠状动脉球囊扩张及支架置入术(PCI)前后不同时间段血清中 IMA 水平监测，通过对正常对照组与 50 余例 AMI 患者血液中 IMA 的比较，初步证实 AMI 患者血液中有较高浓度的 IMA 水平。对 AMI 患者实施 PCI，可以改善患者心肌缺血症状，但同时也可对患者造成急性或亚急性血管闭塞，诱导短暂的心肌缺血。在这一过程中，我们观测的结果显示，PCI 后 30min，患者血中 IMA 较手术前明显升高，进一步证实 IMA 可作为心肌缺血早期诊断的生化指标。在手术后 3h，IMA 恢复到术前水平，6h 后明显下降，以后一直维持在较低水平，说明 AMI 患者心肌缺血状况通过 PCI 得到明显改善。因而认为，IMA 不仅可作为心肌缺血早期诊断的重要指标之一，而且在 AMI 的疗效观察和预后评估上也具有重要的临床应用。

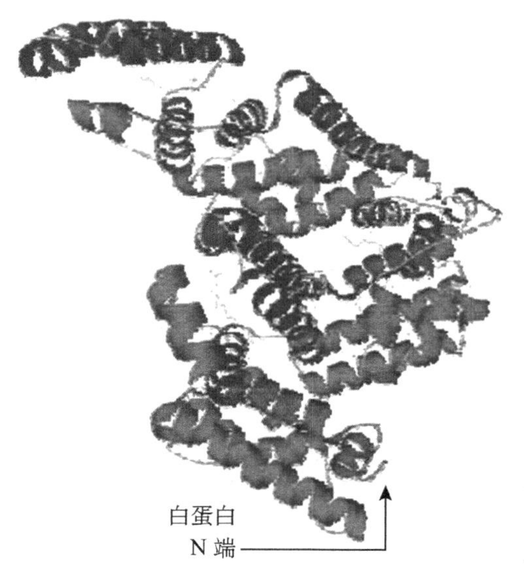

图 7-2　IMA 结构

IMA 的这一特性，与现有的心肌缺血损伤指标如肌钙蛋白(cTn)、肌红蛋白(Mb)和肌酸激酶同工酶(CK-MB)等相比，明显具有时间上的优势。目前对 IMA 释放达成的共识是：在发生心肌缺血后的数分钟就开始升高而且可检测到，持续存在时间超过 6～12h。这对于急性心肌缺血及 24h 内再发心肌缺血的诊断至关重要。

4. IMA 结构　见图 7-2。

二、缺血修饰白蛋白的实验室检测

1. 分光光度比色法

(1)ACB手工法:正常白蛋白以活性形式存在,加入钴试剂后,钴离子(Co^{2+})与白蛋白N末端结合,溶液中存在的游离Co^{2+}浓度较低。而急性心肌缺血患者血清标本中含有较多的MIA,加入同等量的钴试剂后,由于IMA与Co^{2+}的结合能力降低,溶液中存在较高浓度的游离Co^{2+},显色剂二硫基苏糖醇(dithiothreitol,DTT)加入后可与游离Co^{2+}反应产生使样本变色的结合物,这种结合物生成越多,溶液用分光光度计测定的吸光度单位越大,吸光度单位高者表示血清中存在较多的IMA。第一代比色测定法由Bar-Or建立,手工操作,结果以吸光度单位表示,整个测定过程仅需要12min左右。具体测定步骤是:取待测血清200μl,加入0.1%氯化钴($CoCl_2 \cdot 6H_2O$)水溶液50μl,混合后搁置10min。然后加入0.15%DTT水溶液50μl,2min后再加入0.9%NaCl溶液1ml。使用分光光度计,在470nm处读取吸光度单位,空白管除不加DTT改加蒸馏水外,余同测试管。此法又称为ACB手工法,实验操作简便、实用性强,所用试剂来源简单、廉价,适合于基层单位使用和大规模的流行病学调查。

标本的稳定性:在室温或4℃下,血清标本中的IMA浓度至少稳定2h、4h,分别升高30%和21%。血清标本置于凝胶分离管比置于聚苯乙烯试管更稳定。目前认为,用于IMA测定的标本须尽快(<2h)完成测定,否则应在采血后2h内分离血清,置于-20℃或更低的温度下冰冻保存,至少8周内对测定结果无影响。

(2)ACB国产上机试剂检测法:采用ACB试验。ACB试验利用IMA结合过渡金属Co^{2+}能力减弱的性质进行定量测定。正常对照的血清标本中白蛋白以活性形式存在,加入氯化钴溶液后,Co^{2+}即可与白蛋白N末端结合,溶液中存在的游离Co^{2+}浓度较低;而缺血个体的血清标本中含有较多IMA,加入同样浓度的氯化钴溶液,由于IMA与Co^{2+}结合的能力弱,溶液中存在较高浓度的游离Co^{2+}。利用二硫基苏糖醇(DTT)可以与游离Co^{2+}产生红色反应。由于该方法以白蛋白为定标品,IMA含量与颜色程度成反比,在505nm处检测吸光度,可间接对IMA进行定量测定。

2. 全自动生化分析仪分析法　新一代的白蛋白-钴离子结合试剂盒由美国Ischemia Technologies公司生产供应,可在CobaSMIARPLUS、CobaSFARA、KoneLab20、日立等多种分析仪上进行,结果用U/ml或kU/ml表示。本法线性范围分别在6~200U/ml,特异性高,Co^{2+}与免疫球蛋白(0.01~0.089g/L)、血红蛋白(0.02~0.109g/L)、α-巨球蛋白(0.001~0.0089g/L)和去白蛋白血浆(0.001~0.059g/L)等蛋白质未发生结合,且不受肝素(415U/ml)、胆红素(6~7g/L)、血红蛋白(10g/L)和三酰甘油(5.67~8.83mmol/L)的影响,平均回收率为98%。该试剂盒已获美国FDA批准。生化自动分析仪标本实际用量少,试剂盒中带有标准品,结果较为稳定,提高了检测速度。但目前价格昂贵,需要配备自动生化分析仪,不利于在基层单位推广应用。

3. 单位吸光系数分光光度法　本书作者报道过单位吸光系数分光光度法,该方法综合ACB手工法和美国Ischemia Technologies公司试剂盒全自动分析法,将两组数据进行分析比较,建立起ACB手工法中吸光度值和美国Ischemia Technologies公司试剂盒测定值之间的回归方程,以此回归方程为换算关系,建立IMA检测的单位吸光系数分光光度法,即以721分光光度计手工法测定的IMA吸光度值,通过回归方程换算为以U/ml的通用单位的测定值。

该法检测 IMA 含量在 0～170 U/ml 范围内，其线性良好，批内变异系数(CV)为 3.2%，批间变异系数为 3.8%，新鲜标本采集后分离血清，可在室温内稳定 2.5h，－20℃或以下低温至少可保存 10 周，但应避免反复冻融。在胆红素≤45mol/L、血红蛋白≤10g/L、总蛋白≤140g/L、胆固醇≤26 mmol/L、三酰甘油≤8.5 mmol/L 时无明显干扰。

4. ELISA 法　IMA 试剂盒采用固相夹心法酶联免疫吸附法，已知 IMA 浓度的标准品、未知浓度的样品加入微孔酶标板内进行检测。先将 IMA 和生物素标记的抗体同时温育。洗涤后，加入亲和素标记过的 HRP。再经过温育和洗涤，去除未结合的酶结合物，然后加入底物 A、B，和酶结合物同时作用，产生颜色。颜色的深浅和样品中 IMA 的浓度呈比例关系。

5. 其他检验方法　除比色测定法外，已报道的测定白蛋白-钴离子的方法还有液相色谱法、质谱测定法及磁共振等，但由于操作复杂、需昂贵的仪器设备、费用较高等原因，均不太适合临床常规分析。

三、缺血修饰白蛋白检测的影响因素

1. 骨骼肌组织缺血缺氧对 IMA 的影响　从理论上讲，心肌以外组织或器官缺血也可产生 IMA。但早期研究表明，在其他组织如骨骼肌缺血和循环缺氧时，较少观察到 IMA 升高，提示 IMA 可能具有心脏特异性。有研究测定了 19 名马拉松比赛参赛选手(7 男 12 女)比赛前(基线)、赛后即刻、赛后 30min 内，以赛后 24～48h 血浆 IMA 水平。测定结果显示，赛前有 6 名选手(81～91U/ml)，其水平略高于参考上限(80U/ml)；赛后即刻及赛后 30min 内全部在参考范围之内(mena＝49U/ml)；赛后 24～48h，所有选手显著升高(mena＝84U/ml)，与赛后即刻及赛后 30min 内 IMA 值比较有统计学意义($P<0.01$)，其中 12 名选手高于参考范围(81～110U/ml)上限。但赛后 24～48h 的 IMA 升高并非由心肌缺血引起，而是由于胃肠道缺血所致或者是对骨骼肌缺血的一种延迟反应，在马拉松这样长距离奔跑后 12～72h 出现胃肠道缺血是必然的。研究结果表明，马拉松比赛这样的负荷，IMA 在赛后即刻及赛后 30min 内未升高，提示白蛋白-钴结合测定至少在短期内不受骨骼肌肉组织缺血的干扰，这也提示 IMA 对心肌缺血的特异性具有时间限制。有学者进行了前臂缺血实验，虽然缺血时间短暂，但是却完全阻断血流，使骨骼肌在这种情况下产生缺血，类似于心肌缺血的模型，再次证实纯骨骼肌缺血性损伤不能引起血清 IMA 值升高。以上研究均提示，IMA 在短期内不受骨骼肌缺血缺氧的影响。

2. HSA 的浓度　有学者研究了骨骼肌缺血性损害与 IMA 的关系发现，HSA 与 IMA 存在相关性。HSA 含量在 35～45g/L 时，每增加或减少 1g/L，可引起 IMA 减少或增加 2.6%，从而提示，在测定 IMA 值时要考虑 HSA 浓度变化。

3. 其他因素　白蛋白随血液循环到达体内各组织器官，故在非心源性缺血情况下也可出现 IMA 升高，如感染、卒中、终末期肾病和一些肿瘤性疾病。IMA 假阳性还可见于遗传缺陷致白蛋白 N 末端氨基酸缺失的情况，这种基因缺失在一般人群中的发生频率还不清楚。同时研究证明，年龄、性别、胆红素、三酰甘油(＜7mmol/L)及血红蛋白(＞3.8g/L)均不干扰 IMA 测定值。

4. 标本采集及保存　临床应用血清标本进行试验，有研究比较了血清和肝素化血浆的测定结果，也发现 2 种标本测定结果存在差异。血标本采集后，应在 2.5h 内完成检测，如不能及时检测应迅速于－20℃或更低温度冻存。用冻存标本测定时，先在冷藏温度(2～8℃)或室温

(18～27℃)下使指标本融化,低速振荡或轻柔颠倒混匀后测定,此方法处理的冻存标本测定结果与新鲜标本差异无显著性。应避免反复冻融,标本由低温冰箱取出到完成测定不能超过1.5h,且标本不能稀释,当测定结果高于分析范围时,以高于定标物的最高浓度值的形式报告。

5. 使血清中缺血修饰白蛋白浓度升高的因素

运动:马拉松比赛后 24～48h 缺血修饰白蛋白浓度明显增高,这可能与胃肠和(或)延迟的骨骼肌缺血有关。

6. 使血清中缺血修饰白蛋白浓度降低的因素

白蛋白:疑有心肌缺血人群的 IMA 平均浓度特别依赖于血清白蛋白的浓度。

四、缺血修饰白蛋白检测的临床应用

1. IMA 与心肌缺血早期诊断　IMA 是 1994 年以来 AFD 批准的第一个用来评价心肌缺血的指标。IMA 与传统的心肌坏死指标不同,在心肌缺血发作后 30min 血中浓度即可升高,而不须发生心肌细胞的不可逆性损伤,能够帮助临床医生早期明确心肌缺血的诊断,早期干预治疗,改善患者的预后和减少死亡率。Bar-Or 等定了 139 例急性胸痛发作 4h 内到达急诊科患者的 IMA 水平,研究白蛋白-钴结合试验(ACB)用于鉴别急性胸痛的意义。结果显示,99 例心肌缺血者的吸光度单位(均数±标准差)为(0.519±0.086),明显升高,与非缺血组(0.316±0.092)相比有统计学意义。其中缺血组中 95 例大于判定阈值(0.40 吸光度单位),敏感性达 96%,而非缺血组中 37 例小于判定阈值(0.40 吸光度单位),特异性达 92.5%。该研究初步表明 IMA 有可能成为早期诊断急性心肌缺血的生化标志物。有研究者运用 ACB 测定某健康维护组织急诊科内 167 名就诊患者 IMA 值,结果用吸光度单位表示,将结果与最终诊断相联系,进一步证实 IMA 作为诊断新指标的可行性。根据最终诊断将入选患者分为心肌缺血组(67 例)和非心肌缺血组(92 例),结果两组患者的吸光度单位分别在 0.30～0.60 和 0.45～1.00,吸光度单位均值±2 标准差分别是 0.43±0.1 和 0.63±0.25。用 ROC 曲线对结果分析,求得最适诊断界点并评价其诊断效能。在临界点 ABSU=0.50 时,检出心肌缺血的敏感性和特异性分别是 88%和 94%,阳性预测值(PPV)和阴性预测值(NPV)分别是 92%和 91%,证实了 IMA 可对急性心肌缺血做出早期诊断价值。

本书作者采用 ACB 测定 50 例确诊为 ACS 的患者,50 例临床无心、脑、肺、肝、肾疾病(血清白蛋白及其他生化检查正常)的人群正常对照组,34 例肝功能异常、肾功能异常、脑外伤患者(非冠心病患者中)的 IAM,结果显示:ACS 组 IMA 显著高于正常对照组及非冠心病患者组。IMA 作为一种新的心肌缺血生化检测指标,其在心肌缺血诊断方面的价值将会进一步明确并体现更大的应用前景。

2. IMA 的联合应用　IMA 可与传统检验指标联用,提高传统监测指标对 ACS 的诊断敏感性与诊断效能。有研究对 208 名疑似 ACS 患者进行临床研究,以评价 IMA 检测的意义并比较了 IMA、心电图(ECG)和 cTnT 对 ACS 的早期诊断效能。所有入选患者均在出现急性胸痛后 3h 内到达医院,入院后 2h 描记心电图,采血测定 IMA 和 cTnT。IMA 中位数值急性冠状动脉综合征(95.4U/ml,n=13)与非缺血性胸痛(86.2U/ml,n=77)比较,不稳定型心绞痛(97.3U/ml,n=85)与非缺血性胸痛和急性心肌梗死(93.2U/ml,n=46)比较,均显著升高。再次证实 IMA 确可用于 ACS 早期诊断,且可区分 AMI 类型,尤其对于不稳定型心绞痛诊断,AMI 具有明显优势,敏感性达 91%。IMA 单独用于诊断 ACS 的敏感性、特异性、阳性预测值、阴性预测值依次是82%、46%、72%和59%,ECG为45%、91%、89%和49%,cTnT为20%、99%、96%和42%。显而易见,IMA单独用于ACS诊断具有敏感性高而特异性低的特点,这可能是因为MIA检出的是亚临床缺血,超出了传统诊断方法的识别能力。此外,与采用严格的血管造影阳性标准(狭窄>70%)有关。按此标准,一些狭窄较轻但可引起心肌缺血症状的患者归入非缺血性胸痛组。IMA分别联合心电图、cTnT敏感性提高至90%和92%,心电图与cTnT联合敏感性仅为60%,三者联合敏感性达95%,ECG与cTnT联合诊断ACS时ROC曲线下面积0.74,心电图、cTnT联合IMA后ROC曲线下面积提高至0.83。可见ACS发病早期IMA确实可提高传统检查方法的诊断效能。IMA与其他指标的联合应用有望改进现行的急性胸痛患者的诊断策略。

3. *IMA是ACS传统检查手段的有力补充* 对于那些以急性胸痛入院而心电图与cTnT均无异常的患者,要明确诊断心肌缺血非常困难,也许只有IMA可在此种情况下鉴别出ACS,成为传统检查手段的有力补充。有学者进行了该项研究。试验入选131例以急性胸痛入院而ECG均无异常或无诊断价值,所有入选患者均在末次胸痛发作3h内采血测定IMA和cTnT,并根据最终诊断分为ACS组和非缺血性胸痛(non-ischemic chestpain,NICP)组。结果ACS组IMA值(98.3±11U/ml)明显高于NICP组(85.5±15U/ml),IMA值为93.5U/L作为界值点,诊断敏感性和特异性均为75%,多因素分析显示IMA值>85U/ml,年龄、陈旧性心肌梗死是ACS的独立预测分子。研究结论,IMA可用于心电图无异常时ACS的诊断,是传统检查手段的有力补充。

4. *辅助ACS的排除诊断和危险分层* 许多胸痛患者就诊急诊科时,心肌损伤的生化标志物为阴性,心电图无显著变化,难以确诊ACS或非心肌缺血性胸痛。鉴于IMA对急性心肌缺血诊断的高阴性预测值,FDA于2003年批准其用于ACS的排除诊断,以降低对非心肌缺血性患者的收治率和心血管病高危个体的漏诊率,以节省医疗资源。有研究者根据心脏病危险因素、症状和体征、心电图和生化标志物的信息,对ACS低危人群(ACS患者占10%)中251名患者进行危险性分层,2周后增加IMA结果再次进行危险性评价。第一次评价结果有66名患者被定为极低危。加入IMA后,236例被确定为极低危,所有IMA阴性者均未发生ACS,说明其阴性预测值达100%。IMA阴性患者有55%在第二次危险性评价中被降级,39%与第一次相同,6%被升级。这项研究结果说明了联合应用IMA可更有效地将患者分为高风险组和低风险组,从而选择相应治疗方式。胸痛患者入院后描记心电图同时采血测定IMA和cTn。cTn阳性或心电图示ST段改变(抬高或降低)的患者可诊断为ACS,须住院治疗。对有胸痛症状而cTn及心电图均无改变的患者,IMA阴性则认为患者发生心肌缺血事件危险性小,允许患者出院;IMA阳性提示个体发生心肌缺血的危险性大,须积极早期治疗。因此,IMA用于危险分层可指导医生尽早确定患者的处理方法,而不必等到6h后根据cTnT结果确定。

5. *预测肌钙蛋白检测结果* 有研究发现,在入院时肌钙蛋白阴性而随后未转为阳性的患者与转为阳性的患者之间,入院测定的IMA存在差异,提示IMA可预测肌钙蛋白的性质。有研究者进行一项研究,在临床症状和体征出现4h之内采血测定IMA,预测6~24h以后cTnT结果。实验入选256名患者,其中244人的IMA值用于统计分析,根据cTnT在6~24h以后是否为阳性进行分组并构建ROC曲线。结果显示ROC曲线下面积为0.78。在最佳临界值75U/ml,IMA可分为cTnT阳性组和阴性组,IMA预测cTnT为阳性的敏感性和特异性分别是 83%和 69%，阴性预测值和阳性预测值分别为 96%和 33%，从而得出结论：ACS 患者到达急诊科时，测定 IMA 的白蛋白-钴结合试验有望成为 6～24h 以后 cTnT 结果阳性或阴性结果的早期预测指标。这就使临床医生在患者到达急诊科时更安全、更有效地识别出低危患者成为可能。在发生急性心肌缺血后最初数小时 cTnT 未升高，而白蛋白-钴结合试验成为这一空白时间窗诊断 ACS 的重要补充，给 ACS 患者的护理带来新的规则，减少由于等待 6～24h 后 cTnT 的结果而导致对患者处置的延迟。

6. *判断心肌缺血的严重程度* IMA 不仅可早期诊断 ACS，而且可作为判断心肌缺血严重程度的指标。有学者观察了 34 例接受选择性单支血管经皮冠状动脉介入治疗(PCI)的稳定型心绞痛患者 PCI 前后 IMA 水平变化，并对其相关因素进行了分析。在 PCI 术前 10min 及最后一次球囊扩张后 5min 之内从股动脉鞘管内取血测定 IMA 水平。结果显示，球囊扩张前后 IMA 水平明显升高(59.5U/ml vs 80.9U/ml)。球囊扩张 4 次及以下患者与球囊扩张 5 次或以上的患者比较，IMA 水平也明显升高，且 IMA 水平与扩张压力、扩张时间之间均呈显著相关。这些结果提示，IMA 不但是心肌缺血的标志物，也是反映心肌缺血程度的指标。

7. *IMA 可预测 PCI 术后再狭窄率* IMA 作为新的标志物在 PCI 术后升高对靶血管预后具有预测意义。有研究随访 60 名(51 男 9 女)行单支血管成形术治疗稳定型心绞痛的患者，随访时间平均 46 个月，发现靶血管再狭窄率仅与血管本身解剖状况相关，当 IMA＞130U/L，靶血管有更高的再狭窄率。

8. *展望* 关于 IMA 的研究是近几年开始的，自从 IMA 在心肌缺血中的变化被发现起，无数的研究就展开了。IMA 作为新的急性心肌缺血标志物基本符合理想指标的要求，为客观检出心肌缺血提供了全新的方法。传统检测指标实际上均属心肌坏死指标，须心肌发生坏死后才能释放入血，而 IMA 能够在心肌缺血发生后数分钟升高，并被检测到，从而为临床医生在心肌损伤可逆阶段采取治疗措施争取宝贵时间。IMA 对急诊患者的高阴性预测价值将改变 ACS 的诊断策略，节约医疗资源，降低漏诊率。但 IMA 的产生机制仍须探索。此外，IMA 的 ACB 试验属于手工操作，易受试验条件和个人因素影响，相信随着新的 IMA 测定法的开发，IMA 的临床应用会有更广阔的前景。

第四节 脱氧核糖核酸酶 I

一、脱氧核糖核酸酶 I(DNase I)的生物学特征

目前有大量研究表明，急性冠状动脉综合征(ACS)与炎症反应及粥样斑块的不稳定破裂关系密切，而细胞凋亡在其中亦起着重要作用。DNase I 是细胞凋亡中双链 DNA 降解过程中起着重要作用的核酸酶，可能直接参与了 ACS 的发生和发展过程。

脱氧核糖核酸酶 I(deoxyribonuclease I，DNase I)是最有代表性的核酸内切酶。最早是在 1905 年从牛胰腺中分离出结晶的，也称为胰脱氧核糖核酸酶或 DNase I。在蛋白质化学和酶学史上占据着重要的作用：是第一个被认为是对 DNA 特异的酶，也是第一个从 DNase 家族中分离出结晶，并作为特异性蛋白质抑制剂被研究的酶。同时被认为是在细胞凋亡、DNA 的降解过程中起着重要作用的核酸酶之一。其相对分子质量 31 000～34 000，等电点(PI)4.7，最适 pH 在 7 附近，在 pH 5～6 区域稳定，由氨基酸组成并以糖基化延伸，有组织和种族特异性。

在 Ca^{2+} 存在的条件下优先水解双链 DNA，生成具有 5′-磷酸和 3′-羟基末端的寡核苷酸。在 Mg^{2+} 存在时，能在双链 DNA 上随机产生切口，而在 Mn^{2+} 存在时能将双链 DNA 同时切断，使 DNA 片段化。EDTA 和 G-肌动蛋白可抑制其活性，80℃、10min 热处理后不可逆失活。其活性定义为：以小牛胸腺 DNA 为底物，在 25℃、pH 5 的条件下，1min 内使反应液的 260nm 吸光度增加 0.001 所需要的酶量定义为 1 个活性单位（Kunitz unit）。其用途为在分子生物学研究中常用于转录反应后 DNA 模板的降解，除去 RNA 样品中污染的基因组 DNA，DNase Ⅰ 足迹分析法等。在不同个体组织中 DNase Ⅰ有不同的表达，可分为 10 个基因表型，证实了 DNase Ⅰ存在遗传多态性。其遗传基因定位于 20 号染色体，共有四个等位基因：DNase 1、2、3、4。人类 DNase Ⅰ的基因全序列，约有 3.2 长，包含有 9 个外显子（Ⅰ～Ⅸ）和 8 个内含子。此后，DNase Ⅰ家族中又发现了与其具有相似核苷酸和氨基酸序列的蛋白，称之为 DNAS1L1、DNAS1L2、DNAS1L3；DNAS1L1 在心肌和骨骼肌中表达，DNAS1L2 在脑表达和 DNAS1L3 在巨噬细胞中表达。AMI 也是一个复杂的多因素和多基因疾病。DNase Ⅰ表型为 1-2 型和 2 型的人 AMI 患病率明显高于其他心脏疾病如心绞痛、心力衰竭、瓣膜性疾病等的患病率。众所周知，吸烟、高血脂、糖尿病、高血压病的患者较易患冠心病。有这些高危因素的患者其动脉粥样斑块更易破裂。可以认为 DNase Ⅰ的基因遗传多态性可能是 AMI 斑块破裂的一个遗传危险因子。

二、脱氧核糖核酸酶Ⅰ的实验室检测

1. *单向酶放射扩散（SRED）法*　较早的文献报道采用 SRED 法可以敏感地定量检测 DNase Ⅰ的活性。SRED 法与常规的单个酶免疫扩散法相似，但其检测敏感性较后者高 1 万倍。虽然最早的 SRED 法可以非常敏感地检测到血清样本中含量极低的 DNase Ⅰ的活性，但孵育时间长（10～20h），不适用于急诊科快速做出诊断以指导治疗。

2. *SRED/CAM 法*　一种在 SRED 法基础上改良的新方法，被称作 SRED/CAM 法，解决了孵育时间过长这一难题。临床上 SRED/CAM 法检测 DNase Ⅰ活性更为便利和可靠，可以在 30min 内检测 1μl 血清样本中 DNase Ⅰ的含量，并可精确到皮克（微微克）甚至飞克（毫微微克）。

3. *荧光分光光度法*　相对于 SRED/CAM 法，本法操作简单，可自配试剂进行检测。

4. *比色法*　采用 DNA-甲基绿试剂盒运用比色法测定其血清 DNaseⅠ的活性，方法简单、实用，可上机操作。

5. *ELISA 法*　已有商品试剂盒供应，按说明书操作即可检测。

三、脱氧核糖核酸酶Ⅰ检测的影响因素

体内 DNase Ⅰ浓度与慢性胰腺炎患者、系统性红斑狼疮（SLE）患者病程呈正相关。自身抗体如抗核抗体升高者，DNase Ⅰ浓度也相应升高。

四、脱氧核糖核酸酶Ⅰ检测的临床应用

在临床上，最早研究较多的是 DNase Ⅰ与 SLE 的关系。已有多个研究发现 DNase Ⅰ活性与人类 ACS 的发生、发展相关联。有学者首次报道了在扩张型心肌病（diopathic dilated cardiomyopathy，IDCM）患者心力衰竭期 DNase Ⅰ在心肌层有活性增高。凋亡是细胞死亡的病理生理过程，在 Ca^{2+} 和 Mg^{2+} 存在的情况下核酸内切酶增多并使 DNA 核分裂。因此，DNase Ⅰ

作为特异性的核酸内切酶，可以是细胞凋亡的标志物，而 IDCM 心力衰竭患者外周血中升高的 DNase I 提示细胞凋亡参与了其病理生理过程。AMI 极早期血清 DNase I 活性呈特异性升高，在 AMI 患者急性胸痛症状发作的 3h 内，DNase I 活性迅速升高，并在 4 h 左右达到高峰，此后 12h 内有明显的时间依从性下降，24h 内恢复到基线水平。在 AMI 早期，DNase I 的活性一过性快速升高，其平均值远高于不稳定型心绞痛患者和稳定型心绞痛患者。而在因急性胸痛就诊但在随后的随访观察中排除 ACS 的人群中，DNase I 的活性并未升高。由此可推断，对于急性胸痛发作的冠心病患者，DNase I 的活性突然升高可以认为是 AMI 特征表现之一。目前临床使用的生化标志物 CK-MB、cTnI 在 AMI 发作 4～8h 后才逐渐升高，3～4d 恢复正常水平。DNase I 则比 CK-MB 和 cTnI 更早在血清中被检测到，且其精确度更高。因此，DNase I 有可能是心肌梗死超急性期的心肌诊断标志物。由于 DNase I 在心肌梗死极早期活性即升高，可以推断其对心肌缺血极为敏感。

经皮冠状动脉介入术(percutaneous coronary intervention，PCI)其实是一个较缓和的一过性心肌缺血——心肌再灌注。学者们在稳定型心绞痛患者接受择期的 PCI 术后，检测到 DNase I 的活性在 3h 内显著升高，并在 12 h 内恢复基线水平。其迅速一过性的升高与心肌梗死患者极其相似。甚至在 PCI 术后 cTnI 阴性、CK-MB 在正常范围的大部分患者，DNase I 活性也会在 3 h 内升高。可以推测检测早期短暂的心肌缺血，DNase I 比 cTnI 和 CK-MB 更为敏感，是一个比 cTnI、CK-MB 更为敏感和有用的诊断早期心肌缺血的生化标志物。在变异型心绞痛诱发的一过性心肌缺血患者中的发现也支持 DNase I 是诊断短暂心肌缺血的有用标志物。学者们进一步研究了 DNase I 在临床上的应用价值。近期研究表明，血清 DNase I 的活性与心肌梗死后的心功能各项参数呈正相关，并且与 6 个月后左室舒张末期容积显著正相关，DNase I 可以预测心肌梗死后心室重构造成的左心室扩大。

通过十余年对 DNase I 基因遗传多态性的研究，DNase I 现已广泛应用于临床治疗领域。DNase I 是目前较有研究前景的诊断 ACS 的一种遗传基因标志物，且 DNase I 基因也是消化道肿瘤和心肌梗死的易患基因之一。DNase I 可能成为 ACS 潜在的治疗靶点，但其在 ACS 发病机制中的作用和能否将其应用于临床治疗领域尚须进一步的研究。

第五节　胰岛素样生长因子

一、胰岛素样生长因子 1 的生物学特征

胰岛素样生长因子 1 (insulin-like growth factor 1，IGF-1)属于胰岛素族的一种多肽，是一种与组织代谢和细胞分化、增殖有关的细胞因子。由于其结构功能与胰岛素(insulin，Ins)类似，除对糖尿病胰岛素抵抗(insulin resistance，IR)有改善作用外，近年来随着对 IGF-1 研究的不断深入，发现心血管疾病与 IGF-1 关系密切，尤其在心肌缺血/再灌注损伤(myocardial ischemia reperfusion injury，MIRI)方面。目前已确定胰岛素样生长因子(IGF)由两种同源的相关多肽组成，即 IGF-1 和 IGF-2。IGF 是一类小分子多肽物质，相对分子质量约 7 500 000，广泛存在于各种脊椎动物中，目前对 IGF 代谢作用的研究主要集中在 IGF-1 上。IGF-1 由 70 个氨基酸残基组成，其编码基因位于 12q，至少有 6 个外显子，其肽链段包含 B、C、A 和 D 区。IGF-1 分子中有 45%～55%的氨基酸序列与 Ins 原相同，这一结构特性使两者均可与对方的

特异性受体具有一定得的亲和力。IGF-1通过其受体及IGF/Ins杂合受体起作用，IGF-1受体基因位于15号染色体，结构和Ins受体结构相似，是由2个α亚基(706个氨基酸残基，相对分子质量约140 000)和2个β亚基(626个氨基酸残基，相对分子质量约95 000)通过二硫键连接而成的四亚基结构。α亚基位于细胞外，是配体结合部位，对IGF-1的亲和力较高(解离常数:0.2～1.0mmol/L)，对IGF-2的亲和力要低2～15倍，对Ins的亲和力则要低100～1000倍。β亚基包括两个部分:跨膜部分和细胞内部分。细胞内部分具有酪氨酸蛋白激酶活性，当受体和配体结合后，该部分结合并激活Ins受体底物1，Ins受体底物1再和细胞内其他传递信息的物质作用，从而产生广泛的生物学效应。血液中的IGF-1主要由肝合成(80%)，其余由其他组织自分泌或旁分泌，心脏组织的含量较高。IGF-1抑制Ins的生成但能增强其敏感性，抑制C肽、胰高血糖素及生长激素水平，抑制肝糖输出，降低血中游离脂肪酸和氨基酸水平；促进细胞增殖，刺激组织细胞的生长与分化；通过IGF-1/IGF-1受体轴的分泌机制参与心脏的多种生理和病理过程。

二、胰岛素样生长因子1的实验室检测

1. ELISA法　用纯化的抗体包被微孔板，制成固相载体，往包被抗IGF-1抗体的微孔中依次加入标本或标准品、生物素化的抗IGF-1抗体和HRP标记的亲和素，经过彻底洗涤后用底物TMB显色。TMB在过氧化物酶的催化下转化成蓝色，并在酸的作用下转化成最终的黄色。颜色的深浅和样品中的IGF-1呈正相关。用酶标仪在450nm波长下测定吸光度(OD值)，计算样品浓度。

2. RIA法　本试验采用双位点放免法(IRMA)原理。IGF-1 IRMA是一种非竞争性检测法，此法中被测物介于两个抗体之间，形成“三明治夹心”。第一个抗体被固定于试管内壁，另一抗体被放射性元素所标记以便于检测。待测物存在于患者试样中，标准品及质控品与两个抗体相连而形成“三明治”的络合物。未结合部分因转移和刷洗试管而除掉。

三、胰岛素样生长因子1检测的影响因素

1. 血清中使之降低的影响因素

(1)塑料采血管:与玻璃试管相比，用多个厂家的塑料试管储存血浆标本7d后均导致检测结果降低。提示塑料是导致检测结果偏低的独立影响因素。

(2)溶血、黄疸及高脂血症:溶血、黄疸及高脂血症的标本可能会使检测结果降低。

(3)衰老:老年人IGF-1较低。

(4)体型:男性的IGF-1浓度与脂肪比例呈负相关。

(5)禁食:健康受试者禁食3d后IGF-1水平显著降低。

(6)妊娠:IGF-1水平在孕6～12周显著升高，24～32周显著降低，36周至分娩后2周又显著降低。

2. 血清中使之升高的影响因素

(1)运动:经过10min运动，相当于个人最大摄氧量的60%，IGF-1平均浓度明显升高。

(2)生长激素；生长激素缺乏的患者，生长激素治疗3个月后，IGF-1浓度增加。

(3)遗传:双胞胎儿童中可观察到明显的配对相关系数，对同卵双生双胞胎相关系数为0.91，异卵双生双胞胎相关系数为0.40。

四、胰岛素样生长因子1检测的临床应用

IGF-1能调节细胞代谢和促进其生长发育，近十几年来，IGF-1作为心血管疾病重要调节介质的作用逐渐受到重视。越来越多的证据表明，IGF-1对心血管具有保护效应。血管内皮细胞(EC)的功能紊乱、激活自杀性途径导致EC凋亡是被认为导致多种心血管疾病如动脉粥样硬化的最初途径，而IGF-1则可通过作用于高亲和力的EC结合点导致一氧化氮的产生，增强Ins敏感性，开放钾离子通道和预防餐后血脂障碍来对抗EC的功能紊乱。

近几年多种动物模型的基础实验及临床观察表明，IGF-1能抑制心肌细胞凋亡，促进心肌细胞增生，缩小心肌梗死面积，减少心律失常的发生率，维持良好的血流动力学状态，有利于MIRI后功能的恢复。IGF-1通过多层次、多途径的细胞信号转导机制与代谢机制来参与对MIRI的保护，目前大多数文献认为，IGF-1与IGF-1受体结合后，通过磷脂酰肌醇-3激酶/丝氨酸-苏氨酸蛋白激酶通路，以及酪氨酸蛋白激酶等一系列信号转导使一氧化氮合成及血管舒张、抑制EC凋亡，促进EC迁移与繁殖，以及激活开放钾离子通道、抗血小板、清除氧自由基进而动员原始细胞，最后达到对MIRI的保护作用。在鼠缺血/再灌注模型中发现，IGF-1能增加鼠心肌线粒体Bel-xL和Bax表达，从而发挥抗凋亡作用。此外，缺血前1h使用IGF-1能有效预防缺血/再灌注鼠的缺血/再灌注损伤，显著减轻心肌缺血和防止再灌注后心肌凋亡。有实验显示，在离体鼠再灌注心肌上应用IGF-1可以诱导心肌保护。在一项转基因鼠的研究中发现，具有IGF-1过表达的鼠心肌的丝氨酸-苏氨酸蛋白激酶活性较高，且在心肌再灌注时，丝氨酸-苏氨酸蛋白激酶的活化效应被进一步增强，表明丝氨酸-苏氨酸蛋白激酶与MIRI密切相关。其他相关的激酶级联下游产物、凋亡因子(BAD、Bax、caspase-3与p70S6K)也可能与IGF-1在诱导心肌保护的过程中有关。

IGF-1能通过自身及增加Ins的敏感性来发挥改善糖尿病胰岛素抵抗(IR)的生物效应，且比起Ins更能有效刺激葡萄糖转运，增强靶组织对葡萄糖的摄取与利用。IGF-1具有IR标志物的特征，但如何改善糖尿病IR，其具体机制仍不清楚。目前认为除与其受体高度亲和发挥效应外，还与IGF/Ins杂合受体结合，此杂合受体广泛分布于人体组织，包括骨骼肌、脂肪组织及心肌组织。有报道显示，在缺血/再灌注后，IGF-1与Ins均能诱导心肌中血管内皮生长因子的表达，但在IR或糖尿病状态下，心肌中血管内皮生长因子及Ins受体的表达均减少。近来，在外科应激中的IR方面，已经有学者在探索IGF-1的效应及机制，在脓毒症IR大鼠身上，通过应用IGF-1可增加其肝、骨骼肌的Ins受体蛋白和mRNA水平的表达，有利于IR的改善来降低血糖水平，从而提高机体的恢复功能。而在体外循环心脏手术期间，IGF-1是否能提高Ins敏感性与增加Ins受体的表达，抑制心肌IR从而发挥对缺血/再灌注心肌的保护，目前未见报道。因此，进一步探索IGF-1对MIRI中IR的作用及其机制，这对于心肌IR防治及促进体外循环心脏手术后心肌功能的恢复将可能有积极意义。

第六节　骨膜蛋白

一、骨膜蛋白的生物学特征

骨膜蛋白曾被称之为成骨细胞特异性因子2，是日本学者等从小鼠成骨细胞系MC3T3-

E1cDNA 文库中克隆的一种骨黏附分子，由 Horiuchi 等重新命名为 Periostin 蛋白。蛋白质序列分析表明，该基因包含一个典型的信号序列及 4 个富含半胱氨酸的重复结构域，并具有 C 末端结构域。由于 C 端结构域的不同引起转录过程选择性剪接，其转录产物具有 4 种不同的单体，各个单体在不同组织的表达不尽相同。Periostin 蛋白为成骨细胞及成骨细胞样细胞系所分泌，其蛋白质由 838 个氨基酸组成，相对分子质量约为 9×10^9。

二、Periostin 蛋白的实验室检测

Periostin 蛋白的临床应用还未普及，仅用于科研方面，目前的检测方法主要有免疫组化法、PCR 或芯片技术检测 Periostin 蛋白在组织细胞的表达。相信随着 Periostin 蛋白单克隆抗体的不断应用，ELISA 法试剂盒即将问世。

三、Periostin 蛋白检测的临床应用

早期研究认为 Periostin 蛋白特异地表达于骨膜及牙周膜组织，在肺中少量表达，而不表达于心脏等组织。在功能方面，作为成骨细胞及其前体细胞分泌产生的一种黏附分子，Periostin 蛋白可促进成骨细胞及其前体细胞在骨膜聚集、分化。在正常成年大鼠中，Periostin 蛋白主要在心瓣膜中表达，在心肌及血管中没有表达；但在心肌梗死、心力衰竭、血管损伤等病理状态下，Periostin 蛋白重新在心肌及血管表达，其功能不仅仅与骨、牙等矿化组织的形成与再生有关，而且能够促进心脏发育、增强细胞浸润力、促进恶性肿瘤转移等。

Periostin 蛋白在啮齿类动物及哺乳动物的心脏及血管损伤后表达增强。Periostin 蛋白不仅与胚胎期心脏瓣膜的发育有关，而且可能在心血管疾病特别是缺血性心脏病的发生、发展中起重要作用。

1. *Periostin 蛋白与心肌梗死*　Periostin 蛋白与心肌梗死相关的研究仍然有限。通过基芯片技术检测心肌梗死 2 周后大鼠左室非梗死部位心肌及室间隔近 7000 个基因表达情况，有 731 个 cDNA 克隆异常表达，并首次发现 Periostin 蛋白 mRNA 在心肌梗死后 2 周明显升高，4 周后达到高峰，此后逐渐回落。Periostin 蛋白 mRNA 的表达与胶原蛋白、纤维连接蛋白等细胞外基质成分的表达时相基本一致，提示 Periostin 蛋白可能与心肌梗死后细胞外基质重建有关。然而，有整体动物实验结果与此并不一致：心肌梗死后 1d，即可在梗死部位检测到 Periostin 蛋白 mRNA 的表达开始升高，在 1 周时达到高峰；在梗死后 1 周，Periostin 蛋白主要在心肌梗死部位表达，伴随纤维组织的增生，Periostin 蛋白在成纤维细胞中表达较在心肌细胞更强，提示 Periostin 蛋白表达与梗死后瘢痕修复有关。值得注意的是，在该研究中，非梗死部位心肌并没有表达 Periostin 蛋白，这可能与这 2 个研究中检测标本及观察时相不同造成。也有体外实验结果表明，机械牵拉、血管紧张素Ⅱ、转化生长因子 β 等均可刺激心肌细胞及成纤维细胞产生 Periostin 蛋白，血管紧张素Ⅱ是通过磷酯酰肌醇 3-激酶、丝裂原活化蛋白激酶途径起作用。体内外实验均证实，缬沙坦可以阻断机械牵拉及血管紧张素Ⅱ的作用，抑制 Periostin 蛋白的表达，改善心功能，改善心肌梗死后心室重塑。心肌梗死后 4d，梗死部位成纤维细胞即可表达 Periostin 蛋白；在梗死后数周，梗死区与梗死周围心肌间质表达。剔除 *Periostin* 基因的小鼠（$Periostin^{-/-}$）在心肌梗死后心室破裂发生率为野生型小鼠（WT）的 2 倍；梗死区域炎性细胞减少，提示心室破裂的原因可能是由于黏附分子 Periostin 蛋白的缺失，无法正常招募炎性细胞至损伤区域；此外，Periostin 蛋白缺失导致 $Periostin^{-/-}$ 组小鼠心肌成纤维细

胞发生功能障碍，影响梗死后损伤修复。Periostin 蛋白过表达对心肌梗死后心室破裂具有保护作用。外源性 Periostin 可以促进心肌细胞重新进入细胞分裂周期增殖分化，能够通过心肌细胞及血管再生，促进心肌梗死的早期愈合；并能改善心肌梗死后远期心功能。心肌梗死导致 Periostin 蛋白在心肌梗死区及梗死周围区表达，且以间质中的成纤维细胞表达为主；然而，Periostin 蛋白的表达对机体是有利还是有害呢？答案显然并不一致，Periostin 蛋白表达与心功能恶化有关，缬沙坦可以阻断其不良作用，Periostin 蛋白是参与梗死后损伤修复的重要分子，人为增加 Periostin 蛋白有助于心肌梗死的愈合，抑制 Periostin 蛋白的表达将影响心肌梗死愈合导致心室破裂等严重后果。此外，Kuhn 等的研究结果提示，Periostin 蛋白能够促进心肌细胞重新进入细胞分裂周期，无疑给心肌修复及再生指出一个新的方向。

2. Periostin 蛋白与血管损伤及修复　通过球囊损伤 SD 大鼠颈动脉建立动脉损伤模型发现，大鼠颈动脉在球囊损伤 8d 后，在Ⅰ、Ⅲ型胶原的 mRNA 表达明显增强的同时，Periostin 蛋白的 mRNA 及蛋白表达量明显增多，而对照组中 mRNA 表达极低；原位杂交显示，损伤 8d 后 Periostin 蛋白主要在血管外膜表达，损伤 2 周后平滑肌细胞明显增殖并向内膜迁移，血管内膜 Periostin 表达明显增强，在 4 周后表达明显减弱。体外试验表明，在 404 细胞分化成平滑肌细胞的过程中，Periostin 蛋白的 mRNA 显著增高；随后，在 C3H10T1/2 细胞中过表达 *Periostin* 基因能够显著增强细胞迁移能力，而 Periostin 蛋白特异性抗体能阻断该效应。同样在球囊损伤颈动脉内膜的大鼠模型上，发现球囊损伤后血管内膜及平滑肌细胞 Periostin 蛋白及磷酸化 Akt 明显增高，磷酯酰肌醇 3-激酶特异性抑制剂 Wortmannin 能显著抑制球囊损伤引起的 Periostin mRNA 的表达及磷酸化 Akt 的增高。体外培养发现，转化生长因子 β 能剂量依赖性地刺激胸主动脉平滑肌细胞表达 Periostin mRNA，分泌 Periostin 至细胞培养基，成纤维生长因子 2(fibroblast growth factor-2，FGF-2)、血管紧张素Ⅱ也都具有类似的效应，免疫荧光显像提示 Periostin 主要在平滑肌细胞胞质表达。在平滑肌细胞细胞迁移试验中，Periostin 特异性抗体能显著抑制平滑肌细胞的迁移。该研究证实，动脉内膜损伤或转化生长因子 β、FGF-2 等细胞因子促进平滑肌细胞表达 Periostin，Periostin 通过与整合素受体结合，激活磷酯酰肌醇 3-激酶/Akt 信号通路，促进平滑肌细胞的迁移。

3. Periostin 蛋白与心力衰竭　在小鼠主动脉缩窄心力衰竭模型上，与野生型小鼠相比，剔除组小鼠的心室细胞外基质相关成分(如Ⅰ、Ⅲ型胶原，基质金属蛋白酶及金属蛋白酶组织抑制剂、Periostin 蛋白、骨桥蛋白等)的 mRNA 表达明显增高，其中以 Periostin 最为显著。组织化学结果显示，Periostin 蛋白主要在心肌间质、成纤维细胞及冠状动脉血管平滑肌细胞表达，提示 Periostin 蛋白可能与压力超负荷后小鼠心肌肥厚及间质重塑有关。随后，有研究者利用脂质体将 *Periostin* 基因转染至成年 SD 大鼠心肌中，超声心动图显示，随着 Periostin 蛋白表达的增加，左室壁厚度逐渐减轻，左室扩张程度逐渐加重，心功能明显恶化；Periostin 蛋白转染并不导致心肌细胞肥大，反而使心肌细胞横截面积减小，纤维含量增加；反之，通过注射反义 RNA 能够抑制大鼠 Periostin 蛋白的表达，改善大鼠心功能，提高生存率。体外试验表明，Periostin 蛋白能够抑制心肌细胞扩散及成纤维细胞的黏附，可能导致心肌肌束滑动，心腔扩大，心功能受损。研究中，在同样的压力负荷下，与野生型小鼠相比，Periostin 蛋白过表达组小鼠心室虽然有增厚，但是心肌胶原含量及心功能并无差异。显然，对于 Periostin 蛋白是否会导致心肌细胞肥大、心肌肥厚，以及对胶原增殖的影响，上述研究的结果并不一致；而且由于实验模型建立方法不同，导致不同研究之间的结果难以直接比较。

综上所述，病理直接损伤及细胞因子能够刺激血管平滑肌细胞表达 Periostin 蛋白，Periostin 蛋白进一步促进平滑肌细胞的增殖及迁移，参与血管损伤后修复过程；Periostin 蛋白能促进心肌梗死后的瘢痕形成。但是，Periostin 蛋白是否能够促进心肌细胞肥大或再生，是否参与压力超负荷或心肌梗死后心室间质重构的过程，以及其具体的病理生理机制，目前的研究仍然相当有限，结论并不一致，需要更多、更深入的研究来阐明。

主要参考文献

Celik T，Kardesoglu E，Iyisoy A，et al，2009. Urinary methylmalonic acid in patients with acute myocardial infarction[J]. Med Princ Pract，18(3)：217-22. doi：10.1159/000204353.

Cronk DR，Houseworth TP，Cuadrado DG，et al，2006. Intestinal fatty acid binding protein (I-FABP) for the detection of strangulated mechanical small bowel obstruction[J]. Curr Surg，63(5)：322-5.

de Vries DK，Kortekaas KA，Tsikas D，et al，2013. Oxidative damage in clinical ischemia/reperfusion injury：a reappraisal[J]. Antioxid Redox Signal，19(6)：535-45. doi：10.1089/ars.2012.4580.

Gidlöf O，Andersson P，van der Pals J，et al，2011. Cardiospecific microRNA plasma levels correlate with troponin and cardiac function in patients with ST elevation myocardial infarction，are selectively dependent on renal elimination，and can be detected in urine samples [J]. Cardiology，118 (4)：217-26. doi：10.1159/000328869.

Kocsis GF，Sárközy M，Bencsik P，et al，2012. Preconditioning protects the heart in a prolonged uremic condition[J]. Am J Physiol Heart Circ Physiol，303(10)：H1229-36. doi：10.1152/ajpheart.00379.2012.

Muñiz AE，2012. Ischemic electrocardiographic changes and elevated troponin from severe heatstroke in an adolescent[J]. Pediatr Emerg Care，28(1)：64-7. doi：10.1097/PEC.0b013e31823f2557.

Recchioni R，Marcheselli F，Olivieri F，et al，2013. Conventional and novel diagnostic biomarkers of acute myocardial infarction：a promising role for circulating microRNAs[J]. Biomarkers，18(7)：547-58. doi：10.3109/1354750X.2013.833294.

Yamamoto M，Maeda H，Hirose N，et al，2008. Biphasic elevation of bilirubin oxidation during myocardial ischemia reperfusion[J]. Circ J，72(9)：1520-7.

第 8 章

血管内皮功能尿液标志物

第一节　血管内皮功能概述

一、血管内皮功能和检测方法

1. 血管内皮功能

(1)内分泌功能：内皮细胞被认为是人体最大的且功能异常活跃的内分泌、旁分泌及自分泌代谢器官，可产生和分泌几十种生物活性物质，包括一氧化氮(nitrous oxide，NO)、活性氧、前列腺素、内皮素、血管紧张素Ⅱ等。内皮细胞的各项功能均通过其合成分泌的生物活性物质发挥作用，这些介质在局部作用于血管发挥生物学效应，NO、前列腺素作为内皮源性舒张因子，起着舒张血管作用；内皮素、血管紧张素Ⅱ是较强的缩血管物质，前者是目前发现的最强的缩血管物质。

(2)屏障功能：血管内皮作为血管壁与血流之间的屏障，选择性地允许血液中的一部分物质进入血管壁，当其屏障作用减弱后，血液中所携带的脂质易渗入血管壁。血管内皮可防御血液中低密度脂蛋白、胆固醇与单核细胞、吞噬细胞进入血管壁，防止上述有害物质及炎性细胞的浸润，当血管内皮剥脱、内皮下胶原组织暴露后，可引起血小板的黏附、聚集，并可引起血栓形成，促进炎性细胞浸润。

(3)接受、传递信息：血管内皮细胞上存在着一系列的感受器，能感受血流速度、血流压力等变化。其细胞膜上还存在着大量受体，能和血液中的生理活性物质特异性地结合，从而作出相应的反应，如血管的收缩、舒张，细胞的生长、分裂、迁移、死亡等。血管内皮细胞还可促进血循环中某些物质的代谢，调节脂质的代谢。冠状动脉内皮细胞尚有调节心肌收缩力的作用。

(4)抗黏附性：光滑的内皮具有抗黏附性，其可阻止血细胞在血管壁黏附聚集，保持血流状态。内皮受损时可分泌多种黏附分子：①选择素家族，如各种白细胞黏附分子；②整合素家族，如淋巴细胞相关功能抗原；③免疫球蛋白超家族，如细胞间黏附分子 1、血管细胞黏附分子；④肿瘤坏死因子 α(tumor necrosis factor-α，TNF-α)，其可刺激上述黏附分子的表达。

2. 血管内皮功能的常用检测方法

(1)内皮细胞分泌的活性物质的测定：内皮细胞可释放大量的活性物质，包括 NO、内皮素、血管紧张素Ⅱ、前列腺素、血栓素 A、组织纤溶酶原激活剂、血栓调节蛋白等，可通过直接测量或测量后计算其比值来了解内皮功能。如测定内皮素的水平可作为评价内皮细胞功能的参考指标之一，而血浆可溶性血栓调节蛋白的高低是血管内皮细胞受损的标志，可溶性血栓调节蛋白增高表明血管内皮细胞受损。

(2)循环内皮细胞计数法:通过从循环血中获得的内皮细胞的数量和形态来反映活体血管内皮损伤的程度,特异性较好。生理状态下,外周血中存有一定的循环内皮细胞,数量为(1.3±0.7)个/0.9μl,平均最大、最小直径分别为(44.0± 12.5)μm、(33.1± 8.6)μm。病理情况时,循环内皮细胞数量发生明显变化,这种变化可敏感地反映血管内皮的损伤程度。有学者建立了从形态学上判断血管内皮细胞损伤的标准。当血管内皮细胞受到机械、化学、免疫等因素损伤时,循环内皮细胞数量和形态就会发生改变。有研究表明,血压升高时循环内皮细胞数量增高,并与血压升高的程度成正比。此外,吸烟、缺氧、高胆固醇血症、血管炎等均可使循环内皮细胞数量增多。

(3)血管内超声及冠状动脉内多普勒技术:应用这两种技术评价冠状动脉内皮功能,即通过血管内超声及冠状动脉内多普勒技术得出应用血管活性物质乙酰胆碱及硝酸甘油前后血流的改变。乙酰胆碱引起实验组血流下降,对照组血流增加,硝酸甘油均使血流增加,评价了冠状动脉内皮舒张功能的改变,表明冠状动脉粥样硬化性心脏病患者冠状动脉内皮功能下降。

(4)冠状动脉造影法测定内皮功能:乙酰胆碱可刺激内皮细胞 NO 的分泌增加,并使血管舒张,当内皮功能减退时,向血管内注射乙酰胆碱后不能促使 NO 的增加,而其本身的缩血管作用却可引起局部血管收缩。冠状动脉造影法测定血管内皮功能就是利用此原理,通过冠状动脉造影观察向冠状动脉内注射乙酰胆碱后血管的反应来测定内皮功能。乙酰胆碱可以被选择性地安全注入冠状动脉内,观察血管的反应。乙酰胆碱引起实验组血流下降,对照组血流增加,表明正常对照组血管内皮功能良好,而冠状动脉粥样硬化性心脏病组血管内皮功能受损。该方法为近 10 年来检查内皮功能的金标准。

(5)高分辨率超声评价动脉内皮功能:有学者建立了无创的动脉超声评价内皮功能的方法,即通过测量动脉血流介导的血管扩张功能以评估血管内皮功能。这种血流介导的内皮依赖性血管扩张,有别于硝酸甘油介导的非内皮依赖性血管扩张,冠状动脉粥样硬化性心脏病组较非冠状动脉粥样硬化性心脏病组心脏动脉血流介导的血管扩张功能显著降低。通过测量外周动脉内径及刺激后的血管内径和血流速度变化,间接了解内皮释放 NO 的功能,进而评估内皮功能。上述方法使用的是袖带加压前臂测量内皮功能,而国内有使用袖带加压上臂进行测量的。

二、血管内皮祖细胞

冠状动脉粥样硬化性心脏病(冠心病)是病死率极高的疾病之一,其发病率仍在显著升高。通常,冠心病的治疗包括药物治疗、介入治疗和手术治疗。虽然这些治疗也在不断发展,能够改善心肌缺血和心力衰竭的症状,使闭塞的血管再通,但均有其局限性。1997 年,有学者首次证明循环外周血中存在能分化的血管内皮细胞的前体细胞,并将其命名为血管内皮祖细胞(endothelial progenitor cells,EPC)。EPC 是一类能增殖并分化为血管内皮细胞,但尚未表达成熟的血管内皮细胞表型,也未形成血管的前体细胞。研究发现,EPC 不仅参与人胚胎血管生成,同时也参与出生后血管新生和内皮损伤后的修复过程。

1. EPC 的生物学特征　胚胎期第 13～15 天,胚外造血启动,卵黄囊中胚层的一些间充质细胞逐渐聚集成条索或团块状,形成血岛。这些细胞团结构进一步出现腔隙化改变,聚集在细胞群中央的细胞分化成造血干细胞,而包绕血岛的外周细胞则分化为原始的血管内皮细胞,即 EPC。因此,血岛内的造血干细胞与血管 EPC 的发育关系十分密切,推测来源于同一前体细胞即血液/血管母细胞，出生后定居于骨髓组织中。以往观点认为，EPC 仅出现于胚胎血管发生阶段，参与人胚胎血管的生成，人出生后不存在。经研究发现，成人外周血的 CD_{34} 细胞或血管内皮生长因子受体（vascular endothelial growth factor receptor-2，VEGFR-2），细胞离体培养后均能分化为内皮细胞，并且在成年个体体内参与新血管形成，包括血管新生（指经由现存血管的扩展或重塑形成新血管）和血管发生（指内皮细胞在原位分化形成血管，伴有或不伴有 EPC 的迁移），从而证实成年个体中也存在 EPC。研究发现，骨髓、脐血及成人的外周血中都可以分离出 EPC。

EPC 是一群具有游走特征并能进一步增殖分化的幼稚内皮细胞，缺乏成熟内皮细胞的特征性表型，且在培养的不同时期可呈椭圆形、长梭形或纺锤形，在形态上无法与其他细胞区分开来，所以区分和纯化 EPC 主要靠其表面标志。人们发现，早期的 EPC 表达 3 种特征性的表面标记：CD_{133}，CD_{34} 和 VEGFR-2。因此，将表达着 3 种表面标志的细胞定义为 EPC。CD_{133} 是早期造血干细胞的表面标志，表达在来源于人的骨髓、胎肝、外周血的造血干细胞表面。表达 CD_{34}/CD_{133}/VEGFR-2 的细胞主要位于骨髓中，可能是早期祖细胞和内皮细胞的混合，这些细胞并不表达假血友病因子（von Willebrand factor，vWF）和 VE-钙粘连蛋白。在成人的外周血中，大多数 EPC 已经丢失 CD_{133}，但仍然表达 CD_{34} 和 VEGFR-2。成熟的内皮细胞高表达 VEGFR-2、VE-钙粘连蛋白和 vWF。在人的脐静脉内皮表面并没有发现 CD_{133}。由此可以看出，CD_{133} 的丢失反映了循环中 EPC 向逐渐成熟的内皮细胞的转化。总的来说，骨髓中早期 EPC 是表达 CD_{34}/CD_{133}/VEGFR-2 的细胞群；外周循环 EPC 表达 CD_{34}/VEGFR-2/CD_{31}/VE-钙粘连蛋白，并丢失了 CD_{133} 和逐渐开始表达 vWF。在体内，EPC 什么时候转变成成熟的、完全分化的内皮细胞并没有一个明确的定义，CD_{133}/CD_{34} 的丢失以及同时或随后出现的 vWF 还有其他的一些内皮细胞特殊标志的表达，表明了 EPC 向分化成熟的内皮细胞的转变。EPC 从骨髓向外周循环的迁移可能是分化过程的起点。

EPC 可以从骨髓、外周血、胎肝及脐带血中分离出来。传统的分离方法包括单个核细胞的黏附培养或者使用包被了抗 CD_{133} 或抗 CD_{34} 抗体的免疫磁珠。分离出的细胞接种于含有特殊生长因子的培养基中如含有血管内皮生长因子（vascular endothelial growth factor，VEGF）、牛脑提取物、表皮生长因子，这样更有利于内皮样细胞的生长。在体外培养时，加入多种生长因子，以纤连蛋白包被培养皿，并且与细胞外基质接触可以影响骨髓来源的 EPC 增殖或分化。在体外的初次粘贴后，EPC 丢失祖细胞的特征，开始分化。3～4 周后 EPC 形成了内皮细胞表型的单细胞层。此外，在单独培养或与 CD_{34} 细胞共培养时，EPC 都可以在基质胶上形成管状结构，而且能够摄取乙酰化低密度脂蛋白。人骨髓来源的多潜能祖细胞以较高浓度的细胞数种植于含有 VEGF 的无血清培养基或低血清培养基中，即可以诱导其向内皮细胞分化，但是将其在富含胎牛血清（≥10%）培养基中培养则可分化成为其他的细胞类型，包括软骨细胞、成软骨细胞和脂肪细胞等。人 EPC 在培养 3～5 周后可以改变祖细胞的特性和增殖潜能。

2. *EPC 与冠心病危险因素的相关性*　性别、年龄、吸烟、高血压、高脂血症和糖尿病是冠心病的独立危险因素，已被广泛认识和接受。然而，EPC 又和冠心病的这些危险因素有着密切的关系。

（1）性别：在切除了卵巢的雌性小鼠模型中，用雌激素干预组的颈动脉损伤后的内膜增生减少，循环中的 EPC 数量是未干预组的 2 倍多。因此认为，雌激素能够刺激循环中的 EPC 增多,而 EPC 的增多又可以加快血管修复,抑制内膜增生。Strehlow 等还证实,血浆雌激素浓度增高的妇女和对照组相比其血循环中 EPC 水平显著增加(463±102)%。女性体内的雌激素水平较男性高,其冠心病的发生率较男性低,认为是雌激素对心血管具有保护性作用的原因。

(2)年龄:冠心病患者血循环中的 EPC 随年龄的增长而降低。研究显示,骨髓 EPC 数量在老龄(6 个月龄)载脂蛋白 E 剔除($ApoE^{-/-}$)小鼠比低龄(1 个月龄)$ApoE^{-/-}$ 小鼠及健康野生型小鼠均显著降低。

(3)吸烟:吸烟可增强氧化应激,而氧化应激是公认的细胞凋亡促进因素,而且有研究观察到 EPC 对诱导凋亡非常敏感。在诸多冠心病危险因素中,吸烟显著降低 EPC 水平。

(4)高血压:高血压患者外周血中的 EPC 培养后的集落生成数目是正常人的 2%左右。高血压和 EPC 迁移功能的相关性较大,是 EPC 迁移功能损伤重要的独立预测因素。

(5)高脂血症:高脂血症是冠心病重要的危险因素,通过诱发内皮损伤和功能不全而促使动脉粥样硬化和冠状动脉疾病的发生,在冠心病的发生和发展中扮演了重要角色。氧化低密度脂蛋白对 EPC 凋亡的影响,引起细胞功能异常,从而导致 EPC 的血管生成能力受损。体外培养试验中发现,在含有 VEGF 的培养基中加入氧化低密度脂蛋白能使 EPC 的分化能力下降,并降低 EPC 的端粒酶的活性,促进 EPC 衰老使 EPC 细胞数目减少。同时发现这一作用能被阿托伐他汀抑制。

(6)糖尿病:有学者研究 334 例稳定性冠心病患者和 36 名健康对照者。结果显示,和对照组相比冠心病组 CD_{34} 细胞显著减少 30%,同时发现这种减少和诸多危险因素中的糖尿病有关。1 型糖尿病患者的 EPC 体外血管生成功能受损,2 型糖尿病患者的 EPC 的增殖能力约为正常的 48%,且迁移、黏附能力都有不同程度的损害。

3. *EPC 在冠心病治疗中的作用* 血运重建以减轻心绞痛症状和改善心肌缺血、挽救濒危心肌是冠心病治疗原则。目前,冠心病的治疗主要包括药物治疗、外科手术和介入治疗,但每种方法都有其不足之处。近年来,随着对 EPC 的生物学特性及其生理、病理意义的认识,冠心病治疗研究方面也出现了一些新的思路。

(1)促进 EPC 动员:EPC 具有较强的促血管新生作用。但一般来说,人脐血及外周血中的 EPC 数量仍非常少,特别是有心血管病危险因素、老年、心力衰竭的患者,外周血 EPC 的数目更低。研究表明,在促血管生因子、应激等内外因素刺激下,EPC 可以被动员到外周血循环,故对 EPC 的动员成为治疗冠心病的一个理想途径。血管紧张素转化酶抑制剂、他汀类药物、VEGF、VEGF165 基因转染、促红细胞生成素、粒-巨噬细胞集落刺激因子也均具有动员 EPC 的功能。促红细胞生成素治疗的鼠外周血 EPC 数量、分化能力和克隆形成单位显著增加。研究发现,粒-巨噬细胞集落刺激因子可增加 EPC 表型 CD_{133}/VEGF-2,此对缺血组织中 EPC 归巢有重要作用。他汀类药物还可通过调节各种细胞周期蛋白而抑制 EPC 衰老,促进 EPC 增殖。

(2)促进血管新生和心肌再生:EPC 不仅参与了胚胎早期血管的形成,更是成年个体中与血管新生和血管形成关系最为密切的干细胞。有研究者将健康人外周血分离得到的 EPC,体外扩增后采用 DiI 标记,经静脉途径移植到结扎前降支后的急性心肌梗死模型小鼠体内。4 周后,左心室舒张末期和收缩末期内径明显下降,缩短率显著上升,局部室壁运动良好,切片观察发现毛细血管密度明显增加,瘢痕的面积与整个左心室的面积之比 EPC 组明显低于对照组,收缩末期容积降低。用健康者和冠心病患者的外周血 EPC 与大鼠心肌细胞一起培养 6d,发现人 EPC 能分化功能活跃的心肌细胞，因此，冠心病患者用自体 EPC 移植也许能促进心肌细胞再生。

(3)预防支架术后再狭窄：随着经皮腔内冠状动脉成形术和冠状动脉内支架植入术治疗冠心病的广泛开展，术后支架内血栓形成和再狭窄是急待解决的临床问题，但目前尚无很好地预防和治疗方法。将 EPC 或 EPC 动员剂接种在血管内支架上进行探讨是否能阻止血管再狭窄成为研究的热点之一。EPC 有抑制内膜内皮细胞增生的作用，有研究表明将 EPC 或抗 CD_{34} 抗体涂在冠脉支架上，可迅速形成有功能的内膜覆盖，从而阻止血栓形成，预防再狭窄的发生，并将这种支架称为 EPC 捕获支架。临床试验证明，应用该支架进行冠脉的介入治疗是安全和有效的。这就为 EPC 在冠心病的治疗上打开了一个新的视野。

综上所述，冠心病患者 EPC 的数量和功能都会发生变化，药物和一些干预因子能够促进 EPC 动员、增殖，以及体外扩增 EPC 再移植到体内达到增加和改善患者 EPC 的数量和功能，从而促进血管新生和心肌再生及预防支架术后再狭窄，为冠心病的治疗提供了新的思路。但是，目前仍然存在许多问题：如何获得足够数量的 EPC 作为治疗应用；EPC 许多的生物学特性，它的动员、分化、迁移、归巢的信号传导都还不是很清楚；EPC 的分离、培养、鉴定及表面标记都还没有统一、可靠的标准；目前对 EPC 的研究大部分还停留在动物实验阶段，还缺乏大量的临床相关资料，EPC 治疗冠心病的有效性和安全性还有待进一步的临床研究。尽管仍存在许多问题，但是仍然深信，EPC 对于冠心病的治疗有着深远的意义和广阔的前景。

第二节　血管内皮生长因子

一、血管内皮生长因子的生物学特征

血管内皮生长因子(VEGF)又称血管通透性因子、促血管因子(VAS)或血管调理素，是从垂体星形滤泡细胞和各种啮齿类动物的卵巢细胞培养液提纯而来的一种特异性的与血管生长有关的生长因子，并有促进血管通透性的作用。VEGF 能与存在于内皮细胞表面的特异性受体(Flt-1、Flk-1/KDR)结合，促进血管内皮细胞增殖，刺激体内新生血管生成。此外，VEGF 作为一种局部内生性调节剂还起着维持血管的正常状态和完整性的作用。

1. VEGF 的结构　血管内皮是 19 世纪 80 年代早期，科学家首先从牛垂体滤泡细胞培养液中分离出一高度特异性促血管内皮细胞有丝分裂的生长因子，因具有促进血管渗透作用，又称为血管渗透因子。其相对分子质量为 34 000～45 000，是由两个相同的相对分子质量 17 000～22 000 的亚基经二硫键连接而成的二聚体糖蛋白，有一个独特的 NH_2 末端氨基酸顺序，其单体无生物活性，编码 VEGF 的基因位于 6p21.3，由 8 个外显子和 7 个内含子组成断裂基因。目前发现人的 VEGF 有六种单体形式，即 VEGF121、VEGF145、VEGF165、VEGF183、VEGF189、VEGF206，大多数细胞优先产生 VEGF121、VEGF165 和 VEGF189，其中 VEGF165 是发挥生物学效应的主要成分。VEGF 存在两类结合位点：受体结合位点与肝素结合位点。VEGF 以旁分泌和自分泌方式，通过 3 种具有酪氨酸激酶活性的受体 Flt21、Flk21/KDR 和 Flt24，特异性地作用于靶细胞——血管内皮细胞(vascular endothelial cell，VEC)而发挥其作用。VEGF 与其受体有高度亲和力。

2. VEGF 的表达　VEGF 可在很多正常成人和动物组织中表达，但一般水平较低。在一

些血供丰富或代谢旺盛的组织如心肌细胞、前列腺上皮细胞、肾上腺皮质细胞等,VEGF 的表达高于其他组织。胎盘组织、胚胎组织、黄体、增殖期的子宫内膜,由于血管生成的需要,VEGF 的表达常处于较高水平。在正常成年鼠脑中,VEGF 表达在小脑的颗粒细胞层明显。在病理条件下,特别是肿瘤细胞中,VEGF 无论是在 mRNA 的水平还是在蛋白水平均有过量表达。另外,VEGF 的过量表达也可在缺血性心肌细胞、风湿性关节炎中观察到。VEGF 的表达也与周期性的血管生成有关,因此,激素调节是一个重要的方式之一。一般认为低氧可能诱导 VEGF 的表达,如缺血的心肌细胞等。在梗死的生理过程中缺血是一个重要的诱因,经实验证实发现缺血能明显诱导 VEGF 生成。在脑梗死中,水肿的形成先于血管生成,VEGF 已被证实能发挥调节毛细血管通透性和血管生成的作用。

3. VEGF 的生物学功能

(1)改变细胞外基质:VEGF 可以诱导内皮细胞表达血浆蛋白溶酶原激活物及血浆溶酶原激活物抑制剂-1,以及诱导组织因子、基质胶原酶等在内皮细胞的表达,激发Ⅷ因子从内皮细胞中释放,形成血管生成的临时基质,这种基质一方面促进血管生成,另一方面促使一些间质细胞进一步形成成熟的血管基质,有利于血管形成。VEGF 可能与细胞外基质中的肝素硫酸盐相连结,在细胞外蛋白酶的作用下以生物活性形式从基质中释放出来。VEGF 本身也可以通过刺激内皮细胞产生蛋白酶并引发基质的崩解,使基质中的 VEGF 释放出来,有利于血管的生长。

(2)增加血管的通透性:早先对 VEGF 的描述是通过对毛细血管后静脉和小静脉施加影响来增加血管的通透性。该作用十分强烈,用 milles 检测法,其浓度不足 nmol/L 就发挥作用,超过组胺浓度的 5 万倍。并且其通透作用不伴有肥大细胞的颗粒减少,也不被抗组胺药物所阻断,VEGF 增加血管通透性被认为是通过增加内皮细胞的间隙来实现的。微量的 VEGF 可使培养的内皮细胞胞质 Ca^{2+} 浓度增加数倍,VEGF 的这种作用类似其他内皮细胞作用因子如凝血酶、组胺等。但 VEGF 是通过与内皮细胞上其对应受体相互作用而发挥影响,凝血酶和组胺的抑制因子对其无影响。目前在内皮细胞的超微结构下发现,小静脉的内皮细胞的胞质中有一些由囊、液泡组成的葡萄簇样结构,被称为小囊叶泡器(VVO)。每个 VVO 一般由 12 个囊和液泡组成,跨度可从内皮细胞的腔面至基底膜面。每个小囊和空泡相互连接形成葡萄状的 VVO,此处有一个由膈膜组成的能够被开启和关闭的小窗,该窗打开时,血液中的大分子物质可以从一个个囊液泡中通过,进入周围的组织间隙中。局部注射 VEG 后可观察到 VVO 的功能增强,提示 VEGF 可能是通过对 VVO 之间窗口开启的调节而促使血管通透性增加的。

(3)促进内皮细胞的增生:VEGF 的表达与组织中微血管的密度及新生血管的密度密切相关。VEGF 是一种内皮细胞的特异性有丝分裂原,在体外可促进内皮细胞生长,在体内可诱导血管新生。这种作用主要是由于 VEGF 对血管内皮细胞的生长刺激作用和趋化作用,可提高内皮细胞中 GluT-1 葡萄糖运输。VEGF 对内皮细胞的直接作用可能是通过激活细胞上的磷脂酶 C 短暂地诱导 Ca^{2+} 离子而发生的。

(4)血管生成功能:VEGF 具有血管生成功能已得到公认,一般认为在血管生成过程中,内皮细胞需要表现出一系列特殊、复杂的行为,包括增殖、迁移、细胞间互相黏着、排成直线及形成开放的腔样结构。目前越来越多的观点认为细胞外基质在基因的调节、翻译和血管结构之间起重要作用,而血管通透性的改变对细胞外基质成分又具有重要影响。VEGF 通过提高血浆酶原活化因子(PA)和血浆酶原活化因子抑制因子(PAI-1)的 mRNA 水平，通过对 PA 及 PAI-1 活化调节作用，提高血浆酶原活化因子的活性，促进细胞外蛋白水解，从而促进新生毛细血管的形成。VEGF 能增加血管内皮细胞尿酸氧化酶类凝血因子Ⅰ活化因子受体(UPAR)的表达，增加尿酸氧化酶类凝血因子活化因子Ⅰ(UPA)对血管内皮细胞的高亲和力。而 UPA-UPAR 的相互作用有利于血管的生成。在心血管疾病中，缺血缺氧能引起 VEGF 等促血管生成因子表达上调。VEGF 作为新生血管产生的必需因子，VEGF 的上调可以增加微小血管，主要是后毛细血管和小静脉对大分子的通透性，还通过血管内皮细胞引起一些非有丝分裂反应，包括趋化性、纤维蛋白溶酶原和胶原酶的表达，以促进生长的毛细血管穿透侵入组织。

二、血管内皮生长因子的实验室检测

1. *流式细胞分析*　采用 VEGF 试剂盒流式检测，在流式细胞仪上按仪器和试剂说明书进行操作。本书作者对流式细胞术(FCM)检测 VEGF 进行了方法学性能评价。参考美国临床和实验室标准化协会(CLSI)系列文件设计验证方案，对 BD Aria 流式细胞仪检测系统测定血浆 VEGF 的精密度、准确度、分析敏感性、分析测量范围和生物可参考区间五大分析性能进行验证和评价，VEGF 含量在 9.77ng/L 和 625.00ng/L 时，批内变异系数分别为 4.70% 和 4.32%，批间变异系数分别为 4.87% 和 6.76%，准确度检测相对偏倚分别为 2.10% 和 3.58%；检测敏感性为 1.58ng/L，分析测量范围为 1.58～2190.00ng/L，生物参考区间验证为 59.30～96.80ng/L。

2. *ELISA 法*

(1)原理：VEGF 试剂盒是固相夹心法酶联免疫吸附试验(ELISA)、已知 VEGF 浓度的标准品、未知浓度的样品加入微孔酶标板内进行检测。先将 VEGF 和生物素标记的抗体同时温育。洗涤后，加入亲和素标记过的 HRP。再经过温育和洗涤，去除未结合的酶结合物，然后加入底物 A、B，和酶结合物同时作用，产生颜色。颜色的深浅和样品中 VEGF 的浓度呈比例关系。

(2)操作注意事项：试剂应按标签说明书储存，使用前恢复到室温；稀释过后的标准品应丢弃，不可保存；不同批号的试剂不要混用，使用前应充分混匀试剂盒里的各种成分及样品；底物 A 易挥发，避免长时间打开盖子，底物 B 对光敏感，避免长时间暴露于光下；实验完成后应立即读取 OD 值。

(3)样品收集、处理及保存方法

①血清：操作过程中使用不含热原和内毒素的试管，收集血液后，1000×g 离心 10min 将血清和红细胞迅速小心分离。

②血浆：EDTA、柠檬酸盐、肝素血浆可用于检测，1000×g 离心 30min 去除颗粒。

③细胞上清液：1000×g 离心 10min 去除颗粒和聚合物。

④标本保存：如果样品不立即使用，应将其分成小部分－70℃保存，避免反复冷冻。尽可能不要使用溶血或高血脂血。如果血清中有大量颗粒，检测前先离心或过滤。不要在 37℃或更高的温度加热解冻。应在室温下解冻并确保样品均匀地充分解冻。

(4)结果判断与分析：于波长 450nm 的酶标仪上读取各孔的 OD 值，以吸光度 OD 值为纵坐标(Y)，相应的 VEGF 标准品浓度为横坐标(X)，做得相应的曲线。样品的 VEGF 含量可根据其 OD 值由标准曲线换算出相应的浓度。

检测值范围：0～40ng/ml。

3. 免疫组化分析技术　免疫组化分析技术主要用于动物实验和尸检，偶尔也用于活检。免疫组化分析技术是应用商品化成套 VEGF 免疫组化试剂盒和图像分析处理系统进行检验。其方法分为取材、制片、染色、图像分析及统计学处理等步骤。心脏标本每例取心尖部的左心室前壁和侧壁各一块，10%福尔马林固定，常规石蜡切片，连切 3 张，厚 4mm，分别做 HE 和 VEGF 免疫组化染色。VEGF 一抗工作浓度为 1∶100，免疫组化染色操作按试剂盒说明书进行。PBS 取代 VEGF 一抗作阴性对照。以心肌细胞膜或胞质出现棕黄色产物为阳性结果，苏木素轻度复染细胞核。应用图像分析仪对免疫组化染色阳性反应产物进行定量分析，具体操作为低倍镜下找视野后，调至 400×，自动控制装置随机选 10 个位点测量阳性反应产物面积，然后取平均值。阳性产物强度应用图像处理系统灰度值表示，从最大(1)到最小(256)共分为 256 个灰度层次，其灰度值越大则阳性反应物的阳性强度越小。

4. 实时荧光定量 PCR 检测 VEGF 基因　内参 GAPDH 引物上游：5′-ATGGGAAGCT-GGTCATCAAC-3′，下游：5′-TTCAGCTCTGGGATGACCTT-3′，扩增产物大小为 258bp。VEGF 引物上游：5′-CTTGCTGCTCTACCTCCAC-3′，下游：5′-ATGTCCACCAAG-GTCTCG-3′，扩增产物大小为 144bp。有 TRIzol、RT-PCR 商品试剂盒供应。可用于组织原位杂交检测和血液样品中的定量分析。

5. 放射免疫法　应用竞争机制原理，标准或样品中的 ET 和加入的^{125}I-ET 共同与一定量的特异性抗体产生竞争性免疫反应。^{125}I-ET 与抗体的结合量与标准或样品中 ET 的含量呈一定的函数关系。用免疫分离试剂(P. R.)将结合部分(B)与游离部分(F)分离后，测定结合部分的放射性强度，并计算相应结合率 B/B_0。用已知标准 ET 含量与对应结合率作图，即得标准抑制曲线，从标准曲线上查知对应结合率的待测样品中 ET 的含量。

三、血管内皮生长因子检测的影响因素

1. 使血清中 VEGF 浓度升高的因素

(1)血清：血清中的浓度比血浆中的浓度高，因为标本在凝固过程中，从血小板和白细胞也可以释放 VEGF。

(2)妊娠：妊娠时期 VEGF 浓度会升高。

2. 使血清中 VEGF 浓度降低的因素　进行外科手术后的患者血清中 VEGF 浓度会降低。

四、血管内皮生长因子检测的临床应用

VEGF 是迄今发现的具有特异性促进血管内皮细胞有丝分裂的生长因子，它能诱导血管新生、重构，增加血管通透性，促进巨噬细胞和单核细胞向动脉粥样硬化斑块内迁移。一方面 VEGF 可以促进血管内皮增殖、改善内皮功能和抑制内膜平滑肌增殖，从而在加速损伤血管的内皮化、稳定粥样斑块、防止附壁血栓形成、减少动脉内膜增殖和预防冠状动脉成形术后再狭窄等方面起重要作用；另一方面，VEGF 又可加速粥样斑块的生长。使用 VEGF 促进血管生成以治疗冠心病或周围血管病等缺血性疾病，即所谓的治疗性血管生成(therapeutic angiogenesis)。研究证实，正常人血清中仅存在极低水平的 VEGF，而在心肌缺血缺氧时 VEGF 及其受体表达成倍增加。在心肌梗死病例中，梗死周围的血管平滑肌细胞和受损心肌中均有

VEGF 基因的高表达。

1. *VEGF 与心血管疾病治疗* VEGF 是血管内皮细胞特异性有丝分裂原,具有促进血管内皮细胞增殖分裂、新生血管形成和侧支循环开放等作用。实验表明:心肌缺血时,VEGF 表达增加,提示缺血和缺氧是刺激 VEGF 表达增加的重要因素。VEGF 水平升高刺激冠状动脉内皮细胞激活、分裂和增殖,在心脏特别是缺血部位可促使冠状动脉原有侧支循环增加或重构及新生毛细血管形成,因此 VEGF 对于冠状动脉侧支循环的建立、防止心肌缺血、减少心肌梗死面积和减少室壁瘤的发生具有重要意义。

VEGF 在不同的病理生理变化过程中扮演的不同角色也许与 VEGF 的浓度相关。正常心脏只表达少量 VEGF,健康受试者血浆中游离 VEGF 的浓度非常低。这种低水平的生长因子对于维持内皮活力和通过内皮屏障的基本转运功能很重要。血浆循环中,游离的 VEGF121/165 的含量很低,大部分血浆中的 VEGF 储存在血小板和血浆蛋白、α_2-巨球蛋白和 sF1t-1 当中。当缺氧、缺血、凝血和炎症发生时,循环中 VEGF 的浓度发生变化。心脏缺血可以使血浆中游离 VEGF121/165 浓度急剧增高。血小板和其他血细胞在凝血过程中也可释放 VEGF。血小板是血清 VEGF 的一个潜在来源,除血小板外,粒细胞也能分泌 VEGF。外周微循环紊乱也能导致循环中 VEGF 浓度的升高。实验研究的结果也支持 VEGF 不同生物学效应与浓度相关。有人证实,低浓度培养血清限制了内皮细胞增殖,更容易诱导内皮细胞分化、迁移,形成毛细血管样结构。VEGF 同时表现了对损伤诱导的内膜增厚的抑制和促进作用,在去内皮再生的能力可能重于任何由 VEGF 诱导的内部损失性血管新生或炎细胞浸润引起的心内膜增殖作用。内膜新生作用的减轻和增强之间似乎存在着巧妙的平衡关系。VEGF 还可能参与心肌损伤修复和防止经皮冠状动脉腔内形成术后血管再狭窄。

在对心血管疾病的研究中发现,组织器官在缺血、缺氧刺激下,会发生血管增殖,其间有许多血管生长因子参与,而 VEGF 是高特异性促血管内皮细胞有丝分裂的因子。尽管某些情况下离体和在体组织细胞 VEGF mRNA 表达会迅速增加,但是这种内生性的 VEGF 表达增加常不足以尽快建立侧支循环,或恢复内皮细胞的完整性。当给予外源性 VEGF 后,则发现新生血管明显增加,侧支循环血流供应改善,内皮依赖性功能和结构恢复。

目前,VEGF 治疗心血管疾病主要有以下几方面内容:

(1)VEGF 与周围侧支循环建立。促进侧支血管生长,发挥“自身搭桥”作用。

(2)VEGF 与血管成形术后再狭窄。促进内皮细胞再生和减轻内膜增厚,防止再狭窄,恢复内皮依赖性功能。

(3)VEGF 与冠状侧支循环建立。减轻心肌缺血再注损伤及防止血栓形成等。

(4)VEGF 与血管发生及生成。

VEGF 的治疗分为蛋白治疗和基因治疗两种。蛋白治疗的给药途径有肌内注射、局部灌注、动脉及静脉滴注、渗透泵心腔外注入等。1996 年,经美国 NIH 和 FDA 批准,首次用 VEGF 治疗了 1 例右足缺血性坏疽将行截肢的患者,他们通过球囊导管将构建的 PUC118/VEGF165 质粒导入远端腘动脉,1 周后足和踝部出现血管增生,4 周时出现新生血管侧支,有效延缓了疾病的进程。1998 年,有报道用 phVEGF165 质粒直接肌内注射的方法治疗 9 例难治性溃疡患者,在 10 处病变部位分别接受总 4000μg VEGF165 cDNA 的治疗,结果 7 例血管造影证实有新生侧支血管,8 处肢体远端血管改善,4 例溃疡治愈或明显改善,其结果等同于或优于外科手术及介导血管内皮生长基因治疗。

虽然VEGF治疗应用前景广阔，但也有一些常见的副作用，须在以后的基础和临床研究中进一步解决。如VEGF诱导NO释放，引起短暂性低血压；VEGF增加血管通透性，导致周围性水肿；VEGF不仅在正常机体的生理性血管生成过程中起作用，还对肿瘤、各种炎症、缺血性疾病及增殖性视网膜病变等病理过程起调节作用，VEGF的应用可能会促进病理性血管生成，引发或加速病变发展。

①给药途径和剂量：有静脉给药、经冠状动脉给药和直接心肌注射3种途径。前者方法简单，但疗效和安全性较差；后者疗效较可靠，副作用较小，但较为复杂；经冠状动脉给药与临床最为接近，但技术难度较大。

②安全性问题：在非靶器官中，血管生成是否会引起肾和眼底视网膜血管增生、肿瘤和促进肿瘤生长及转移、动脉粥样硬化进展，目前尚缺乏足够的证据。

③基因载体的选择：目前常用的有质粒、重组腺病毒和腺病毒相关病毒载体。质粒载体虽然安全，但目的基因转移和表达效率低，难以满足临床需要。腺病毒载体虽然克服了上述缺点，但可能会引起免疫反应，在临床应用中因免疫反应致死的病例已有多起发生。腺病毒相关载体同时具备两者的优点，具有良好的应用前景，正日益受到重视。

④评价心脏血管生成的疗效：通常根据症状改善情况、生活质量提高和运动耐量试验、放射性核素计算机断层摄影、冠状动脉造影和磁共振血管造影等来评价，但现在还很难评价促血管生成的疗效。总之，基因治疗严格的靶向性及安全性是未来研究的课题，而寻求有效、安全、可控、易行的基因转移方法和基因载体是解决这一问题的关键。

应用促血管生成因子治疗心血管疾病是一种较具应用前景的治疗方法。该方法能增加缺血组织侧支循环的形成，在缓解临床症状的同时，从根本上改善心肌血供。目前的研究结果表明，VEGF基因疗法是治疗心肌缺血的一种相对成熟、较有应用前景的方法。为能够在临床上大规模使用，应从以下几方面进行改进研究：①治疗方法上的革新。找到比现在更好的、副作用小的治疗方法。②明确我们使用此种方法治疗的疾病种类，甚至形成其治疗指南。③通过加强基础方面的研究，以明确我们的基因工程具体针对的靶细胞。

综上所述，VEGF对机体生理和病理状态下的血管形成有特异性的促进作用，对其作用机制的深入研究，可为临床心血管性疾病的治疗提供科学的理论依据。

2. 膀胱肿瘤组织中VEGF的表达　有学者用免疫组化方法对肾癌组织和正常肾组织进行检测，有71%的肾癌患者肿瘤组织中VEGF阳性而正常肾组织中VEGF阴性，并认为发现VEGF由肿瘤浸润性淋巴细胞（TIL）产生。也有学者研究了浆膜受侵的进展期胃癌根治术后肿瘤标本的VEGF与微血管密度（MVD）的关系，免疫组化染色发现MVD在VEGF表达阳性的肿瘤中明显高于VEGF阴性者。这些研究表明VEGF表达与MVD具有相关性，证实VEGF在肿瘤血管生成中确有重要作用。

膀胱癌与所有实体肿瘤一样，其生长与转移依赖于血管生成过程。有研究对45例膀胱癌和8例正常膀胱标本进行检测，发现膀胱癌中VEGF的表达是正常组织的3倍多，且表浅性膀胱癌标本中的VEGF是浸润性膀胱癌的4倍多，说明VEGF和表浅性膀胱癌的生物学行为关系最为密切。在浸润黏膜固有层的分化相对良好的膀胱癌中，VEGF在3个月内复发者中的表达是未复发者的4倍，证实了VEGF高表达者易在早期复发，且预后不良。VEGF mRNA在浸润性膀胱肿瘤组织中低表达，在表浅性膀胱肿瘤组织中高表达，且是浸润性肿瘤的3倍，但VEGF蛋白表达在表浅性及浸润性肿瘤组织中则无明显差别。

另有学者对55例浸润性膀胱癌进行研究，发现VEGF和MVD在肿瘤组织中均高表达，复发者尤为明显，认为VEGF能作为判断膀胱癌预后的一个指标，而且发现VEGF主要与VEGF R2结合，从而调节血管生成。用Northen Blot方法检测30例膀胱肿瘤组织中的VEGF基因及VEGF R1基因转录的表达情况，发现肿瘤细胞表达VEGF基因及VEGF R1基因，在浸润性肿瘤中的表达比表浅性肿瘤高。

（1）VEGF在膀胱肿瘤患者尿中的表达：有学者利用酶联免疫吸附试验定量检测膀胱癌患者尿中VEGF含量，发现患者的VEGF含量均高于正常人和非膀胱癌的肿瘤患者，复发者的VEGF含量更高，尿中VEGF含量升高预示着表浅性膀胱癌的早期复发和不良预后。因此，尿中VEGF的定量检测可作为一种早期无创伤性诊断和检测复发的指标。而且尿中VEGF蛋白水平与膀胱癌组织中VEGF蛋白水平正相关，认为尿中VEGF可能主要来源于膀胱肿瘤组织，而由于手术中获得的正常膀胱组织中VEGF比尸体膀胱组织中要高，故认为正常的尿路上皮也能产生一定的VEGF。有研究发现尿VEGF在膀胱肿瘤患者中明显增高，VEGF与表浅性膀胱肿瘤的复发率和肿瘤分级之间呈正相关，认为尿VEGF在诊断原发性或复发性膀胱癌时，敏感性和特异性优于尿脱落细胞学检查。因此，尿液VEGF的定量检测可作为膀胱癌早期无创伤性的诊断和检测的指标。

（2）VEGF在膀胱肿瘤患者血中的表达：有研究者用酶联免疫吸附试验对58名膀胱癌患者和41名健康人的血清VEGF进行检测，结果发现膀胱癌患者的血清VEGF水平明显高于对照组，且VEGF水平与肿瘤的分期、分级及是否转移有关，与肿瘤的大小和患者的性别等无关，并以血清VEGF 400pg/ml作为肿瘤转移的界线值，敏感性87.5%，特异性98%。

3. *VESF与膀胱肿瘤的基因治疗*　膀胱癌是泌尿系统最常见的恶性肿瘤。膀胱癌的发病难以预测，且易复发。目前尽管有手术治疗、化疗、免疫治疗等各种措施，但还没有一种方法能从根本上治疗膀胱癌，特别是对晚期的膀胱肿瘤治疗效果不佳。近来有人提出了肿瘤休眠疗法，即通过阻断肿瘤血管形成，从而阻断癌细胞血供，抑制肿瘤细胞的增殖，导致肿瘤的最终坏死。由于VEGF是血管形成的关键因子，因此，如果将VEGF或其受体作为靶位，通过抑制VEGF的释放、中和释放的VEW或阻断VEW与血管内皮细胞上的VEGF受体结合，可以达到治疗膀胱癌的目的。

基因治疗是指在基因水平上将治疗基因通过基因转移方式导入生物体内，表达出功能正常的基因产物或原来不存在或表达很低的外源基因产物，赋予生物体新的抗病能力。基因治疗的方法目前有以下几类：第一类，药物前体激活系统。选用的基因有单疱病毒Ⅰ型胸腺嘧啶激酶（TK基因），大肠埃希菌胞嘧啶脱氨酶、大鼠细胞色素P450281等，外源药物（ganeielovir等）经这些基因表达产物的作用，破坏DNA合成，造成增殖细胞毒性。第二类，免疫反应调节系统。将细胞因子基因如白介素类（IL-2、IL-4等）及肿瘤坏死因子导入肿瘤细胞或免疫细胞，促进肿瘤免疫反应。第三类，癌基因调控系统。通过影响癌基因的表达或激活肿瘤抑制基因，从而抑制肿瘤细胞的生长。第四类，调节毒素表达的转基因系统。利用植物或细菌的免疫毒素（如白喉毒素、假单胞内毒素等）将编码正常或变异的毒素基因，与单克隆抗体、细胞因子或生长因子等连接，将毒素基因导入肿瘤细胞，引起肿瘤细胞的死亡。第五类，肿瘤血管的抑制系统。通过将VEGF和（或）受体作为靶位，通过抑制VEGF释放，中和释放的VEGF，阻断VEGF与血管内皮细胞上的VEGF受体结合等方法，阻断肿瘤血管的形成，阻断肿瘤细胞的营养，抑制肿瘤细胞的增殖。第六类，反义调节系统。通过将反义寡核酸转导入肿瘤细胞内，调节某些基因的表达,从而抑制肿瘤细胞的生长。反义基因治疗就是应用反义核酸导入肿瘤细胞,与靶基因的 mRNA 或其前体 hnmRNA 互补结合,影响 mRNA 的成熟及翻译,达到抑制靶基因表达的作用,使肿瘤细胞进入正常分化轨道或者引起肿瘤细胞的凋亡。

第三节 脂联素

脂联素(adiponectin,APN)是一种脂肪细胞特异性分泌的一种激素。Scherer 等早在 1995 年第一次报道了一种由脂肪细胞分泌的血浆激素蛋白——APN。近年来,许多临床试验证实 APN 具有增加脂肪酸氧化,改善胰岛素抵抗,抑制肝糖输出和葡萄糖再生,抗动脉粥样硬化,抗感染等功能。血浆 APN 水平降低,预示着心血管疾病的风险增加。大量研究发现,血浆 APN 在冠心病(CHD)、高血压、2 型糖尿病等患者中明显降低,在动脉粥样硬化的发生、发展过程中起着重要的作用。

一、脂联素的的生物学特征

1. *APN 发现与命名* 1995 年,科学家从小鼠脂肪组织中发现一种新的因子称为脂肪细胞补体相关蛋白(Acrp30),相对分子质量约为 30 000。1996 年分离出人的 APN 基因(apM1),人的 apM1 基因只在脂肪细胞内特异表达。同年在人血浆中分离出人的 APN(GBP28),即 28KU 凝胶结合蛋白,并证实人 APN 与鼠 Acrp30 具有 83%的同源性。1999 年 Arita 等将其命名为 APN,并建立了可测定人血浆中 apM1 产物浓度的方法。

2. *脂联素的蛋白结构与基因表达及调控* APN 是一种由白色脂肪细胞分泌的脂肪因子之一,在血浆中浓度较高,约占人体血浆总蛋白的 0.01%。APN 在人类属于可溶性防御性胶原家族成员,是由 244 个氨基酸组成的多肽,组成 4 个区域:氨基末端信号序列、短的高度可变区、胶原蛋白区和 C 的球状区。APN 在血浆中的存在形式主要是以下 3 种同功体:三聚体、六聚体和多聚体。六聚体为低分子量(LMW),多聚体为高分子量(HMW)。血循环中绝大多数(>80%)APN 蛋白是多聚体形式,极少部分为六聚体(<10%)和三聚体(10%),且二硫键是六聚体形式所必需的。三个单体通过球形结构域连接成同源三聚体,4~6 个三聚体通过胶原蛋白区非共价键形成血循环中的高分子量多聚体。球形域和胶原序列的相互作用对维持多聚体的稳定性和活性是非常重要的。apM1 定位于 3q27 染色体上,全长 17kb,apM1 基因由 3 个外显子和 2 个内含子构成。研究发现,APN 基因的两处核苷酸的改变影响血浆 APN 的水平。一是,发生在外显子 2 的单核苷酸多态性(single nucleotide polymorphisms,SNPs),即(45T→G 和 276G→T),属静止突变,这种突变与增高 2 型糖尿病危险性有关;二是,发生在外显子 3 的错义突变,即(R112C,1164T,R221S,H241P)。研究发现,CHD 患者中 1164T 型出现的频率明显高于无 CHD 的人群,也证实了带有 1164T 突变型患者的血浆 APN 水平明显低于没有这种型者的 APN 水平。许多因素对 APN 表达具有调控作用,如 TNF-α 是 APN 启动因子活性的强阻滞剂,能明显抑制脂肪细胞表达及分泌 APN,因两者在三维结构上有高度相似性,因此它们在受体结合水平上相互竞争及抑制。近年的研究表明,噻唑烷二酮类药物(thiazolidinediones,TZDs)可使胰岛素抵抗患者血浆 APN 水平升高。钙黏蛋白-T 也可以结合 APN,从而调节 APN 的生物利用度。

3. *APN 受体的分布及作用* 目前,研究确认了两类 APN 受体,即 AdipoR1 和 AdipoR2

受体，前者主要在骨骼肌表达，后者在肝脏表达。研究证明激活 APN 受体可以增加胰岛素敏感性，促进肝脏和肌肉组织的脂肪酸氧化，减少肝糖原的糖异生。最近研究发现，APN 两种受体在人动脉粥样硬化斑块及巨噬细胞中均有表达。APN 可能与其特异性受体结合而发挥生物活性。

4. APN 的分泌调节

（1）种族及遗传因素：种族因素可能是影响血浆 APN 的一个原因。经调查研究发现，同等体质量指数（BMI）的高加索白种人与亚洲黄种人群之间，调整了年龄、血压等后，高加索白种人具有较高的 APN 水平，提示种族因素可能也是血浆 APN 差异的一个原因。

（2）性别因素：目前研究认为 APN 浓度与性别呈相关性，正常女性的 APN 浓度高于男性，但绝经期前后的 APN 浓度无明显差别。这种差异可能是受到体内不同浓度的性激素的影响，目前认为可能是雄激素降低了 APN 分泌的水平。实验发现用睾酮处理 3T3-L1 脂肪细胞后，可使血浆 APN 减少；雌性小鼠体内 APN 水平卵巢切除前后无明显改变，而睾丸切除术后雄性小鼠的 APN 水平明显升高。结合临床可以认为，绝经后妇女发生动脉硬化的危险性较同龄组女性高的原因之一是体内雄激素水平较高，导致 APN 水平较低。

（3）肥胖及肥胖类型：研究发现，肥胖个体的血浆 APN 水平显著下降，尤其发现肥胖者 APN 的降低不仅与体内脂肪总含量有关，更与肥胖类型有关，即腹型肥胖者血浆 APN 水平降低程度更为严重。这可能是由于皮下脂肪组织与腹内脂肪组织分泌 APN 的质和量存在差异有关。肥胖大鼠 Zuker（fa/fa）腹内脂肪组织 APN 低于正常大鼠，而皮下脂肪组织无此改变，提示血浆 APN 水平主要受内脏脂肪的影响。

（4）噻唑烷二酮类药物（TZDs）的影响：目前研究发现，噻唑烷二酮（TZD）是过氧化物酶体增殖激活受体激动剂或配体，能增加 APN 的表达及其血浆浓度，并能改善胰岛素抵抗，提高 2 型糖尿病患者胰岛素敏感性。临床研究发现培养的 3T3-L1 脂肪细胞中，TZD 衍生物以时间和剂量依赖性的形式增强 APN mRNA 的表达及分泌。而且，这种效应是由 TZD 诱导 APN 启动子活化介导的。另一方面，在胰岛素抵抗状态下过量产生的 TNF-α 抑制 APN 启动子的活性，从而抑制 APN 在脂肪细胞的表达，并呈剂量依赖性。TZDs 能逆转 TNF-α 导致的抑制作用，可能通过对 APN 启动因子的直接效应和拮抗 TNF-α 对启动因子的效应，诱导 APN 的产生。

二、脂联素的实验室检测

采用双抗夹心酶联免疫检测法测定人血浆或血清中的 APN。包被抗体及检测抗体采用鼠抗人脂联素单克隆抗体，用生物素、亲和素辣根酶标记检测系统，TMB 显色测定 APN。

三、脂联素检测的影响因素

1. 血清中使 APN 降低的影响因素

（1）心脏病危险因子：低浓度见于男性、高血压、肥胖和 2 型糖尿病等心脏病危险因素。

（2）胰岛素抵抗：APN 血浆浓度的下降与胰岛素抵抗和高胰岛素血症有关，与胰岛素抵抗呈负相关。

（3）肥胖：肥胖患者 APN 血浆浓度明显降低。

2. 血清中使 APN 升高的影响因素

（1）吸烟：APN 血浆浓度与冠状动脉疾病患者吸烟状况有关。

(2)消瘦:APN 在消瘦者体内浓度高而在肥胖者体内浓度低。

四、脂联素检测的临床应用

冠状动脉粥样硬化性心脏病(以下简称冠心病)是严重危害人类健康的心血管疾病。APN 主要由白色脂肪组织分泌,与早期动脉粥样硬化疾病早期颈动脉壁的病变,尤其是内膜中层厚度的改变有关,是发生冠状动脉事件的重要预测因子。研究发现,在胰岛素抵抗的人群中,颈动脉内膜中层厚度显著增加,而 APN 水平明显减少,两者之间呈明显负相关。

研究表明,APN 与冠心病的危险因素如肥胖、高血压、脂代谢异常、胰岛素抵抗、2 型糖尿病及动脉粥样硬化的发生、发展有密切关系,具有心血管保护作用。

1. APN 与冠心病的危险因素

(1)肥胖:APN 与肥胖的关系非常密切。肥胖个体的血浆 APN 水平显著下降。当肥胖者体质量减轻后,合成激素的脂肪组织量减少,但血浆 APN 的浓度增加,表明 APN 在肥胖患者中的表达存在负反馈调节机制。有研究发现,肿瘤坏死因子 α 和白细胞介素可明显减少 APN 在脂肪组织的表达和分泌。动物实验发现,给予大鼠 APN 可以预防饮食所导致的体质量增加,说明低脂联素血症在肥胖的发生中起重要作用。多项研究发现,在糖尿病患者中肥胖和体质量增加是糖尿病诊断前未来发生冠心病的很强的预测因素,因此可以通过保持正常体质量来稳定 APN 的水平,从而预防与 APN 有关的一些疾病如冠心病等的发生。

(2)糖尿病

①APN 与 2 型糖尿病:在糖耐量减低和 2 型糖尿病或动物实验中,血 APN 浓度是降低的。不依赖于肥胖,低脂联素血症可以预测随后的糖尿病的发展,APN 是 2 型糖尿病发病的独立危险因素。正常人、糖耐量异常者和 2 型糖尿病患者的血浆 APN 浓度差异明显,其与脂肪含量、腰臀比、空腹胰岛素、餐后 2h 血糖呈负相关,而与胰岛素介导的外周葡萄糖利用率及血浆高密度脂蛋白浓度呈正相关,与血浆总胆固醇水平无关。APN 是一种胰岛素增敏激素,能改善小鼠的胰岛素抗性和动脉硬化症;对人体的研究发现,APN 水平能预示 2 型糖尿病和冠心病的发展,并在临床试验表现出抗糖尿病、抗动脉粥样硬化和炎症的潜力。研究人员鉴别出一种与 APN 受体相关的蜂窝状蛋白质,能调节 APN 在脂肪酸氧化和葡萄糖吸收中的功能,并将这种新蛋白质命名为 APPL1。进一步研究表明,在肌肉细胞中,APPL1 通过激酶通道来调节 APN 的胰岛素敏感效应,从而为研究 APN 功能和胰岛素敏感性机制提出了一种新途径。

②胰岛素抵抗:胰岛素抵抗是代谢综合征中多种疾病发生、发展的共同病理生理基础,在肥胖、胰岛素抵抗的个体中 APN mRNA 的表达和血浆浓度均降低。APN 可通过多种机制减轻胰岛素抵抗:能够增加胰岛素受体酪氨酸激酶和 p38 丝裂原激活的蛋白激酶的活性,加速胰岛素受体底物 1 酪氨酸磷酸化,从而促进葡萄糖摄取;能激活 5′-磷酸腺苷激活蛋白激酶(5′-AMPK),从而抑制磷酸烯醇丙酮酸激酶和葡萄糖-6-磷酸酶而减少肝糖异生作用,也促进肝和骨骼肌中糖和脂肪酸氧化。

(3)血脂异常:临床观察发现 APN 与三酰甘油、总胆固醇、高密度脂蛋白和低密度脂蛋白水平独立相关。APN 可以增加脂肪酸氧化,降低肌肉与肝中的三酰甘油含量,改善脂代谢,发挥抗动脉粥样硬化作用。

(4)高血压:高血压血管重构与血管平滑肌增殖有关,APN 介导的信号通过抑制巨噬细胞合成和分泌的血小板源性生长因子与血管平滑肌内膜增殖，显著抑制动脉平滑肌增殖和迁移，提示脂联素可作为血管重构的调节剂，高血压患者 APN 水平明显低于正常对照组，且与收缩压、舒张压、平均动脉压呈负相关。

(5)C 反应蛋白(CRP)：CRP mRNA 在人类脂肪组织中表达，在脂肪组织中 CRP 与 APN mRNA 呈显著负相关，血浆高敏 C 反应蛋白(Hs-CRP)和血浆 APN 也存在这种负相关。目前认为 APN 至少通过两个方面调节炎性反应，即抑制巨噬细胞前体细胞的生长与抑制成熟巨噬细胞的功能，前者在炎性反应的晚期可防止炎症的慢性持续，后者在炎症早期发挥重要作用。Hs-CRP 是公认的冠心病标记因子和危险因子。APN 可能是联系血管炎症和动脉粥样硬化的桥梁，通过对内皮细胞的直接效应抗动脉粥样硬化。另有研究显示，在心肌梗死早期，肉芽形成阶段，APN 分布于病灶的间质组织，周围存活心肌细胞 4 周，在瘢痕组织中未发现，表明 APN 可能在缺血损伤后的心肌重构中起一定作用。这些临床研究表明，APN 有抑制炎性反应和抗动脉粥样硬化形成的作用。

2. APN 与动脉粥样硬化　动脉粥样硬化是一种慢性炎症反应性疾病，特点是受累动脉的病变从内膜开始，先后有多种病变合并存在，包括局部有脂质和复合糖类聚集，纤维组织增生和钙质沉着，并有动脉中层的逐渐退变。研究表明，APN 可以通过多种途径影响内皮细胞(vascular endothelial cells，EC)、巨噬细胞、血管平滑肌细胞(vascular smooth muscle cell，VSMC)的生物活性。生理浓度的 APN 可阻止黏附分子的表达，抑制 TNF-α 诱导的核因子 κB(nuclear factor-κB，NF-κB)激活，这种作用是通过阻止抑制性 κB(I-κB)磷酸化来完成，而且这可能是阻止单核细胞黏附到内皮细胞的一种主要分子机制。APN 也抑制巨噬细胞 A 型清道夫受体的表达，使脂质吸收明显减少，阻止了泡沫细胞的形成；APN 能减少生长因子、成纤维细胞因子介导的平滑肌细胞的 DNA 合成，并竞争性结合血小板源生长因子-BB(platelet derived growth factor-BB，PDGF-BB)受体，从而阻止平滑肌细胞的迁移和增殖。APN 能调节和抑制动脉硬化的慢性炎症过程，且与冠状动脉狭窄程度和病变的稳定性显著相关。

(1)抑制内皮细胞的炎症反应：动脉粥样硬化的发生首先起始于内皮细胞损伤，当其损伤后一些炎症刺激因子如 TNF-α 可通过相应的途径激活内皮细胞中血管细胞黏附因子、细胞间黏附因子及 E-选择素(E-selectin)等的表达，从而导致单核细胞黏附性增加，单核细胞在受损内膜处黏附聚集并移行至内膜下。而 APN 则能抑制炎症刺激因子对内皮细胞的上述调控过程，从而减少由 TNF-α 等诱导的单核细胞向主动脉内皮细胞的黏附，这种作用是通过 cAMP 蛋白激酶通道抑制内皮细胞的 NF-κB 信号系统实现的。体外试验发现，APN 的上述抑制作用呈剂量依赖性。

(2)抑制巨噬细胞的功能：APN 可与巨噬细胞上的补体 C1q 受体结合，然后通过巨噬细胞内特殊的信号途径显著抑制其吞噬活性。APN 还能抑制脂多糖诱导的巨噬细胞对 TNF-α 的表达。另外，APN 还具有诱导骨髓单核细胞凋亡的能力。体外试验发现，生理剂量的 APN 可显著抑制巨噬细胞内脂肪堆积及巨噬细胞清道夫受体的表达和活性，从而抑制巨噬细胞向泡沫细胞转化。

(3)抑制血管平滑肌细胞的增殖和迁移：血管平滑肌细胞增殖和迁移是动脉硬化发病机制的关键环节，APN 能抑制血小板衍生生长因子，肝素结合性表皮生长因子(heparin-binding epidermal growth factor，HB-EGF)和基本成纤维生长因子诱导的平滑肌细胞中 DNA 的合成，还可阻断细胞内由 TNF-α 介导的 HB-EGF mRNA 表达，使 HB-EGF 生成减少，从而抑制其诱导的平滑肌细胞增殖和迁移。总之,APN 可从多个环节发挥抗动脉粥样硬化作用。

许多实验证据表明,冠心病患者血浆 APN 水平明显降低。多因素分析表明,低 APN 在冠状动脉病变的发生过程中为独立危险因素。目前认为,过氧化物酶体增殖物激活受体由内源性前列腺素和脂肪酸激活,启动一系列参与能量代谢的基因转录过程,过氧化物酶体增殖物激活受体 α 和过氧化物酶体增殖物激活受体 γ 分别在脂代谢和糖代谢中起关键作用,调控脂代谢和糖代谢关键基因的表达,发挥其调脂、降糖、降压和抗动脉粥样硬化的作用,这揭示了脂、糖代谢和代谢紊乱性疾病的分子生物学新机制。这为 APN 在生物体内抗动脉粥样硬化的作用提供了直接证据,也提示在血管介入治疗后补充 APN 有望预防支架内再狭窄的发生。

APN 作为新型的脂肪特异性蛋白质,在多个方面发挥重要的抗动脉粥样硬化功能。APN 及促进 APN 分泌的药物纠正了 CHD 的易患因素,如 2 型糖尿病、肥胖、胰岛素抵抗。APN 的抗感染特性表明其是粥样斑块形成的保护性因素。APN 水平与 CHD 具有一定的相关性,故血浆 APN 水平有可能成为预测、诊断 CHD 的一个指标。APN 还可以使新生内膜增生减轻,表明血管介入治疗后补充 APN 可以预防再狭窄,但其临床效果有待进一步观察和探索。

第四节　内 皮 素

内皮素(thelin,ET)是作用强烈的缩血管肽,与心血管系统的生理病理状态密切相关。ET 对心肌细胞 Ca^{2+}、K^{+}、Cl^{-} 等离子流的影响与其浓度、心肌功能状态、受体亚型等有关,一定剂量的 ET 对心肌有直接的缺血效应与致心律失常作用。缺血心肌 ET 合成与释放显著增加。众多研究表明,ET 参与了心肌缺血的病理过程。

一、内皮素及内皮素受体的生物学特征

ET 首先是从培养的猪主动脉内皮细胞上清中提纯并命名的缩血管肽,从中枢到外周几乎所有的组织细胞均发现其存在。ET 分 ET-1、ET-2 和 ET-3 3 种异形肽,分布于心血管系统的主要是 ET-1。ET-1 对维持心血管系统的生理活动有重要作用,也与心肌梗死、心力衰竭、高血压等心血管疾病的病理过程密切相关。ET 来自 ET 基因的表达,表达调控主要发生在转录水平,低氧、炎性因子、一氧化氮、心房钠尿肽、血管紧张素Ⅱ等多种理化因素均可影响 ET 表达。

在哺乳动物被克隆确认的 ET 受体有 ETA、ETB 亚型,均为 G 蛋白偶联受体,ETA 与 ET-1 有特异亲和性,ETB 与 ET-1、ET-2、ET-3 的亲和力基本相当。根据与 ETA 受体拮抗剂 BQ123 和 FR139317 亲和力的不同,ETA 受体再分为 ETA1(亲和力高)和 ETA2(亲和力低)。ETB 受体再分为 ETB1 和 ETB2,前者介导血管舒张,位于血管内皮细胞;后者介导血管收缩,位于血管平滑肌细胞。近期研究表明,ETA 受体是通过内化失活,失活缓慢,作用时间长;而 ETB 受体是通过磷酸化作用失活,失活迅速,作用时间短。此外,从爪蟾皮肤的黑素细胞中克隆出与 ET-3 有特异亲和性的受体,存在 ETC 受体,但 ETC 尚未在哺乳动物被克隆。值得一提的是,大鼠脑内存在 ET/血管紧张素Ⅱ的双重受体,该受体既有 ET 结合域也有血管紧张素Ⅱ结合域,为研究 ET 的生理病理作用提出了新概念。

ET 可影响心肌 Ca^{2+}、K^{+}、Cl^{-}、Na^{+} 等多种离子通道,但 ET 的效应可能随其浓度、受体

亚型、作用部位、动物种属及生理或病理状态等不同有较大变异。血管平滑肌和心室肌分布的ET受体主要为ETA亚型，这些受体与ET-1结合可诱发胞质Ca^{2+}浓度出现双相变化，初期是快速而短暂的高峰，约持续10s，继而出现一个缓慢而持久的升高平台。快速升高相是由胞内Ca^{2+}贮池释放引起，持续升高相则是由胞外Ca^{2+}内流引起，Ca^{2+}内流是由非选择性阳离子通道和L型Ca^{2+}通道共同负载的。ETA受体过度激活可造成胞内Ca^{2+}超载，从而引发细胞的一系列病理改变。心肌缺血时，ATP敏感性K^+通道开放，心肌动作电位时程缩短，限制Ca^{2+}内流，减少ATP的消耗，对缺血心肌具有保护意义，而ET-1抑制该通道的开放，表明ET-1可加重心肌缺血性损伤。ET-1对豚鼠心室细胞的延迟整流K^+电流的慢成分有抑制作用；还通过蛋白激酶C途径激活Na^+/H^+交换，继而促进Na^+/Ca^{2+}交换，可见ET-1对跨膜离子流的影响是广泛的。ET-1能使狗心脏右束支细胞的动作电位平台期延长并发生早期后除极，有致心律失常作用。

通过膜片钳研究发现，在生理状态下，ET-1作用于豚鼠心房肌ETA受体，经PTX敏感的G蛋白介导抑制腺苷酸环化酶，使cAMP生成减少，从而抑制L型Ca^{2+}通道并激活IK(ACh)，使胞膜超极化、心肌兴奋性降低，可拮抗异丙肾上腺素引起的心率加快。在豚鼠心室肌细胞，ET-1能够强烈抑制浓度比其高出100倍的异丙肾上腺素所引起的L型Ca^{2+}电流增加，但对L型Ca^{2+}电流的基础值无影响。在这些研究中，ET-1表现出与儿茶酚胺相对抗的电生理效应，但心肌缺血时ET-1是否也对抗儿茶酚胺从而起保护作用并无实验依据。在基础状态下，人血浆ET-1浓度仅为0.6～5pmol/L，对交感神经活性的影响可能微乎其微；但心肌缺血对血浆ET-1浓度增加可达7倍，缺血心肌的ET-1含量更高，ET-1也可能通过旁分泌或自分泌的方式起作用。研究已表明，一定浓度的ET-1可增强肾素-血管紧张素-醛固酮系统的活性，并能增强血管对去甲肾上腺素的敏感性，因此，心肌缺血时，ET-1对上调的儿茶酚胺系统很可能起协同作用而不是对抗。

上述ET-1对心肌电活动的影响均可被ETA受体拮抗剂减弱或取消，提示这些效应主要是由ETA受体介导的。心律失常的内在起源部位房室结和希氏束中ETB受体含量与ETA受体相当甚至多于ETA受体，对ETB受体介导的电生理效应所知甚少，且ET-1的电生理效应存在种属差异，故ET-1对人类的生理及病理作用仍待进一步研究。

二、内皮素的实验室检测

1. *ELISA法* ET采用双抗体两步夹心ELISA检测。将标准品、待测样本加入到预先包被人ET单克隆抗体透明酶标包被板中，温育足够时间后洗涤除去未结合的成分；再加入酶标工作液，温育足够时间后洗涤除去未结合的成分。依次加入底物A、B，底物(TMB)在辣根过氧化物酶(HRP)催化下转化为蓝色产物，在酸的作用下变成黄色，颜色的深浅与样品中人ET浓度呈正相关，450nm波长下测定OD值，根据标准品和样品的OD值计算样本中人ET含量。

2. *放射免疫法*

(1)原理：应用竞争机制原理，标准或样品中的ET和加入的^{125}I-ET共同与一定量的特异性抗体产生竞争性免疫反应。^{125}I-ET与抗体的结合量和标准或样品中ET的含量呈一定的函数关系。用免疫分离试剂(P.R.)将结合部分(B)与游离部分(F)分离后，测定结合部分的放射性强度，并计算相应结合率B/B_0。用已知标准ET含量与对应结合率作图，即得标准抑制曲线，从标准抑制曲线上查知对应结合率的待测样品中 ET 的含量。

(2)样品收集：取静脉血 2ml 注入含 10% EDTA · Na_2 30μl 和抑肽酶 10μl(含 100U/ml 以上)的试管中，混匀 4℃，3000r/min 离心 10min，分离血浆(溶血样品影响测定结果)。如需要可分装 2～3 份保存，在－20℃可保存 2 个月，在－70℃以下可存放半年。测定前，使样本置于室温或冷水中复融，再次 4℃，3000r/min 离心 5min，取上清测定。

(3)组织样品的处理：取出活组织，吸去血迹，称重，尽快放入 1N HAC 1ml 略做碾磨，然后在 100℃水浴中煮沸 10min，匀浆。4℃，3000r/min 离心 15min，取上清置于－20℃以下保存，测定时用 PBS 5 倍以上稀释，以调节 pH。另外，每种组织的样品非特异结合(U_0)可能有差异，每份标本最好单独做一个 U_0。取组织的重量一般在 100mg 左右为好。

三、内皮素检测的影响因素

1. 血浆中使 ET 降低的影响因素

(1)分娩：在分娩的 48h 里，发生惊厥前的女性其 ET 浓度快速下降到正常妊娠时的水平。

(2)运动：经过 30min 的有氧练习后，健康男子 ET 基线水平下降。

2. 血浆中使 ET 升高的影响因素

(1)妊娠：妊娠早期、中期和晚期 ET 平均浓度较正常未怀孕女性高。

(2)吸烟：血清胆固醇浓度＞2.5g/L 的吸烟患者，ET 平均浓度明显高于不吸烟高血脂患者。

(3)手术：手术之后 ET 浓度增高。

(4)经皮冠状动脉成形术：冠心病患者治疗后 ET 平均浓度上升。

3. 其他生理病理影响　很多物理、化学和生物因素均能刺激 ET 的大量释放。现已证实，ET 的释放除了与心血管疾病有关外，还与神经内分泌疾病、呼吸系统疾病、消化系统疾病及神经系统疾病关系密切，同时，在创伤、感染和休克等损伤过程中也有大量释放。

四、内皮素检测的临床应用

内皮细胞是调节血管稳定性的重要因素，它所释放的血管活性物质包括一氧化氮、前列环素、二磷酸腺苷等舒张因子，以及 ET、血栓素 A2、超氧阴离子等收缩因子。ET-1 对维持血管张力、心肌收缩力、左心室舒张时间等心血管功能有重要的生理意义。

在急性心肌梗死、稳定或不稳定型心绞痛及心力衰竭患者中均发现血浆 ET-1 水平升高，在急性心肌梗死动物模型中也发现缺血心肌组织、冠状窦和外周静脉血 ET-1 水平升高，在离体灌流的动物心脏也有报道缺血/再灌注时冠脉流出液和心脏表面的渗出液 ET-1 浓度升高。短时间心肌缺血即可导致缺血心肌释放 ET-1 增加，较长时间缺血时心肌组织 ET-1 合成也增加。在冠状动脉疾病患者，心房起搏可造成心脏短时间严重缺血(平均时间为 6min)，起搏后 1min 时冠状窦和外周静脉血 ET-1 含量已显著增加，1h 内 ET-1 持续高于正常，且冠状窦 ET-1 水平始终高于外周静脉，表明短时间严重心肌缺血能够引起 ET-1 从心脏释放。有学者较系统地研究了麻醉猪心肌缺血时 ET-1 的释放及表达，结果表明：基础状态下，麻醉猪前室间静脉血 ET-1 浓度低于动脉血，但夹闭左冠状动脉前降支(LAD)造成心肌缺血 10min 后，在再灌注的前 10min 内，静脉-动脉血中 ET-1 浓度差发生逆转，表明心脏释放 ET-1；心肌缺血 90 min 后缺血区心肌 ET-1 mRNA 表达增加；在夹闭 LAD 1 周造成心力衰竭、左心室舒张末压

(LVEDP)高于2 kPa的大鼠,左心室ET-1 mRNA表达显著增加,且增加程度与LVEDP有关,ETA及ETB受体mRNA表达虽与对照组无显著差异但有升高趋势,并未因ET-1增加而下调。对麻醉狗急性心肌缺血/再灌注的研究表明,在LAD起始段夹闭90min期间,冠状窦和主动脉血的ET含量进行性升高,且两者的升高相平行,再灌注期冠状窦的ET含量进一步升高。还有报道认为,缺血区心肌细胞ET-1免疫阳性信号增强,而血管内皮细胞及平滑肌细胞ET-1免疫阳性信号无明显变化,表明ET-1的合成增加发生在心肌细胞而非血管内皮细胞或平滑肌细胞。虽然缺血心肌ET-1释放与合成增加已得到证明,但短时间内大量释放的ET-1来自何处、释放机制如何、内皮细胞抑或心肌细胞是否储存ET-1等一系列问题仍然令人疑惑,ET-1合成增加主要发生在何种细胞也值得探究。

较高浓度的外源性ET-1能够强烈收缩冠状动脉早已被证实。心肌缺血时内源性ET-1增加,也能收缩冠状动脉,加重心肌缺血。此外,由于ETA受体上调及血管内皮功能障碍导致ETB受体介导舒血管反应的抑制,因此冠状动脉对ET-1的收缩反应性增强。ET-1不仅可通过收缩冠状动脉间接引起心肌缺血,而且对心肌有直接的缺血效应与致心律失常作用,如ET-1可造成胞内钙超载;延长心肌细胞动作电位时程并引起后除极;用血管紧张素Ⅱ或ET-1造成冠状动脉同等程度的收缩,前者不诱发心律失常,而ET-1却诱发心律失常。特异性ETA受体拮抗剂及ET单克隆抗体、非特异性ET转化酶抑制剂可显著缩小心肌梗死面积、改善心脏功能、推迟离体心脏缺血性挛缩的发生时间并减轻挛缩程度。此外,ETA/ETB受体拮抗剂对预防心肌缺血性心律失常和再灌注心律失常的发生也有显著效果。

总之,ET-1参与急性心肌缺血/再灌注损伤是无可否认的,抑制或阻断内源性ET-1的作用很可能成为心肌缺血/再灌注防治的一个新途径。ET受体拮抗剂已初步被用于原发性高血压、慢性心力衰竭的临床治疗并取得良好疗效,可见内源性ET阻断剂在高血压、心力衰竭、心肌梗死等心血管疾病的治疗中将有广阔的应用前景。

第五节　血管紧张素(1-7)

肾素-血管紧张素系统(renin-angiotensin system,RAS)对心血管系统、细胞功能、水盐平衡等有重要的调节作用。近几年来,随着经典的生理学、药理学方法与现代基因学、组织化学方法的联合应用,人们对RAS的认识也不断深化,发现RAS还包括血管紧张素转化酶(angiotensin converting enzyme,ACE)同族物血管紧张素转化酶2 (angiotensin converting enzyme 2,ACE2),各种旁代谢产物如血管紧张素1-7[angiotensin-(1-7),Ang(1-7)]、血管紧张素3-8、血管紧张素2-7,以及肾素受体、Ang(1-7)的受体Mas等。近年来,对Ang(1-7)-RAS系统新成员的不断研究,使对RAS系统有了更全面的认识。

一、血管紧张素(1-7)的生物学特征

目前,Ang(1-7)被认为是RAS系统中另一个具生物学活性的七肽,是由天冬氨酸、精氨酸、缬氨酸、酪氨酸、异亮氨酸、组氨酸和脯氨酸(Asp-Arg-Val-Tyr-Ile-His-Pro)组成的7肽。ACE2的发现为认识内源性Ang(1-7)的来源提供了新的线索。综合资料发现,其生成有以下几个途径:①通过Ang Ⅰ在中性肽链内切酶或脯氨酰肽链内切酶作用下直接生成Ang(1-7);②Ang Ⅰ在ACE2催化下转化为Ang(1-9),后者在ACE催化下转化为Ang(1-7);③Ang Ⅰ

在ACE催化下先转化为AngⅡ,再由ACE2催化下转化为Ang(1-7);④8肽AngⅡ在脯氨酰肽链内切酶或脯氨酰羧肽酶作用下生成Ang(1-7)。离体实验表明,ACE2催化AngⅡ这一途径生成Ang(1-7)的代谢主要依靠ACE降解成Ang(1-5)片段。使用ACE抑制剂一方面会使ACE的活性减弱,AngⅡ的生成减少,Ang(1-7)的前体物质AngⅠ增加;另一方面,可以减少Ang(1-7)降解而显著升高其在血浆中的水平。Ang(1-7)主要分布于血管、心脏、肾脏等处和血液中,通过其受体Mas发挥作用,在血管、肺、肾等处代谢。妊娠期其分泌增加,多见于滋养层、绒毛膜的内皮组织和血管平滑肌,可由胎盘以自分泌形式作用于血管。

Mas原癌基因最初从人表皮样癌的DNA中分离出来,能使裸小鼠NIH3T3细胞发生肿瘤。Mas原癌基因编码一种Mas受体,被证实为视紫质样、A类的GPCR亚家族。随着Ang(1-7)特异性受体拮抗剂D-Ala-7-Angl-7(A-779)的出现与应用,Ang(1-7)特异性受体的存在得到证实。这种受体是由MAS原癌基因编码的7个跨膜结构的G蛋白耦联受体,Ang(1-7)是该受体的内源性结合物。在小鼠肾组织中运用放射自显影的方法证实MAS是Ang(1-7)的功能性受体,且在中国仓鼠卵巢和COS(CV-I,origin,SV40)细胞实验、小鼠水利尿实验及小鼠主动脉血管环实验中证实了该观点,表明Mas受体在鼠肾脏、心脏、脑和睾丸中均有表达。

二、血管紧张素(1-7)的实验室检测

Ang(1-7)试剂盒是固相夹心法酶联免疫吸附试验(ELISA)。已知Ang(1-7)浓度的标准品、未知浓度的样品加入微孔酶标板内进行检测。先将Ang(1-7)和生物素标记的抗体同时温育。洗涤后,加入亲和素标记过的HRP。再经过温育和洗涤,去除未结合的酶结合物,然后加入底物A、B,和酶结合物同时作用,产生颜色。颜色的深浅和样品中Ang(1-7)的浓度呈比例关系。

标本类型包括血清、血浆、尿液、胸腔积液、腹水、脑脊液、细胞培养上清等。

(1)血清:室温血液自然凝固10～20min后,离心20min左右(2000～3000r/min)。仔细收集上清。保存过程中如有沉淀形成,应再次离心。

(2)血浆:应根据标本的要求选择EDTA、柠檬酸钠或肝素作为抗凝剂,混合10～20min后,离心20min左右(2000～3000r/min)。仔细收集上清。保存过程中如有沉淀形成,应再次离心。

(3)尿液:用无菌管收集。离心20min左右(2000～3000r/min)。仔细收集上清。保存过程中如有沉淀形成,应再次离心。

(4)胸腔积液、腹水、脑脊液:参照尿液施行。

(5)细胞培养上清:①检测分泌性成分时,用无菌管收集。离心20min左右(2000～3000r/min)。仔细收集上清。②检测细胞内成分时,用PBS(pH 7.2～7.4)稀释细胞悬液,细胞浓度达到100万/ml左右。通过反复冻融,以使细胞破坏并释放出细胞内成分。离心20min左右(2000～3000r/min)。仔细收集上清。保存过程中如有沉淀形成,应再次离心。

(6)组织标本:切割标本后,称取重量。加入一定量的PBS,pH7.4。用液氮迅速冷冻保存备用。标本融化后仍然保持2～8℃的温度。加入一定量的PBS(pH7.4),用手工或匀浆器将标本匀浆充分。离心20min左右(2000～3000r/min)。仔细收集上清。分装后一份待检测,其余冷冻备用。

三、血管紧张素(1-7)检测的临床应用

Ang(1-7)与 AngⅡ在心血管效应上作用相反，在体内外均能拮抗其活性。它可竞争性结合血管紧张素Ⅱ受体1（type 1 angiotensinⅡ receptor，ATl R)，是一种内源性的 AngⅡ受体拮抗剂，在心血管系统的病理生理发展过程中发挥着重要作用。

1. *扩张血管、降压作用*　内皮细胞是 Ang(1-7)生成和代谢的重要部位，Ang(1-7)对不同血管床的舒张作用越来越受到人们的关注。目前已有报道，Ang (1-7)对猪、狗的冠状动脉、大脑中动脉，猫的外周血管、肠系膜动脉，兔的肾微血管，大鼠大动脉、门静脉，以及正常和高血压、糖尿病大鼠的肠系膜动脉等血管均有舒张作用。在去除内皮细胞后，舒血管效应完全或部分消失。目前认为，Ang(1-7)舒张血管主要是通过作用于内皮细胞，产生一氧化氮(NO)实现的。对于不同动物、不同血管，Ang(1-7)产生的效应也不相同。Ang(1-7)的舒张血管作用还受到雌激素影响，并因组织不同而有差异。17-β_2 雌二醇可减弱 Ang(1-7)扩张大鼠主动脉血管的作用。但是，对于肠系膜动脉，得到的结果却是妊娠或雌激素均可使血管的舒张作用增强。除 NO 外，Ang(1-7)的扩张血管作用与前列环素、激肽、内皮源性超极化因子等血管活性物质也有关。

Ang(1-7)可以激活 Mas 受体及 AT2 R、部分阻滞 AT1 R，加强乙酰胆碱、氯沙坦等药物的降压作用，促进前列腺素、缓激肽(bradykinin，BK)和 NO 的释放，改善血管内皮功能舒张血管达到降压目的。内源性 Ang(1-7)及其相关肽可不依赖抑制 ACE 水解活性参与 ACE 抑制剂的强化 BK 降压活性，其通过前列环素和 NO 对高盐饮食诱导的高血压治疗作用存在一定的性别差异。Ang(1-7)在下丘脑通过 AT2 R 和 Ang(1-7)受体介导，BK/NO 调节机制激活环磷酸鸟苷/依赖于 cCMP 的蛋白激酶通路，阻滞 K^+ 诱导的去甲肾上腺素释放，从而降低中枢交感神经活性并产生降压作用。Ang(1-7)和 AngⅡ对年幼 SD 大鼠延髓孤束核的压力反射调控作用相反，年老大鼠血管压力反射下降 Ang(1-7)可通过调控延髓尾端腹外侧区 NO 的释放来调节其对血压的反应，并作用于延髓头端腹外侧区调节平均动脉血压和心率的生理节律。Ang(1-7)可降低自发性高血压大鼠和魏-凯大鼠的平均动脉压，其降压机制是通过阻断 ATl R 和激活 AT2 R，进而引起 BK/NO 的级联反应。

2. *抗心肌细胞增殖和纤维化*　Ang(1-7)通过激活或诱导有丝分裂原激活蛋白激酶磷酸酶而降低体外心肌培养细胞蛋白激酶-44/蛋白激酶-42 活性，抑制心肌细胞生长。Ang(1-7)可以选择性地减轻单肾切除术合并植入脱氧皮质酮醋酸盐片的 SD 大鼠模型的心室横切面细胞外间质和血管周围胶原沉积，并减少心室大小和细胞直径，防止心肌纤维化，且与血压无关。Ang(1-7)可以降低腹主动脉狭窄大鼠的全心重量、左心室指数、间质胶原容积分数和左心室终末舒张压，减轻心肌肥厚和纤维化，保护左心室功能。Ang(1-7)可显著抑制胎牛血清及 ET-1 诱导的新生大鼠心肌细胞肥大和心脏成纤维细胞增殖。Ang(1-7)不仅可抑制乙酸去氧皮质酮食盐诱发高血压大鼠的心肌纤维化，还可抑制 AngⅡ诱导的心肌肥大和间质纤维化，从而改善心肌重塑。

3. *提高心肌对缺血再灌注的耐受性及抗心律失常作用*　心肌的缺血再灌注损伤较为常见，损伤时会引起心脏舒张及收缩功能的降低，同时会产生较为严重的再灌注性心律失常，而再灌注性心律失常的产生则与氧自由基和脂质过氧化反应增强有关。用 Ang(1-7)(0.22 nmol/L)处理离体大鼠心脏，能明显增加心脏冠状动脉血流量，促进心脏收缩功能的恢复，通

过其特异性受体介导使前列腺素释放增加而产生作用，可见 Ang(1-7)的作用在其低浓度时对心血管的作用与 AngⅡ是相互拮抗的。Ang(1-7)在高浓度时则会减少冠脉血流并有致心律失常的作用。彭龙云等发现用 Ang(1-7)处理心肌肥厚大鼠体外心脏缺血再灌注模型的心脏，其左心室收缩压、冠状动脉流量显著提高，冠状动脉循环流出液中肌酸磷酸激酶、乳酸脱氢酶含量降低，心肌梗死范围减小，从而减轻心肌肥厚大鼠体外心脏缺血再灌注损伤。

Ang(1-7)在冠状动脉结扎所致心力衰竭的大鼠模型的心肌细胞中表达增加。有研究者通过转基因大鼠使其 ACE2 过分表达，其心脏性猝死的发生归因于其由于该表达的增加而导致心律失常的发生，由此可知高浓度的 Ang(1-7)对心脏是不利的。

4. 抗血管平滑肌增殖抑制内皮增生　有研究首次发现 Ang(1-7)对胎牛血清、血小板衍生生长因子、AngⅡ的促平滑肌细胞生长作用具有显著的抑制作用，并在胎牛血清所诱导的平滑肌细胞增殖中进行了量效研究，发现 Ang(1-7)呈剂量依赖性抑制胎牛血清诱导的促平滑肌细胞增殖作用。有研究者对球囊损伤颈功脉的雄性 SD 大鼠模静滴 Ang(1-7)[24μg/(kg·h)]连续 12d，发现其能显著减少新生内膜面积。同时，Ang(1-7)也显著减少了血管新生内膜和中膜平滑肌细胞的 DNA 合成，说明 Ang(1-7)也能抑制在体平滑肌细胞的增殖。

Ang(1-7)可以通过促进前列环素介导的环磷酸腺苷释放，激活依赖环磷酸腺苷的蛋白激酶并抑制丝裂原活化蛋白激酶的活性，从而减少 AngⅡ 诱导的血管平滑肌细胞的增殖。利用微型渗透泵注射 Ang(1-7)可使主动脉支架植入术的 Wistar 大鼠模型的血管内膜增生厚度、内膜面积及血管狭窄百分比减少，并减轻支架所致的血管内皮舒张功能的损害。Ang(1-7)和 ACE2 通过 AT1 R 调控通路降低胸主动脉的中层厚度和中层/腔径比值，对血管紧张素肽所导致的非压力负荷的血管重塑效应具有重要作用。

5. 抗血栓　Ang(1-7)在维持体内纤溶系统平衡和防止血栓形成方面发挥重要作用。因 ACE 抑制剂和 AT 拮抗剂可使血中 Ang(1-7)水平升高 5～25 倍，半衰期延长至＞60s，两者的抗血栓作用可被 A-779 所阻断，所以推断其抗血栓作用是通过 Ang(1-7)实现的。有研究者给静脉血栓的大鼠静脉注射 Ang(1-7)，发现可使静脉血栓重量下降，且呈剂量依赖性，A-779、吲哚美辛及一氧化氮合酶抑制剂均可阻断 Ang(1-7)的效应。该研究提示 Ang(1-7)可依赖 NO 和前列环素的释放来发挥抗血栓作用，并且是通过特异性受体介导的。

Ang(1-7)能减少人脐静脉内皮细胞中纤溶酶原活化因子抑制因子 1 的释放。通过强化 NO 供体的抗凝效应而抑制血小板的聚集，拮抗一些心血管疾病的血小板抗 NO 作用。Ang(1-7)在大鼠体内通过升高血浆 NO 水平，进而抑制高血压大鼠血小板 P-选择素的表达，也就是说可以在一定程度上抑制大鼠血小板的激活。

综上所述，Ang(1-7)是 RAS 中一个具有生物学活性的内源性血管紧张素。其主要通过 G2 蛋白偶联通路并通过特异性受体 Mas 发挥改善心功能、降低血压、抑制细胞增殖、抗血栓、调节水电解质平衡作用。随着对 Ang(1-7)的生物学作用深入系统的研究，将为疾病的临床治疗提供理论依据；随着 Ang(1-7)类似物的研制成功，必将为疾病的临床治疗提供新的途径，尤其是与 AngⅡ有关的疾病的防治有重要意义。

主要参考文献

Jeon WS，Park JW，Lee N，et al，2013. Urinary adiponectin concentration is positively associated with micro-and macro-vascular complications[J]. Cardiovasc Diabetol, 12:137. doi:10. 1186/1475-2840-12-137.

Kocyigit I, Eroglu E, Orscelik O, et al, 2014. Pentraxin 3 as a novel bio-marker of inflammation and endothelial dysfunction in autosomal dominant polycystic kidney disease[J]. J Nephrol, 27(2): 181-6. doi: 10. 1007/s40620-014-0045-4.

Mohammadjafari H, Rafiei A, Mousavi SA, et al, 2014. Role of urinary levels of endothelin-1, monocyte chemotactic peptide-1, and N-acetyl glucosaminidase in predicting the severity of obstruction in hydronephrotic neonates[J]. Korean J Urol, 55(10):670-6. doi:10. 4111/kju. 2014. 55. 10. 670.

Petrica L, Vlad A, Gluhovschi G, et al, 2014. Proximal tubule dysfunction is associated with podocyte damage biomarkers nephrin and vascular endothelial growth factor in type 2 diabetes mellitus patients: a cross-sectional study[J]. PLoS One, 9(11): e112538. doi:10. 1371/journal. pone. 0112538.

Rebholz CM, Chen J, Zhao Q, et al, 2015. Urine angiotensinogen and salt-sensitivity and potassium-sensitivity of blood pressure[J]. J Hypertens, 33(7):1394-400. doi:10. 1097/HJH. 0000000000000564.

Severo CB, Ribeiro JP, Umpierre D, et al, 2013. Increased atherothrombotic markers and endothelial dysfunction in steroid users[J]. Eur J Prev Cardiol, 20(2):195-201. doi:10. 1177/2047487312437062.

Sreenivasan AK, Bachur CD, Lanier KE, et al, 2013. Urine vascular biomarkers in Sturge-Weber syndrome[J]. Vasc Med, 18(3):122-8. doi:10. 1177/1358863X13486312.

Tvarijonaviciute A, Ceron JJ, Martinez-Subiela S, et al, 2012. Serum and urinary adiponectin in dogs with renal disease from leishmaniasis[J]. Vet Rec, 171(12):297.

Xu Z, Xu B, Xu C, 2015. Urinary angiotensinogen as a potential biomarker of intrarenal renin-angiotensin system activity in Chinese chronic kidney disease patients[J]. Ir J Med Sci, 184(2): 297-304. doi: 10. 1007/s11845-014-1103-6.

Yilmaz A, Gedikbasi A, Sevketoglu E, et al, 2012. Urine endothelin-1 levels as a predictor of renal scarring in children with urinary tract infections. Clin Nephrol, 77(3):219-24.

第 9 章

凝血系统尿液标志物

急性冠状动脉综合征(ACS)是冠状动脉粥样硬化斑块不稳定、破裂、出血及血栓形成所致冠状动脉管腔完全或不完全闭塞引起的,临床上以急性心肌梗死(AMI)和不稳定型心绞痛(UAP)为表现的临床综合征。粥样斑块破裂和血栓形成是大多数 ACS 的主要病理生理基础,纤溶系统活性降低与 ACS 的发生、发展关系极为密切。

纤溶系统包括纤溶酶原转变成为纤溶酶,以及纤溶酶降解纤维蛋白(原)过程中有关的作用物、底物、激活物和抑制物。纤溶过程涉及两个基本阶段:①在纤溶酶原激活剂作用下,纤溶酶原激活成为纤溶酶;②纤溶酶水解纤维蛋白(原)。对以上两个阶段,体内还存在一些相应的抑制物。纤溶酶使止血过程中形成的纤维蛋白凝块及时得以清除,对维持血液的流体性和保证血管及排泄管道的通畅性都具有重要意义。

第一节 组织纤维溶酶原激活物

一、组织纤维溶酶原激活物的生物学特征

组织纤维溶酶原激活物(t-PA)是一种丝氨酸蛋白酶。天然 t-PA 是单链蛋白质,相对分子质量约 68 000。游离型 t-PA 的酶活性不强,与纤维蛋白结合后,t-PA 活性增加约 1500 倍。t-PA 主要由血管内皮细胞合成、分泌,不断释放入血液,广泛存在于机体的各种组织内。肝脏是 t-PA 灭活的主要场所。它对纤维蛋白有高度亲和力,然后将酪氨酸纤溶酶原形成纤溶酶、降解纤维蛋白(原)和部分凝血因子,是纤溶系统的关键物质。t-PA 产生不受昼夜节律调控,且昼夜波动极小。

二、组织纤维溶酶原激活物的实验室检测

1. *抗原检测* 采用酶联免疫双抗体夹心法。原理:将纯化的 t-PA 单克隆抗体包被在固相载体上,然后加含有抗原的标本,标本中的 t-PA 抗原与固相载体上的抗体形成复合物,此复合物与辣根过氧化物酶标记的 t-PA 单克隆抗体起反应,形成双抗体夹心免疫复合物,其中的辣根过氧化物酶可使邻苯二氨底物液呈棕色反应,其反应颜色深浅与标本中 t-PA 含量成正比。

2. *活性检测* 采用发色底物显色法。原理:在 t-PA 和共价物作用下,纤溶酶原转变为纤溶酶,后者使发色底物 S_{2251} 释放出发色基团 Pna,Pna 显色的深浅与 t-PA 活性成正比。

三、组织纤维溶酶原激活物检测的影响因素

1. *t-PA 抗原/活性增高* 表示纤溶活性亢进,见于原发性及继发性纤溶症,如弥散性血

管内凝血；应用纤溶酶原激活剂类药物。t-PA 含量随年龄、剧烈运动和应激反应而增高，静脉滞留、分娩可导致 t-PA 含量增加。

2. t-PA 抗原/活性减低　表示纤溶活性减弱，见于高凝状态和血栓性疾病。高血脂、肥胖症、口服避孕药、动脉血栓形成、缺血性卒中等 t-PA 含量减低。

四、组织纤溶酶原激活物检测的临床应用

大量资料证实，t-PA 抗原水平升高是急性心血管事件的标志。t-PA 增高有利于促进纤溶及冠状动脉内血栓的稳定和清除。如果严重持久地减少，可使纤溶过度抑制，导致冠状动脉闭塞及心肌梗死。有学者采用流行病学方法研究了血浆 t-PA、纤溶酶原激活物抑制剂-1(PAI-1)水平与初次 AMI 的关系，发现初次患 AMI 组血浆 t-PA、PAI-1 水平显著高于对照组，经统计分析，校正高血压、糖尿病、高脂血症、吸烟等危险因素后，差异仍有显著性。有学者观察冠脉造影确诊的 141 例冠心病患者，随访 13 年发现，t-PA 抗原水平是唯一能够预测冠脉事件的危险因素，t-PA 抗原最高四分位数水平组的相对危险度是最低四分位数组的 7.3 倍。目前认为 t-PA 抗原水平增高是发生血栓栓塞性疾病的预兆，同时还是动脉粥样硬化的早期临床标志。

第二节　纤溶酶原激活物抑制剂-1

一、纤溶酶原激活物抑制剂-1(PAI-1)的生物学特征

纤溶酶原激活物抑制剂(PAI)有两种：PAI-1 和 PAI-2，其中在维持血浆纤溶活性方面起主要作用的是 PAI-1。PAI-1 是一种由 379 个氨基酸组成的丝氨酸蛋白酶抑制物，是一种单链球形糖蛋白，相对分子质量约 50 000。t-PA 和 PAI-1 是调节纤溶活性的一对关键物质，均由血管内皮细胞合成并释放入血。t-PA 可特异地启动血栓中纤溶酶原形成纤溶酶，纤溶酶降解纤维蛋白，溶解纤维蛋白凝块，抑制血栓形成。而 PAI-1 是 t-PA 的快速抑制剂，通过与 t-PA 形成 1∶1复合物而抑制纤溶酶原的启动，减少纤维蛋白的降解，有利于血栓的形成。故 PAI-1 与 t-PA 之间保持着一种生理平衡，对防止血液低凝、高凝状态至关重要。PAI-1 对 t-PA 的抑制仅限于血浆中游离的 t-PA，而对和纤维蛋白结合的 t-PA 不起作用。它主要由血管内皮细胞合成并释放入血液。游离的 PAI-1 只占总量的 10%，大部分储存在血小板 α 颗粒中，血清中 PAI-1 主要来自血小板 α 颗粒的释放，可高于血浆中的 5 倍。PAI-1 活性存在昼夜变化规律，其活性 9：00 最高，15：00 最低。

二、纤溶酶原激活物抑制剂-1 的实验室检测

1. 抗原检测　采用酶联免疫双抗体夹心法。原理：预包被鼠抗人 PAI-1 的 IgG 抗体，以过氧化物酶标记的羊抗人 PAI-1 的 IgG 抗体为二抗，以 PAI-1 血浆标准品作标准曲线进行定量。

2. 活性检测　采用发色底物显色法。原理：过量的 t-PA 加入到待测血浆中，部分与血浆中的 PAI 作用，形成无活性的复合物，剩余的 t-PA 作用于纤溶酶原，使其转化为纤溶酶，后者水解发色底物 S_{2251}，释放出对硝基苯胺(pNA)，生色强度与 PAI 活性成反比。

三、纤溶酶原激活物抑制剂-1 检测的影响因素

1. PAI-1 抗原含量增高见于深静脉血栓、心肌梗死和败血症等。在正常妊娠后期，PAI-1∶Ag 含量可增高3～6 倍。危急重患者、分娩 PAI-1 抗原含量增高，绝经后相对绝经前 PAI-1 抗原含量增高。

2. PAI-1 抗原含量减低见于原发性和继发性纤溶。高浓度含量血标本在室温条件下存放 2d，平均浓度下降 24%；正常浓度含量血标本在室温条件下存放无变化。

四、纤溶酶原激活物抑制剂-1 检测的临床应用

PAI-1 升高导致纤溶系统失衡，成为众多代谢性疾病和心血管疾病的致病基础，可作为独立的 CHD 危险因素预测心血管病事件的发生。大量流行病学调查表明，PAI-1 升高可作为心肌梗死的预测因子。PAI-1 升高不仅与动脉粥样硬化发展的已知危险因素之间呈正相关，还参与动脉粥样硬化(AS)性血栓形成和易损 AS 斑块的形成。血浆纤溶活性具有昼夜节律性，血浆 PAI-1 水平夜间较高，在清晨达到高峰。因此，纤溶活性在清晨处于最低点，这与缺血性心血管事件发生的峰值相一致。这一发现为监测血浆中 PAI-1 的水平来预测 CHD 发生、发展奠定了理论基础。PAI-1 主要通过以下途径导致冠状动脉粥样硬化的发生、发展：①PAI-1 表达和活性增加，t-PA 表达下降，纤溶系统功能失衡，导致血管局部纤溶蛋白分解的活性降低，使纤维蛋白易于沉积，微血栓不断集聚，最终形成血栓。②在 AS 增厚的内膜中，PAI-1 表达的增高降低了局部纤溶酶活性和基质金属蛋白酶的启动，从而抑制基质的降解，基质的大量沉积增加了内膜的厚度，从而使管腔变窄。③PAI-1 持续升高，使机体处于低纤溶状态，使成纤维细胞侵入纤维蛋白基质，导致胶原沉积并和大量堆积的基质蛋白共同促进组织的纤维化及管壁僵硬，加速 AS 的进程。④PAI-1 活性与低密度脂蛋白胆固醇颗粒大小呈负相关，小而致密的低密度脂蛋白胆固醇更容易被氧化修饰，也更易于被巨噬细胞、平滑肌细胞摄取，变成泡沫细胞。

有研究报道 153 例急性 ST 段抬高心肌梗死(AMI)患者 PAI-1 与 vWF 水平对 30d 末病死率的预测作用。结果发现，30d 末死亡 11 例，病死率 7.2%，死亡多与未行再灌注治疗、再灌注失败或心力衰竭有关。死亡病例组 PAI-1 与 vWF 释放量比未死亡病例组显著升高(P=0.000 1)，统计分析发现，只有心肌梗死溶栓试验血流 3 级和急性期 PAI-1 释放量是 30d 末病死率的两个独立预测因子。应用免疫组化方法发现，人类动脉粥样硬化受损脏器的血管平滑肌细胞和巨噬细胞中 PAI-1 mRNA 表达增加，多种细胞因子和凝血酶能够促进局部 PAI-1 的合成，纤维蛋白内膜沉积增加，随之斑块生长。

PAI-1 是抑制纤溶活性的主要调节物，它与 t-PA 结合形成不可逆的复合物，对 t-PA 发挥灭活作用。PAI-1 水平升高抑制内源性纤溶系统，使纤维蛋白在体内沉积，后者刺激血管 t-PA 抗原水平升高，刺激平滑肌细胞增生并与低密度脂蛋白，尤其是脂蛋白 a 结合促进动脉粥样硬化斑块的形成和发展，是动脉粥样硬化的危险因子之一。

据报道，PAI-1 活性存在晨间最高的规律，与冠心病缺血事件在晨间最高相符，充分支持 PAI-1 活性改变是纤溶活性改变主要决定因素的观点。体内外研究发现，老年患者内皮功能受损、血脂升高在动脉粥样硬化的发生中起了重要作用，受损内皮细胞中 PAI-1 过度表达促进了动脉粥样硬化的发展，高血脂与 PAI-1、P 选择素有着密切的联系，炎症标记物 C 反应蛋白

(CRP)促进内皮细胞表达 PAI-1。对冠心病介入治疗术后再狭窄的前瞻性研究发现,PAI-1 与介入治疗术后的再狭窄有关。因此,如何改善血管内皮功能,稳定纤溶系统,调节血脂,控制炎症,从而降低 PAI-1 水平,也是有效降低 ACS 的重要环节。PAI-1 增高、t-PA/PAI-1 比值降低的程度在 ACS 中起着重要的作用。PAI-1 在反映血液高凝方面较 t-PA 敏感,而最终是否发生血管事件取决于 t-PA/PAI-1 比值是否符合生理平衡性的需求。

第三节　纤维蛋白原

一、纤维蛋白原(Fg)的生物学特征

Fg(因子Ⅰ)为一相对分子质量约 340 000 的糖蛋白,是由两个完全相同的亚基所组成,每一亚基又含有三条肽链,即 α、β、γ 链,彼此通过二硫键相互连接。此三条肽链分别含 610、461 及 410 个氨基酸残基。两个亚基在肽链 N 端附近再通过三对二硫键将对称的二亚基连结起来。因此,整个纤维蛋白原分子可用 (Aα,Bβ,γ)2 来表示,A、B 分别代表被凝血酶自 α、β 肽链 N 末端水解释放的肽段,形成纤维蛋白后则用(α、β、γ)2 来表示。在纤维蛋白分子中二硫键的位置相当集中,存在有所谓"二硫键节"的结构,其位置也靠近肽链的 N 端。β 与 γ 肽链的氨基酸顺序很相似,尤其近 C 端附近约有 1/3 是相同的。肽链 C 端球体的大小与形状类似血浆白蛋白,球体间的连接部分即为螺旋区,由 3 条肽链形成绳索状的螺旋结构,结构较紧密,并连接一条松散的 α 链 C 端肽段,容易被纤溶酶或其他蛋白酶所降解。当凝血酶作用于纤维蛋白原时首先自 α 链的 N 端处释放出一 16 肽的肽段 A,经过一滞后期后自 β 链的 N 端开始加速释放出一 14 肽的肽段 B,剩下的部分即为纤维蛋白的单体。不同种属的纤维蛋白原 A、B 肽段的水解位置都在 Arg(精)-Gly(甘)肽键上。肽段 A、B 的氨基酸组成可因不同种属而有很大差异,但都带有 2～6 个负电荷,并含有某些特殊氨基酸,如肽段 A 中含有带磷酸基的丝氨酸,肽段 B 中含有带硫酸基的酪氨酸。正因为肽段 A、B 带有净负电荷,使纤维蛋白原分子在未经凝血酶降解前,由于静电相斥而不能聚合。

Fg 在正常血浆中含量为 2～4g/L,由肝合成,肝每日合成 2～5g。Fg 是与血液凝固密切相关的血浆蛋白质,也是急性期反应蛋白,在感染和炎症时合成增加,明显增加血黏度,使血液处于高凝状态,促进血栓形成。Fg 不但通过影响血小板聚集、血流动力学和损伤内皮细胞而促进血栓形成和动脉硬化,而且还参与不稳定斑块的炎症活动。Fg 及其降解产物也通过刺激平滑肌增殖和迁移而损伤血管壁,加速动脉粥样硬化的病理进程。

二、纤维蛋白原的实验室检测

1. *免疫透射比浊法*　本试剂盒由 R1、R2 双试剂组成。主要组成成分:R1 包括 Tris 缓冲液、聚乙二醇和适量叠氮钠等;R2 包括羊抗人纤维蛋白原特异性血清及适量防腐剂等。按免疫透射比浊法在半自动或全自动生化分析仪上进行检测。

2. *凝血酶法*　根据纤维蛋白原与凝血酶作用最终形成纤维蛋白的原理,标准品为参比血浆制作标准曲线,用凝血酶来测定血浆凝固时间,所得凝固时间与血浆中纤维蛋白原浓度呈负相关,从而得到纤维蛋白原的含量。

3. *酶联免疫分析法*　双抗体夹心法,预包被纤溶酶原 IgG 单克隆抗体,以辣根过氧化物

酶标记的纤维蛋白原单抗为二抗，以纤维蛋白原标准品作标准曲线进行定量。

三、纤维蛋白原检测的影响因素

1. 凝固时间延长 Fg 浓度降低：①血浆 Fg 浓度真正降低；②血浆 Fg 浓度假性降低，即由于血浆中出现肝素、纤维蛋白原降解产物(FDP)或罕见的异常纤维蛋白原血症所致。出现以上情况应进一步用其他实验方法证实或检测 Fg 抗原浓度。

2. Fg 浓度增高，见于糖尿病或糖尿病酸中毒、动脉血栓栓塞(急性心肌梗死急性期)、急性传染病、结缔组织病、急性肾炎和尿毒症、放射治疗后、灼伤、骨髓瘤、休克、外科大手术后、妊娠晚期和妊高征、轻型肝炎、败血症、急性感染和恶性肿瘤等。

四、纤维蛋白原检测的临床应用

1. *心血管疾病* 目前证实 Fg 是冠心病的独立危险因素之一，并对冠心病发病有一定的预测价值。高水平的 Fg 可以反映冠心病患者冠状动脉病变的严重程度。Fg 在粥样斑块破裂和微血栓形成中扮演了重要角色，病灶内 Fg 的代谢、降解与血浆 Fg 存在着密切联系。研究表明，随着 Fg 水平增加，血液处于高凝状态，血栓形成危险性增加，同时影响斑块的稳定性，是 ACS 患者冠脉血栓形成的主要原因之一。血浆 Fg 水平亦是中年男性冠心病、脑卒中、短暂性脑缺血发作和老年男性病死率的独立预测因素，调整其他心血管病危险因素后仍显著相关。高水平 Fg 浓度可显著增加冠状动脉血栓闭塞性事件，Fg 与 AMI 的发生直接相关，可以作为预测短期病死率的一项独立指标。

血浆 Fg 增高导致 CHD 的病理机制可能有以下几点：①Fg 带正电荷，Fg 增多使红细胞表面负电荷减少，亲和力增加，聚集加速，血沉加快，致使全血黏度升高；同时，Fg 是一种长链大分子蛋白质，其含量增加及纤维蛋白的桥联作用提高血液黏性，血液处于高凝状态，增加血栓发生的危险性。②Fg 通过与血小板表面的糖蛋白 GPⅡb/Ⅲa 受体结合将血小板聚集，加速 AS 损伤及血栓形成。③Fg 直接整合进入 AS 性损害部位，转变为纤维蛋白或 Fg 降解产物，与低密度脂蛋白连接并吸附更多的 Fg，从而加速 AS 的进程。④Fg 长期刺激内皮细胞合成、分泌纤溶酶原抑制物 1，导致局部微血栓形成不能及时清除，造成内皮细胞损伤，有利于胆固醇浸润，从而促进 AS 的发生与发展。⑤Fg 及其降解产物在早期 AS 形成过程中具有能刺激血管平滑肌细胞增生、迁移的作用。在 CHD 发生、发展过程中，血浆 Fg 主要参与血管内梗阻性血栓形成，并在动脉血栓形成的最后阶段起增强作用。

Fg 在体内可转变为纤维蛋白(Fb)及不溶性降解产物，它们过度蓄积后，在血管内膜沉积参与动脉粥样硬化斑块的形成。对不稳定型心绞痛和稳定型心绞痛的冠脉粥样硬化斑块标本进行免疫组化检查发现，斑块发展的不同阶段，平滑肌细胞和 Fg 有特殊的分布，提示 Fg 与血管平滑肌细胞的活化、迁移及增殖之间存在联系。

Fg 还与炎性反应有关，已经发现 ACS 患者血浆内同时存在较高水平的 CRP 和 Fg。AMI 时，CRP 即与 Fg 均明显增高，两者相关性强，随着病情缓解，若两者同时下降预后良好；当 CRP 回到基线水平，而 Fg 持续在高水平时，一旦 CRP 再次升高，患者重新发病的概率增加。所以，密切监测 Fg 的变化可以作为预测急性冠脉事件的重要依据。

Fg 与斑块的稳定性有关。研究证明，ACS 患者 Fg 水平显著高于非 ACS 患者，提示检测 Fg 水平对识别斑块稳定性有一定价值。

Fg 与 AS 性血栓形成的发生、发展关系密切。在尸检中发现，在 AS 斑块内除脂质沉积外，尚有大量血浆纤维蛋白原(FIB)及其 Fb 降解产物沉积，从而认为 FIB 也参与 AS 的形成。在随后的报道中认为，血脂增高心血管疾病的危险性可能是通过升高 FIB 水平起作用。大量流行病学调查发现，FIB 作为重要的凝血因子，可导致血黏度升高，血小板聚集性增强，冠状动脉血栓发生率增高，促进冠状动脉粥样硬化的进展，直接影响纤维斑块的稳定性及急性冠状动脉事件的发生。进一步实验证实了 FIB 是 CHD 发生、发展的高危因素，而且高水平的 FIB 预示着急性心肌梗死以及其他冠状动脉事件的高风险。FIB 浓度与冠状动脉狭窄支数和冠状动脉病变严重程度呈正相关。

2. *造影剂肾病*　Fg 是 Fb 的前体，是由肝合成的具有凝血功能的蛋白质，由 α、β、γ 三对不同多肽链所组成，多肽链间以二硫键相连。除了凝血功能外，Fg 也是公认的急性期反应蛋白及在不同的病理炎症刺激时显著上调。Dana Hoffmann 等通过建立两种不同机制引起的急性肾损伤模型，分别为缺血再灌注导致的肾小管急性损伤模型和顺铂化合物毒性导致的肾小管急性损伤模型。研究发现，尿液 Fg 在损伤后 24h 显著增加，且与肾组织的病理损伤程度相关。在缺血再灌注肾损伤模型中，Fg 三个片段(Fgα、Fgβ、Fgγ)m RNA 表达在损伤后 24h 显著增加，其中 Fgβ mRNA 在损伤后 72h 表达量最高。尿液 Fg 在再灌注损伤 24h 明显增高，72h 达到峰值，120h 开始降低。在肾毒性肾小管损伤模型中，Fg 三个片段(Fgα、Fgβ、Fgγ) mRNA 在损伤 24h 表达显著增加，其中 FgγmRNA 表达量最高。尿液 Fg 同样在损伤后 24h 明显升高。提示：尿液 Fg 是小鼠急性肾损伤(AKI)的早期标志物；不论何种原因引起的小鼠 AKI，Fg mRNA 表达水平均显著增高。

有研究随后对 31 例行腹主动脉瘤修复手术后发展为 AKI 患者纵向随访中发现，尿液 Fg 增高较血清肌酐(Scr)敏感。并将 53 例 AKI 患者与 59 例非 AKI 患者对比，结果显示 AKI 患者尿液 Fg 显著升高，提示尿液中 Fg 可以作为 AKI 敏感的早期诊断标志物。

为了评估 Fg 是 AKI 早期诊断标志物的特异性，研究者们给小鼠腹腔注射半乳糖苷酶，造成小鼠肝脏损伤模型，研究结果显示小鼠肝脏损伤指标 ALT、AST 显著升高，而小鼠肾结构和功能正常，Fg 三个片段(Fgα、Fgβ、Fgγ)mRNA 表达无变化，尿液中 Fg 也无变化，因此提示 Fg 是 AKI 特异性的标志物。综上所述，尿液中 Fg 被认为是 AKI 的敏感的、特异性的早期诊断标志物。一项实验给雄性 C57BL/6J 小鼠应用内皮损害药物吲哚美辛(INDO，10mg/kg)、L-NG-硝基精氨酸甲酯(L-NAME，10mg/kg)共同作为基础肾损害的因素，并在此基础上应用不同浓度碘克沙醇造影剂(iodixanol，4.0，6.0，8.32，10.40gI/kg)成功建立了小鼠造影剂肾病(CIN)模型。24h 后处死小鼠，石蜡包埋小鼠肾组织，光镜下观察小鼠肾的病理损伤；酶联免疫分析(ELISA)分别测定小鼠 Scr 含量及尿液 Fg 的含量。研究结果显示，4.0 gI/kg 组及 6.0 gI/kg 组小鼠肾组织病变轻微，肾小球结构正常，仅见局灶性肾小管上皮细胞水肿，肾间质炎症细胞浸润，处于 CIN 的可逆性阶段，ELISA 结果显示，小鼠 Scr 较空白对照组未见明显变化($P>0.05$)，而小鼠尿液 Fg 较空白对照组明显升高($P<0.05$)。8.32gI/kg 组肾小管上皮细胞颗粒空泡变性，灶状脱落，ELISA 结果显示小鼠 Scr 及尿液 Fg 均明显升高；10.40gI/kg 组肾小管上皮细胞颗粒空泡变性，弥漫坏死脱落，可见管型，伴有肾间质水肿，ELISA 结果同样显示小鼠 Scr 及尿液 Fg 明显升高，且随着造影剂剂量的增加，小鼠肾组织的损伤程度也逐渐加重。

综上所述，尿液中 Fg 在 CIN 的肾水肿期(即 CIN 的可逆性阶段)能较早反映小鼠的肾脏损伤,对 CIN 的早期诊断及随后的预防治疗有着非常积极的意义。因此,我们认为 Fg 在 CIN 的早期诊断中有潜在的应用前景。

第四节 D-二聚体

一、D-二聚体的生物学特征

D-二聚体是纤维蛋白单体经活化因子ⅩⅢ交联后,再经纤溶酶水解所产生的一种特异性降解产物,是一个特异性的纤溶过程标记物。D-二聚体来源于纤溶酶溶解的交联纤维蛋白凝块。

纤维蛋白溶解系统(fibrinolysis system,简称纤溶系统)是人体最重要的抗凝系统,由 4 种主要部分组成:纤溶酶原(plasmingen)、纤溶酶原激活剂(plasmingen activator,如 t-PA,u-PA)、纤溶酶(plasmin)和纤溶酶抑制物(plasmin activator inhibitor,如 PAI-1,antiplasmin)。当纤维蛋白凝结块(fibrin clot)形成时,在 t-PA 的存在下,纤溶酶原激活转化为纤溶酶,纤维蛋白溶解过程开始,纤溶酶降解纤维蛋白凝结块形成各种可溶片段,形成纤维蛋白产物(FDP),FDP 由 X-寡聚体(X-oligomer)、D-二聚体(D-dimer)、中间片段(intermediate fragments)和片段 E(fragment E)组成。其中,X-寡聚体和 D-聚体均含 D-二聚体单位。

人体纤溶系统对保持血管壁的正常通透性,维持血液的流动状态和组织修复起着重要作用。D-二聚体在血浆中水平增高说明存在继发性纤溶过程,而先生凝血酶,后又有纤溶系统活化;并且也反映在血栓形成的局部纤溶酶活性或浓度超过血浆 2‰—抗纤溶酶活性或浓度。溶栓治疗是指用药物来活化纤溶系统。一般为投入一种纤溶酶原活化物如尿激酶、链激酶或 t-PA,使大量纤溶酶生成,从而加速已形成血栓的溶解。FDP 或 D-二聚体生成,则表明达到溶栓效果。

纤溶蛋白降解产物中,唯 D-二聚体交联碎片可反映血栓形成后的溶栓活性。因此,理论上,D-二聚体的定量检测可定量反映药物的溶栓效果,以及可用于诊断、筛选新形成的血栓。

二、D-二聚体的实验室检测

1. *胶体金法* 用胶体金标记 D-二聚体的单克隆抗体,建立了免疫过滤金标染色测定法。本法将单抗吸附在多孔薄膜并粘放在有多层吸收垫的塑料盘上,被检标本加入后即与该抗体相结合,然后加入胶体金标记的抗体,在薄膜上产生红色斑点。通过肉眼观察或用折射仪读数,与提供的标准色价或测定标准品的折射读数,可计算出标本中 D-二聚体的含量。该法既具有胶乳凝集法的操作简单、快速,适用于急诊测定的优点,又具有 ELISA 能够准确定量的特点,线性范围达到 10 mg/L,与 ELISA 相比具有显著相关性,不受胆红素、Hb、Fg、可溶性的纤维蛋白及 FDP 等干扰,但类风湿因子、肝素及脂血等有一定的干扰。

2. *乳胶凝集法* 方法简单、快速,成本低廉,但敏感性和稳定性较差。

3. *ELISA 法* ELISA 为临床上普遍采用的方法,在深静脉血栓的阴性诊断上与静脉造影法相比,结果一致性与敏感性接近 100%。

(1)原理:试剂盒应用双抗体夹心法测定标本中人 D-二聚体水平。用纯化的人 D-二聚体抗体包被微孔板,制成固相抗体,往包被单抗的微孔中依次加入 D-二聚体,再与 HRP 标记的羊抗人抗体结合，形成抗体-抗原-酶标抗体复合物，经过彻底洗涤后加底物 TMB 显色。TMB 在 HRP 酶的催化下转化成蓝色，并在酸的作用下转化成最终的黄色。颜色的深浅和样品中的 D-二聚体呈正相关。用酶标仪在 450nm 波长下测定吸光度(OD 值)，通过标准曲线计算样品中人 D-二聚体。

(2)样本处理及要求

①血清：在室温血液自然凝固 10～20min，离心 20min 左右(2000～3000r/min)。仔细收集上清，保存过程中如出现沉淀，应再次离心。

②血浆：应选择 EDTA 或柠檬酸钠作为抗凝剂。

③尿液：用无菌管收集，离心 20min 左右(2000～3000r/min)后收集上清，保存过程中如有沉淀形成，应再次离心。

④胸腔积液、腹水、脑脊液：参照尿液标本进行收集。

⑤细胞培养上清：用无菌管收集，离心 20min 左右(2000～3000r/min)后收集上清。检测细胞内成分时，用 PBS(pH7.2～7.4)稀释细胞悬液，细胞浓度达到 100 万/ml 左右，通过反复冻融，以使细胞破坏并放出细胞内成分，离心 20min 左右(2000～3000r/min)。仔细收集上清。保存过程中如有沉淀形成，应再次离心。

标本采集后尽早进行试验。若不能马上进行试验，可将标本放于－20℃保存，但应避免反复冻融。不能检测含 NaN_3 的样品，因 NaN_3 可抑制辣根过氧化物酶的(HRP)活性。

4. *基于酶免疫法的荧光抗体检测法*　VIDAS DD 在 VIDAS 免疫分析仪上进行，它在酶免疫法基础上与荧光检测相结合，利用现成的单剂量试剂和分析仪中储存的校准系统，对单份样本进行检测。现成试剂由包被了鼠抗 D-D 单抗的固相移液装置和一试剂条组成，后者包含了其他所需试剂：结合剂(碱性磷酸酶标记的鼠抗 D-D 单抗)、洗涤剂、样品稀释剂和底物。将 200μl 血浆吸入试剂条后，所有步骤由分析仪完成。除须将血样常规离心 15 min 外，结果可在 35 min 内得到。结果以 Fg 原等价单位表示，其检测上限为 1000μg/L，下限为 50μg/L，低于正常参考值下限(68～494μg/L)。对深静脉血栓(DVT)的敏感性和阴性预测价值(NPV)分别为 96%～99%和 95%～99%。VIDAS DD 是目前研究最多的一种检测方法，敏感性高，与经典 ELISA 法有很好的一致性，最有希望取代经典 ELISA 法而成为 DVT 诊断的首选筛选试验。

三、D-二聚体检测的影响因素

1. *造成 D-二聚体升高的因素*

(1)胸主夹层患者：确诊为胸主夹层的患者 D-二聚体都明显升高，升高的程度和发病到实验室检查的时间与夹层的大小相关，但和患者的预后没有关系。

(2)系统性红斑狼疮(SLE)：活动期 SLE 患者血浆 D-二聚体明显高于稳定期及健康对照组，稳定期 D-二聚体明显下降，活动期患者随着病情的好转和稳定，其血浆 D-二聚体水平逐渐呈下降趋势。可能与活动期患者处于高凝状态和纤溶活化因而造成 D-二聚体水平升高。提示 D-二聚体值的高低可以作为判断 SLE 疾病活动性和临床疗效的指标。

(3)肾病：不同肾病患儿血 D-二聚体值均高于正常组。在无临床栓塞表现的儿童肾脏病测定 D-二聚体可间接预测高凝状态存在，并可作抗凝药物治疗的依据和预后估计。

(4)其他生理性因素：运动、妊娠、分娩、手术、类风湿因子干扰、高胆红素和血红蛋白血浆等。

2. *造成D-二聚体降低的因素* EDTA抗凝剂血浆适合于D-二聚体检测，其他如枸橼酸钠、肝素抗凝剂可使其浓度降低，反复冻融、长时间标本保存可使其结果降低。

四、D-二聚体检测的临床应用

1. *深静脉血栓(DVT)的诊断* D-二聚体在DVT中总的诊断价值和在PE中的诊断价值类似：阴性的D-二聚体可以基本排除DVT形成的可能；阳性的结果意义不大，特异性差，很多疾病都可引起D-二聚体的升高，并不能确诊DVT，只是DVT发病过程中可能的表现指标，其临床应用是检测阴性时可排除DVT，阳性时并不能确诊该病。从临床应用来看，D-二聚体这一指标在DVT发病中意义不大，它不像AFP在原发性肝细胞癌中的超强表达，具有诊断意义，而且DVT诊断通过病史、临床表现及彩超等检查即可以确诊。从这一角度来看，D-二聚体甚至在DVT诊断过程中可以忽略，并非必检指标。联合应用静脉超声检查安全有效，可减少有创的顺行静脉造影检查(曾被认为是诊断深静脉血栓的金标准)；单一的D-二聚体检查就可以排除门诊1/3怀疑为DVT的患者，从而节约医疗费用和时间。ELISA D-二聚体在诊断DVT的阴性判断上与静脉造影法相比，结果一致性与敏感性接近100%。

2. *D-二聚体在肺动脉栓塞中的应用价值* 随着研究的开展和深入，临床工作者对D-二聚体在肺动脉栓塞中的意义认识日益深刻。用一些敏感性高的检测方法，阴性的D-二聚体值对于肺动脉栓塞具有理想的阴性预告作用，阴性的结果可以基本排除肺动脉栓塞，从而可以减少有创检查，如通气灌注扫描和肺动脉造影；避免盲目的抗凝治疗。但是，临床医生必须清楚D-二聚体的局限性和应用指征。抗凝治疗后，D-二聚体的值会发生改变，因而影响D-二聚体作为诊断指标的准确性；D-二聚体的浓度和血栓的位置有关，在肺动脉干主要分支的浓度较高，而在次要分支的浓度较低。在大分支的敏感性为93%，小分支的敏感性为50%。虽然D-二聚体对于小分支血栓的诊断意义不够明显，然而其他检查对于小的血栓同样不明确，如肺动脉造影等。对于这些小的血栓，只要D-二聚体是阴性的，在患者心肺储备功能较好的情况下，可以不采取抗凝治疗。临床随访的结果表明这样做是安全的。

3. *D-二聚体和恶性肿瘤的关系* 肿瘤可以引起患者D-二聚体浓度升高，并且可以作为分期、预后等判断标准。结、直肠癌患者的D-二聚体比良性疾病患者的明显要高，术前的D-二聚体与肿瘤的病理结果和分期正相关。术前D-二聚体水平高的患者术后生存期明显比低的患者短。肿瘤患者中的高凝血状态与组织因子依赖的外源性途径和非组织因子相关的肿瘤促凝作用有关。外源性途径被认为是由宿主的单核细胞或血管内皮细胞激活的。非组织因子相关的肿瘤促凝作用被认为是直接激活因子Ⅹ。尿激酶(urokinase plasminogen acticator)激活纤溶是肿瘤的另一个特征，肿瘤间质细胞分泌的u-PA由肿瘤细胞表面的u-PA受体结合，不仅激活纤溶酶原，造成纤维蛋白降解；而且激活蛋白水解酶，引起肿瘤宿主界面的基质分解，造成肿瘤的转移和侵袭。

4. *D-二聚体和心肌梗死的关系* 有研究发现，D-二聚体含量在AMI患者中较正常组明显升高，使用尿激酶溶栓后，心肌梗死组48h后D-二聚体含量均较前下降。同时，也有研究发现：D-二聚体和缺血性心肌病密切相关，后者的发生率随着D-二聚体浓度的升高而增加。升高的D-二聚体预示着未来有较高的心肌梗死的风险，但不是一个独立的预测因子。

5. *D-二聚体和脑梗死的关系* 凝血的激活是脑梗死中的一个独立因素，D-二聚体的水平和脑梗死的程度线性相关,不管是在入院时还是在出院后,都可以用来判断脑梗死患者的预后。血浆 D-二聚体水平高的患者,再次发作脑梗死的概率相对较高。

6. *D-二聚体和肝脏疾病中检测的关系*　在肝脏疾病中,血浆 D-二聚体的含量明显增高,且与肝病的严重程度呈正相关。有研究发现各型肝炎患者 D-二聚体水平明显高于对照组并具有显著性差异,患者 D-二聚体的水平依次为重型肝炎组>肝硬化组>慢性肝炎组中,重度组>急性肝炎组>慢性肝炎组,这可能与抗凝系统受损有关。抗纤溶酶及 AT Ⅲ等由肝合成,肝病时其合成减少,造成纤溶亢进,在纤溶酶激活下纤维蛋白和纤维蛋白原降解,其降解产物 D-二聚体等明显升高。因此,D-二聚体的浓度可以作为判断肝脏受损程度的标志物。

7. *溶栓疗效监测和评价*　国外已将 D-二聚体检测应用于溶栓的监测和评价,即在使用溶栓药物后,通过 ELISA 等方法检测血中 D-二聚体的含量。随着血栓的溶解,D-二聚体水平明显升高,如溶栓药已达到疗效,则 D-二聚体迅速升高后很快下降;如 D-二聚体含量升高后维持在一定高水平或无明显升高,则提示溶栓药物用量不足。

8. *血栓导向示踪剂*　诊断体内血栓的方法有多种,但存在特异性差、敏感性低等问题,能够定位的诊断大多是有创性的。因此,有学者利用 D-二聚体只存在于交联纤维蛋白及其分解产物中,而不见于非交联纤维蛋白和纤维蛋白原中的原理,将抗 D-二聚体单抗标记放射性核素,在抗体与抗原特异性结合过程中,可将放射性核素携带到血栓局部,再用放射性核素检测仪监测体内放射性核素的分布,从而达到利用导向示踪剂定位诊断血栓的目的。对静脉血管诊断敏感性和特异性强,而且能够定位诊断。

第五节　P 选择素

P 选择素是细胞黏附分子选择素家族的重要成员,其介导的细胞黏附在机体炎性反应和血栓形成的初期起着主导作用。近年的研究表明,P 选择素与心血管疾病的发生、发展密切相关。

一、P 选择素的结构与生物学特征

P 选择素最早于 1984 年在活化的血小板上被发现,后来发现其亦可在活化的内皮细胞合成表达。它储存于静息的血小板 α 颗粒、内皮细胞的棒管状(Weibel-Palade)小体内,是一种相对分子质量为 140 000 的Ⅰ型跨膜糖蛋白,由 789 个氨基酸残基组成,分为 5 个结构域:N 端的 C 型凝集素结构域(是主要识别和结合配体的位点)、表皮生长因子结构域、9 个补体调节蛋白重复序列、C 端的跨膜结构域和胞质短尾结构域。人的 P 选择素基因定位于 1q21-24。膜上 P 选择素主要以寡聚体及二聚体形式存在。其主要配体有 Slex、Slea、P 选择素糖蛋白配体-1(PSGL-1)。P 选择素与配体的结合是钙依赖性的。静息的血小板和内皮细胞表明很少表达 P 选择素,在凝血酶、组胺、肿瘤坏死因子(TNF-α)、氧自由基、补体 C5a、高血糖等刺激下,两种细胞活化,使储存的 P 选择素转位到细胞表面并快速表达,介导白细胞的俘获,并顺血流方向沿内皮细胞表面向损伤部位滚动,这是白细胞牢固黏附和移行外渗的最初亦是最关键的阶段。抗 P 选择素抗体可以抑制这一过程。通过对 P 选择素缺失大鼠模型的研究,发现这些大鼠肠系膜微静脉上的白细胞滚动现象完全缺失。白细胞与血小板、内皮细胞的黏附可直接或介导多种活性酶、细胞因子等活性物质的释放,损伤内皮细胞,引起基底膜通透性增加。细胞

外基质增生、纤溶活性下降、血小板黏附聚集增强而引发炎性病理反应或血栓形成。因此，P选择素在与冠心病、高血压发生及发展密切相关的炎症反应和血栓形成、凝血与纤溶中起重要作用。

二、P选择素的实验室检测

1. ELISA法　采用ELISA测定sP-选择素水平。检测原理是用抗人sP-选择素包被于酶标板上，标准品和样品中的sP-选择素与单抗结合，加入生物素化抗人sP-选择素抗体，形成免疫复合物连接于板上，辣根过氧化物酶标记的亲和素与生物素结合，加入酶底物显色剂，加入终止液，在450 nm处测A值，sP-选择素水平与A值成正比，可通过绘制标准曲线求出标本中的sP-选择素水平。

2. 流式微球分析技术　采用P选择素试剂盒流式检测，在流式细胞仪上按仪器和试剂说明书进行操作。本书作者对流式细胞术(FCM)检测P选择素进行了方法学性能评价。参考美国临床和实验室标准化协会(CLSI)系列文件设计验证方案，对BD Aria流式细胞仪检测系统测定血浆VEGF的精密度、准确度、分析敏感性、分析测量范围和生物可参考区间五大分析性能进行验证和评价，P选择素含量在39.06ng/L和10 000.00ng/L时，批内变异系数分别为4.23%和9.00%，批间变异系数分别为4.63%和11.00%，准确度相对偏倚分别为2.71%和5.28%；检测敏感性为7.88ng/L，分析测量范围为7.88～103 928.00ng/L，生物参考区间验证为4512.20～10 250.00ng/L。

三、P选择素检测的影响因素

1. 血清中使之降低的因素

内皮素-1：注射内皮素-1的6h后P选择素的平均浓度以0.4pmol/(kg·min)的速率呈现非显著性的从35ng/ml下降到29ng/ml。

2. 血清中使之升高的因素

心脏病危险因子：个体P选择素浓度增高导致以后的心脏病发生的高风险。

四、P选择素检测的临床应用

1. P选择素与高血压　血小板功能亢进在动脉粥样硬化的形成和发展中起重要作用。一些作者已经展示了血小板功能与高血压的一些联系。有研究对34名无其他心血管疾病的老年原发性高血压患者进行降压治疗前后血小板膜上P选择素和血浆可溶性P选择素浓度下降比较，结果明显($P<0.01$)。研究结果证实老年高血压患者在无其他动脉粥样硬化危险因素下，通过降压使血压达到正常后，可明显促使已增高的血小板活性下降。Verhaar等认为随着高血压的严重程度不断提高，P选择素浓度显著升高。也有研究证实高血压患者中，血浆纤维蛋白原、P选择素和血管性假血友病因子(vWF)显著升高，且它们与舒张期血压有显著相关性，故认为高血压患者有高血浆纤维蛋白原、内皮细胞损害和血小板功能的异常，进一步解释了高血压患者多伴有比较危险的动脉粥样硬化及高血压患者易发生所有的动脉粥样硬化性心血管事件。

2. P选择素与冠状动脉粥样硬化性心脏病(冠心病)　冠心病发生、发展中的细胞黏附机制日益受到重视。黏附分子是介导细胞黏附的分子基础，因而在冠心病的发生、发展中具有重要作用。我们已经知道选择素家族的 P 选择素是黏附分子的一种，有研究表明，P 选择素存在于动脉粥样硬化斑块中。也有实验证明血中 P 选择素浓度在冠心病患者的表达增加，与血中三酰甘油、t-PA、血栓性 A_2（TXA_2）水平相关，且在不稳定型心绞痛和心肌梗死患者的表达高于稳定型心绞痛患者。急性心肌梗死是严重危害中老年人身体健康的常见病、多发病，早期溶栓或急诊经皮穿刺腔内冠状动脉成形术（PTCA）可使梗死的相关冠状动脉再通。但越来越多的证据显示，缺血心肌再灌注后一段时间内心肌损伤加重。而 P 选择素始动了心肌的缺血再灌注损伤，因它始动了白细胞与血小板、内皮细胞间的相互作用，并就此造成了机体的损伤。所以，抗黏附治疗已成为防止心肌缺血再灌注损伤的新策略。P 选择素阻滞剂对再灌注损伤的预防作用日益受到人们的关注。

3. P 选择素与房颤　房颤时由于心房内血流紊乱，流速降低，引起血小板聚集和频繁的血小板撞击，导致血小板功能的明显激活。最近有研究也证明了房颤患者的血小板活性增强。有研究发现房颤患者血小板膜上的 P 选择素（13.6%±3.4%）明显高于窦性心率者（8.8%±1.8%，$P<0.05$）。Davi 等对 61 例非风湿性心脏病房颤患者取血样测 P 选择素，其中 28 例有栓塞史或超声发现有血栓者，血浆 P 选择素高于其余 33 例患者，提示血小板活化可能与房颤栓塞或栓塞前状态有关联。所以，房颤患者需要抗凝治疗。但由于抗凝剂所带来的出血不良反应及监测等问题，使其应用受到一定的限制。因此，检测 P 选择素等血栓前状态等分子标志物对于指导抗凝治疗、降低栓塞事件发生率及减少抗凝剂所带来的出血不良反应方面都有重要的临床应用。

4. P 选择素与高胆固醇血症　脂质代谢异常与冠心病密切相关的事实早已确定。以往许多大型临床实验都证明降低血浆胆固醇可以减少冠心病事件。高胆固醇水平与动脉粥样硬化和血管闭塞后心血管事件的发展息息相关。有研究者对血浆胆固醇水平增高而无其他心血管疾病的患者进行研究，发现血浆 P 选择素增高，是动脉粥样硬化性血管损伤的一个标志。20 名高胆固醇血症患者 P 选择素（98±61）μg/L，明显高于正常对照组（56±14）μg/L（$P=0.001$），vWF 也显著高于正常对照组（$P=0.001$）。而且 P 选择素和低密度脂胆白（LDL）有显著相关性（$r=0.45$，$P<0.05$）。患者经过维生素 E 抗氧化治疗后 P 选择素明显下降。这些结果显示，P 选择素是内皮细胞功能障碍和血小板激活的标志物，且抗氧化治疗能降低高胆固醇血症患者发生心血管事件的危险性。

5. P 选择素与心力衰竭　我们已经知道，P 选择素参与介导活化的内皮细胞或血小板与中性粒细胞的黏附，在早期炎症、血栓形成等过程中起重要介导或参与作用。有研究者对 34 名严重充血性心力衰竭（CHF）的患者检测血浆可溶性 P 选择素、可溶性血管细胞黏附分子-1（VCAM-1），发现明显高于对照组（$P<0.01$），进一步说明心力衰竭患者有炎性反应及血小板功能的异常。有研究亦发现 P 选择素是 CHF 患者血小板激活的一个标志物。一些心力衰竭患者血小板膜 P 选择素（9.6%±7.2%）高于正常（4.1%±1.2%）2 倍（$P=0.021$），两组间差异有显著性。但阿司匹林治疗并不能影响心力衰竭者的 P 选择素水平。最近有研究者对 120 名 CHF 患者和 120 名健康人比较发现，CHF 患者血浆黏度（1.8±0.1）mPa、纤维蛋白原（3.1±0.8）mg/L、vWF（136±27）IU/dl、P 选择素[43（33～60）ng/ml]同对照组上述 4 项指标[分别为（1.7±0.1）mPa，（2.9±0.6）mg/L，（106±31）IU/dl，33（29～39）ng/ml]相比有显著差异。用 ACEI 可以改善 CHF 患者内皮细胞功能，降低血小板活性，减少血栓性并发症的发生。目前对心力衰竭与血小板活化之间的因果关系及血小板活化的机制仍不十分清楚，

推测心力衰竭时，交感神经亢进，儿茶酚胺释放增加，通过α肾上腺素能受体激活血小板。另外，心力衰竭时缺氧引起的血管内皮细胞损伤及多种细胞因子释放也会导致血小板活性增加。

6. P选择素在心血管疾病中的预测价值　有研究表明，在外周血管疾病和冠心病，增高的可溶性P选择素显示可以预测主要心血管事件，特别是健康的妇女。而在原发性高血压，P选择素可增高，但不能预测不良的心血管事件的发生，而vWF、D-二聚体则可以。有研究者对643名冠心病患者和1278名对照组进行了16年的随访研究，发现可溶性P选择素不能对现有的危险分层因素提供任何有帮助的信息。也有研究者对91名不稳定型心绞痛及心肌梗死患者进行的研究发现可溶性的VCAM和C反应蛋白，而不是可溶性P选择素、E选择素和ICAM预测到了其中27名的心血管终点事件。目前进行的有关P选择素预测价值的研究规模较小，它的预测价值还有待大规模的临床试验去证实。

综上所述，许多心血管疾病与血小板活化有关，因此监测血小板活化分子标志物有利于心血管血栓栓塞事件的预报和预防，同时也为抗血小板药物的应用提供了理论依据，从而减少了心血管血栓栓塞性事件的发生。

第六节　血栓烷B_2

一、血栓烷B_2的生物学特征

血栓烷B_2(thromboxane B_2，TXB_2)由在人体内极不稳定的血栓烷A_2(TXA_2)和前列环素(PGI_2)降解而来。TXA_2可促进血小板聚集和血管收缩，而PGI_2可抑制血小板聚集和扩张血管。血小板活化因子是一种具有广泛生物学活性的炎症介质，是迄今所知最强的血小板激活因子，可刺激和趋化中性粒细胞和巨噬细胞等引起花生四烯酸及前列腺素等产物的释放及氧自由基的产生。血浆内血小板活化因子的增加对促进TXA_2合成增加，促进血小板聚集释放，导致血栓形成起着重要作用，可能是诱发冠心病、脑梗死等心脑血管疾病的重要机制之一。TXA_2是血小板花生四烯酸代谢产物之一，亦属血小板活化的标志物。因其半衰期短，无法检测，故多测其进一步转化为已无生物活性的TXB_2，但后者含量受多种体外因素的影响。已有文献报道，血小板在体外活化时产生TXB_2的能力为300～400μg/L，远高于TXB_2的生理浓度(50～200ng/L)，因此少量血小板在体外活化就可明显增高血浆TXB_2的含量。近年来已有检测血浆DH-TXB_2的报道。DH-TXB_2是由TXB_2在体内形成的半衰期长的酶代谢产物，由于它只在体内血小板活化后产生而不在体外形成，故DH-TXB_2测定是反映体内血小板活化的理想指标，且其半衰期长(45min)，易于检测，可用ELISA法检测。

二、血栓烷B_2的实验室检测

常用ELISA法检测，以TXB_2-牛血清白蛋白包被酶标反应板，加入受检血浆和TXB_2抗体。包被的TXB_2与受检血浆中的TXB_2或标准品中的TXB_2竞争性与TXB_2抗体结合，包被的TXB_2与抗体结合的量与受检血浆中TXB_2的含量负相关。加入过量酶标记第二抗体，再加底物显色，根据吸光度(A值)即可从标准曲线上计算出TXB_2含量。

三、TXB_2 检测的影响因素

1. 使 TXB_2 降低的因素

(1)运动:运动包括体能训练可使其平均浓度降低。

(2)药物治疗:稳定型冠心病患者治疗后,TXB_2 浓度显著降低。

(3)其他:环氧酶或 TX 合成酶缺乏症,服用抑制环氧酶或 TX 合成酶的药物如阿司匹林、磺吡酮(苯磺唑酮)、咪唑及其衍生物等能够使其降低。

2. 使 TXB_2 升高的因素

(1)血液透析:透析可使患者血浆浓度急速升高。

(2)戒酒:酗酒者戒酒后明显升高。

(3)其他:血栓前状态和血栓性疾病,如心肌梗死、心绞痛、糖尿病、动脉粥样硬化、妊高征、深静脉血栓形成、肺梗死、肾小球疾病、高脂血症、大手术后等能够使其升高。

四、血栓烷 B_2 检测的临床应用

TXA_2 是血小板花生四烯酸的代谢产物,是很强的血小板聚集激活剂,但其半衰期仅 30 秒,故采用检测其稳定水解产物 TXB_2 来推测 TXA_2 的含量。

第七节　促红细胞生成素

一、促红细胞生成素的生物学特征

促红细胞生成素(erythropoietin,EPO)是一种由 165 个氨基酸组成的酸性糖基化蛋白质激素,属于Ⅰ型细胞因子家族,相对分子质量约为 34 000,定位于 7 号染色体长臂(7q11～12),基因序列在哺乳动物种族(人、猪、鼠)中有 80%～82%的同源性。主要由肾皮髓交界处的肾小管旁细胞分泌,缺氧和贫血是 EPO 主要的诱导和调节因子,传统认为 EPO 在体内主要功能是促红系分化增殖、促进造血,并广泛应用于治疗肾衰竭、化疗及外科手术等多种原因所造成的贫血。近年研究发现,EPO 是细胞因子超家族成员之一,EPO 及其受体(erythropoietin receptor,EPOR)广泛分布于人类多种组织和器官中,除造血功能外,还具有多种非造血作用,如抗凋亡、促血管生成、调节炎症及促干细胞迁移等作用。

目前应用 DNA 重组技术研制出重组促红细胞生成素(recombinant human erythropoietin,rh-EPO),是一种与天然分离的 EPO 结构完全相同,具有相同生物学活性的糖蛋白。EPOR 属于造血生长因子受体家族成员,基因定位于 19 号染色体(19p13.3),由 508 个氨基酸残基组成一种跨膜受体,其胞质域无激酶活性,EPO 作用于 EPOR 后,与其形成同源二聚体,激活与受体耦联的 Jak2,导致 EPOR、STAT5 等信号转导靶分子酪氨酸残基磷酸化,启动细胞内信号网络,发挥多种生物学作用。目前多数研究已经证明,体内很多器官和组织包括肝脏、脑、血管内皮细胞、平滑肌细胞及心肌细胞等都可以产生 EPO 和表达 EPOR。

EPO 的生物学作用即为促进骨髓红细胞的发育、分化和成熟。其于胚胎期在肝脏产生,而在成人则主要由肾皮质近曲小管上皮细胞分泌,并受肾皮质近曲小管上皮细胞功能及血氧浓度含量的调节。血氧浓度的改变又见于多种生理和病理的状况下,如高原缺氧、肺源性心脏

病、严重贫血等。因此，精确地检测 EPO，不仅可以反映机体在各种生理、病理状况下的应激反应，同时也能指导临床医生对某些疾病的诊断和治疗。重组人红细胞生成素（recombinant human erythropoietin，rHuEPO）是近年来广泛使用的基因工程产品，在临床上可以治疗各种类型的贫血，rHuEPO 活性检测是最关键的质控指标。

二、促红细胞生成素的实验室检测

1. rHuEPO 的生物学活性检测

（1）rHuEPO 生物学活性的体内检测：在正常功能状况下，rHuEPO 的主要生物学性状是增加红细胞的产生。因此，红细胞数目增多、血红蛋白含量增加及血细胞比容改变，此 3 项指标可用于反映 EPO 的体内生物学活性，也是比较特异性的检测指标。

①动物实验：可由 SD 大鼠来完成。其大致做法为：每周 2 次，连续 3 周对实验动物皮下注射 rHuEPO；实验对照组则同等剂量的生理盐水。在实验结束时，检测实验组与对照组红细胞计数、血红蛋白含量及血细胞比容，以确定 rHuEPO 的体内生物学活性。

②^{59}Fe 掺入法：根据 ^{59}Fe 在新生红细胞的掺入量，反映血红蛋白的合成及 EPO 的刺激作用，然而所有用于体内 EPO 生物学活性检测的方法都要有空白对照组进行比较，或者采用实验组 rHuEPO 注射治疗前后自体比较。

③网织红细胞测定法：将 rHuEPO 分别用生理盐水稀释至 2，4，8mU/ml。将 BALB/C 小鼠分别皮下注射 rHuEPO 0.05ml/鼠，连续注射 3d，眼眶取血。血涂片染色，镜下计数网织红细胞和红细胞计数，计算相对值，采用反应平行法计算 rHuEPO 的生物学活性。

（2）rHuEPO 生物学活性的体外检测法：EPO 主要生物学作用是促进红细胞的产生，因此其生物学活性的体外检测主要通过红细胞集落形成实验来完成，这也是更直接和可信的 rHuEPO 生物学活性检测手段。红细胞集落形成单位（colony forming-unit erythroid，CFU-E）及其形成数量，可以反映 rHuEPO 的生物学活性。

2. EPO 的血清检测　随着 EPO 基因的克隆便出现了人类重组 EPO 分子，相继制备 EPO 的多克隆抗体，因此 EPO 的检测便进入血清学免疫学阶段。人体血液循环中 EPO 为单链，是相对分子质量为 30 000（165 个氨基酸，2 个二硫键）的糖蛋白，因其能调节红细胞的形成，因此又称是一种激素样糖蛋白。在正常情况下，EPO 能刺激红系干细胞、原红细胞的分裂，降低其凋亡，降低无效细胞的形成，并且刺激特异性血红蛋白的合成。在成人肾脏的 EPO 产生：细胞感受肾组织中血氧压力，并对缺氧迅速反应，以增加 EPO 的产生；如果血氧饱和，则降低甚至停止 EPO 的产生。正常血清中 EPO 的含量为 2～21mU/ml，男女间一般无显著差异。正常功能状态下，EPO 的血清含量与血细胞比容成反比，即血细胞比容降低时，EPO 的产生增加。任何造成肾功能损伤的因素都会造成 EPO 产生障碍。因此，对 EPO 含量检测除反映机体骨髓造血的功能状况外，同时也是肾功能的直接反映。

EPO 的检测方法：EPO 的免疫学检测是根据抗原-抗体反应进行设计的，因为抗体或抗原标记不同的指示剂，而又有不同的方法，如放射免疫学检测（RIA）、免疫放射定量检测（IR-MA）、免疫酶学检测（IEMA）、免疫化学发光检测（ICLA）。EPO 检测的方法比较简单，目前主要以夹心酶联免疫法检测 EPO 较适用。

3. EPO 与血清转换蛋白受体（sTfR）的联合检测　血清转铁蛋白受体（serum transferrin receptor，sTfR）是主要来自于骨髓和网织红细胞的一种糖蛋白。sTfR 浓度与骨髓红细胞的增殖活性有关，也与血清铁呈负相关。最近的文献报道，EPO和sTfR两项指标在反映红系造血状况方面有互补作用。因为EPO的检测可以反映机体产生EPO的能力，sTfR可反映骨髓的造血活性，EPO和sTfR的联合检测可以指导医生正确判断贫血的原因，以拟定正确的治疗方案。两种指标的联合检测一方面可以探讨某些贫血的发病机制，为临床诊断和治疗提供参考。如对贫血病的EPO水平与sTfR进行检测，可以间接推测患者贫血是由于EPO产生不足还是与骨髓造血功能降低有关，为血液病贫血的诊断，揭示贫血的病理、生理提供了部分依据。另一方面，两种指标的联合检测还可以预测rHuEPO对某些类型贫血的治疗效果。近些年来随着基因工程技术的兴起及不断完善，基因工程药物在临床应用广泛，重组EPO产品在对肿瘤贫血和肾衰竭贫血的治疗方面取得一些成果，但从疗效上来讲对某些患者并不尽如人意。由于治疗方案不同及其他影响因素，40%的肿瘤患者对rHuEPO无效，体内EPO和sTfR的联合检测对重组EPO的疗效有预测价值。EPO＜200mU/ml，治疗2周后sTfR＞25%者预计rHuEPO疗效好。sTfR水平的增高实际是血红蛋白适量上升的早期信号。同样的道理，EPO和sTfR两项指标也可以预测慢性肾衰竭患者rHuEPO的治疗效果。同时，检测人体内rHuEPO，可以对其滥用进行监测，重组EPO产品能够促进红细胞的生成，造成功能亢进，提高身体携氧量，加强运动耐力，促使运动员创造好成绩。所以，rHuEPO对运动员是违禁药品。现在单纯EPO的检测方法无法区别EPO的升高是内源性或外源性的。联合检测运动员血或尿中EPO、sTfR等值可反映重组EPO的摄取。任何体内物质的检测指标都能反映机体的病理、生理状况，为临床诊断和治疗提供参考。EPO的检测受多种因素的影响，因此评价EPO的含量时，既要与其生物学活性相结合，同时还应分析标本的来源和检测手段，结合sTfR、网织红细胞等多项指标，尽量得出EPO的真正活性部分，以对红系造血系统功能做出正确评价。

三、促红细胞生成素检测的临床应用

1. *抗心肌细胞凋亡* 凋亡是在一定病理生理条件下的程序性细胞死亡，其发生与基因调节有关，在各种损伤中占重要地位。EPO是一种抗凋亡因子，介导抗细胞凋亡作用，并发挥组织器官保护作用。EPO与EPOR结合后，EPOR所包含的*p*66长链变成二聚体，细胞表面的EPOR被激活，通过上游信号转导分子Jak2、PI3K/Akt和Ras/MAPK等信号转导途径，改变下游信号分子的活性，从而维持线粒体膜电位的稳定性，减少细胞色素C的释放，抑制凋亡蛋白酶激活因子的表达和caspase1，3，8，9的激活，诱发相关的细胞反应，使抗凋亡基因如Bcl-2、Bcl-xl上调。因此认为，EPO在缺血缺氧应激时可以提高细胞的生存能力，抑制细胞的凋亡，使尽可能多的细胞存活，维护组织器官的功能。多项研究表明，内源性EPO-EPOR对心肌缺血再灌注后的受损心肌具有重要的保护作用。

2. *抗氧化与抗炎作用* 氧化应激是引起各种损伤的重要因素，目前很多研究提示EPO可以上调抗氧化酶的表达及下调氧自由基的产生发挥其抗氧化作用。EPO能通过增强超氧化物歧化酶、谷胱甘肽过氧化酶、过氧化氢酶等抗氧化酶的活性及下调氧自由基产生发挥其抗氧化作用。激活EPOR可介导很多蛋白酶磷酸化，包括糖原合成酶激酶。糖原合成酶激酶的磷酸化可以抑制线粒体的通透性，对抗氧化应激导致的细胞凋亡。EPO通过线粒体内9位色氨酸磷酸化进而抑制糖原合成酶激酶活性，从而发挥对抗氧化应激，抑制细胞凋亡作用。炎症反应参与了外源性和内源性引起的各种损伤，缺血再灌注损伤可激活核因子-κB (NF-κB)和转录因子活化蛋白-1(AP-1),启动肿瘤坏死因子 α(TNF-α)、白介素-6(IL-6)等重要炎症因子的基因转录,诱导严重的炎症反应。NF-κB 是促炎症反应的关键调节子,可调控 TNF-α、IL-6 等炎症因子的基因表达。心肌梗死时,TNF-α 是心肌缺血再灌注时触发细胞因子级联反应和启动炎性反应的上游因子,TNF-α 和 IL-6 等因子可抑制心肌收缩功能,促进中性粒细胞的迁移、黏附、浸润和活化,直接决定着心肌损伤的程度。研究表明,EPO 在炎症反应时是一种保护性细胞因子,能减少许多致炎因子的释放、减轻炎性细胞的浸润,以及抑制 NF-κB 家族成员的活性,发挥重要的抗感染作用。EPO 能显著减少脑梗死区内的致炎因子,如 γ-干扰素(IFN-γ)、TNF-α、IL-6 等的释放,减轻炎性细胞如星形细胞及小胶质细胞的浸润。

3. *促血管生成作用* EPO 还具有促进内皮细胞的有丝分裂及化学趋向性作用,并可诱导基质金属蛋白酶-2 的产生、增殖和促血管形成。有学者通过培养小块成人心肌组织,比较 EPO 和血管内皮生长因子(VEGF)的血管生成作用,发现 EPO 和 VEGF 具有同等的血管生成能力,表明 EPO 在血管生成过程中具有重要的作用。EPO 与 EPOR 结合具有促进新生血管形成的作用。在大鼠急性心肌梗死后注射 EPO,9 周后监测结果发现大鼠心功能改善伴随毛细血管密度的增加,毛细血管心肌细胞比例增加,且部分逆转 β 肌球蛋白重链。急性心肌梗死后给予 EPO 可能通过动员循环中的内皮祖细胞的机制,发挥促进新生血管形成的作用。

4. *对心肌梗死后心室重构及心功能的影响* 心室重构作为心肌梗死的后果,影响心室功能和预后。梗死后心肌可发生以下异常收缩形式:①收缩运动同步失调;②收缩减弱或无收缩;③反常收缩。这些异常收缩导致心脏功能障碍。近年来的研究表明,EPO 可以通过心肌保护作用改善心室重构,改善心功能,并缩小心肌梗死面积。有学者研究了 EPO 对永久 LAD 闭塞后 8 周大鼠左心室大小和功能的影响,8 周后超声心动图显示 EPO 显著逆转左心室重塑,改善左心室功能,用 EPO 治疗组大鼠的心肌梗死面积仅占未用 EPO 治疗组心肌梗死面积的 15%～25%。EPO 可以阻止心室重塑和增加心脏收缩及舒张功能,明显降低心肌间质纤维化和抑制心室重塑相关基因的表达。

5. *展望* 近来陆续有 EPO 治疗心血管疾病的报道,多数研究也提示 EPO 是具多功能效应的细胞因子,不仅能促进红细胞生成,而且具有组织和细胞保护作用。EPO 可以减少炎症、氧化应激对心肌的损伤,阻止内皮细胞和心肌细胞的凋亡,促进新生血管生成,在心肌缺血再灌注损伤、心肌梗死、心力衰竭及一些非缺血性心肌病中发挥重要的心血管保护作用。但是,EPO 治疗心血管疾病尚缺少大规模多中心的双盲临床试验。其不良反应也是临床关注的重点,长期应用 EPO 也会产生不良反应,如高血压、血栓形成等。随着研究的不断深入,特别是 EPO 作用的分子机制的阐明,相信对心血管疾病的治疗会产生积极影响,在心血管疾病的临床治疗中发挥越来越大的作用。

主要参考文献

Becker M,Szarvas T,Wittschier M,et al,2010. Prognostic impact of plasminogen activator inhibitor type 1 expression in bladder cancer[J]. Cancer,116(19):4502-12. doi:10.1002/cncr.25326.

Ecke TH,Schlechte HH,Schulze G,et al,2005. Four tumour markers for urinary bladder cancer--tissue polypeptide antigen (TPA),HER-2/neu (ERB B2),urokinase-type plasminogen activator receptor (uPAR) and TP53 mutation[J]. Anticancer Res,25(1B):635-41.

Hoffmann D,Bijol V,Krishnamoorthy A,et al,2012. Fibrinogen excretion in the urine and immunoreactivity in the kidney serves as a translational biomarker for acute kidney injury[J]. Am J Pathol,181(3):818-28. doi:10. 1016/j. ajpath. 2012. 06. 004.

Pastori D,Pignatelli P,Farcomeni A,et al,2015. Urinary 11-dehydro-thromboxane B2 is associated with cardiovascular events and mortality in patients with atrial fibrillation[J]. Am Heart J,170(3):490-7. e1. doi:10. 1016/j. ahj. 2015. 05. 011.

Pikula A,Beiser AS,DeCarli C,et al,2012. Multiple biomarkers and risk of clinical and subclinical vascular brain injury:the Framingham Offspring Study[J]. Circulation,125(17):2100-7. doi:10. 1161/CIRCULATIONAHA. 110. 989145.

Sylvester KG,Ling XB,Liu GY,et al,2014. A novel urine peptide biomarker-based algorithm for the prognosis of necrotising enterocolitis in human infants[J]. Gut,63(8):1284-92. doi:10. 1136/gutjnl-2013-305130.

Wexels F,Seljeflot I,Pripp AH,et al,2016. D-Dimer and prothrombin fragment 1+2 in urine and plasma in patients with clinically suspected venous thromboembolism[J]. Blood Coagul Fibrinolysis,27(4):396-400. doi:10. 1097/MBC. 0000000000000461.

Wu T,Xie C,Wang HW,et al,2007. Elevated urinary VCAM-1,P-selectin,soluble TNF receptor-1,and CXC chemokine ligand 16 in multiple murine lupus strains and human lupus nephritis[J]. J Immunol,179(10):7166-75.

Yao L,Dong H,Zhao CX,et al,2016. Evaluation of urine fibrinogen level in a murine model of contrast-induced nephropathy[J]. Vascular,24(3):273-8. doi:10. 1177/1708538115593039.

第 10 章

心力衰竭尿液标志物

第一节　利钠肽与心血管疾病

利钠肽(natriuretic peptide,NP)是近 20 年发现的一类多肽。到目前为止,人类共发现了 5 种利钠肽,即心房利钠肽(atrial natriuretic peptide,ANP)、脑利钠肽(brain natriuretic peptide,BNP)、C 型利钠肽(C-type natriuretic peptide,CNP)、V 型利钠肽(ventricle natriuretic peptide,VNP)和 D 型利钠肽(dendroaspis natriuretic peptide,DNP)。其中,ANP 和 BNP 来源于心脏,有扩张血管、促进利钠、利尿作用。CNP 主要来源于血管内皮、脑和肾,调节血管张力。ANP、BNP、CNP 与心房颤动(AF)、急性心肌梗死(AMI)、急性冠状动脉综合征(ACS)等密切相关。VNP 和 DNP 至今未在哺乳动物体内发现,相关研究甚少。近年来的研究表明,血浆利钠肽,特别是 BNP 水平可作为心血管疾病的筛选、诊断、治疗评估及预后估测的指标。

一、利钠肽的生化特性

1. NP 的结构、来源及体内分布　利钠肽家族主要包括 ANP、BNP、CNP,其结构上的共同特征是:由 17 个氨基酸通过两个半胱氨酸残基之间的二硫键连接构成环状结构。人血循环中的 ANP 是由 28 个氨基酸构成的多肽,BNP 主要由 32 个氨基酸组成,CNP 是由 32 个氨基酸残基组成的多肽。ANP 是 1982 年由 Needleman 和 Forssmann 从大鼠心房细胞分离出来的一种多肽激素,广泛分布于心脏、肺、肾、肾上腺等系统。BNP 是 1988 年由日本学者 Sudoh 等从猪脑中分离出来的,广泛分布于脑、脊髓、心脏、肺等组织。CNP 是 1990 年由日本学者 Sudoh 等从猪脑中分离获得,广泛分布于血管、血液、中枢神经系统等多种组织细胞。

2. NP 的分泌、降解及生理特性

(1)NP 的分泌:ANP 主要由心房肌细胞分泌,BNP 主要由心室肌细胞分泌,CNP 主要由血管内皮细胞分泌。

(2)NP 的降解

ANP 的降解:①与清除受体 ANPR-C 结合,内在化,经溶酶体水解。②酶降解失活:肾组织中性肽链内切酶(或脑啡肽酶)对 ANP 降解。降解速度:肾>肝>肺>血浆。③通过尿、胆汁排泄。

BNP 的降解:①NPR-C 介导的胞吞和溶酶体降解;②神经内肽酶的降解。含锌的神经内肽酶 24.11(NEP)在体内分布广泛,尤其在肾近曲小管刷状缘最为集中,它通过裂解打开 BNP 的环状结构使其灭活。

CNP 的降解:①与 NPR-C 结合后经内吞和溶酶体酶水解被清除;②直接被中性内切酶

水解。

(3)NP的生理特性:ANP的主要生理作用是促进利尿和扩张血管,降低心脏负担,而改善心脏功能;BNP的主要生理作用是使血管平滑肌舒张、尿钠增多、外周阻力降低、心排血量降低。最近的研究证实,BNP能阻止心肌细胞的纤维化和平滑肌细胞的增殖。有关CNP在心血管疾病中的生理作用报道较少。

二、利钠肽的心血管作用

1. *NP与心房颤动* 有研究者观察了两组人群:AF患者和窦性节律者,他们的临床特征、左心房负荷、左心室射血分数(LVEF)、肺动脉压力及内皮素水平相似。结果发现,高水平的ANP和心房颤动独立相关。目前,关于心房颤动中ANP的激活机制存在有两种解释:①心房颤动是一种独立的心房肌病,在衰竭心肌中,伴随着心肌肥厚,ANP基因表达上调,所以ANP分泌增多;②G蛋白改变介导ANP的过度分泌。多项研究证实BNP在AF患者中水平高于非AF患者,其机制可能与左心室扩大、心房牵张和容量负荷过重有关。研究表明,BNP的RNA高表达与持续性AF的发生有关,并有报道表明BNP水平能预测慢性心力衰竭患者的AF复发、心室按需起搏器(VVI)起搏后发生AF及其栓塞的危险。

2. *NP与急性心肌梗死* AMI后,增高的心脏充盈压、心肌组织损伤伴有心肌细胞内容物外溢等因素,均可刺激心脏分泌ANP、BNP,其水平上升常先于心力衰竭症状、体征的出现,而且其升高的程度与预后直接相关。有人对AMI患者血清BNP及ANP的浓度进行测量。结果显示:AMI患者BNP急剧升高,升高水平与LVEF呈负相关。在AMI早期,BNP可以升高到正常对照组100倍以上,而ANP不变或仅轻微升高。

3. *NP与左心室舒张功能不全* 有学者报道,BNP不仅对收缩性心力衰竭有极高的诊断价值,而且对单纯舒张功能不全的心力衰竭患者也有极高的诊断价值。研究发现BNP与EF减少有独立相关性,EF减少患者血浆BNP明显升高,但是当BNP极高(>350pg/ml)可明确排除孤立性舒张功能不全。在Breathing Not Properly Trial中发现:无心功能不全组BNP平均水平为34pg/ml,舒张功能不全组为413pg/ml,收缩功能不全组为821pg/ml。将BNP分界值定为100 pg/ml,其判定舒张性心功能不全(DHF)的敏感性、阴性预测值及准确性分别为86%、96%、75%。DHF组与无HF组的BNP水平具有部分重叠,特别是老年女性患者。

4. *NP与急性冠状动脉综合征(ACS)* ACS患者BNP水平升高不仅反映左心室功能的不同程度,而且反映了急性心肌梗死的严重程度,其可能机制是由于心肌缺血导致左心室功能不全程度加重。有学者在对ST段抬高和无ST段抬高的急性心肌梗死、不稳定型心绞痛患者的研究中,发现BNP>80pg/ml时,死亡率、心肌梗死再发生率、出现新的心力衰竭和心力衰竭加重的比例均明显升高,并且显著高于BNP<80pg/ml的患者,因此BNP水平可以作为ACS近期和远期风险分级的一个主要指标。它能够很好地对ACS患者进行危险分层。

5. *NP与原发性高血压* 有研究报道,以RIA法对48例原发性高血压患者、15例临界高血压患者和25例正常血压者的血浆BNP浓度进行测定,结果表明:原发性高血压组的平均血浆浓度明显高于临界高血压和正常血压组,并且原发性高血压伴左心室肥厚患者的BNP浓度增高更显著($P<0.05$)。对6例轻度到中度原发性高血压患者的研究表明,在运动试验过程中采集标本,测定其BNP浓度和肺毛细血管楔压(PCWP),结果显示:血浆BNP浓度在休息时为(14.8±4.1)pg/ml,在运动负荷高峰时达到(40.9±6.5)pg/ml,并且BNP浓度与PCWP

存在负相关性。而 ANP 与原发性高血压关系不大。

6. CNP 与心血管疾病　CNP 是一种内皮源性舒张因子,可引起静脉和动脉血管舒张,参与调节心血管和体液因子的稳定,抑制平滑肌细胞增殖、迁移及细胞外基质形成,抑制血管内膜及心肌细胞增殖,减少动脉粥样硬化斑块的形成,因而对高血压及心肌肥厚、动脉粥样硬化斑块的发生、发展起保护作用。CNP 的升高受血管活性物质,如内皮素、血管紧张素Ⅱ等的刺激,故 CNP 作为一种新的血管活性肽,可以调节血管张力和结构的变化,在维持血管稳态和抑制血管平滑肌及心肌细胞增殖中起重要作用。

三、结语

NP 对心血管疾病的临床评估、诊断及预后帮助很大,可以用来检测疾病的治疗和发展过程,估计疗效。但是各文献提供的 NP 的正常值和对各种疾病的诊断标准不尽相同,目前需要大规模、双盲的研究提供一个统一的 NP 诊断标准,以达到最大限度的特异性和敏感性。

第二节　脑 钠 肽

一、脑钠肽的生化特性

脑钠肽(brain natriuretic peptide,BNP)又称 B 型利钠肽(B-type natriuretic peptide),是继心钠肽(ANP)后利钠肽系统的又一成员,由于它首先是由日本学者于 1988 年从猪脑分离出来因而得名,实际上它主要来源于心室。BNP 具有重要的病理生理学意义,可以促进排钠、排尿,具较强的舒张血管作用,可对抗肾素-血管紧张素-醛固酮系统(RAAS)的缩血管作用,同 ANP 一样是人体抵御容量负荷过重及高血压的一个主要内分泌系统。心功能障碍能够极大地激活利钠肽系统,心室负荷增加导致 BNP 释放。

1. BNP 的结构、合成与分泌　BNP 同 ANP 一样具有一个由 17 个氨基酸通过一对二硫键组成的环状结构,它对于受体的结合很必要,其中二硫键对于 BNP 的生物活性很重要。BNP 具有种属特异性,大鼠的 BNP 由 45 个氨基酸组成,而猪、狗与人的 BNP 由 32 个氨基酸组成。人类 BNP 基因片段位于 1 号染色体短臂的远端,与其上游的 ANP 片段相连,其反向转录脱氧核糖核酸(cDNA)由 1900 个核苷酸组成,BNP 的信使核糖核酸(mRNA)由 900～1000 核苷酸组成,可表达成 BNP 前体原,脱去 N 端的信号肽成为含 108 个氨基酸的 BNP 前体(proBNP),但并不储存于分泌颗粒,主要从心室分泌,在其分泌过程中或进入血液后分解为具有生物活性的 BNP(含 32 个氨基酸的 C 端片段)及 N 端片段。左心室延展及室壁张力对 BNP 的释放进行基础调节。

2. BNP 的分布、受体与降解　BNP 广泛分布于脑、脊髓、心肺等组织,其中以心脏含量最高。脑内以延髓含量最高,中枢神经系统的 BNP 含量高于 ANP,脑与脊髓内 BNP 含量约较 ANP 含量高 13 倍。心脏内 BNP 主要存在于左、右心房,其中右心房含量为左心房 3 倍多,心室的 BNP 含量约不足心房的 1/20。心室 BNP 含量少是因为 BNP 前体并不储存在心室中,只有当室壁张力升高时才迅速刺激 BNP 基因高表达,大量合成 BNP 分泌入血,换句话说,BNP 在心室肌内储存极少。在房间隔、房室瓣、主动脉、肝动脉与肺静脉壁内亦含有少量 BNP。

脑钠肽系统共有 A、B、C 三型受体,均为跨膜受体。BNP 的清除主要通过两条途径:第一，通过 C 受体介导将 BNP 内吞入胞内，再由溶酶体酶降解；第二，由中性肽链内切酶对 BNP 降解，此酶在肺脏及肾脏中浓度较高。ANP 较 BNP 对中性肽链内切酶的亲和力要大得多，但第二种途径仍为 BNP 代谢的主要途径，而且 C 受体对 ANP 的亲和力亦高于 BNP，使 BNP 的生物半衰期(20min)长于 ANP(约 3min)。

二、脑钠肽的实验室检测

测定血浆 BNP 浓度可以为临床提供许多有用的信息，常用方法主要有放射免疫法(IRA)、免疫放射测量法(IRMA)、电化学发光法(ECLA)、ELISA 法等。IRA 法测定批间及批内变异系数(CV)分别为 14.8%、9.9%；IRMA 法不经提取血浆 BNP 直接测量，使用 Shionoria BNP 放免试剂盒测定，此测定系统采用两种抗人 BNP 单克隆抗体，一种识别 BNP 的 C 端序列，一种识别其环状结构，即应用夹心法测定血浆 BNP 浓度，其最小可测量为 2pg/ml，批间及批内 CV 分别为 5.9%、5.3%，此法较为敏感、准确，易于操作；而 ECLA 则更为敏感、准确，批间及批内 CV 仅为 5.8%、3%，但成本昂贵。最近用于床边试验(POCT)的 BNP 快速检验和酶免疫法(ELISA)已用于临床，具有快速、简便、价廉等优点，ELISA 法批间及批内 CV 分别小于 14%和 5%。

IRMA 法敏感性和特异性高，且不需要分离纯化血浆，比 RIA 法快捷、实用，但仍须 5～36h，不适用于全自动分析系统。Abbott 公司推出的 BNP 试剂采用双单克隆抗体、微粒子酶免疫法(MEIA)在 Axsym 仪上测定，每小时可以测定 56 份标本。Biosite 公司的 BNP-TRIAGE 用于床旁快速定量检测，以荧光标记的抗体为基础，一份单独样本只需 15min 即可得出结果。

三、脑钠肽检测的临床应用

1. BNP 的心血管作用及临床应用

(1)BNP 的心血管作用：BNP 同 ANP 均是肾素-血管紧张素-醛固酮系统(RAAS)的天然拮抗剂，也具有抵制后叶加压素及交感神经的保钠保水、升高血压作用。BNP 同 ANP 一起参与了血压、血容量及水盐平衡的调节，提高肾小球滤过率，利钠利尿，扩张血管，降低体循环血管阻力及血浆容量，这些均起到维护心功能作用。BNP 又不同于 ANP，ANP 主要在心房合成，在心房负荷过重或扩张时分泌增加，血浆浓度升高，主要反映肺血管压力的变化，其他一些激素如抗利尿激素、儿茶酚胺类物质可直接刺激 ANP 分泌，因 ANP 前体储存于分泌颗粒中，分泌时分解为 ANP，其快速调节主要在激素分泌量多少上进行；而 BNP 主要在心室合成，在心室负荷过重或扩张时增加，因此反映心室功能改变更敏感、更具特异性，因 BNP 前体并不储存于分泌颗粒中，BNP 的合成与分泌的快速调节在基因表达水平上进行。

(2)BNP 对心功能的诊断价值：心力衰竭是多种疾病的终末阶段，可分为急性心力衰竭和慢性心力衰竭(CHF)。CHF 根据纽约心脏病协会(NYHA)心功能分级分为Ⅰ、Ⅱ、Ⅲ、Ⅳ级。Ⅰ级心功能实际上无临床心衰症状，可称为左心室功能不良(LVD)。慢性心力衰竭急性失代偿时症状与急性心力衰竭相似。临床诊断心力衰竭的可靠性很差，特别是初级保健机构。心超声是诊断心功能不全最有用可靠的非创伤的方法。在英国被怀疑为新的心力衰竭病例每年有 12 万人，很难对如此大量患者都进行心超声诊断。基于 BNP 与心功能的密切关系，许多研究人员做了大量的工作以探讨它的临床应用。在 CHF 的病理生理改变及诊断中，BNP 的重要性得到肯定。有报道显示，CHF 患者血浆 BNP 浓度较正常升高，且与心力衰竭严重程度呈正比。比较正常组和 CHF 组之间的心脏及血浆 BNP 水平，发现正常人心室 BNP 含量为心房的 7.2%，整个心脏的 30%，CHF 患者则分别上升为 22%、52%。正常人血浆 BNP 浓度约(0.9±0.07)fmol/ml，BNP/ANP 值约 0.16±0.02，而不同程度 CHF 患者(NYHA 分级Ⅰ～Ⅳ)的 BNP 浓度：Ⅰ级约为(14.3±1.8)fmol/ml；Ⅱ级约(68.9±37.9)fmol/ml；Ⅲ级约(155.4±39.1)fmol/ml；Ⅳ级约(267.3±79.9)fmol/ml。且在Ⅲ和Ⅳ级患者中血浆 BNP/ANP 值分别为 1.44、1.72，BNP 较正常增加 200～300 倍，而 ANP 只有 20～30 倍，由此认为 CHF 患者心室合成和分泌 BNP 增加是导致血浆 BNP 升高的部分原因，且随心力衰竭严重程度增加。Selvais 等认为 BNP 在诊断 CHF 及其严重度时优于 ANP，他们将正常人、具有正常左心室射血分数(LVEF)的冠心病患者、不同程度 CHF 患者的 ANP、BNP 浓度进行比较，发现重度心力衰竭(NYHA Ⅲ～Ⅳ级)BNP 浓度[(205±143)pg/ml]明显高于轻度心力衰竭(NYHA Ⅰ～Ⅱ)浓度[(51±28)pg/ml]($P<0.001$)，BNP 区别 CHF 与正常人及 LVEF 正常的冠心病患者的能力优于 ANP($P<0.01$)，而且 BNP 浓度与 LVEF 的相关性优于 ANP ($r_{BNP}=-0.59$，$r_{ANP}=-0.30$，$P<0.05$)，在判定 CHF 程度时又强于 LVEF($P<0.05$)，认为 BNP 可用于对门诊心血管患者进行诊断。

目前关于 BNP 的临床研究主要集中在左心室功能障碍(LVD)方面，这里的左心室功能是指收缩功能。无论正常人还是 LVD 患者，BNP 均主要由左心室心肌细胞合成分泌，进入小静脉回流至室间隔静脉通过冠状窦进入循环，其分泌主要由左心室壁张力进行调节，LVD 的严重程度与其分泌正相关，外周血 BNP 水平可反映心室分泌率及 LVD 程度。

目前中、重度 LVD 依据临床检查较容易诊断，而轻度 LVD(NYHA 分级Ⅰ级)却很难做到，但对 LVD 的确诊很重要，尤其对那些心肌梗死后恢复正常的患者，静息状态下或运动后 3min 测量血浆 BNP、ANP 等肽类激素及 cGMP 浓度均高于正常对照组。但只有 BNP 具有显著统计学意义，且通过 ROC 曲线分析，发现 BNP 在静息及运动后曲线下面积分别为 0.70、0.75，对正常与 LVD 的鉴别能力明显优于 ANP 及 cGMP 等，是利钠肽系统对 LVD 的最佳标志物。

越来越多的文献支持在心肌梗死后测定 BNP，这不仅可识别有无左心室收缩功能不全，而且在判断左心室重构和死亡危险方面可能优于心超声诊断。在临床实际工作中，BNP 还有助于将心力衰竭引起的气喘和其他原因引起的气喘区分开。正常 BNP 几乎可以除外左心室功能不全引起的气喘。

(3)BNP 对心脏病预后的评估作用：传统上对心力衰竭患者的长期监控是非常不完善的。如果有一个价廉的生化标志物来监控心力衰竭，那将是非常有利的。BNP 是否是这样的一个标志物？如果有床边的 BNP 试验，则有可能像糖尿病患者一样监控心力衰竭患者。这方面 BNP 有很大潜力。在对 85 名患有 CHF 的患者(EF<45%)随访两年的研究中，比较 BNP 与 ANP、cGMP 等在 CHF 的预后评估方面的作用，发现血浆 BNP 在估计慢性 CHF 患者的病死率上优于 ANP 及 cGMP，而且所提供的预后信息不依赖于其他如 PCWP 和 LVEF 等血流动力学指标。在老年人群中，升高的血浆 BNP 浓度与整个人群的病死率明显相关，无论是否患有明确的心血管疾病，均可通过测量血浆 BNP 对死亡率进行预测。

血浆 BNP 水平与 AMI 后 LVD 程度呈正相关，且研究证明，BNP 的分泌增加主要集中在梗死与非梗死区域交界的边缘地带，此处室壁机械张力最大，因此 BNP 可准确反映梗死局部室壁张力的变化，而张力又受到梗死面积、左心室形态改变、心肌机械应力等因素影响，因此对心肌梗死后患者测量血浆 BNP 可以同时预测梗死区大小、左心室功能。几篇报道都提出对于预测心肌梗死后左心室重构的进程来说，血浆 BNP 测定是一种简便、准确、有用的生化指标，由于左心室重构在临床表现及超声心动图中不易发现，BNP 的测定对于心肌梗死后危险度分级该是价优质好的筛选方法。BNP 是心力衰竭患者预后的重要标志物，从理论上讲血浆 BNP 浓度和存活率密切相关。大规模人群心力衰竭调查的初步结果显示，血浆 BNP、NT-BNP 浓度与存活率及再次住院相关。通过一系列的 BNP 测试来调整血管紧张素转化酶抑制剂的治疗，与经验治疗相比能更好地抑制肾素-血管紧张肽-醛固酮系统并降低死亡率。

(4)BNP 在 LVD 治疗方面的作用：由于 BNP 具有利钠、利尿、舒张血管的作用，与肾素-血管紧张素-醛固酮系统激活呈拮抗作用，因此具有一定的临床应用价值。

有研究将 BNP 输入正常人及患有充血性心衰的患者，发现 BNP 可降低 PCWP、全身血管阻力并增加每搏量，从而降低了心脏前、后负荷，增加了心排血量；同时还增加了尿量、钠及氯化物的排出，降低了血浆醛固酮浓度，认为心衰患者输入 BNP 可以通过其舒张血管特别是利钠作用改善左心室功能。Hopbbs 等将不同剂量的人工合成 BNP(分别为 0.3，1，3，10 及 15μg/kg)作为静脉单独用药输入心力衰竭患者体内，发现 10，15μg/kg 剂量可以明显降低 PCWP(－73%，P<0.001)，平均肺动脉压(－41%，P<0.001)，平均心房压(－28%，P<0.001)，全身血管阻力(－53%，P<0.001)，而且心指数(68%，P<0.001)和每搏量(72%，P<0.001)显著升高，认为 BNP 作为单用的静脉制剂应用于心力衰竭患者可改善心功能，但长期使用于 CHF 患者是否有益尚待进一步研究。此外，鉴于 BNP 是一种主要存在于中枢神经系统中的神经肽，其对神经系统方面也可能有一定的作用，如对疼痛的影响。陈志武等就通过基因工程的方法获得纯化 BNP 并进行了 BNP 镇痛作用及机制的研究。

(5)展望：BNP 与血流动力学改变之间的关系已得到广泛的认同。BNP 血浆浓度与心功能状态密切相关，正常 BNP 浓度可以在很大程度上否定存在心功能受损。大量的研究已经表明，BNP 可以用于诊断多种疾病引起的 LVD。但是，由于各实验室条件不同，采取的测定方法和研究方法也不尽相同，所得到的正常值均有差别，还须逐步完善。而且要注意 BNP 不是特异性的诊断工具，因为升高的血浆 BNP 浓度并不一定由心衰引起，某些心肺疾病、肾衰竭、肝硬化等也可使血浆 BNP 浓度升高，应结合临床资料进行鉴别。

尽管受到一定限制，但 BNP 对于心功能的诊断、预后判断及指导治疗已展示了良好前景。尤其是在筛选 LVD 及心肌梗死后危险度评价方面显示出明显的优越性。在今后的应用中，还需要制定严格的检测和判断标准。总之，随着研究的不断深入，血浆 BNP 浓度测定很有可能作为评估心功能的一项重要补充，成为一项简便、易行的常规检查。

2. BNP 与心力衰竭

(1)诊断充血性心力衰竭(CHF)：随着老龄化社会的到来，CHF 日益盛行。虽然在过去 10 年里对 CHF 死亡率的控制取得了进步，但是其一旦发生，预后仍然很差。因此，在 CHF 发展的亚临床期间进行危险性评估及筛查是非常重要的，能阻止和推迟 CHF 的发生。几种结构性心脏病可用 BNP 的检测来诊断，尤其是心瓣膜性心脏病 BNP 检测结合 ECG 对老年人 CHF 前期的筛选有重要意义。

(2)诊断舒张性心力衰竭：心力衰竭时在少数情况下心肌收缩力尚可使心排血量维持正常，但由于异常的左心室充盈压使肺静脉回流受阻，而导致肺循环淤血。常见于冠心病和高血压性心脏病心功能不全的早期或原发性肥厚型心肌病。在左心室收缩功能不全时 BNP 高于正常，且随着 NYHA 心功能分级的逐级增加而升高，并与左室射血分数呈负相关；在左心室舒张功能不全时，BNP 也高于正常，在目前舒张性心力衰竭缺乏一个准确的诊断方法的情况下，提供了一个新的诊断手段。在对 54 例肥厚型心肌病（hypertrophic cardiomyopathy，HCM）患者 p-BNP 水平进行检测后发现，HCM 患者平均 p-BNP 水平亦远高于报道过的正常个体的 BNP 浓度范围。

（3）急诊呼吸困难的鉴别：呼吸困难是心力衰竭最典型的症状之一，但由于肺部疾病也是引起呼吸困难的一个主要原因，故有时很难鉴别心源性与肺源性呼吸困难，易造成误诊。如何快速、准确地诊断心力衰竭，以便及早进行救治、合理用药、及时改善心功能，是急诊医生的一个重要任务。在临床实践中，心力衰竭患者血浆 BNP 水平明显高于非心力衰竭组患者；如以 100 ng/L 为正常参考值，BNP 诊断心力衰竭的敏感性为 96.8%，特异性为 97.6%，排除心力衰竭的阴性预测价值为 97.1%；心力衰竭患者，BNP 水平与肺毛细血管楔压呈正相关，与左心室射血分数呈负相关。因此，床边即时检测 BNP 诊断心力衰竭敏感而且特异，可作为急诊呼吸困难鉴别诊断的一个观察指标。

（4）BNP 与心力衰竭心功能分级及病情评估：有学者对心力衰竭患者按照 NYHA 心功能分级，于入院当日及综合治疗后 1 周心力衰竭症状部分缓解后分别检测 BNP，左心室舒张末、收缩末内径，左室射血分数，E 峰和 A 峰（计算 E/A 值）。结果显示，BNP 含量随着 NYHA 心功能分级的增加而增加，且与心功能分级呈显著正相关。血浆 BNP 水平较高非病死率增加，经治疗后血浆 BNP 明显下降，均提示动态监测 BNP 水平可协助评估疗效，表明 BNP 的检测有利于心力衰竭患者的早期诊断及病情评估。但也有学者提出不能仅靠 p-BNP 水平来反映心力衰竭的严重程度，应结合其他临床参数，如去甲肾上腺素和血浆肾素活性综合考虑。

（5）BNP 与心力衰竭预后的关系：观察 100 例治疗后病情稳定的重度心力衰竭患者，平均随访 391d。经 Cox 回归分析，肌钙蛋白 T 和 BNP 升高是发生心脏事件独立的预测指标。也有学者收集了从 1994 年 1 月到 2004 年 3 月发表在 *Medline* 和 *Embase* 上的文献及参考文献，发现有 19 篇用 BNP 水平来估计心力衰竭患者死亡和心血管意外的危险关系。对心力衰竭患者来说，BNP 浓度每增加 100pg/ml，其相应的死亡危险性就增加 35%。BNP 被视为心力衰竭危险最强有力的标志。虽然对心力衰竭预后系统性的回顾本身存在着问题，但回顾研究的结果表明，BNP 水平对心力衰竭任何阶段的预后都是最好的指标。

（6）BNP 作为药物在心力衰竭治疗中的应用：BNP 在心力衰竭治疗方面也是目前研究的热点。尽管在心力衰竭患者出现了利钠肽水平在循环系统和组织中升高，但在心力衰竭状态下，可能存在由于合成或释放或受体下调造成的这些多肽的相对不足。为此，人们试图通过增加血中 BNP 的浓度来治疗心力衰竭。基因重组人脑钠肽（recombined human BNP，rhBNP）即在此基础上首先在美国研制成功。2001 年 8 月美国 FDA 批准了该国 SCIOS 公司生产的 rhBNP 上市，这是 10 年来 FDA 唯一批准上市的治疗急性失代偿性心力衰竭的药物，并成为新一代静脉注射用治疗失代偿 CHF 的药物。rhBNP 具有扩张动静脉血管、利尿、利钠、拮抗肾素-血管紧张素-醛固酮系统和内皮素活性、抑制交感神经兴奋性等多种作用，符合 CHF 治疗学的现代概念。

CHF 的扩血管治疗（vasodilation in the management of acute CHF，VMAC）试验是一个前瞻性、多中心、随机、双盲、双模拟，以硝酸甘油和安慰剂为对照，观察在综合疗法的基础上静脉给予 rhBNP 治疗失代偿性 CHF 的有效性和安全性的大规模研究。VMAC 研究结果表明：

先静脉注射2μg/kg的负荷量后持续给予0.01μg/(kg・min)的维持量，是一个对大多数患者比较合适的、用rhBNP治疗代偿性CHF的剂量方案，只有少数患者在使用rhBNP治疗时需要加大或减少剂量。该方案给药后，起效迅速，具有持续而稳定地改善血流动力学和临床症状的效应，副作用少，低血压发生率低。VMAC研究结果证明，rhBNP较硝酸甘油能更有效地改善急性失代偿性CHF患者的血流动力学和临床症状，并且不良反应少。

3. BNP与急性冠状动脉综合征(ACS)　ACS包括不伴ST段抬高(non-ST-segment elevation，NSTE)心肌梗死和伴有ST段抬高的急性心肌梗死。孙烈等用ELlSA检测了70例经冠脉造影证实的ACS患者(30例急性心肌梗死，40例不稳定型心绞痛患者)的BNP水平。随访ACS患者6个月，观察终点为心肌梗死新发或再发、心力衰竭出现或恶化和心源性猝死。结果BNP≤80 pg/ml组较BNP>80 pg/ml组有更高的心肌梗死新发或再发率、心力衰竭发生或恶化率。多因素Logistic回归分析显示，BNP可独立地预测ACS患者近期预后。因此，BNP对ACS患者近期预后有重要的临床价值，可作为危险分层的指标。不同于BNP对心力衰竭的诊断意义，在ACS中BNP更多地应用于危险分层及预后判断。因此，p-BNP水平可能是估计心肌缺血的有用的标志物。Nakagawa等对心肌梗死的88例无症状者(NYHA Ⅰ级)的外周血进行了ANP和BNP水平的检测。梗死面积由计算机体层摄影计算得出。在线性回归多态分析中，以梗死面积、血流动力学参数和年龄作为共同变量。只有BNP水平和心肌梗死面积有明显的关系，而ANP浓度和心肌梗死面积无明显联系。在心肌梗死早期无症状患者中p-BNP浓度与闪烁造影术的心肌梗死面积成正比。因此，p-BNP浓度可用来预测无症状的心肌梗死患者。

4. BNP与高血压　高血压患者血浆中ANP和BNP的浓度增加，而不同病因和严重程度的高血压患者血BNP和ANP水平不同。有研究者测定了不同病因和严重程度的高血压患者血N末端心房利钠肽(N-terminal pro-atrial natriuretic peptide，NT-proANP)和BNP水平，其中肾血管性高血压12例，严重原发性高血压37例，轻度原发性高血压29例。尽管肾血管性高血压组与严重原发性高血压组两者血压水平相近，但前者血NT-proANP和BNP水平高于严重原发性高血压组；轻、重度高血压组之间血BNP和NT-proANP水平无明显差异。NT-proANP与收缩期血压呈正相关，而BNP与左心室质量指数正相关。用NT-proANP和BNP区分肾血管性高血压和原发性高血压，ROC曲线下区域分别是0.793和0.782，NT-proANP闭值定为530pmol/L时，敏感性67%，特异性86%；BNP闭值定为9.8pmol/L时，敏感性58%，特异性90%。由于NT-proANP和BNP的敏感性较低，因此不适合作为肾血管性高血压的筛查工具。

四、脑钠肽检测的影响因素

1. 影响血浆中脑钠肽降低的因素

(1)枸橼酸盐：枸橼酸抗凝的血标本BNP浓度普遍低于EDTA抗凝血标本。

(2)氟化物：采血管中含有氟化物的标本BNP浓度普遍低于EDTA抗凝血标本。

(3)玻璃器皿：BNP在玻璃容器中不稳定，必须使用塑料试管。

(4)肝素：肝素抗凝的血标本BNP浓度普遍低于EDTA抗凝血标本。

(5)血清：未使用抗凝剂标本BNP浓度普遍低于使用EDTA抗凝剂浓度。

(6)标本稳定性：25℃或4℃时，如缺乏蛋白酶抑制剂，BNP浓度快速降低。

2. 影响血浆中BNP升高的因素　有急症、运动、高盐膳食、胃旁路分流术等。

3. 年龄和性别对BNP水平的影响　BNP水平随年龄增长而升高。新生儿BNP浓度是成人的25～30倍，此后逐渐下降，3个月降至成人水平；60岁以上人群BNP随年龄增长而升高的幅度更大。同龄女性BNP水平高于男性。因此，对于老年女性BNP水平轻度升高（100～200pg/ml），不能轻易诊断为心源性疾病。

4. 肥胖对BNP水平的影响　研究发现，脂肪细胞中有丰富的利钠肽受体-C（NPR-C），肥胖者即使存在高血压、心肌肥厚、心房扩大甚至心力衰竭，他们的血浆BNP水平亦较非肥胖者低。因此在心源性疾病，尤其是心力衰竭诊断中，肥胖患者可能出现假阴性。

5. 心脏压塞和缩窄性心脏疾病对BNP水平的影响　很多研究发现原先心功能正常的患者，可因心脏压塞或缩窄性心脏疾病而出现心力衰竭表现，但其血浆BNP水平往往正常。其可能机制在于：心室负荷及室壁张力增高是促使BNP合成、分泌的因素，而这类疾病患者的心腔扩张受到限制。

6. 肺源性疾病的BNP水平　心力衰竭与肺源性疾病（如肺炎、肺气肿、肺栓塞）在老年人群中发病率均较高，且常常合并存在。左心功能较稳定的心力衰竭患者可能因肺源性疾病而出现急性呼吸困难，其BNP水平往往介于心力衰竭与非心力衰竭之间。因此，对于出现急性呼吸困难，但血浆BNP浓度远低于诊断心力衰竭的水平时，应考虑到肺源性疾病的可能。不可否认，由于心功能恶化与合并肺源性疾病时BNP水平存在一定重叠，故BNP对上述两种情况的鉴别能力欠佳，如BNP水平低于100pg/ml（心力衰竭可能性小，仅2%）或发病时BNP水平与基础状态时比较无明显变化，则支持肺源性呼吸困难。

7. 肾功能对BNP水平的影响　肾功能不全时，由于心房内压力和体循环压力升高、心室重塑、经肾清除及经肾排泄减少，血浆BNP水平可能升高。但由于BNP的主要通过NPR-C介导的胞吞和细胞内溶酶体降解，以及神经内肽酶降解两条途径，经肾排泄仅有微弱作用，因此肾功能对BNP浓度的影响相对较小。

8. 其他影响因素　由于BNP和NT-proBNP很少受体位改变和日常活动影响而发生变化，故不存在日间波动，因此采血无须固定体位和时间。但糖皮质激素、甲状腺素、利尿剂、ACEI、β受体阻滞剂、肾上腺素拮抗剂等都会影响血浆BNP的浓度，因此心力衰竭患者应该在药物治疗前采血测定BNP的基础值。妊娠的最后3个月和分娩后即刻BNP水平亦可升高，但围月经期BNP无明显变化。

BNP只能用EDTA抗凝血浆测定，NT-proBNP可以用EDTA或肝素抗凝血浆或血清测定，只是EDTA抗凝血浆测定结果要比后两者低10%左右。NT-proBNP在血清、含aprotinin血清及EDTA抗凝血浆中25℃可稳定3d，4℃可稳定5d，－20℃和－70℃至少可稳定6个月。BNP在25℃ 2h即下降20%，4℃可稳定8h。因此，采集标本后应尽快离心测定，以免测定结果受BNP降解的影响。

第三节　C型利钠肽

一、C型利钠肽的生化特性

C型利钠肽（CNP）为利钠肽家族的新成员，最早是从猪脑中发现，目前认为其主要分布于中枢神经系统，由血管内皮细胞合成，是一种新型的血管活动调节肽。目前，对 CNP 的研究主要集中在动物实验，在人体中的研究较为少见。

1. CNP 的来源及分布　CNP 最早是 1990 年由 Sudoh 等从猪脑中分离而得，证明其是由 22 个氨基酸组成的多肽，以后发现人脑中的 CNP 结构和猪脑相似，具有生物活性的 CNP 多肽结构的 C 末端有 22 个氨基酸残基，称为 CNP。CNP 主要分布在中枢神经系统和内皮细胞(EC)，另外心、肺、肾、结肠、气管黏膜、生殖器官也有 CNP 存在。血浆中 CNP 浓度较低，以 pg 浓度存在；且血浆半衰期较短，约 2.6min。也有人用同样方法测得 CNP 在鸡的中枢神经系统的存在，并用分子生物学方法测定了 CNP 在鸡的大脑中的多肽结构，推测其具有神经分泌作用。随着分子生物学的发展，用反转录聚合酶链反应(PT-PCR)可测得 CNP 受体的 mRNA，并用异羟基洋地黄毒苷配基标记的 cDNA 片段杂交，证明 CNP 的基因在小鼠的星型细胞和神经胶质细胞有表达，而且前者比后者高，推测出 CNP 广泛分布于中枢神经系统，特别是调节神经内分泌的部位，可能参与了神经调节功能。我们知道，内皮损伤可刺激血管平滑肌增殖，已有研究表明，在小鼠的血管内皮细胞损伤时 CNP 的产生和分泌增加，并且通过聚合酶链反应(PCR)证明这些细胞表面有 B 受体，阐述了 CNP 上血管内皮细胞分泌，也证实了其作用的受体为 B 受体的理论。

2. CNP 的分子生物学特性及代谢　人类 CNP 相对分子质量约 2200。CNP 基因位于人类 2 号染色体，包含有两个外显子，其中间被一个内含子隔开。CNP 基因编码有 126 个氨基酸组成的 CNP 前体，经过加工产生由 53 个和 22 个氨基酸组成的两种分子形式的 CNP-53、CNP-22。前者是内皮细胞储存形式，后者则以活性形式循环在血浆中。和 ANP、BNP 一样，CNP 也具有由二硫化合物连接而成的 17 个氨基酸环状结构。不同的是氨基端和羧基端尾巴在长度和构成方面各异，CNP 无羧基端尾巴。其代谢通过以下两条途径：①通过内肽酶-24，11 水解作用。利钠肽家族中，CNP 水解最快。②与利钠肽受体 C(natriuretic peptide receptor-C，NPR-C)结合后清除。

3. CNP 受体结构和特性　目前公认的利钠肽家族有三种受体：NPR-A、NPR-B、NPR-C。前两者为鸟苷酸环化酶偶联受体(又称 GC-A、GC-B 受体)。每种受体都含有一个转膜区和一个细胞外结合区。NPR-A 和 NPR-B 均含有细胞质尾部鸟苷酸环化酶活动区和激酶同源区，激酶同源区 5 个残余物磷脂化对于受体的激活至关重要。NPR-C 在细胞外区域和 NPR-A、NPR-B 是同源的，但是含有一个 37 个氨基酸的细胞内区域，和 G 蛋白激活相关；并且 NPR-C 缺乏激酶和鸟苷酸活性。CNP 主要和 NPR-B 受体特异结合发挥其生理作用，其结合 NPR-B 的能力比 ANP 大 50 倍，比 BNP 大 500 倍。NPR-B 基因在人类染色体 9p21-p12 上，约含 16.5kb，由 22 个外显子构成，主要在大脑表达。而 NPR-B 受体则主要分布在平滑肌细胞。

4. CNP 产生的调控因素　肿瘤坏死因子 α(TNF-α)、白介素-1(IL-1)、脂多糖(LPS)能刺激内皮细胞 CNP 分泌增加，转化生长因子 β(TGF-β)能刺激 CNP mRNA 表达增加，诱导大量 CNP 分泌，外源性静脉给予 BNP 引起血浆 CNP 水平显著增高，而给予 ANP 则升高甚少，胰岛素能抑制内皮细胞 CNP 分泌和 CNP mRNA 表达；低氧、慢性肾衰竭、败血症休克等均可使 CNP 合成和释放增加。

5. CNP 的作用机制　许多研究证实了 CNP 存在于中枢神经系统，由血管内皮细胞合成和分泌，目前认为细胞内 cGMP 是介导利钠肽对靶细胞作用的主要第二信使分子，CNP 通过与靶器官的血管平滑肌细胞上的特异性 NPR-B 受体结合，激活与质膜相连的鸟苷酸环化酶，促进第二信使 cGMP 积累，导致 cGMP 依赖蛋白激酶磷酸化，通过降低细胞内钙离子浓度，使血管平滑肌松弛，达到调节局部血管张力的作用，并阻止血管平滑肌增生。

6. CNP 的生物学活性　CNP 除了具有中枢神经系统局部血管调节作用，还具有其他生物学活性。CNP 影响着多种神经活动：①影响精氨酸加压素（AVP）分泌。AVP 由脑室上核分泌，在病理情况下主动参与脑血流动力学调节，是一种强烈的血管收缩剂，CNP 通过和其受体结合抑制 AVP 的基础分泌，对抗其收缩血管的作用，并在中枢神经系统中调节体内水和电解质的平衡起着重要的作用。②具有温度调节作用。Patak 等在小鼠脑室内注入一定剂量 CNP，注入 30min 和 60min 测定肛温，发现温度升高，如肌内注射一种环化酶阻止剂，则消除这种作用，结果表明 CNP 参与了温度调节过程，其途径和环氧化酶相关联。③对情绪行为有影响。在人类和啮齿动物的研究中，CNP 通过下丘脑-垂体-肾上腺皮质系统能刺激肾上腺素的释放，从而调节正常和病理情况下的情绪行为。④阻止多巴胺的神经活动。在小鼠的中脑多巴胺起源部位已研究发现了 CNP 的受体 NPR-B，并研究出 CNP 和可卡因诱导多巴胺有着潜在的反向调节作用。另外，在其他系统中的研究表明，CNP 有扩张支气管作用，并能抑制肾小管的钠离子转运等。

二、C 型利钠肽的实验室检测

目前，CNP 主要采用放射免疫分析技术。其方法是将甲状腺球蛋白与 CNP 联接，免疫家兔制备抗体，建成 CNP 试剂盒。目前的商品化试剂盒中，CNP 抗血清特异性强，与 ANP、神经降压素（NT）、神经肽 Y（NPY）、内皮素（ET）、降钙素基因相关肽（CGRP）、降钙素（CT）等多肽均无交叉反应。批内变异系数＜10％，批间变异系数＜15％。

三、C 型利钠肽检测的影响因素

1. CNP 与血氧分压呈负相关，低氧因素是引起 CNP 升高的一个主要原因，并随着低氧的价值升高更明显。

2. CNP 升高还受其他因素影响，如感染、心脏负荷加重、交感活性增强等。

3. CNP 与肾上腺髓质素呈正相关，在肺源性心脏病中显著增高。

四、C 型利钠肽检测的临床应用

1. CNP 抑制平滑肌细胞增殖　1991 年 Furnya 等在体外培养鼠血管平滑肌细胞（VSMC）表明：CNP 能刺激 VSMC 颗粒环化酶释放，抑制血清诱导的 VSMC 的 DNA 合成，首次证实了 CNP 抑制平滑肌细胞增殖作用。1992 年 Porter 等又证实 CNP 刺激平滑肌细胞产生 cGMP 水平远远大于 ANP、BNP，能抑制依赖血清/生长因子诱导的平滑肌细胞 DNA 合成，其抑制能力比 ANP 大 20 倍。在 EC、VSMC 联合培养系统中，EC 产生的 CNP 比单培养 EC 产生的 CNP 增加 60 倍，提示 CNP 作为一个旁分泌或自分泌血管生长调节剂作用于 VSMC，抑制其增殖。其机制是 CNP 和平滑肌细胞表面 NPR-B 结合使细胞内 cGMP 增加而发挥抑制作用。

2. CNP 抑制血管内皮细胞增生　低氧、内皮素（ET）可使血管内皮细胞生长因子（VEGF）合成增加，而 VEGF 过度表达可使内皮细胞过度增生、水肿，增加微血管通透性致肺动脉中肌层增厚和超微结构变化。CNP 可在转录水平抑制低氧、ET 诱导的 VEGF 合成，从而抑制EC的过度增生。VEGF能诱导EC的增生和迁移,其机制是通过刺激*c-jun*氨基端激酶(JNK)活动实现而这种作用可被CNP通过NPR-B、NPR-C来阻断,因而抑制了VEGF对EC增生的信号指导。

3. CNP对胶原纤维、弹性蛋白的作用　动物血管经球囊或气体干燥损伤后,外源性给予CNP或CNP转基因治疗表明,CNP能明显抑制内膜的增厚。其机制可能是CNP抑制了损伤动脉纤维的增殖反应及胶原和弹性蛋白的合成。多数学者认为缺氧可损伤血管内膜,CNP抑制缺氧引起的血管内膜增厚有待于进一步研究。

4. CIVP的扩血管作用　给正常人CNP静脉灌注,在达到超生理浓度(60±6)pmol/L时仍无利尿钠、扩血管作用,表明CNP对正常人血压无明显影响。在另一组实验中,对狗进行麻醉后,以同等剂量[10ng/(kg·min),100ng/(kg·min)]注射CNP、ANP显示:CNP产生明显的血压下降,而ANP却未显示出扩血管效应,提示CNP在体内具有强有力的扩血管特性。CNP在血压和激素的中枢性调节中起着非常重要的作用,因而早期被认为CNP可能作为一个神经递质来调节中枢性水、钠代谢及血压平衡。慢性缺氧可增加血浆CNP水平,其增高幅度为2～3倍,但并不增加心肺CNP表达,而ANP增高幅度可达正常5倍以上,提示CNP在对抗鼠肺动脉高压中不如ANP强大。CNP升高的机制可能是低氧引起的NPR-C结合位点明显减少,致CNP清除减少;或在炎症条件下,单核细胞分泌CNP速率增加。对人前臂阻力血管进行研究显示,CNP扩张阻力血管机制是:CNP开放了Ca^{2+}依赖性K^+通道,使血管壁超极化引起血管扩张,而并不是依赖于NO、前列腺素系统,并且局部抑制中性内肽酶活动可增加CNP生物效能。同时CNP可以形成Ca^{2+}依赖性K^+通道,其条件是:①生理条件下,心肌、骨骼肌收缩时,细胞质内Ca^{2+}水平较高;②病理情况下,心肌缺血、肌肉疲劳致Ca^{2+}超载。

5. CNP在神经系统疾病中的作用

(1)缺氧缺血性脑损伤:分子生物学的研究表明,缺氧缺血性脑损伤的发生与生物多肽、细胞因子、NO、氧自由基和细胞凋亡等多种因素有关。众多研究资料表明,上述因素参与了脑损伤的发生和发展过程。血浆CNP的水平与窒息程度有关,新生儿窒息可造成脑血管自动调节机制丧失,脑血流阻力指数异常增加,致脑血流量降低,加重脑损害,其机制可能与升高的CNP有关,CNP与脑血管内皮细胞的B受体结合,发挥其扩血管机制使颅压降低,从而减轻脑损伤。

(2)颅内出血:CNP已证实存在于人类神经系统脑脊液中,对局部脑血管有调节作用,在脑动脉瘤破裂引起的颅内出血中血管痉挛可引起不利的后果。CNP可能是蛛网膜下腔出血(SAH)后血管痉挛的阻止剂,CNP在SAH急性期增高,可推测CNP参与了颅内出血中血管的调节。

(3)CNP在其他疾病中的研究进展:已研究证明CNP主要存在中枢神经系统,也存在于周围组织,但它的浓度远低于脑内。CNP的mRNA存在于肠道、睾丸、颌下腺、胸腺等组织。有研究表明,支气管哮喘患者血浆ANP和CNP的水平均高于对照组,认为肺脏不但可合成ANP、BNP,还是两者的靶器官,两者升高的意义可能是阻止支气管平滑肌的收缩。并提出CNP可通过扩张周围血管,减少回心血量,在纠正血流动力学紊乱上可能起一定作用,有助于指导临床治疗。通过CNP的mRNA基因检测证明,CNP也存在于肾脏和尿中。研究表明,肝硬化合并肾功能不全患者和肝硬化肾功能正常患者的血浆CNP浓度低于正常对照组,而尿中CNP浓度则高于肝硬化合并肾功能不全和肝硬化肾功能正常患者,提示肾功能异常尿中

CNP 浓度升高，从而推断 CNP 在调节体内水和电解质平衡上有一定的作用。

第四节　钠氢交换体 1

一、钠氢交换体 1 的生化特性

在哺乳动物整个细胞表面分布着一种膜蛋白，其主要作用就是将细胞内质子和细胞外钠离子严格按照 1∶1 比例进行交换，这就是钠氢交换体（sodium hydroxide exchange，NHE）。NHE 调节细胞内的 pH 和细胞容积并可随着细胞功能状态的变化而进行自我调节。迄今为止，人们已知 NHE 基因家族中有 9 个亚型，所有亚型均具有相似的拓扑结构，各亚型之间有 25%～70%的氨基酸是一致的。

钠氢交换体 1(NHE1)亚型是 NHE 家族中最具特征性结构。NHE1 基因定位在染色体的 1p35-36，cDNA 全长约为 5kb，开放阅读框长 2445bp，NHE1 蛋白有 815 个氨基酸残基，相对分子质量为 100 000 。其分子结构中有 2 个功能区域，即疏水的 N 端和亲水的 C 端。N 端约有 500 个氨基酸（包含该蛋白分子在胞外部分及 10～12 个跨膜分布区域），N 端功能域是 NHE1 介导一个 Na^+ 向细胞内、一个 H^+ 向细胞外交换的充分必要条件，即当 NHE1 的胞内部分缺失仅存在 N 端功能域时仍可进行 Na^+/H^+ 交换，该功能域缺失则丧失交换活性。C 端功能域约有 300 个氨基酸，位于胞质内。该功能域决定 NHE1 进行 Na^+/H^+ 交换的 pH 调定点，从而决定胞内 pH 水平。C 端介导生长因子、有丝裂原、激素及胞内高渗压等信号可激活调节 NHE1。哺乳动物的细胞膜上 NHE1 可以保护细胞避免过度酸化，当细胞内酸度变化时，NHE1 或被迫处于静息状态或处于激活状态，以调节细胞内 pH 水平。另外，因 NHE1 的结构有其特殊性，参与细胞支架结构成型；在某电细胞的膜的固定区域，NHE1 被严格限制在此区域，参与细胞骨架的形成，如成纤维细胞的板状伪足的形成。

二、钠氢交换体 1 的实验室检测

1. 采用实时荧光定量聚合酶链反应（FQ-PCR）检测心肌组织 NHE1 mRNA 的表达水平。通过心脏手术，获取心肌组织，如不能及时检测可除去组织表面血液和脂肪组织后迅速置入－80℃超低温冰箱冻存备分析。NHE1：上游引物 5′AT－GATGCGGAGCAAGGAGACT3′；下游引物 5′GTCACTGAGGCAGCGCTGTAT3′，产物长度为 105bp，退火温度 67℃。将所采集的所有入选病例心肌组织 50mg，提取总 RNA。提取过程严格按照总 RNA 提取试剂盒和反转录试剂盒说明操作。

2. 采用 Northern 印迹法检测标本中 NHE1 mRNA 的表达，按说明书操作。

3. 免疫组化法：已有商品化试剂盒，按说明书操作。

三、钠氢交换体 1 检测的影响因素

1. 采用实时荧光定量聚合酶链反应（FQ-PCR）和 Northern 印迹法检测心肌组织 NHE1 mRNA 表达水平的试验中，要防止 RNA 的降解，保持 RNA 的完整性，在总 RNA 的提取过程中注意避免 mRNA 的断裂。为防止非特异性扩增，必须设阴性对照，同时设定内参，为了用于靶 RNA 的定量，常用的内参有 G3PD（甘油醛-3-磷酸脱氢酶）、β-肌动蛋白（β-actin）等，其目的

在于避免RNA定量误差、加样误差、各PCR反应体系中扩增效率不均一及各孔间的温度差等所造成的误差。试验过程中要防止DNA的污染，采用DNA酶处理RNA样品，在可能的情况下将PCR引物置于基因的不同外显子，以消除基因和mRNA的共线性。

2. 免疫组化试验的影响因素：比较染色深浅在对照组与实验组间的差异，在贴片方面最好贴于同一张载片上，否则无可比性；应参照试剂盒提供的工作液浓度进行预试验验；Ab保存应参照说明书进行，Ab浓度不可太高或太低，因为Ag-Ab结合须在一定浓度范围内进行，若一方过剩则形成复合物小且少，过剩的一方较多时已形成的复合物亦会解体而呈现假阴性；孵育必须在湿盒内进行，以防抗体的蒸发和干片。

四、钠氢交换体1检测的临床应用

1. *NHE1与心肌肥厚和心力衰竭* 心肌肥厚、心室重构是心力衰竭的一种早期不适应反应，减轻心肌肥厚、心室重构是治疗心力衰竭的主要目标。大量研究表明，NHE1对导致心肌肥厚和心力衰竭的细胞生长和不适应心肌重构起重要作用。NHE1激活和基因高表达能导致细胞内Ca^{2+}超载，Ca^{2+}被认为是细胞生长过程中的第二信使，细胞内Ca^{2+}超载可激活神经钙蛋白，促进心肌细胞增生、肥大。Ca^{2+}超载既可通过引起线粒体结构紊乱、功能障碍，氧化磷酸酶功能受损，心肌利用氧能力减弱，影响心肌收缩功能；又可通过激活磷酸酯酶，降解膜磷脂，引起细胞器结构破坏，细胞水肿、凋亡、坏死，使心肌收缩、舒张功能受损。另外，Ca^{2+}超载时Ca^{2+}与肌钙蛋白难以解离，导致心肌组织不能充分舒张；Ca^{2+}超载使得细胞内Ca^{2+}瞬时性增加幅度下降，导致心肌收缩力下降。NHE1抑制剂不但能减轻缺血，心肌的NHE1激活、Ca^{2+}超载，而且能抑制NHE1基因表达上调。很多引起细胞生长、增殖的因素，如生长因子、有丝分裂原等到能激活NHE1，同样很多与心力衰竭直接相关的因素，如内皮素1、血管紧张素Ⅱ、去甲肾上腺素等也能激活NHE1引起细胞内碱化，进而导致细胞增生、增殖。NHE1抑制剂可以缓解、消除甚至逆转各种因素引起的心肌肥大和心肌纤维化反应，如异丙肾上腺素诱导的大鼠心肌肥大和心内膜下心肌纤维化可以被NHE1抑制剂显著缓解；长期采用去氧皮质酮和高盐饲养可以诱导单侧肾切除大鼠形成心肌肥大和心肌纤维化，其心肌组织NHE1的蛋白表达显著升高，NHE1抑制剂可以完全消除血管周围的胶原纤维沉积，并抑制其心内膜和心外膜下心肌细胞的肥大。NHE1的激活和基因表达增加与心肌肥厚、血管平滑肌细胞增生有关。而NHE1抑制能减轻心肌肥厚和心力衰竭，并排除心脏后负荷及心肌梗死面积减少的影响。所以，NHE1抑制剂可能成为心力衰竭的一种有效的辅助治疗方法。

2. *NHE1与心肌缺血/再灌注* 缺血引起的细胞内酸中毒是NHE1激活最主要的刺激因子，同时缺血心肌的NHE1 mRNA和蛋白质表达也增加，而在应用了NHE1抑制剂后则未发现表达增加改变。目前这种发生机制还不清楚，但所知道的是NHE1抑制剂抑制了缺血，心肌代谢产物对NHE1表达的刺激所致，例如通过减少细胞损伤使过氧化氢、溶血卵磷脂等缺血代谢产物对NHE1表达的刺激减少。研究证明，不管在缺血或再灌注时，心肌NHE1均被激活，并在心脏损伤方面发挥极其重要的作用，而其损伤作用反映了心肌细胞离子调节程序间的密切相互作用。在心肌缺血时，缺血代谢产物及细胞内酸中毒激活NHE1，H^+外流的同时等量的Na^+内流，又因缺血时Na^+-K^+-ATP酶激活被抑制，影响Na^+的排出，致使细胞内Na^+超载；再灌注时细胞外液中酸性代谢产物被迅速转移，使细胞内外pH梯度增大，导致再次激活NHE1，使Na^+由细胞内流出，而Ca^{2+}大量内流，导致细胞内Ca^{2+}超载。而细胞内

Ca^{2+}超载能引起心肌挛缩，线粒体结构紊乱、功能障碍、氧化磷酸化功能受损，心肌对氧的利用能力减弱，失去正常的收缩、舒张功能，同时Ca^{2+}超载可激活磷脂酶，使膜磷脂降解，膜通透性增加、细胞水肿、细胞器结构破坏、乳酸脱氢酶外漏，加重心肌细胞损伤，表现为心律失常，心肌顿抑、坏死等心肌缺血/再灌注损伤改变。大量实验证明，应用NHE1抑制剂能促进再灌注心肌的收缩力的恢复，减少梗死面积，减少缺血和再灌注引起的细胞挛缩，减少凋亡，减少梗死病死率，减少缺血/再灌注时的离子平衡失调。在整个缺血期直至灌注早期和单纯缺血早期应用选择性NHE1抑制剂，均能显著减少心肌梗死面积；而在缺血晚期直至再灌注早期应用则效果不明显，故认为这类药物作用主要是通过对缺血时NHE1抑制来减轻缺血/再灌注细胞死亡的。

3. NHE1与高血压　原发性高血压病患者和遗传性高血压动物的血细胞和(或)组织细胞的Na^{+}/H^{+}交换活性和pH异常增高，这可能是高血压的病因之一，而心肌肥厚及血管平滑肌增殖则与NHE1 mRNA表达上调相关，使用Na^{+}/H^{+}交换拮抗剂可抑制其增殖生长。研究发现，在自发性高血压大鼠模型中，NHE1抑制剂应用1个月就可以促进肥大心肌细胞的回缩，持续应用3个月则心肌组织中的胶原纤维含量可以下降到正常水平，同时，心肌的韧性和血清中Ⅰ型前胶原碳末端前肽含量也下降到正常水平。以上说明NHE1抑制剂具有逆转心肌肥大和纤维化的功能。高血压患者或其正常血压的亲戚血细胞及高血压动物模型的各种细胞中均可观察到Na^{+}/H^{+}交换活性增加，推测Na^{+}/H^{+}交换的增加可能在高血压的发生和维持中起着重要作用，其可能的原因是由基因表达增加(翻译水平的调节)和(或)此交换蛋白功能的加强(翻译后的修饰)所致。

4. NHE1与缺血性心律失常　有国外研究报道，通过主要作用于NHE1的抑制剂包括氨氯吡咪及其特异性较高的衍生物5-N双甲基氨氯吡咪和5-N乙基异丙基氨氯吡咪，以及特异性更高的苯甲酰胍衍生物HOE-694、HOE-642（卡立泊来德）、EMD-85131和EMD-96785(依尼泊胺)的盐酸盐等在体外试验中对NHE1的抑制作用来探讨其发生机制。研究发现，氨氯吡咪及其衍生物5-N双甲基氨氯吡咪和5-N乙基异丙基氨氯吡咪可通过抑制NHE而具有抗缺血性心律失常作用。有学者首先观察了卡立泊来德的抗心律失常作用。将0.01～1μmol/L的卡立泊来德灌注离体搏动的鼠的心脏，可减少缺血或再灌注时乳酸、肌酸激酶和乳酸脱氢酶的释放，继而减少心室颤动的持续时间和心室颤动的发生率，而不改变心率及冠状动脉血流量。预先服用等量的卡立泊来德，也可有效对抗冠状动脉闭塞所致的心律失常，5min缺血和再灌注时，冠状动脉闭塞前、冠状动脉闭塞后5min及闭塞时给大鼠应用卡立泊来德，均减少再灌注性室性心动过速和心室颤动的发生，并呈剂量依赖性。冠状动脉闭塞前应用卡立泊来德须较小剂量(0.03～1mg/kg)，闭塞后或闭塞时应用须较大剂量(1～3mg/kg)，同时减少ATP和糖原的消耗，降低磷酸肌酸的升高，但不改变心电图ST段的压低，提示心电图不能反映这种生化保护作用。也有学者研究了NHE1抑制剂对犬心脏的抗心律失常作用，除得到相似的结论外，还发现NHE1抑制剂具有不加重或不诱发心律失常的特性，这对心律失常的长期治疗和缺血性心脏猝死的预防具有重要意义。细胞内Ca^{2+}超负荷是洋地黄致心律失常的重要机制之一，但是NHE1抑制剂对这种心律失常无直接作用，而钠通道阻断剂对其有效；对肾上腺素介导的心律失常，β受体阻滞剂和钙通道阻滞剂可有效治疗，NHE1抑制剂对其无作用。提示，NHE1抑制剂不作用于这些Ca^{2+}的变化，同时对缺血适应性心律失常无效。

第五节 尾加压素Ⅱ

一、尾加压素Ⅱ的生化特性

1. 尾加压素Ⅱ的化学结构和分布 尾加压素Ⅱ(urotensin Ⅱ,UⅡ)是一种近年在哺乳动物体内新发现的缩血管活性肽。各种不同物种来源的UⅡ,其活性中心相同,均由6个氨基酸组成一环状结构,即半胱氨酸-苯丙氨酸-色氨酸-赖氨酸-酶氨酸-半胱氨酸。UⅡ最初是从硬骨鱼的尾部下垂体中分离出来的一种含有12个氨基酸残基的环肽类物质,近年陆续发现UⅡ广泛存在于多种动物(蛙、大鼠、小鼠、猪和灵长类)及人体内,是一种神经肽。1995年第一次从大鼠体内克隆出UⅡ,并发现UⅡ是哺乳动物孤立型受体GPR14的内源性配体。它是一种孤儿G蛋白耦联受体,是UⅡ特异性受体。人尾加压素Ⅱ(hUⅡ)是由前激肽(ProUⅡ)经丝氨酸蛋白酶(胰蛋白酶)水解而成,在游离的心肌细胞、经过ProhUⅡ孵育的心包间皮细胞和ProhUⅡ孵育的血标本中均可检测到hUⅡ,但在完整的细胞中非常弱。胰蛋白酶可使游离细胞和血液中的ProhUⅡ分解成hUⅡ,这个分解过程可被抑肽酶抑制。hUⅡ最小活性片段4～11氨基酸残基为其高活性结构,即通过二硫键连接八肽环核。八肽环区任何残基替换将明显降低该肽类物质对血管的收缩活性。

UⅡ分布存在种属差异,在鱼类主要分布在泌尿系统,而在哺乳动物则存在于心血管系统和运动神经元中。UⅡ前体mRNA主要分布在脊髓、大脑及肾,在脾、小肠、胸腺、前列腺和肾上腺也有少量表达。在人心脏中可检测到hUⅡ,在心肌细胞和冠状动脉粥样斑块中可见到阳性的免疫活性反应染色,在心室和心房组织中均可见到UⅡmRNA表达,证实hUⅡ存在于人类心脏和血管组织中。UTⅡ则广泛存在于心血管系统(包括心房、心室、主动脉、冠状动脉内皮细胞、冠状动脉和主动脉的平滑肌细胞)、胰腺和脊髓的运动神经元中,在部分脑组织中亦有少量表达,另外在骨骼肌中也有分布。

2. UⅡ的生物学特性 UⅡ对冠状动脉、乳内动脉、桡动脉和大隐静脉、脐静脉均有收缩作用,对动脉的作用强于内皮素1的100倍,对静脉作用也比内皮素1强,因此,UⅡ是目前最强的哺乳动物内源性缩血管神经肽,也可能是内源性心脏功能调节剂。有学者发现UⅡ对血管的收缩作用有种属差异,并依赖于血管类型和部位而不同。已有实验表明:hUⅡ可以引起非人类动物血管包括冠状动脉收缩,以及引起人类心肌小梁、冠状动脉、桡动脉和大隐静脉的收缩,给麻醉的猴注射hUⅡ可引起总外周阻力增加300%,导致致命性冠状动脉闭塞和严重的心肌抑制。hUⅡ的收缩血管作用是通过该肽类物质与特异性高亲和力受体相结合所介导的,UⅡ和受体结合后引起Ca^{2+}发挥缩血管等生物学效应,这可能与钙的代谢和使磷酸肌醇增加的磷脂酶C有关。UⅡ可引起大鼠主动脉细胞内Ca^{2+}增加,这种增加可被尼群地平消除,表明钙拮抗剂可阻断UⅡ引起的收缩作用。肽类神经递质B受体拮抗剂(BIM-23127)能逆转hUⅡ诱导离体大鼠主动脉的收缩,是至今第一个发现的hUⅡ受体竞争性拮抗剂。同时,UⅡ可抑制一氧化氮酶(eNOS)mRNA表达、一氧化氮活性和心肌细胞一氧化氮的生成,表明UⅡ的心血管活性可能与抑制一氧化氮生成有关。UⅡ同其受体结合后可引起多种生物学效应,如收缩血管作用和促丝裂效应等,UⅡ和GPR14广泛存在于机体的多种组织中,包括心脏、大脑、肾、血管平滑肌细胞、内皮组织和动脉及动脉粥样硬化斑块的单核细胞、巨噬细胞聚集区域等。大量研究表明,UⅡ具有强大的缩血管作用,但是UⅡ并非对所有的血管都表现出收缩效应,而是有明显的物种间和解剖位置间的差异。研究表明,UⅡ对大部分动脉都具有强大的收缩作用,但对某些小的阻力血管及静脉并没有明显的收缩效应,如肺小动脉、腹部小动脉和皮下小动脉等。也有报道,UⅡ对某些小血管有舒张作用,在去除血管内皮组织后该舒张作用明显减弱,说明UⅡ的舒张血管作用可能依赖于血管内皮的完整性。UⅡ还是一种丝裂原,能够促进血管内皮细胞、平滑肌细胞,以及血管外膜成纤维细胞和心肌成纤维细胞增殖。低浓度UⅡ能够增强心肌收缩力,提高心排血量,但高浓度UⅡ却引起剂量依赖性心功能下降,心排血量显著减少,心肌收缩受到明显抑制。UⅡ的生物学效应及其心血管病理生理意义是目前心血管领域研究的热点之一。

二、尾加压素Ⅱ的实验室检测

UⅡ试剂盒是固相夹心法酶联免疫吸附试验(ELISA),已知UⅡ浓度的标准品、未知浓度的样品加入微孔酶标板内进行检测。先将UⅡ和生物素标记的抗体同时温育。洗涤后,加入亲和素标记过的HRP。再经过温育和洗涤,去除未结合的酶结合物,然后加入底物A、B,和酶结合物同时作用,产生颜色。颜色的深浅和样品中UⅡ的浓度成比例关系。

此外,还可采用免疫组织化学方法检测人类UⅡ的表达。

三、尾加压素Ⅱ检测的影响因素

UⅡ参与除心力衰竭、高血压等疾病的发生和发展外,还与糖尿病、肾衰竭、肝硬化门静脉高压症等多种疾病有着密切关系,所有的相关疾病和药物都有可能影响UⅡ的检测结果。肝硬化患者血浆UⅡ水平明显高于健康对照组,与门静脉压力呈正相关。

在UⅡ的检测中,我们还应考虑以下几点:①所选择患者不同。由于UⅡ参与了多种疾病的发生、发展,同一患者可能存在单一或多种疾病,使多种因素影响UⅡ的检测结果。②UⅡ是一自分泌和旁分泌物质,推测UⅡ分泌后可能马上降解,所以要考虑标本采集、保存的问题。

四、尾加压素Ⅱ检测的临床应用

1. *UⅡ在疾病过程中表达的变化* 有研究发现,冠状动脉粥样硬化斑块和富含脂质沉积的平滑肌细胞及巨噬细胞有UⅡ高表达,提示动脉粥样硬化与UⅡ之间可能存在一定的联系。随后研究表明,血浆UⅡ水平的增高和冠状动脉疾病的严重程度呈正相关,三支血管病变的患者血浆UⅡ水平高于健康志愿者或单支/双支血管病变的患者。也有研究表明,在冠状动脉粥样硬化的患者,UⅡ主要在斑块内的巨噬细胞浸润位表达,UⅡ不仅对粥样硬化病变的血管起收缩作用,同时也能加重动脉损伤。研究发现,动脉粥样硬化斑块周围的炎细胞、平滑肌细胞和内皮细胞均有UⅡ高表达。此外,利用半定量反转录-聚合酶链反应还发现淋巴细胞主要表达UⅡ mRNA,而单核细胞和巨噬细胞则主要表达GPR14 mRNA。也有研究表明,正常冠状动脉各种细胞中UⅡ表达很少,而在冠状动脉粥样硬化病变部位,UⅡ在内皮细胞、泡沫细胞和肌内膜细胞中及中层血管平滑肌细胞均有表达。最近,在研究自发性高血压患者颈动脉粥样硬化和UⅡ水平的关系时,发现高血压患者与正常血压者相比较,血浆UⅡ水平、最大内中膜厚度、斑块内核和收缩压存在明显差异,提示在高血压引起颈动脉粥样硬化的发展过程中血浆UⅡ的增高可能发挥重要作用。

2. UⅡ和炎症的关系 炎性反应是动脉粥样硬化重要的病理生理机制之一。在冠状动脉粥样硬化进展中,UⅡ主要在泡沫细胞及炎性细胞中表达,据此推测在动脉粥样硬化过程中UⅡ可能对动脉的炎症损伤起到一定的促进作用。有报道,干扰素γ能够上调GPR14的表达水平,UⅡ能够刺激心肌细胞产生白细胞介素-6,并呈现出时间依赖性,但该结果反映的是心肌细胞的情况,UⅡ对主动脉组织是否也具有促炎作用目前尚未阐明,有待进一步研究。总之,UⅡ的这种促进细胞增殖和泡沫样转化及刺激炎性因子产生的作用,可能是促进动脉粥样硬化发生和发展的主要病理生理机制之一。

3. UⅡ在动脉粥样硬化中的临床价值 随着国内外对UⅡ与动脉粥样硬化关系的研究越来越深入,大量证据表明UⅡ可能直接或间接参与了动脉粥样硬化的发生和发展。对UⅡ及其受体的直接干预,有可能为防治动脉粥样硬化提供新的策略和治疗手段。研究表明,选择性GPR14受体阻断剂urantide和4-aminoquinoline能够显著抑制UⅡ诱导的人单核细胞源性巨噬细胞胆固醇酸基转移酶1活性的上调,从而阻止其形成泡沫细胞。选择性非肽GPR14受体阻断剂SB-611812也能显著降低大鼠颈动脉球囊成形术后血管内膜的增厚。这些结果都说明了选择性UⅡ受体阻断剂有可能成为治疗动脉粥样硬化等血管重塑性疾病的新一类药物。

近年来发现,UⅡ在人冠状动脉的内皮细胞、泡沫细胞和在人冠状动脉粥样硬化损伤处的VSMCs中有表达。一系列的研究表明UⅡ参与了动脉粥样硬化的形成,在人冠状动脉和颈动脉的动脉粥样硬化斑块内浸润的单1核细胞/巨噬细胞上,发现有UⅡ的存在;UⅡ在VSMCs的促丝裂原的作用可被血清素和氧化的LDL增强;UⅡ还可刺激内皮细胞增殖和细胞外基质的产生,这些都表明UⅡ在动脉硬化的发生、发展中起到一定的作用。代谢综合征是致动脉粥样硬化的一种条件,其包括肥胖、胰岛素抵抗、高血压和异常酯代谢(三酰甘油升高和高密度胆固醇的下降)。近来有研究表明,在apoE基因敲除的小鼠发现,在主动脉UⅡ表达水平明显比野生型的小鼠高,说明UⅡ上调可能是致血管动脉硬化的一个致病因素,UⅡ在动脉硬化的发展过程中有重要作用。

4. UⅡ与冠心病 已知血液循环中和组织局部产生的多种血管活性物质对心血管功能起重要调节作用,它们之间平衡关系的改变是冠状动脉粥样硬化病变的重要发病环节。UⅡ广泛存在于心血管组织,在冠状动脉粥样硬化斑块以及脂质沉积的平滑肌细胞和巨噬细胞中也富含UⅡ,提示UⅡ在心血管稳态调节及冠状动脉粥样硬化的发病中可能发挥着重要作用。UⅡ是至今发现的体内最强的缩血管物质,对冠状动脉具有强烈的收缩作用,可引起心肌收缩力下降、心排血量减低及心电图典型缺血性ST-T改变。国内研究发现,冠心病稳定型心绞痛患者、不稳定型心绞痛患者和急性心肌梗死患者的血浆UⅡ水平是逐渐减少的,并且较正常人UⅡ水平显著降低,提示血浆UⅡ水平的这种变化可能与冠心病的病情程度有关,可作为冠心病患者突发事件的临床观察指标。

5. UⅡ与心肌重构 UⅡ除了对血流动力学有一定的影响外,也具有通过非血流动力学作用影响心肌重构的作用。有学者对心肌梗死后大鼠心力衰竭模型研究发现,梗死后心肌重构与心脏中UⅡ受体基因表达明显增加有关,UⅡ通过增加mRNA转录前胶原α1、α3和纤维素样物质刺激心肌增殖表型的活化,促使UⅡ受体过度表达所致的心肌肥厚。也有实验表明,缺血性心脏病患者心肌中梗死区和边缘区周围存活的心肌细胞中UⅡ表达强于非梗死区,而且左心室的表达比右心室和心房更为明显,UⅡ受体密度也明显高于右心室或瘢痕组织,提示可能 UⅡ受体上调在心脏病理性增生中起重要作用。UⅡ是一种促分裂的强丝裂原，能够促进大鼠心肌成纤维细胞、血管和气道平滑肌细胞及肾系膜细胞等多种细胞增殖。UⅡ诱导的促有丝分裂反应可能涉及细胞间信号通路，UⅡ以时间-剂量依赖方法刺激细胞外信号调节酶(ERK)磷酸化水平，而且 UⅡ引起的血管平滑肌细胞增殖可被 ERK 酶抑制剂 PD98059 抑制，因此信号通路的激活在 UⅡ诱导的 ERK 的磷酸化、促使血管平滑肌细胞增殖中起着关键性作用。这些结果表明除了强力的血流动力学作用，UⅡ可能通过增加心脏成纤维细胞胶原合成影响心肌纤维化，在心肌梗死后重构、梗死扩展和促进心力衰竭过程中起一定的作用。

6. *UⅡ与心力衰竭* 近些年来陆续发表的关于 hUⅡ对心功能影响的研究报道已引起更多学者的注意。在给麻醉的猴急性应用 hUⅡ时产生了负性的血流动力学作用，包括增加总的外周阻力和左心室舒张压，提示心脏收缩性受到抑制。小剂量 UⅡ可使灵长类动物心排血量轻度增加，大剂量(>30pmol/L)时使心功能呈剂量依赖性下降，心排血量减少，心率减慢，心室内压上升速率(dp/dt)降低，心肌收缩功能抑制。

近年来发现，hUⅡ能引起哺乳动物心脏衰竭，导致离体的人类心脏心律失常，使新生心脏纤维细胞胶原的生成增加，提示心力衰竭可能与心肌 UⅡ活性有关。有学者对健康人和充血性心力衰竭患者 hUⅡ和它的结合受体在心肌内的表达，以及 UⅡ在细胞内表达与其临床特征的相关性进行了研究，发现健康对照组心肌无或极少有 UⅡmRNA 和 UⅡ蛋白免疫活性表达，在早期充血性心力衰竭患者心肌细胞和内皮细胞中存在有少量的 UⅡmRNA 表达和 UⅡ的免疫活性反应，而在终末期充血性心力衰竭患者的心肌细胞中有明显的 UⅡ表达，心内膜下心肌细胞比心外膜下和心肌间细胞有更强的 UⅡ表达。心肌 UⅡ的表达与左心室舒张末期内径明显相关，与射血分数明显相关，该实验结果说明：终末期充血性心力衰竭患者心脏 UⅡ表达上调，而且 UⅡ表达集中在受损的心肌细胞、内皮细胞和血管平滑肌细胞，提示 UⅡ可能在充血性心力衰竭发生中起着重要作用。

在心力衰竭过程中，压力负荷、容量负荷和神经体液调节活性增加影响心肌功能，导致 UⅡ表达增加，作为代偿机制增加心肌细胞的收缩性，但在心肌中 UⅡ表达的增高与充血性心力衰竭的机制尚不清楚。确有证据表明在肾上腺素和 UⅡ系统之间存在一定的联系，在事先给予肾上腺能阻滞剂酚妥拉明治疗可去除 UⅡ高血压反应，表明 UⅡ的作用可能涉及肾上腺素通路。hUⅡ对人右心房肌小梁有正性肌力作用，也具有致心律失常活性，UⅡ轻微变化即可能改变心脏功能。目前认为 UⅡ是最强的正性肌力剂，但 UⅡ的心脏作用机制目前尚不清楚。hUⅡ的正性肌力作用依赖于内皮素、5-HT4 受体和 β-肾上腺素能受体，而致心律失常作用比内皮素弱。在心力衰竭时心肌 UⅡ表达是上调的，UⅡ可刺激 N 末端脑钠肽原(N-BNP)的心肌表达。充血性心力衰竭患者血浆中 N-BNP 和 UⅡ均升高，两者存在相关性。N-BNP 和 UⅡ用于诊断充血性心力衰竭的特异性均较好，甚至可能 UⅡ比 N-BNP 更好。

总之，UⅡ是一种新的血管活性肽，许多研究显示它在冠心病、高血压、心力衰竭和心肌重构及其他疾病中存在变化，但这些研究结果并不一致。随着对 UⅡ的不断研究，不久将会揭示 UⅡ的作用机制，为心血管疾病的研究、诊断和治疗提供新的手段和途径。同时 UⅡ作为一个强烈的丝裂原，随着对 UⅡ及其受体拮抗剂和信号转导通路阻断剂的不断深入研究，在不久的将来，UⅡ/GPR14 系统可能成为治疗动脉粥样硬化等心血管疾病的一个新靶点。

第六节　肾素-血管紧张素-醛固酮系统

一、肾素-血管紧张素-醛固酮系统的生化特性

1. 肾素-血管紧张素-醛固酮系统的形成和转化　肾素-血管紧张素-醛固酮系统(renin-angiotensin-aldosterone system，RAAS)是人体内重要的神经内分泌系统，是一种存在于多种组织中的生物活性物质，对维持正常血压和电解质平衡起着十分重要的作用。当肾血流量不足或血 Na^{+} 降低时，可刺激肾入球小动脉壁中的近球细胞（JGC)合成和分泌一种酸性蛋白称为肾素(renin)，释放肾素进入血液。肾素是一种蛋白水解酶，能使血浆中血管紧张素原(angiotensinogen，AGT，为肝产生的一种 α 球蛋白，14 肽)在 10、11 位两个氨基酸之间结合键断开，形成活性不强的血管紧张素Ⅰ(angiotensin Ⅰ，AngⅠ，10 肽)，AngⅠ在肺和血浆的血管紧张素转化酶作用下，再脱去 9、10 位两个氨基酸，形成活性很强的血管紧张素Ⅱ(angiotensin Ⅱ，AngⅡ，8 肽)。AngⅡ又在氨基肽酶 A 的作用下，脱去 1 位天冬氨酸，形成 AngⅡ(去天冬 1)，即血管紧张素Ⅲ(angiotensin Ⅲ，AngⅢ，7 肽)。AngⅢ也可由 AngⅠ先经氨基肽酶作用去掉 1 位天冬氨酸，形成 AngⅠ(去天冬 1)，后再经转化酶作用去掉羧基末端 9、10 位两个氨基酸形成 AngⅢ。AngⅡ 和 AngⅢ均可在羧肽酶(又叫血管紧张素酶 C 或脯氨酸羧肽酶)作用下，去掉苯丙氨酸而失活，AngⅢ 失活速度为 AngⅡ 失活速度的 3 倍。Ang 原与 AngⅠ 均可在紧张肽(tonin)作用下，直接形成 AngⅡ。近年来又有报道，由 AngⅢ 在氨基肽酶 N 作用下生成血管紧张素 Ⅳ(angiotensin Ⅳ，AngⅣ)，由 AngⅠ 直接生成血管紧张素 1-7[Ang(1-7)]，这些均为肾素-血管紧张素系统的新成员(图 10-1)。这个从肾素开始到生成醛固酮为止的调节机制，称为 RAAS，具有调节血压的作用。RAAS 是一类重要的生物活性物质，广泛存在于多种组织。RAAS 在生理情况下对血压调控、水盐代谢起着重要作用，而在病理情况下，组织中 RAAS 增加与高血压、动脉粥样硬化、心肌肥厚、心力衰竭、细胞凋亡等密切相关。

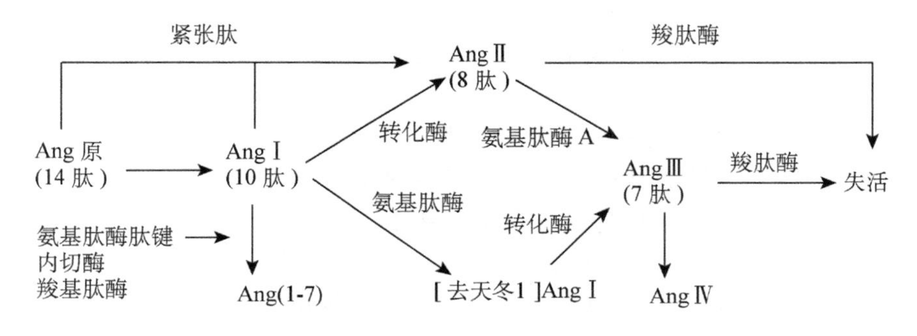

图 10-1　血管紧张素的生成

紧张肽与转化酶的区别：前者对 Ang 原(14 肽)和 AngⅠ(10 肽)均可在 8～9 位切断形成 AngⅡ，后者只能将 AngⅠ的 8～9 位切断形成 AngⅡ，对 Ang 原无作用。

2. RAAS 的组织分布　大量研究证实，RAAS 广泛存在于局部组织，如血管内皮及平滑肌、心肌、肺、肾、脑和性腺等组织中。局部组织产生的这类物质以自分泌或旁分泌形式作用于

细胞自身或外围组织。心血管组织产生RAAS的直接证据:①在血管中层,诱导出血管紧张素原(AGT)、肾素和血管紧张素转化酶(ACE)活性的共同表达;②血管内皮损伤后,中层和新生内膜中诱导产生出AGT mRNA;③压力负荷后分离的心房和心室内AGT合成增加;④大鼠梗死外围心肌和主动脉结扎后的左心室AGT的mRNA增高。目前认为:ACEI的降压作用主要依赖心血管组织AngⅡ的抑制。这可以解释为什么尽管循环中AngⅡ水平呈反应性增高,而ACEI的降压作用仍可发挥。糜酶(chymase)是AngⅡ多种生成旁路中的一种酶,现已从人心肌中分离、纯化并克隆出心脏糜酶,该酶对ACEI不敏感,催化活性较ACE高20倍,不降解激肽。用微透析技术对狗心脏的ACE和糜酶生成AngⅡ的相对分布研究发现:心肌细胞间液中AngⅠ和AngⅡ较血管腔内高100倍,且不受静脉输注AngⅠ或卡托普利的影响。说明细胞间隙和血管腔内AngⅡ的产生和(或)降解是分离的,并且由不同酶机制介导。心肌AngⅡ的产生,ACE途径较糜酶途径占优势,从而支持ACEI能逆转心肌肥厚。在病理生理情况下或长期应用ACEI时,糜酶途径可能加强。对鼠心肌梗死模型的研究发现:左室梗死区外围心肌中醛固酮合成酶mRNA、醛固酮和AngⅡ水平增高,11-β羟化酶和皮质酮减低;这些表现可被AT1受体拮抗剂——氯沙坦(losartan)所对抗,而不被醛固酮受体拮抗剂——螺内酯(spironolactone,安体舒通)削弱。相反,肾上腺的醛固酮合成酶和11-β羟化酶基因表达及血浆醛固酮水平不受梗死影响,螺内酯和氯沙坦能防止梗死相关的心肌纤维化并降低心肌去甲肾上腺素水平,但前者的作用较弱。

3. RASS相关基因结构及多态性

(1)血管紧张素基因多态性:人类血管紧张素原(AGT)基因位于1号染色体长臂42～43区(1q42～43区),由5个外显子和4个内含子构成,是1个14kb的基因组序列。AGT基因存在15个核苷酸突变位点,其中最引人注目的是AGT基因位于第二外显子704位核苷酸的胸腺嘧啶T被胞嘧啶C取代,导致编码产物235位蛋氨酸替换成苏氨酸,即是M235T突变和第174位核苷酸由C转变为T,使编码苏氨酸(T)变为蛋氨酸(M)即T174M突变。目前研究最多的是M235T对心血管疾病的影响。AGT基因M235T多态性有3种基因型:T等位基因纯合型(TT型)、M等位基因纯合型(MM型)和杂合型(MT型)。AGT等位基因与血浆高水平AGT相关,AGT在肾素作用下转变为AngⅠ,并进一步生成AngⅡ,而AGT浓度的微小变化即可引起AngⅡ的明显增加。

(2)血管紧张素转化酶基因多态性:血管紧张素转化酶(ACE)是RAAS的重要酶,使无活性的T肽血管紧张素Ⅰ转化为具有高度血管活性和刺激醛固酮分泌的AngⅡ,并促缓激肽降解。人类ACE基因位于17号染色体长臂区3带(17q23),由26个外显子和25个内含子组成,编码序列长度4.3kb,由于在16内含子存在或缺失一个287bp片断而有插入(I,insertion)和缺失(D,deletion)多态性存在。ACE基因有D、I两种等位基因和DD、II型和ID 3种基因型,其出现的概率有35%的D等位基因和45%的I等位基因。ACE I/D多态性与血浆ACE水平的联系可能是众多相关研究中已得出唯一确切的结论,即ACE I/D与ACE活性密切相关,其强度依次为DD＞ID＞II。在ACE基因的16个内含子中可能有一个调控基因存在,参与血浆ACE分泌。DD型失去287bp片段,即失去对ACE基因的调控,使ACE水平增高,导致AngⅡ增高。

(3)血管紧张素Ⅱ1型受体(AT1R)基因多态性:人类AT1R是一种G蛋白偶联受体,位于染色体3q21～25,编码区全长1kb,只有一个外显子,无内含子结构,能编码359个氨基酸。

AT1R 有 5 个多态位点，只有位于 3' 末端非编码区第 Suppl 11166 位点腺嘌呤突变为胞嘧啶(A→C)的变异与心血管疾病相关。

(4)醛固酮合成酶基因多态性：CYP 11B2 是醛固酮合成的关键酶，它是一种线粒体内细胞色素 P450 氧化酶，主要分布在肾上腺皮质球状带，相应的基因位于 8 号染色体上(8q22)。它与一个编码类固醇 11β-羟化酶(CYP 11B1)的相关基因相邻，11β-羟化酶是皮质醇生物合成所需要的酶。有两种常见的基因变异，一是在 344 部位转录调节区，一个公认为 steroidogenic factor-1 (SF-1)转录因子结合位点，发生胞嘧啶与胸腺嘧啶的互换：另一个变异发生在第 2 个内含子的一种基因变换。血浆醛固酮水平不仅受血容量、血钾水平及肾素-血管紧张素系统活力影响，而且受 CYP 11B2 基因-344C/T 多态性的影响。

二、肾素-血管紧张素-醛固酮系统的实验室检测

1. *肾素活性的检测*　肾素主要由肾近小球细胞产生、储存、分泌。AGT 主要来源于肝脏。循环中的 AGT 在肾素作用下，生成 AngⅠ，AngⅠ在肺循环中经过血管紧张素转化酶的作用生成 AngⅡ。AngⅡ具有强烈的缩血管作用，同时还作用于肾上腺皮质球状带刺激醛固酮的合成，AngⅡ经氨基肽酶作用生成 AngⅢ。检测人体血浆中肾素含量以肾素活性方式表达。血浆中内源性肾素催化 AGT 产生 AngⅠ的速率被称为血浆肾素活性。

血浆中 AngⅡ的含量可用 ELISA 法和放射免疫法直接测定。

ELISA 法和放射免疫可定量测定人血清、血浆或其他相关生物液体中 ANGⅡR-2 含量。

ELISA 法实验原理：用纯化的抗体包被微孔板，制成固相载体，往包被抗 ANGⅡR-2 抗体的微孔中依次加入标本或标准品、生物素化的抗 ANGⅡR-2 抗体、HRP 标记的亲和素，经过彻底洗涤后用底物 TMB 显色。TMB 在过氧化物酶的催化下转化成蓝色，并在酸的作用下转化成最终的黄色。颜色的深浅和样品中的 ANGⅡR-2 呈正相关。用酶标仪在 450nm 波长下测定吸光度(OD 值)，计算样品浓度。

(1)基础状态肾素活性的检测：受试者进普通饮食，采血前卧床过夜或卧位 1.5～2h 后再采血，以 EDTA-Na_2 抗凝。

(2)激发状态肾素活性的检测(速尿＋立位)：在基础状态下采血后，给受试者注射呋塞米(速尿)，按 0.7mg/kg 体质量，最大剂量不超过 50mg，保持立位，活动 2h(暂禁食、禁水)，2h 后采血。抗凝剂同前。

放射免疫法原理与 ELISA 法类似。血浆肾素活性(PRA)的测定是以 AngⅠ产生的速度来表示的。AngⅡ是直接测定血浆中 AngⅡ的含量。两者均用加酶抑制来阻断转化酶和血管紧张素酶的活性，以达到准确测定 PRA 和 AngⅡ的目的。以 N/T、B/T 计算 NSB、S_0 结合百分率，以 B/B_0 计算标准及待测物结合百分率，在半对数座标纸上绘制标准曲线，并查出样品值或由自动 γ-计数仪器直接读出结果。该方法敏感性可达 10pg/ml，曲线范围 10～800pg/ml [(pmol/L)＝(pg/ml)×0.956]。

2. *人活性肾素检测*

(1)ELISA 试剂检测原理：采用双抗体两步夹心 ELISA。将标准品、待测样本加入到预先包被人活性肾素单克隆抗体透明酶标包被板中，温育足够时间后，洗涤除去未结合的成分，再加入酶标工作液，温育足够时间后，洗涤除去未结合的成分。依次加入底物 A、B，底物(TMB)

在辣根过氧化物酶(HRP)催化下转化为蓝色产物,在酸的作用下变成黄色,颜色的深浅与样品中人活性肾素浓度呈正相关,450nm 波长下测定 OD 值,根据标准品和样品的 OD 值,计算样本中人活性肾素含量。

(2)人活性肾素 ELISA 样本要求:样本不能含叠氮钠(NaN_3),因为 NaN_3 是辣根过氧化物酶(HRP)的抑制剂;标本采集后尽早进行提取,提取按相关文献进行,提取后应尽快进行试验,若不能立即试验,可将标本放于−20℃保存,但应避免反复冻融;样本应充分离心,不得有溶血及颗粒。

3. 血管紧张素的实验室检测　除上述的 ELISA 和 RIA 法外,还可以用化学发光法进行检测,也有专门的试剂盒供应,在专门的仪器上进行检测。

4. 醛固酮检测　ELISA 法试验原理:ALD 试剂盒是固相夹心法 ELISA。已知 ALD 浓度的标准品、未知浓度的样品加入微孔酶标板内进行检测。先将 ALD 和生物素标记的抗体同时温育。洗涤后,加入亲和素标记过的 HRP。再经过温育和洗涤,去除未结合的酶结合物,然后加入底物 A、B,和酶结合物同时作用,产生颜色。颜色的深浅和样品中 ALD 的浓度成比例关系。

也可用化学发光法进行检测,按说明书进行操作。

三、肾素-血管紧张素-醛固酮系统检测的影响因素

1. 生理因素

(1)体位:卧位时肾素活性是立位时的 50%;坐位时肾素活性是立位时的 75%。

(2)生物钟节律:同一状态下,肾素在清晨 2~8 时分泌最高,下午 12~18 时分泌量达低限。

(3)女性排卵期:肾素活性最低,黄体期最高。

(4)妊娠:妊娠过程中,血浆肾素浓度升高,分娩后降至正常。

(5)年龄:肾素活性随年龄增长而降低。

2. 药物因素

(1)避孕药:可使肾素活性增高,停药后可回到原有水平。因此,试验前宜停用避孕药 12 周。

(2)抗高血压药:利尿剂、ACEI、钙拮抗剂、α 受体阻滞剂可使肾素活性升高;而 β 受体阻滞剂、可乐定使肾素活性降低。因此,测定前宜停用各类抗高血压药 2 周以上。利血平等代谢慢的药物应在停药后 3 周测定。不适停药的患者应改服胍乙啶等影响 PRA 较小的降压药。

(3)钠摄入量影响机体 PRA 水平,患者应在测定 PRA 前 3d 适当减少食盐摄入量。

3. 抗凝剂　血浆抗凝剂应使用 EDTA-Na_2。不推荐使用肝素和枸橼酸钠抗凝剂,因为肝素和枸橼酸钠抗凝剂可使肾素活性降低。也不主张使用血清标本,其稳定性较差。

4. 其他因素　目前肾素、血管紧张素、醛固酮测定未经标准化,所以导致同一份标本若使用不同检测方法或在不同实验室检测会得到不同的结果,故高血压方面的检测结果仅供临床参考。疾病的诊断还须结合患者的症状及其他检测结果综合判断。

四、肾素-血管紧张素-醛固酮系统检测的临床应用

1. RAAS 及其生理功能　RAAS 重要的活性肽是在 ACE 作用下生成的 AngⅡ。组织生

成的AngⅡ以自分泌、旁分泌及内分泌的形式调节人体的生理功能,并参与某些心血管疾病的病理生理过程。

(1)AngⅡ产生的旁路:AngⅡ在RAAS中处于核心位置,是已知的内源性升压物质中作用最强的激素之一。其生成存在ACE途径和非ACE途径,即胃促胰酶、组织蛋白酶G及糜酶等途径。心肌AngⅡ的产生,ACE途径占优势,从而支持ACEI能逆转心肌肥厚。在病理情况下或长期应用ACEI时,糜酶途径可能加强。无论AngⅡ通过何种途径形成,其必须通过与细胞膜表面高度特异性受体结合才能发挥生理作用。AngⅡ通过与其受体AT1R结合收缩血管平滑肌,促儿茶酚胺释放和醛固酮分泌的作用,促肾水钠潴留,导致内皮功能紊乱、中膜内膜厚度增加、内皮细胞和血管平滑肌细胞凋亡、诱导心肌和血管肌细胞肥大、成纤维细胞增殖,使间质纤维化及心肌重构,几乎参与心血管疾病发生的每一个环节。

(2)AngⅡ的受体功能:RAAS的许多病理作用通过AngⅡ的几种受体介导。目前已知AngⅡ受体至少有4种亚型,其中AT1R研究最多,AT3R作用目前知道得甚少,AT2R可能部分抵消AT1R的作用,AT4R可能影响血管完整性和刺激内皮细胞释放纤溶酶原激活物抑制物-1(PAI-1)。AT1R主要分布在体细胞及脑组织中,介导血管平滑肌细胞、心肌细胞、冠状动脉内皮细胞的生长与增殖。AngⅡ与AT1R结合后通过血管收缩,醛固酮及抗利尿激素释放,肾的钠水重吸收等调节人体的血压及血浆渗透压。AT1R是一种跨膜G蛋白偶联受体,活化后导致心血管收缩加强、心肌血管平滑肌肥厚和肾钠重吸收增加等。因此,AT1R与各种心脑疾病及肾疾病的病理机制密切相关,如左心室肥厚、血管增生、动脉粥样硬化、肾小球硬化及脑卒中。

2. RAAS各相关基因多态性与心血管疾病

(1)原发性高血压:目前认为原发性高血压是多基因遗传性疾病,遗传和环境因素共同参与原发性高血压的发病过程,但也有学者提出这是单基因遗传性疾病。AGTM 235 T、ACE I/D、AT1R A1166 C、CYP 11B-344 C/T均是高血压的候选因子,目前研究较多的是AGTM 235 T、ACE I/D与CYP 11B-344 C/T基因突变与高血压相关性。不同国家对ACE I/D与CYP 11B-344 C/T基因多态性和高血压的关联性研究结果不同。有研究表明,ACE基因I/D多态性与原发性高血压相关,D等位基因和DD基因频率增加是高血压发病易患因素之一。但比利时、丹麦、希腊、阿联酋、英国白种人及中国香港人的研究并不支持ACE基因I/D多态性与原发性高血压相关这一结论。由此可见,ACE基因多态性与原发性高血压的关系尚难定论,须在不同人种中加以证实。

大部分研究表明,CYP 11B2-344 C/T基因型与高血压患者发生左室肥厚相关联。有研究表明,CYP 11B2-344 T等位基因与血浆高醛固酮水平及原发性高血压有关。CYP 11B2-344T等位基因在高血压左心室肥厚组出现的频率较非左心室肥厚组高,提示CYP 11B2-344 T等位基因可能是左心室肥厚发生的独立危险因素。也有研究表明CYP 11B2-344 C等位基因在低肾素性高血压患者中出现的频率较高,醛固酮/血浆肾素活性比值也较高;但一些研究显示,CYP11B2-344 C/T基因多态性与原发性高血压发病无相关性。造成这种种族对CYP 11B2-344 C/T基因多态性与高血压相关性不同的原因目前并不清楚,仍有待于证实。

AT1R A1166 C基因多态性与高血压的相关性研究报道不多。法国学者首次发现在高血压和正常组之间存在突变频率差异,高血压患者AT1R 1166 C等位基因频率显著高于对照组,提示AT1R 1166 C等位基因可作为高血压独立预测指标;但该多态性与中国香港人高血压及澳洲人高血压的发生无相关性。

越来越多的关联研究证实 AGTM 235 T 突变与原发性高血压相关联。原发性高血压患者中 AGT 235 T 等位基因出现的频率远高于正常对照组，证实人类 AGT 235 T 基因突变与高血压发生具有相关性。此后的一些研究也支持这一结论。随着 AGT 等位基因 T 的增加，患高血压的危险性显著增加，TT 型可能是原发性高血压的易感基因。

(2)冠心病与心肌梗死：AGTM 235 T、ACE I/D、AT1R A1166 C、CYP 11B2-344 C/T 基因多态性和冠心病及心肌梗死的关系受到广泛关注，但研究结果亦不尽相同。大部分研究均报道 CYP 11B2-344 C/T 基因多态性与心肌梗死发病无相关性，提示 CYP 11B2-344 C/T 基因多态性不是冠心病、心肌梗死的危险因素。而 AT1R A1166 C 基因多态性和冠心病、心肌梗死是否有关联仍有争议，既往有研究显示 AT1R 1166 C 等位基因增加主动脉硬度，是动脉硬化的独立危险因素，影响冠状动脉分支病损的数目和程度，但近来的研究结果提示 AT1R 基因多态性不是心肌梗死的独立危险因素。大部分研究结果支持 AGTM 235 T 与 ACE I/D 基因多态性和冠心病、心肌梗死有关联性。在对高加索人中研究发现，AGT 235 TT 纯合子能显著增加冠心病患者的危险性，在心肌梗死患者更显著。一些研究还发现 AGT 与 ACE 基因多态性有协同作用，同时具有 AGT TT 型与 ACE DD 型发生冠心病的相对危险性显著高于单基因 AGT TT 型与 ACE DD 型。

在白种人和东方人(中国人和日本人)中大部分研究结果支持 ACE 的 DD 基因型是心肌梗死的危险因素。一项对 15 个 ACE 基因多态性与心肌梗死关系病例对照(包括心肌梗死 3394 例，对照组 5479 例)研究的荟萃分析显示，在白种人 ACE DD 基因型发生心肌梗死的危险性比 ID/II 型增加 1.26 倍($P<0.000\ 1$)，而在日本人心肌梗死的危险性为 2.55 倍。新近一项对 10 000 余人的荟萃分析结果也支持 ACE D 等位基因可以增加心肌梗死危险性 10%，且随着 D 等位基因的增加，发生心肌梗死危险性也随之增大，提示它是心肌梗死新的独立危险因素。可能的机制是由于 DD 基因型与血循环中 ACE 水平显著相关，进而影响血 AngⅡ水平，通过 AngⅡ强大的血管收缩和其他作用而导致血管痉挛或影响冠状动脉斑块稳定，从而与冠心病密切相关。

(3)慢性心力衰竭(CHF)：在 CHF 患者心肌组织中，可以检测到高表达的 ACE mRNA、ACE、AGT 及 AngⅡ。已知高表达的 AngⅡ使心肌新的收缩蛋白合成增加，使平滑肌细胞增生、管腔变窄，同时降低血管内皮细胞分泌 CO 的能力，使血管舒张受到影响，这些不利因素的长期作用，可能是 CHF 发生和发展的重要机制。国内外研究 AGTM 235 T、AT1R 及 CYP 11B2 基因多态性与 CHF 关系的报道较少，单基因 AGTM 235T 与 CHF 无相关性。部分研究结果显示 AT1R 基因多态性与 CHF 预后无相关性，个别研究发现可能与 CHF 的发病率相关。AGTM 235 T、AT1R A1166 C 及 CYP 11B2-344 C/T 基因多态性与扩张型心肌病的危险因素和严重程度无关。AT1R 1166 C 等位基因仅与较低心功能分级密切相关，而与生存率无关。AT1R 1166 A/C 突变位于 3′端非翻译区，其基因本身编码区无致病性突变功能，单个基因难以发挥作用，不能调控心力衰竭的进展，AT1R 基因多态性与 CHF 预后无相关，但同时携带 ACE DD 型基因及 AT1R 1166 C 等位基因的心力衰竭患者与低左室射血分数及左心室重量的增加密切相关，提示 ACE 基因多态性和 AT1R A1166 C 基因多态性可能有协同作用。

CYP 11B2 基因多态性与 CHF 的相关性研究报道极少，结果不一。CYP 11B2-344 C/T 基因多态性与扩张型心肌病的危险因素和严重程度无关；而 Tiago 等对 107 例心功能Ⅱ～

Ⅲ级扩张型心肌病患者进行分析，发现在接受地西泮、地高辛、ACEI治疗后左心室射血分数增加，CYP 11B2基因多态性与左心室射血分数改善相关，提示CYP 11B2基因多态性可能与心力衰竭的预后相关。

近年的诸多研究证实ACE I/D基因多态性与CHF有关联，ACE D等位基因可作为心力衰竭患者不良预后的独立预测因素。有研究者对328例左心室收缩功能障碍的充血性心力衰竭患者随访21个月，发现ACE DD基因型的生存率较ID和II型明显降低，且未用β受体阻滞剂治疗组的生存率比有β受体阻滞剂治疗组明显降低，提示ACE DD基因型可作为心力衰竭预后的预测因素。

随着对RAAS研究的不断深化，对心血管疾病的病因学研究有了全新的认识，遗传因素在心血管病发生、发展中的地位和作用引起人们越来越多的关注，国内外学者试图从基因的角度来解释高血压、心力衰竭、冠心病、支架内再狭窄及不同个体对药物反应的差异。大部分研究结果支持AGTM 235 T基因多态性与原发性高血压、冠心病及心肌梗死有关联性，ACE I/D基因多态性与冠心病、心肌梗死及CHF密切相关，ACE D等位基因可作为心力衰竭患者不良预后的独立预测因素。AT1R 1166 A/C、CYP 11B2-344 C/T基因多态性与心血管疾病的关系，国内外文献尚有争议。主要原因可能为：①心血管疾病的发生与遗传、环境等多方面有关；②病例组、对照组入选标准参差不齐；③实验例数不够，回顾性或抽样分析偏差都可能导致结论的不一致；④遵循基因多态性与疾病相关性的遗传分析规律，疾病的发生基础及预后是受多种相关基因共同作用的结果，某一疾病与某一单位点并无相关性，然而与多位点却具相关性，单基因研究难以全面阐明基因间相互作用及多基因对表型的共同效应，故应进行多基因突变位点联合分析。随着人类基因组研究计划的逐步完成，寻找疾病相关基因是一项新的庞大工程，将基因分型应用于临床及流行病学，不仅有助于各种心血管疾病的高危人群进行筛选和一级预防，尚可为临床转归的评估提供新思路，通过基因芯片鉴定不同基因型对药物的不同反应，更针对性选择高效药物，实现治疗方式个体化，使心血管的诊治将进入一个新纪元。

3. AngⅡ与心血管疾病　心血管疾病的发生、发展可以看作是一个连续的统一体。高血压、脂质代谢紊乱、糖尿病等危险因素最初促使动脉粥样硬化和(或)左心室肥厚，形成冠心病，冠状动脉疾病的进一步发展引起心肌缺血，而动脉粥样硬化斑块形成的血栓使冠状动脉闭塞导致心肌梗死。心肌梗死的后果是引起心律失常，心肌坏死甚至心脏猝死。即使在急性心肌梗死中幸存下来，心肌梗死后心室发生重构导致心室扩大，心力衰竭，最终也发展为终末期心脏病。AngⅡ通过与AT1R结合收缩血管平滑肌，使钠潴留、抑制肾素分泌、促进内皮素分泌、增加血管加压素释放、升高血压、激活交感神经系统、促使心肌肥大、刺激血管和心脏纤维化、增强心肌收缩力、诱发心律失常、激活纤溶酶原激活物抑制剂1和刺激过氧化物形成，几乎参与了这一统一体——心血管疾病系统的每一个环节，因此，任何干扰AngⅡ活性的因素均可以降低心血管疾病的发生率与病死率。

(1)AngⅡ与左心室肥厚：众所周知，与高血压相关的血流动力学压力升高是左心室肥厚的决定性因素，而神经体液激素如去甲肾上腺素与局部合成的AngⅡ是导致心室肥厚的病理因素。应用AT1受体拮抗剂坎地沙坦(candesartan)按1mg/kg和10mg/kg的剂量长期喂养易卒中自发性高血压大鼠后发现大鼠左心室重量明显减低，高剂量组(10mg/kg)左心室重量比正常对照组WKY大鼠还低，这说明AngⅡ通过AT1受体的介导作用有促使心室肥厚的作用。在人类，AT1受体拮抗剂可以阻滞早、中期高血压患者左心室肥厚。

(2)AngⅡ与动脉粥样硬化及内皮功能失调：动脉粥样硬化是血压控制不良的主要并发症之一，高血压加速动脉粥样硬化的形成。高血压时血管负荷增加产生的剪切力与AngⅡ对血管平滑肌细胞的促有丝分裂作用一起引起血管壁重构，即血管内径减小，血管壁中膜层增厚，这是导致动脉粥样硬化的内在因素。高血压与AngⅡ也通过破坏正常的内皮功能而促使动脉粥样硬化的形成，包括几条不同的平行通路：①内皮细胞的各种细胞因子、生长因子和黏附分子的基因编码表达异常是直接导致动脉粥样硬化的表型；②内皮功能紊乱干扰脂肪代谢，促进早期动脉粥样硬化与斑块的发展；③AngⅡ诱导的高血压改变了内皮细胞的氧化还原状态引起氧自由基聚集。这些重新活化的氧自由基使内皮型一氧化氮失活，对血管系统发生多重作用，激发、维持动脉粥样硬化斑块的形成与发展，并使斑块脱落。通过阻滞AngⅡ的作用，可以逆转内皮功能的紊乱，重新修复AngⅡ与一氧化氮的平衡关系，从而预防血管受损，保护靶器官功能。实验表明，经AngⅡ诱导产生高血压的大鼠，通过烟酰胺腺嘌呤二核苷酸酶/烟酰胺腺嘌呤二核苷酸磷酸氧化酶活化在血管内产生双倍的超氧阴离子，这些超氧阴离子改变了内皮依赖型血管松弛作用。而经去甲肾上腺素诱导产生高血压的大鼠，尽管血压升高的程度相似，却没有类似的对氧化还原反应及血管舒张反应的破坏。这一结果与高血压本身并不刺激超氧阴离子生成增加的理论相吻合，循环或局部组织中AngⅡ的水平升高也许是血管壁功能受损的特别因素。应用AT1受体拮抗剂能使血管超氧阴离子及血管舒张作用恢复正常，这意味着AT1受体拮抗剂能提供不依赖血压下降的益处。

4. *肾素-血管紧张素系统(RAS)抑制剂*　由于AngⅡ在心血管疾病系统中起着关键作用，以RAS为药物作用的靶标减少心血管疾病的危险性是合理的。RAS抑制剂能降低血压，阻滞或逆转左心室肥厚，减少蛋白尿，降低慢性心力衰竭、左心室收缩功能不全及心肌梗死后患者的心血管疾病的再发病率与病死率。ACE抑制剂雷米普利(ramipril)能减少高危人群原发性心血管疾病(心血管疾病死亡、脑卒中、急性心肌梗死)的发病率。这比从雷米普利降压疗效来推论其对心血管系统的保护作用要高得多。这意味着雷米普利有独立(不依赖血压的下降)的保护心血管等靶器官的作用。这种保护作用至少部分应归功于血浆中具有舒张血管、保护组织功能的缓激肽水平升高。理论上，AT1受体拮抗剂的作用应优于ACE抑制剂。前者选择性阻滞AngⅡ与AT1受体结合带来的负面效应，却保留了(甚至扩大)AngⅡ与AT2受体结合带来的有益作用；ACE抑制剂则通过阻滞AngⅠ转化为AngⅡ，升高体内缓激肽和血管紧张素1－7水平来起作用。事实上，ACE抑制剂与AT1受体拮抗剂在治疗高血压、心力衰竭、糖尿病肾病等疾病时疗效相似；AT1受体拮抗剂的优势仅在于无咳嗽等不良反应。研究表明，一部分患者对AT1受体拮抗剂敏感，而另一部分患者则对ACE抑制剂敏感。

5. *RAAS与动脉粥样硬化*　研究发现：ACE在整个粥样斑块都有表达，粥样斑块局部各主要炎性细胞中RAAS活性增加，低密度脂蛋白胆固醇(LDL-C)尤其氧化型可攻击ACE基因，在局部血管壁内产生AngⅡ。梗死外围心肌中AGT、ACE和AT1在血管损伤后的内皮形成中具有抗增殖作用，将AT2受体基因转移到球囊损伤后的颈动脉，可显著抑制球囊损伤后的内皮形成，使心肌梗死后AT2的含量增加。心肌梗死存活长期评价发现ACEI可显著减少再梗死率。

6. *RAAS与动脉中层硬化*　生理情况下，心脏收缩时大动脉扩张并吸收其能量，心脏舒张时以位能的形式释放，推动血液流动。然而，随着年龄增长，血管发生重塑，中层增厚、纤维化，管壁顺应性下降，导致年龄依赖性收缩压增高、脉压增大或老年收缩期高血压；中小动脉肌层增厚、管腔变窄、壁腔比值增大。这一病理改变，最终导致血压持续升高和肾功能损害。由AngⅡ诱导的鼠高血压模型发现：伴随着血压增高，主动脉和冠状动脉平滑肌细胞向不成熟表型逆向变化（纤维化和非肌性纤凝蛋白），AT1和AT2受体拮抗剂可全部或部分逆转其变化。AngⅡ促进平滑肌细胞增殖肥大，间质纤维增加，起到了致病原作用。

7. *RAAS与心力衰竭*　ACEI制剂在心力衰竭干预治疗中已证实能改善心功能、减低死亡率。其理论基础除降低心室后负荷外，ACEI可抑制激肽酶Ⅱ，减少内源性缓激肽的降解。激肽与细胞膜表面的激肽B_2受体结合后，活化一氧化氮合成酶，使组织中一氧化氮含量增加。后者可调节线粒体呼吸酶链中的电子传递。一组冠心病心力衰竭患者的对照研究显示：培哚普利（perind oprilat）能使心房快速起搏负荷后的左心室舒张末压改善，去甲肾上腺素和乳酸摄取下降，缺血性ST段下移改善。

8. *RAAS的干预作用*　RAAS通过对血管及肾短期的作用调节着血流动力学的动态平衡。然而，RAAS长期对组织的作用与调节炎症反应、细胞生长（如组织纤维化、增生肥大及组织重塑过程）等其他生理功能和系统成为一个有机整体，结果，慢性的RAS激活成为导致靶器官进行性功能失调的一个主要因素。对AngⅡ与各种心血管事件的病理生理变化相关联的证实促进了具有阻止AngⅡ和逆转相关病理变化作用的药物制剂的发展。首先研制出ACE抑制剂有效，接着又开发出选择性AT1受体拮抗剂。AngⅡ对心血管系统的负面作用大多数由AT1受体介导，而AT2受体介导的AngⅡ作用则是有益的。因此，选择性的AT1受体拮抗剂可促使AngⅡ作用于未被竞争的AT2受体，从而提供额外的器官保护作用。理论上，一种ACE抑制剂与一种AT1受体拮抗剂联用能更加完全阻滞RAS，更能减轻AngⅡ对局部组织的有害作用，将RAS阻滞剂对心血管、肾脏的保护作用最大化。因此，联合应用ACE抑制剂与AT1受体拮抗剂的治疗概念非常有吸引力，但与此同时带来的不良反应及潜在的危险性也不能不加以考虑。人们期待更大规模的临床研究将这种作用在患者身上变成真实的疗效提高。

9. *RAAS在高血压分型和肾脏疾病诊断方面的应用*　目前检测血浆中肾素活性（PRA）、AngⅡ和醛固酮（ALD）主要为原发性和继发性高血压分型诊断、治疗及研究的重要指标，同时对一些有关肾脏疾病的诊断、治疗及发病机制的探讨也有着重要意义。

（1）PRA和AngⅡ测定的临床意义：检测血浆中PRA和AngⅡ浓度已成为肾性高血压、内分泌型高血压诊断的重要指标，也是高肾素低血容量型高血压、低肾素高血容量型高血压和正常肾素正常血容量型高血压分类的依据。

①肾性高血压和原发性醛固酮增多症的鉴别诊断。前者基础值增高，对立位、低钠和地西泮的激发反应正常，后者基础值常低下，特别是激发反应也不见增高。

②肾血管性高血压患者测定分肾静脉血浆肾素活性，有助于确定是否宜于手术治疗。当侧支循环建立，患侧/健侧的比值正常或仅轻度增高，手术治疗后降压效果不明显；只有比值明显增高才提示手术可以获得明显降压效果。节段导管取血测定，可了解小范围的缺血。

③分泌肾素的肿瘤如近球小体瘤等，外周血浆肾素活性增高，同时单侧肾静脉血肾素活性明显增高，但肾动脉不见狭窄。

④急性肾衰竭患者血浆肾素活性明显升高，血液透析后随病情改善而恢复正常。

⑤慢性肾衰竭伴高血压时，测定血浆肾素活性有助于区分可治性（血容量高，肾素活性不高）和顽固性（肾素活性增高）高血压，前者透析疗法有效，后者则透析效果不佳，切除肾才可望

血压下降。

(2)醛固酮(ALD)检测的临床意义

①ALD 增高见于

a. 生理情况下:低盐饮食、大量钠离子丢失、钾摄入过多可致 ALD 分泌增加;妇女月经的黄体期,妊娠后期可见 ALD 增高;体位改变,立位时升高,卧位时降低,故测定 ALD 时要固定采血方式。

b. 原发性醛固酮增多症,如肾上腺醛固酮瘤、双侧肾上腺皮质增生、分泌 ALD 的异位肿瘤等患者。由于 ALD 分泌增加,导致水、钠潴留,血容量增加,临床表现为高血压和低血钾综合征。

c. 继发性醛固酮增多症,见于充血性心力衰竭、肾病综合征、腹水性肝硬化、Bartter 综合征、肾血管性高血压、肾素瘤和利尿剂使用等。其特点是血浆肾素活性升高,血管紧张素和 ALD 分泌增多,临床表现为水肿、高血压和低血钾等。

d. 长期口服避孕药、雌激素类药物,可促进 ALD 分泌。

②ALD 降低见于

a. 肾上腺皮质功能减退,如阿狄森病。

b. 服用某些药物,如普萘洛尔、甲基多巴、利血平、可乐定、甘草和肝素等,以及过多输入盐水等情况可抑制 ALD 分泌。

c. 选择性醛固酮减少症和先天性原发性醛固酮减少症。

主要参考文献

Farmakis D, Koeck T, Mullen W, et al, 2016. Urine proteome analysis in heart failure with reduced ejection fraction complicated by chronic kidney disease: feasibility, and clinical and pathogenetic correlates[J]. Eur J Heart Fail, 18(7): 822-9. doi: 10.1002/ejhf.544.

McCullough PA, Jefferies JL, 2015. Novel markers and therapies for patients with acute heart failure and renal dysfunction[J]. Am J Med, 128(3): 312.e1-22. doi: 10.1016/j.amjmed.2014.10.035.

Rossing K, Bosselmann HS, Gustafsson F, et al, 2016. Urinary Proteomics Pilot Study for Biomarker Discovery and Diagnosis in Heart Failure with Reduced Ejection Fraction[J]. PLoS One, 11(6): e0157167. doi: 10.1371/journal.pone.0157167

Tanaka A, Nakamura T, Sato E, et al, 2016. Aquaporin-2 is a potential biomarker for tolvaptan efficacy in decompensated heart failure complicated by diabetic nephrotic syndrome[J]. Int J Cardiol, 210: 1-3. doi: 10.1016/j.ijcard.2016.02.106.

Verbrugge FH, Dupont M, Shao Z, et al, 2013. Novel urinary biomarkers in detecting acute kidney injury, persistent renal impairment, and all-cause mortality following decongestive therapy in acute decompensated heart failure[J]. J Card Fail, 19(9): 621-8. doi: 10.1016/j.cardfail.2013.07.004.

Verbrugge FH, Nijst P, Dupont M, et al, 2014. Urinary composition during decongestive treatment in heart failure with reduced ejection fraction[J]. Circ Heart Fail, 7(5): 766-72. doi: 10.1161/CIRCHEARTFAILURE.114.001377.

Yang CH, Chang CH, Chen TH, et al, 2016. Combination of Urinary Biomarkers Improves Early Detection of Acute Kidney Injury in Patients With Heart Failure[J]. Circ J, 80(4): 1017-23. doi: 10.1253/circj.CJ-15-0886.

Zakeri R, Burnett JC Jr, Sangaralingham SJ, 2015. Urinary C-type natriuretic peptide: an emerging biomarker for heart failure and renal remodeling[J]. Clin Chim Acta, 443: 108-13. doi: 10.1016/j.cca.2014.12.009.

Zhang X, Schulz BL, Punyadeera C, 2016. The current status of heart failure diagnostic biomarkers[J]. Expert Rev Mol Diagn, 16(4): 487-500. doi: 10.1586/14737159.2016.1144474.

第 11 章

肾功能尿液标志物

第一节 概 述

动态观察肾功能的变化可作为了解病情程度，判断治疗效果及估计预后的依据。有时肾功能损害可出现在症状出现之前，因而肾功能检查可以帮助早期发现某些肾脏疾病。但由于肾的储备能力很大，有些肾功能的改变须等到肾损害明显时才表现出来。

肾清除试验是反映肾功能最直接、最敏感的试验。利用不同物质的清除率可分别测定肾小球滤过率(glomerular filtration rate，GFR)、肾小球对各物质的重吸收和排泌作用、肾血流量等。肾小球的主要功能是滤过作用，肾小球滤过功能检测有 GFR 测定和血液中物质浓度测定两类方法。单位时间内(每分钟)两肾生成的滤液量为 GFR。单位时间内肾清除血浆中某一物质的能力称为肾清除率。应用于 GFR 测定的物质以菊粉最为合适，由于操作方法较复杂，既需要持续静脉滴注和多次采血，又需要置导尿管，现多用于临床实验研究工作。临床上多测定血浆内生肌酐清除率，它具有简便、易行的优点。虽然检测 GFR 比检测血浆尿素氮和肌酐含量更为敏感可靠，但血浆尿素氮和肌酐检测方法简便，在一定程度上可反映肾小球滤过功能，作为临床上常用的肾功能评价指标，颇受欢迎。各种代谢物经肾排出的方式有 4 种：①全部由肾小球滤出，肾小管不吸收、不分泌，如菊粉作为 GFR 的检测；②全部由肾小球滤出，少部分由肾小管吸收，如尿素氮和肌酐，不能准确反映肾小球滤过功能；③全部由肾小球滤出，肾小管全部吸收，如葡萄糖，可作为肾小管最大吸收率检测；④除肾小球滤出外，大部分通过肾小管周围毛细血管向肾小管分泌后排出，如对氨马尿酸可作为肾血流量检测。

肾功能检查分为肾小球功能检查、肾小管功能检查和肾血流量测定，但我们不能将某一项检查和某一种病变甚至某一种疾病看成简单的一一对应的关系。因为一种疾病可以有多种病理变化存在，可以出现多项检查结果的异常，而同样一项异常的检查结果又存在于多种疾病之中。临床上对于患者往往要有选择地进行多项肾功能检查，然后进行综合分析，才能作出正确判断。

肾小管具有分泌、重吸收、浓缩、稀释及酸碱平衡功能。肾小管功能检测包括肾小管重吸收功能、排泄功能、水和电解质及酸碱调节功能等。尿比重、尿渗量、尿浓缩稀释试验、自由水清除率是判断肾浓缩和稀释功能的指标。H^+ 总排泄量检测、氯化铵负荷试验和 HCO_3^- 负荷试验是检查肾小管和集合管的酸碱调节功能的指标。

尿微量蛋白和尿酶是肾脏疾病实验室检测的重要内容。尿微量蛋白检测有助于肾脏损伤的早期诊断和推测肾小球病变的严重性，肾小球性尿蛋白对各类肾小球病变具有特异性鉴别诊断价值。尿低分子量蛋白排量增加是肾近曲小管受损的标志，尿低分子量蛋白包括 α_1-微球蛋白、β_2-微球蛋白、视黄醇结合蛋白等。各种肾脏疾病，特别是肾小管细胞受损时，尿中多种酶类活性发生改变，尿酶检测对肾脏疾病具有诊断和鉴别诊断价值。

一、肾小球功能检查

当血液流经肾时，血浆中的某些物质通过肾小球滤过和肾小管处理，被清除出体外，临床上就是通过测定各种物质的清除率分别测定肾小球滤过率、肾血流量、肾小管对各种物质的重吸收和分泌作用。

1. 内生肌酐清除率(Ccr)　内生肌酐血浓度稳定，绝大部分经肾小球滤过，但不被肾小管重吸收，故临床上常用 Ccr 估计肾小球滤过功能。此外，菊粉清除率能最准确反映肾小球滤过率，但操作繁杂，临床上一般不采用。

2. 血肌酐(Scr)和尿素氮(BUN)浓度测定　在摄入食物及体内分解代谢比较稳定的情况下，其肌酐和尿素氮的血浓度取决于肾排泄能力，因此在一定程度上反映了肾小球滤过功能的损害程度。

3. 放射性核素肾小球滤过率测定　能准确反映肾小球滤过率，缺点是须把放射性物质引入体内。

二、肾小管功能检测

1. 近端小管功能检查　酚红排泄试验反映近端小管的排泌功能，但准确性较差，现多不用，而以测定尿 β_2-微球蛋白及溶菌酶等来估价近端小管功能。

2. 肾浓缩稀释试验　尿的浓缩和稀释主要在远端小管和集合管进行，在特定饮食条件下观察患者尿量和尿比重的变化可作为判断远端小管功能的指标。

3. 尿渗透压测定　较测定尿比重更为优越，更能反映肾的浓缩和稀释功能。

4. 自由水清除率　能准确地反映肾在机体缺水和水分过多的情况下，调节机体体液平衡的能力。

5. 肾小管尿酸化功能测定　反映远端肾小管酸化功能，有助于远端肾小管性酸中毒的诊断。

三、肾血流量测定

对氨马尿酸盐清除率可反映肾血流量，但因操作繁杂，目前多不采用。而同位素肾图因能比较敏感地反映肾血流量，现已逐渐被列为肾功能的常规检查。

第二节　肌　酐

一、肌酐的生物学特征

肌酐又称甲基胍基乙酸内酰胺，内生肌酐(creatinine，Cr)是人体肌肉组织代谢的产物，每 20g 肌肉组织代谢可产生 1mg 肌酐。肌酐主要由肾小球滤过排出体外。血中肌酐来自外源性和内源性两种途径，外源性肌酐是肉类食物在体内代谢后的产物；内源性肌酐是体内肌肉组织代谢的产物。在肉类食物摄入量稳定时，身体的肌肉组织代谢又没有大的变化，肌酐的生成就会比较恒定。分子式：$C_4H_7N_3O$，相对分子质量：113.1。白色结晶，加热到约300℃分解。溶于12份水，微溶于乙醇，几乎不溶于乙醚、丙酮和氯仿。最大吸收波长234nm（ε6900，pH6.5～12.3）、217nm（ε4500，pH<3）、225nm（ε11100，1mol/L氢氧化钾）。

肌酐分为血清肌酐（Scr）和尿肌酐（Ucr）。尿肌酐是主要来自血液经过肾小球过滤后随尿液排出的肌酐。

二、肌酐的实验室检测

1. *碱性苦味酸肌酐反应（Jaffe反应）* Jaffe在1886年发现肌酐和苦味酸在碱性环境中反应时可生成一种红色物质。研究发现Jaffe反应的红色产物是肌酐与苦味酸之间生成1∶1和1∶2的络合物。一些肌酐的同系物或衍生物如胍基乙酸内酰胺、5-甲基胍基乙酸内酰胺，以及乙酰乙酸、丙酮酸、胆红素、乙内酰脲等物质均能和苦味酸发生反应，这些物质称为“假肌酐”，可导致肌酐测定结果偏高，大量的假肌酐存在于红细胞中，因此，肌酐的测定不宜采用全血。为了消除假肌酐的干扰，提高Jaffe反应的特异性，主要有以下几种方法：① Jaffe反应前对样品中的肌酐进行纯化，其方法主要是反应前利用白陶土、Fuller土或硅酸铝土吸附肌酐，用吸附样品中的肌酐再进行Jaffe反应以提高反应的特异性；②根据肌酐-苦味酸络合物与假肌酐-苦味酸络合物色泽稳定性差异，通过酸化过程利用“二次读数法”来计算“真肌酐”的浓度；③我国临床实验室常用的方法是根据苦味酸与肌酐反应速率与其干扰物的速率不同，利用“速率法”测血清中的肌酐浓度。此法测定血清肌酐易受内源物质的影响，但由于试剂价格较低，国内仍在使用。目前临床中肌酐的测定主要是经过各种改良的Jaffe，但这些方法中都存在着不同的缺点，使肌酐的测定与真值有一定的差距，且方法之间没有可比性。在临床中肌酐的测定对于因肾小球的高度病变而引起的肾功能不全、肾炎、尿毒症、肾脏疾病的诊断和在治疗过程中的观察都是一种必需的临床生化检查措施。随着自动化分析仪的普及，人们对Jaffe反应进行了各种改进，以提高测定结果的真实性，并实现自动化分析，但并没有从根本上改变存在非特异性反应的问题，血清中的许多物质如葡萄糖、抗坏血酸、血红蛋白等都会对反应造成干扰，使结果偏高或偏低。Junge等于2004年重新对Jaffe方法进行改良。方法的校正是采用气相色谱-同位素稀释质谱法测定了数百个混合血清样品而得到的。检测结果表明，为了和酶法取得一致的结果，必须对方法进行21μmol/L的补偿校正。

2. *酶法* 酶法测定肌酐主要是利用肌酐在肌酐氨基水解酶、肌酸脒基水解酶、肌氨酸氧化酶、过氧化物酶等酶及显色剂和水、氧的共同作用下生成醌亚胺（红色），在505 nm波长下测定其吸光度A，其A值的大小和样品中肌酐的含量成正比的原理而设计的。肌氨酸氧化酶法敏感性高，线性范围宽，试剂稳定性好，其主要干扰物为样品中肌酸。为去除肌酸的干扰，可在试剂中采用双试剂。肌酐酶偶联肌氨酸氧化酶法的指示系统是Trinder反应，Trinder系统明显受维生素C的干扰。此外，胆红素和血红蛋白也在一定程度上影响测定结果，故对明显溶血或高胆红素血清样品应做自身空白。肌酐亚胺水解酶法是用肌酐亚氨基水解酶水解肌酐产生N-甲基乙内酰脲和NH_3，再以谷氨酸脱氢酶催化α-酮戊二酸和NH_3，在NADPH供氢的条件下生成谷氨酸，然后测定340nm处吸光度降低速率求得肌酐含量。对多种可能的干扰物的实验表明，胆红素、乳糜、抗坏血酸、溶血及常用药物均不干扰此方法，且其线性范围上限达1760μmol/L。但该法的主要缺点是试剂不够稳定，且肌酐酶不易得到，使得试剂盒价格昂贵，在国内只有一些有实力的大医院在使用。综上所述，酶法克服了对Jaffe法特异性差的弱点，具有抗干扰能力强，没有试剂毒性，适合于自动分析等特点。但是，以上方法中很多内源或者外源物质对肌酐的测定产生干扰，或者试剂不稳定。后来人们研究利用毛细管电泳法和高效液相色谱（HPLC）法测定血清中的肌酐。

3. *毛细管电泳法*　毛细管电泳是近 10 年来才进入实际应用的一种仪器分析方法，分离效率高，分析速度快，样品用量少，自动化程度高。采用加入阴离子表面活性剂十二烷基硫酸钠（SDS）作为增溶剂和硼酸缓冲体系的毛细管胶束电动色谱（MEKC）方法，其检测结果 25～1600μmol/L 范围内有良好的线性，检出限 12.3μmol/L（信噪比为 3），其批内、日内相对标准偏差均小于 5%，低、中、高浓度的回收率分别为 96.0%、99.4%、96.5%。

4. *HPLC 法*　在 1989 年采用甲醇沉淀蛋白质，用 ODS 液相色谱柱，在检测波长为 235 nm 处检测肌酐，方法的检出限 0.83 mg/L。于 1990 年利用离子对技术结合 HPLC 可以快速地分析血清中肌酐的含量。方法的回收率高，达 102%，不确定度 2.4%～4.2%，检出限 0.5 mg/L。总之，HPLC 法与传统方法相比，准确度高，因为样品经过除蛋白处理，同时由于液相色谱柱的高分离性能，使得方法测定中的干扰大为减少。

5. *拉曼散射法*　在 2005 年提出了一种新的检测血清中肌酐的方法，采用 2,3-^{13}C，2,3-$^{15}N_2$ 肌酐同位素标记物作为内标，计算天然肌酐和标记物肌酐特征拉曼散射峰的强度比值。此方法与同位素稀释质谱法类似。在此方法中，银胶体粒子被作为表面增强拉曼散射法的基质。实验前利用 0.02 mol/L 的 NaCl 把银胶体粒子诱导发生部分聚集。把 20μl 肌酐（含内标）加标液置于一个标准石英池中，同时仔细振摇，保证样品完全混合均匀。测定结果的标准偏差小于 2%。该法的优点是不需要价格昂贵的质谱，同时可以用于检测含氮或硫等特殊官能团的物质。

6. *同位素稀释质谱法（ID/MS）*　NIST 对基准方法的定义是指具有最高测定准确度的方法。基准方法具有高度特异性、不产生系统误差，由基准方法测定所得的量值为确定值（definitive value）或称真值（true value）。近年来，ID/MS 是最常用的临床检验量值的基准方法。通过向样品溶液中加入一种同位素标记物作为内标物，在溶质与标记物溶液充分平衡以后，对样品进行预处理，利用 GC 或 LC-MS 测定标记物与溶质的峰强度比来测定溶质的浓度。该法具有特异性高、准确度高等特点。目前国际上正利用 ID/MS 作为基准方法为人体血清中的胆固醇、葡萄糖、尿酸、尿素、肌酐及三酰甘油等定值。

7. *国内外血清中肌酐临床参考系统研究现状*　从上述 GC-ID/MS 和 LC-ID/MS 方法的发展可以看到，美国、欧盟等国家针对血清中肌酐的基准方法及参考方法开展了广泛深入的方法学研究，并取得一定进展。其中肌酐的定值方法已经采用气质、液质两种同位素稀释质谱法。我国临床检验量值溯源性基础研究目前处于初始阶段，与美国、欧盟的研究水平差距很大。我国卫生部临检中心正在开展此方面的研究。在目前全球改进医学测量准确度，建立全球认可的体外诊断参考系统的形势下，建立我国的参考系统非常迫切。中国计量科学研究院化学计量与分析科学研究所（原国家标准物质研究中心）应国家科技部的要求，正在研究利用 LC-ID/MS 方法对血清样品中的肌酐进行基准方法的研究。该单位利用初步建立的 LC-ID/MS 方法参加了 CCQM-KI2.1 国际比对，比对结果相对较好，但标准偏差相对别的国家偏高。目前，正在对此基准方法进行进一步的优化与完善，包括建立该方法的检测线性范围，提高检测的敏感性，减少测量的标准偏差。

三、肌酐实验室检测的影响因素

1. 肌酐升高的原因包括：①高血压；②尿频、尿急、尿痛；③外科疾病引起的腰痛；④血尿。

2. 饮食：传统观点认为实验前应禁肉食3d。

3. 试验前及试验期间避免剧烈运动，以免增加血和尿肌酐浓度。

4. 留尿：为减少膀胱不能完全排空造成的误差，一般留24h尿（当日晨至次日晨），尿中加防腐剂。必须教会患者准确留尿。

5. 次日晨留尿结束时采空腹血2ml送检，以测血清肌酐（Scr）。最好在开始留尿当日也采血送检，取2次Scr的平均值。测24h尿量，取样送检测尿肌酐（Ucr）。根据Scr、Ucr和尿量代入公式即得Ccr。算出结果再按标准体表面积矫正。矫正值＝Ccr×标准体表面积/实际体表面积。标准体表面积欧美人为$1.73m^2$，日本人为$1.48m^2$。正常值：（108±15.1）ml/（min·$1.73m^2$）。40岁以后逐渐减低。

6. 温度升高时，可使碱性苦味酸溶液显色增深，但标准与测定的增深程度不一致。因此，测定须在室温进行。

7. 检测结果可能受维生素C、丙酮酸、胆红素等假肌酐影响。

8. 个体差异：平均个体内变异为10%左右。

9. 其他引起肌酐升高的原因

（1）饥饿：尿肌酐排泄增加可能与饥饿有关。

（2）肌酸：摄入肌酸转化为肌酐，进而增加每天的尿肌酐排泄率。

（3）戒酒：长期酗酒的人戒酒后可引起肌酐浓度基线升高。

（4）妊娠：妊娠4～11周的妇女比非妊娠的妇女尿肌酐排泄量明显增加。妊娠4周比妊娠1周时高20%，在妊娠11周以后尿肌酐排泄量仍然比非妊娠的妇女高15%。

（5）日内变化：健康个体在16点左右尿肌酐排泄率最高，可能与摄入的食物有暂时的联系。

（6）肉食：24h摄入250g肉后，尿肌酐浓度平均增加19%。

（7）性别：男性尿肌酐排泄量显著高于女性。

（8）月经周期：尿肌酐排泄量在月经周期明显增多，约在周期的第1、2、3天，肌酐排泄量明显升高。在月经的黄体期，尿肌酐排泄量倾向升高。

（9）高龄：年龄大于80岁老年人，其血清平均肌酐浓度明显高于21～65岁的个体的平均肌酐浓度。

（10）季节：体内血清肌酐浓度有明显的季节变异性，春秋季浓度最高，夏季浓度最低。

10. 其他引起肌酐降低的原因

（1）严重疾患：患者严重疾病的人，平均尿肌酐浓度低于对照组的平均尿肌酐浓度。

（2）营养不良：尿肌酐排泄率与肌肉聚集、基础氧耗量、无脂肪体有关。

（3）产后：产后血清平均肌酐浓度低于产前对照组。

（4）止血带：应用止血带6min可引起血清肌酐浓度降低3%。

四、肌酐检测的临床应用

由于肌酐清除率还受到肾小球浓缩功能的影响，在肾浓缩功能受损的情况下，血肌酐就是反映肾小球功能的最可靠指标。在肌肉组织中，肌酸主要通过不可逆的非酶脱水反应缓缓地生成肌酐，再释放到血液中随尿排泄。因此血肌酐与体内肌肉总量关系密切，基本上不受饮食、高分解代谢等肾外因素影响，在外源性肌酐摄入量稳定，体内生成量恒定(每日20mg/kg)的情况下，血肌酐浓度主要取决于肾小球滤过功能。但是血肌酐与肌酐清除率并不完全一致，肌酐清除率较血肌酐更为敏感。在肾功能减退早期(代偿期)，肌酐清除率下降而血肌酐却正常。当肾小球滤过率下降到正常的50%以上时，血肌酐才开始迅速上升，因此当血肌酐明显高于正常时，常表示肾功能已严重损害。

肾功能不全时，肌酐在体内蓄积成为对人体有害的毒素。血浆肌酐的正常上限值为100μmol/L左右，而不同的医院检测标准也不一样，但都不会超过120μmol/L。肾单位时间内，把若干毫升血浆中的内生肌酐全部清除出去，称为内生肌酐清除率(Ccr)。内生肌酐清除率试验可反映肾小球滤过功能和粗略估计有效肾单位的数量，故为测定肾损害的定量试验。因其操作方法简便，干扰因素较少，敏感性较高，为目前临床常用的较好的肾功能试验之一。

血肌酐的浓度取决于机体的产生和摄入与肾的排泄能力。在外源性肌酐摄入量稳定，体内肌酐生成量恒定的情况下，其浓度主要取决于肾小球的滤过功能。血尿素浓度除受肾功能影响外，还受到摄入蛋白质食物量引起的变化，而肌酐基本不受食物因素影响，生成量较为恒定，故血肌酐测定较血尿素更能准确地反映肾小球功能。因而临床检测肌酐浓度主要用于肾功能评价，是反映肾小球滤过率的较好指标。同时，肌酐产量与肌肉量平行，故也可作为肌肉量的评价指标。

血肌酐与肾小球滤过率之间的关系呈平方双曲线。只有在肾功能不全失代偿期，肾小球滤过率下降到50%以下时，血肌酐才会开始迅速上升。在肾功能不全的代偿期尿素可轻度升高(>8.0mmol/L)，肌酐可不增高或轻度增高；在肾衰竭失代偿期，尿素可中度升高(17.9～21.4mmol/L)，肌酐也中度升高(442.0μmol/L)；尿毒症时尿素>21.4mmol/L，肌酐可达1800μmol/L，为尿毒症的诊断标准之一。

血液中肌酐含量增高可见于急慢性肾功能不全、肾小球肾炎、充血性心力衰竭、休克、肢端肥大症、巨人症等情况，而在尿崩症、妊娠、肌肉萎缩性病变、恶病质等情况下会使肌酐降低。

肌酐清除率的计算：

第一步：患者连续低蛋白质饮食3d(蛋白质<40g/d)，避免剧烈运动。

第二步：于第4天早晨8时将尿排净，收集24h尿液，加入5ml甲苯防腐，准确量取尿量，记录在化验单上，取10ml尿液送检。

第三步：留尿同天抽抗凝血2ml同时送检。采集完内生肌酐清除率标本后，便可以根据公式进行计算：Ccr=(140-年龄)×体重(kg)/72×Scr(mg/dl)或Ccr=[(140-年龄)×体重(kg)]/[0.818×Scr(μmol/L)](注意肌酐的单位)，女性按计算结果×0.85。

第三节 尿素氮

一、尿素氮的生物学特征

尿素氮(BUN)是血浆蛋白氮以外的含氮化合物的一种，是肾功能主要指标之一。BUN是人体蛋白质代谢的主要终末产物。氨基酸脱氨基产生氨和二氧化碳，两者在肝中合成尿素，每克蛋白质代谢产生尿素0.3g。通常肾为排泄尿素的主要器官，尿素从肾小球滤过后在各段小管均可重吸收，但肾小管内尿流速越快重吸收越少，也即达到了最大清除率。在肾功能损害早期，血 BUN 可在正常范围。当肾小球滤过率下降到正常的50%以下时，血 BUN 的浓度才迅速升高。所以，BUN 的变化对非蛋白氮数值的影响较大。临床上常选用 BUN 的检测来代替非蛋白氮的测定。尿素分子式为 $CO(NH_2)_2$。相对分子质量为60，其中含氮28，故 BUN 约为尿素的一半(28/60)，正常情况下，BUN/Scr 比值约为10。

二、尿素氮的实验室检测

1. 二乙酰一肟法　二乙酰一肟法是根据双乙酰与尿素在强酸条件下形成粉红色的二嗪化合物(Fearon 反应)。由于双乙酰本身不稳定，故用二乙酰一肟来代替，二乙酰一肟与尿素形成4,5-二甲基-2-氧咪唑，其颜色深浅与尿素含量成正比。

2. 速率法　尿素经脲酶催化水解生成氨和二氧化碳。在谷氨酸脱氢酶(GLDH)催化下，氨与α-酮戊二酸及还原型辅酶Ⅰ(NADH)反应生成 NAD^+，NADH 在340nm 波长处有吸收峰，其吸光度下降的速率与待测样品中尿素的含量成正比。目前较多采用双试剂法，将 NADH 与α-酮戊二酸分开保存有利于试剂稳定。

3. 脲酶-Berthelot 比色法　尿素经脲酶催化水解生成氨和二氧化碳。氨在碱性介质中与苯酚及次氯酸钠反应，生成蓝色的吲哚酚，此过程需要用亚硝酸铁氰化钠催化反应。在630nm 波长下进行比色，蓝色吲哚酚的吸光度与尿素含量成正比。

三、尿素氮检测的影响因素

高蛋白饮食、高分解代谢状态、缺水、肾缺血、血容量不足及某些急性肾小球肾炎，均可使尿素氮增高；而低蛋白饮食，肝脏疾病常使尿素氮降低，此时可称为低氮质血症。BUN 较易受饮食、肾血流量的影响，如有蛋白质分解因素——感染、肠道出血、甲亢等可使其升高。肾小球滤过率下降至正常的1/3～1/2时，BUN 逐步升高，一般情况下血 BUN 与 Scr 的比值是10.1，比值升高见于胃肠道出血、溶血、心功能不全和组织分解增强(烧伤、高热、肾上腺皮质激素治疗等)，多为肾前因素引起；比值降低见于蛋白质摄入过少、严重肝肾功能不全等。

血 BUN 易受到尿量及氮负荷的影响，如上消化道出血、某些严重肝病、严重感染、应用肾上腺皮质类固醇药物和饮食中蛋白质过多时，可引起血 BUN 的暂时增高。

各种肾实质性病变，如肾小球肾炎、间质性肾炎、急慢性肾衰竭、肾内占位性和破坏性病变均可使血尿素氮增高。一些肾外因素也可引起血 BUN 升高。

空气中氨气对试剂或玻璃器皿的污染或使用铵盐抗凝剂可使结果偏高；高浓度氟化物可抑制脲酶，影响酶促反应速度。

四、尿素氮检测的临床应用

1. BUN 增高的临床意义

(1)生成增加：例如假性氮质血症(pseudo azotemia)，主要由高蛋白饮食、消化道出血、组织分解加快(感染、高热、外伤、手术、用皮质类固醇、饥饿早期)、蛋白合成受抑制(四环素)等因素引起。增高程度与原有肾功能有关，如肾功能正常时，消化道出血达800ml 时才增高，而肾功能受到损害时远低于此，如200ml 时即可增高。血清尿素浓度男性比女性平均高0.3～

0.5mmol/L，随年龄增长有增高倾向。成人日间生理变异平均为 0.63mmol/L。

(2)肾血流灌注减少(低灌注性氮质血症)：由于重吸收增加，肾小球滤过减少等因素引起，包括绝对血容量减少(脱水、失血、肾上腺皮质功能减低)和有效血容量减少(严重心力衰竭、急性心肌梗死、心脏压塞、肝硬化、肾病综合征)两个方面。

(3)肾性(肾实质性氮质血症)：各种肾实质性病变，如急性肾小球肾炎、肾病晚期、肾衰竭、慢性肾盂肾炎、肾结核、肾动脉硬化、先天性多囊肾、肾肿瘤所致的尿毒症等，使肾小球滤过率减少，导致血尿素增高。

(4)肾后性：尿路梗阻导致滤过减少和重吸收增加。前列腺肥大、尿路结石、尿道狭窄、膀胱肿瘤，致使尿道受压、尿路堵塞，使上部压力增高，肾小球滤过减少甚至停止，且管内尿素扩散入血液，导致血尿素增高。一些肾外因素可使 BUN 增高，如能除外肾前因素，BUN＞21.4mmol/L(60mg/dl)即为尿毒症诊断指标之一。

2. BUN 减低的临床意义

(1)生成减少(低蛋白饮食、肝衰竭)。

(2)排出增多(吐、泻、多尿)：肾衰竭经透析后，由于尿素分子量较肌酐小，易于透析出去，故血 BUN 较 Scr 相对低；如饮食减少或合并吐泻时也相对较低，此时称低氮质血症(hypoazotemia)，两者之比＜1/10。

第四节　尿　酸

一、尿酸的生物学特征

尿酸(UA)是体内嘌呤代谢的终产物，通常由黄嘌呤氧化酶催化产生，同时生成超氧阴离子自由基。人体的 UA 主要来源于细胞核蛋白，占体内总 UA 来源的 80%，外源性尿酸是由摄入的动物性蛋白或其他富含嘌呤的食物分解代谢所产生，占来源的 20%。尿酸在机体内的作用具有双重性。一方面，作为氧自由基的清除剂，对细胞起保护作用；另外，当 UA 产生过量或排除受阻时，将在体内堆积而对机体造成损伤。随着人们生活水平的不断提高，饮食结构的变化，大量的高蛋白、高热量、高嘌呤食物的摄入，高尿酸血症(HUA)的发病率呈上升趋势。HUA 不仅是痛风最重要的生化基础，而且与高血压、高脂血症、动脉粥样硬化、肥胖、胰岛素抵抗等关系密切，是代谢性疾病的独立危险因素。

1. UA 的理化性质　UA 是 2，6，8—三氧嘌呤，分子式为 $C_5H_4N_4O_3$，是一种白色无味的结晶状物质。UA 的溶度积(Ksp)约为 96mg/L，在水中几乎不溶解，也不溶于乙醇和乙醚，具有弱碱性，可以与强酸成盐。UA 在生物体内以盐的形式存在，因而溶解度较高。当血 UA 浓度增加，过饱和形成结晶时危险性增加。有研究表明，血 UA 水平与痛风发病率呈正相关。

2. UA 的代谢和生理作用　UA 是人体细胞代谢和饮食中 RNA 嘌呤代谢的终产物。RNA 分解为嘌呤核酸，然后再转化为次黄嘌呤核苷酸、腺嘌呤核苷酸和鸟嘌呤核苷酸，它们部分被再利用作为合成新 RNA 的原料，剩余部分被代谢为 UA。人体内缺乏尿酸酶，不能将 UA 转化为无活性的尿囊素。人体每日产生的 UA 有 2/3 经尿液排泄，其余经肝胆排入肠腔被细菌分解。近年的研究表明，UA 能通过一系列反应生成自由基，促进脂蛋白的氧化，介导多种氧化前体对血管内皮的损伤；可溶性 UA 可导致血管平滑肌细胞增殖；UA 还可通过增加化学因子、细胞因子的表达，增加肾素-血管紧张素系统活性，增加血管壁 C 反应蛋白表达等多种机制导致高血压和动脉粥样硬化的发生。因此，HUA 不仅可引起痛风性急性关节炎，痛风性慢性关节炎和关节畸形，慢性间质性肾炎和尿酸肾结石，还作为动脉粥样硬化(AS)及冠心病的独立危险因素，与代谢综合征(MS)的肥胖、脂代谢紊乱、高血压、冠心病及胰岛素抵抗(IR)等密切相关。

二、尿酸的实验室检测

常用的检测方法有酶法、伏安法、高效液相色谱法、毛细管电泳法、同位素稀释质谱法和改良磷钨酸还原法等。

1. 酶法　依时间发展变化分为单酶法、酶紫外法、重组尿酸氧化酶法和尿酸传感器检测法。①单酶法：为目前临床上常用的检测 UA 的方法。此法虽然操作简单，但操作过程过于复杂。②酶紫外法：该法中酶的用量减少了一半，时间缩短，不需要沉淀蛋白质，但基质中其他组分会产生干扰。③重组尿酸氧化酶法：为目前常规测定方法。此法虽然操作简单，但其主要缺点是试剂盒价格较贵。④尿酸传感器检测法：是目前最常用的 UA 检测法。

2. 伏安法(voltammetry)　此法分为微电极差示脉冲伏安法和吸附溶出伏安法两种，是目前较常用的检测 UA 的方法。①微电极差示脉冲伏安法：该方法测定结果较为准确，有望用于在线检测，但目前应用不是十分广泛。②吸附溶出伏安法：此法敏感性高，有一定选择性，是测定尿酸的新方法。该法抗干扰能力较强，操作简便，样品处理简单，易于推广。

3. 高效液相色谱法　已报道的这些 HPLC 方法常需要麻烦费时的样品前处理技术。

4. 毛细管电泳法　与液相色谱法相比，此方法前处理相对较简单，线性范围宽，进样量少，较适合于日常分析。

5. 同位素稀释质谱法　此法为血清尿酸检测的基准方法，具有特异性高和准确度高等特点。

6. 改良磷钨酸还原法　用 SDS 做增溶剂取代了原法中无蛋白滤液的制作，使血清中 UA 在碱性环境下直接与磷钨酸反应。该法较原法更简便、实用，适合一般实验室使用。

三、尿酸检测的影响因素

1. 降压药物的影响　高血压患者常服用氢氯噻嗪、小剂量阿司匹林等，这类药物可能影响 UA 排泄。

2. UA 的合成障碍　引起尿酸降低多为先天性疾病，如黄嘌呤尿症(因黄嘌呤氧化酶缺陷，不能将黄嘌呤氧化成尿酸所致)、嘌呤核苷磷酸化酶缺陷症、磷酸核苷糖焦磷酸合成酶缺陷症，以及重症肝炎患者使用黄嘌呤氧化酶抑制剂所致的尿酸减低。

3. 多影响关系　UA 水平与血脂、血压、血糖等多因素具有相关性，提示 HUA 可能是代谢综合征发病的危险因素之一，与多影响关系密切，应综合分析。

四、尿酸检测的临床应用

1. 血 UA 增高与肾脏病的关系

(1)高尿酸血症产生的原因

①尿酸生成过多。主要见于：摄入富含嘌呤的食物；由内源性嘌呤产生过多，嘌呤代谢受

一些酶的反馈调节，遗传缺陷可导致酶缺乏或活性改变；嘌呤代谢增加，如红细胞增多症、横纹肌溶解、癫痫状态、过度运动、白血病、淋巴瘤放疗和化疗都会使核酸大量分解，造成高尿酸血症。

②UA 排泄减少。肾是尿酸盐排泄的主要器官。肾排泄 UA 由 4 个系统调节：肾小球滤过、肾小管重吸收、肾小管分泌和分泌后的再次重吸收。肾小球滤过的 UA 几乎全部在近曲小管被重吸收，近曲小管分泌的 UA 部分亦被重吸收，尿中排出的 UA 是分泌的 UA 重吸收后剩余的部分。一些有机酸的排泄阻碍尿酸盐的运转，如乳酸、酮酸可使血尿酸盐浓度升高，而丙磺酸及碳酸盐能降低血 UA。正常人每日产生 UA 约 700mg，尿中排出约 70%，其余进入肠道被细菌降解。

原发性高尿酸血症属于多基因遗传缺陷。继发性高尿酸血症主要由于高血压、肾动脉硬化、肾小球肾炎、糖尿病肾病等导致尿酸肾小球滤过和肾小管分泌减少。慢性乙醇中毒及利尿药、抗结核病药、非甾体抗炎药、左旋多巴、烟酸或环孢素 A 等药物的使用使肾小管分泌尿酸减少。代谢综合征患者体内的高胰岛素阻碍肾近曲小管 UA 的分泌。利尿剂或糖尿病脱水时造成血容量减少，使 UA 的重吸收增加。还有许多药物也可影响 UA 的排泄。

(2)高尿酸血症与肾脏损害的发病机制：尿酸性肾病发病隐匿，在无明显症状时，肾本身就已经有了病理改变。随着病情的进展，肾功能损害更加明显。高尿酸血症存在多种导致肾脏损害的机制。尿酸盐沉积于肾小管-间质可造成肾小管间质炎症、纤维化的增加，且尿酸盐也可通过参与尿酸结石形成而引起梗阻性肾病。另外，高尿酸血症对肾脏的损伤也与高尿酸血症引起的肾素-血管紧张素-醛固酮系统(RASS)功能亢进、炎症反应、肾脏微血管损伤等因素有关。

(3)高尿酸血症与肾脏损害的病理表现：急性尿酸性肾病患者肾活检切片在显微镜下可见管腔内尿酸结晶沉积，形成晶体或成雪泥样沉积物，阻塞肾小管，近端肾小管扩张，但肾小球结构是正常的。而长期的高尿酸血症患者存在肾脏损伤时的病理改变，则可能出现肾小球硬化、肾小管萎缩、肾间质纤维化和动脉病变。组织学检查显示肾小管腔和间质分别有尿酸结晶和尿酸盐结晶，肾小管基底膜破坏；围绕痛风石出现炎性细胞浸润，肾间质多核巨细胞形成纤维化，呈条索状分布；血管病变主要发生在平滑肌层，其特点包括平滑肌细胞数量增加，致使血管壁增厚，小动脉闭锁；肾小球毛细血管的内皮下和外膜区有明显的巨噬细胞增多等。

(4)高尿酸血症与肾脏损害的临床表现：长期高尿酸血症患者，肾脏病理检查几乎均有损害，约 1/3 的痛风患者在病程中有肾脏病的临床症状。HUA 的肾损害主要表现为急性尿酸性肾病、慢性尿酸性肾病(痛风肾)和尿酸结石 3 类。

①急性尿酸性肾病：多见于肿瘤放疗、化疗后，大量细胞被破坏，核酸分解代谢亢进，血、尿 UA 急剧增高，大量 UA 结晶沉积于肾小管、集合管、输尿管，造成广泛的尿路梗阻，患者肾功能进行性减退，甚至合并少尿型急性肾衰竭。治疗时除使用别嘌呤醇积极降低血 UA 外，必要时行肾替代治疗。这种肾损害多为一过性，经治疗肾功能多能恢复。

②慢性尿酸性肾病：多见于中年以上男性，女性多见于绝经期后。多伴有痛风性关节炎或痛风石，肾脏损害早期表现为轻度蛋白尿、少量红细胞及尿浓缩功能减退，后期有高血压、肾功能减退，少数导致尿毒症。这些患者的肾缩小、瘢痕化。组织学检查显示小管腔和间质分别有尿酸结晶和尿酸盐结晶，围绕痛风石出现炎性细胞浸润，伴随间质瘢痕，肾小管基底膜破坏，常伴有肾硬化。临床研究发现痛风患者存在多种尿异常，提示本病肾损害是小管阻塞、肾盂肾炎

和间质炎症的结果。降低血 UA 水平可缓解或逆转本病肾功能恶化的发展。

③尿酸结石:一般认为,高尿酸尿、酸性尿和浓缩尿是尿酸结石形成的 3 个危险因素。尿酸结石占肾结石的 5%～10%,在原发性痛风中占 10%～20%。多见于 40 岁以上男性,多无症状,亦可发生血尿,伴或不伴肾绞痛。结石多透 X 线(阴性结石),尿路 X 线片不能显示,往往须经过静脉尿路造影、B 超或 CT 检查才能发现。应用别嘌呤醇治疗可使高尿酸血症患者结石发生率降低。患有肾脏疾病时,尿酸盐清除受损,血尿酸盐水平呈升高倾向。当肾小球滤过率(GFR)降低时,清除进一步减低,血尿酸盐升高倾向更明显;当 GFR＜25ml/min 时,尿酸排泄不足,导致血尿酸水平升高,这种继发于慢性肾功能不全的高尿酸血症很少发生痛风。

(5)尿酸性肾病的诊断标准:多数学者认为,尿酸性肾病早期为肾间质炎症,先有肾小管功能受累,而后才有肾小球病变。早期临床表现为轻度到中度蛋白尿,以小分子蛋白为主,有或无镜下血尿,血尿酸增高。晚期 BUN、Cr 升高,可出现尿毒症。研究发现,尿酸结石患者临床化验尿蛋白阴性、血 BUN 和 Cr 正常时,肾功能已有损伤。尿微量白蛋白(Alb)、转铁蛋白(TRF)、维生素结合蛋白(RBP)和乙酰氨基葡萄糖苷酶(NAG)可作为尿酸性肾病早期诊断的敏感指标。所以,尿酸性肾病的诊断依据是:①高尿酸血症;②具有下列肾损害表现之一,如血尿或蛋白尿、肾功能减退、泌尿系结石,并除外其他肾脏损害因素。

2. 血 UA 增高与心血管疾病的关系　近年来,HUA 与心血管疾病的关系受到关注。高 UA 可通过以下机制促进动脉粥样硬化的形成和发展:①UA 水平的升高促进低密度蛋白胆固醇的氧化和脂质的过氧化,脂质过氧化是动脉粥样硬化的发生机制一;②UA 水平升高伴随氧化自由基生成增加并参与炎症反应,而炎性是动脉粥样硬化的特征之一;③UA 水平升高促进 PC 聚集和急性冠状动脉综合征患者冠状动脉内血栓的形成;④HUA 时,UA 结晶易析出,沉积于血管壁,直接损伤血管内膜,诱发炎症反应,而加速动脉粥样硬化的形成;⑤HUA 可使血循环中的内皮素增高,诱发和加重冠心病的发生。国内外研究显示,HUA 可能是心血管疾病的一个重要危险因子,亦可能在动脉粥样硬化发生、发展中起到一定作用。有资料表明,血清 UA 水平升高是心血管疾病恶化及其死亡率增加的一个危险因素。心力衰竭患者血清 UA 水平是增高的,心力衰竭程度越重,血清 UA 水平明显增高。心力衰竭控制后,血清 UA 水平则下降。血清 UA 水平可以反映心力衰竭的病情严重程度。心力衰竭患者 UA 增高是病情恶化的一个指标。血清 UA 水平越高,其预后越差。检测 UA 水平是评估其预后的一个有意义的生化指标。

3. 血 UA 增高与急性脑血管疾病的关系　UA 是人体嘌呤核苷酸分解代谢的产物。UA 水平可反映体内超氧阴离子的自由基水平。在急性脑血管病发作时,大量超氧阴离子自由基增加并参与炎症反应。UA 水平增高减弱机体抗氧化能力,直接损害内皮细胞,造成动脉壁损害。UA 在体外可增强血小板的聚集,可沉积在血管壁直接损伤血管内膜,诱发和加重动脉粥样硬化,有增加动脉血栓形成的风险,易导致脑梗死。

4. 血 UA 增高与糖尿病的关系　UA 与血糖关系密切,两者的代谢均经过糖酵解途径,其中的关键酶-3 磷酸甘油醛脱氢酶受胰岛素调控。目前已知,2 型糖尿病患者此酶的活性下降,导致 UA 生成增多,产生 HUA。临床上血 UA 水平与糖耐量试验餐后 2h 血糖水平及胰岛素抵抗程度均呈正相关。一方面,长期 HUA,UA 盐结晶可以沉积在胰岛 B 细胞,导致 B 细胞功能受损,引起糖代谢紊乱。HUA 者常伴发糖代谢紊乱。另一方面,糖尿病患者血 UA 升高的原因有:①升高的胰岛素可作用于近端肾小管,减少其对钠和 UA 的排泄,引起血 UA

升高；②在肾近曲小管葡萄糖和 UA 竞争性地被重吸收，致血 UA 升高；③糖尿病患者多存在大血管和微血管病变，肾小球滤过率下降，血 UA 增高；④机体发生胰岛素抵抗后，增加的胰岛素又能够促进肾对 UA 的再吸收，致使血 UA 增加。UA 异常与血糖代谢异常关系密切，HUA 可预测 2 型糖尿病的发生。

第五节　低氧诱导因子-1

1992 年 Semenza 在人 Hep3B 细胞株的核提取物中发现一种蛋白，能特异性地结合于促红细胞生成素（EPO）基因增强子的寡核苷酸序列，命名为低氧诱导因子-1（hypoxia inducible factor-1，HIF-1）。

HIF-1 是一种随着细胞内氧浓度变化而调节基因表达的转录激活因子，是由氧调节亚单位 HIF-1α 和结构亚单位 HIF-1β 组成的异二聚体，具有 DNA 结合活性。HIF-1 对低氧诱导基因，如促红细胞生成素、糖酵解酶和血管内皮生长因子等的活化起关键作用。该因子参与低氧性反应的调节过程，是细胞低氧应答的关键环节，并受细胞质内多种蛋白质精确调节，与之构成细胞内低氧应答系统。随着低氧诱导因子研究领域的发展，人们发现低氧诱导因子与多种疾病有关联。

一、低氧诱导因子-1 的生物学特征

HIF-1 是由 120kD 的 HIF-1α 和 91/93/94kD 的 HIF-1β 两个亚单位组成，α 和 β 亚单位均为转录因子的螺旋环螺旋/PSA（bHLH/PSA）家族成员，两者都包含 bHLH 结构域、PSA 结构域和羧基末端的反式活化结构域。PSA 结构域又包括 A 和 B 两个重复序列，每个重复序列都包含 HXXD 结构，PSA 和 bHLH 结构域共同提供了亚单位之间蛋白质二聚化的功能界面。HIF-1α 是低氧诱导的，而 HIF-1β 是构件性表达，不是低氧诱导的。

HIF-1 在缺氧时的稳定性和活性是增加的，而在常氧状态下存在时间较短。HIF-1 可通过泛素-蛋白酶途径降解，由其结构中的氧依赖的降解结构域控制其常氧下降解，降解结构域对调节 HIF-1 活性起中心作用，去掉此结构域，HIF-1α 能够自发地异二聚体化，与 DNA 结合及反式活化。

低氧条件下 HIF-1 可以在多种组织细胞中广泛表达，如心、脑、肺、肾及许多细胞体系，它与低氧反应有关的基因中的低氧反应元件（hypoxia response element，HRE）上的 HIF-1 接合位点结合，介导低氧反应。

二、低氧诱导因子-1 的实验室检测

1. *ELISA 法*　在临床实验室中常采用免疫学方法 ELISA 法检测 HIF-1，ELISA 法是酶免疫测定技术中应用最广泛的技术。其基本方法是将已知 HIF-1 抗体吸附在固相载体（聚苯乙烯微量反应板）表面，使酶标记的抗原抗体反应在固相表面进行，用洗涤法将液相中的游离成分洗除，用底物 TMB 显色。TMB 在过氧化物酶的催化下转化成蓝色，并在酸的作用下转化成最终的黄色。颜色的深浅和样品中的 HIF-1 呈正相关。用酶标仪在 450nm 波长下测定吸光度（OD 值），计算样品浓度。

2. *免疫组化法*　以 HIF-1α 兔多克隆抗体为一抗，辣根过氧化物酶标记的羊抗兔 IgG 为

第二抗体。染色剂为二氨基联苯胺四盐酸盐(diamino benzidine,DAB),石蜡切片常规脱蜡水化后,浸于0.01mol/L枸橼酸溶液(pH为6.0)中,微波中火4min进行抗原修复。严格按免疫组化操作程序进行,取已知阳性切片作为阳性对照,用PBS液代替第一抗体试剂作为阴性对照,即可对组织中HIF-1进行定性检测。

3. Western blot法　组织中HIF-1α蛋白的表达用RIPA裂解液裂解组织(400μl RIPA+4μl PMSF)提取细胞总蛋白,BCA法测定蛋白浓度,取50μg蛋白样品进行SDS-聚丙烯酰胺凝胶电泳。将电泳后的蛋白转移至PVDF膜,封闭液封闭(4℃过夜),HIF-1α兔多克隆抗体(1:200)孵育,室温轻摇180min后,用TBS洗涤3次(10min/次)后,再分别用辣根过氧化物酶标记的山羊抗兔IgG(1:2000)室温孵育120min,TBS洗涤3次(15min/次)后,最后X线片曝光、显影和定影后观察结果。

三、低氧诱导因子-1检测的影响因素

1. 低氧性脑血管病　大脑对低氧特别敏感,大量实验表明在任何氧浓度降低的情况都会诱导HIF-1的大量表达。

2. 肿瘤　HIF-1α在肿瘤发生、发展中起重要作用,肿瘤明显提高HIF-1α在肿瘤缺氧环境中的表达。

3. 胃肠道疾病　炎性肠病(inflammatory bowel disease,IBD)的发生机制与上皮细胞屏障功能丧失有关,其发病率较高且治疗方法有限。在IBD发病期间,由于组织新陈代谢加快及血管炎致使炎性黏膜和上皮细胞处于低氧状态,导致HIF-1表达增加。

4. 缺血性心肌病　心肌缺血时HIF-1α表达增加。

四、低氧诱导因子-1在肾脏疾病中的临床意义

1. HIF-1与急性肾功能不全　低氧是导致急性肾衰竭(ARF)发生、发展的一个重要因素,研究证实了HIF-1在ARF中的病理、生理作用,并解释了髓袢粗段升支部位细胞对HIF-1激活的有限性而对损伤敏感。缺血亦能激活HIF-1,并产生影响缺血性肾损伤的基因产物。因此,HIF-1的活性可能对评价肾脏损伤的严重程度或修复的过程有深远影响。研究发现,在实验性急性肾贫血、缺血、缺氧模型,肾细胞中均存在HIF-1α表达。肾贫血模型中HIF-1α主要在近端小管细胞分布,缺氧模型中主要分布在远端小管,所有动物模型的集合管中均有阳性表达。

2. HIF-1与慢性肾功能不全　小管间质中的低氧是慢性肾脏疾病进展的一个共同机制,低氧通过HIF-1α上调其靶基因的表达而发挥生物学功能,是肾小管间质损伤的主要原因之一。Kairaitis等研究采用阿霉素肾病模型,为慢性肾脏疾病发展过程中存在低氧提供了直接证据,并证实低氧是导致血管生成调节失调的一个主要因素。研究发现28d时出现严重的肾小球和小管间质损伤,与HIF-1α的表达一致,而HIF-1α阳性区域和细胞凋亡不同时定位于一个区域。皮质部位血管内皮生长因子的表达从第7～28天一直处于下降趋势,同时伴有管周毛细血管减少,提示在皮质部位明显的低氧发生之前即出现管周毛细血管减少和血管内皮生长因子表达下调。

研究已证实结缔组织生长因子(CTGF)通过启动TGF-β而介导肾间质纤维化效应。低氧也是肾间质纤维化中一个非常重要的致病因素,能通过调控增生基因的表达而导致纤维化的

发生。因此，HIF-1 对 CTGF 的调控是肾间质纤维化发生中的一条重要信号通路。

第六节　单核细胞趋化蛋白-1

一、单核细胞趋化蛋白-1(MCP-1)的理化性质和生物学特征

1. MCP-1 及其受体的理化性质　近年来发现了一系列结构相似、相对分子质量 8000～10 000、具有趋化功能的细胞因子，称为趋化性细胞因子(MCP)。目前已知的趋化性细胞因子已达 50 多种，它们均含有 4 个半胱氨酸，并形成 2 个内部二硫键。根据半胱氨酸的排列方式，将趋化性细胞因子分为 4 个亚家族：a 亚族，又称 CXC 趋化因子；R 亚家族，又称 CC 趋化因子；x 亚家族，又称 C 趋化因子；s 亚家族，又称 CX3C 趋化因子。

MCP 属于 R 亚家族。MCP 有 3 种，分为 MCP-1、2、3。人的 MCP-1 基因位于 17 号染色体(17q11.2～12)上。MCP-1 是一条蛋白单链，其前体蛋白由 99 个氨基酸组成，切除前面 23 个氨基酸信号肽后产生由 76 个氨基酸残基组成的成熟的碱性蛋白。成熟的 MCP-1 含有 4 个半胱氨酸，分别在 11、12、36、52 号位上，且存在着 O-连接糖基化位点。由于其在细胞中表达的糖基化程度不同可产生不同相对分子质量的 MCP-1，其范围为 8700～18 000，其中非糖基化的 MCP-1 相对分子质量是 8700。用离子交换柱分离 MCP-1，可见两个洗脱峰，这两种蛋白的相对分子质量分别是 15 000 和 13 000(MCP-1α 和 MCP-1β)。它们的洗脱时间是一致的，其氨基酸的组成没有差别，而两者是同一基因的产物，其不同之处只是翻译后的修饰不同。两者均对单核细胞有趋化作用。

MCP-1 的受体属于视紫红质样 G 蛋白耦联 R 超家族，为跨膜蛋白。其氨基端在外，羧基端在内。亲水氨基酸部分组成 3 个膜内袢和 3 个膜外袢；疏水氨基酸部分属于 α 螺旋，其组成的跨膜区域呈蛇状纡曲在细胞膜上。该受体的碳端富含丝氨酸和苏氨酸残基，可作为蛋白磷酸化的位点。MCP-1 与其受体结合后通过细胞膜上异三聚体 G 蛋白偶联的磷脂酞肌醇途径发挥作用。当 MCP-1 与其受体结合后，受体变构并与 G 蛋白结合，导致 G 蛋白的 α 亚基和 β、γ 亚基分离，从而激活磷脂酶 C，磷脂酶 C 激活后可使 4,5 二磷酸磷脂酰肌醇水解，产生第二信使 1,4,5-三磷酸肌醇和二酰基甘油。1,4,5-三磷酸肌醇可使细胞内储存的钙离子释放到细胞质中；并可激活细胞表面的钙离子通道，导致钙离子内流，从而使细胞内钙离子浓度升高，继而引起靶细胞效应。

2. 生物学功能　MCP-1 可由多种细胞产生，包括成骨细胞、内皮细胞、平滑肌细胞、纤维母细胞、单核细胞、表皮细胞和某些肿瘤细胞，能够诱导上述细胞产生 MCP-1 的物质有 PHA、LPS、PDGF、IL-1R、TNF-α、IFN-γ、GM-CSF、M-CSF 和 EGF 等。这些因子诱导细胞表达 MCP-1 均需要 NF-κB 的活化。NF-κB 被激活后能促进 MCP-1 mRNA 的表达和 MCP-1 蛋白的合成；NF-κB 的活性被抑制后能抑制 MCP-1 mRNA 的表达和 MCP-1 蛋白的合成。

MCP-1 能趋化和激活单核巨噬细胞，而单核巨噬细胞在肾脏病的发生、发展中起重要作用。在肾脏病急性期，单核巨噬细胞通过释放可溶性介质参与新月体的形成，释放活性氧、活性氮、蛋白酶，分泌细胞因子及生长因子等物质，造成周围组织损伤。当炎症进入慢性期后，单核巨噬细胞通过分泌纤维化的细胞因子促进肾间质纤维化，肾小球硬化最终造成肾衰竭。MCP-1 诱导 70%～80%的单核巨噬细胞趋化活动。有研究者发现 MCP-1 能诱导单核巨噬细

胞中钙离子浓度的增加和呼吸突发。Jiang 等发现 MCP-1 可调节单核巨噬细胞表面黏附分子的表达和细胞因子的产生。而黏附分子调节细胞黏附的同时还介导细胞迁移、吞噬和其他黏附依赖性功能。MCP-1 能激活白细胞黏附分子的表达，诱导 CD-11c 和 CD-11b 的表达，也能诱导 IL-1 和 IL-6 等细胞因子的表达。因此，MCP-1 不仅是一种趋化因子，还是一种激活因子。

MCP-1 还可激活嗜碱性粒细胞，使其释放组胺，MCP-1 和 IgE 或 C_{5a} 具有相似的功能，是主要的组胺释放因子，且释放组胺的速度相当快，在 1min 内达高峰。MCP-1 对 T 细胞同样具有趋化和激活的双重作用，也有研究者发现 MCP-1 具有趋化纯 T 细胞及外周血 CD3 阳性 T 细胞的功能，且 T 细胞对 MCP-1 的应答呈剂量依赖关系，而不是趋化动力关系，T 细胞趋化活性可被特异的抗体阻断。

二、单核细胞趋化蛋白-1 的实验室检测

1. ELISA 法　目前，主要采用 ELISA 法进行检测。MCP-1 检测试剂盒是固相双抗体夹心法酶联免疫吸附实验，已知 MCP-1 浓度的标准品、未知浓度的样品加入微孔酶标板内进行检测。先将 MCP-1 和生物素标记的抗体同时温育。洗涤后，加入亲和素标记过的 HRP。再经过温育和洗涤，去除未结合的酶结合物，然后加入底物 A、B，和酶结合物同时作用，产生颜色。颜色的深浅和样品中 MCP-1 的浓度呈比例关系。

2. 流式微球分析技术　有商品化试剂盒供应，按说明书操作即可进行检验。

三、单核细胞趋化蛋白-1 检测的影响因素

1. 血清中使之升高的影响因素

(1)腹膜透析：腹膜透析患者血清中 MCP-1 浓度与健康人比较显著升高。

(2)月经周期：健康妇女卵泡期血清中 MCP-1 浓度高于黄体期。

2. 系统性红斑狼疮患者血清及尿液 MCP-1 水平与病情呈正相关。

四、单核细胞趋化蛋白-1 检测的临床应用

MCP-1 在缺血性肾病、肾盂积水、氨基核苷嘌呤霉素诱导的肾病、糖尿病肾病、肾血管性高血压等肾病中均有升高。

有研究者发现在急性肾缺血性损伤时 MCP-1 的表达增高。又有学者在用氨基核苷嘌呤霉素诱导的肾病模型中发现 MCP-1 的表达增强，肾间质单核细胞浸润明显，用抗 MCP-1 抗体中和 MCP-1 后可减少间质单核细胞浸润。

也有研究者在患糖尿病且已出现蛋白尿的小鼠中发现远端小管液中可测得 TGF-β，且在肾小管上皮细胞顶端可测得特异的 TGF-β 受体。继而发现 TGF-β 作用于相应的受体后，能促使肾小管上皮细胞基底侧分泌 MCP-1。MCP-1 吸引单核巨噬细胞到小管周围的间质内，同时可促使单核巨噬细胞分泌 TGF-β，再作用于成肌纤维细胞，使之产生间质胶原和纤维素。这个通过蛋白尿导致的连锁反应，是一个重要的导致肾纤维化、进行性肾衰竭的机制。一项研究检测了 54 例糖尿病患者尿和血中的 MCP-1 水平，血糖、糖基化血红蛋白、尿微量白蛋白水平；同时检测了培养的系膜细胞的 MCP-1 基因表达和 MCP-1 蛋白含量，结果发现尿中 MCP-1 的增加与尿微量白蛋白增加的水平一致，尿 MCP-1 与尿微量白蛋白有明显的相关性，且尿

MCP-1 增加的水平与糖尿病的程度是一致的；培养的系膜细胞中 MCP-1 基因的表达和 MCP-1 的蛋白含量与糖基化血红蛋白呈剂量和时间依赖关系，且高血糖能刺激 MCP-1 表达。得出结论：糖尿病患者的系膜细胞产生的 MCP-1 在对单核巨噬细胞的浸润及激活中起了重要作用，并且导致和加重了糖尿病肾病。

有研究者在用抗 Thy-1 抗体诱导鼠肾小球肾炎中，发现肾小球中Ⅳ型胶原沉积明显，而Ⅳ型胶原作为一种重要的细胞外基质组成部分，是纤维化的标志，在用抗 MCP-1 抗体中和 MCP-1 后，Ⅳ型胶原明显减少。同时发现在肾炎鼠中 TGF-β 增高，从而刺激胶原形成，而用抗 MCP-1 抗体中和 MCP-1 后能明显减少肾小球的 TGF-β 水平。

急性移植排斥反应大部分属于Ⅳ型变态反应，主要为细胞免疫，同时也伴有体液免疫的参与。早期病变以单核细胞浸润为特点，而 MCP-1 又主要趋化单核细胞的浸润，在肾发生急性排斥反应时，患者移植肾 MCP-1 的基因和蛋白表达均明显增高，而且和尿中的 MCP-1 含量密切相关；在进行抗排斥反应治疗后，患者尿中的 MCP-1 含量明显降低。因此，尿中的 MCP-1 含量可作为急性排斥反应发生的早期信号和观察治疗效果的指标。

第七节　巢蛋白

巢蛋白(nestin)是一种属于中间丝的细胞骨架蛋白，自 1990 年 Lendahl 等发现巢蛋白表达于 CNS 干细胞中以来，备受研究者的关注。以往研究表明，在正常的中枢神经系统内，巢蛋白主要在胚胎期和成熟的神经前体细胞一过性表达，因而巢蛋白常被视为神经前体细胞的标志物。然而，近年研究发现在肾足细胞中有大量巢蛋白表达。

一、巢蛋白的理化性质和生物学特征

1985 年 Hockfield 和 Mckay 首先发现，巢蛋白在胚胎大鼠脊髓神经管神经前体细胞表达。该基因编码的蛋白归于中间丝蛋白，参与细胞骨架的构成。但 Nestin 基因的内含子位置，蛋白的 N 端、C 端及在组织细胞的分布等方面均有别于其他五类中间丝蛋白，故被单独定为第Ⅵ类中间丝蛋白，相对分子质量为 240 000。巢蛋白与神经丝在进化关系上较为密切，其 3 个内含子中的 2 个与神经丝共享，但不被其他中间丝享用，这表明巢蛋白和神经丝具有一个共同的前体。

巢蛋白在细胞内呈波形分布，在核周围聚集，呈放射状发散，分布与微管和微丝不同。巢蛋白主要在未分化、具有分裂能力的细胞中表达，有时间顺序。在小鼠的胚胎发育过程中，当神经胚形成时，神经板皮层细胞开始表达巢蛋白；神经细胞的迁移基本完成后，巢蛋白的表达量下降，波形蛋白(vimentin)开始表达，此时胞内的中间丝网络由两者共同组成；随着进一步分化，巢蛋白停止表达。可见在从增生的干细胞向神经元转变过程中迅速下调。巢蛋白亦表达于肌前体细胞，但不表达于成熟的肌细胞。巢蛋白在骨骼肌母细胞、心肌细胞的表达最先升高，出生后显著降低，随后是波形蛋白和结蛋白(desmin)表达，三者共存于骨骼肌母细胞和心肌细胞。而且在中枢神经系统(CNS)肿瘤、骨骼肌肿瘤及反应性星形胶质细胞又重新出现巢蛋白表达的这种模式。

Nestin 基因内有 3 个内含子，结构具有一般中间丝的特征。转基因研究揭示，Nestin 基因的第 1、第 2 内含子中有两个独立的细胞型特异调节因子，分别指导发育中的肌细胞和神经

前体细胞报告基因的表达。调控CNS神经前体细胞表达巢蛋白的增强子又有两个：一个位于第2内含子，是调控胚胎绝大部分神经管的神经前体细胞表达的泛CNS增强子；另一个则是调控胚胎中脑神经前体细胞表达的区域特异性增强子。

CNS受损伤可促使巢蛋白的表达，有助于损伤的恢复。CNS损伤后2d内巢蛋白在损伤部位和退行性束中表达，且至少持续1年。除了反应性星形胶质细胞，中央管附近的细胞中也表达。随后，由中央管逐步向外延伸。成年大鼠损伤后的脊髓室管膜细胞中也有此现象。TGF-α促进Nestin基因的表达，TGF-β下调Nestin基因的表达。缺锌可导致巢蛋白的表达下降。稳定表达的甲状腺转录因子(TTF-1)促进Nestin基因上调。

二、巢蛋白的实验室检测

目前实验室主要采用应用免疫组化和反转录聚合酶链反应(RT-PCR)方法检测Nestin在组织中的表达，有商品化试剂盒供应，按说明书操作即可进行检测。

三、巢蛋白检测的影响因素

巢蛋白主要是在胚胎特定阶段表达的中间丝蛋白，肿瘤细胞及反应性星形胶质细胞又再现其表达。中枢神经系统(CNS)受损伤，特别是许多原因所致的脑损伤早期即可诱导巢蛋白的表达。

四、巢蛋白检测的临床应用

巢蛋白主要表达在未分化、具有分裂能力的干细胞中，但是在正常的肾小球中，巢蛋白不表达于未分化成熟的足细胞，只表达于成熟的足细胞中。免疫电镜证实巢蛋白主要表达于足细胞胞质及初级足突，体外培养的足细胞中也可观察到巢蛋白分布于胞质。Ishizaki等在正常成熟的大鼠足细胞中发现有巢蛋白的表达，在肾小球系膜细胞和上皮细胞没有发现巢蛋白的表达。但是在新生小鼠，早期发育的肾小球上及毛细血管袢、鲍曼囊发现有巢蛋白的表达。发育中的足细胞和S形结构的内皮细胞也有巢蛋白的表达。由此可见，在正常条件下，巢蛋白在肾小球早期发育阶段可以表达在几种类型的肾小球细胞上，但在成熟的肾小球中巢蛋白仅表达在足细胞上。

足细胞是一种具有复杂细胞骨架系统的高度分化的上皮细胞，它最主要的形态学特点是其呈指状连接的足突。这些足突由裂孔膜连接，是肾小球滤过膜的最后一道屏障，决定了肾小球选择性滤过的蛋白分子的大小。任何原因引起的足突损伤都可引起蛋白尿，影响肾功能。而巢蛋白主要表达于足细胞胞质及初级足突，可能与肾功能的变化有关。

许多研究证明，巢蛋白对维持足细胞质正常功能起着重要要作用。有研究者对32例肾穿刺患者(包括8例膜性肾病、3例FSGS、17例IgAN伴蛋白尿和4例IgAN不伴随蛋白尿)进行研究，以肾肿瘤行肾切除后的肾组织为对照组。结果表明，正常肾组织肾小球毛细血管外周可以检测到巢蛋白的表达。半定量形态分析显示，巢蛋白在不伴有蛋白尿的IgA肾小球的表达和对照组没有明显差异。但是，在伴有蛋白尿的IgAN的肾组织，巢蛋白的表达水平明显低于不伴有蛋白尿的IgAN和对照组。通过定量RT-PCR试验也可以观察到，Nestin mRNA在IgA肾病伴蛋白尿和FSGS患者的肾中表达减少。这些研究都表明，巢蛋白在维持人类肾足细胞正常功能方面起着重要的作用。一项研究对35例新月体性肾小球肾炎的肾活检发现，所有标本中都有巢蛋白阳性细胞，并且在 48%的病例中发现部分新月体细胞发生周期性变化，通过双生免疫染色法鉴定这些新月体细胞发现由巢蛋白阳性细胞和其他细胞组成。因此，巢蛋白可能在肾小球新月体的形成过程中起着重要作用。因此，巢蛋白可作为管周上皮细胞和小管间质损伤的新型标志物。

有研究者使用抗小鼠多克隆抗体和抗兔多克隆抗体的免疫细胞化学染色研究显示，在大鼠肾足细胞中能找到巢蛋白和波形蛋白阳性细胞，并认为巢蛋白和波形蛋白的复合体是成熟大鼠肾足细胞的典型特征，说明足细胞和有活性的中枢神经系统胶质细胞在细胞生理学特性上可能有相似性。

主要参考文献

Fuentes Y，Hernández AM，García-Roca P，et al，2014. Urinary MCP-1/creatinine in Henoch-Schönlein purpura and its relationship with nephritis[J]. Pediatr Nephrol，29(6)：1047-52. doi：10. 1007/s00467-013-2740-0.

Lou BS，Wu PS，Liu Y，et al，2014. Effects of acute systematic hypoxia on human urinary metabolites using LC-MS-based metabolomics[J]. High Alt Med Biol，15(2)：192-202. doi：10. 1089/ham. 2013. 1130.

Movafagh S，Raj D，Sanaei-Ardekani M，et al，2017. Hypoxia Inducible Factor 1：A Urinary Biomarker of Kidney Disease[J]. Clin Transl Sci，10(3)：201-207. doi：10. 1111/cts. 12445.

Shinke H，Masuda S，Togashi Y，et al，2015. Urinary kidney injury molecule-1 and monocyte chemotactic protein-1 are noninvasive biomarkers of cisplatin-induced nephrotoxicity in lung cancer patients[J]. Cancer Chemother Pharmacol，76(5)：989-96. doi：10. 1007/s00280-015-2880-y.

Tvarijonaviciute A，Ceron JJ，Martinez-Subiela S，et al，2012. Serum and urinary adiponectin in dogs with renal disease from leishmaniasis[J]. Vet Rec，171(12)：297.

Worawichawong S，Worawichawong S，Radinahamed P，et al，2016. Urine Epidermal Growth Factor，Monocyte Chemoattractant Protein-1 or Their Ratio as Biomarkers for Interstitial Fibrosis and Tubular Atrophy in Primary Glomerulonephritis[J]. Kidney Blood Press Res，41(6)：997-1007. doi：10. 1159/000452595.

Zhang W，Zhang L，Chen YX，et al，2014. Identification of nestin as a urinary biomarker for acute kidney injury [J]. Am J Nephrol，39(2)：110-21. doi：10. 1159/000358260.

Životić M，Bogdanović R，Peco-Antić A，et al，2015. Glomerular nestin expression：possible predictor of outcome of focal segmental glomerulosclerosis in children[J]. Pediatr Nephrol，30(1)：79-90. doi：10. 1007/s00467-014-2893-5.

第 12 章

尿蛋白和血尿标志物

第一节　微量白蛋白

一、微量白蛋白的生物学特性

尿微量白蛋白(microalbuminufia,mAlb)是一种带负电荷的小分子蛋白，相对分子质量为69 000，半径为3.6nm，正常情况下仅有少量的mAlb被滤过。mAlb的临床意义在于尿中白蛋白含量超出健康人参考范围，但不能用常规方法检测出这种微量的变化。mAlb排出量的多少与肾小球基膜损伤程度呈正相关。尿微量蛋白测定是近年来检测肾小球、肾小管功能的主要手段，主要为临床上监测肾脏及某些其他器官功能状态提供可靠指标，其含量的增加不仅与原发性肾病有关，还与非肾源性疾病如糖尿病、高血压、心血管疾病、自身免疫性疾病等引起的肾损伤有密切关系。当患者有高血压或糖尿病或同时患有这两种疾病(经常同时发生)时，肾脏血管会发生病变，改变了肾脏滤过蛋白质(尤其是白蛋白)的功能，使蛋白质渗漏到尿中，出现微量白蛋白。微量白蛋白尿是糖尿病影响肾的早期征象，对判断疾病发生、发展、预后有重要的参考价值。

二、尿微量白蛋白的实验室检测

传统的尿蛋白检测方法有金标定量法、免疫扩散法、免疫电泳法、免疫比浊法、放射免疫法、ELISA法、高效液相层析法、毛细管电泳、质谱等。受条件所限，目前临床实验室大多采用金标定量法和免疫比浊法。近年来，生物传感器技术得到迅速发展，一些新型生物芯片，如生物电子芯片、毛细管电泳或层析芯片、PCR芯片等应运而生，其中用于蛋白检测的免疫传感器已有不少报道。这些生物传感器具有高特异性、高敏感性、高效率、小型简便等特点，将成为生物医学领域的新工具。

三、尿微量白蛋白检测的影响因素

1. 引起尿mAlb升高的因素

(1)高龄：90岁以上老年人的排泄量显著高于年轻成年人。

(2)日内变化：健康人群的尿液白蛋白含量平均峰值期在15时左右。在正常者和糖尿病肾病患者中，白天12h的排泄量要比夜间12h的排泄量多32%～57%。

(3)吸烟：与非吸烟者相比，吸烟者的平均排泄量显著高于非吸烟者的排泄量。

(4)运动：运动锻炼可使排泄量显著增加。在马拉松后30min平均排泄量可以增加到运动前10倍的量。

(5)站立位:患有IgA肾病的患者直立姿势下的排泄量显著高于卧姿下的排泄量。同样的情况在膜肾病患者中有同样发现。

2. 引起尿mAlb降低的因素

(1)pH:对于未调整酸性pH的尿标本保存于−20℃下3周,发现下降11%~53%,而在调整为中性的尿标本中未发现。

(2)反复冻融:与尿标本加入吐温-20在37℃融化比较,尿标本在室温下融化的平均浓度减少30%。

(3)衰老:在尿液中,不论是男性还是女性,随着年龄的增长都发现显著性下降。

四、尿微量白蛋白检测的临床应用

1. mAlb与判断肾、心损害的临床意义　1982年Viberti等发现糖尿病患者尿中总蛋白在正常范围,而在肾血流没有增加的情况下,尿白蛋白排泄增加,并提出这种蛋白的出现是糖尿病肾病发生的早期预兆。从此,尿mAlb检测诊断肾、心早期损害得到国内外同行的公认并有大量临床报道。近年来,在此基础上又有新的发展。针对非糖尿病性肾功能不全(CRI)与原发性高血压患者尿mAlb的检测,以预测其在疾病长期慢性发展中的指示意义尚待证实。有研究者对917例没有糖尿病与高血压患者的尿mAlb进行了11.8年的随访,在这些患者白蛋白-肌酐比值中,尿mAlb基准值男性≥22mg/g,女性≥31mg/g。结果10 268人/年总随访显示,基准值量白蛋白与CRI的发展相关(相对风险[RR]7.61;95%区间[CI]为3.19~8.16;$P<0.0001$),与心血管事件(致命与非致命的心脏与脑血管意外综合RR 2.11;95% CI 1.08~4.13;$P<0.028$)和心肾意外(末期综合RR 3.21;95% CI 1.86~5.53;$P<0.0001$),即使调整基准值协变量,尿mAlb与CRI(RR 12.75;95% CI 3.62~44.92;$P<0.0001$)和心肾意外(RR 2.58;95% CI 1.32~5.05;$P=0.0056$)。因此,可以肯定尿mAlb是非糖尿病与原发性高血压患者心肾并发症的独立预测因子。有研究者在对溶栓或机械性血运重建或未机械性血运重建的急性心肌梗死患者,无论其是否患有高血压、糖尿病均进行尿mAlb检测的基础上,对242例持续高血压且ST段抬高心肌梗死(无糖尿病史)患者,探讨在接受机械性血运重建早期,尿mAlb对院内死亡率与并发症(急性肺水肿与心律失常)是否具有预后价值。以尿mAlb排泄正常值将患者分为两组。结果微量白蛋白尿为52.1% (126/242),两组的院内死亡率与并发症无显著差异。微量白蛋白尿患者如同肌钙蛋白1高值一样显示梗死面积较大,血糖值与胰岛素抵抗发病率较高。提示尿mAlb可作为急性冠脉意外的急性代谢应答之一。值得注意的是,有人为证实动脉硬化指数可能与微量白蛋白尿1型糖尿病患者肾功能差相关的假说,对144例儿童期发病的1型糖尿病患者进行了三种脉搏波分析,即增强指数(augmentation index)、增强压(augmentation pressure,AP)和心内膜下心肌活力比(subendocardial viability ratio,SEVR,即心肌灌注计量),与微量白蛋白尿发病率(限定白蛋白排泄率=20~199μg/min)及肾功能(检测eGFR与血半胱氨酸蛋白酶抑制剂C)分别交叉进行相关性分析。研究结果证实,AP、SEVR每个值与白蛋白排泄率、eGFR及血半胱氨酸蛋白酶抑制剂C有关,对于低值SEVR也证实与微量白蛋白尿的发病及程度相关。由此可以推测,微量白蛋白尿的发生与发展机制比现在已有的认识要复杂得多。

2. 检测mAlb对预判糖尿病并发症的意义　众所周知,糖尿病的并发症可造成多种器官损害，仅降低血糖并不能完全避免或阻止糖尿病并发症对多器官造成的损害。因此，提前监测并采取针对性措施，一直是临床治疗追求的目标。国外的一些最新研究可以提供借鉴，报道显示，对青春期糖尿病患者 41 例（1 型 31 例，2 型 10 例）进行 24h Holter 检查，同时检测尿 mAlb 与肌酐（Cr）比值，包括当时的糖化血红蛋白（HbA1c）检测。结果显示，Ⅱ型组心律失常显著低于Ⅰ型组，同时体重指数百分比、三酰甘油和舒张压则显著升高。Ⅰ型组有两名女性受试者心律失常，但出现了 mAlb 与 Cr 比值升高（>30μg/mg）。并强调个别临床表现可以是一些青少年糖尿病的警告标志，建议筛选早期肾并发症并提供相关治疗。而有研究者则在 2 年内，对年龄为 8～18 岁（12.9 岁±2.3 岁）1 型糖尿病病程为（5.6±3.9）年的 471 例患者的 1310 份尿样进行检测白蛋白-肌酐比值计算（即每毫克肌酐含微克白蛋白）。结果患者每份或多份尿样中，尿白蛋白排泄高（≥20μg/mg）者占 23%，持续性增高者（≥2 份尿样，≥20μg/mg）占 9%，10%<13 岁与 9%≥13 岁的患儿为持续性微量白蛋白尿。趋势检验证实，持续性微量白蛋白尿仅与较大患儿具有显著性（病程 0.5～3 年为 4%，4～6 年为 8%，≥7 年为 14%，$P=0.02$）。我国正面临糖尿病发病年轻化趋势，这种提示的意义不言而喻。

3. 脑血管疾患检测 mAlb　目前尿 mAlb 影响脑卒中发生的性质及其作用程度在临床尚无明确的界定。为此对尿 mAlb 影响脑卒中发生进行了 Meta 分析。其确定 12 个研究，48 596 名受试者与 1263 个脑卒中事件。在校准公认的的心血管疾病危险因素后，总体上尿 mAlb 的存在有脑卒中的风险较大（相关风险，1.92；95% CI 1.61～2.28；$P<0.001$）。有证据显示各研究存在显著异构性（异构性 $P<0.001$，68%），对此可以不同的研究群体、尿 mAlb 定义及尿 mAlb 对脑卒中亚型不同相关风险程度解释。然而，分层分析证实，尿 mAlb 增加了所有参试者（一般患者、糖尿病患者与已知脑卒中患者）随后发生脑卒中的风险。并提出，尿 mAlb 对脑卒中事件发生的风险具有非常和独立的影响。进一步研究将会揭示尿 mAlb 是否只是风险标志还是修改了其风险因素。

4. 对其他疾病进行 mAlb 检测及其临床意义　检测尼日利亚感染 HIV 儿童的微量白蛋白尿发现，患儿的微量蛋白尿发生率高，尤其是临床有 AIDS 病症状又未进行高效抗反转录病毒疗法的较大患儿。Casanova 考察了有低氧血症慢性阻塞性肺疾病（COPD）患者的微量白蛋白尿的发生率及其相关性。多变量分析证实，COPD 患者的尿 mAlb 高于仅有吸烟史的对照组{8[5th-95th percentile (P5-95)，2.9～113] vs. 4.2[P5-95，1.8～22.7]mg/g，$P<0.001$]}。甚至用标准病理阈值对比后仍存在显著差异（尿 mAlb 女性为 30～299 mg/g；男性为 20～299 mg/g；COPD 患者 24% vs. 6% 对照吸烟组；$P=0.005$）。值得注意的是，已有人将检测尿 mAlb 应用于白塞病患者以评估患者的神经累及与病程，心脏术前检测尿 mAlb 以减低手术风险，国内学者报道的大规模流行病学调查，是否预示了检测尿 mAlb 有着比人们现在认识到的更为广阔的应用范围。

五、尿微量白蛋白的正常参考范围

0.49～2.05mg/(mmol·Cr)或 4.28～18.14mg/(g·Cr)。

第二节 循环免疫复合物

一、循环免疫复合物的生物学特征

抗原和相应抗体结合所形成的复合物称为免疫复合物(immune complex,IC)。免疫复合物或抗原抗体复合物是抗原与其对应抗体相结合的产物。在正常情况下,机体内的游离抗原与相应抗体结合形成IC,可被机体的防御系统清除,作为清除异物抗原的一种方式对机体有利,例如病原体与相应抗体结合的复合物,更易被单核-巨噬细胞系统的细胞吞噬清除。又如细菌外毒素被相应抗毒素结合后,可中和其毒性。但在某些情况下,体内形成的IC不能被及时清除,则可在局部沉积,通过激活补体,并在血小板、中性粒细胞等参与下,引起一系列连锁反应而导致组织损伤,出现临床症状,称为免疫复合物病(immunocomplex disease,ICD)。循环免疫复合物(circulating immunocomplex,CIC)主要是指血液中的免疫复合物,对CIC的检测近年来受到广大临床医生和实验室工作者的重视。检测CIC的存在及其含量变化,对免疫复合物的诊断、病程的动态观察及对预后的判断都有其重要意义。

CIC是一类在抗原量稍过剩时,形成中等大小的可溶性IC(8.8～19S),它既不能被吞噬细胞清除,又不能通过肾小球滤孔排出,可较长时间游离于血液和其他体液中,当血管壁通透性增加时,此类IC可随血流沉积在某些部位的毛细血管壁或嵌合在肾小球基底膜上,激活补体导致ICD的发生。由于IC相对分子质量较大,故易被低浓度的聚乙二醇(PEG)自液相中析出,所以可用聚乙二醇沉淀法检测CIC的含量。检查组织内或循环IC的存在有助于某些疾病的诊断、发病机制的研究、预后估计、病情活动观察和疗效判断等。根据形成IC的抗原-抗体已知或未知情况,将CIC分为两大类,前者为特异性免疫复合物(如乙型肝炎的HBsAg-抗-HBs,甲状腺蛋白抗原-甲状腺球蛋白抗体形成的免疫复合物);后者为非特异性免疫复合物(如肾小球肾炎、系统性红斑狼疮等)。非特异性免疫复合物的检测应用较广泛,方法也较多。

二、循环免疫复合物的实验室检测

1. 根据IC的物理性状检测　这类方法有超离心、超滤、凝胶过滤、蔗糖密度梯度离心、冷沉淀素及聚乙二醇(PEG)沉淀法等。但这些变化并非IC所特有,又需要特殊设备,故这类方法多用于科学研究,在临床诊断中难以推广。

(1)冷沉淀素测定法:是将血液置于37℃凝固,分离血清,再放于4℃ 3d,出现乳白混浊的冷沉淀素后,用分光光度计定量测定。因为血清中有冷沉淀素,即是IC存在的最好例证。

(2)聚乙二醇(PEG)沉淀试验:原理是低浓度聚乙二醇能使IC优先沉淀,其沉淀程度和蛋白分子成正比。沉淀越多,表示IC越多。CIC相对分子质量较大,相互结合的抗原抗体的构象发生改变,易被低浓度PEG自液相析出。PEG还可抑制CIC的解离,促进CIC进一步聚合成更大的凝聚物而被沉淀,最后利用透射比浊法或散射比浊法可测出CIC的存在与含量。

2. 根据IC结合补体的性能检测　抗原和抗体结合后,抗体的Fc暴露出C1q结合点。可将C1q标记同位素,当其和IC结合后,测定放射活性,即可推测IC的含量。方法有C1q偏离试验、固相C1q结合试验和C1q聚乙醇法等。测定CH50和C2含量也能间接表示IC的含量。但补体含量的变化较大，且凝聚免疫球蛋白、DNA、C 反应蛋白等均能和 C1q 结合，因而均可影响这些方法的检测结果。

抗补体试验：血清中如有 CIC 存在时，可与内源性 C1 结合。将被检血清于 56℃加热 30min，能破坏结合的 C1，空出补体结合位置。当加入豚鼠血清（外源性 C1）与指示系统（致敏羊红细胞）时，CIC 又可与外源性 C1 结合，使致敏羊红细胞的溶血反应受到抑制。其结果是以 50%溶血管作为判定终点，凡测定管比对照管溶血活性低 1 管以上者，即为抗补体试验阳性，提示有 CIC 分子的存在。

3. 根据免疫复合物结合其他分子的性能检测

（1）类风湿因子（RF）有结合 IC 的活性。最近有些人从兔或正常人制备能结合 IgG 或 IgA 的 RF，以检测相应的 IC。根据所用 RF 的来源又可分单株 RF 法及多株 RF 法两种。

（2）胶固素结合试验：胶固素（conglutin）是牛血清中的一种正常蛋白成分，能与 CIC 上的补体 C3 活化片段 C3bi 结合。将胶固素吸附到塑料载体上，加入待测血清（内含补体及 IC），再加同位素标记的羊抗人 IgG，然后通过测定载体上的放射活性而求出血清中 IC 的量。

4. 根据免疫复合物结合细胞受体的性能检测

（1）血小板凝聚法：血小板有 Fc 受体，因而 IC 能使血小板凝聚。但肾上腺素、凝血酶、胶原纤维等也能使血小板凝聚，故会影响结果。

（2）IC 能封闭 K 细胞活性：测定经待测血清（内含免疫复合物）保温的 K 细胞对致敏 ^{51}Cr 标记靶细胞溶介作用的抑制程度，即可求出血清中 IC 的量。也可根据巨噬细胞通过 Fc 受体和 IC 中抗体 Fc 结合的程度而测定 IC 的量，此法称为巨噬细胞摄取试验。

（3）金黄色葡萄球菌 A 蛋白（SPA）夹心 ELISA 试验：SPA 可与免疫复合物中 IgG 的 Fc 段结合。将待测血清由低浓度 PEG 沉淀后加至 SPA 包被的固相载体上，再以酶标记的 SPA 与之反应，即可检测样本中有无 CIC。

（4）Raji 细胞放射免疫测定：Raji 细胞（人的一种淋巴细胞株）表面有高密度 C3b 及 C3d 受体，故 IC 可通过补体而结合在 Raji 细胞表面，再加同位素标记的羊抗人 IgG，测定 Raji 细胞的放射活性，即可求 IC 的量。

由此可见，目前检测 IC 方法种类繁多，但实际应用时，仅用一种方法难以测出所有类型的 IC，而必须同时应用几种（至少两种）方法。

三、循环免疫复合物检测的影响因素

某些自身免疫性疾病（如全身性红斑狼疮、类风湿关节炎、结节性多动脉炎等）、膜增殖性肾炎、急性链球菌感染后肾炎、传染病（如慢性乙型肝炎、麻风、登革热、疟疾等）及肿瘤患者，血清中都可能检出 CIC。

血清标本在－20℃可保存 1 年，在 4～8℃可保存 8h，在室温（20～25℃）可保存 4h。血清标本可用于试验。

四、循环免疫复合物检测的临床应用

1. CIC 阳性　见于：①自身免疫性疾病，如系统性红斑狼疮、类风湿关节炎。②某些传染病，如乙型病毒性肝炎、麻风。③某些肾脏病，如急性链球菌感染后肾炎、膜增殖性肾炎、系统性红斑狼疮性肾炎时，则 CIC 明显增高；系膜增殖性肾炎、IgA 肾病、过敏性紫癜性肾炎时，则

CIC增高不明显。膜性肾病时，免疫荧光和电子显微镜下均证实肾组织内有IC沉积，但血CIC检查则阴性。这进一步证实了膜性肾病原位免疫复合物形成的免疫发病机制。

(1)抗原及抗体在血液循环中结合形成CIC沉积于肾小球：常见于毛细血管内增生性肾小球肾炎，抗原(如链球菌、葡萄球菌等)侵入人体后免疫系统产生相应抗体。抗原与抗体在血液循环中形成IC，经血液流至肾而沉积于肾小球内。荧光显微镜可见IgG沿肾小球毛细血管壁有弥漫性不连续的颗粒状荧光，一般其分布不太均匀，大小亦不太一致。

(2)肾小球抗原导致的原位免疫复合物形成：在感染或某些因素作用下，肾小球基底膜的结构成分发生了改变而具有抗原性，可刺激机体免疫系统产生抗基底膜抗体，可与肾小球基底膜结合而形成原位免疫复合物。在荧光显微镜下可见IgG沿肾小球毛细血管壁呈连续线状荧光。常见于Goodpasture综合征。

(3)非肾小球抗原导致的原位免疫复合物形成：外源性抗原在一定条件下可先植入肾小球基底膜，抗原刺激免疫系统可产生相应抗体而出现于血液中，这种循环抗体当流经肾小球时与原先植入肾小球基底膜的抗原在原位结合而形成原位免疫复合物。在荧光显微镜下可见IgG沿肾小球毛细血管壁呈大小一致的、分布均匀的颗粒状荧光。常见于膜性肾小球肾炎。

2. *免疫复合物沉积与抗中性粒细胞胞质抗体(ANCA)相关系统性血管炎(AASV)* 肾中少免疫沉积已成为诊断AASV的重要线索，也是区别其他类型小血管炎如过敏性紫癜、冷球蛋白血症等的要点之一。但有研究者发现，在急进性肾小球肾炎患者中肾病理免疫荧光的强度与ANCA的阳性率成反比，说明AASV多见于少免疫沉积者，但肾有免疫复合物的沉积并不能除外AASV。随着对AASV认识与诊断的日趋成熟及该类疾病患者例数的不断积累，发现AASV中肾病理显示系膜区有IC沉积的患者日趋增多。因国内外对这类疾病报道较少，我们遂总结并分析了这组患者的临床病理特点，并与经典的少免疫沉积AASV病例做一比较，IC可能也参与了AASV的发病。实际上在20世纪80年代初期，根据急性血清病实验动物模型呈血管炎的表现而推论人类血管炎也是一种CIC介导疾病，但之后由于病理上并未发现免疫球蛋白的沉积，更重要的是对ANCA及其靶抗原的认识，该机制也就渐渐被淡化。有研究者通过WG小鼠模型及临床资料推测IC可能也参与了特别是在早期激发韦格纳肉芽肿病(WG)的血管炎症损伤，但之后由于ANCA刺激中性粒细胞释放各种酶类而IC则很快被清除或降解掉。也有研究者分析了45例ANCA相关坏死性新月体肾炎，其中37例为肾少IC沉积者，8例为有IC沉积者，两组在性别、年龄、器官受累、肾活检时肾功能水平及发病至肾活检的时间间隔均无显著性差异；有IC沉积组尿蛋白水平显著高于少IC沉积组。

3. *免疫复合物与肾移植排斥反应* 最新报道，Raji细胞法比C_{1q}结合法敏感得多。他们还发现IC出现在肾移植的排异症状之前，待肾排异反应被控制后，IC亦即消失。由此证明，IC在移植排异反应的发生中起着十分重要的作用。

IC的检测对于判定疾病的活动性、治疗效果、预后及探讨发病原因有重要意义。

五、循环免疫复合物的正常参考范围

抗补体试验、胶固素结合试验：CIC为阴性。

PEG沉淀试验(光密度比色法)：4.3±2.0，以≥8.3为IC阳性。

ELISA法：＜28.4mg/L。

第三节　α_1-酸性糖蛋白

一、血清 α_1-酸性糖蛋白的生物学特性

血清 α_1-酸性糖蛋白(α_1-acid glycoprotein,α_1-AGP)是肝合成分泌的一种蛋白质,为血清黏蛋白的主要成分,是人类血浆中含糖量最高(含糖约 45%)、酸性最强(pI 为 2.7～3.5)的糖蛋白,包括等分子的己糖、己糖胺和唾液酸,电泳移动时在 α 位置,故称 α_1-酸性糖蛋白。分子结构为单链,由 181 个氨基酸组成的多肽链构成,相对分子质量 41 000～43 000,是一种非特异性急性时相反应蛋白(acute phase protein,APP),主要由肝巨噬细胞和粒细胞产生,癌细胞也可合成,与 C 反应蛋白一起被认为是反映炎症活动活急性状态的敏感指标。平时处于无活性状态,正常人血清中含量较低,在感染、炎症和肿瘤等病理状态下,在炎症过程中释放出来,成为有活性的蛋白,其浓度显著增高。其水平升高的可能机制为免疫异常刺激单核巨噬细胞分泌的白细胞介素-1(IL-1)、白细胞介素-6(IL-6)、肿瘤坏死因子 α(TNF-α)及白细胞介素-8(IL-8)等细胞因子,是 APP 的主要调节因子,引发全身性炎症反应,发挥调节细胞免疫的作用,调节肝合成大量的急性期蛋白,从而使 APP 血清水平升高。

二、血清 α_1-酸性糖蛋白的实验室检测

1. *免疫散射比浊法*　现有商品化试剂盒出售,可在自动生化分析仪上进行检测,进行批量检测及自动操作。α_1-AGP 常采用该方法进行检测。

2. *ELISA 法*　用兔抗 α_1-AGP 的多克隆抗体包被成固相酶标板,以识别并结合待测标本中的 α_1-AGP,用抗原标记生物素(Bio-Ag),用亲和素标记辣根酶(HRP-A),向固相酶标板中同时加入标准品(或待测品)和 Bio-Ag,两者竞争性地结合到固相抗体上,反应、洗涤后,加入 HRP-A,反应、洗涤后,酶标板上形成 Ab-Ag-Bio-A-HRP 和 Ab-Ag 复合物,加酶底物显色,用酶标仪在相应波长下测定光密度(OD 值)。根据标准曲线,计算出待测标本中的 α_1-AGP 含量。

3. *放射免疫扩散法*　原理与 ELISA 法相似,但由于存在放射性污染,现在临床实验室使用较少,基本被 ELISA 法取代。

三、血清 α_1-酸性糖蛋白检测的影响因素

1. *α_1-AGP 病理性含量升高原因*　病理情况下,IL-1 刺激吞噬细胞释放出脂多聚糖,可促进 α_1-AGP 的合成使血中水平升高,故 α_1-AGP 是一种最稳定的早期呈阳性的急性时相反应物。如感染(炎症)、外伤、烧伤、手术、急性心肌梗死时,α_1-AGP 含量升高。另外,类风湿关节炎、系统性红斑狼疮、克罗恩病、恶性肿瘤也增高,在癌转移时升高更明显。有报道称在恶性肿瘤(肾母细胞瘤、胃癌、贲门癌、食管癌、肝癌、肺癌、子宫肌瘤、卵巢癌、子宫内膜癌)患者血清中 α_1-AGP 含量明显高于正常对照组,经化疗好转后,血清中 α_1-AGP 含量均明显降低。在化脓性脑膜炎、结核性脑膜炎、病毒性脑炎患者中,其发病期血清 α_1-AGP 水平均高于恢复期。其中 α_1-AGP 含量对化脓性脑膜炎的诊断有较高的特异性。急性白血病患者血清 α_1-AGP 浓度显著升高,并随着病情的缓解血清 α_1-AGP 接近良性血液组,提示动态观察 α_1-AGP 含量变化

有助于疾病的诊断和疗效评价，并与患者的治疗进程相关。

2. α_1-AGP病理性含量降低原因　肝细胞病变晚期由于各种原因可导致尿中滤过的蛋白质量丢失，与正常人比较，血清α_1-AGP的浓度在慢性肝病各期均有不同程度降低，且病情越重α_1-AGP值降低越明显。

3. α_1-AGP生理性含量升高原因

(1)运动：完成马拉松后30min尿平均排泄显著升高。

(2)产后：妊娠血清浓度降低，但是在产后早期迅速恢复正常。

(3)肥胖：肥胖个体比苗条个体血清浓度高1倍。

(4)分娩：从分娩前到分娩后血清浓度增高。

(5)绝经期：妇女绝经后的血清浓度约增高1.2倍。

(6)衰老：对69名年龄从20岁到97岁成人的研究发现，随年龄增长有些血清浓度增高(其相关性为0.28)。

(7)吸烟：吸烟者的血清均值明显高于不吸烟者。

(8)性别：男性大约比女性高10mg/dl。

4. α_1-AGP生理性含量降低原因

(1)低热量膳食：肥胖者进行低卡饮食后发现体重降低，而血清α_1-AGP浓度也降低。

(2)极低出生体重儿：极低体重新生儿血清的含量明显低于足月儿的含量。

(3)戒酒：饮酒超过3周的患者在其停止饮酒后1周其均值降低。

(4)妊娠：血清含量从妊娠到产后其浓度明显下降。

(5)素食：素食者其血清浓度低于杂食者。

四、血清α_1-酸性糖蛋白检测的临床应用

α_1-AGP是目前较为敏感的急性期反应的炎症标志物，其对炎症、感染反应早于体温及白细胞数的变化，故广泛用于临床。与肾脏疾病相关性主要表现在以下几方面：

1. α_1-AGP与糖尿病肾病　2型糖尿病肾病存在急性时相反应，炎症反应强度与肾病的严重程度有关，急性时相反应强度与IL-6及TNF-α水平相关。研究结果显示，2型糖尿病患者血清急性时相蛋白α_1-AGP水平明显增高，这可能与患者体内白细胞介素-6和肿瘤坏死因子增高有关。有研究发现，α_1-AGP增高可预测2型糖尿病的发生。另有研究显示1型糖尿病患者血清hs-CRP和α_1-AGP与白蛋白排泄率呈正相关，且与α_1-AGP相关更显著，提示2型糖尿病患者血清急性时相蛋白α_1-AGP与尿微量清蛋白密切相关，在一定程度上可反映病情严重程度。

2. α_1-AGP与糖尿病继发感染　研究发现在糖尿病继发感染组α_1-AGP水平明显高于无感染组及正常对照组，无感染组略高于正常对照组，提示血清α_1-AGP水平与有无感染密切相关。动态观察血清α_1-AGP水平有助于糖尿病继发感染的早期诊断及抗感染疗效的观察。

3. α_1-AGP与类风湿关节炎　类风湿关节炎是自身免疫性疾病，其患者血清α_1-AGP水平高于正常对照组。活动期类风湿关节炎血清α_1-AGP高于非活动性类风湿关节炎。提示α_1-AGP检测对类风湿关节炎的活动期评价有很好的临床价值。

4. α_1-AGP与肾病综合征　肾病综合征时，可导致尿中滤过的蛋白质量丢失，血清α_1-AGP的浓度均有不同程度降低，且病情越重α_1-AGP值降低越明显。随着病情的好转，血清

α_1-AGP 浓度亦逐渐上升，说明 α_1-AGP 可以作为监测肾病综合征病情变化的一项良好指标。

五、血清 α_1-酸性糖蛋白的正常参考范围

血清：0.5～1.2g/L(50～120mg/dl)。在某些疾病中，特别是自身免疫性疾病中，其值升高很大。

尿液：尿标本参考范围为 0.01～0.17mg/(mmol·Cr)。

第四节 α_1-抗胰蛋白酶

一、α_1-抗胰蛋白酶的生物学特征

α_1-抗胰蛋白酶(α_1-antitrypsin，α_1-AT)主要是由肝细胞合成的一种血浆蛋白，是人体内最重要的蛋白酶抑制物，占血清中抑制蛋白酶活力的 90%左右，也称之为 α_1-蛋白酶抑制剂(α_1-proteinase inhibitor，α_1-PI)。它能抑制多种蛋白酶，如中性粒细胞弹性蛋白酶、胰蛋白酶、糜蛋白酶、尿激酶、肾素、胶原酶、纤溶酶和凝血酶等的活性。单核细胞、肺泡巨噬细胞和上皮细胞也能合成 α_1-AT，这些肝外合成的 α_1-AT 在局部组织损伤的调节中起重要作用。

α_1-AT 为单链糖蛋白，肽链由 394 个氨基酸残基组成，肽链中含有 43 个 Asn/Asp 残基，但仅在 Asn46、Asn83、Asn247 上连接有寡糖链，其中一个糖链是三叉寡糖链，另外两个是双叉寡糖链，糖含量为 10%～12%。α_1-AT 的相对分子质量为 54 000，pI 为 4.8，正常人血浆中 α_1-AT 含量为(2.90±0.45)g/L，体内半衰期为 5～6d；可由肝细胞、肺泡上皮细胞、单核细胞等合成，但是人体内 α_1-AT 浓度随蛋白酶抑制表型不同而出现差异。在醋酸纤维薄膜或琼脂糖电泳中 α_1-AT 的迁移位点位于 α_1 蛋白带；α_1-AT 的抑制作用有明显的 pH 依赖性，最大活力处于中性和弱碱性，当 pH4.5 时活性基本丧失。

α_1-AT 具有较强的血管通透性，在肺组织中的浓度较其他丝氨酸蛋白酶抑制因子或 α_2-巨球蛋白的浓度高，而且对弹性蛋白酶的专一性更强，因而它更主要的生理功能在于抑制肺弹性蛋白酶的活性，保护肺部不受弹性蛋白酶的酶解损伤。编码 α_1-AT 的基因位于染色体 14q31-32.3 上，全长 12.2kb，有 9 个 α 螺旋和 3 个 β 片层折叠。分子的一个显著特征是其具有由 5 股 β 片层折叠构成的 A 片层，此片层中有易变反应中心环，形成一种勾状结构，突出于分子表面。α_1-AT 通过与靶蛋白酶形成一种 1∶1的紧密结构而发挥其抑制蛋白酶的效应。α_1-AT 抑制蛋白酶的过程是一个自毁模式的反应过程，α_1-AT 除了被其捕获的蛋白酶缓慢裂解外，同时 α_1-AT 蛋白酶复合物能被吞噬细胞识别、吞噬，从血浆中清除。

根据 α_1-AT 在电泳中的迁移特征分为不同的遗传表现型。PiMM 型占大多数，约为 86%，表现为正常的血浆 α_1-AT 水平。ZS 型为最常见的两种变异型，其中 95%以上属于 Z 型变异，两种变异型相对于 M 型呈显性遗传，无论是纯合子还是与 M 型的杂合子，或多或少地都将表现出遗传性血浆 α_1-AT 低下。PiZZ 个体血浆中的 α_1-AT 水平仅为 PiMM 个体水平的 15%，PiSS 仅为 60%，PiZS 仅及正常水平的 35%。PiZ 变体是经典 α_1-AT 缺乏最常见的原因。Z 分子的形成是由于单一氨基酸的替代所致，即在反应环基底部 342 位的 Glu 被 Lys 替代，从而使环易于进入 A 片层，使分子易于转变为部分结合闭锁状态，这导致了两种后果：①蛋白质合成时，蛋白质的折叠部分受阻；②已折叠的蛋白质易自发转变为闭锁状态。α_1-AT

分子的这种中间体形式对细胞内分解代谢敏感，也易相互连接形成环-片层多聚体。在其纯合子(PiZZ)，α_1-AT可正常合成，但85%由于折叠异常被阻碍在肝细胞内的最终分泌通路上。这些受阻的α_1-AT大部分被降解，一部分积聚形成大的细胞内包涵体，另外的15%以单体的形式被分泌入血浆，这些异常的α_1-AT在血浆中形成多聚体，使血浆蛋白酶抑制剂缺乏，导致肺损伤的发生。

二、α_1-抗胰蛋白酶的实验室检测

α_1-AT可经血清蛋白电泳、醋酸纤维电泳、放射免疫扩散法和电泳免疫分析等免疫分析技术进行检测，还可测血清胰蛋白酶抑制活性。α_1-AT是电泳中α_1球蛋白所产生的条带的主要成分。

三、α_1-抗胰蛋白酶检测的影响因素

1. 引起α_1-AT升高的影响因素　感染性疾病(细菌性、病毒性)、恶性肿瘤、胶原病、妊娠、外科手术、药物(雌激素、口服避孕药、前列腺素等)、斑疹伤寒等。

2. 引起α_1-AT降低的影响因素　α_1-AT缺乏症、新生儿呼吸窘迫综合征、重症肝炎、蛋白丧失性胃肠症、营养不良、未成熟儿等。吸烟者α_1-AT活性降低与脂质过氧化物的影响有直接关系。

3. 聚乙二醇沉淀　标本经聚乙二醇(PEG)沉淀后，上清液中α_1-AT的生物活性单位增加。当PEG浓度在0.15%～0.6%时α_1-AT活性测定值略有升高，当浓度达1.2%时开始对测定有明显影响，浓度达20%时活性增加近100%，但当浓度≥40%时α_1-AT生物活性开始大幅下降。

四、α_1-抗胰蛋白酶检测的临床应用

1. α_1-AT与肾脏疾病　一些文献报道在肾病综合征患者血清α_1-AT水平较正常对照组降低。研究发现，IgA肾病患者尿中α_1-AT及肾皮质中α_1-AT变异体较正常对照组升高，肾小管间质损害时肾小管上皮细胞可分泌α_1-AT。推测本研究中肾病综合征患儿尿液α_1-AT的增高可能由肾小球滤过屏障的改变或者肾小管的分泌引起。

有研究发现在细胞内反应途径中，PiZ变体能够活化NF-κB，而NF-κB广泛存在于机体各种组织细胞中。肾损伤及炎性因子刺激能够使体内外肾小球固有细胞(足细胞及系膜细胞)、小管细胞及上皮细胞中NF-κB活化。并且许多诱导剂能使培养的肾细胞NF-κB激活，调节多种促炎因子的转录。含有NF-κB靶序列的DNA寡脱氧核苷酸能够抑制肾损伤、白细胞浸润及因急性肾损伤缺血再灌注、肾小球肾炎、输尿管梗阻及肾移植产生的炎性介质。此外，糖皮质激素及受体复合物也通过与NF-κB相互作用从而调节激素敏感基因等的表达。

人肾是否能合成α_1-AT？国内外均未证实。有研究者报道用免疫组化方法在肾小管上皮细胞检测到α_1-AT，但此α_1-AT是肾小管上皮细胞本身产生的还是重吸收的并不清楚；2000年Bakakos等报道新生儿尿液含有α_1-AT，且泌尿系感染时其含量明显增高，但此α_1-AT来源也不清楚，还有待进一步研究。

2. α_1-AT与肾外疾病　蛋白酶-抗蛋白酶系统在许多炎症性肺疾病(如肺气肿、肺囊性纤维化、急性呼吸道窘迫综合征和急慢性支气管炎等)的发病机制中占有重要地位。正常情况

下，肺组织含有充分的抗蛋白酶系统保护肺组织免受蛋白酶的溶解作用；但在一些急、慢性炎症性肺疾病中，下呼吸道蛋白酶-抗蛋白酶系统失去平衡。当其抗蛋白酶缺乏时，中性粒细胞释放的弹性蛋白酶(NE)就会分解肺间质连接组织蛋白，导致终末气道的扩张而引起肺气肿。抗蛋白酶活性下降，不仅存在于数量上的缺乏(如先天性的 α_1-AT 缺乏症)，而且也可有功能性的不足(如吸烟和细菌感染时抗蛋白酶的活性中心失活)，所以用外源性 α_1-AT 替代或补充这些炎症性肺病是可取的。

(1)肺气肿：肺气肿直接起因于遗传性血浆 α_1-AT 水平低下，或因严重吸烟和细菌感染等后天因素导致的肺部蛋白酶-抗蛋白酶系统失去平衡。1981 年首次在临床上应用富含人 α_1-AT 的血浆组分制剂对 5 名 PiZZ 型严重 α_1-AT 缺乏患者进行临床治疗，患者每周接受 4g α_1-AT 的静脉注射，为期 4 周，结果患者血浆的 α_1-AT 水平从 0.38g/L 上升到 0.7g/L。有研究者对 21 例 α_1-AT 缺陷性肺气肿患者进行了 6 个月的治疗，60mg/kg 体重，每周 1 次，静脉注射 α_1-AT 浓缩制剂，结果使患者血清中 α_1-AT 水平从 301mg/dl 升高至 1261mg/dl，抗中性粒细胞弹性蛋白酶能力从(5.44±0.1)μmol/L 升高到(13.3±0.1)μmol/L，肺表皮液的 α_1-AT 水平从注射前的 0.46pmol/L 提高到 1.89pmol/L，弹性蛋白酶的抑制能力从 0.81pmol/L 提高到 1.65pmol/L，从而达到了提高血浆和肺部 α_1-AT 能力的目的。

(2)急性肺损伤(ALI)：ALI 的发病机制尚不清楚，一般认为肺部炎症细胞的聚集并释放炎症介质，从而损伤肺微血管内皮细胞和肺泡上皮细胞是发病的重要病理基础，其中中性粒细胞及其释放的弹性蛋白酶则起重要作用。

五、α_1-抗胰蛋白酶的正常参考范围

血清：0.9～2.0g/L(90～200mg/dl)。

尿液：0.01～0.17mg/(mmol·Cr)。

第五节　β_2-微球蛋白

一、β_2-微球蛋白的理化性质及生物学特性

β_2-微球蛋白(β_2-microglobulin，β_2-MG)是 Berggard 于 1968 年首先在肾小管疾病患者尿中发现的一种低分子蛋白质，其合成速率非常稳定，并以游离形式存在于血、尿、脑脊液等体液中。近端肾小管是 β_2-MG 在体内处理的唯一场所，当近端肾小管轻度受损时，尿 β_2-MG 已明显增加，且尿 β_2-MG 与肾小管重吸收率呈负相关。因此，尿 β_2-MG 水平是评价近端肾小管功能的特异指标，并且能反映近端肾小管损伤的程度，是肾小管损害特异且敏感的指标。

β_2-MG 是一种主要由淋巴细胞等有核细胞产生，经肾小球滤过的低分子量蛋白质，由 100 个氨基酸残基组成的单键多肽，其相对分子质量仅为 11 800。进入血循环的 β_2-MG 可经肾小球自由滤过，其中 99.9%以上被肾近曲小管上皮细胞以胞饮形式摄取，并在该细胞溶酶体内降解为氨基酸供机体利用，不再反流入血，尿中含量甚微。有研究表明，健康人 β_2-MG 合成及释放速度非常恒定，而且只经肾分解和排泄，昼夜变化很小，可以作为评价肾小球滤过率或肾小球功能的一项敏感而可靠的指标。在人体内，β_2-MG 是细胞表面人类淋巴细胞抗原(HLA)的 β 链(轻链)一部分，除成熟的红细胞和胎盘滋养层细胞外，其他细胞均含有 β_2-MG，在血液

中 β_2-MG 的浓度相当恒定，且不受年龄、性别、机体肌肉组织多少的影响。

二、β_2-微球蛋白的实验室检测

1. *ELISA 法*　ELISA 试剂盒采用双抗体一步夹心法。往预先包被人 β_2-微球蛋白（BMG/β_2-MG）或抗体的包被微孔中，依次加入标本、标准品、HRP 标记的检测抗体，经过温育并彻底洗涤。用底物 TMB 显色，TMB 在过氧化物酶的催化下转化成蓝色，并在酸的作用下转化成最终的黄色。颜色的深浅和样品中的人 β_2-微球蛋白（BMG/β_2-MG）呈正相关。用酶标仪在 450nm 波长下测定吸光度（OD 值），计算样品浓度。

2. *免疫比浊法*　测定原理为待测标本中的 β_2-MG 与包被在胶乳颗粒上的抗人 β_2-MG 结合产生浑浊，其浊度与 β_2-MG 浓度成正比，可以用比浊法测定。该方法可在特种蛋白仪或自动生化分析仪上进行。

三、β_2-微球蛋白检测的影响因素

1. *引起 β_2-MG 升高的因素*

（1）肿瘤：在临床上有多种肿瘤如肺癌、肾癌、乳腺癌、淋巴瘤，血、尿 β_2-MG 均有不同程度的升高。肿瘤患者血中 β_2-MG 升高的机制可能有以下几种原因：①肿瘤细胞直接合成分泌；②局部浸润活化的免疫细胞产生 β_2-MG；③癌细胞坏死时分解，能释放出 β_2-MG 到血液及体液中；④肿瘤患者血中出现一种复合性高分子量 β_2-MG，由小分子量 β_2-MG 与 HLA 肿瘤抗体相结合而形成的复合物，肾小球不能滤过，在体内代谢降解减慢。

（2）发热：非肾源性发热患者尿排出量增高。

（3）泛影葡胺：服用泛影葡胺后的患者，4h 之内其排出量增加到异常浓度。

（4）精液：前夜有性生活的人，晨尿的初段标本与中段尿标本相比，浓度显著升高。刚刚有过性生活的人，初段尿标本与紧接的中段尿标本相比，浓度显著增高，但中段尿标本并未显著升高。

（5）肾上腺切除术：肾上腺疾病患者进行单侧肾上腺切除术后，引起尿平均排泄量相对于肌酐显著升高。

（6）运动：一场马拉松赛后 30min，尿平均排泄量显著增高。

（7）腹膜透析：患者接受透析，血清 β_2-MG 浓度的肾小球滤过率显著增加。

（8）肿瘤坏死因子-α：单剂量治疗的恶性肿瘤患者血中 β_2-MG 与肿瘤坏死因子-α 服用的量呈剂量依赖性增加。

（9）其他：估计某些药物对肾的损害，如用庆大霉素、多黏菌素或卡那霉素后尿液 β_2-MG 明显增高时，应注意停药或改换其他药物。协助诊断恶性疾病，已知癌细胞、肉瘤细胞等也可产生 β_2-MG，故恶性肿瘤时血液及尿液中 β_2-MG 含量常增高。

2. *引起 β_2-MG 降低的因素*

（1）pH：酸性条件下，尿标本 −20℃ 长期储存导致结果显著性下降。

（2）反复冻融：在室温下解冻与在 37℃ 和加入 Tween-20 解冻相比，尿标本平均浓度下降 26%。

（3）酸性尿：β_2-MG 在酸性尿中不稳定。

（4）血液透析：慢性肾衰竭透析前血清平均浓度较高，显著高于完成透析后的浓度。

(5)术后:大肠癌和胃癌患者术前血清 β_2-MG 水平升高,术后降低,可能与肿瘤负荷有关。

四、β_2-微球蛋白检测的临床应用

测定血浆及尿液中 β_2-MG 含量对肾脏疾病的鉴别诊断、病情估计及预后判断都能提供有价值的数据。

当肾小球滤过和肾小管重吸收功能改变时,可引起血和尿中 β_2-MG 的改变。当肾小球滤过功能亢进时,血液中 β_2-MG 含量下降;当肾小球滤过功能减退时,血液中 β_2-MG 升高;当近曲小管重吸收功能减退时,尿 β_2-MG 升高。测定血浆中 β_2-MG 水平比检测血清肌酐水平用于评价肾功能更敏感,血浆中 β_2-MG 水平升高,可反映肾小球滤过功能受损或滤过负荷增加的情况,而尿液中 β_2-MG 含量增高则提示肾小管损害或滤过负荷增加;若血浆中 β_2-MG 水平升高而尿液中 β_2-MG 含量正常,则主要由肾小球滤过功能下降所致,常见于急慢性肾炎、肾衰竭等;若血浆中 β_2-MG 含量正常而尿液中 β_2-MG 含量升高,则主要由肾小管重吸收功能受损所致,此时进入尿液中的 β_2-MG 必然增多,故尿液中 β_2-MG 测定是诊断肾小管疾病较敏感且特异的方法。若血浆和尿液中 β_2-MG 含量均升高,则主要由体内某些部位产生 β_2-MG 过多或肾小球和肾小管均受到损伤所致。肾移植患者血、尿 β_2-MG 明显增高,提示机体发生排异反应;肾移植后连续测定 β_2-MG 可作为评价肾小球和肾小管功能的敏感指标。糖尿病肾病早期有肾小管功能改变,尿 β_2-MG 也会升高。

研究表明,血 β_2-MG 与尿 mAlb 相似,可早期提示糖尿病。肾脏病变,可能主要反映肾小球滤过功能损害,肌酐清除率(Ccr)下降到 80L/d,Scr、β_2-MG 仍在正常范围时,血 α_1-MG 已开始升高,认为是由于 β_2-MG 相对分子质量较大,更易受肾小球滤过膜的影响,即使肾小球滤过率(GFR)轻度下降,血 α_1-MG 水平即开始升高。而血浆 β_2-MG 和血 mAlb 水平只在临床肾病组才出现明显改变,血浆 β_2-MG 与血 Scr 的相关性极高而与尿 mAlb 相关性较低,提示血浆 MG 并不能有效反映肾脏的早期病变,可能与其相对分子质量较小,只有在肾小球滤过膜损害较严重时才出现滤过障碍有关。尿 α_1-MG 和尿 β_2-MG 在临床肾病组和微量蛋白尿组均明显高于正常蛋白尿组,但在两组间并无明显差别,其中尿 α_1-MG 与尿 mAlb、血 α_1-MG 及血 Scr 的相关性都较低,提示两种尿 MG 尤其是 α_1-MG,在微量清蛋白尿时期即已出现较充分的改变,有助于早期观察肾小管重吸收障碍或肾 GFR 的增加,但不能很好地反映病变的进展。与单独检测 β_2-MG 相比,测定血、尿 α_1-MG,比较两者的变化差异,可能更有助于糖尿病肾病的早期诊断,并一定程度上判别肾小球和肾小管损害。

五、β_2-微球蛋白的正常参考范围

血清:0.8～2.4mg/L。

尿液(定性):阴性。

尿液(定量):<0.2mg/L,或 370μg/24h。

第六节　视黄醇结合蛋白(RBP)

视黄醇结合蛋白(retinol-binding protein,RBP)是体内一类将视黄醇(维生素 A)从肝中转运至靶组织及实现视黄醇的细胞内转运代谢的特异的运载蛋白。在协助视黄醇储存、代谢

及发挥生理功能中起着重要的作用。1968年Kanai等首次分离发现RBP。1971年Peterson和Berggard从尿中将其分离，随后在人、小鼠、大鼠、蝾螈、狒狒、猪、牛及绵羊等中对其进行了广泛研究。现在血清RBP和尿液RBP水平常用作肝、肾脏疾病的早期诊断和疗效观察的敏感指标之一；也经常作为临床营养状况评价的指标，用来特异地诊断早期营养不良。

一、视黄醇结合蛋白的理化特性和生理功能

RBP分子是一条由183个氨基酸残基及少部分糖类组成的多肽链，相对分子质量为21 000，沉降系数为3S，等电点4.4～4.8，半衰期3～12h。人体内RBP有3种形式，即RBP、RBP1和RBP2。RBP的多肽链失去C末端的亮氨酸残基(C末端-Asn-Leu)，成为182个氨基酸残基，则为RBP1；失去C末端的亮氨酸-亮氨酸残基(C-末端-Asn)，成为181个氨基酸残基，则生成RBP2。正常人体内主要是RBP和RBP1两种形式，而慢性肾衰竭患者体内以RBP2较多。

RBP的mRNA存在于肝、肾、肺、脾、脑、心脏和骨骼肌等许多组织中，以肝中含量最高，广泛分布于人体血浆、脑脊液、尿液及其他体液中。它的主要功能是将视黄醇从肝转运到上皮细胞供组织利用RBP在肝细胞中合成后，与视黄醇以1∶1(mol/L)比例结合释放入血，在血液中，又与前白蛋白(prealbumin，PA)以1∶1(mol/L)比例结合成复合物，从而防止低分子量的RBP被肾小球滤过。在血液中RBP以复合物的形式转运体内90%的视黄醇至机体组织。当RBP与细胞表面的RBP受体结合时，视黄醇进入细胞内，复合物解体，游离的RBP能自由滤过肾小球。其中绝大部分(99.97%)被近端肾小管上皮细胞重吸收并被分解，供组织利用，仅有少量从尿中排出。尿中RBP的排出量取决于肾小管的重吸收功能。当肾小球滤过膜或肾小管功能受损时，尿中RBP可明显升高。RBP本身具有很好的稳定性，在体内的含量相对恒定。肝外组织如肾等发现大量的RBP mRNA，提示肝外组织也可合成RBP。肝外组织合成RBP，可能涉及视黄醇的再利用。

二、视黄醇结合蛋白的实验室检测

测定血、尿中RBP的方法较多，常用的有放射免疫分析法(RIA)、免疫电泳(IEP)、酶联免疫吸附测定(ELISA)和免疫透射比浊法等，其中敏感性高、实用性强的为RIA和ELISA，而现在临床多采用免疫透射比浊法。

1. 放射免疫分析法(RIA)　放射免疫分析法是以放射性核素标记的抗原与反应体系中未标记的抗原竞争特异性抗体为基本原理来测定待检样品中抗原的一种分析方法。1985年Beetham首先建立了放射免疫法检测RBP。血清样品须稀释1/3600～1/500，其线性工作范围为10～200mg/L。此后，范列英等改进I标记方法，以氯胺-T法进行碘化标记，Sephadex G-75去除游离碘，收集I-RBP，提高测试效率。该法放化纯度95.4%，标记率81.4%。敏感性、准确度均良好(批内CV 4.64% fn=201，批间CV 5.74% fn=8)，平均回收率为98.62%，检测范围为0～320mg/L。血、尿样品均不须稀释即可直接测定。放射免疫分析法测定RBP的敏感性高，特异性强，精密度好，但由于需要使用特殊的射线计数仪，有放射污染和危害。常用核素的半衰期短，不易快速、灵活地自动化分析等诸多不足，近年来逐渐被其他优秀的标记免疫分析方法所取代。

2. 免疫电泳(IEP)　免疫电泳技术是区带电泳与免疫双向扩散相结合的一种免疫化学分析技术，其中非浓缩尿蛋白十二烷基硫酸钠-琼脂糖凝胶电泳(SDS-PAGE)是近几年来发展起

来的比较好的尿蛋白电泳方式。分辨率高，蛋白检出限为15mg/L，能检测尿蛋白中所含蛋白成分。主要原理是SDS与尿蛋白结合成一个带负电荷的蛋白质-SD分子团，以消除尿中各蛋白质分子本身存在的电荷差异，且作为电泳载体的琼脂糖凝胶具有分子筛的作用。电泳时尿中各种蛋白成分在电场中迁移受琼脂糖凝胶的分子筛作用。按相对分子质量的大小进行分离，形成不同条带。常见尿蛋白分子量从小到大排列依次为β_2-微球蛋白（相对分子质量12 000）、溶菌酶（相对分子质量14 000）、视黄醇结合蛋白（相对分子质量21 000）、游离轻链（相对分子质量25 000）、α_1-微球蛋白（相对分子质量30 000）、白蛋白（相对分子质量67 000）、转铁蛋白（相对分子质量77 000）和免疫球蛋白（相对分子质量150 000～850 000），SDS-PAGE电泳膜片经光密度扫描仪可获得尿蛋白图谱，计算后可得出各种蛋白的相对百分含量。该法的优点是操作相对简便，结果清晰，尿液不需要浓缩。尿蛋白的检测下限为15mg/L，缺点是操作时间长，不易进行全自动分析。

3. 酶联免疫吸附测定(ELISA)　酶联免疫吸附测定基本原理是把抗原或抗体在不损坏其免疫活性的条件下预先结合到某种固相载体表面。测定时，将受检样品（含待测抗原或抗体）和酶标抗体或抗原按一定程序与结合在固相载体上的抗原或抗体起反应形成抗原或抗体复合物。反应终止时固相载体上酶标抗原或抗体被结合（免疫复合物）即与标本中待检抗体或抗原的量成一定比例。洗涤去除反应液中其他物质，加入反应底物后，底物即被固相载体上的酶催化为有色产物。通过定性或定量分析有色产物量即可确定样品中被测物质的量。该法的优点是操作简单，重复性好及敏感性较高，所用试剂易得，仪器设备要求不高，所以实用性较强，但操作时间较长。

4. 免疫透射比浊法　免疫透射比浊法测定RBP的原理是利用抗原（RBP）和特异性抗体（羊抗人RBP抗血清）相结合，形成不溶性免疫复合物，使反应液产生混浊。其浊度高低即透光度减少、吸光度增加反映样品中RBP的浓度。可由标准品所做的剂量-反应曲线算出。

这些测定方法中，放射免疫分析法敏感性高、特异性强，但存在环保和操作人员自身防护等问题；免疫电泳法操作费时，不能自动分析；ELISA只能定性或半定量。最便捷的是免疫浊度法，经济实惠，可以在全自动生化分析仪上定量测定，是值得推广的一种方法。

三、视黄醇结合蛋白检测的影响因素

1. 引起RBP升高的因素

(1)发热：非肾源发热患者尿排泄增加。

(2)精液：一些尿液标本来自前夜有性生活的男性，其RBP浓度显著增加。

(3)日内变化：健康志愿者的尿峰值出现时间在21:22。

(4)高龄：90岁和100岁老年人的上限略高于年纪较低的成人，但是男性的均数、中位数和低限略低，女性的均数和中位数较高。

2. 引起RBP降低的因素

(1)标本稳定性：pH小于7的条件下，尿标本在4℃保存其浓度显著降低。

(2)低蛋白膳食：低蛋白饮食如同营养不良和饥饿一样，可导致血浆中RBP浓度降低。

(3)饥饿：长时间饥饿，因食物摄入减少或丧失的缘故导致调节发生改变，与血浆中RBP浓度降低有关。

(4)减肥：肥胖者在认真控制能量和蛋白摄入后，血清中RBP浓度降低。

四、视黄醇结合蛋白检测的临床应用

1. RBP 与肾脏疾病　RBP 是一种低分子量的蛋白质，血中游离的 RBP 可自由经肾小球滤过，并且绝大部分被近端肾小管上皮细胞重吸收，在局部被分解供组织利用，仅有极少量从尿中排出。因此，正常情况下血清中 RBP 维持在一稳定的范围内（25～70mg/L），尿中 RBP 的量则甚微（<0.7mg/L）。当有肾脏疾病时，由于肾小球滤过率下降，肾小管重吸收障碍，血清和尿液中 RBP 显著增高。在糖尿病肾病、高血压肾病等引起肾小球滤过率（GFR）或肾血流量降低时，RBP 滤过率也相应减少，致使血液中 RBP 蓄积而浓度增高。其他慢性肾病患者尿中出现管状蛋白尿亦可引起血液中 RBP 升高，早期比肌酐、尿素氮更敏感，也不受饮食的干扰影响。因此，血清 RBP 的测定可作为肾小球滤过功能障碍的早期指标。在重金属中毒、慢性肾盂肾炎、狼疮性肾炎、肿瘤化疗药物等所致早期近端肾小管损伤或在肾移植急性排斥反应早期都可使 RBP 重吸收障碍，尿液中 RBP 浓度升高。因此，尿 RBP 测定是评价近端肾小管功能障碍的早期标志物。

（1）RBP 与糖尿病肾病：糖尿病肾病是糖尿病最常见的微血管并发症，是引起糖尿病患者致残致死的重要原因之一。糖尿病肾病起病隐匿，早期缺乏典型临床表现，尿常规检查常呈阴性。近年来国内外有大量研究报道在糖尿病肾病患者早期就可出现肾小球滤过率的下降和肾小管损害。血清和尿液中 RBP 含量在诊断早期糖尿病肾病是一个较敏感的指标，且随着病程的发展而加重。RBP 在反映早期肾损害的指标中优于 β_2-微球蛋白（β_2-MG）和尿微量白蛋白（mAlb），可作为早期糖尿病肾病的诊断依据之一。

（2）RBP 与高血压肾病：高血压是一种临床常见病，可引起遍及全身的小动脉硬化病变。高血压肾小动脉硬化与慢性肾衰竭有明确的因果关系。高血压肾损害早期是一个隐匿的过程，此阶段已出现肾脏的病理改变。而在临床上出现蛋白尿时，肾已有明显的病理改变。若按此条件诊断高血压肾硬化，肾的病理改变已不可恢复。牟晓峰等采用免疫速率散射比浊法和免疫透射比浊法，检测了 122 例高血压患者和 110 例正常人的尿 RBP、尿 mAlb、尿 β_2-MG 和尿转铁蛋白（TRF）的变化。结果发现，高血压患者Ⅰ、Ⅱ、Ⅲ期组的 RBP、mAlb、β_2-MG 和 TRF 均明显高于对照组，并且随着病程的延长有逐渐增高的趋势。尿 RBP 与尿 mAlb、TRF 呈显著性正相关，提示高血压早期阶段就存在肾小管功能的损害。尿 RBP 可作为诊断高血压早期肾损害的敏感指标之一。

（3）尿 RBP 对汞作业者肾损害的意义：有研究者通过测定 85 名汞作业者尿汞、血肌酐（Bcr）、尿肌酐（Ucr）、血尿素氮（BUN）和尿 RBP 的水平，发现汞作业组的尿汞水平显著高于对照组（$P<0.01$），而 Bcr、Ucr、BUN 水平与对照组比较无统计学意义。这说明汞作业组尽管有尿汞升高，常规肾功能是正常的，但汞作业组的 RBP 水平显著高于对照组（$P<0.01$）。研究结果提示：对于汞作业者的肾损害，RBP 较 Bcr、Ucr、BUN 等传统指标更为敏感。

（4）RBP 与其他肾疾病：尿液 RBP 测定在肾病综合征、急性肾小球肾炎、过敏性紫癜性肾炎、急性肾衰竭患者肾功能的评估中也有较高的价值。由于肾有很强的储备代偿能力，当传统的肾病实验室诊断指标发生变化时，肾损伤程度已经很严重，RBP 与其他项目联合检查能为肾损伤部位及程度提供更准确的鉴别诊断依据。

2. RBP 与肝疾病　RBP 在肝内合成，当肝受各种因素损害后，RBP 的合成功能降低，反映在血液中 RBP 水平的下降。同时，RBP 的半衰期较前白蛋白更短，故更能早期敏感地反映肝脏的合成功能与分解代谢的变化。郑红等对35例急性病毒性肝炎血清RBP水平与血清胆红素、谷草转氨酶及碱性磷酸酶活力作相关分析,发现急性肝炎患者血清RBP均显著低于正常人。与血清胆红素、谷草转氨酶和碱性磷酸酶活力均显著负相关。提示血清RBP水平能准确、敏感地反映肝功能变化。同时检测血清RBP和尿RBP水平,有助于鉴别肝肾综合征与肝硬化。肝硬化患者血清RBP水平降低,而尿RBP正常;肝肾综合征患者血清RBP显著降低,尿RBP显著高于正常值。

3. RBP与营养状况　RBP半衰期短(3～12h),生物特异性高,许多临床疾病都能影响RBP微循环量。所以,血浆RBP水平经常作为临床营养状况评价的指标,用来特异地诊断早期营养不良。有研究者分析了正在接受营养疗法的营养性疾病患者血浆蛋白变化,发现血浆RBP的变化早于白蛋白和转铁蛋白,并与氮平衡的相关性高于白蛋白和转铁蛋白,表明血清RBP水平是反映营养性疾病疗效的敏感、特异性指标。

4. RBP敏感反映维生素A缺乏症　维生素A的储存、代谢必须依靠RBP的协助,否则体内维生素A的吸收、储存、转运等环节将会改变,引起组织中维生素A的分布不均,进而引发各种疾病,如夜盲症、结膜干燥症等并影响上皮组织和骨组织的生长、分化与繁殖。胚胎发育等。一旦RBP基因发生突变,引起氨基酸改变,则不但会引起体内RBP含量降至极低,而且可诱发体内维生素A含量降低,引起夜盲症等。血清RBP浓度与维生素A含量相关系数0.879。当血清中RBP低于正常人一半时,患者出现暗适应能力降低。

五、视黄醇结合蛋白的正常参考范围

血清(免疫学方法,儿童):(36±10)mg/L。

血清(免疫学方法,成人):34～76mg/L。

尿液:25.5～72.8ng/min尿排泄量或34.2～79.5μg/g肌酐排泄量。

第七节　谷氨酰转肽酶

一、谷氨酰转肽酶的理化特性

谷氨酰转肽酶(γ-glutamyltransferase,GGT)基因位于染色体22q11,其蛋白产物由一个大亚基(46 000)和一个小亚基(22 000)组成。GGT基因有多个启动子和多个RNA转录子序列,其产物蛋白相同,这可能与组织特异性和GGT的进化有关。GGT的活性位点位于胞外的小亚基区,在肝、肾、血管内皮等有丰富表达。GGT在体内的主要功能为参与谷胱甘肽的代谢,其在生物体内能够催化转移L-谷氨酰基形成谷氨酰循环,通过这一循环可以为细胞内谷胱甘肽的再合成提供原料氨基酸。

GGT是细胞分泌酶,主要存在于肾、胰、肝、肠和脑组织中。在肾、胰和肝中,此酶含量之比约为100∶8∶4。GGT在肾中含量最高,主要存在于近曲小管的刷状缘,是一种肽转移酶,催化谷胱甘肽或其他含谷氨酰基多肽上的谷氨酰基团转移到其他受体上,与机体调节组织中的谷胱甘肽水平、氨基酸的吸收和排泄等作用有关。血清中GGT的测定常用于诊断肝胆系统疾病,患这些部位的疾病时常升高。而尿液中的GGT主要来源于肾,结果显示正常对照组尿液中只有少量GGT存在。

在流行病学调查中发现，血清 GGT 能引起持久性器官污染(persistent organic pollutants，POPs)。由 GGT 引发的 GSH 结合异物是通过亲水和亲电子基团来实现的。GSH 与不同亲电子的异生性物质接收一个电子对形成共价键，与生物细胞分子的核酸、蛋白质结合，从而干扰细胞的正常代谢，引发突变，对细胞具有高度危险性；同时已与 GSH 结合的这些亲电子复合物又可以累积在细胞表面，从而造成持久性器官污染。例如，在肝细胞上的持久性污染可引起其形态学改变，表现在肝光面内质网的增殖和肝实质细胞的脂肪变。这两者都是肝功能恶变的早期生物标志。在小鼠的肝脏肿瘤动物模型中已发现了细胞 GGT 是常见的肿瘤表型标记。因此，GGT 作为评价多种疾病的临床标志之一，在包括肝脏疾病、心血管疾病、糖尿病和肿瘤等疾病中，具有广泛的病理生理基础。

二、谷氨酰转肽酶的实验室检测

1. *血清 GGT 活力测定* 作为 GGT 酶活力分析采用 L-γ-谷氨酸-3-羧基-4-硝基苯胺为底物的速率法，是国际临床化学联合会(IFCC)推荐方法学的改进，为大多数临床实验室常规应用。更为敏感和准确的方法是采用 L-γ-谷氨酰-7-氨基-4-甲基香豆素作为荧光底物用于 GGT 酶活力的检测。

2. *蛋白印迹分析* 由于 GGT 的本质是一个糖基化的复合蛋白质，因此可采用 Western blot 方法做蛋白质水平的分析。细胞培养中 GGT 活力常采用动力学方法定量分析，常用荧光底物(L-γ-谷氨酰-7-氨基-4-甲基香豆素)作为基质。分析组织中 GGT 的活力，首先要将组织用 0.1％Triton-X 100 1×PBS 均质化，离心后弃去残渣取上清液，再用上述方法测定。

3. *分子技术* GGT mRNA 在样本中较为丰富，可采用 Northern blot 或 RNase Protection Assay。当其含量较少时，常应用实时反转录聚合酶链反应(RT-PCR)检测。用 SYBR green I 染料作为荧光探针，其引物设计根据分析的各模型 GGT 的不同，通过变性、退火、延伸后得到的产物进行定量分析。

三、谷氨酰转肽酶检测的影响因素

1. *引起 GGT 升高的因素*

(1)高胆红素：大于 13.2mg/dl 的胆红素引起 GGT 浓度增加。

(2)肥胖：超重个体血清酶活性增加 30％。

(3)高龄：70～79 岁的老年人，平均酶活性为 23.3U/L，80～89 岁老年人显著增至 28.1U/L，而 20～29 岁年轻人值为 18.5U/L。90 岁男性和女性平均酶活性值显著高于 60 岁的男性和女性，但是 90 岁以后活性趋向降低，男性比女性变化更明显。

(4)乙醇中毒：26 名酒精上瘾男性平均浓度为 67U/L，显著高于对照组(浓度为 34U/L)。

(5)进食：进餐后随时间增加酶活性增加。

(6)戒酒：18 名酒精中毒男性戒酒后 1 周平均酶活性为 2.33 μkat/L，即刻戒酒后浓度为 2.70μkat/L。

(7)运动：14 名士兵在进行了 13 周的高强度拓展训练后，平均酶活性改变不明显，从(25.6±20.6)U/L 的基线水平到即刻运动后的(12.9±5.2)U/L，8h 休息后增至(30.5±13.0)U/L。

(8)季节：季节改变会引起显著变化，3～5 个月酶活性达到峰值，而夏季后期至秋季则是最低值；多数变化在 25 岁以下的年轻人很显著，其中峰值比最低值多 20%。

(9)吸烟：吸烟个体酶活性可能增加 10%，而重度吸烟者活性增加 2 倍。

2. 引起 GGT 降低的因素

(1)溶血：当被使用 Beckman Coulter Synchron 酶速率方法后，300mg/dl 的血红蛋白引起 42U/L 的 GGT 活性显著降低了 7U/L。溶血干扰看起来呈线性依赖血细胞溶血素的终浓度，这种物质与 γ-谷氨酰胺转移酶的活性降低趋势密切相关。

(2)戒酒：适度饮酒者戒酒 4 周引起 γ-谷氨酰胺转移酶活性显著降低。

(3)妊娠：妊娠早期酶活性下降了 25%。

(4)性别：所有年龄段的女性酶活性低于同龄段男性。

四、谷氨酰转肽酶检测的临床应用

1. GGT 与肾脏疾病　当存在肾部疾病时，尿液中的 GGT 活性显著增加，但血清中的该酶活性不会升高。肾小球肾炎、肾病综合征和慢性肾衰竭患者的尿液 GGT 水平显著高于正常对照组，血清中该酶活性改变不大。慢性肾衰竭患者尿液 GGT 活性的升高可能由于尿毒症期患者肾功能受到严重损害，肾小管中的该酶随着尿液大量丢失有关。肾病综合征患者尿液 GGT 活性的增高可能与肾小球滤过功能增强，使尿液中 GGT 排出增多有直接关系。

有研究者对韩国半导体制造公司及其 13 个子公司的 10 337 名健康男性(正常肾功能、无尿蛋白、无高血压和糖尿病史)经过 42 个月的随访，其中有 366 名发展为慢性肾脏疾病(CKD)。统计后发现，在校正了年龄、GFR、三酰甘油、高密度脂蛋白胆固醇后，GGT 水平与 CKD 发生呈显著相关($P<0.001$)，其校正后相对危险度(RR)为 1.13(95%CI：1.06～1.20)；而且随着 GGT 水平的增加，CKD 的风险也增加，但两者间不存在线性关系，在>40U/L 的这组中其 RR 为 1.90(95%CI：1.37～2.63)，最显著相关。因此，血清 GGT 水平是早期预示 CKD 发生、发展的独立致病因子。

在肾肿瘤、胃透明细胞癌患者，其尿中 GGT 含量小于正常肾脏，用输尿管导管收集的尿标本中 GGT 明显减少，此可作为肾癌患者的特异性检查。在尿毒症患者中，尿 GGT 活性明显低于正常，从动态观察来看尿 GGT 活性也维持在低水平，说明此时肾组织已严重毁损和萎缩，释放 GGT 的正常细胞已明显减少。

在肾移植排异反应中，均有尿 GGT 的活性升高，但肺炎或其他部位的感染引起的发热时，尿 GGT 的活性也可轻度增高 (不超过正常值的 2 倍)，可结合临床症状、氯化硝基四氮唑(NBT)等试验区别之。

2. GGT 与心血管疾病　1998 年，一个研究小组在病理学方面研究动脉粥样硬化的致病因素过程中发现了 GGT 在其中的作用。随后，通过流行病学调查 218 561 名已明确病因的人群，发现 GGT 不仅能预示由各种原因引起的死亡，还可以作为临床上对心脏和脑血管等威胁生命事件疾病发展的评估。2001 年有研究者对 7613 名已通过血管造影确定冠状动脉硬化性心脏病(CHD)的英国中年人群作回顾性研究发现，血清 GGT 的水平与下列因素有明显正相关：体质量指数(BMI)、血清胆固醇、尿酸、三酰甘油、心率、收缩压和舒张压、抗高血压药物、缺血性心脏病、糖尿病、口服避孕药和绝经期的血糖水平、孕期妇女的低值血糖水平等；但与体育活动、肺功能状态(1s 内肺活量)和咖啡因摄入呈负相关。血清 GGT 在参考范围内(20～40U/L)与心脏死亡和非致死性梗死之间存在“等级应答”关系。随后又有研究团队在奥地利的“沃拉尔堡健康监测和推广计划”中，收集了 17 年(1985－2001 年)的 163 944 名志愿者的资料，证实 GGT 作为独立因子与心血管疾病的死亡相关。血清 GGT 的水平对慢性致死性疾病诊断、评估有一定的影响，如冠状动脉性心脏病、充血性心力衰竭、心肌梗死、心脏猝死、出血性或缺血性脑卒中等。在心血管事件中血清 GGT 在其参考范围内的临界值为：男 15.5～27.6 U/L；女 10.5～18.7U/L(测定温度为 37℃)。其后，Wannamethee 等明确在校正其他影响因素后 GGT≥24U/L 与所有病因引起死亡率增加有关。

3. GGT 与代谢综合征　有研究者根据国际糖尿病联合会的定义对有胰岛素抵抗但未明确有代谢综合征(MetS)的 1656 名中年男性和 1889 名中年女性糖尿病患者在 3 年的随访中，有 309 名发展为糖尿病代谢综合征，GGT 水平与个体发展成代谢综合征呈显著相关。在有胰岛素抵抗(IR)的人群中 GGT 可以预测代谢综合征的发生，是独立的不受其他因素影响的风险因子，但与 HOMA-IR[胰岛素抵抗动态平衡模型评估：空腹胰岛素(μU/ml)×空腹葡萄糖(mmol/L)/22.5]相关。在美国第 3 次健康与营养调查中的一项研究进一步确立 GGT 与体质量指数(BMI)和 2 型糖尿病间的联系。血清 GGT 在正常范围内的低值者，其 BMI 增加与 2 型糖尿病间并没有明显的联系；而 GGT 是正常范围内的高值或大于正常范围，则两者间有明显的正相关性。

五、谷氨酰转肽酶的正常参考范围

正常成人(ELISA 法、RIA 法)：2200～4000mg/L。

新生儿：1300～2750mg/L。

第八节　尿血红蛋白

血红蛋白是一种含铁的、能与氧结合的呼吸蛋白，仅存于红细胞内。正常尿液中没有血红蛋白。当血管内溶血使血浆中血红蛋白浓度升高超过结合珠蛋白所能结合的量时，血浆中游离的血红蛋白即增多，若其浓度超过 150mg/L，即可以双聚体形式从肾小球滤过。经肾小球滤出的游离血红蛋白，在近端肾小管中可被重吸收。一般血浆中游离血红蛋白量大于 1500mg/L 时，临床出现血红蛋白尿。

一、尿血红蛋白的理化性质

血红蛋白(hemoglobin，Hb)分子由 1 个珠蛋白分子和 4 个血红素(heme)分子组成；一个珠蛋白又由 4 条多肽链组成。每个血红素也由 4 个吡咯基组成 1 个环，环的中心为 Fe^{2+}；Fe^{2+} 端连接多肽链中组氨酸残基，另一端可结合 O_2 或 CO；每条多肽链与 1 个血红素构成 Hb 的 1 个亚单位。不同动物 Hb 分子的肽链组成不同；成人 Hb 的多肽链主要是 2 条 α 链和 2 条 β 链构成的 $\alpha_2\beta_2$ 结构，占全部 Hb 量的 98%，称为 HbA；成人还有一种量很少的 HbA2 型，多肽链由 2 条 α 链和 2 条 δ 链构成 $\alpha_2\delta_2$ 结构，它仅占全部 Hb 的 2%。胎儿 Hb 是 2 条 α 链和 2 条 γ 链构成的 $\alpha_2\gamma_2$ 结构，称为 HbF；出生后不久 HbF 即为 HbA 所取代。人 Hb 的 β、δ、γ 链具有相似的氨基酸顺序，只在 F2-F3 位置上氨基酸不同，β 链为 Ala-Thr，δ 链为 Ser-Gln，γ 链为 Ala-Gln。每个 α 链含 141 个氨基酸，每个 β 链含 146 个氨基酸；所以人 Hb 相对分子质量为 640 000～670 000。每条多肽链都折叠为 7 段，血红素分子位于肽链折叠形成的一个疏水性“口袋”中，受到保护，不与水接触，以免 Fe^{2+} 被氧化为 Fe^{3+}，影响 Hb 与 O_2 的结合。

正常情况下，血清血红蛋白浓度小于 100mg/L，并与触珠蛋白结合，形成大分子复合物，相对分子质量为 280 000，触珠蛋白将血红蛋白运送至肝，被肝单核巨噬细胞系统清除。当血管内有大量红细胞破坏，血浆中游离血红蛋白超过 1500mg/L（正常情况下肝珠蛋白最大结合力为 1500mg/L 血浆）时，血红蛋白随尿排出，尿中血红蛋白检查阳性，称血红蛋白尿。血红蛋白尿特点：外观呈浓茶色或透明的酱油色，镜检时无红细胞，但隐血呈阳性反应。血红蛋白尿患者出现急性肾衰竭（ARF）的概率较肌红蛋白尿小，是否发生 ARF 与红细胞溶解速度、肾脏基础疾病、容量状态等有关。

二、尿血红蛋白的实验室检测

1. *尿液干化学分析仪法*　尿液干化学分析仪检测属于定性半定量方法，其原理是尿液中血红蛋白含有亚铁血红素，具有过氧化物酶样活性，在氧化茴香素或过氧化氢烯枯存在条件下，催化邻甲联苯胺脱氢出现颜色变化。故尿液干化学分析仪检测的尿隐血是指尿液中红细胞和（或）红细胞变形裂解后溢出的血红蛋白，因此尿隐血试验阳性包括血尿和血红蛋白尿，尿隐血试验报告的阳性程度往往高于显微镜检查的红细胞数。

2. *胶体金单克隆抗体隐血法*　胶体金单克隆抗体隐血法原理是应用胶体金显色原理和免疫层析技术，利用单克隆抗人血红蛋白抗体特异检测人血红蛋白。胶体金试纸可测出样本中的微量血红蛋白，不与其他类血红蛋白结合，不受其他食物、药物及过氧化物影响，也不受铁剂干扰，所以不会出现假阳性，只有当尿标本中含有人血红蛋白时，隐血试验才呈阳性，故具有较高的敏感性和准确度，且特异性强，并能检测已破碎的红细胞，提高了隐血检测的阳性率。

3. *尿沉渣分析仪法*　尿沉渣分析仪是根据细胞的前向散射光强度和荧光强度来分析的，而结晶精子、细菌和真菌的大小与红细胞相近，特别是平均荧光强度值较高时，红细胞假阳性的可能性大。如果同时红细胞荧光脉冲分布宽度也较大时，可基本确信红细胞假阳性。

4. *显微镜检查法*　显微镜检查血尿的诊断标准是：新鲜晨尿不沉淀，直接做涂片检查，每 2～3 个高倍视野中红细胞＞1 个。尿沉渣镜检，每高倍视野红细胞＞3 个。

三、尿血红蛋白检测的影响因素

1. *尿液干化学分析仪法*

（1）假阳性原因：①游离血红蛋白、肌红蛋白具有过氧化物酶活性物质；②尿道感染一些细菌的过氧化物，如真菌；③化学污染，如次氯酸盐等；④部分患者尿中含不稳定酶，使试剂块颜色改变；⑤试条过期、污染、保存不当、操作不正确等。

（2）假阴性原因：尿中含大量维生素 C、尿液浓缩、尿蛋白含量高等。例如，当临床上大量静脉滴注与口服抗坏血酸时，患者血中的含量超过一定量，尿中抗坏血酸及其代谢物浓度大量增加，而尿中有大量的抗坏血酸又可竞争性地抑制反应，致使尿干化学法产生假阴性。

2. *胶体金单克隆抗体隐血法*　尿液标本是否新鲜、处理及时，试条过期、污染、保存不当及操作不正确等，都会影响胶体金单克隆抗体隐血法的检测结果。

3. *尿沉渣分析仪法*　尿沉渣分析仪显著提高了红细胞计数的准确度与精密度，然而它在临床应用过程中出现了较严重的缺陷：干扰因素太多、敏感性高、特异性差。其假阳性原因有：当尿液中出现结晶精子、细菌、真菌或其他粒子时，都会干扰它的检测和对红细胞的识别。

4. 显微镜检查法 镜检只能对尿中完整细胞、有形成分进行检测，而对破损的细胞不能检测，这就会造成假阴性结果，尤其是在少量红细胞被破坏的情况下。

5. 注意事项 全自动尿沉渣分析仪和镜检只能对尿中完整细胞有形成分进行检测，对破损的细胞不能检测，而干化学和胶体金单克隆抗体隐血法却能检测到溶解的红细胞，不会对溶解的红细胞漏检。但干化学法检测隐血假阳性多，故在实际工作中，尤其是对尿隐血为弱阳性标本，应通过显微镜检查或单克隆隐血法测定尿隐血，来进一步确定检验结果，以免出现不必要的漏诊和误诊。尿液分析仪报告阴性和微量的标本，一般可以省略镜检。中华医学会已经制定初步筛选标准，即在干化学试纸质量合格、尿液分析仪运转正常的情况下，测定结果中红细胞、白细胞、蛋白质及亚硝酸盐全部为阴性时可免去显微镜检查，但肾脏疾病，不论干化学结果如何应做沉渣镜检。干化学法可以提高红细胞检测的敏感性，对尿液红细胞被破坏的样本可以提供一定的参考价值，而镜检可以鉴别红细胞的形态，对肾小球源性和非肾小球源性血尿有重要的价值。在临床工作中，不能完全依赖干化学法，决不能只看尿分析仪的检测结果，而忽视镜检，更不能以尿分析仪代替镜检法，必须结合临床综合分析。

四、尿血红蛋白检测的临床应用

1. 血红蛋白肾损伤的机制 ①血红蛋白在肾小管内形成管型堵塞肾小管。研究发现血红蛋白尿导致的急性肾小管坏死(acute tubular necrosis，ATN)，其尿钠排泄往往减少，提示存在肾小管堵塞。②血红蛋白可消耗 NO，而后者是内皮源性肾血管的扩张剂，如果患者由于疾病入量减少导致容量不足，则肾血管收缩将更明显。③血红蛋白有直接的肾毒性。血红蛋白尿的诊断首先看外观颜色，新鲜的血红蛋白尿呈粉红色、红色或红葡萄酒色，其颜色取决于尿液 pH、血红蛋白浓度及尿液放置时间的长短。尿液久置后可使血红蛋白还原，酸性尿液中的血红蛋白成棕黑色，碱性尿呈鲜红色。离心沉淀镜检看不到红细胞；联苯胺实验强阳性；尿含铁血黄素检查阳性及尿铁排出增加(因为血红蛋白分解后铁将参与形成铁蛋白和含铁血黄素，故在慢性溶血时可出现含铁血黄素尿和尿铁排出增加的现象)。

2. 红细胞内在缺陷所致溶血

(1)遗传性：在这类疾病中能引起血管内溶血导致血红蛋白尿者主要为6-磷酸葡萄糖脱氢酶缺乏所致的溶血，此溶血常在进食生蚕豆(蚕豆病)或药物(伯氨喹啉等)后发生。

(2)获得性：如阵发性睡眠性血红蛋白尿，本病是一种红细胞获得性的缺陷，可能影响膜蛋白结构，红细胞对正常血清中的补体特别敏感而发生溶血。其临床特点为间歇性发作性睡眠血红蛋白尿和持续的含铁血黄素尿。血红蛋白尿常伴随其他血管内溶血的特征，如严重贫血、网织红细胞增多、血清乳酸脱氢酶上升、血浆游离血红蛋白浓度升高、血清结合珠蛋白浓度明显降低、血清间接胆红素增加、尿胆原及尿胆素增加等。

3. 红细胞外因素所致的溶血 免疫性溶血性贫血包括自身免疫溶血性贫血、血型不合的输血后溶血和药物诱发的免疫性溶血性贫血。机械性溶血性贫血包括换瓣膜术后心源性溶血性贫血、微血管病变性溶血性贫血和行军性血红蛋白尿等。化学毒物及药物所致溶血性贫血，这些毒物有苯、砷化氢、铅及磺胺类药物等。物理因素所致溶血如大面积烧伤，生物因素所致溶血如疟疾所致黑尿热。

五、尿血红蛋白的正常参考范围

定性检测：阴性。

显微镜镜检：0～3 个/HP。

定量检测：<25g/L。

第九节 尿肌红蛋白

肌红蛋白(myoglobin，Mb)是由一条肽链和一个血红素辅基组成的结合蛋白，是肌肉储存氧的蛋白质，存在于肌肉中，其中心肌和横纹肌中含量特别丰富。

一、尿肌红蛋白的理化性质和生物学特征

1. *尿肌红蛋白的理化性质* 肌红蛋白的结构早在1963年首先被John Kendrew发现，它是由具有154个氨基酸的单一多肽链组成的细胞质血红素蛋白，相对分子质量17 800，其主链的75%折叠成α螺旋构象，共有8段主要的螺旋，以A、B、C……H命名。螺旋区之间有5个非螺旋段，还有两个非螺旋区。在氨基末端的2个残基命名为NA1和NA2，羧基末端的5个残基命名为HC1至HC5。肌红蛋白的主链与Hb的A链和B链的折叠形成的三维结构非常相似。肌红蛋白内部几乎都是非极性残基，外侧含极性和非极性两种残基，结构极为紧凑。肌红蛋白通过它的亚铁血红素残基-铁离子卟啉环复合物与O_2结合，它处在两个组氨酸残基64和93之间。这个铁离子同6个配体相互作用，其中四个配体由四个吡咯环的氮原子提供并且分享一个共同的面。His93(近侧His)的咪唑侧链提供了第五个配体，稳定了亚铁血红素群并且使铁离子远离亚铁血红素。第六个配体位置作为结合O_2的位点，也作为其他配体像CO或NO的结合位点。当与O_2结合时，铁离子就被特定地拉向卟啉面。在高铁肌红蛋白中，氧结合部位失活，H_2O分子代替O_2填充该部位，成为Fe^{2+}的第六个配体。His64(远侧His)与铁原子距离远而不发生相互作用，但与O_2能紧密接触。因此，氧结合部位是一个空间位阻区域，一些生物学上重要的性质就出自这种位阻。

2. *尿肌红蛋白的生物学特性* 肌红蛋白可逆地与氧结合，把氧从肌细胞附近毛细血管的血液通过细胞膜运到肌细胞中，以MbO_2形式暂时储氧，并可携带氧在肌肉中运动，在肌肉急剧运动时把氧释放出来，以保障肌肉发生强烈代谢时对氧的需要。肌红蛋白在氧的储存、血氧分压(PO_2)的缓冲和促进氧的扩散作用已被广泛研究。

以往研究认为，肌红蛋白主要在骨骼肌细胞和心肌细胞中表达。但近年来的研究表明，肌红蛋白在非肌肉组织中也有低水平的表达，如在平滑肌细胞、人内皮细胞癌，以及脑、肾、肝等非肌肉组织中有不同程度的表达。尽管肌红蛋白在这些组织中的异位表达可能是受转录水平的调节，但其确切的调解途径还未被证实。肌红蛋白在肌肉里以MbO_2形式暂时储氧，并可携带氧在肌肉中运动。在缺氧或肌肉急剧运动时，肌肉中肌红蛋白的表达量是显著增高的。有文献报道，肌红蛋白在同样的氧分压下结合氧的量是血红蛋白结合氧量的6倍，线粒体可以由此方式获取大量的氧。

近年来大量的研究证实，肌红蛋白可能有超出与氧结合的重要的功能。其中之一就是和一氧化氮结合的能力，对细胞功能的影响既是有益的也是有害的。一氧化氮在心肌和骨骼肌

细胞内有双重作用，它具有显著的扩张血管作用，可提高氧传递功能，同时也可抑制细胞色素C氧化酶，影响线粒体内呼吸，从而造成组织缺氧。

二、尿肌红蛋白的实验室检测

1. *硫酸铵法定性测定*　肌红蛋白与血红蛋白有相似的结构，分子中含有血红素基团，具有过氧化物酶样活性，能催化过氧化氢作电子受体使色原氧化成色，其颜色深浅与肌红蛋白和血红蛋白的含量成正比。两种蛋白的不同之处在于肌红蛋白能80%地饱和硫酸铵溶液中，而血红蛋白则发生沉淀，借此进行分离和鉴别。常用的色原有邻联甲苯胺、氨基比林、联苯胺等。实验中根据上述原理采用盐沉析、柱层析或电泳等方法分离肌红蛋白，然后用比色法或分光光度计对其进行定量测定。这些方法敏感性较差，要用较大容量或浓度的样品才能测出，在一般临床实验室不易推广。后来引进免疫学方法，应用各种免疫方法如免疫扩散、免疫电泳、血凝抑制试验和补体结合方法，改进了敏感性和特异性，然而这些方法仍不能定量测出血清中或尿标本中正常水平或稍高于正常水平的肌红蛋白的含量。一直不能有效应用到临床。

2. *放射免疫法*　见第 7 章第一节。

3. *快速床旁检测法*　见第 7 章第一节。

4. *酶联免疫吸附测定*　见第 7 章第一节。

5. *免疫比浊法*　见第 7 章第一节。

6. *蛋白芯片检测法*　见第 7 章第一节。

7. *化学发光分析法*　见第 7 章第一节。

三、尿肌红蛋白检测的影响因素

1. *引起尿肌红蛋白升高的影响因素*　剧烈运动后，创伤，代谢性 Mb 尿，酒精中毒，砷化氢、一氧化碳中毒，巴比妥中毒，肌糖原积累等。

荧光素：标本中含有荧光素，特别是来自视黄醛血管造影，在操作进行 48h 后仍存留于体内，当视黄醛缺乏时存留时间更长，用贝克曼免疫系统测量肌红蛋白时，可导致假性增高或者降低结果。

2. *使血清中浓度升高的影响因素*

(1)抗链霉素亲和素抗体：当使用罗氏分析系统进行肌红蛋白检测，尽管在试剂中含有的添加剂能产生最小化影响作用，但是少见的极高滴度的抗链霉素亲和素抗体可对个别的标本产生干扰。

(2)类风湿因子：当用贝克曼免疫系统测量肌红蛋白时，标本中增高的类风湿因子可导致假性增高或降低结果。

四、尿肌红蛋白检测的临床应用

1. *尿肌红蛋白与急性肾衰竭*　正常时血浆中肌红蛋白含量甚微，须用放射免疫法测定才能发现。一旦血浆中出现肌红蛋白，就迅速地由肾小球滤出，其浓度超过肾阈，尿中即可出现，尿液呈粉红色，但很快变为棕色或棕黑色。血红蛋白尿检测尿含铁血黄素阳性，尿硫酸胺试验有异常色素沉淀物。肌红蛋白尿硫酸胺试验阴性，蛋白电泳可区分血红蛋白和肌红蛋白。肌红蛋白引起的急性肾衰竭通常与横纹肌溶解有关。

横纹肌溶解症(rhabdomyolysis,RM)是一种临床危重疾病,是导致多器官功能障碍综合征的重要原因,其中以急性肾衰竭(ARF),即肌红蛋白尿性急性肾衰竭(myoglobinuric acute renal failure,MARF)最为多见,临床以肌红蛋白血症、肌红蛋白尿、急性肾小管坏死为主要特征,预后凶险,死亡率高。大量Mb管型阻塞肾小管RM发生后,大量横纹肌溶解,Mb入血,短时间内产生大量Mb管型,小管阻塞导致管内压力增高,从而使肾小球有效滤过压降低,滤过率下降,出现少尿性ARF。

有效循环血容量不足时,肌肉组织因坏死、再灌注损伤等因素引起肢体肿胀,大量体液外渗,有效循环血量下降;血管受压,回流不畅,有效循环血量进一步减少。在此基础上,肾血管反射性收缩、持续痉挛引起肾脏缺血。一些缩血管活性物质也能促进肾缺血发生。高肌红蛋白血症致使Mb滤过而进入肾小管,在酸性环境(pH<5.6)解离为铁色素与铁蛋白,因铁色素脂质过氧化作用使自由基增多而直接损伤小管上皮细胞。小管上皮细胞破坏可致原尿反流至间质,间质水肿压迫小管使肾小球滤过率进一步降低。RM患者在休克纠正、血液灌注恢复后,肾因再灌注损伤而出现大量氧自由基,后者可损伤小管上皮细胞,并导致血管通透性增加、循环障碍与细胞内钙超载,进一步使自由基产生增加。如此恶性循环,加重肾损伤。

2. *尿肌红蛋白与其他疾病* ①肌肉代谢紊乱:患者先天缺乏肌肉磷酸化酶、磷酸果糖激酶或肉毒碱软脂酰基转移酶可致阵发性肌红蛋白尿。成人多在运动后、儿童多在急性感染后发病。糖尿病酮症酸中毒、严重低血钾也偶尔引起肌红蛋白尿。②肌肉创伤:如挤压综合征、严重鞭打伤、重度烧伤及电灼伤等。③肌肉缺氧:如大动脉血栓栓塞等。④肌肉炎症:如皮肌炎、多发性肌炎等。⑤中毒:如蛇毒、蜂毒、毒蜘蛛毒及重度乙醇中毒等。⑥其他:剧烈痉挛抽搐、恶性高热、药物及饮酒等。

五、尿肌红蛋白的正常参考范围

定性:阴性。

定量:<4mg/L。

第十节 α_2-巨球蛋白

α_2-巨球蛋白(α_2-macrogloublin,α_2-M)最先由Schonenberger等于1955年从人血浆中分离出来。早年的动物研究发现α_2-M具有提高受射线照射动物的存活率,促使造血器官恢复和再生的功能,后又逐渐发现它具有抑制肿瘤生长、参与凝血平衡和清除血循环中蛋白水解酶的作用。

一、α_2-巨球蛋白的理化性质和生物学特征

α_2-M编码基因位于12号染色体p13.31,是血浆中主要的最大非免疫球蛋白,相对分子质量为725 000,主要由肝合成,但也有少部分由巨噬细胞、成纤维细胞和肾上腺皮质细胞合成,在蛋白电泳中是α_2条带的主要成分。α_2-M是一个含8%~11%糖的高分子糖蛋白,等电点为5.5。人α_2-M由四条相同的亚基通过二硫键连接而成。除了这种四聚体形式,二聚体,甚至单聚体形式也被证实存在。人α_2-M的每个单体都由许多功能结构域构成,包括巨球蛋白结构域、硫醇酯含有域和受体结合域。α_2-M是一种广谱蛋白酶抑制剂,可以灭活几乎所有

类型的肽链内切酶，如胰蛋白酶、组织蛋白酶、凝血酶和血纤维蛋白溶酶等，且 α_2-M 与肽链内切酶的结合是不可逆的。此外，它也能抑制某些肽链外切酶和非肽酶。肽链外切酶和非肽酶可通过静电作用与 α_2-M 的含糖部分结合，这种结合是松弛和可逆的。α_2-M 只和具有催化活性的蛋白酶发生结合，一分子 α_2-M 只能和一分子的蛋白酶作用，如果 α_2-M 的结合位点已经饱和，则不能和多余的蛋白酶结合。

α_2-M 通过灭活纤维蛋白溶酶和激肽释放酶达到抑制纤维蛋白溶解的作用，还可以通过灭活凝血酶抑制血液凝固。α_2-M 包含由 35 个氨基酸组成的诱饵区，蛋白酶与诱饵区结合，这种蛋白酶-α_2-M 复合物能被巨噬细胞受体识别并被吞噬系统清除。此外，α_2-M 可能作为一种运输蛋白，因为它能结合大量生长因子和细胞因子，如 PDGF、纤维细胞生长因子、TGF-β、胰岛素和 IL-1β。NS 患者的血 α_2-M 浓度可上升 10 倍或以上，因为小分子蛋白从尿中丢失而其因为分子量大保留了下来。结果使 NS 患者的 α_2-M 浓度等于或大于白蛋白浓度，从而有助于维持胶体渗透压。α_2-M 在 DIC、外科手术后血浆浓度下降，在慢性肾炎、NS、口服避孕药等情况下浓度可增高。

二、α_2-巨球蛋白的实验室检测

1. *ELISA 法*　α_2-M 试剂盒是固相夹心 ELISA 法实验。已知 α_2-M 浓度的标准品、未知浓度的样品加入微孔酶标板内进行检测。先将 α_2-M 和生物素标记的抗体同时温育。洗涤后，加入亲和素标记过的 HRP。再经过温育和洗涤，去除未结合的酶结合物，然后加入底物 A、B，和酶结合物同时作用，产生颜色。颜色的深浅和样品中 α_2-M 的浓度成比例关系。

2. *RIA 法*　原理与 ELISA 法基本相同。由于放射性物质污染问题，目前在临床实验室使用较少。

3. *免疫比浊法*　标本中 α_2-M 与试剂中相应抗体反应形成抗原抗体复合物，使反应液出现浊度，在 540nm 下检测吸光度的变化并与标准品比较进行定量。该方法可在特种蛋白仪或全自动生化分析仪上进行自动检测，适用于血液标本和尿液标本的检测。

三、α_2-巨球蛋白检测的影响因素

1. *引起 α_2-M 升高的影响因素*

(1)运动：尿标本中，10km 长跑后其中一种蛋白质大部分升高，长跑后 3h 大部分下降。血清标本室温放置 8h 对结果无影响，冰箱可储存 8d，冷冻可储存 1 年。血清标本室温稳定 72h，冰箱可储存 14d，冷冻可储存 2 个月。4℃血清标本稳定 1 周。

(2)妊娠：怀孕晚期 20%可增加(其他报道无变化)。怀孕早期血清浓度值升高然后稳步下降，观察到有影响。

(3)素食：64 例健康男性泰国素食者，血清平均浓度为 241.2mg/dl，明显不同于 32 例男性杂食者，其平均浓度值为 217.9mg/dl。

(4)性别：血清平均浓度女性为 156%，男性为 116%，女性高于男性。

(5)早产儿：33 例早产儿 6 个月 90%范围是 2.69～5.03g/L，57 例足月儿为 2.75～4.95g/L，两者比较相近，但远大于 250 例成人值 1.29～3.52g/L。

(6)站立位：5 例健康个体站立时血清平均浓度为 2.06g/L，而坐位时为 1.65g/L。

除了一些慢性肾脏疾病外，乳腺癌、肺癌、恶性葡萄胎、慢性肝炎、肝硬化、肝癌、自身免疫

性疾病等也可引起其含量增高。低白蛋白血症(代偿,保持血浆渗透压)也可使其升高。

2. 引起 α_2-M 降低的影响因素

(1)胆管胰腺造影术:25 例患者进行内窥镜逆行胆管胰腺造影术后 6h,α_2-M 血清平均浓度降低 7%。

(2)手术:大面积手术后所有患者血清 α_2-M 浓度值随血浆白蛋白和血红蛋白降低而降低。术后第 2～3 天浓度值达到最低点。20 例男性患者行腹部手术后血清浓度明显降低。手术开始后 2,6,24 和 48h 在麻醉诱导下血清平均浓度值与术前相比明显降低。

(3)其他:胰腺炎及前列腺癌时含量降低;弥散性血管内凝血时含量降低;应用链激酶、尿激酶治疗时 α_2-M 可以减低。

四、α_2-巨球蛋白检测的临床应用

1. 鉴别肾性血尿和非肾性血尿　正常情况下,相对分子质量小于 40 000 的蛋白质可自由通过肾小球基底膜,几乎全部由肾近曲小管重吸收并分解代谢,相对分子质量大于 250 000 的蛋白质几乎完全不被肾小球滤过膜滤过。α_2-M 为大分子蛋白,相对分子质量约 770 000,正常情况下不能被肾小球基底膜滤过,故其在尿中含量甚微。只有当肾小球基底膜严重受损或血液成分进入尿中时,尿中 α_2-M 才升高。

2. 鉴别诊断肾移植后排斥或感染　有研究者对连续 73 例肾移植后患者[女 29 人,男 49 人;平均年龄 48.7 岁(19～75 岁)]开展了一项前瞻性研究,评估检测尿中 C 反应蛋白(CRP)和 α_2-M 浓度的价值。在肾移植后正常病程者(38 例),发生细胞肥大病毒感染者(26 例)、急性环孢菌肾中毒者(5 例)和肾移殖性肾小球疾病者(10 例)中均未证实尿中有 α_2-M 存在。CRP 仅在几位患者中出现。间质排斥(26 例)均导致尿中无血尿性 α_2-M 和 CRP 排泄。血管排斥(3 例)时血红蛋白试验也是阳性。尿路感染(20 例)和尿路感染性败血症(6 例)除尿中血红蛋白试验通常高度阳性外,尿中均可检出 α_2-M 和 CRP。肾外细菌感染(30 例)时 α_2-M 缺如,但 CRP 均有出现。肾后血尿的特点是尿中血红蛋白试验阳性和存在 α_2-巨球蛋白,而大多数病例中(83 例)CRP 缺如。这些结果表明 α_2-M 阴性/CRP 阳性可据以诊断肾外细菌感染(敏感性 100%,特异性 98.9%)。α_2-M 单独出现很可能是肾后血尿。如果尿中出现这两种蛋白,则必须进一步做试验以排除排斥和泌尿生殖器细菌感染。

3. 检测尿液 α_2-M 有助于对肾小球损伤严重程度的了解　有研究观察 α_2-M 在肾小球肾炎、肾盂肾炎、慢性肾炎中均有升高,但根据病情的不同,升高的程度不一,故检测 α_2-M 有助于对肾病病程的了解。

4. α_2-M 与阿尔茨海默病(AD)　由于 α_2-M 介导淀粉样蛋白的清除和降解作用,而淀粉样蛋白是淀粉斑的主要组成部分,因此近来认为 α_2-M 是 AD 的候选基因。首先,它是丰富的血清胰蛋白酶抑制剂,且像 ApoE 一样,是低密度脂蛋白受体相关蛋白的主要配体。其次,α_2-M 参与在 AD 老年斑中聚集的 β 淀粉样蛋白的结合、降解、清除作用。

五、α_2-巨球蛋白的正常参考范围

免疫扩散法(RID 法):

男:1.50～3.50g/L (150～350mg/dl)。

女：1.75～4.70g/L（175～470mg/dl）。

尿液：<2.87mg/L 或 2～4g/d。

主要参考文献

Abdullah-Soheimi SS, Lim BK, Hashim OH, et al, 2010. Patients with ovarian carcinoma excrete different altered levels of urine CD59, kininogen-1 and fragments of inter-alpha-trypsin inhibitor heavy chain H4 and albumin[J]. Proteome Sci, 8: 58. doi: 10.1186/1477-5956-8-58.

Abogunrin F, O'Kane HF, Ruddock MW, et al, 2012. The impact of biomarkers in multivariate algorithms for bladder cancer diagnosis in patients with hematuria[J]. Cancer, 118(10): 2641-50. doi: 10.1002/cncr.26544.

Karnes RJ, Fernandez CA, Shuber AP, 2012. A noninvasive multianalyte urine-based diagnostic assay for urothelial cancer of the bladder in the evaluation of hematuria[J]. Mayo Clin Proc, 87(9): 835-42. doi: 10.1016/j.mayocp.2012.04.013.

Marcelino P, Tavares I, Carvalho D, et al, 2014. Is urinary γ-glutamyl transpeptidase superior to urinary neutrophil gelatinase-associated lipocalin for early prediction of acute kidney injury after liver transplantation[J]? Transplant Proc, 46(6): 1812-8. doi: 10.1016/j.transproceed.2014.05.052.

Norden AG, Lapsley M, Unwin RJ, 2014. Urine retinol-binding protein 4: a functional biomarker of the proximal renal tubule[J]. Adv Clin Chem, 63: 85-122.

Reid CN, Stevenson M, Abogunrin F, et al, 2012. Standardization of diagnostic biomarker concentrations in urine: the hematuria caveat[J]. PLoS One, 7(12): e53354. doi: 10.1371/journal.pone.0053354

Sharma M, Moulder JE, 2013. The urine proteome as a radiation biodosimeter[J]. Adv Exp Med Biol, 990: 87-100. doi: 10.1007/978-94-007-5896-4_5.

Suresh CP, Saha A, Kaur M, et al, 2016. Differentially expressed urinary biomarkers in children with idiopathic nephrotic syndrome[J]. Clin Exp Nephrol, 20(2): 273-83. doi: 10.1007/s10157-015-1162-7.

Todenhöfer T, Hennenlotter J, Tews V, et al, 2013. Impact of different grades of microscopic hematuria on the performance of urine-based markers for the detection of urothelial carcinoma[J]. Urol Oncol, 31(7): 1148-54. doi: 10.1016/j.urolonc.2011.10.011.

Trachtenberg F, Barregard L, 2010. Effect of storage time at-20℃ on markers used for assessment of renal damage in children: albumin, γ-glutamyl transpeptidase, N-acetyl-β-D-glucosaminidase and α1-microglobulin[J]. Scand J Urol Nephrol, 44(5): 331-6. doi: 10.3109/00365599.2010.492785.

Ware KM, Feinstein DL, Rubinstein I, et al, 2015. Brodifacoum induces early hemoglobinuria and late hematuria in rats: novel rapid biomarkers of poisoning[J]. Am J Nephrol, 41(4-5): 392-9. doi: 10.1159/000433568.

Watson L, Midgley A, Pilkington C, et al, 2012. Urinary monocyte chemoattractant protein 1 and alpha 1 acid glycoprotein as biomarkers of renal disease activity in juvenile-onset systemic lupus erythematosus[J]. Lupus, 21(5): 496-501. doi: 10.1177/0961203311431249.

第 13 章

急性及早期肾损伤标志物

急性肾损伤(acute kidney injury,AKI)是急性肾衰竭概念的扩展和疾病早期的延伸,其病理发展过程包括肾小管可逆性和不可逆性损伤阶段。国外资料报道,ICU 患者 AKI 发病率约为 27%。我国最新研究发现住院患者 AKI 发病率约为 2.41 %,发病 28 d 后病死率高达 23.6%。缺少早期诊断 AKI 敏感、特异性的标志物是 AKI 发生率及病死率居高不下的重要原因。血清肌酐是目前临床上诊断 AKI 常用指标,然而要等到肾功能降低到相对稳定的程度,血清肌酐才能正确反映患者肾功能的状况。近年来,寻找能够敏感诊断 AKI 的新标志物越来越受到学者们的重视。

对 AKI 早期理想的诊断标志物不仅能早期诊断和预测,而且还应满足以下几个方面:①能够区分 AKI 的类型(肾前性、肾性或肾后性);②鉴别 AKI 的病因(缺血、中毒、败血症或几个因素共同作用);③区分 AKI 与其他急性肾疾病(泌尿道感染、肾小球肾炎、间质性肾炎);④预测 AKI 的严重性(预后及指导治疗的危险分层);⑤检测 AKI 的进程;⑥监测 AKI 对治疗的反应性。不仅如此,理想的 AKI 标志物要运用于临床还应具备下列特点:①是无创的,易于在床旁或临床实验室操作,且标本易获得;②能快速且准确地测量;③具有较高的敏感性、较宽的线性范围,能较好地划分危险度的临界值;④对于 AKI 有较高的特异性,能鉴别出 AKI 的亚型和病因。

第一节 中性粒细胞明胶酶相关脂质运载蛋白

一、中性粒细胞明胶酶相关脂质运载蛋白的理化性质和生物学特征

中性粒细胞明胶酶相关脂质运载蛋白(neutrophil gelatinase associated lipocalin,NGAL)又名脂质运载蛋白-2。NGAL 基因全长 5869bp,其中包括 178bp 的 3′端非转录区,1695bp 的 5′端非转录区及由 7 个外显子和 6 个内含子构成的 3696 bp 的原初转录区,其 cDNA 全序列由 63bp 的 5′端非翻译区和 591bp 的编码区组成,编码含 197 个氨基酸残基的肽链。NGAL 相对分子质量为 25 000,属于脂质运载蛋白家族成员之一,该家族成员具有由 8 个反向平行 α 折叠形成的桶状亲脂性结构,其底部内侧的疏水核可以结合并转运亲脂性配体。因此,该家族成员不仅具有结合疏水性小分子物质的能力,还能与细胞表面特异性受体结合。既往认为 NGAL 仅在中性粒细胞中表达,近年来发现人体组织如子宫、前列腺、唾液腺、肺、气管、胃、结肠及肾脏等上皮细胞都能不同程度地表达 NGAL。

人类 NGAL 与中性粒细胞明胶酶共价结合,在各种病理状态下由免疫细胞、肝细胞和肾小管上皮细胞表达和分泌。NGAL 是一种新型铁载体蛋白质,参与多种活动,例如上调上皮

细胞标志物 E-钙蛋白的表达。NGAL 的主要配体是一种小的铁结合分子，通过与铁载体和铁质结合参与铁代谢来发挥生物功能。一方面，这种小分子由细菌合成以获得铁，因此，NGAL 通过耗尽铁发挥抑菌作用。另一方面，真核细胞产生的铁结合分子参与 NGAL 介导的铁穿梭对各种细胞反应是至关重要的，例如细胞的增殖和分化，减少细胞凋亡。在细菌感染时血 NGAL 水平显著升高，这与上述 NGAL 作为内生的抑菌蛋白质，通过清理细菌的铁结合分子而发挥抑菌功能是一致的。然而，有报道表明，在没有明显细菌感染的全身性疾病时，血 NGAL 也有增加，在急性期反应和肾小管损伤时增加最显著。近来，已确定在胚胎肾 NGAL 可促进肾单位形成，肾衰竭时 NGAL 被迅速和大规模地诱导并具有保护肾脏的活动。在肾小管损伤时，人血 NGAL 水平增加了 7～16 倍，人尿 NGAL 水平增加了 25～100 倍。

二、中性粒细胞明胶酶相关脂质运载蛋白的实验室检测

1. *胶体金检验法*　采用一步免疫层析侧流技术。当测试卡上的样品垫吸收到适量样本时，样本中的 NGAL 会与金标垫上的标记抗体处结合，形成“NGAL-金标抗体”复合物，并通过毛细作用，沿着试纸条移动。若样本中 NGAL 含量接近或大于 100ng/ml，该复合物将结合包被于 T 线上的捕获抗体，并呈现出一条深紫红色的条带。反之，若样本中不含 NGAL 或含量低于可检测范围，则 T 线上无颜色呈现。而包被于 C 线上的羊抗小鼠抗体，无论 NGAL 是否存在于样本中，皆会结合胶体金标记抗体并形成一条深紫红色的条带。

2. *ELISA 法*　用于测定人血清、血浆及相关液体样本中 NGAL 含量。实验原理：本试剂盒应用双抗体夹心法测定标本中人 NGAL 水平。用纯化的人 NGAL 抗体包被微孔板，制成固相抗体，往包被单抗的微孔中依次加入 NGAL，再与 HRP 标记的 NGAL 抗体结合，形成抗体-抗原-酶标抗体复合物，经过彻底洗涤后加底物 TMB 显色。TMB 在 HRP 酶的催化下转化成蓝色，并在酸的作用下转化成最终的黄色。颜色的深浅和样品中的 NGAL 呈正相关。用酶标仪在 450nm 波长下测定吸光度（OD 值），通过标准曲线计算样品中人 NGAL 浓度。

3. *免疫增强比浊法*　在高分子胶乳微球的表面交联 NGAL 单克隆抗体，当交联有抗体的微球与抗原结合后，在短时间内会迅速聚集在一起，改变了反应液的散光性能或透光性能。而且，反应液散光性能或透光性能（即吸光度）的改变与被测抗原的浓度有较强的相关性，在一定范围内可以反映被测抗原的浓度。可在自动生化分析仪上对大批标本进行处理。

4. *化学发光微粒子免疫检测*　主要应用于检测尿液标本中 NGAL 的水平。已有成套商品试剂盒供应，可上机操作，自动化分析。

5. *免疫组化*　可以对组织细胞内的 NGAL 蛋白含量进行定性、半定量和定量检测。有商品化试剂出售，按说明书操作即可检测。

三、中性粒细胞明胶酶相关脂质运载蛋白检测的影响因素

吸烟、性别、中性粒细胞数目和 CRP 均可影响 NGAL 水平。女性高于男性，大量吸烟者可以显著降低 NGAL 含量，粒细胞技术和 CRP 水平与 NGAL 呈正相关。同时 NGAL 还与铁代谢和炎症有关。心力衰竭也影响 NGAL，慢性心力衰竭患者尿液中 NGAL 的水平显著升高。

四、中性粒细胞明胶酶相关脂质运载蛋白检测的临床应用

1. NGAL与AKI早期诊断　有研究利用基因组和蛋白质芯片技术，已确定了一系列分子为潜在的AKI的标志物，在这些标志物中，NGAL在AKI患者中显示了大幅度的攀升，而在对照组患者中NGAL并没有上升，后来的很多研究已经表明在常见的临床情况中，把NGAL作为早期诊断AKI的生物标志物。NGAL代表着AKI的一种新的预测标志物。然而，当前的大多数研究涉及的研究对象较少，而且这些研究对象来自单一研究中心。在单一研究中心的均质患者人群中，NGAL似乎是最敏感和特异的，可以用来预测AKI。

AKI是各种疾病常见的并发症，多项研究均表明NGAL是诊断AKI无创、迅速、敏感的生物学标志物。在一项研究中，约51%行心肺转流术(cardiopulmonary bypass，CPB)的儿童发生AKI，通过血清肌酐诊断须等到术后2～3d，而用ARCHITECT分析仪检测尿液NGAL，术后2h即可增加15倍，4～6h达25倍；术后2h尿液NGAL以100 ng/ml为临界值时，诊断AKI的敏感性和特异性分别为82%和90%。同时，血浆NGAL也有利于早期发现成人心脏术后的AKI。

NGAL在造影剂肾病及肝移植术后AKI中也具有诊断价值。有研究发现儿童行血管造影术后造影剂肾病发病率约为12%。ELISA法检测患者术后2h血、尿液中NGAL发现其浓度明显增多，以10ng/ml为临界值，术后2h血和尿液NGAL诊断AKI的敏感性、特异性、受试者工作特征曲线下的面积(area under curve，AUC)分别为73%、100%、0.91和73%、100%、0.92。在肝移植术研究中，患者AKI发病率为40.2%，血清肌酐要在术后2d才明显增高，而尿液NGAL在术后3h即可显著增高。

NGAL还可用于预测疾病严重程度并能判断预后。有研究指出对于需要接受肾替代治疗的AKI患者，NGAL可作为其28d病死率的独立预测指标。在Dent等研究中，CPB术后患者2h血浆NGAL的水平与AKI患病时间、患者住院时长存在相关性(相关系数r值分别为0.57和0.44)；术后12h血浆NGAL与AKI患者病死率存在关联($r=48$)。总之，在预测心脏术后、危重多发伤后、对比剂使用后等发生的AKI时，NGAL是早期、敏感、特异的指标。目前NGAL作为有效的生物标志物及安全指标已应用于制药业，它是重要的肾脏安全标志，同时也是肾治疗和间接治疗的疗效指标。

2. NGAL与CKD　关于NGAL与CKD的研究近年也颇热，主要集中在多囊性肾病(polycystic kidney disease，PKD)及IgA肾病、原发性肾小球肾炎(primary glomerulonephritis，PGN)等方面。针对常染色体显性遗传相关的PKD患者研究中，发现NGAL与残留肾功能、血肌酐水平有很好的相关性，PKD突变模型小鼠细胞中加入NGAL，发现囊性病变的发展明显受抑制。IgA肾病患者血、尿NGAL对比健康组都显著升高，且尿NGAL/肌酐与临床疾病活动性即肾脏损害病理学平行，血NGAL则没有明显相关。Blignano等发现，用丙种球蛋白治疗PGN患者能使其病情好转，尿NGAL显著减少，因此推测尿NGAL能评估疾病的严重程度及疗效。如上所述，NGAL可预测早期CKD病变的发生并能准确评估疾病的严重程度，有可能作为CKD的早期标志物。

3. NGAL与肾纤维化　肾纤维化是一种病理生理改变，是肾功能由健康到损伤，再到损坏，直至丧失的渐进过程。肾纤维化以细胞外基质(extracellular matrix，ECM)的异常沉积为特征。有研究者通过小鼠实验，将表达24p3的输尿管芽细胞处理分离，推断NGAL通过增强

钙依赖性跨膜糖蛋白E-cad表达，阻止肾间质纤维化。另外，在研究MMP-9在细胞内的存在形式时发现存在NGAL，两者之间有密不可分的联系。MMP-9可使Ⅳ型胶原释放可溶性羟脯氨酸，降解完整肾小球基底膜，MMP-1/TIMP-1是参与ECM降解的重要酶系，而NGAL同MMP-9和TIMP-1形成三元复合物，从某种程度上来说，NGAL可抵消三元复合物中TIMP-1对MMP-9活性抑制，抑制肾纤维化。

理想的AKI生物标志物应不仅能够早期诊断，还应该能够区分AKI的亚型，查明病因，预测临床结果，允许危险分层和能够监测干预治疗手段引起的反应。NGAL显然可达到这些要求。NGAL作为AKI的生物标志物已经成功地通过了生物标志物发展进程中的临床前、试验发展和初步临床试验阶段，现已经进入准筛选阶段。由于在不同的实验室及庞大的人口数量中测量NGAL的商业工具的发展，促进了这一阶段。但是任何单一的生物标志物（如NGAL）对于AKI是不够的，也许需要一组有效的生物标志物。由于AKI具有复杂的病因及临床背景，因此至今没有形成早期诊断AKI统一的NGAL标准，故还需大量的临床试验及循证医学的证据来解决这一问题，使临床常规应用NGAL诊断AKI成为可能。

五、中性粒细胞明胶酶相关脂质运载蛋白的正常参考范围

血浆中NGAL的浓度正常值为1～1000μg/L。

第二节　肾损伤分子-1

一、肾损伤分子-1的理化性质和生物学特征

Ichimura等于1998年采用表象差异分析（representational difference analysis，RDA）在缺血-再灌注大鼠肾细胞中识别一种新的Ⅰ型跨膜蛋白，命名为肾损伤分子-1（kidney injury molecule-1，KIM-1），其大量表达于缺血-再灌注损伤后再生的近曲小管上皮细胞，而在正常肾组织中表达甚微。蛋白结构表明，KIM-1的胞外功能区包含1个免疫球蛋白样结构域和1个黏蛋白结构域，提示KIM-1可能是一种新的免疫球蛋白超家族的上皮黏附分子。有报道采用毒物致大鼠肾损伤模型发现，KIM-1 mRNA及KIM-1分子均在毒性损伤早期增量表达于近曲小管上皮，用抗KIM-1胞外区的单克隆抗体在尿中也能检测到KIM-1，进一步证实了KIM-1的存在。Ichimura等还分别克隆了小鼠、大鼠及人类的KIM-1 cDNA，发现KIM-1基因普遍存在于哺乳动物中，且鼠和人的KIM-1 cDNA有43.8%的同源性，在Ig域有68.3%的同源性。据蛋白多重序列对比显示，KIM-1与甲型肝炎病毒受体-1（hepatitis A virus cellular receptor-1，HAVcr-1）和T细胞免疫球蛋白域、黏蛋白域蛋白-1（T cell immunoglobulin domain and mucin domain protein-1，Tim-1）是同源蛋白。

KIM-1属于TIM家族，是主要表达于T细胞表面的一类蛋白，参与T细胞功能调节和免疫应答。在人类、大鼠、猴子中已发现其家族成员，鼠类Tim基因家族位于11号染色体，人类Tim基因位于5q染色体。TIM-1首先在非洲绿猴中被发现，为HAVcr-1。随后在人类肝、肾中也发现TIM-1基因表达，HAVcr-1在肝表达，而KIM-1表达于肾，两者结构基本一致，KIM-1的黏蛋白域和胞质区较短。

KIM-1为Ⅰ型跨膜糖蛋白，属于免疫球蛋白（Ig）基因超家族成员，结构上包括特征性的

Ig结构域、黏蛋白结构域、信号肽、跨膜区和胞质区。KIM-1的Ig结构域含有6个半胱氨酸残基,负责细胞间和细胞与细胞外基质间的相互作用。其黏蛋白结构域富含丝氨酸/苏氨酸/脯氨酸(T/S/P)的高度重复序列,富含糖基化位点。除促进Ig结构域发挥功能外,还参与细胞黏附,其结构类似黏膜地址素细胞黏附分子-1(mucosal addressin cell adhesion molecule-1,MAdCAM-1),后者可通过黏蛋白结构域与L选择素连接,并通过Ig结构域与整合素相互作用。KIM-1的胞质结构相对较短,具有酪氨酸激酶磷酸化位点,可通过磷酸化酪氨酸残基进行信号转导。KIM-1的细胞外域在金属基质蛋白酶(MMP)的作用下可在跨膜区附近裂解为可溶性片段释放入细胞外,并排入尿中。

二、肾损伤分子-1的实验室检测

1. ELISA法　采用双抗体一步夹心法,往预先包被KIM-1抗体的包被微孔中,依次加入标本、标准品、HRP标记的检测抗体,经过温育并彻底洗涤。用底物TMB显色,TMB在过氧化物酶的催化下转化成蓝色,并在酸的作用下转化成最终的黄色。颜色的深浅和样品中的KIM-1呈正相关。用酶标仪在450nm波长下测定吸光度(OD值)计算样品浓度。

2. 胶体金定性试验　有商品化试剂,按说明书操作即可对尿液中KIM-1进行检测。

3. 电子探测技术　AlGaN/GaN高电子迁移率晶体管(HEMs)可用于探测KIM-1。HEMs的栅极区由在AlGaN表面沉积5nm的金(Au)组成。Au通过2-硫基乙醇酸的自组装单层分子和高效KIM-1抗体相联合。高电子迁移率晶体管的漏极电流依赖于KIM-1在磷酸盐缓冲溶液中的浓度,且其依赖关系相当明显。

三、肾损伤分子-1检测的影响因素

1. 引起KIM-1升高的影响因素　患有卵巢透明细胞癌的患者,其KIM-1可能升高。一些具有肾毒性的药物(如顺铂、环孢素、庆大霉素、镉等)会使肾分泌KIM-1,其血液中含量升高。炎症、纤维性病变可引起尿KIM-1的升高。

2. 引起KIM-1降低的影响因素　对患者采用血管紧张素转化酶抑制剂和(或)利尿剂治疗时,随着尿蛋白的减少,KIM-1水平亦随之降低。

四、肾损伤分子-1检测的临床应用

1. 早期检测肾损伤的标志物　如前所述,在多种肾脏疾病及动物模型中,肾组织和尿液KIM-1水平都明显升高。尿KIM-1水平与肾组织KIM-1表达水平一致。KIM-1主要表达在损伤的近端肾小管上皮细胞顶端,在去分化和增殖中的肾小管上皮细胞高表达,而在完全萎缩的肾小管上皮细胞则不表达,代表了早期和正在进行中的肾上皮细胞损伤,提示KIM-1可作为人类和啮齿类动物多种类型肾脏疾病的生物标志物,可以早期检测缺血及肾毒性物质引起的损害,明显早于其他传统的生物标志物如血肌酐、尿素氮、尿NAG酶、尿糖、尿蛋白的异常。尿KIM-1特异性较高,肝损伤不影响其表达。另外,KIM-1在尿中性质稳定,不受尿液理化特性的影响。ELISA方法检测方便,实验的敏感性较高、快速、高通量、重复性好,一般实验室都可完成检测,而且尿液收集方便,无创伤,因此KIM-1有望成为检测早期肾损伤的理想标志物,有助于临床早期干预治疗。

2. 监测药物或毒物对肾脏的毒性　KIM-1在多种中毒性肾病模型中表达升高,在肾组织还没有出现形态学异常或肾小管轻微异常而一些传统的检测指标还无明显异常时，尿 KIM-1 浓度已明显升高。顺铂、环孢素等肾毒性药物引起的肾损伤均可以上调 KIM-1 的表达，尿 KIM-1 异常也早于管型、微量蛋白尿、血肌酐等指标。另外，尿 KIM-1 高表达可以持续较长时间，利于病因的鉴别。因此，尿 KIM-1 可作为敏感的肾损伤指标用于药物研发工作，或临床上用于监测药物的肾毒性。

3. *抗纤维化治疗的可能干预靶点*　在 PKD 模型和 Ren2 模型中发现，肾组织 KIM-1 表达水平与肾间质纤维化程度相关，通过 ARB 和 p38MAP kinase 抑制剂对 Ren2 大鼠模型的干预研究发现，RAS 系统阻断剂或 p38 MAPkinase 抑制剂进行抗纤维化治疗可以抑制 KIM-1 的表达，提示 KIM-1 可能参与了 RAS 介导的肾损伤，因此抑制 KIM-1 的表达可能有助于抑制肾间质纤维化进展。尽管体外试验已表明 MMP 和针对 KIM-1 胞外域蛋白水解位点的抗体可阻断可溶性 KIM-1 的释放，但由于这些干预手段缺乏特异性，还不能用于临床。建立 KIM-1 基因敲除动物模型或许有助于了解它的确切功能，判断 KIM-1 表达与肾间质纤维化的关系，并有助于寻找新的延缓肾功能进展的治疗措施。

4. *用于肾脏肿瘤的诊断和治疗*　体外培养的肾肿瘤细胞株 769-P 可以分泌大量可溶性 KIM-1 蛋白，可溶性 KIM-1 的黏蛋白域可对抗黏附，起细胞保护作用。肿瘤细胞上的黏蛋白过度表达，也可抑制淋巴细胞与肿瘤细胞的黏附，从而保护肿瘤细胞，使其转移成为可能。大多数肾细胞癌患者的肾组织中 KIM-1 表达显著升高，约 91%(32/35)的透明细胞癌患者其肿瘤组织高表达 KIM-1，尿中可溶性 KIM-1 表达明显升高。在肾切除后，尿 KIM-1 水平迅速下降甚至降至正常水平，表明 KIM-1 及其可溶性成分可能在肾肿瘤的发展及转移中起作用，可作为肾肿瘤的早期诊断指标。在一项对 73 例透明细胞肾细胞癌，30 例乳头状肾细胞癌，16 例肾嫌色细胞癌，15 例嗜酸细胞腺瘤和 45 例转移性肾细胞癌研究中，KIM-1 表达的相关研究显示，KIM-1 表达阳性的比例分别为 74%、93%、无表达、9.75%和 78%。这些数据提示 KIM-1 是乳头状、透明细胞和转移性肾细胞癌相对敏感和特异的标志物，可用于区别肾透明细胞癌与嫌色细胞癌。利用可结合蛋白裂解位点的单克隆抗体阻止黏附分子胞外区的释放，已成为一种独特且精确治疗肿瘤靶点方法。细胞培养研究表明，单克隆抗体(ABE3)可以结合 KIM-1 蛋白裂解位点，从而抑制 KIM-1 的裂解，这可能为肾细胞癌的治疗提供了新的治疗靶点。

5. *用于监测急性肾损伤*　比较 ATN 所致急性肾衰竭、糖尿病性肾病和系统性红斑狼疮肾病患者的尿 KIM-1，发现后两种患者的尿 KIM-1 即使在出现明显尿蛋白之后也不增加。KIM-1 在用于鉴别 ATN 病因的同时，有助于鉴别急、慢性肾衰竭。另有研究显示，尿 KIM-1 水平随 APACHE 和多器官衰竭评分增加，提示尿 KIM-1 可以作为预测急性肾衰竭患者不良临床后果的指标。所以，KIM-1 可用于急性肾衰竭的病因学诊断，避免了不必要的肾组织活检，减轻患者痛苦，使有效治疗及早实施。

6. *KIM-1 与 IgA 肾病*　多数 IgA 肾病患者发病时没有特征性的临床表现，不易及时发现与诊治，最终可导致肾衰竭，因此早期诊断 IgA 肾病对患者的远期预后至关重要。通过研究发现，KIM-1 在 IgA 肾病早期患者尿液中的表达水平明显高于正常人群，在肾组织损伤的早期敏感性和特异性均较高，可成为一个敏感反映 IgA 肾病肾损伤的重要生物学标志物。

7. *KIM-1 与肾间质纤维化*　KIM-1 阳性小管周围间质中有大量增殖细胞核抗原染色阳性细胞，在损伤区域内部分 KIM-1 染色阴性小管周围也出现增殖活跃的细胞，而未损伤的 KIM-1 阴性的小管周围间质中增殖细胞核抗原阳性细胞较少。此外，KIM-1 染色阳性的小管周围平滑肌肌动蛋白阳性细胞也明显增多，提示 KIM-1 与间质细胞增生和纤维化有关。通过对小鼠缺血性肾损伤的研究发现，在急性肾损伤发展为持续性肾损伤的过程中，KIM-1 相关编码基因持续性高表达，提示 KIM-1 可能是肾脏纤维化过程中的重要靶因子。有研究发现，IgA 肾病患者与正常对照组比较，肾脏组织病理中有不同程度的小管萎缩，而在间质纤维化和炎细胞浸润的患者，甚至温和的小管间质损害的患者的尿液 KIM-1 都有升高，小管间质损害越重，KIM-1 上升就越高，并可作为小管间质损害的生化指标。研究证实，KIM-1 在近端小管表达与间质纤维化、并发炎症的多囊肾及蛋白超负荷性肾病相关，这些发现都表明 KIM-1 和间质损害密切相关。

五、肾损伤分子-1 的正常参考范围

目前，未见参考范围的报道。各实验室应根据自己具体情况，建立本室的正常值参考范围，供临床参考。

第三节　白介素-18

一、白介素-18 的理化性质和生物学特征

白介素-18(interleukin-18，IL-18)首先是在脂多糖致内毒素休克模型的小鼠肝脏获得的，由于它有强大的诱导产生 γ 干扰素的能力，被命名为 γ 干扰素诱导因子。其结构与 IL-1 有一定的相似性，认为该因子可能是 IL-1 家族的成员，将其称为 IL-1γ。

早期认为 IL-18 主要由活化的单核-巨噬细胞产生，属于单核因子，后来的研究发现在其他组织中也有广泛表达，部分组织在生理情况下也可结构性表达 IL-18，如小肠上皮、肝脏、脾、神经胶质细胞及星型细胞、肾上腺皮质、皮肤角质形成细胞等。小鼠的 IL-18 前体多肽有 192 个氨基酸残基，含一个 35 个氨基酸残基的引导序列，人类的 IL-18 前体多肽有 193 个氨基酸残基，含一个 36 个氨基酸残基的引导序列；成熟的 IL-18 有 157 个氨基酸残基，相对分子质量约 18 300。目前认为人 IL-18 基因位于 1 号染色体长臂上。IL-18 前体没有生物活性，必须在 IL-1β 转化酶的催化下水解去除前导 Asp-X 结构才能活化。成熟的 IL-18 通过与 IL-18 受体复合物起作用，该受体复合物属于 IL-1 受体家族成员。

许多脏器和细胞中都可以检测到 IL-18 mRNA，在神经垂体也可检测到，提示 IL-18 可能作为一种神经免疫调节剂起作用。IL-18 的受体复合物由两部分组成，一部分为结合部分，称之为 IL-18Rβ 亚基，另一部分为信号传递链，称为 IL-18Rα 亚基。一般认为 IL-18 是通过兴奋 IL-18 受体，聚集 IL-1 相关激酶及肿瘤坏死因子相关因子-β，然后使 NF-κB 磷酸化而起作用。刺激免疫细胞分泌干扰素及其他多种细胞因子。IL-18 能诱导细胞产生 IFN-γ 是其重要的生物学作用。Ahn 等发现 IL-18 和 IL-12 有协同诱生 IFN-γ 的作用，原因是 IL-12 可促进 IL-18 受体的表达，而只有在其受体表达后 IL-18 才有诱导 IFN-γ 产生的生物学作用。此外，IL-18 和 IL-12 可能有共同的胞内信号通道，尤其是在影响 IFN-γ 基因 mRNA 转录这一水平上。但 Okamura 发现抗 CD3 单抗存在时，重组小鼠 IL-18 明显刺激已分化的 Th1 细胞产生 IFN-γ，所诱生的 IFN-γ 量远较 IL-12 诱导的为高，培养液中加入鼠抗 IL-12 中和抗体，对 IL-18 诱生 IFN-γ 的作用无抑制效应，加入抗 IL-18 抗体也不抑制 IL-12 的 IFN-γ 诱导效应，提示 IL-18

的生物学活性并不依赖 IL-12，这两种细胞彼此独立发挥作用。

IL-18 还可以促进 TNF-α、IL-1β、IL-2、IL-6、GM-CSF 的基因表达，加速炎症反应，促进 T 细胞增殖重组。人 IL-18 对 T 细胞具有促增生作用，这种作用可被 IL-2 抗体抑制，说明 IL-18 对 T 细胞的促增生作用是由 IL-2 介导的。在 IL-12 和(或)PHA 的刺激下，$CD4^+$、$CD8^+$、$CD56^+$、$CD19^+$ 细胞都有 IL-18 受体的表达，说明 IL-18 能够促使 Th1 细胞的增殖，在增强 Th1 免疫应答上起极其重要的调节作用。它促使 Th1 细胞增殖，但不能像 IL-12 一样使 Th0 细胞向 Th1 方向分化。对于 IL-18 能否促进 Th2 细胞增殖有不同结论，以前认为 IL-18 不能刺激 Th2，因为用 IL-18 能诱导 Th1 克隆核因子 NF-κB 的转位，而在 Th2 不能转位。

近来已发现，自然 $CD4^+$ T 细胞在 IL-2 和 IL-18 存在的条件下可产生适量的 IL-4；在有抗原时 IL-4 的产量会增加。但加入抗 IL-4 后产生 IL-4 的量极少，而产生大量的 IFN-γ。用抗-CD3 刺激自然 $CD4^+$ T 细胞，也可得到相同的结果。上述研究表明，IL-18 是以一种 IL-4 依赖的方式诱导 Th2 细胞。IL-18 对 Th1 和 Th2 的影响与时间、作用对象及来源等因素有关。联合应用 IL-18 和 IL-12 诱导抗 CD40 活化的 B 细胞也能产生 IFN-γ，进而抑制 IL-4 依赖的 IgE 和 IgG 的产生，促进 IgG-α 生成，但并不影响 B 细胞的增殖反应。

IL-18 具有增强 NK 和 Th1 细胞的细胞毒作用。在体外试验中，IL-18 可以增强外周血和脾天然杀伤细胞的活性，明显增强 NK 细胞的细胞毒作用，且呈剂量依赖性。Son 等研究 IL-18 对 NK 细胞的体外作用，发现有 IL-2 存在时，不但可以诱导 NK 细胞分泌大量 IFN-γ，而且还能增强 NK 细胞的细胞毒活性，并能促进其增殖。鼠 IL-18 可以选择性激活 FasL 介导的鼠 Th1 细胞。发现 IL-18 单独作用即可增加 Th1 细胞的细胞毒效应，与抗 CD3 单抗共同作用时，作用被放大。但同样的试验在 Th0 和 Th2 中没有观察到细胞毒效应，说明 Th1 细胞的细胞毒效应是通过 Fas 而进行的，IL-18 可以直接增强 FasL 介导的 Th1 细胞毒效应。

二、白介素-18 的实验室检测

1. ELISA 法　采用 ELISA 法双抗体夹心，先用标定稀释液配制标准 rIL-18 浓度，分别为 5000，2500，1250，625，312.5，156.3，78.1，0pg/ml。在已用抗 IL-18 单抗包被的微孔板内加检测稀释液 100μl，再分别加入标准 rIL-18、待检血清样品各 50μl，用塑料粘纸封住微孔板，200r/min 微振荡并室温孵育 2h，洗涤 3 次；加生物素 100μl，用塑料粘纸封住微孔板，200r/min 微振荡并室温孵育 1h，洗涤 3 次；加辣根过氧化酶(HRP)标记的多克隆抗 IL-18 抗体 100μl，再 200r/min 微振荡并室温孵育 1h，再洗涤 3 次；加 TMB 底物溶液 100μl，200r/min 微振荡并室温孵育 10min；最后加终止液 100μl 终止反应。在波长 450nm/630nm 处测定 A 值，求出标准曲线，计算出样品含量。

2. PCR 技术　检测相关组织 mRNA 的表达。IL-18 基因的转录起始位点上游选取 978bp 及向下游截取 186bp 设计引物，在上下游引物的 5′-端分别引入 KpnI 和 BglⅡ 单一酶切位点，上游引物 P1：5′-GGT ACC ACT CTG TAC TGG CAA AAC ACA-3′，下游引物 P2：5′-AGA TCT GTT CCT TTC CTC TTC CCG AAG-3′，以 HepG2 细胞基因组 DNA 为模板，PCR 扩增包含 IL-18P 基因启动子全序列的 DNA 片段，PCR 产物经 1%琼脂糖凝胶电泳，切胶，回收纯化。可对电泳结果进行比较分析，对纯化产物进行测序、探针检测等技术处理。

三、白介素-18 检测的影响因素

1. 烫伤使相关组织 mRNA 的表达显著升高，慢性炎症、自身免疫性疾病、多种肿瘤及多种传染病的感染组织部位都有 IL-18 的高度表达。

2. IL-18 的表达变化与糖尿病视网膜病变(DR)相关。

3. 绝经:45 名绝经前肥胖的妇女经超声辅助导致脂肪量从(48.9±10.2)kg 减少到(41.0±8.1)kg,3d 内没有进一步的改变,但是血清中 IL-18 的中位浓度为 240pg/ml,3 个月后增加了 17pg/ml,6 个月后增加了 29pg/ml。

四、白介素-18 检测的临床应用

有研究发现急性肾损伤患者尿液中的 IL-18 较血肌酐上升早 48h,其 ROC 曲线下面积为 0.73。另有报道显示,在心脏手术后的儿童患者中 IL-18 是预测急性肾损伤的指标。在肾移植术后 2～3d 发生急性肾损伤的患者中,尿中 IL-18 在 6h 上升,12h 达峰,其 ROC 曲线下面积为 0.75,诊断急性肾损伤的敏感性和特异性＞90%。尿液中的 IL-18 可以作为诊断移植肾功能延迟恢复的指标。因此,IL-18 也有希望成为早期诊断急性肾损伤的尿液中的生物标志物,且尿中 IL-18 的水平对缺血性急性肾损伤具有较高的特异性,能够用来鉴别急性肾损伤和其他肾病,尤其是肾移植术后。

有研究者在 2005 年对急性呼吸窘迫综合征患者进行的前瞻性研究中首先发现尿液中 IL-18 可以作为危重患者发生 AKI 的敏感检测指标,此研究以 52 例合并 AKI 的急性呼吸窘迫综合征患者作为观察组,86 例未发生 AKI 的患者作为对照组,其中 AKI 的界定标准为肌酐较基线值升高 50%。入选对象均在不同时段检测尿 IL-18 水平。比较显示,观察组在发生 AKI 之前的 24h 和 48h 尿 IL-18 已有显著升高。作为 AKI 的确诊指标,尿 IL-18 的敏感性和特异性均在 90%以上,且不易受到肾前性氮质血症、慢性肾病和尿路感染的影响。

IL-18 在缺血性损伤中起重要作用,对诊断缺血性肾损伤具有特异性。在肾脏缺血/再灌注损伤发生后会表达、释放增加,故在缺血性 AKI 动物模型尿液中容易检测到。有研究测定了 72 例肾病患者血中 IL-18 水平,发现急性肾小管坏死(acute tubular necrosis,ATN)患者的 IL-18 水平明显高于肾前性氮质血症、尿道感染、肾病综合征及慢性肾功能不全患者,可以作为将 ATN 从其他类型的急性肾疾病中区分开来的有效工具。IL-18 与肾移植术后肾功能的恢复也显著相关。在肾移植术后 1d 肾功能延迟恢复者,其尿 IL-18 水平远高于及时恢复者。在移植术后 0～4d,IL-18 水平随 Scr 水平的下降而下降。因此,IL-18 也可预测移植肾术后肾功能的恢复。

IL-18 还可作为 AKI 的预测指标。美国一项研究显示,在感染性急性肾损伤患者中,尿 IL-18 在 Scr 升高 2d 前就明显高于对照组。晨尿的 IL-18 水平与 48h 内是否发生急性肾损伤有关,而与 PRISMⅡ积分无关。尿 IL-18＞100 pg/ml 对于 24h 内急性肾损伤的特异性为 81%,而尿 IL-18＞200pg/ml 对于 48h 以上发生急性肾损伤的特异性为 93%。此外,对接受心脏手术治疗后 2～3d 发生 AKI 的儿童,观察显示患儿的尿液 NGAL 在术后 2h 开始表达增多,6h 达到峰值;而尿 IL-18 水平在术后 6h 逐渐升高,12h 达到峰值。因此也有分析提出,尿 NGAL 和尿 IL-18 可作为诊断 AKI 的早期预测性序贯标志物。

五、白介素-18 的正常参考范围

IL-18 在临床的应用刚刚起步,同时各实验室使用的方法和试剂不同,故无 IL-18 统一的正常参考值范围。各实验室应根据自身情况,建立参考值范围,供临床使用。

第四节　肝型脂肪酸结合蛋白

一、肝型脂肪酸结合蛋白的理化性质和生物学特性

脂肪酸结合蛋白(fatty acid binding protein,FABP)是一组多源性的小分子细胞内蛋白质,相对分子质量为 12 000～16 000,广泛分布于哺乳动物的小肠、肝脏、脂肪、心脏、脑、骨骼肌等多种细胞中。1972 年,FABP 首次被发现,至今已分离并鉴定出 9 种类型,包括肝型(L-FABP)、肠型(I-FABP)、心肌型(H-FABP)、脂肪细胞型(A-FABP)、表皮型(E-FABP)、回肠型(IL-FABP)、脑细胞型(B-FABP)、周围神经髓磷脂型(M-FABP)和睾丸型(T-FABP)。FABP 家族属于脂质结合蛋白超家族,是一类相对分子质量小(14 000～15 000)且分布广泛的蛋白质,它们在结合和转运脂肪酸及其他疏水分子过程中发挥重要作用。FABP 可以将自由脂肪酸(FFA)运送至细胞器如线粒体和过氧化物酶体;还可以将配体运送至细胞核并影响过氧化物酶体增殖物激活受体(PPAR),因而影响细胞增殖分化相关基因的转录和脂质、碳水化合物代谢的调节。L-FABP 高度表达在肝脏细胞,占总胞质蛋白质的 5%,同时也表达在肾、小肠、胰和肺。L-FABP 在人类肾脏表达在近曲小管。

虽然不同种属的 L-FABP 的基因定位不同,但其结构高度保守,由 4 个外显子和 3 个内含子组成,人源 L-FABP 位于 2p11。在大多数 FABP 基因编码启始位点上游的 23～30 个核苷酸区域均常规有一个 TATA 盒,L-FABP 基因启动子有过氧化物酶体增殖子效应元件(peroxisome proliferartor response element,PPRE),PPRE 涉及调节 L-FABP 自身的表达,其 mRNA 水平受到脂肪酸、类维生素 A 等的影响。

不同类型的 FABPs 氨基酸序列高度同源(20%～70%),表现出十分相似的三级结构。FABPs 由 10 条反向平行的 β 链组成几乎垂直的 2 个 β 片层,形成一个类似椭圆的 β 折叠桶。桶状结构的一端由 2 个短 α 螺旋形成一个螺旋一转角一螺旋结构域,FABPs 结合配体的入口,2 个 α-螺旋均为两性,既有疏水性又有亲水性,疏水性一端朝向结合部位内部。FABPs 的结合空间可容纳 2～3 个脂肪酸分子。通常 FABPs 只能结合 1 分子脂肪酸(FA),但 L-FABP 非常特殊,能结合 2 分子 FA,一个位于中心是主要结合位点,相似于其他 FABPs;另一个靠近入口区域,是 L-FABP 独一无二的。

尽管 L-FABP 在肾脏近曲小管的功能还不是很清楚,但推测与其在肝脏细胞发挥的作用相同。利用体外表达 L-FABP 的细胞及 L-FABP 基因敲除鼠,L-FABP 在肝脏细胞的功能已经被广泛研究。L-FABP 各种作用描述如下:①帮助细胞从血浆中摄取 FA,并快速与其结合转化成三酰甘油和磷脂;L-FABP 缺陷鼠 FA 的摄取明显减少,细胞内三酰甘油水平降低。②促进 FA 在线粒体和过氧化物酶体的代谢。利用从 L-FABP 基因敲除鼠分离出的肝脏细胞研究发现,细胞内 L-FABP 水平直接影响到 FA 在线粒体或过氧化物酶体的 β-氧化的比率,或 FA 的微粒体的酯化作用。③细胞内胆固醇代谢的调节。给予雌性 L-FABP 缺陷鼠高胆固醇饮食,肝细胞的胆固醇和中性脂质(三酰甘油,胆固醇酯)的聚集明显增加。④调节核受体和基因转录。L-FABP 不仅出现在胞质,也出现在胞核。它可以直接与其核受体 PPAR-α 和 PPAR-γ 相互作用,后两者是参与多种脂质和葡萄糖的代谢、脂肪形成和炎症调节的转录因子。细胞内 L-FABP 的浓度与它们的转化激活密切相关。⑤调节细胞的生长和增殖。有报

道 L-FABP 是肝细胞两类致癌过氧化物酶体增殖物介导的有丝分裂过程中一种特异性的介质。

二、肝型脂肪酸结合蛋白的实验室检测

关于 L-FABP 的测定方法进展很快。最早报道定量检测 FABP 的是放射免疫法，但此法缺乏实效性。后来人们采用竞争性酶免疫测定法对血浆中的 L-FABP 进行了测定，但由于其测定时间超过 16h，样品数量受离心机能力限制等缺点，通过改进人们研制了一种夹层酶联免疫吸附测定法。后来相继发展起来的快速测定 L-FABP 的方法，如微粒子增强的免疫比浊测定、免疫传感器方法等也需要特殊的仪器设备，应用于急救室中并不很理想。为了克服这些不足，最近有人研制了一种简易的全血板测定方法，即在一步免疫层析的基础上，采用具有两种相同单克隆抗体的夹层酶联免疫吸附测定法来测定血浆中的 L-FABP。

1. *夹心酶免法* 1997 年 Panteghini 等采用 FABP 单克隆抗体和鸡多克隆抗体联合 HRP 标记的鼠抗鸡 IgG 单克隆抗体，进行双抗体夹心 ELISA 法测定 H-FABP。本法批内 CV＜15％，最低检出线 0.5μg/L，与其他心肌蛋白、骨骼肌蛋白、肌红蛋白、肌浆球蛋白、肌钙蛋白无交叉反应。用该法测定 35 名健康人血清中 H-FABP 水平为 0.5～2.8μg/L，正常参考值上限为 10μg/L。

2. *时间分辨免疫荧光测定法*（TRIFMA） 1997 年 Katrukha 等采用四种人 H-FABP 单克隆抗体研制出快速而敏感的双抗体夹心一步时间分辨免疫荧光测定法，以 F31 型单克隆抗体作为捕获抗体，用 Eu 螯合物标记 F12 型单克隆抗体作为标记抗体。血清标本和 Eu 标记抗体依次加入包被有 F31 单抗的板孔中，于室温培育 30min 后洗涤，然后加入 LANFLA 增强液混匀，于时间分辨荧光计上测定荧光强度，其强度值与血清中 H-FABP 含量成正比。本法最低检出线为 1μg/L，线性范围 1～300μg/L。用本法检测 AMI 患者血清 H-FABP，发现在 AMI 发作 2～4h 血清 H-FABP 水平就明显增高。

3. *在线流动替换免疫试验* 采用标准流动置换免疫测定分析系统，通过固化抗体以特异结合样本中的抗原而置换标记抗原，借助测定下游标记物的含量即可完成定量测定。有研究者利用该系统测量 H-FABP，置换系统采用反向测定法即利用固化抗原联合酶标记 H-FABP 单克隆抗体系统，以样品中的 H-FABP 置换固定抗原，通过检测酶标记抗体量，即可达到 H-FABP 的快速测定。该法的检测范围为 2～2000μg/L。

4. *光栅耦合传感器技术* 1998 年 Orban 等采用重组牛 H-FABP 制备单克隆抗体，并使其共价结合于光栅耦合传感器，制备出新型免疫光栅耦合传感器，进行 H-FABP 特异性免疫反应的动力学分析。该技术测定结果准确可靠，但需要特殊设备。

5. *胶体金免疫层析法* 现已有该类商品试剂盒供应，临界浓度为 6.5ng/ml 左右。方法简单：撕开封装袋，取出检测板，正确取手指血 2 滴滴入血样孔中（或加入血清），平放 15min（血清则为 3min）左右，待检测窗的“C”处有红色条带出现时，读结果。若“C”处、“T”处各有一红色条带为“阳性”（“T”处红色较浅时为“弱阳性”）；若“C”处有红色条带而“T”处无时为“阴性”；若“C”处无红色条带则实验无效。同时该法还兼有简便、快捷、敏感性和特异性较高的特点，适用于急诊检验，从技术上弥补了 ELISA 等方法的不足。

6. *其他检测方法* 现在，一些新的检验方法开始应用于临床检验，如微粒增强免疫浊度测定法和免疫传感器测定法等，方法敏感性和特异性较高，但因为需要特殊的仪器设备，推广

有一定的难度。

三、肝型脂肪酸结合蛋白检测的影响因素

1. 使血清中L-FABP浓度升高的影响因素

(1)衰老：血清中含量随着年龄有轻微上升，41～51岁的男性和女性平均含量比20～30岁的男性和女性分别高60%和50%。

(2)性别：健康男性的平均含量轻微高于健康女性的平均含量。

2. 对血清中L-FABP浓度无影响的因素

(1)标本稳定性：在4℃放置1周，－20℃以及－70℃放置12个月后，血清中浓度没有变化。

(2)反复冻融：在多次反复冻融后，血清中浓度没有变化。

四、肝型脂肪酸结合蛋白检测的临床应用

目前尿中的生物标志物都是在细胞结构损伤出现后才升高：尿蛋白或尿白蛋白是在肾小球结构损伤发生后开始升高，尿NAG水平是在近曲小管结构损伤出现后升高。而肾脏病时，L-FABP在近曲小管的表达及尿L-FABP从近曲小管的分泌可以在细胞结构损伤出现之前(如高血糖和缺氧所导致的氧化应激)就开始升高。因此，尿L-FABP可以反映肾脏疾病未来发展的进程。

1. L-FABP与急性肾损伤　有研究者对93例急性肾损伤和62例无肾损伤证据的住院患者进行横断面研究，发现急性肾损伤患者的尿L-FABP水平明显升高，其诊断的特异性明显高于其他急性肾损伤标志物如KIM-1，NAG和IL-18，且尿L-FABP的水平在预后不良患者的水平明显升高。

2. L-FABP与2型糖尿病　有研究者检测356名2型糖尿病患者尿L-FABP水平，正常白蛋白尿期(N=216)，微量白蛋白尿期(N=64)，临床白蛋白尿期(N=46)，肾功能不全期(N=30)，尿L-FABP水平分别为3.0，5.2，31.2，135.3μg/(g·Cr)，尿L-FABP水平与糖尿病肾病的进展密切相关。也有对140例2型糖尿病患者行横断研究发现，正常白蛋白尿期的2型糖尿病患者尿L-FABP水平即开始升高；对其中104例4年随访的纵贯分析发现较高的尿L-FABP水平是糖尿病肾病进展的危险因素。一项研究对130例2型糖尿病患者的尿L-FABP水平和血红蛋白水平进行相关性分析，发现尿L-FABP水平在糖尿病肾病早期是一个肾脏慢性缺血的敏感指标。

3. L-FABP与造影剂肾病　对66例进行非急诊冠状动脉造影或成像的患者在应用造影剂前测定尿L-FABP水平。其中13例患者有显著的高水平尿L-FABP。所有这13例患者在冠状动脉造影后都出现了造影剂介导的肾病，并且在术后24h和48h尿L-FABP明显升高。直至术后14d，此时血肌酐已经恢复正常。尿L-FABP可能是一个造影剂介导肾病的有价值的预测因子。

4. L-FABP与慢性肾小球肾炎　对48例非糖尿病慢性肾脏病的患者随访一年，根据随访终点肌酐清除率的改变将其分为进展组和非进展组。随访前两组患者肌酐清除率是相同的，但进展组的尿L-FABP水平明显高于非进展组(111.5 *vs* 53，$P<0.001$)，提示尿L-FABP水平在预测CKD的进展中比尿蛋白更加敏感。

5. L-FABP与活体肾移植　有研究者研究了活体肾移植后的尿L-FABP水平,同时用经静脉CCD成像系统测定小管周围毛细血管血流。发现尿L-FABP水平与小管周围毛细血管血流成负相关,当血流速度减少1mm/s时,即可探测到尿L-FABP的改变。尿L-FABP水平同时也与移植肾总的缺血时间密切相关。

五、肝型脂肪酸结合蛋白的正常参考范围

目前,L-FABP的研究还处于起步阶段,由于缺乏一个统一的标准检验方法,L-FABP的参考范围未见报道。各实验室可建立自己的正常值参考范围,供临床使用。

第五节　从生蛋白

一、从生蛋白的理化性质和生物学特征

从生蛋白(clusterin)是1983年首次由绵羊睾丸膜体液中分离得到的,是一种普遍存在的、高度保守的异源二聚体硫酸化糖蛋白,广泛表达于机体多种组织中,发挥促细胞聚集、调节生殖、修复组织、转运脂类、补体抑制/调节免疫等多种功能。由于其具有广泛、未明机制的各种功能,因而具有多种命名,例如载脂蛋白J(apolipoprotein J,APOJ)、睾酮抑制前列腺信息/信使-2 (testosterone-repressed message-2,TRPM-2)、硫酸糖蛋白2(sulfated glycoprotein-2,SUP-2)、分泌蛋白40,40(SP-40,40)、补体溶解抑制因子(complement cytolysis inhibitor,CLI)等。在1992年英国剑桥召开的国际会议上将其统一命名为clusterin,简称CLU。

人类的CLU基因是一个单拷贝的基因,位于8号染色体p21-p12,包含9个外显子和8个内含子,含1651个碱基,编码由448个氨基酸组成的多肽链,两个亚单位相对分子质量均为40 000,转录生成多种形式mRNA转录体和多种形式的细胞内定位不同的蛋白;小鼠的CLU基因位于14号染色体,由12 923bp碱基组成;大鼠的CLU基因位于15号染色体,由39 536bp碱基组成。目前已经从人、小鼠、大鼠的许多标本中成功地将该基因分离和测序,其基因结构都包含9个外显子和8个内含子。哺乳动物CLU基因序列间的保守性高达70%~85%,但是在果蝇和蠕虫中却没有成功克隆该基因高度保守区的同系物。以上研究及CLU广泛存在于哺乳动物组织中,说明CLU蛋白在哺乳动物进化、生物功能调节中发挥着重要作用。

近期研究表明,CLU蛋白具有两种相反的功能:一方面CLU参与促进细胞存活、肿瘤演进和耐药;另一方面CLU有促进细胞凋亡的调节作用。在功能上的这种显著区别可能是由于CLU基因存在两种可变剪切体,分别翻译生成分泌型clusterin (secreted clusterin,sCLU)和胞核型clusterin (nuclear clusterin,nCLU)蛋白,这两种蛋白既相互关联,又相互不同。sCLU是第一个被发现的同时也是研究最广泛的一种CLU蛋白形式。sCIU蛋白位于细胞质内,具有细胞保护功能。在当今治疗前列腺癌、肺癌和乳腺癌Ⅰ/Ⅱ期临床试验中,用各种细胞毒素药物来治疗癌症的同时会伴随着CLU表达的提高,这表明癌细胞中高表达CLU有助于癌细胞抵抗药物作用并促进癌细胞生存,所以抑制CLU的表达是治疗这些癌症的基础。nCLU蛋白是从mRNA可变剪切体相同编码框中的不同ATU起始密码子开始翻译合成的非糖基化蛋白形式。研究表明,nCLU能够与DNA双链断裂修复抗原Ku70相互作用,以此

来封闭 Ku70 的功能，引起细胞死亡。

尽管现在已经知道该单拷贝 CLU 基因能够转录翻译生成几种不同形式的蛋白，但是关于其转录与蛋白质亚型的关系却仍然不清楚。目前为止，至少存在 3 种相关的蛋白质亚型，它们有不同的亚细胞定位。其中，sCLU 是相对分子质量为 75 000～80 000 的糖基化蛋白，几乎存在于所有的生理体液中。最初的翻译产物称为 sCLU 前体蛋白，由 449 个氨基酸组成，相对分子质量为 50 000～53 000，其氨基端的前 22 个氨基酸为与内质网结合的疏水性前导信号肽。去除信号肽后，sCLU 前体蛋白在内质网和高尔基体中通过不同程度的糖基化修饰、在内部断裂位点 Arg227-Ser228 间蛋白水解形成 α 链（34 000～36 000，位点 23-227）和 β 链（36 000～39 000，位点 228-449）及 α 链和 β 链之间通过 5 个反向平行的二硫键连接，另外人的 sCLU 含有 6 个 N-连接的糖基化位点（分别位于 α 链上 86 位点、103 位点和 145 位点，以及 β 链上 292 位点、355 位点和 375 位点），在成熟之前要经过大量的糖基化修饰，最终形成一个 75 000～80 000 的成熟的异二聚体硫酸化糖蛋白，最终分泌到细胞质中发挥生物学作用。

二、丛生蛋白的实验室检测

1. *ELISA 法*　采用双抗体夹心法，用抗人 CLU 抗体包被于酶标板上，试验时标本或标准品中的 CLU 会与包被抗体结合，游离的成分被洗去。依次加入生物素化的抗人 CLU 抗体和辣根过氧化物酶标记的亲和素。抗人 CLU 抗体与结合在包被抗体上的人 CLU 结合、生物素与亲和素特异性结合而形成免疫复合物，游离的成分被洗去。加入显色底物，TMB 在辣根过氧化物酶的催化下显现蓝色，加终止液后变成黄色。用酶标仪在 450nm 波长处测 OD 值，CLU 浓度与 OD450 值之间成正比，通过绘制标准曲线求出标本中 CLU 的浓度。

2. *免疫组化和反转录 PCR 方法*　检测人相关组织中 CLU 的表达，有相应的抗体和试剂盒供应，按说明书操作即可进行检测。

三、丛生蛋白检测的影响因素

在多种恶性肿瘤细胞中，CLU 的表达都有升高。

四、丛生蛋白检测的临床应用

CLU 作为具有很强载附力的糖蛋白分子，能被急性和慢性肾脏疾病诱导表达，在发育不全肾脏内的不成熟肾小管和发生排斥反应移植肾的肾小管中均能发现 CLU 的表达。而且 CLU 是肾囊肿、未发育的肾单元、受损的肾小管上皮细胞中独有的产物。当肾脏开始受到伤害和发生囊性病变时，CLU 维持细胞之间和细胞基质之间相互作用的功能受到影响。

有研究发现，CLU 与一系列免疫调节的肾小球疾病，如 IgA 肾病、膜性肾小球肾炎和狼疮性肾病中的免疫沉积有关。这种 CLU 与在实验性和人肾小球肾炎中免疫沉积的相关性表明：它能调节对免疫复合物所诱导损伤的反应。在研究有关 Heymann 肾炎的大鼠肾脏模型时，发现当用去除 CLU 基因的血清给这些肾脏灌注时，蛋白尿明显增加，补体沉积更多，而且肾小球的损伤更大。

有研究认为，CLU 能参与鉴别和清除在细胞损伤、凋亡和免疫反应应答过程中所产生的毒性抑或免疫大分子的代谢过程。这种对生物活性物质的清除对于组织更新、炎症、免疫反应，尤其是在老化过程中，能保持寿命延长是至关重要的。该功能对在细胞凋亡和坏死过程中所产生的外源性抗原、被损坏的内源性大分子、细胞碎片等物质的去除是必需的。如果不能去除这些物质，将会导致进行性器官功能衰竭和自体免疫反应明显增加。CLU 基因失活能减弱细胞对细胞外凋亡信号如化疗药物的损害进行修复的功能。有研究应用 CLU ASO 在体外和体内都能显著抑制 CLU mRNA 在人肾癌 Caki-2 细胞中的表达。在与其他诱导凋亡如细胞毒性化疗药联合应用时，当下调 CLU 基因表达后，在体外和体内能明显促进 Caki-2 细胞的凋亡，增加该细胞对化疗药物的敏感性。

上皮间质转化过程（epithelial-mesenchymal transition，EMT）是指上皮细胞向间质细胞发生转化的过程，是一种基本生理现象，在胚胎发育、组织重建和伤口修复中发挥重要作用，过度活化会造成肾脏纤维化的形成。大量研究发现 EMT 参与肿瘤发生、侵袭转移及耐药。EMT 时，E 钙表达下调，N 钙、波形蛋白（vinmentin）、纤维连接蛋白（fibronectin）等间质细胞标志表达上调。EMT 与多种因素有关，是多种细胞因子和信号通路在微环境下相互作用的结果。CLU 通过 EMT 增强肿瘤细胞侵袭和转移能力是近年才被发现的。有研究发现 CLU 通过调节 Smad2、3 的稳定性而调控 TGF-β 介导的 EMT。在肺腺癌细胞中，富含 CLU 的细胞外形呈现纺锤形态，而含少量 CLU 的细胞外形为立方体形态，提示 CLU 在 EMT 过程中发挥作用。使用小分子干扰 RNA（siRNA）技术沉默 CLU 基因后，肺腺癌细胞出现由纺锤体形态到立方体形态的间质到上皮转化（mesenchymal-epithelial transition，MET）的改变，同时 E 钙表达增加，纤维连接蛋白表达下调。重新表达细胞内 CLU 后，细胞逆转 MET。他们的研究还发现，沉默 CLU 可抑制锌指转录因子（snail2）在肺腺癌中的表达从而影响 E 钙表达，且细胞外信号调解蛋白激酶（extracellular signal regulated kinase，ERK）活性也显著降低。因此推测 CLU 通过诱导 ERK 活性以调控 snail2 表达，进而介导 EMT。2010 年有研究者监测几种 EMT 的标志性因子，发现在 EMT 中后期，CLU 表达显著上调。进一步研究发现在 TGF-β 处理作用下，CLU 表达显著上调。在乳腺癌 MDA-B231 LM2 和前列腺癌 PC3 系，CLU 抗体靶向抑制 TGF-β 诱导 EMT，但不影响细胞的增殖能力。

五、从生蛋白的正常参考范围

由于检测的方法多种多样，临床应用目的也各不相同，故未形成统一的正常参考值。各实验室应根据自己的情况，建立自己的正常参考值，供临床使用。

第六节　三叶因子 3

一、三叶因子 3 的理化性质和生物学特征

三叶因子家族是近年来研究较多的一群小分子多肽，又称三叶肽（trefoil peptide）。在哺乳动物体内他们具有黏膜保护、修复、肿瘤抑制或促肿瘤发生、信号转导、调节细胞凋亡等功能。目前在哺乳动物体内发现的三叶肽有 3 种，即乳癌相关肽（the breast cancer-associated pS2 peptide，pS2/TFF1）、解痉多肽（spasmolytic polypeptide，SP/TFF2）和肠三叶因子（intestinal trefoil factor，ITF/TFF3）。其中 TFF3 于 1991 年由 Suemori 首次在大鼠空肠中发现。三叶因子家族都至少含有一个特殊的 P 结构域，后者由 38～39 个氨基酸组成，通过 6 个高度保守的半胱氨酸残基经由 3 个分子内的二硫键相互联接使整个肽链扭曲折叠形成三叶状结

构，三叶肽由此而命名。

编码人 TFF3 的基因定位在 1 号染色体长臂 21q22.3 区，与另两种三叶因子基因按 TFF1、TFF2、TFF3 的顺序首尾相连，接受共同的基因调控。而编码大鼠 TFF3 基因包含在 4.8kb 长度内，包括 3 个外显子，它们有唯一的一个转录起始位点。三叶结构域由第二个外显子编码。在结肠癌细胞系中，乙酰胆碱和神经内分泌肠肽（如生长抑素和血管活性肠肽）可以刺激 TFF3 的表达，而短链脂肪酸如丁酸等可能抑制其表达。在乳腺癌中，TFF3 的表达可受雌激素的诱导，几乎所有雌激素响应的乳腺癌细胞中都有 TFF3 的表达，正常细胞中加入雌二醇激素后 TFF3 的表达可提高到 30%～100%。

TFF3 在人、小鼠及大鼠体内都有表达。在正常情况下，TFF 主要由小肠和大肠杯状细胞表达并分泌到肠表面，在结肠、空肠、十二指肠、回肠及肾中也有表达，而在乳腺、肝脏、脾脏、肌肉、心脏及睾丸中没有表达。对 18d 的胎鼠胃肠道组织进行切割手术，人为造成损伤后，TFF3 在 5min 内可在直肠中诱导表达，其表达的组织专一性不变。但成年大鼠胃肠道发生溃疡后 TFF3 表达的组织专一性消失，在胃内的表达量大大增加。冰醋酸诱导的大鼠溃疡模型中，当 40d 后溃疡基本愈合后，溃疡周围组织中 TFF 免疫活性仍增加上千倍。

哺乳动物各种来源的 TFF3 都含有一个三叶结构域。TFF3 的三叶结构域是一个紧凑的结构，由 39 个氨基酸残基组成其基本单元，其中包括 6 个高度保守的半胱氨酸残基形成 3 对二硫键，使 TFF3 在胃肠道中抵抗蛋白酶或胃酸的分解。在人、大鼠、小鼠中，TFF3 有很大的同源性。除 6 个构成三叶结构域保守的 Cys 外，TFF3 的第 57 个氨基酸残基都是 Cys，它不参与肽内二硫键的形成，却与另一个 TFF3 的 Cys 形成二硫键，构成 TFF3 双体。

二、三叶因子 3 的实验室检测

1. *ELISA 法*　检测血液、组织液、细胞培养液中 TFF3 含量，有商品化试剂供应。

2. *蛋白组学方法*　通过对来自癌组织、正常组织细胞株和血清蛋白成分的比较分析，筛选出 TFF3 等潜在的肿瘤标志物，进一步利用 Western blot 和大规模的血清样本队列分析，可检测出不同组织和血清中 TFF3 水平。

3. *免疫组化及分子生物学技术*　这两种方法可对组织中的蛋白及基因表达进行检测，有商品化的相应抗体和试剂盒供应，按说明书操作即可进行检测。

三、三叶因子 3 检测的影响因素

各种肿瘤患者血清 TFF3 水平显著高于正常对照组，淋巴转移癌高于非淋巴转移癌，而且 TFF3 的高水平与肿瘤的较高组织学分级及 TNM 分期、转移的进展程度显著相关。

四、三叶因子 3 检测的临床应用

1. *TFF3 与肾小管损伤*　TFF3 是肾损伤研究的热点。有研究发现，尿 TFF3 水平显著降低与大鼠衰老相关，无肾损伤时其水平无明显变化。组织蛋白酶 L 是一种半胱氨酸蛋白酶，具有降解结缔组织蛋白质的功能，如胶原蛋白、弹性蛋白和纤维连接蛋白，推测 TFF3 可能通过上调或下调组织蛋白酶 L 导致与年龄有关的肾脏组织损伤增加。

有研究者用原位杂交定位 TFF3，发现该分子表达于外髓肾小管中。TFF3 增强尿素氮（BUN）和肌酐等传统的生物标志物检测肾损害的潜力。使用尿 TFF3 和白蛋白将启用更加敏感和强大的诊断急性肾小管损伤能力。外髓肾小管损伤时，血肌酐升高前尿 TFF3 就已明显降低，提示 TFF3 可作为急性肾损伤的敏感标志物。

2. 预测慢性肾病　有学者将病例对照研究嵌套在动脉粥样硬化风险社区的研究中发现，高水平的尿 TFF3 可能预示着肾的损害正在进行修复。提示尿 TFF3 的水平可能会成为预测慢性肾病的一个潜在生物标志物，但仍需进一步的研究。

五、三叶因子 3 的正常参考范围

ELISA 检测方法，并进行了初步的应用尝试。在正常人群血清中 TFF3 的浓度为 91～250pmon/L。

第七节　转铁蛋白

一、转铁蛋白的理化性质和生物学特征

1. 转铁蛋白的理化性质　转铁蛋白(transferrin，TRF)是一种铁结合单体 β_1 球蛋白，含糖量约 6%，相对分子质量为 79 600，分子大小为 3.8nm，等电点为 5.6～6.6(接近中性)，半衰期 8～12d。TRF 含有 679 个氨基残基，其中 1～336 和 337～679 分别构成氨基酸序列相似的两个球形结构域，即 N 端和 C 端，每区有一个 Fe^{3+} 的结合区。Fe^{3+} 与每个去铁蛋白两个结合位点之一结合，引起结构上的变化，即位点的打开与关闭。其中 C 端对铁离子的结合较 N 端更紧密，释放铁速度更慢。N 端结构域在 pH5.5 时释放 Fe^{3+}，C 端结构域在 pH5.0 时释放 Fe^{3+}。TRF 共有 38 个 Cys，形成 19 对二硫键，N 结构域有 8 个，C 结构域有 11 个。

TRF 属于铁结合蛋白家族，此家族除转铁蛋白外，还有 a-乳铁蛋白、b-卵转铁蛋白和 c-黑转铁蛋白。所有转铁蛋白家族蛋白的结构非常相似。TRF 是一单链糖基化蛋白，具有两个结构相似的臂，称作 N-臂和 C-臂，一短肽连接两臂。每一个臂由两个大小相近结构域组成，两个结构域的相交处有一铁结合位，每个转铁蛋白分子有两个铁结合位，两个铁结合位的结构也非常相似。三价铁与来自两个赖氨酸的氧原子、一个组氨酸的氮原子、一个天冬氨酸的氧原子和碳酸阴离子中的两个氧原子通过配位键形成一个八面体的几何形状。每一个臂的两个结构域移动位置就使铁结合位处于开放的状态，铁就会释放出来。除了三价铁，很多其他二价和三价金属离子也可结合到这个结合位。

TRF 上的 2 条 N-连接糖基化的寡糖是复杂型的多糖，包含唾液酸双触角寡糖(85%)和三触角寡糖(15%)链。每个转铁蛋白分子的唾液酸残留数在 4～6，其中 4 唾液酸残留是最常见类型。TRF 的糖基化变异能在不同条件下发生。乙醇中毒患者，糖链缺失 2～4 个末端三糖，包含带负电荷的唾液酸，出现不带电的 N-乙酰-葡萄糖胺和半乳糖。这些双唾液酸、单唾液酸和无唾液酸的转铁蛋白通常被称为“缺糖基转铁蛋白”。有一些检测程序被发展用来测定它们在血清中的水平，作为酗酒的标志。有报道称，较低水平完全不含糖的 TRF 异构体被认为是乙醇中毒的有力指标。

2. 转铁蛋白的生物学特性　TRF 主要在肝脏合成，睾丸、脾、脑和肾也可少量分泌。肾是 TRF 的主要排泄器官。TRF 在血浆中有 3 种存在形式，即双铁、单铁和无铁(去铁蛋白)。通常与铁呈 30%的饱和。血浆 TRF 不仅能与铁元素结合，而且能少量结合铜、锌、钙和钴

元素。

TRF 的主要作用是参与铁的储存和转运。在胃肠道吸收的铁和储存在巨噬细胞中释放的铁，很快在细胞外液中与 TRF 结合，TRF 负荷的铁转运到靶细胞，以铁蛋白形式储存或与亚铁血红素和非亚铁血红素蛋白结合。TRF 受体对负荷两个 Fe^{3+} 的 TRF 有最大的亲和力。其亲和力是单个 Fe^{3+} TRF 的 30 倍，是去铁蛋白的 500 倍。每个 TRF 受体亚单位结合一个 TRF 分子，然后配体受体复合物被内在化形成新的核内体，发生浆膜表面的凹陷内翻，激活质子三磷酸腺苷泵分泌 H^+，使核内体腔酸化，核内 pH 下降和受体结合作用一起促进铁从 TRF 中释放，在应用和储存之前，游离铁释放到细胞质中与低分子配体结合，无铁的 TRF 与 TRF 受体复合物回到细胞表面，去铁蛋白被释放到细胞外腔隙中。TRF 与 TRF 受体结合率和体内铁状态有关，缺铁时其结合率增高。TRF 的负荷铁量为 3～4mg，占体内铁量的极少部分(约 0.1%)，然而，TRF 转运铁非常快，每天平均 30mg，是血浆铁量的 8～10 倍。

TRF 具有抗菌杀菌、自我保护的抗病性能，是抑制细菌繁殖的重要因子。细菌蛋白酶消化实验表明，含铁 TRF 和脱铁 TRF 均不能被细菌的胞外蛋白酶消化，而且仍具有很强的铁结合能力。由于 TRF 具有螯合铁的能力，而铁是许多细菌和病毒生长的重要因子，因此 TRF 可抑制细菌的生长。

二、转铁蛋白的实验室检测

1. *ELISA 法*　本试剂盒应用双抗体夹心法测定标本中 TRF 水平。用纯化的 TRF 抗体包被微孔板，制成固相抗体，往包被单抗的微孔中依次加入 TRF，再与 HRP 标记的 TRF 抗体结合，形成抗体-抗原-酶标抗体复合物，经过彻底洗涤后加底物 TMB 显色。TMB 在 HRP 酶的催化下转化成蓝色，并在酸的作用下转化成最终的黄色。颜色的深浅和样品中的 TRF 成正相关。用酶标仪在 450nm 波长下测定吸光度(OD 值)，通过标准曲线计算样品中 TRF 含量。

2. *免疫比浊法*　方法原理：根据人体蛋白质分子的抗原特性，与抗体试验发生特异性结合后形成微细颗粒复合物在 PEG 液中沉淀，经成 90°角的荧光照射后所产生的光散射强度求得相应的蛋白质含量。该方法具有用血量少、敏感性高和简单快速的特点。

三、转铁蛋白检测的影响因素

1. *引起 TRF 升高的影响因素*

(1)蛋白的渗透性：与蛋白的渗透性相关的清除。

(2)妊娠：在第 2 个或第 3 个妊娠期 3 个月，肌酐相关的平均排出率与非妊娠女性相比增加了。口服避孕药或雌激素注射可使血浆 TRF 升高。

(3)糖尿病：8 位糖尿病患者经过标准化的运动挑战后(对健康个体无作用)，尿液平均基底排出率从 0.2μg/min 显著升高到 1.5μg/min。

(4)运动：30min 的马拉松比赛后，尿液平均基底排出率从(0.16±0.07)μg/min 显著增加到(3.31±2.19)μg/min。10km 长跑后，有一种蛋白的尿液排出率显著增加，但是运动结束后 3h 可恢复正常水平。

(5)凝血：接触凝块 0.5h 与血清平均浓度 2.71g/L 变为 3h 后的 2.73g/L，6h 后 2.80g/L 和 24h 后 2.81g/L 相关联。

(6)儿童：149 名 13～15 岁男孩的血清平均浓度[(334±34)mg/dl]显著高于成年人的平

均浓度[(279±39)mg/dl]。

(7)手术:手术后血清平均浓度的增加和组织损伤程度成正比。

(8)女性:女性血清约偏高 60mg/dl。

(9)缺铁性贫血(IDA):血浆中 TRF 可用于贫血的诊断和对治疗的监测。在 IDA 中水平增高,但铁饱和度下降。

2. 引起 TRF 降低的影响因素

(1)胆红素:用 Technicon DPA-1 分析仪比浊测量法测定血清时,浓度为 400μmol/L 可使恢复率降至 97%。

(2)枸橼酸盐:用 Technicon DPA-1 分析仪比浊测量法测定血清时,浓度为 1mmol/L 可使恢复率降至 95%。

(3)EDTA:用 Technicon DPA-1 分析仪比浊测量法测量血清时,浓度为 2mmol/L 可使恢复率下降。

(4)手术:20 名男性患者经过腹部手术后,血清浓度显著下降。急性期反应大部分是因为白细胞介素的作用,可见血清白蛋白浓度下降。

(5)血浆置换术:一名有吉兰-巴雷综合征的患者血清显著下降,但是手术 2d 后,又上升超过基底线 3%。可发生 32%的体液池的移动。

(6)血液透析:55 名经过规律透析而没有接受促红细胞生成蛋白治疗的患者,其血清平均浓度为 238.4μg/dl(中位浓度为 223.0μg/dl),接近于正常范围 185～405μg/dl 的低值。

(7)炎症:TRF 在急性时相反应中往往降低。123 名有原发性风湿病的患者的血清平均浓度为(249±54.3)mg/dl,显著低于 447 名没有显著急性期反应的患者的血清平均浓度(285±40.1)mg/dl。在急性期反应,大部分是因为血清白细胞介素-6 的作用,可发现血清转铁蛋白(β_1-球蛋白)的浓度下降。

(8)营养不良:血清浓度为 1.5～2.0g/L 与轻度蛋白缺乏有关,1.0～1.5g/L 表示有中等蛋白缺乏,浓度低于 1.0g/L 与严重蛋白丢失有关。TRF 浓度为 200mg/dl 或更少时,可引起营养不良相关性疾病,并且发现 8%的患者需要住院治疗。

(9)蛋白质丢失的疾病:如严重烧伤和蛋白质丢失性胃肠病时血浆 TRF 降低。

四、转铁蛋白检测的临床应用

由于 TRF 的等电点较白蛋白高,带有较少负电荷,而肾小球滤过膜带有大量的负电荷,当 TRF 通过滤过膜时,受到的电荷排斥力较白蛋白小,故它较后者更容易漏出,因而能更敏感地反映肾小球电荷屏障的受损:当尿中出现 TRF,而未检出大量大分子蛋白时,提示有选择性蛋白尿,如微小病变等。

1. TRF 与糖尿病肾病(DN)　DN 是糖尿病微血管病变的一部分,是糖尿病的一个严重并发症,直接关系到患者的预后,故 DN 的早期诊断和干预治疗对延缓肾病的发生与发展具有重要价值。尿 mAlb 的检测已被公认作为诊断联合尿微量白蛋白等可以预测糖尿病早期肾损害的可靠标志,并将 mAlb 排出率>20μg/min 和<200μg/min 定义为早期 DN。临床实验证实,尿 TRF 是比 mAlb 更敏感的早期肾小球受损的指标。TRF 为单链糖蛋白,大小为 3.8nm,等电点为 5.6～6.6,半衰期 8～12d,易通过带阴电荷的肾小球滤过膜,并且 TRF 在糖尿病发生非酶糖化比 mAlb 少,蛋白质发生非酶糖化后使负电荷增多,尤其在糖尿病肾损伤早

期。有报道显示，尿 TRF 的阳性率大于尿 mAlb 的阳性率。

蛋白质通过肾小球滤过膜须经过选择性滤过屏障（体积屏障）和排斥性屏障（电荷屏障）。DN 时，肾小球毛细血管内皮细胞与基底膜分离，上皮细胞足突融合，系膜区面积扩展。肾小球基底膜结构改变，孔径增大，使肾小球体积屏障受损，蛋白质漏出。由于 TRF 的分子较白蛋白大，故能更早反映肾小球体积屏障选择性的受损。此外，因 TRF 携带阴离子电荷较白蛋白少，而肾小球滤过膜富含的硫酸肝素糖蛋白、唾液酸糖蛋白带有大量负电荷，当 TRF 通过滤过膜时，受到的电荷排斥力较白蛋白小，更易漏出，也能更敏感地反映肾小球电荷屏障受损。所以，选择 TRF 作为早期肾小球损害的指标可能更敏感，在早期肾损害时其增加常较尿白蛋白出现更早。

2. *TRF 与肾病综合征（NS）*　有研究者对 NS 患儿体内铁状态研究表明，NS 时血清铁、总铁结合力、TRF 明显降低，NS 缓解后迅速恢复。可溶性 TRF 受体 mRNA 表达明显增高，认为这对防止 NS 极期贫血有重要意义。

在 NS 患者或肾病实验动物血清中发现 TRF 下降，可能是尿中丢失蛋白的原因。血 TRF 的浓度与尿 TRF 程度变化相反，尿中丢失转铁蛋白可使血清铁下降，引起铁缺乏和小细胞性贫血。然而应该注意的是，目前报道的病例中铁缺乏的推断是基于血清铁指数和外周血检测，骨髓中可染铁未能证实。因为 TRF 是基本的铁转运载体，严重低 TRF 可引起小细胞性贫血，NS 可无真正的缺铁。TRF 尿除影响铁的代谢外，还对肾有潜在的损伤作用，可能通过在肾小管的铁催化羟基的生成而起促进损伤的作用。在肾小管腔和肾小管上皮细胞胞质内释放的游离铁能催化羟基生成，导致小管间质损伤和原有肾病加重。最近一项研究发现，肾脏病患者血浆 TRF 降低而铁蛋白增高，认为是机体防止游离铁增加的一种补偿机制。目前虽尚未见到转铁蛋白尿的程度与肾脏实质损伤严重性关系的报道，但是，清蛋白尿的严重性与肾脏病的进展已得到证实。尿中 TRF 的排泄与清蛋白的排泄密切相关，从比例上看，蛋白尿的肾毒性可能部分与 TRF 尿有关，特定研究需要进一步进行。除尿中丢失外，TRF 分解代谢也明显增加，这也可能部分与低转铁蛋白血症有关。

虽然 TRF 生物合成在 NS 时常常增加，但合成增加常不足以维持正常的血浆浓度，NS 时 TRF 的合成只在翻译水平上调，且只限于肝脏，营养不良和感染可使 TRF 合成下调，因此，明显营养不良和（或）感染的肾病患者 TRF 生物合成是减少的。大量丢失蛋白质，如肾病综合征、慢性肾衰竭、严重烧伤等，血中 TRF 降低。

3. *TRF 与肾外疾病*　TRF 的减少常见于各种急、慢性活动性疾病，往往随病情的进展而减少得越明显。TRF 减少的原因除合成减少（如肝损伤）外，也可因分解增加（如各种传染病、恶性肿瘤等）和损耗过多（如肾病、胃肠病蛋白丢失）等引起。TRF 的增高则见于妊娠、缺铁性贫血及传染性肝炎早期。服用雌激素药物亦可导致 TRF 水平增高，雌激素对 TRF 基因的表达有调控作用。生理浓度的 TRF 是卵泡颗粒细胞功能性分化的抑制性调节因子，能明显对抗促卵泡激素（FSH）对未成熟大鼠颗粒细胞孕酮、抑制素及雌二醇分泌的刺激作用。

在一些病理或生理状况下，人血清 TRF 的糖链结构会发生改变。在酒精性肝硬化患者的血清中，去唾液酸的 TRF 增多。而在肝癌患者血清中，含核心岩藻糖的 TRF 增多。在先天性异常红细胞生成素贫血的患者血中，TRF 复杂型糖链为高甘露糖型所取代。缺铁所引起的 TRF 基因表达的加强是通过增加转录水平来实现的。对阿尔茨海默病（AD）的研究发现：AD 的严重程度与血清 TRF 水平有相应关系，AD 血清中的 TRF 水平都低于正常人。通过对多例非典型肺炎(SARS)患者血清铁代谢指标改变的观察、研究发现:大多数患者发病初期血清铁和TRF浓度下降,铁蛋白浓度升高,而血红蛋白多为正常。因此,疾病对TRF基因的表达具有调控作用。

五、转铁蛋白的正常参考范围

血浆:1.87~3.12g/L(20.8~34.7μmol/L)。
尿:<2mg/L。

第八节　尿液Ⅳ型胶原

一、Ⅳ型胶原的理化性质和生物学特征

Ⅳ型胶原是基质胶原,属非纤维胶原。Ⅳ型胶原分子由三条α(Ⅳ)肽链组成,为三股螺旋结构。除中央螺旋区外,其氨基端为7S区,羧基端为终端膨大的非胶原NC1区。Ⅳ型胶原长约400nm,直径约1.5nm,相对分子质量为549 800~599 800。每条A链约含1700个氨基酸残基,其中主要为胶原性氨基酸,即甘氨酸、脯氨酸、羟脯氨酸和羟赖氨酸,在肽链中组成重复的G-X-Y序列。但Ⅳ型胶原肽链中的G-X-Y重复不像其他胶原分子(Ⅰ型胶原、Ⅲ型胶原)具有那么强的连续性,而且在有的片段,如肽链的羧基末端基本上没有G-X-Y序列。根据肽链本身和氨基酸组成物性不同,Ⅳ型胶原α链可分为三个结构域:7S结构域,长约60nm,该区域富含二硫键,区域中有一相对于羧基末端的非胶原氨基酸片段(NC2);胶原区域,由914个氨基酸组成,序列中主要是重复的甘氨酸-X-Y,但常被2~11个氨基酸长度的非胶原氨基酸所打断,从而有较强的柔韧性;非胶原羧基末端区域(NC1),主要由非胶原氨基酸组成,含12个半胱氨酸残基,可自身形成二硫键,使该区域呈球状。目前分离得到的单肽链依其一级结构不同,可分为α_1(Ⅳ)型胶原链[简写为α_1(Ⅳ)]和α_2(Ⅳ)、α_3(Ⅳ)、α_4(Ⅳ)、α_5(Ⅳ)、α_6(Ⅳ)六条。对α链的研究主要集中在NC1结构域。目前所认识的这6条不同α链之间的区别主要也是在NC1结构域。

由于Ⅳ型胶原分子的基因产物不须经任何细胞内加工修饰即可构成完整的Ⅳ型胶原分子,不同Ⅳ型胶原A链的基因分布可能有特殊的病理意义。令人感兴趣的是,编码基因位置的不同并没有使其基因编码产物的结构序列产生大的差别,不同的α链反而有较强的同源性[α_1(Ⅳ)、α_3(Ⅳ)、α_5(Ⅳ)的氨基酸序列相似,而α_2(Ⅳ)、α_4(Ⅳ)、α_6(Ⅳ)相似],表现为近似的理化性质。α_1(Ⅳ)、α_2(Ⅳ)链构成经典Ⅳ 型胶原分子,即三聚体[α_1(Ⅳ)]、α_2(Ⅳ),而α_3(Ⅳ)和α_6(Ⅳ)只构成Ⅳ 型胶原的异构型。α链在形成空间三级螺旋和大分子后,不同A链组成却显示出较大差异,由此直接影响着Ⅳ型胶原大分子的结构和功能。在A链三级螺旋的基础上,两条多肽链以NC1结构域相互融合的方式形成二聚体,又进一步以7S结构域平行连接的方式形成四聚体,最后两个四聚体7S结构域再平行连接,借稳定的二硫键和醛基形成Ⅳ型胶原大分子交叉网络状结构。

Ⅳ型胶原大分子α链有特定的组织分布。α_1(Ⅳ)和α_2(Ⅳ)出现在所有的基膜,肾小球基底膜和肺基膜中α_3(Ⅳ)含量高,α_4(Ⅳ)链同样分布在肾小球基底膜,在肾小球基底膜和晶状体前囊基膜中α_5(Ⅳ)含量高,α_6(Ⅳ)在肾内也存在,但在食管中含量更高,这种特定的组织分布

可能对于组织结构作功能维持具有重要的意义，如 α_3(Ⅳ)、α_4(Ⅳ)、α_5(Ⅳ)主要分布在肾小球基底膜、前晶状体和视网膜。另一方面，这种分布也将导致同一病理状态下不同部位基膜损伤程度的差异，且可能出现某些链的改变而只累及一个器官。

二、Ⅳ型胶原的实验室检测

1. *免疫印迹法(Western blot)*　将检测物制成蛋白样品，进行SDS-PAGE凝胶电泳，使蛋白质因分子量大小而区分；将凝胶转移到硝酸纤维素等膜上，脱脂奶粉或牛血清蛋白封闭后，经特异性胶原抗体(如Ⅰ型胶原抗体，也可以是其他型胶原抗体)孵育结合，洗涤未结合的抗体，而后与耦联HRP或AKP酶的抗抗体结合，经化学显色，X线片曝光。通过分子量位置可确定胶片上胶原蛋白表达条带。此法定性与定量相结合，特异性高，敏感性好，结果直观明了，且可通过标准分子量蛋白比较定位，区分胶原蛋白的不同亚型，蛋白表达量既可肉眼直观判断，也可计算机图像分析扫描。由于图片为黑白方式，条带较规则，无须二值分割，采用图像分析软件即可较好分析蛋白表达量，并且可设立严格的内参照，排除样本上样量与转移效率等因素的影响，即洗脱该膜胶原抗体后，用“管家蛋白”抗体(如β-actin，β-tubulin，HSP-70等)在同一张膜上连续免疫结合呈色。

2. *ELISA法*　将目的胶原样本作为抗原包被于96孔板上，与抗体结合，再与HRP或AKP酶耦联的抗体结合，经化学显色反应，酶标仪读取吸光度值。由于抗体-抗原抗体复合物-酶-底物显色之间有正相关关系，故检测显色底物的吸光度值，即可测知抗原(胶原)的相对含量。通过一定浓度梯度稀释胶原标准品建立外标准，计算出胶原含量与最终显色产物之间的直线回归方程，以此方程及样本反应的吸光度值，即可计算出样本胶原的浓度。该方法主要用于血液和体液中各型胶原蛋白的检测。

3. *RIA法*　RIA法是以放射性核素为标记物的标记免疫分析法，用于定量测定受检标本中的抗原。最初建立的方法模式是以核素标记的抗原与受检标本中抗原竞争的测定模式，为区别于前者，称为免疫放射分析(immunoradiometric assay，IRMA)。放射免疫分析的基本原理是标记抗原(Ag*)和非标记抗原(Ag)对特异性抗体(Ab)的竞争结合反应。有商品化试剂供应，参照说明书即可进行应用。

4. *化学发光法*　采用单抗包被，多抗标记碱性磷酸酶双抗体夹心法，用金刚烷胺作为发光底物，可建立化学发光检测方法。该法敏感性、准确性和重复性好。

5. *免疫比浊法*　原理：采用高效价的鼠抗人Ⅳ型胶原蛋白单克隆抗体胶乳粒与标本中的Ⅵ型胶原形成凝集体，凝集体的形成引起浊度上升。通过检测反映前后浊度的变化，即可计算出Ⅳ型胶原蛋白的浓度。本方法操作简单，适用于各种生化分析仪。

三、Ⅳ型胶原检测的影响因素

1. *高血糖*　体外细胞培养发现，无论是鼠的内皮细胞、系膜细胞、肾小管细胞，还是人的上皮细胞，放于高浓度葡萄糖的培养基中培养，均可使编码胶原的mRNA水平明显升高，并同时伴有胶原蛋白合成增加。此效应可能是多元醇通路活性增强、蛋白激酶C激活的结果。高血糖时，在神经、肾、视网膜等组织中，葡萄糖可不依赖胰岛素调节进入细胞内，使细胞内葡萄糖浓度增高，从而激活醛糖还原酶，促使葡萄糖转变为山梨醇，在山梨醇氧化成果糖过程中，激活蛋白激酶C，而蛋白激酶C可使胶原蛋白合成增加。STZ诱导的糖尿病大鼠通过应用醛糖还原酶抑制剂可防止高血糖导致的Ⅳ型胶原合成增加。

2. 蛋白质的非酶糖化作用　非酶糖化作用是指葡萄糖与蛋白质中游离的赖氨酸残基在非酶条件下相互作用，生成糖基化终末产物（AGEs）。AGEs与葡萄糖浓度密切相关。AGEs可使编码胶原的mRNA水平增高，并使胶原蛋白产物增加。应用AGEs阻滞剂可以阻滞上述反应的发生。胶原分子富含赖氨酸且生物半衰期长，在糖尿病时易与葡萄糖发生非酶糖化作用。研究证明，糖尿病时胶原蛋白糖化产物较正常明显增高。糖化后的胶原分子结构发生改变，稳定性增强，降解减慢，导致胶原在病变的肾组织中积聚。

3. 细胞因子的作用　一些细胞因子与胶原合成增多有密切关系，近年来研究较多的是转化生长因子-β（TGF-β）。TGF-β最主要的功能是调节细胞外基质的形成，促进许多细胞合成胶原蛋白。高血糖时，肾组织中TGF-β mRNA水平及蛋白表达水平均增高。TGF-β可增强胶原基因活性，加快转录速率，并提高其mRNA的稳定性，从而使编码胶原的mRNA水平增高，胶原蛋白合成增加。此外，TGF-β还能通过抑制蛋白酶的合成及增加纤溶酶原激活物抑制剂来减少细胞外基质的降解；可通过抑制胶原酶的产生，增加基质金属蛋白酶抑制因子，减少胶原的降解。

4. 检验方法　免疫印迹法、免疫组化法存在着随机取样时的抽样误差及背景干扰，抽样误差包括组织取材部位、图像采集视野等。进行图像分析时，目标染色蛋白区域的选取往往在较大程度上受组织片背景的亮度强弱与颜色深浅，组织片本身染色的深浅，以及其设定选取颜色范围的上限与下限等多种因素影响，所测光密度值也往往随之有较大范围的波动。

四、Ⅳ型胶原检测的临床应用

Ⅳ型胶原是典型的基质胶原，可由活化的肾小球系膜细胞、内皮细胞、上皮细胞、肾小管上皮细胞等合成和分泌。因此，Ⅳ型胶原的合成和分泌增多及降解减少是许多肾脏疾病发展、ECM积聚、终至肾小球硬化和肾间质纤维化的主要原因或重要参与因素之一。

1. Ⅳ型胶原与Alport综合征（AS）　肾脏病理改变与Ⅳ型胶原α_3（Ⅳ）、α_4（Ⅳ）、α_5（Ⅳ）或α_6（Ⅳ）的基因突变有关，而且这种突变有多种形式（包括点突变、基因拼接异常、缺失、插入等）。X性连锁显性遗传AS患者是由α_5（Ⅳ）基因Col4α_5突变所致，同时也可能伴有Col4α_6突变。利用免疫组化发现这类患者α_3（Ⅳ）-α_5（Ⅳ）在肾小球基底膜中分布异常，主要表现为：男性患者α_3（Ⅳ）-α_5（Ⅳ）缺乏，而女性患者α_3（Ⅳ）-α_5（Ⅳ）肾小球基底膜中呈节段性不连续分布。

2. Ⅳ型胶原与糖尿病肾病（DN）　目前认为Ⅳ型胶原合成的增加是高血糖直接作用所致，这是导致肾小球硬化、肾间质纤维化的重要因素。鼠肾小管细胞的体外试验发现，外周血糖升高对肾小管细胞肥大和Ⅳ型胶原合成的增加是一种有效的刺激物。高血糖可上调Ⅳ型胶原mRNA稳定状态。此效应可能是由于多元醇途径活性增强的结果，同时伴有肌醇代谢的改变。对内皮细胞及系膜细胞在高糖培养基中培养，发现其合成Ⅳ型胶原增加，同时用Northern印迹法证明Ⅳ型胶原mRNA表达增强，说明高糖促进细胞合成Ⅳ型胶原。肾小球系膜细胞、肾小管细胞与其他细胞一样对糖极易弥散并具有醛糖还原酶活性，在高糖环境下胞内山梨醇浓度高于正常细胞几倍。由于细胞内高糖及高山梨醇，一方面使细胞水肿，功能改变；另一方面激活了蛋白激酶C，使细胞产生ECM（包括Ⅳ型胶原）增多，在高糖状态下，前胶原α_1（Ⅳ）和α_2（Ⅳ）的蛋白量及mRNA水平均增加。前胶原Ⅳ基因的转录率增加55%，说明葡萄糖在转录水平控制胶原的合成,可能还有转录后的调节作用。有研究显示,STZ诱导的糖尿病大鼠可通过用Sorbinil醛糖还原酶抑制或补充超生理量的肌醇,可防止高血糖引起的Ⅳ型胶原合成的增加。

DN无论各期,其Ⅳ型胶原均高于正常,而α(Ⅳ)亚型随病性变化而异,随病情加剧。α_1(Ⅳ)-α_4(Ⅳ)在肾组织上分布由多到少,最后由Ⅰ、Ⅲ型胶原代替。

3. IgAN　由于系膜细胞增殖,其分泌的基质也增加,Ⅳ型胶原合成及分泌也增多。有学者用免疫组化法发现MsPGN的ECM成分(Ⅳ型胶原、Luminin、Nidogen等)均增加,并用Northern blot法见Ⅳ型胶原mRNA表达也增加。国内研究者对107例IgAN患者肾活检标本观察发现,IgAN硬化的肾小球基质及肾小管基膜Ⅳ型胶原分布明显增多,而且与其病理改变的轻重程度成正相关。MsPGN及IgAN对ECM合成增加的机制认为是各种因素通过直接或间接方式作用于肾组织内细胞成分如系膜细胞等,促其增殖,并合成分泌ECM增多(包括Ⅳ型胶原)同时伴降解减少,导致系膜基质增多,系膜区扩张。

4. *局灶节段性肾小球硬化(FSGS)*　Ⅳ型胶原除量的异常外,还有A(Ⅳ)链的异常分布,并起到重要的病理作用。病变节段是细胞Ⅳ型胶原A链合成的基因调控存在明显异常,且细胞病变在肾小球硬化的发病机制中具有重要作用。

五、Ⅳ型胶原的正常参考范围

尿Ⅳ型胶原:(4.31±0.98)ng/ml(ELISA法)。

第九节　α_1-微球蛋白

一、α_1-微球蛋白的理化性质和生物学特征

α_1微球蛋白(α_1-microglobulin,α_1-MG)属Lipocalin家族成员,最早是由Berggard从人的尿中分离得到的一种相对分子质量为26 000～33 000的棕黄色糖蛋白,在血浆中可与多种血浆蛋白共价结合形成复合物进行运输。编码该蛋白的基因很特别,该基因(AMBP)同时编码α_1-MG和胰蛋白酶抑制剂——bikunin。在肝细胞中,α_1-MG和bikunin被翻译成相连的前体蛋白之后被剪切开分泌入血。

α_1-MG-bikunin前体基因(AMBP)定位于9q32-33区,已从人的肝细胞克隆到了AMBP基因,在10个外显子中,前6个编码α_1-MG。AMBP基因主要在肝细胞内转录,生成mRNA,并翻译出一个19个氨基酸的信号肽和α_1-MG、bikunin蛋白,后两者由一三肽相连。这个三肽和α_1-MG的最后一个氨基酸——精氨酸构成了基本的剪切位点R-X-R-R,能被枯草溶菌酶样前体蛋白转化酶(SPCS)识别,该酶参与了细胞内非活性前体蛋白的剪切。在共价结合一或两条重链后,α_1-MG和bikunin就离开了肝细胞。同时合成α_1-MG和bikunin的原因还不清楚,因为在它们离开肝细胞后,还没有发现它们之间有任何关系。而且,在不同的表达系统中,α_1-MG和bikunin都可以单独表达。

α_1-MG为小分子糖蛋白,含糖量约为20%,等电点(pI)为4.3～4.8,因其有一个以共价方式结合的棕黄色辅基即羟犬尿氨酸,故外观呈棕黄色。α_1-MG由183个氨基酸残基组成,有3个位点连接寡糖,两个唾液酸复合物与Asn17、Asn96相连,另一个寡糖与Thy5相连。在

34 位点有一个游离的半胱氨酸。α_1-MG 具有电荷和大小多相性，这一特性对其功能可能非常重要。一个紧密连接的棕色辅基被认为是引起异质性的原因，而且发现棕色和电荷及大小之间有直接关系。还原作用和烷基化作用不能使蛋白质的颜色减弱，说明棕色物质是共价结合于蛋白质上的。除去 N-或 O-连接的糖类也不能减弱色度，说明 α_1-MG 的糖类部分与棕色物质无关。被带有 α_1-MG 编码的 DNA 的病毒转染的昆虫细胞表达棕黄色的 α_1-MG，同样生长于完全合成的和无血清介质中的人的肝细胞、HepG2 也分泌一种棕黄色的 α_1-MG，从蝶肝中纯化出的 α_1-MG 也是棕黄色的。这一研究表明，棕色是 α_1-MG 的普遍特性，至少有部分棕色物质在细胞内吸附于蛋白质上。

α_1-MG 是一种主要在肝和淋巴细胞中产生的糖蛋白，与人类白细胞抗原 HLA-A11/HLA-B20 及 BM51 等抗原决定簇有交叉反应。α_1-MG 广泛分布于人体各种体液及淋巴细胞表面。α_1-MG 在血液中有两种存在形式，即游离的 α_1-微球蛋白（free α_1-MG）和与 IgA 结合的 α_1-MG（α_1-MG IgA）。在正常情况下，α_1-MG IgA 与总 α_1-MG 比值为（0.4～0.7）：1，对血液中免疫球蛋白水平比值有一定影响。α_1-MG 可自由通过肾小球基底膜，但滤过的绝大部分又被肾小管重吸收，经肾小管再吸收，只有近曲小管受损时才使其含量增加。血液中 free α_1-MG 可自由通过肾小球，并被近端肾小管重吸收和分解代谢。血液中则不能通过肾小球，尿液中浓度为零。

血清及尿液中 α_1-MG 浓度增高的原因：肾小管重吸收和代谢能力降低；肾小球滤过功能受损；淋巴细胞破坏释放。目前认为，血清及尿液中 α_1-MG 测定对反映肾小球和肾小管功能较 β_2-微球蛋白（β_2-MG）更为敏感。

二、α_1-微球蛋白的实验室检测

1. *免疫扩散法* 单相环状琼脂扩散法：指借被测血清在免疫板上单相扩散所产生沉淀环直径的大小来检查其中免疫球蛋白的含量。按规定的抗 Ig 血清稀释度，用 1.2%琼脂液稀释该抗 Ig 血清，制成厚为 1.5mm 的含抗 Ig 单价免疫血清琼脂板，打孔，每孔加入一定稀释度的待检血清令其扩散，IgG 24h，IgA 和 IgM 48h，测定白色沉淀环直径，查标准曲线，求得 Ig 含量。

2. *ELISA 法* 应用双抗体夹心酶标免疫分析法测定标本中 α_1-MG 水平。用纯化的抗体包被微孔板，制成固相抗体，往包被单抗的微孔中依次加入 α_1-MG 抗原、生物素化的抗人 α_1-MG 抗体、HRP 标记的亲和素，经过彻底洗涤后用底物 TMB 显色。TMB 在过氧化物酶的催化下转化成蓝色，并在酸的作用下转化成最终的黄色。颜色的深浅和样品中的 α_1-MG 呈正相关。用酶标仪在 450nm 波长下测定吸光度（OD 值），计算样品浓度。

3. *免疫比浊法* 原理：样品中 α_1-MG 与试剂中相应的抗体在溶液中相遇，立即形成抗原-抗体复合物，并形成一定浊度。该浊度的高低在一定量抗体存在时与抗原的含量成正比。通过与同样处理的校准液比较，计算未知样品中的 α_1-MG 含量。

三、α_1-微球蛋白检测的影响因素

1. *引起 α_1-MG 升高的影响因素*

（1）发热：非肾源性发热患者尿液排出量增高。

（2）腹部手术：8 例做过腹部外科手术并诱发炎症的患者中，α_1-MG 在泌尿中的平均最大蛋白/肌酐比为 10mg/mmol，显著超过参考范围（<0.7mg/mmol）。

（3）运动：规范化锻炼后结果无显著性升高。8 例健康志愿者尿浓度平均从 2.9μg/min 升

高到 9.8μg/min，8 例糖尿病患者尿浓度平均从 5.9μg/min 升高到 13.8μg/min。

(4)站立位：5 人站立时的血清平均浓度为 16.3mg/L，而坐下时只有 14.4mg/L。白血病、肝硬化、糖尿病、妊娠期末比妊娠初期高 3～4mg/L。

2. 引起 α_1-MG 降低的影响因素

(1)男性：男性 24h 尿液排出量比女性低。

(2)疾病状态：急性胰腺炎、肝炎、肝硬化等 α_1-MG 值低。

四、α_1-微球蛋白检测的临床应用

1. 血 α_1-MG 是一项敏感反映肾小球滤过率的指标　有研究者比较血清 α_1-MG、β_2-MG 和 Scr 与肾功能的关系发现：α_1-MG 与 Scr 水平呈显著正相关($r=0.75$)，当 Ccr 下降到 56ml/min 时，血清 α_1-MG 开始高出正常范围，而此时 β_2-MG 和 Scr 仍在正常范围。国内邹文泉等测定肾脏病患者的血 α_1-MG 也发现，部分患者 Ccr＞76ml/min 时 α_1-MG 已有升高，而 Scr、β_2-MG 却在正常范围内，说明血清 α_1-MG 变化比 β_2-MG 和 Scr 更敏感，可以早期发现肾小球滤过功能受损，尤其在 GFR 轻度改变时。

2. 尿 α_1-MG 是一项敏感反映肾小管疾病的指标　有研究测定 341 份尿标本，先按照微电泳法分为“病理性”和“生理性”蛋白尿。其中在 280 份病理性蛋白尿中有 266 份 α_1-MG 增高，同样在 90 例(有或无肾功能不全)伴有低分子量蛋白尿的患者尿 α_1-MG 均增高。并提出 GFR＞70ml/min 时病理性 α_1-MG 排泄增多，表示单一的肾小管损害。在动态观察烧伤患者尿蛋白的变化研究中，烧伤的第 7 天，尿 α_1-MG 升高，较 β_2-MG 升高明显。有观察表明，在区别肾小球和肾小管病方面最有辨别能力的是尿 mAlb/α_1-MG 比值。由此提示，测定尿 α_1-MG 对诊断和鉴别肾小管疾病是敏感的指标。由于 β_2-MG 在酸性尿中不稳定甚至在膀胱内即开始分解，而 α_1-MG 在酸性尿液中稳定(pH4～8)是其优点，认为可以替代 β_2-MG。与其他低分子量蛋白相比，在反映早期肾小管损害方面，首推 α_1-MG。

3. α_1-MG 预测糖尿病肾病　观察非胰岛素依赖的糖尿病(NIDDM)患者尿 mAlb 和其他微量蛋白的排泄时，发现尿 mAlb 排泄与 α_1-MG 呈正相关，提示 α_1-MG 与 mAlb 一样可作为预测糖尿病肾病的良好指标。另一研究发现尿蛋白定性阴性的 NIDDM 患者，随血糖控制糖化血红蛋白 C(HbA1c)从开始 12.1%±2.4%，2 个月后下至到 9.5%±1.5%，2 年后下降到 9.6%±2.2%，尿 α_1-MG 也相应从 13.5μg/min 降至 8.4μg/min 与 8.8μg/min。α_1-MG 排泄与 HbA1c 相关，表明尿 α_1-MG 也能动态反映糖尿病肾损害的变化。

4. 监测药物的肾毒性　用干扰素 α-2b (IFNα-2b)治疗骨髓增生症对肾脏影响的研究发现，尿 α_1-MG 呈病理性增高的程度大于尿 mAlb、尿 IgG 及尿酶。有研究观察阿米卡星(amikacin)对肾毒性的作用部位时发现用药初 2/3 的患者尿排泄 α_1-MG 在正常范围，14d 末 95% 的患者尿 α_1-MG 出现病理性增高，而尿 mAlb 在其前后不增高，提示阿米卡星具有选择性肾小管毒性作用。

5. 监测金属的肾毒性　有学者研究三组人群受镉的肾毒性的影响，结果发现接触镉的工人尿 α_1-MG 比尿 mAlb 增高明显，认为结合测定尿 α_1-MG 和尿 NAG 可早期发现镉引起的肾损害。另一观察发现接触镉的工人的尿载脂蛋白 D(apolipoprotein D)、尿 α_1-MG 均增高，尿 α_1-MG 高于对照组 15 倍，载脂蛋白 D 只高出 3 倍，可见尿 α_1-MG 较载脂蛋白 D 敏感性高。另研究硅对人的肾脏影响发现，接触硅的工人的尿 α_1-MG、mAlb 显著升高，硅中毒者及研究

之前已停止在硅环境下工作3～17年的硅中毒者，尿 α_1-MG、mAlb、NAG均显著升高，提示长期接触硅可能致慢性不可逆性肾损害。因此，检测尿 α_1-MG等微量蛋白对职业病的防治具有积极意义。

五、α_1-微球蛋白的正常参考范围

免疫比浊法：血清10～30mg/L，尿＜6mg/24h。

ELISA和RIA法(血清)：10.2～24.2mg/L。

尿液：第二次晨尿＜14mg/g肌酐或＜1.58g/mol肌酐，24h尿＜12mg/L或20mg/24h。

血清：＜10mg/L(0.1g/L)。

第十节　N-乙酰β-D氨基葡萄糖苷酶

一、N-乙酰β-D氨基葡萄糖苷酶的理化性质和生物学特征

N-乙酰β-D氨基葡萄糖苷酶(N-acetyl-β-D-glucosaminidase，NAG)是一种位于溶酶体内的酸性水解酶，相对分子量约140 000。NAG存在于所有组织中，以前列腺和肾近曲小管溶酶体含量最高。肾小管细胞，尤其近曲小管细胞溶酶体内含有丰富的NAG。当自身组织受损时，特别是近曲小管细胞受到损害时，尿中NAG的活力显著增高，且早于其他尿酶，因此对肾小管损害的早期诊断有较大价值。

肾干冻切片发现NAG几乎存在于近端肾小管细胞的溶体酶中，是一种重要的溶酶体酶，与黏多糖类及糖蛋白代谢有关，酶的活性最高值是在近曲小管(PCT)，低值在肾小球(GF)、近端肾小管垂直部(PR)、髓袢上升支(MAL)和皮质集合管(CCP)。尿NAG在各组织中的含量为(单位：毫微克分子/小时/毫克蛋白质)肾皮质：553，肾髓质：389，输尿管：221，膀胱黏膜：191，膀胱肌肉：77，前列腺：102。由此可以区别尿路梗阻和损伤，也可利用尿NAG作为检测肾脏病变的一种手段。

由于NAG是高分子量蛋白酶，正常情况下，NAG的分子量大，在循环中的NAG不能被肾小球滤过。动物实验证实，血液循环中的NAG很快被肝清除，血浆中NAG的半衰期仅为5min。在正常情况下，尿液中可测得少量NAG，但在小管上皮细胞变性、坏死时则NAG活性显著升高。尿NAG的升高，主要见于肾小管损伤，对于肾小管-间质病变是一个很敏感且特异性较强的指标。肾脏疾病中尿NAG增高的程度与疾病的严重性呈一致关系。尿中细菌和沉渣不干扰此酶的测定。尿标本可以冷藏数天不损伤此酶活力。尿中很少有抑制或激发该酶活性的物质存在，如果有，可以通过透析除掉。

NAG酶有多种同工酶，肾组织中主要有NAC-A、NAG-B、NAG-I 3种。NAG-I含量甚微，肾损害时主要是尿中NAG-B升高。肾单位不同部位除NAG总活性含量不同外，其同工酶组成亦不同。

二、N-乙酰β-D氨基葡萄糖苷酶的实验室检测

1. 固定时间法(比色法，终点法)

(1)PNP-NAG法：此法是较传统的NAG测定方法。以对硝基苯-β-D-氨基葡萄糖苷

(PNP-NAG)为底物，在37℃与酶反应一段时间，尿中NAG催化底物水解释放PNP，然后用碱液终止反应并显色，在405nm波长处测定吸光度，根据工作曲线或摩尔吸光系数计算NAG活力。该法所用底物国内能买到，作为常规方法已被编入《全国临床检验操作规程》。该法缺点是必设样品空白，而且操作费时，不适合于大批量自动化分析。

(2)MCP-NAG法：以间甲酚磺酞-N-乙酰-β-D-氨基葡萄糖苷(MCP-NAG)为底物，在37℃与酶反应一定时间，终止反应后，通过测定580nm吸光度，用摩尔吸光系数计算MCP生成量来测定酶活性的。该法反应产物最大波长580nm，避免尿色原干扰，可不做尿样空白，与PNP法有较好相关。但该底物本底较高，试剂空白吸光度达0.2，加之国内MCP-NAG来源受限，仍无法普及。

(3)4MU-NAG法：以无荧光4甲基伞形酮-N-乙酰-β-D-氨基葡萄糖苷(4MU-NAG)为底物，在NAG作用下水解，释放出有荧光的4-甲基伞形酮。后者在碱性条件下变构，受激发产生荧光。根据荧光强度在工作曲线上查得4MU含量，通过计算得出酶活力单位。该法敏感性高，与PNP法有较好相关，又不受尿色干扰，现已有国产试剂，但需要荧光光度计。以往报道均用进口仪器，有报道用930型荧光光度计也取得了满意结果。该法也已编入《全国临床检验操作规程》。

2. 连续监测法(速率法)

(1)CNP-NAG法：以2-氯-4-硝基苯-N-乙酰-β-D-氨基葡萄糖苷(CNP-NAG)为底物，在NAG催化下水解产生CNP，色原的pKa为5.5，与NAG酶的最适pH 4.6相近，在反应条件下色原可呈色，不须加碱性呈色液，反应进入线性时通过连续监测405nm ΔA/min，用摩尔吸光系数法计算酶活力单位。该法与PNP法相关较好，无须设样品空白，可以实现大批量自动化操作，为尿NAG测定的广泛应用创造了条件，国内已有试剂。缺点是底物较难溶，而且有非酶促水解，对CNP摩尔吸光系数有影响。测定时须严格控制缓冲液pH，底物溶液以新鲜配制为宜。

(2)CPR-NAG法：37℃，pH6.25时，NAG催化氯酚红-N-乙酰-β-D-氨基葡萄糖苷(CPR-NAG)释放CPR，575nm波长处测其吸光度的增加值，从而用摩尔吸光系数法计算酶活力单位。该法方便、快速、敏感，应用前景乐观。

(3)PNP-NAG法：是一种基于PNP-NAG之上的速率法。用(二乙氨基乙基)$_{17}$-α-环糊精(DE_{17}-CD)使PNP的pKa从7.14降至5.0左右，从而实现了PNP在酶反应最适pH条件下的直接连续监测，实现了NAG速率法测定。该法所用底物PNP-NAG很容易得到，有足够的溶解度，底物缓冲液很稳定，在冷冻状态下可保存1年而无明显分解，呈色pH也接近NAG最适pH，而且不用做样品空白，合成DE^{n}-CD (n=17)在有机化学上并不困难。

三、N-乙酰β-D氨基葡萄糖苷酶检测的影响因素

1. 引起NAG升高的影响因素

(1)晨尿：有报道称晨尿中酶排出浓度有增高趋势。

(2)促溶酶体物质的影响：促溶酶体物质包括甘露醇、右旋糖酐、X线造影剂、氨基糖苷类抗生素、胆酸及蛋白质，在经肾小球滤过后，肾小管重吸收时促进肾小管上皮细胞内的酶释放入尿中，导致尿NAG活性增高。

(3)利尿：急性水利尿会促进酶活性增高。

(4)低血钾或低血钠:增高酶活性。

2. 引起 NAG 降低的影响因素　尿液 pH:尿液 pH 为 5 时,易引起尿酶失活,NAG 下降。pH 为 7 时尿酶相对稳定。尿液稀释也会造成影响。

四、N-乙酰 β-D 氨基葡萄糖苷酶检测的临床应用

1. 肾脏实质性病变的普查　根据尿 NAG 的特点,简单、敏感,可作为肾脏病变普查的筛选方法。

2. 诊断肾脏疾病及观察进程

(1)急性肾炎:急性肾小球肾炎尿 NAG 明显升高,随着症状缓解此酶活性逐渐正常,其动态变化与急性肾小球疾病转归一致。缓解期若尿 NAG 仍较高提示活动性病变未完全消退,如持续升高则预示病变有复发的危险。

(2)慢性肾炎:慢性肾脏病变时尿 NAG 增高是由于肾本身组织的损害而将细胞溶酶体内的酶释放至尿中。高血压肾病、糖尿病、溶血性贫血导致的慢性肾损伤尿 NAG 升高,慢性肾炎普通型患者尿 NAG 无明显变化。因此,检测慢性肾炎尿 NAG 变化有助于诊断分型。

(3)急性肾衰竭及严重肾缺血:此时尿 NAG 升高主要由于肾小管坏死,大量 NAG 释放于尿中。在尿量减少而血肌酐和尿素氮改变不大时,尿 NAG 已明显升高,并可持续 13d 之久。

(4)肾病综合征:当症状明显时尿 NAG 升高,缓解时可恢复正常,复发时又升高;当糖尿病患者有微血管病变时尿 NAG 高于正常对照组,提示 NAG 活性是反映糖尿病性微血管病变的一项指标。氮质血症的患者常有较高的尿 NAG,尿 NAG 活性高低与尿蛋白定量有良好的相关性。在全身性红斑狼疮和尿毒症等患者尿 NAG 随病情的缓解或恶化而上下波动,故在病程中查尿 NAG 作为观察病情动态变化的敏感指标,对估计疗效和预后有一定的价值。

(5)继发性肾损害的一项敏感指标:糖尿病继发性肾损害早期常引起肾小管功能的改变,而尿微量白蛋白和尿 NAG 酶活力测定是监测早期肾损害的最有效检测手段。NAG/Cr 也可用于早期评估糖尿病肾损害。

(6)多发性骨髓瘤引起的肾损害:多发性骨髓瘤由于轻链蛋白的沉积常引起近球小管的损伤,从而导致尿 NAG 酶增高,而且 NAG 酶增高与轻链蛋白的量成正比。

3. 肾肿瘤的辅助诊断　尿 NAG 高低与肿瘤大小、肾实质性破坏程度有关。由于肿瘤侵犯导致肾组织细胞坏死,释放于尿中 NAG 升高,肿瘤免疫反应激活巨噬细胞功能活化,诱导溶酶体酶的释放。一般肾恶性肿瘤尿 NAG 升高,良性为正常,因此可作为肾肿瘤良、恶性鉴别的简便诊断方法。

4. 一侧肾切除后留存肾状态的监测　一侧肾切除后,如术后尿 NAG 排出率长期持续增高或回升,是留存肾出现问题,应认真检查。尿 NAG 给出信号早于尿蛋白和沉渣检验。关于留存肾的监护在临床上是一个很重要的问题,中老年人肾切除后始终存在发生肾功能不全的潜在危险。

5. 监测肾移植时急性排异反应　由于尿 NAG 活性与肾组织损害的量成正比,故在肾移植后急性排异反应发作前其活性显著高于任何肾功能测定变化 1～3d,甚至 3 周。但由于 NAG 属微量蛋白,分子量大,是一种糖类分解酶,富含于前列腺和近曲小管,肾移植因近曲小管受累释放增加。其尿中 NAG 活性升高,但尿 NAG 不能区分排异,急性肾小管坏死、环孢素 A 肾中毒及尿路梗阻等情况,故尿 NAG 对肾移植急性排异反应无特异性。

6. 药物对肾毒性的检测　氨基糖苷类抗菌药物对小儿听神经损伤已引起注意，但对肾毒性作用的危害性未受到普遍重视，往往在用药中忽视监测或监测手段不敏感而错过早期发现的机会。此类毒性药物进入血液循环的化合物主要富集在肾皮质近曲小管段，继而引起细胞质内变化导致坏死，释放溶酶体酶，导致尿 NAG 排出率增高，其敏感性高于常用的尿蛋白、血肌酐、尿素氮。据报道，使用庆大霉素引起尿 NAG 明显升高，停药后即下降。中毒性肾病或药物导致肾损伤早期尿 NAG 升高，故尿 NAG 可作为毒物或药物对肾毒性反应的早期信号和良好标志。

7. 其他疾病　①早期上尿路道感染的诊断：急、慢性肾盂肾炎时尿 NAG 明显增高，而单纯性膀胱炎尿 NAG 正常；②可作为重症感染、脓毒血症肾损害的早期指标；③可作为常染色体显性遗传多囊肾肾功能的替代指标；④可早期提示先天性肾病综合征；⑤可作为狼疮患者使用免疫制剂后肾小管酸中毒的标记物。

五、N-乙酰 β-D 氨基葡萄糖苷酶的正常参考范围

血清 NAG：(21.54±6.4)U/L。

尿液 NAG：呈正态分布，中位数为 9.13U/(g·Cr)，第 95 百分位数上限为 16.10U/(g·Cr)。

第十一节　尿溶菌酶

一、尿溶菌酶的理化性质和生物学特征

尿溶菌酶(lysozyme，Lys)又称胞壁质酶(muramidase)或 N-乙酰胞壁质聚糖水解酶(N-acetylmuramide glycanohydrlase)，是一种能水解致病菌中黏多糖的碱性酶，是由 129 个氨基酸组成的碱性球蛋白，等电点 10.5～11.0，相对分子质量 15 000，可溶于水和酸性溶液，而且耐热(100℃不失活)、耐干燥，在室温条件下可长期存放，性质稳定。Lys 主要通过破坏细胞壁中的 N-乙酰胞壁酸和 N-乙酰氨基葡糖之间的 β-1，4 糖苷键，使细胞壁不溶性黏多糖分解成可溶性糖肽，导致细胞壁破裂内容物逸出而使细菌溶解。Lys 还可与带负电荷的病毒蛋白直接结合，与 DNA、RNA、脱辅基蛋白形成复盐，使病毒失活。因此，该酶具有抗菌、消炎、抗病毒等作用。

Lys 在人体广泛分布于血液、泪液、唾液、乳汁，以及肾、肝、脾中，吞噬细胞、中性粒细胞、单核细胞的溶酶体内含此酶。在正常情况下，Lys 自由通过肾小球基底膜，自肾小球基底膜滤出，90%以上被肾小管细胞重吸收或降解，因此尿中含量极微。肾小管间质性疾病时，肾小管受到损伤，其重吸收能力下降，从肾小球基底膜通过的 Lys 含量超过肾小管重吸收能力，即 Lys 的肾阈值(32～56μg/ml)，从而使尿 Lys 含量增高。在慢性肾小球肾炎时，由于长期的炎症损伤，肾小管也受到炎症损伤，其重吸收功能受到不同程度的损伤，使尿 Lys 含量增加。正常人血清中浓度较为恒定，为 5.6～9.4μg/ml，尿中仅有少量排出。

二、尿溶菌酶的实验室检测

比色法：尿 Lys 能水解革兰阳性球菌细胞壁的乙酰氨基多糖，使细菌失去细胞壁而破裂。将患者尿液与溶壁小球菌菌液共同孵育一定时间，观察细菌溶解后浊度的变化与标准尿 Lys

测定相比较，测定尿 Lys 的浓度。

三、尿溶菌酶检测的影响因素

1. 引起尿 Lys 升高的影响因素

(1)白血病：与白血病细胞破坏有关，治疗 45d 后尿液可观察到影响。

(2)蛋白尿：一小部分蛋白尿病例 Lys 升高。

(3)利尿剂：Lys 片段的清除和 Lys 分泌与尿流速度呈现出非常相近的线性关系，并且在利尿期间两者呈明显升高。

(4)运动：马拉松比赛后 30min 尿 Lys 平均分泌量从(0.30±0.6)μg/min 明显增加至(46.69±1.22)μg/min。非常高的清除率：受近端小管功能影响。

2. 引起尿 Lys 降低的影响因素

(1)低比重尿：低比重尿标本 Lys 分泌量(每微摩尔肌酐)明显高于尿比重为 1.000～1.003、1.004～1.018 和 1.019～1.033 的标本，与尿比重的相关系数为 $r=0.33$。

(2)镉暴露：62 例镉暴露工作人员尿 Lys 平均分泌量约为 0.65mg/(mol·Cr)，而健康对照组为 0.75mg/(mol·Cr)，暴露个体分泌量增加 11%。

四、尿溶菌酶检测的临床应用

1. 某些肾脏疾病尿 Lys 明显升高。各种原因引起的肾小管功能损伤，如各种药物、重金属中毒等使肾小管本身的 Lys 释放而尿液中 Lys 升高。急性肾小管坏死时，尿 Lys 升高，逐渐升高并持续不下降，预后差。经过治疗后逐渐下降，预后好。

2. 肾小管吸收功能障碍，如范科尼综合征等，使滤过的 Lys 不能重吸收而导致尿液中 Lys 升高。

3. 各种急、慢性肾小球肾炎、肾盂肾炎使肾小球滤过超过肾小管重吸收能力，从而导致尿液中 Lys 升高。

4. 上尿路感染和下尿路感染的定位诊断：大部分情况下，下尿路感染尿 Lys 的含量基本正常，而上尿路感染尿 Lys 的含量增高。可作为肾小管及肾小球病变的鉴别指标。

5. 肾外疾病，如急性单核细胞白血病时，血清 Lys 含量增加，超过肾小管重吸收的能力，尿液内 Lys 可升高；而急性淋巴细胞白血病时，血清及尿液内 Lys 可正常。

6. 流行性出血热、伤寒等传染病时，尿 Lys 升高。

7. 肾移植排异反应。

五、尿溶菌酶的正常参考范围

尿液：0～2mg/L。

第十二节　碱性磷酸酶

一、碱性磷酸酶的理化性质和生物学特征

碱性磷酸酶(alkaline phosphatase，AP/ALP/AKP)是一类非特异性磷酸单脂酶，广泛催

化磷酸单脂的水解，生成无机磷酸和相应的醇、酚及糖类化合物，广泛存在于细菌、真菌及动物中。AKP是广泛分布于人体肝、骨骼、肠、肾和胎盘等组织经肝向胆外排出的一种酶。这种酶能催化核酸分子脱掉5′磷酸基团，从而使DNA或RNA片段的5′-P末端转换成5′-OH末端。但它不是单一的酶，而是一组同工酶，目前已发现有AKP1、AKP2、AKP3、AKP4、AKP5与AKP6 6种同工酶。其中第1、2、6种均来自肝脏，第3种来自骨细胞，第4种产生于胎盘及癌细胞，而第5种则来自小肠绒毛上皮与成纤维细胞。根据来源不同，AKP分为以下几种同工酶：①肠型AKP，主要分布于小肠黏膜；②胎盘型AKP；③非组织特异性AKP，分布于肝、肾、骨骼等器官或组织。不同来源AKP的分子量大小、编码序列、空间结构及催化功能均有很大差异。

早在1968年就做过肾及尿液的碱性磷酸酶同工酶分析，提出人类肾脏含有两种抗原性不同的碱性磷酸酶：一种是肝脏型，一种是小肠型。后经免疫滴定法分析，发现人类尿沉渣90%为肝脏型AKP，10%为小肠型AKP，而且小肠型AKP存在于肾皮质中，不存在于肾髓质中；用荧光免疫分析10%的肾小管有荧光显示，而肾小球和肾髓质无荧光染色。

在健康人和患者之间尿液小肠型AKP特性没有差别。海上智等在尿液的酶类分析中提出肾小管除肾型AKP（肾型AKP属于组织非异型，它与肝型AKP具有相同抗原性，在肾脏与前面提及的肝型AKP意义相同）以外，约有20%的小肠型存在于近曲小管。Nuyts GD用肝型和小肠型AKP单克隆抗体过氧化物染色，显示组织非特异性AKP同工酶存在于近曲小管的不同区段，而小肠型AKP仅见于近曲小管的S_3段的小管上皮内并可以释放入尿中，因此它可以作为S_3段的特异性标记。

用单克隆抗体（IAP_{250}）作酶抗体免疫学分析，发现正常人尿中存在极微量的小肠型AKP活性。说明正常人肾小管上皮也有少量的小肠型AKP释放入尿中，只是一般的方法未能检出。姚建在肾小管标志蛋白一文中也提出肠型AKP是肾小管损害时远比微量白蛋白敏感的实验室指标。

二、碱性磷酸酶的实验室检测

1. *Gomori钙钴法*　ALP在pH为9.4的环境下，以镁离子作为激活剂，β-甘油磷酸钠水解出磷酸，磷酸与高浓度的钙盐结合形成无色的磷酸钙，再与硝酸钙作用形成磷酸钙，经硫化铵处理形成黑色硫化钙沉淀，可对ALP进行定性检测。

2. *ELISA方法*　①在ELISA测定中，AKP的色原底物是对硝基苯磷酸盐（p-nitropheny-phosate，pNPP）。pNPP在AKP的作用下生成对硝基酚（pNP），其在λ=405nm处有最大吸收。②由于较高浓度的无机磷可竞争性地抑制AKP的活性，所以用TBS体系，不能用含磷酸根丰富的PBS体系，否则会造成本底偏高。③由于碱性条件下pNP的光吸收增强，并可使AKP失活，因而可使用氢氧化钠作为终止剂。

3. *荧光光度法测定血清中AKP*　临床推荐使用的检测AKP方法是利用对硝基苯磷酸酯作为底物的分光光度法和磷酸苯二钠作为底物的氨基安替比林比色法。通常，荧光法的敏感性较分光光度法高约两个数量级，且和分光光度法一样具有所用仪器简单、操作方便及易于实现操作自动化等优点。本实验选择水杨酸磷酸酯（SP）作为荧光底物，SP在4 ℃的低温条件下，至少可稳定1个月。在实验条件下，合成的新底物SP稳定性好，荧光背景很低。而SP被AKP水解后生成强荧光产物水杨酸（SA），反应机制如下：荧光分子SA中含有共轭π键且

SA分子取代基之间形成氢键，从而加强了分子的刚性结构，使其荧光强度增强，且生成的SA的量与参与反应的AKP活力呈线性关系。据此建立了荧光法测定AKP活性的新方法。

4. BCIP/NBT比色法 BCIP/NBT（四唑硝基蓝）是AKP底物，产物为深蓝色，在AKP的催化下，BCIP被水解，水解产物与NBT发生反应，形成不溶性的深蓝色至蓝紫色的NBT-formazan。

三、碱性磷酸酶检测的影响因素

1. 引起AKP升高的影响因素

(1)妊娠：20名妊娠女性中的白细胞活度全部明显增高。平均值为187，在98～242范围内。在由于糖尿病、毒血症、肾病和第3次妊娠3个月的高危妊娠女性，AKP值升高，但在心脏病引起的妊娠并发症中未发现。在妊娠期间和产后第4周调整为正常后比例增高。

(2)蛋白尿：在伴有坏死或改变的GFR的肾病中。

(3)疾病状态：多种疾病状态下，患者体内粒细胞数与血清AKP活性呈显著相关性。

(4)睾丸术后：112名男性前列腺癌患者行睾丸切除术后酶活性增加，其中87%术后2周达最大酶活性(44%最大升高50%，17%最大升高50%～100%，26%最大升高超过100%)。

(5)甲状旁腺切除：26名肾病终末期患者行甲状旁腺切除，引起血清AKP从开始高于正常上限的408%±215%显著增加到甲状旁腺切除后14d的高于正常上限的688%±287%，最大增加为256%±81%，但活性在甲状旁腺切除后(182±23)d后恢复正常。

(6)腹腔镜手术：67名初期肝功能试验正常的患者，行腹腔镜胆囊切除术24h后，有53%的患者血清活性增高，尽管还在参考值范围之内。67名初期活性正常的患者在手术24h后，有53%的人血清活性值从基线值(105±33)U/L升高至(111±40)U/L(在参考值之内)，无统计学差异。

(7)吸烟：在吸烟者中活度增高10%。在6000名成年人中观察到活性显著增高，从未吸烟者的63.2U/L到每天吸<10支烟者的63.3U/L，每天吸10～19支烟者的63.4U/L，每天吸20～29支烟者的68.6U/L，每天吸超过30支烟者的69.4U/L。

(8)血液透析：50名骨营养不良的患者血液透析后活性值维持在(91±19)U/L，与71个健康对照者的活性值(83±21)U/L相比，升高无显著性差异。

2. 引起AKP降低的影响因素

(1)溶血：采用对硝基苯磷酸的方法，溶血可引起血清酶活性明显下降。溶血与酶活性呈负线性相关性。血红蛋白抑制酶活性。溶血干扰约线性依赖于标本中血细胞的溶解产物的最终浓度，产生AKP活性被低估的持续趋势。

(2)加热：血清在56℃加热30min后，其AKP几乎完全失去活性。56℃持续热处理血清30～60min能够引起酶活性80%～90%的下降。

(3)输入枸橼酸盐抗凝血：可以引起血清AKP活性的辅因子锌和镁的络合，从而造成AKP活性的假性降低。

(4)血红素：用BMC-Hitachi 717分析仪检测，血红素每下降1g/L，血清AKP活性下降5U/L。采用Beckman Synchron CX5分析仪检测，在血清AKP活性为91U/L时，1g/L的血红素平均引起AKP活性下降1.8U/L。采用Beckman Coulter Synchron AKP法，在血清AKP活性为34U/L时，300mg/dl的血红素引起一个－7U/L，在血清AKP活性为170U/L

时,400mg/dl 的血红素引起一个-13U/L。血红素抑制酶活性。

(5)输血:据报道,近期大量输血后产生 AKP 下降效应。

四、碱性磷酸酶检测的临床应用

AKP 在医学和分子生物学等领域有广泛的用途。在临床医学上,测定血清中 AKP 的活性已成为诊断和监测多种疾病的重要手段。

AKP 相对分子质量大,不能被肾小球滤过。在急性、慢性肾小球肾炎,重金属中毒等患者尿中 AKP 活性会增高。尿中的 AKP 并非来自血清,而是来自肾小管细胞。近来有学者用超负荷的疲劳试验观察尿中 AKP 同工酶及尿微量蛋白含量变化,发现受试人员在 3000m 快速长跑前后的尿中 AKP 含量变化非常大,而血中 AKP 含量差别无显著性意义。尿中小肠型 AKP 自长跑结束后的 5min 开始升高,60min 达最高峰,180min 恢复正常状态,说明尿中 AKP 变化非常敏感,超疲劳时可出现可逆的生理性增高。也有很多文献报道血中 AKP 同工酶分析可以作为慢性肾衰竭及其他肾脏损伤的指标。肾小球基底膜功能受损滤过屏障改变,尿中 AKP 增多。肾小管损害,如缺血、缺氧、重金属中毒等,AKP 分泌增多,尿中 AKP 增多。AKP 还可作为药物性肾损伤和移植肾排斥反应损伤的早期诊断指标。

AKP 主要用于阻塞性黄疸、原发性肝癌、继发性肝癌、胆汁淤积性肝炎等的检查,患这些疾病时,肝细胞过度制造 AKP,经淋巴道和肝窦进入血液,同时由于肝内胆道胆汁排泄障碍,反流入血而引起血清 AKP 明显升高。而血中肠型 AKP 明显升高可见于各种肠道疾病。也有文献报道某些消化系统疾病、自身免疫性疾病及恶性肿瘤患者血中还可以出现免疫球蛋白复合物型 AKP,此种 AKP 同工酶出现的机制尚未清楚。

AKP 同工酶作为肿瘤组织的一个标志也逐渐为人们所认识,如肺、睾丸、卵巢、胰腺、结肠淋巴组织等恶性肿瘤患者血清中含有 AKP。骨型 AKP 作为骨代谢异常的标志物越来越受到临床重视;血清骨型 AKP 活力的定量测定可作为监测骨形成变化的有效参数,在其他的骨代谢异常疾病(如骨软化症、佝偻病等)及早期甲状腺功能亢进的患者、慢性肾衰竭患者、接受肾脏移植的患者血清中的骨型 AKP 活性均有不同程度的改变,对骨型 AKP 活性的检测及动态观察将为疾病的早期诊断、治疗效果的监测、病情预后等提供有效的依据。临床骨型 AKP 的检测比血钙测定体内钙营养水平更具敏感性,因此,国内外研究一致认为骨型 AKP 是反映骨改变全过程最正确的指标,其特异性、敏感性及准确性优于其他物质的检测。

五、碱性磷酸酶的正常参考范围

正常范围(连续监测法):

女性:1~12 岁小于 500U/L;>15 岁,40~150U/L。

男性:1~12 岁小于 500U/L;12~15 岁,<750U/L;>15 岁,40~150U/L。

第十三节 氨基肽酶

氨基肽酶(aminopeptidease,AP)是一类水解酶,可水解蛋白质或多肽的 N 末端氨基酸,广泛分布于动物和植物组织中,在蛋白合成、分解及激素水平的调节中起决定性的作用。AP 对底物的特异性要求不高,可作用于多种氨基酸衍生物。其中,以含亮氨酸的多肽和丙氨酸衍生物为底物测尿中亮氨酸氨基肽酶和丙氨酸氨基肽酶活性，对肾脏疾病的诊断有价值。

一、氨基肽酶的理化性质和生物学特征

1. 亮氨酸氨基肽酶　亮氨酸氨基肽酶(leucine aminopeptidase，LAP)是一种能水解肽链N端及由亮氨酸与其他氨基酸所形成肽键的酶，也能水解亮氨酸与氨形成的酰胺键(即亮氨酰胺)或亮氨酸与胺形成的肽键，但对亮氨酸与苯或萘的胺类所形成的肽键无作用。LAP的相对分子质量75 000～80 000。另一种与LAP性质、功能相似的氨基肽酶是亮氨酸芳香基酰胺酶(leucine arylamidash，LAA)，能水解一些氨基酸与芳香族胺(如含苯环的苯胺、萘胺等)所形成的酰胺类化合物，也能水解亮氨酸对硝基苯胺，还能水解LAP的底物L-亮氨酰胺，其相对分子质量52 000。此外，来自胎盘的胱肽氨酸氨基肽酶(cystine aminopeptidase，CAP)或称为胎盘亮氨酸氨基肽酶(placental leucine aminopeptidase，P-LAP)对LAP及LAA的底物也都具有水解作用。目前临床上的检测手段难以将以上3种酶截然分开，故将以上3种酶合称为LAP。

LAP广泛分布于人体各种组织和器官中，在肝、胆、胰、肾、小肠及子宫的活性高。不同组织来源的LAP分子结构并不完全相同，但均存在一个H EXXH (X)(18)E锌离子结合的活性中心，都属于金属蛋白酶，具有相似的功能。LAP分子结构的多样性与不同组织来源LAP的组织特异性有关。LAP定位于细胞胞液、微粒体内及细胞胞膜上，存在膜结合型及游离型(可溶型)两种形式。膜结合型的LAP属于Ⅱ型膜结合蛋白，在蛋白水解酶的作用下，膜结合型的LAP可转变为游离型的LAP。膜结合型LAP的生理作用是通过水解肽链的N端氨基酸，从而增强、抑制或减弱相关活性肽对靶细胞或靶器官的作用，在细胞及个体的生长、发育、增殖及分化中起重要的调节作用。细胞微粒体及胞液中的LAP与抗原提呈表达、血压调节、记忆维持等生理功能密切相关。LAP还与细胞外的葡萄糖向细胞内转运有关，参与血糖的调节及细胞对葡萄糖的利用。

在肾中，LAP的作用与肾的浓缩功能有关。在肾远曲小管及集合管中，抗利尿激素(AVP)通过血管紧张素原Ⅱ(V2)受体诱导小管细胞膜表面的LAP表达，细胞膜表面的LAP通过降解AVP，对AVP促进水重吸收的功能起负反馈调节作用。

2. 丙氨酸氨基肽酶　丙氨酸氨基肽酶(alanine aminopeptidase，AAP)是存在于人体各脏器的一种肽氨酶。分布于肝、肾等组织器官中，相对分子质量23 000。AAP在肾主要存在于近端肾小管上皮细胞刷状缘，血中AAP不通过肾小球基底膜，因此尿中AAP大多来源于肾。当肾小管损伤时，尿AAP排出量增加，是反映肾小管早期损伤的指标之一。

二、氨基肽酶的实验室检测

1. 比色法　LAP主要通过比色法进行检测。以前的检测方法采用L-亮氨酸-对硝基苯胺作为底物，被LAP水解生成对硝基苯胺，通过检测对硝基苯胺来测定LAP的活性。但由于L-亮氨酸-对硝基苯胺不稳定，限制了此试剂在临床上的应用。

现在通常采用全自动生化分析仪连续监测来测定LAP，其检测原理是通过样本中LAP与L-亮氨酸-对硝酰基苯胺在磷酸缓冲液中发生作用，测定对硝酰基苯胺的生成速率，即可求得样本中的LAP活性。AAP作用于底物丙氨酸对硝基苯胺盐，使其分解成丙氨酸和对硝基苯胺，通过在405nm下对硝基苯胺生成的速率，求出AAP的活性。单位定义：AAP每分钟催

化底物产生 1 μmol 对硝基苯胺为一个酶活力单位，用 U/L 表示。

2. ELISA 法　应用双抗体夹心法测定标本中 LAP 水平。用纯化的 LAP 抗体包被微孔板，制成固相抗体，往包被单抗的微孔中依次加入 LAP，再与 HRP 标记的 LAP 抗体结合，形成抗体-抗原-酶标抗体复合物，经过彻底洗涤后加底物 TMB 显色。TMB 在 HRP 酶的催化下转化成蓝色，并在酸的作用下转化成最终的黄色。颜色的深浅和样品中的 LAP 呈正相关。用酶标仪在 450nm 波长下测定吸光度(OD 值)，通过标准曲线计算样品中 LAP 浓度。

三、氨基肽酶检测的影响因素

1. 患者留尿前清洗外阴，避免外阴分泌物尿液污染。使用的容器应清洁无污染，不可混有洗涤剂、消毒剂和防腐剂等化学物质，以免影响检查结果。

2. 女性应防止将白带混入尿液中，并注意在月经期不宜做该项检查。

3. 取中段尿：先排出一部分尿液后，取尿段中间部分。

4. 留尿后应该立刻送检，尿液标本要新鲜，排出后到检测时最长不能超过 2h。

5. 此酶测定须同时测定尿肌酐。

6. 使用甘露醇、右旋糖酐、胆酸等药物，可使测定值升高。

四、氨基肽酶检测的临床应用

1. LAP 在肾损伤中的应用　LAP 是尿酶的组成成分之一。在肾中，LAP 主要位于肾小管上皮细胞的溶酶体内，正常尿中含量甚微。病理情况下，由于各种原因导致肾实质尤其是肾小管损害，可引起大量 LAP 通过尿排出，常在亚临床期就表现出明显的尿酶排泄量增高，可早期反映肾损害的性质和程度。杨胜茹等采用速率法测定尿中 LAP，并初步探讨了其临床应用价值，结果证实尿 LAP 筛查早期肾损伤的敏感性和特异性分别为 68.2%、91.7%，可为肾损伤提供可靠的辅助诊断。张延泽等发现尿液 LAP 对肾脏炎症与下尿路感染有鉴别价值，而且对泌尿系统感染的定位诊断具有重要意义。李玉香等研究发现尿 LAP 水平的变化可及时反映肾小管的损伤及恢复程度，可应用于糖尿病和高血压所致肾损伤的无创诊断。此外，当肾小球基底膜通透性增高、肾小管上皮细胞损害、药物致中毒性肾损害和肾肿瘤时，尿 LAP 水平也均有所上升。

2. AAP 与肾小球肾炎　AAP 是肾近曲小管上皮细胞刷状缘含量丰富的酶，是敏感反映肾小管实质性损伤的指标之一。其活性可在各种原因引起的肾损伤过程中增高。有研究证明，许多肾脏疾病发生在肾小球损伤早期，也发生肾小管损伤。因此，有学者利用尿 AAP 与其他酶和尿中的微量白蛋白(mAlb)组合，在肾早期损伤的诊断和疗效判定中发挥作用。有研究观察了 41 例肾小球肾炎患者尿 AAP 和 mAlb 水平，发现患病组尿 AAP 和 mAlb 明显高于对照组($P<0.001$)，且 AAP 活性与 mAlb 含量成正相关($r=0.712$)。这些发现表明，尿 AAP 是反映早期肾小管损害的敏感性指标，对肾病病情、疗效及预后的判断有重要意义。

3. AAP 与狼疮性肾病　尿液 AAP 为肾脏近端小管刷状缘的一种水解酶，在各种原发或继发性肾损害时此酶从尿中的排出量增加，可作为反映肾小管损害的一项指标。研究者通过检测 30 例狼疮性肾炎尿 AAP 水平发现，狼疮性肾炎活动期尿液 AAP 活性显著高于缓解期和正常对照组，而后两者间差异无显著性。说明狼疮性肾炎的不同时期尿 AAP 活性变化不同，对尿 AAP 酶的测定，可协助对狼疮性肾炎活动性的判断。该研究还应用激素和细胞毒药物等活性药物治疗后发现狼疮性肾炎缓解期尿 AAP 活性显著性下降，提示狼疮性肾炎小管间质的免疫性损伤可能是尿 AAP 活性升高的主要原因。

4. AAP 与糖尿病肾病（DN） 通过对 677 例糖尿病患者尿 AAP 测定的实验观察，尿 AAP 可比较敏感、特异性地反映 DN 的损伤情况。有一项对人的动物实验发现在糖尿病鼠模型中，当病理见肾小管细胞变性、固缩时，尿 AAP 活性显著升高；有学者研究了 132 例糖尿病患者，发现其中尚不伴微量白蛋白尿者，其尿 AAP 活性已显著升高，对 DN 的早期诊断和疗效判断具有重要意义。

5. AAP 与肾病综合征（NS） NS 肾小管间质损坏的机制可能与大量蛋白尿有关。为了研究蛋白尿与肾小管损坏的关系，研究观察了尿 AAP 与 24h 尿蛋白的变化，发现在大量蛋白尿时尿 AAP 水平明显升高，而且尿 AAP 随着尿蛋白的明显下降也迅速下降，尿 AAP 的下降幅度与 24h 尿蛋白下降幅度呈正相关。反映肾小管间质损坏的其他指标，如尿 NAG 和 β_2-MG 均能反映肾病综合征伴发的肾小管损害，但以尿 AAP 最敏感，最能反映治疗效果和转归。说明尿 AAP 的水平较 NAG 和 β_2-MG 能更好地反映肾病综合征患者肾小管的损坏情况，其动态变化可间接反映病理类型和转归。

五、氨基肽酶的正常参考范围

丙氨酸氨基肽酶正常值：男性（12.6±3.77）U/（g・Cr）；女性（7.65±2.46）U/（g・Cr）。

第十四节　穿孔素和颗粒酶 B

穿孔素和颗粒酶（granzyme）是在细胞介导的细胞毒作用中发挥其相关功能的蛋白质。这些大分子通常在自然杀伤细胞中表达，它们在 CTL 中的表达受几种细胞因子的调节。其中，已知 IL-2、IL-12 都能诱导穿孔素和颗粒酶 mRNA 的大量增加。

一、穿孔素和颗粒酶 B 的理化性质和生物学特征

穿孔素蛋白（perforin，PRF1）又称孔形成蛋白，是由 NK 细胞、CTL 细胞、$\gamma\delta^+$ T 细胞及调节性 T 细胞分泌的一种糖蛋白。PRF1 可由单体形成多聚体，是参与细胞毒性细胞杀伤靶细胞的一个重要分子。由于它在免疫监视、免疫调控中有重要作用，其功能异常可导致多种疾病，因此备受临床和基础研究的重视。人类 PRF1 位于 10q22，由 3 个外显子和 2 个内含子组成，其中仅外显子 2、3 与小鼠中除 30％序列差异外，其细胞毒作用甚至介导颗粒酶的效率都与小鼠完全相等。1668 个碱基共编码 555 个氨基酸，其中 N 端的 40 个氨基酸和 C 端约 100 个氨基酸为 PRF1 所特有并且进化上也是保守的，成熟前在 N 端还含有一个由 21 个氨基酸组成的含有两个糖基化位点的前导肽。N 端的 30 个氨基酸具有与整个 PRF1 类似的溶解靶细胞的活性，PRF1 分子内部的 213～241 位氨基酸残基折叠成双歧性的 α 螺旋结构，376～412 位氨基酸残基为富含半胱氨酸的 EGF 受体前体区域，413～540 位氨基酸残基折叠成由 8 个 β 片层结构，末端是与 b 磷脂酶 C（PLC-b）类似的 C2 功能区域，包含 3 个 Ca^{2+} 结合位点，能与靶细胞膜上磷脂双层相结合。C 端的 19 个氨基酸残基对于 PFP 的正确折叠后离开内质网很重要，缺失这 19 个氨基酸将导致 PRF1 无法进入分泌颗粒而留在内质网中。最近研究表明，PRF1 结构与细菌胆固醇依赖性溶细胞素（bacterial cholesterol dependent cytolysins，

CDCs)相似。

穿孔素的主要作用机制为细胞毒性细胞杀伤靶细胞,其主要途径有两种:①穿孔素颗粒酶途径;② FAS 介导的死亡受体途径。早期通过穿孔素颗粒酶途径杀伤肿瘤,晚期主要通过 FAS 途径杀伤肿瘤。当 CL 细胞(CTL 和 NK)受到抗原刺激后,其效应分子穿孔素(孔形成蛋白)和颗粒酶(丝氨酸蛋白酶)重新分布,移至效靶接触部位,通过出胞方式以溶酶体形式将这些毒性颗粒分泌到细胞间隙,通过非程序化凋亡途径协同杀死肿瘤细胞、病毒感染细胞、细胞内病原微生物等。PRF1 是 MACPF(membrane attack complex/PRF 膜攻击复合物/穿孔素)超家族中的一种蛋白,MACPF 超家族有 500 多个成员,最近揭开了 3 种蛋白的晶状体结构,研究表明其结构与 CDCs 惊人地相似。早期的和近期的研究一直认为 PRF1 孔形成过程是钙离子依赖性的,基于 PRF1 单体间的电荷相互作用形成直径 20nm 的孔道,足够颗粒酶单体或二聚体通过。

颗粒酶是外源性的丝氨酸蛋白酶,来自细胞毒淋巴细胞(CTLs)和自然杀伤细胞(NK)释放的细胞质颗粒。这些颗粒含有颗粒酶原及其他蛋白酶原,包括穿孔蛋白。由于 CTL 细胞与靶细胞结合(经靶细胞表面的 CTL 受体和 MHC 分子的抗原结合),颗粒的内容物释放,颗粒酶进入了靶细胞,穿孔蛋白进入了靶细胞通过在细胞膜的聚合形成了靶细胞膜的小孔,使细胞膜穿孔,最后穿孔蛋白使颗粒酶的膜穿孔引起颗粒酶的释放。在细胞质内,颗粒酶 B 能通过三种不同的途径激起细胞的死亡,首先激起 caspases 的链锁反应,引起靶细胞 DNA 降解活动,然后裂解。人颗粒酶 B 基因是人类淋巴细胞蛋白酶 cDNA 编码的产物,相对分子质量有 30 000、32 000 和 35 000 3 种形式,经葡萄糖苷酶水解后均剩下一个 27 000 的蛋白核心,说明 3 种形式的颗粒酶 B 是同一蛋白带有不同的辅基。颗粒酶 B 具有门冬氨酸酶的活性,体外能有效水解 Boc-Ala-Asp-SBzl 底物,并可被 Boc-Ala-Asp-Ch_2Cl 有效抑制。颗粒酶 B 是主要效应分子,能迅速引起靶细胞 DNA 的断裂,作用强于颗粒酶 A。

在颗粒中,颗粒酶 B N 端多余的 2 个氨基酸被组织蛋白酶 C 切除而生成具有完全活性的成熟蛋白酶,并与丝甘蛋白聚糖静电结合,以大分子复合物形式储存于酸性颗粒内。免疫识别后,颗粒定位于相应细胞膜位点,并将内含物分泌到细胞间隙。当 CTL 识别靶细胞时,颗粒酶 B 被切除 N 端大小为 20 个氨基酸的酸性二肽,成为活性形式。传统理论认为颗粒酶不能单独进入靶细胞内,必须在穿孔素使靶细胞形成孔后才能通过孔进入。但已有研究表明,颗粒酶 B 可以通过其他途径进入靶细胞。Keefe 等认为,穿孔素能够降低膜稳定性,从而促进颗粒酶 B 的内化及释放。Mcllroy 等研究了颗粒酶 B 连锁平衡不稳外显子改造得到的等位基因,可能为揭示穿孔素协同作用下的颗粒酶 B 运输提供了一条重要线索。研究证实,阳离子非依赖性的 6-磷酸甘露糖受体是颗粒酶 B 进入靶细胞的膜受体,其表达量减少可使细胞致瘤性增加。Raja 研究表明,丝甘蛋白聚糖中富含负电荷的糖胺多糖与靶细胞表面阴离子的静电交换作用和颗粒酶 B 入胞相关。Bird 等则认为,颗粒酶 B 通过依赖于电荷的非选择性吸附胞饮进入细胞。

二、穿孔素和颗粒酶 B 的实验室检测

1. *外周血单个核细胞(PBMC)穿孔素活性检测法*　穿孔素是由具杀伤功能的淋巴细胞如 CTL,NK 等产生的一种杀伤性蛋白,无种属特异性。在体外,在 Ca^{2+} 存在的情况下,穿孔素可裂解兔、羊、鼠红细胞,裂解的靶细胞释出的 Hb 具有过氧化物酶样作用,以外周血单个核

细胞(PBMC)为效应细胞、兔红细胞为靶细胞,根据 Hb 的过氧化物酶样作用,以 OPD 为显色底物测定靶细胞裂解后释出的 Hb 的多少,从而反映穿孔素溶血活性大小。

2. 免疫组化法　一抗为鼠抗人穿孔素单克隆抗体;二抗为生物素化羊抗鼠 IgG;三抗为辣根酶标记的链霉卵白素。主要步骤均按免疫组化试剂盒内说明书操作即可进行组织中穿孔素表达的检测。

3. 分子生物学技术　可用于检测各种组织中穿孔素基因的表达,采用原位杂交法或 PCR 加原位杂交法,按试剂盒说明书操作即可进行检测。

4. ELISA 法　商品化试剂盒,按说明书即可对血液和各种组织液中穿孔素含量进行检测。

5. 颗粒酶素 B 检测　主要为 ELISA 法检测血液和各种组织液中颗粒酶素 B 含量,免疫组化法和分子生物学技术检测颗粒酶素 B 在各种组织中的表达。

三、穿孔素和颗粒酶 B 检测的影响因素

1. 抗穿孔素抗体可抑制杀伤活性,对穿孔素活性检测法有一定影响。

2. IL-2 可提高穿孔素基因的转录,IL-6 可以促进 IL-2 对穿孔素基因转录的诱导作用,丝氨酸酯酶可能有活化穿孔素的作用。这些因素可使穿孔素检测结果升高。

3. 颗粒酶是外源性的丝氨酸蛋白酶,来自细胞毒淋巴细胞(CTLs)和自然杀伤细胞(NK)释放的细胞质颗粒。这些颗粒含有颗粒酶原及其他蛋白酶原,包括穿孔蛋白。其影响因素与穿孔素相似。

四、穿孔素和颗粒酶 B 检测的临床应用

近来研究发现,T 细胞在初次接受刺激后的 1～2d,穿孔素和颗粒酶的 mRNA 开始转录,3～4d 蛋白质出现,6～7d 达最大量。开始表达的 2d 后细胞显示最大毒性。在 AR 诊断的研究中,大量学者应用免疫组织化学、原位杂交、Northern 印迹杂交反转录-聚合酶链反应等技术从移植物组织、外周血等来检测穿孔素和颗粒酶 B 基因的表达。有学者认为,穿孔素和颗粒酶 B 在诊断 AR 方面敏感性和特异性很高,应用前景相当广阔。有研究者分析了人同种异体肾移植活检标本,发现肾内穿孔素、颗粒酶 B mRNA 的表达与 AR 显著相关,而与慢性排斥反应无关。研究发现,免疫抑制剂环孢素 A 能抑制穿孔素和颗粒酶 B mRNA 表达。穿孔素和颗粒酶 B 的表达水平与排斥反应的严重程度和经过相平行,是一种有价值的排斥反应的标志物。排斥反应贯穿于移植术后的全过程,不同的时期可表现为超 AR,AR 和慢性排斥反应,但慢性排斥反应发生可为频繁发作的 AR 所造成损伤引起。因此,对 AR 积极早期诊治同样有利于防治慢性排斥造成的胆管消失综合征和动脉闭塞的严重后果。另外,国内外一些学者为探索非侵袭性、特异性和敏感性均较好地移植 AR 的早期诊断方法,Li 等测定尿液中穿孔素和颗粒酶 B mRNA,穿孔素 mRNA 对诊断 AR 的敏感性和特异性均为 83%,颗粒酶 B mRNA 为 79%和 77%。国内学者应用竞争 PCR 方法对肾移植患者尿样中的穿孔素和颗粒酶 B mRNA 进行定量检测,穿孔素 mRNA 诊断 AR 的敏感性和特异性分别为 85%和 83%,颗粒酶 B mRNA 诊断 AR 的敏感性和特异性分别为 81%和 78%。

根据相关的研究,总结如下:①穿孔素和颗粒酶 B 是由 CTL 颗粒储存并分泌的,作用于靶细胞膜,破坏靶细胞膜从而导致细胞死亡,是细胞毒性作用的始动因子,与 AR 密切相关。

②穿孔素和颗粒酶 B mRNA 表达可以早期判断 AR 的发生，其表达早于组织病理学改变。③穿孔素和颗粒酶 B 可以在外周血液和移植物排泄物，如尿液等。通过反转录-聚合酶链反应等分子生物学技术检测出表达，可作为判断 AR 发生的一种非侵入性、较敏感和特异的诊断方法。④通过定量检测发现其表达水平与排斥反应的严重程度相关。⑤免疫抑制剂如环孢素 A 能抑制其表达。⑥可作为临床诊治参考，如表达阳性，预示 AR，须附加免疫抑制治疗；如表达阴性，说明移植物处于稳定状态，无须附加免疫抑制剂。

五、穿孔素和颗粒酶 B 的正常参考范围

由于检测的方法多种多样，临床应用目的也各不相同，故未形成统一的正常参考值。各实验室应根据自己的情况，建立自己的正常参考值，供临床使用。

主要参考文献

Barth C，Rodermann E，Stachowski J，et al，1998. Expression of granzyme B，perforin and TIA-1 in urine lymphocytes：noninvasive monitoring of renal transplant function[J]. Transplant Proc，30(5)：2347.

Delanghe SE，Speeckaert MM，Segers H，et al，2013. Soluble transferrin receptor in urine，a new biomarker for IgA nephropathy and Henoch-Schönlein purpura nephritis[J]. Clin Biochem，46(7-8)：591-7. doi：10. 1016/j. clinbiochem. 2013. 01. 017.

Maeda H，Sogawa K，Sakaguchi K，et al，2015. Urinary albumin and transferrin as early diagnostic markers of chronic kidney disease[J]. J Vet Med Sci，77(8)：937-43. doi：10. 1292/jvms. 14-0427.

McMahon GM，Olden M，Garnaas M，et al，2014. Sequencing of LRP2 reveals multiple rare variants associated with urinary trefoil factor-3[J]. J Am Soc Nephrol，25(12)：2896-905. doi：10. 1681/ASN. 2013111240.

Quesada A，Vargas F，Montoro-Molina S，et al，2012. Urinary aminopeptidase activities as early and predictive biomarkers of renal dysfunction in cisplatin-treated rats[J]. PLoS One，7(7)：e40402. doi：10. 1371/journal. pone. 0040402.

Scherzer R，Lin H，Abraham A，et al，2016. Use of urine biomarker-derived clusters to predict the risk of chronic kidney disease and all-cause mortality in HIV-infected women[J]. Nephrol Dial Transplant，31(9)：1478-85. doi：10. 1093/ndt/gfv426.

Sirota JC，Walcher A，Faubel S，et al，2013. Urine IL-18，NGAL，IL-8 and serum IL-8 are biomarkers of acute kidney injury following liver transplantation[J]. BMC Nephrol，14：17. doi：10. 1186/1471-2369-14-17.

Steinbach S，Weis J，Schweighauser A，et al，2014. Plasma and urine neutrophil gelatinase-associated lipocalin (NGAL) in dogs with acute kidney injury or chronic kidney disease[J]. J Vet Intern Med，28(2)：264-9. doi：10. 1111/jvim. 12282.

Tomczak J，Wasilewska A，Milewski R，2013. Urine NGAL and KIM-1 in children and adolescents with hyperuricemia[J]. Pediatr Nephrol，28(9)：1863-9. doi：10. 1007/s00467-013-2491-y.

van de Vrie M，Deegens JK，van der Vlag J，et al，2014. Effect of long-term storage of urine samples on measurement of kidney injury molecule 1 (KIM-1) and neutrophil gelatinase-associated lipocalin (NGAL)[J]. Am J Kidney Dis，63(4)：573-6. doi：10. 1053/j. ajkd. 2013. 10. 010.

Yu Y，Jin H，Holder D，et al，2010. Urinary biomarkers trefoil factor 3 and albumin enable early detection of kidney tubular injury[J]. Nat Biotechnol，28(5)：470-7. doi：10. 1038/nbt. 1624.

第 14 章

肾脏黏附分子类尿液标志物

第一节　黏附分子与肾脏疾病

黏附分子(adhesion molecule,AM)是一类介导细胞与细胞、细胞与细胞外基质(extracellular matrix,ECM)间相互接触、结合和相互作用的糖蛋白或糖脂分子。从某种意义上讲,一切生理活动都可归纳为识别(recognition)与级联效应(cascades)两个步骤。细胞识别依赖其细胞表面一类属膜糖蛋白黏附分子的相互作用,这是细胞黏附的前奏,由黏附分子介导的细胞间、细胞与细胞外基质黏附的细胞黏附机制,是多细胞生物体最基本的生物学现象,也是生理和病理过程的物质基础。研究表明,黏附分子及其细胞黏附在包括胚胎分化发育、正常组织结构构建和维持信号转导、炎症与免疫应答、组织修复与器官硬化、凝血与血栓形成,以及肿瘤浸润与转移等多种生理和病理过程中具有重要作用,而针对此的抗黏附调节与治疗,已成为多种疾病的防治手段并日益受到人们的关注。

作为免疫或炎症性疾病,各种肾脏疾病的发生和发展都伴随有 T 细胞、B 细胞、单个核细胞和巨噬细胞等免疫细胞的浸润,以及血管内皮细胞、肾小管上皮细胞等固有细胞的损伤和激活。在这些肾脏免疫病理损伤过程中,黏附分子可介导肾脏固有细胞与浸润的炎症细胞间、肾小球内皮细胞与系膜细胞间、肾小管上皮细胞与间质成纤维细胞间,以及这些细胞与细胞外基质之间相互黏附和作用,进而导致肾脏疾病的发生、发展。

一、黏附分子与肾脏炎性病变

一般认为,肾脏炎性病变时黏附分子介导白细胞炎症区域移行、聚集并与肾内细胞黏附和作用,在肾炎的发生和进行性损伤中起重要作用。通过对 133 例各种病理类型肾炎患者观察发现,P-选择素在肾炎早期即在肾组织明显表达,且参与了树突状细胞等炎症细胞肾小管间质黏附聚集,与肾小管间质病变及纤维化程度明显相关。此外,血浆水平也与病变组织炎症细胞浸润及疾病转归密切相关。另有报道,E-选择素和细胞间黏附分子-1 (intercellular adhesion molecule,IGAM-1)血浆水平在糖尿病患者中明显增高,且在伴蛋白尿肾脏病变时 ICAM-1 阳性淋巴细胞和中性粒细胞均显著增加,提示由黏附分子参与的内皮细胞和白细胞活化程度与疾病发生及随后出现的肾脏并发症密切相关。也有学者认为,肾脏炎症局部表达的 β_1 整合素尤其是 VLA-4 可不依赖于白细胞肾脏积聚,而直接促进肾脏炎症反应。ICAM-1 与血管细胞黏附分子-1 (vascular cell adhesion molecule,VCAM-1)在肾小球肾炎新月体形成中也起重要作用,两者高表达于新月体形成部位,且表达程度相同,而在伴随细胞或纤维细胞新月体的肾小球部位,ICAM-1 表达明显高于 VCAM-1 表达,认为 ICAM-1 参与了新月体肾炎白细胞的早期肾小球募集。进一步证实，ICAM-1 可通过 ICAM-1/LFA-1 或 ICAM-1/Mac-1 途径，介导淋巴细胞或单核巨噬细胞与肾小管上皮细胞等发生免疫应答或炎症反应。黏附分子与肾小管损伤黏附分子在肾组织中尤其肾小管上皮细胞的表达和作用，可能是导致肾小管免疫病理损伤和疾病进展的重要发病机制。肾小管上皮细胞不仅是肾小管间质损害的直接受损者，更以其多种生物学功能和效应，参与和促进肾小管间质免疫炎症反应及纤维化过程。我们研究发现，P-选择素在大鼠缺血再灌注早期，即在肾内以肾小管上皮细胞为主广泛表达，伴小管间质树突状细胞等炎细胞浸润，且 P-选择素表达水平与肾小管上皮细胞凋亡及病理损伤程度相关。目前认为，选择素及其配体介导的白细胞黏附是参与缺血性急性肾损伤炎症反应的重要成分。此外，在缺血、缺氧或肾毒性等所致的肾小管损伤时，整合素等黏附分子极性分布丧失和与此相连接的细胞骨架受损，同时 E-钙黏附素缺失，由此引起上皮细胞表型改变、黏附极性和功能改变、细胞与基膜间黏附异常，直至上皮细胞发生凋亡、坏死或脱落。VCAM-1 在排斥早期肾小球囊和肾小管上皮细胞表达增强，伴随着表达 VLA-4 阳性浸润细胞增多。因此，黏附分子及其与基质蛋白介导的肾小管相邻上皮细胞间、上皮细胞与基膜间黏附机制及其紊乱，是肾小管损伤或修复机制的重要病理生理基础。

二、黏附分子与肾间质纤维化

肾间质纤维化几乎是所有肾脏疾病进展到终末期肾病的共同通路。目前认为，肾间质纤维化的发病机制主要与肾间质淋巴细胞、单核巨噬细胞等浸润活化，肾小管上皮细胞尤其间质成纤维细胞表型转化，转化后的肌成纤维细胞持续增殖聚集，分泌大量细胞外基质，以及细胞外基质产生与降解失衡等密切相关。P-选择素是肾间质纤维化早期介导炎症细胞浸润及肾损伤的关键因素。利用大鼠单侧输尿管梗阻模型，发现在单侧输尿管梗阻早期，P-选择素在肾小管上皮细胞及肾间质表达，并伴随着树突状细胞、单个核细胞为主炎细胞的肾间质浸润；随后 P-选择素表达下调，而 ICAM-1 表达增强，且炎症细胞浸润达峰。进一步研究发现，选择素缺陷小鼠输尿管梗阻后肾组织巨噬细胞浸润聚集明显减轻，与巨噬细胞浸润有关的肾小管细胞凋亡数目亦减少，同时肾小管萎缩和间质纤维化减轻。此外，整合素通过细胞黏附及信号转导机制，在激活成纤维细胞转化为成肌纤维细胞并增殖，以及释放细胞因子、趋化因子及细胞外基质等发挥重要作用，并认为整合素可能是细胞外基质失衡及纤维化不可逆的更直接因素，其不仅影响基质蛋白的代谢和作用，也可影响后者降解调控物质 MMP/TIMP 的表达和平衡，故对肾纤维化形成至关重要。

黏附分子根据其结构特点可分为免疫球蛋白超家族、整合素家族、选择素家族、钙依赖黏附分子家族及细胞黏附分子家族，此外还有一些尚未归类的黏附分子。本章简要介绍整合素家族、免疫球蛋白超家族及选择素家族。

第二节　整合素

整合素（integrin，亦称整连蛋白）作为一类重要的细胞表面黏附分子，是一组介导细胞黏附的细胞表面糖蛋白受体。其主要介导细胞与细胞外基质（ECM）的黏附，且在细胞与细胞的黏附中也发挥作用。整合素主要功能为介导参与细胞黏附和信号转导，并与形态发生、胚胎发育、组织修复、炎症反应、血栓形成及肿瘤转移等多种病理生理过程密切相关。整合素基因变异也与一些遗传性疾病发生有关。

一、整合素的理化性质和生物学特征

1. 整合素的理化性质　整合素是由 α 和 β 两条链(或称亚单位)以非共价键连接而成的异二聚体受体,属大分子跨膜糖蛋白。目前已发现 18 种 α 亚基和 8 种 β 亚基,相互组合成约 24 余种整合素。根据 β 亚基的不同,又可分为 $β_1$、$β_2$、$β_3$ 亚族。同一个组不同成员中,β 链均相同,α 链不同。$β_1$ 亚族亦称 VLA 亚族,该亚族至少包括 6 种不同成分即 VLA-1～VLA-6。$β_2$ 亚族又称白细胞黏附素,包括淋巴细胞功能、抗原 1(LFA-1)、Ⅱ型补体受体 CR-3(Mac-1)及 P150/90 等。$β_3$ 亚族亦称血小板黏附素,包括血小板膜糖蛋白 GPⅡbⅢa、波连蛋白受体(VnR)。整合素分子在体内分布非常广泛,一种整合素可分布于多种细胞,同一种细胞也可表达多种整合素分子。某些整合素的表达具有显著的细胞类型特异性,如 $β_3$ 组的糖蛋白Ⅱ6/Ⅲa 主要表达于巨核细胞和血小板上,$β_2$ 组的 LAF-1,Mac-1,P150/95 仅表达于白细胞表面,而肾脏以 $β_1$ 整合素多见。每种细胞上整合素分子的表达量可随细胞分化和生长状态不同而异。

2. 整合素的生物学特性　整合素以膜蛋白形式存在于细胞外,且均具有跨膜区和较短的胞内区。其胞外区可通过识别配基中 RGD(Arg-Gly-Asp)序列,与胞外基质,或其他细胞表面的受体结合行使其黏附分子的功能,包括介导细胞与细胞、细胞与细胞外基质,以及细胞与病原体之间的相互作用;而胞内区可通过质膜下踝蛋白(talin)、黏着斑蛋白(vinculin)、α-辅肌蛋白(α-actin)等与细胞骨架相连接,由此形成"ECM-整合素-细胞骨架"的局部黏附结构。后者既可作为细胞黏附的结构形式,又可作为跨膜信息系统,启动整合素依赖的信号通路,并以此影响细胞形态和周期。整合素的 α 和 β 亚基不同的结构形式,发挥不同的作用。$β_1$ 亚家族整合素主要与细胞间质黏附有关,能与基质成分层粘连蛋白、纤粘连蛋白、胶原等结合。$β_2$ 亚家族整合素只分布于白细胞,介导白细胞-内皮细胞的相互作用和 T 细胞杀伤作用,其还参与血栓形成。这些功能对于生物体的免疫反应、细胞迁移、免疫细胞的组织定位、凝血、组织愈伤、组织和器官的发育,甚至神经系统的正常功能等都至关重要。已有的研究显示整合素与许多人类疾病密切相关,如心血管疾病、血栓、炎症及癌症等。

3. 整合素的调节因子

(1)上调因子:整合素在细胞膜的表达水平受许多细胞生长因子调节。目前研究较多的上调因子有转化生长因子 β(TGF-β)、血小板衍化生长因子(platelet derived growth factor, PDGF)、白细胞介素(inter leukin, IL)等。TGF-β 是目前在创伤愈合领域中了解最多、对细胞外基质合成具有促进作用的细胞因子。人类的 TGF-β 分为 3 型:TGF-$β_1$、TGF-$β_2$、TGF-$β_3$。通过对人成纤维细胞培养的实验研究发现,TGF-β 可提高整合素(尤其整合素 $α_2$)水平;PDGF 是一种重要的促细胞分裂剂,由黏附于血管损伤部位的血小板 α 颗粒释放,由 3 种亚型组成:PDGF-AA、PDGF-AB、PDGF-BB。有研究显示,PDGF-BB 可使整合素 $α_1β_1$ 增加;IL-1 是由巨噬细胞所分泌的多肽细胞因子;IL-8 可诱发整合素 $α_6$ 表达增强。

(2)下调因子:目前对整合素下调因子的作用机制还未完全阐明,但已证实某些白细胞分泌的蛋白酶抑制物和细胞中抗肿瘤细胞增殖的因子可引起整合素的减少。

二、整合素的实验室检测

1. 胶体金检验技术　将纯化的整合素 $α_Vβ_3$ 抗体用胶体金标记,喷点于玻璃纤维膜上制备成金标垫，将纯化的整合素 $\alpha_V\beta_3$ 抗体和正常抗小鼠 IgG 抗体分别包被在硝酸纤维素膜上的检测线处和质控线处，当被检样品中含有整合素 $\alpha_V\beta_3$ 抗原时，则于金标垫与胶体金标记的整合素 $\alpha_V\beta_3$ 抗体结合，并在吸收垫的作用下向前渗透泳动，与检测线上的整合素 $\alpha_V\beta_3$ 抗体再次结合，出现肉眼可见的色带。本方法可以快速、敏感地检测整合素，避免了复杂的操作，无须特殊检测仪器，结果易于观察判断。

2. ELISA 法　已有商品化试剂供应，可用于血液和组织液中整合素的检测。

3. 免疫组化法　可对组织中的整合素表达进行检测。组织标本经 10%甲醛溶液固定，常规石蜡包埋。所用试剂为：兔抗整合素 $\alpha_5\beta_1$ 多克隆 IgG 抗体和兔抗 HPA 多克隆 IgG 抗体，兔免疫组化试剂盒。实验步骤严格按说明书操作即可进行检测。

4. 流式细胞技术　检测标本中加入经过稀释的兔抗人整合素 β_1 单克隆抗体，在室温下遮光培养 30min 后加入 FITC 标记的羊抗兔单克隆抗体，用 PBS 充分冲洗后，用流式细胞仪检测，整合素 β_1 表达高低以平均荧光量作定量表示。经统计学处理，可进行对照分析。

5. 分子生物学方法　主要采用原位杂交法检测整合素在组织中的表达特点。现有商品化的整合素 $\alpha_5\beta_1$ 原位杂交试剂盒供应。实验步骤按照试剂盒说明书操作，用已知阳性切片组织作阳性对照，以预杂交液代替探针作为空白对照。整合素 $\alpha_5\beta_1$ 蛋白阳性表达主要定位于细胞膜和(或)细胞质，呈黄色颗粒状，整合素 $\alpha_5\beta_1$ mRNA 的表达位于细胞质内，呈棕黄色颗粒状。表达水平采用阳性细胞数评分和染色强度评分综合确定。结果进行统计学处理，可应用于对比研究。

三、整合素检测的影响因素

许多人类疾病，如心血管疾病、血栓、炎症及癌症等与整合素密切相关，可引起整合素升高。

白细胞分泌的蛋白酶抑制物和细胞中抗肿瘤细胞增殖的因子可引起整合素的减少。

四、整合素检测的临床应用

1. 增殖性肾小球肾炎　中性粒细胞(PMN)与内皮细胞(EC)黏附是炎症反应的最初现象，也是中性粒细胞引起内皮细胞等组织细胞损伤的关键，在变态反应性疾病的形成上起着关键作用：机体抵御微生物病原体侵袭和非感染性损伤都会造成炎症反应。受炎症部位释放的趋化因子的刺激，吞噬细胞脱颗粒，β_2 整合素表达增加，与血管内皮细胞上配体黏附增加，并跨内皮移行至炎症部位。使局部白细胞增多，释放反应性氧代谢物和水解酶，在发挥防御功能的同时，造成局部组织和微血管的损伤。白细胞与内皮细胞的黏附在增殖性肾小球肾炎的发病中起重要作用。

β_2 整合素中的淋巴细胞功能相关抗原(CD11a)、巨噬细胞分化抗原-1 (CD11b)及白细胞黏附分子 1(L-selection，CD62L)，在细胞与细胞、细胞与细胞外基质之间的黏附引发细胞内的代谢变化，并在血栓形成和炎症反应中起重要作用。总之，CD11a、CD11b、CD62L 作为中性粒细胞与内皮细胞黏附的标志物和分子，参与增殖性肾小球肾炎肾内微血栓形成，在炎症反应中具有重要的介导作用，对其检测可成为判断预后及治疗的指标。

2. 糖尿病肾病(DN)　整合素是一类位于细胞膜表面的糖蛋白受体家族分子，主要介导细胞与细胞、细胞与细胞外基质的相互黏附作用。它通过参与信号传递，在细胞增殖、迁徙、黏附、分化或凋亡的过程中发挥重要作用。整合素在细胞表面表达量的改变与 DN 的发生、发展有关。

研究发现，整合素 β_1 亚基家族与肾小球 ECM 成分的关系最为密切。Roy-Chaudhury 等发现，间质区 $\alpha_5\beta_1$ 整合素、近端远端小管上皮细胞 $\alpha_v\beta_1$，整合素的表达与慢性组织损害程度显著相关，并与其他黏附分子(细胞间黏附分子 1、血管细胞黏附分子 1、E-选择素、L-选择素)表达呈正相关，而且与间质巨噬细胞浸润显著相关。肾组织中 β_1 整合素的表达上调可能是肾小球病变慢性化或肾小管间质损害及纤维化的一个标志。

3. *肿瘤* 在侵袭性细胞上，除了蛋白酶活性下调以外，整合素表达水平和整合素与 ECM 机制黏附的水平也有很大改变。大量研究表明，整合素在恶性肿瘤和同型的癌前病变之间的表达和分布有很大不同。例如，整合素 $\alpha_\gamma\beta_4$ 在恶性黑素瘤的侵袭前沿和新生血管有强的表达，而在癌前黑素痣和静止血管仅有弱表达，而且在黑素瘤细胞系中诱导整合素 α_γ 和 β_4 亚单位表达将增加转移潜能。与此相似，研究发现与层粘连蛋白结合的整合素 $\alpha_6\beta_4$ 不在正常甲状腺细胞上表达，而在侵袭性甲状腺细胞上有高表达。Tennenbaum 等发现，整合素 $\alpha_6\beta_4$ 在乳头瘤中表达上调，而其表达从板桥里转移到其他细胞所在的转移区。然而有一些整合素，如 $\alpha_6\beta_4$ 和 $\alpha_v\beta_4$ 的表达在肿瘤生成的过程中增加，在其他时候表达减少，例如与纤粘连蛋白结合的整合素 $\alpha_5\beta_1$，在作用 ROUS 肉瘤病毒转化的细胞系表面表达缺失，而在表达 $\alpha_5\beta_1$ 的细胞系中肿瘤生成明显减少。

五、整合素的正常参考范围

健康成人血清整合素-β_1 平均浓度为(2.1±0.1)μg/ml，整合素-β_3 平均浓度为(5.5±0.5)μg/ml。

第三节 细胞间黏附分子

细胞间黏附分子(ICAM)是整合素 β_2 组的配体，包括 ICAM-1，CD54；ICAM-2，CD102；ICAM-3，CD50。ICAM-1 为 ICAM 的主要代表，对其研究较多，在此对其进行主要介绍。

一、细胞间黏附分子的理化性质和生物学特征

1. *细胞间黏附分子的理化性质* ICAM-1(CD54)是相对分子质量为 85 000～110 000 的单链跨膜糖蛋白，由 5 个 Ig 样结构的细胞外区、疏水的跨膜区和较短的胞质内区组成。在血液中的可溶形式称为 sICAM-1 (soluble ICAM-1)，目前认为其主要来源于 ICAM-1 通过细胞膜脱落或细胞坏死裂解的方式，也可能是 ICAM-1 mRNA 的不同剪接形式的不同表达蛋白直接进入血液形成的可溶形式。ICAM-1 基因定位于人类 19 号染色体，由 7 个外显子和 6 个内含子组成，这 7 个外显子分别编码 ICAM-1 的 5 个免疫球蛋白样的胞外区、1 个疏水的跨膜区及 1 个较短的胞内区，其上游序列在真核基因表达及调控方面起着重要作用。ICAM-1 基因启动子上包含 NF-κB、SP1、GATA、STAT-1 等转录因子结合的位点，其基因表达受这些因子及其他机制的调控。ICAM-1 分布广泛，正常状态时其表达甚低，当受到白细胞介素-1(IL-1)、肿瘤坏死因子 α(TNF-α)、干扰素-γ(INF-γ)等的刺激后可表达于各种细胞，如在活化的淋巴细胞、血管内皮细胞、单核巨噬细胞、各种上皮细胞及成纤维细胞等。

ICAM-2(CD102)是相对分子质量为55 000～60 000的糖蛋白,位于17号染色体,在静息的血管内皮细胞上处于稳定的高表达状态,不受细胞因子活化的影响,只与LFA-1结合,可能介导正常情况下白细胞的迁移。ICAM-3属于一种高度糖基化的膜蛋白分子,在静止白细胞上高水平表达,在内皮细胞上不表达,可与LFA21结合,在单核细胞和静止的淋巴细胞(LC)上表达丰富。受刺激后ICAM-3表达仅升高2～3倍。

2. 细胞间黏附分子的生物学特性　ICAM-1通过与其相匹配的受体结合形成网络,介导细胞与细胞、细胞与细胞外基质相互识别、相互黏着并相互传递信号。ICAM-1所参与的细胞黏附在胚胎的发育和分化、维持正常组织结构、炎症反应、免疫调节等诸多生理和病理过程中起着关键作用。在生理情况下,ICAM-1呈低水平表达;当发生免疫反应时,受各种刺激因素影响后表达上调。参与各种免疫反应ICAM-1的增强表达对免疫炎症反应的发生是必需的,但ICAM-1的持久增强表达可导致各组织器官结构和功能的严重损伤。

二、细胞间黏附分子的实验室检测

ICAM-1在细胞外以可溶性细胞间黏附分子(sICAM-1)形式存在。sICAM-1是膜表面的ICAM-1的蛋白水解产物,检测血清中sICAM-1水平可反映局部ICAM-1的表达状况,因血清sICAM-1检测方法简便、易行,在临床实验中应用广泛。sICAM-1 ELISA试剂盒用于测定人血清、细胞上清及相关液体样本中ICAM-1的含量。应用双抗体夹心法,用纯化的人ICAM-1抗体包被微孔板,制成固相抗体,往包被单抗的微孔中依次加入ICAM-1,再与HRP标记的ICAM-1抗体结合,形成抗体-抗原-酶标抗体复合物,经过彻底洗涤后加底物TMB显色。TMB在HRP酶的催化下转化成蓝色,并在酸的作用下转化成最终的黄色。颜色的深浅和样品中的ICAM-1呈正相关。用酶标仪在450nm波长下测定吸光度(OD值),通过标准曲线计算样品中人ICAM-1浓度。

三、细胞间黏附分子检测的影响因素

1. 血清中影响细胞间黏附分子浓度降低的因素

(1)戒烟:吸烟者在停止吸烟后平均浓度升高。

(2)枸橼酸盐:当以枸橼酸盐为抗凝剂时,浓度将低于血清标本的20%～30%。

2. 血清中影响细胞间黏附分子浓度升高的因素

(1)性别:男性的中位数浓度明显高于女性。

(2)绝经期:早期绝经后的妇女的中位数浓度高于晚期绝经妇女的中位数浓度。

四、细胞间黏附分子检测的临床应用

ICAM-1在各种细胞的表达程度不同。研究发现ICAM-1在血管内皮,特别是淋巴结和扁桃体内的血管内皮表达最强,其次是扁桃体上皮细胞、肝窦壁内皮细胞、肾小管上皮细胞、外周血白细胞和间质中巨噬细胞及成纤维细胞。正常时ICAM呈现较低的表达,而在肾小球肾炎、小管间质炎症和肾移植排斥反应中ICAM-1表达显著增加,而在活动性新月体肾炎、膜增殖肾炎、IgA肾病和增殖期的狼疮肾炎时ICAM-1的表达也有升高。在进行性硬化性疾病中,肾小球ICAM-1的表达可低于正常水平,而微小病变型肾小球肾炎时ICAM-1水平通常不变,这与其病理改变也是相符的。ICAM-2不同于ICAM-1在于其细胞外区只有2个Ig样区,表达于内皮细胞、淋巴细胞及某些其他的白细胞。

1. *高血压肾损伤*　刘淑华等研究发现ICAM-1在自发性高血压小鼠肾小管内表达显著，随着高血压的进展，肾小管中ICAM-1的表达显著增加，ICAM-1在肾小管的表达与高血压的进展及肾功能的损害呈正相关。ICAM-1在高血压肾损害中的作用表现在以下几个方面：①ICAM-1与LFA-1等结合激活肾小管上皮细胞，引起炎症细胞在肾小管及间质的浸润、聚集并活化。②介导白细胞与内皮细胞黏附、白细胞与上皮细胞及T细胞与抗原的相互作用。③参与ECM在肾小管的沉积和基质细胞间黏附，ICAM-1起着炎症及免疫损伤等的作用。④高血压时肾素-血管紧张素系统(RAS)激活，导致内皮细胞ICAM-1表达增加。其中AngⅡ也是ICAM-1的诱导剂。⑤ICAM-1通过自分泌、旁分泌细胞因子，促进肾小管损伤、间质纤维化。⑥肾组织单个核细胞，尤其是淋巴细胞及巨噬细胞的浸润致肾小管的损伤和间质成纤维细胞的激活，最终导致小管萎缩和间质纤维化。

2. *肾脏缺血再灌注损伤*　ICAM-1在肾脏组织仅低表达或微表达于肾小球毛细血管内皮细胞上。有研究者通过免疫组化证实ICAM-1再灌注1h后在肾小球和间质血管表达明显增多；再灌注3h后开始在近髓部小管上皮表达，并逐渐延续到髓质部远曲小管，12h后出现以小管受累为主的多部位广泛表达。

缺血再灌注损伤后，由于氧自由基、细胞因子、内毒素及凝血酶等明显增高，持续激活中性粒细胞和血管内皮细胞，血管内皮细胞大量表达ICAM-1，导致中性粒细胞与内皮细胞黏附，使毛细血管狭窄、阻塞，导致微血管堵塞，发生无复流现象。中性粒细胞还通过ICAM-1的黏附作用，跨内皮细胞浸润到缺血周围组织，在组织局部释放更多的炎性介质，增强上述黏附分子的表达及亲和力，加重肾损伤。

五、细胞间黏附分子的正常参考范围

由于检测的方法多种多样，临床应用目的也各不相同，故未形成统一的正常参考值。各实验室应根据自己的情况，建立自己的正常参考值，供临床使用。

第四节　血管细胞黏附分子

血管细胞黏附分子(vascular cell adhension molecule，VCAM)是一种重要的细胞黏附分子，属于免疫球蛋白超家族成员，胞膜外区有7个IgSFC2样结构域，主要表达于血管内皮细胞，还表达在滤泡树突细胞、某些巨噬细胞、骨髓基质细胞及多种器官中的非血管内皮细胞。VCAM参与免疫细胞的黏附和迁移，在炎症、肿瘤转移、自身免疫性疾病等病理过程中发挥着重要作用。

一、血管细胞黏附分子的理化性质和生物学特征

1. *血管细胞黏附分子的理化性质*　VCAM-1(CD106)在人类基因组中属单拷贝基因，为长约25kb的DNA，含9个外显子，2～8外显子含有C2或H型免疫球蛋白区。1个共有的TATAA序列位于转录起始点上游。VCAM-1的启动子含有核因子-κB(NF-κB)、转录因子GATA家族和AP-1的共同结合位点。通过人鼠杂交细胞株和原位杂交的方法，确定VCAM-1基因位于染色体1p31-32区，含有6个Ig样结构细胞外区。VCAM-1相对分子质量为

100 000～110 000。VCAM-1 主要以两种形式表达：具有 7 个免疫球蛋白样结构域的 VCAM-7D 和具有 6 个免疫球蛋白样结构域的 VCAM-6D。VCAM-6D 缺少第 4 个免疫球蛋白样结构域，这是由于在 mRNA 水平的差异剪接所致。VCAM-1 主要以 VCAM-7D 的形式存在。VCAM-1 有多种表达形式，是其发挥不同生物学效应和机体进行自我调控的基础，它通过差异剪接和酶解从而影响效应细胞的黏附、迁移能力及活化程度。

2. 血管细胞黏附分子的生物学特性　VCAM-1 可表达在细胞因子活化的内皮细胞、上皮细胞、巨噬细胞和树突状细胞，也可表达于骨髓成纤维细胞和成肌细胞表面，其配体 VLA 主要表达在大多数单个核细胞上，包括嗜酸性粒细胞、单核细胞和嗜碱性粒细胞等，但不表达于中性粒细胞上，因此 VCAM-1 可选择性促进单个核细胞的黏附。标准的免疫组化法基本检测不到正常血管上 VCAM-1 的表达，当发生免疫反应时，受各种炎症因子和细胞因子如 IL-1β、IL-4、TNF-α 和 IFN-γ 等因素刺激，可上调血管内皮细胞和其他细胞 VCAM-1 表达，激活的炎症细胞黏附到血管内皮，通过一系列反应促进炎症损伤，出现血管内皮功能障碍；而炎症损伤又可使 VCAM-1 的表达进一步增加，促进大量炎症细胞黏附、侵入血管壁，使炎症性损伤进一步加剧，形成恶性循环。非血管内皮细胞表达的 VCAM-1 参与了骨髓基质细胞与造血祖细胞、B 细胞与树突细胞的相互作用，T 细胞的协同刺激及胚胎的发育。

3. VCAM-1 的生理功能

(1)调节炎症反应：白细胞越过血管向炎症聚集是炎症反应中的重要生物现象。VCAM-1 在白细胞的聚合、激发、牢固黏附和向炎症局部组织移行的各个过程中均起着重要的作用。在炎症时，内皮细胞表面的选择素(E-选择素和 P-选择素)和黏蛋白表达快速增加，而选择素和糖类的结合又可介导白细胞聚集和滚动，使循环中快速移动的白细胞变慢并与内皮细胞松散结合，接着内皮或间质释放趋化因子而导致白细胞表面的整合素亲和力增加。这些整合素与其受刺激的内皮细胞上的配体(VCAM-1、ICAM-1 等)结合后，可导致白细胞被捕获和黏附在内皮细胞表面。最后，由于白细胞表面的整合素和细胞外基质蛋白相互作用，而使黏附反应扩大，并促使白细胞穿越内皮到达炎症部位。

(2)参与免疫应答反应：体外试验发现，VCAM-1 参与了 T 细胞的激活，其可能是作为 T 细胞的协同刺激分子而起作用。激活的 T 细胞表面 VLA-4 与 B 细胞表面的 VCAM-1 结合，可介导 T 细胞与 B 细胞的相互接触和传递活化信号，促进 B 细胞的增殖和分化。另外，VLA-4 与 VCAM-1 和 ECM 的结合也可提供 T 细胞活化的协同刺激信号。

(3)参与淋巴细胞的归巢和再循环：炎症区域产生的细胞因子可促进内皮细胞表达 ICAM-1、ICAM-2 和 VCAM-1，并与效应 T 细胞和记忆 T 细胞上的受体 LFA-1、VLA-4 结合，故效应 T 细胞和记忆 T 细胞优先归巢致炎症组织。

二、血管细胞黏附分子的实验室检测

随着 VCAM-1 的表达增加，血液中可溶性形式的 VCAM-1 含量也增加。产生可溶性的 VCAM-1 的确切机制目前还不是很清楚，可能与蛋白酶的作用使 VCAM-1 的膜外部分劈裂下来而成为可溶性的 VCAM-1，或者是在 mRNA 水平上经拼接转录成蛋白质而直接分泌到细胞外面有关。测定组织中的 VCAM-1 现多用免疫组织化学、基因杂交技术、RT-PCR、Northern Blot，难于普遍开展，而可溶性血管细胞黏附分子存在于血液中测定较为易行，具有较大的临床实用价值。清晨空腹抽取肘静脉血，取血清，采用酶联免疫吸附分析法进行检测，试剂盒采用固相夹心法酶联免疫吸附试验，已知 VCAM-1 浓度的标准品、未知浓度的样品加入微孔酶标板内进行检测。先将 VCAM-1 和生物素标记的抗体同时温育。洗涤后，加入亲和素标记过的 HRP。再经过温育和洗涤，去除未结合的酶结合物，然后加入底物 A、B，和酶结合物同时作用，产生颜色。颜色的深浅和样品中 VCAM-1 的浓度呈比例关系。

三、血管细胞黏附分子检测的影响因素

1. 血液透析：接受血液透析治疗的慢性肾衰竭患者的可溶性血管细胞黏附分子的平均浓度显著高于健康供者平均浓度。

2. 持续不卧床腹膜透析：接受连续不卧床腹膜透析治疗的慢性肾衰竭患者的可溶性血管细胞黏附分子的平均浓度显著高于健康志愿者平均浓度。

3. 性别、衰老、绝经期等因素对血清中可溶性细胞黏附分子浓度无特别影响。

四、血管细胞黏附分子检测的临床应用

VCAM-1 通常表达于正常肾组织包曼囊的壁层上皮细胞、近曲小管，偶尔在大血管或小管周围内皮细胞上表达。在糖尿病肾病、肾淀粉样变、痛风性肾病血管炎、新月体肾炎、狼疮肾炎（Ⅱ、Ⅲ、Ⅳ、Ⅴ型）、IgA 肾病，以及非类固醇抗炎药物介导的急性间质性肾炎的患者中多有升高。

在小鼠狼疮肾炎的模型（MLR/lpr 和 NZB/WF1）中，发现肾脏 ICAM-1 和 VCAM-1 表达均增加，特别是肾小球系膜细胞、近曲小管及内皮细胞，并且与疾病的严重程度和细胞因子的生成密切相关。应用抗 ICAM-1 和 VCAM-1 的单克隆抗体发现白细胞与肾实质细胞的黏附减少。由此可以说明细胞黏附分子的表达与肾疾病的活动性、白细胞渗出程度有关，而且应用抗 IL-1 抗体及 TNF-α 抗体也可阻止这些黏附分子的表达，这说明 IL-1 及 TNF-α 等细胞因子可能诱导了细胞黏附分子的表达，而且细胞黏附分子表达的增加又可增加炎症细胞与肾实质细胞的黏附反应，加速疾病的进程。

类风湿关节炎（RA）最重要的病理特征是持续存在的滑膜炎，其表现为滑膜组织中炎性细胞的大量浸润和微血管数量的明显增多，而包括 VCAM-1 在内的细胞黏附分子则在炎性细胞对滑膜组织浸润的发生中具有很重要的作用。VCAM-1 等黏附分子在类风湿关节炎滑膜症的形成过程中的作用主要有：①介导白细胞和内皮细胞的黏附；②协助多种细胞间接触，传递抗原提呈和细胞激活时的共刺激信号；③促使白细胞与基质分子的黏附，从而使白细胞滞留在炎症部位。

在过敏性休克过程中，随着休克时间的延长，大鼠肺内 VCAM-1 表达呈现上升趋势，提示 VCAM-1 可能在过敏性休克过程中发挥重要作用。进一步研究发现，在休克后给予抗 VCAM-1 处理，VCAM-1 表达减少。其可能的机制之一是，通过抗 VCAM-1 与血管内皮细胞上的 VCAM-1 结合，阻断了 VCAM-1 与嗜酸性粒细胞等表面的 VLA-4 的结合，从而减轻了对嗜酸性粒细胞的趋化作用。VCAM-1 是一类能促使细胞黏附于血管内皮的跨膜糖蛋白，可预示肾细胞癌转移患者的生存率。

五、血管细胞黏附分子的正常参考范围

同 VCAM-1 一样，由于检测的方法多种多样，临床应用目的也各不相同，故未形成统一的

正常参考值。各实验室应根据自己的情况，建立自己的正常参考值，供临床使用。

第五节　血小板选择素（P-选择素）

P-选择素（CD62P）是细胞黏附分子选择素家族的主要成员，亦称颗粒膜蛋白 140（granular membrane protein 140，GMP-140），主要集中分布于血小板 α 颗粒和内皮细胞的 Webel-Palade 小体。当内皮细胞或血小板受到凝血酶、组胺等因子刺激后，P-选择素在几分钟之内就被转运到细胞表面。P-选择素可在活化血小板表面存在至少 1h，可作为内皮细胞和血小板活化的标记。

一、P-选择素的理化性质和生物学特征

1. *P-选择素的理化性质*　P-选择素是一种相对分子质量为 140 000 的膜糖蛋白，定位于血小板的 α 颗粒和内皮细胞的分泌颗粒（Webel-palade 小体）内。全长由 789 个氨基酸残基组成，N 末端 730 个氨基酸构成胞外区，C 末端 24 个氨基酸组成跨膜区，此外 35 个氨基酸组成胞质短尾。胞外区包括 1 个凝集素样区、1 个表皮生长因子样区（EGF 区）和 9 个被称为补体调节蛋白的较短重复序列（SCR 区）。目前已发现两种 CD62P 的变异型，一种是缺乏跨膜区域的可溶性 CD62P；另一种则缺乏第 7 补体调节蛋白序列。CD62P 识别的配体包括 CD62P 糖蛋白配体-1（PSGL-1）、sialyl LewisX（sLeX）及含有唾液酸、岩藻糖、甘露糖等相关寡糖，其与配体识别和作用是 Ca^{2+} 依赖性的。

2. *P-选择素的生物学特性*　P-选择素在细胞表面的表达是细胞活化的标志，它参与介导血小板活化及内皮细胞与中性粒细胞和单核细胞的黏附，在炎症血栓形成中起重要作用。不同类型的微血管内皮细胞表达不同水平的 P-选择素。低水平表达 P-选择素的细胞通过合成增加 P-选择素的表达，高水平表达 P-选择素的细胞通过储存池 P-选择素的释放介导白细胞的滚动。P-选择素主要参与介导白细胞与内皮细胞的起始黏附，这种作用需要 PAF 的协调作用。当内皮细胞受到刺激时，P-选择素和 PAF 迅速表达于细胞表面，P-选择素于白细胞表面和配体结合介导其滚动作用，并将其锚定在内皮上，同时 PAF 可通过与细胞表面的相应受体结合，使白细胞活化，并促进白细胞表达 LFA-1 和 Mac-1，从而诱导稳定的黏附作用。

在一般情况下，网状内皮系统中单核巨噬细胞 CD62P 识别位点，识别循环中表达 CD62P 的异常激活的血小板及促凝活性很强的血小板来源的微粒，通过吞噬作用将它们从循环中清除。在血栓形成过程中，CD62P 起着始动作用。单核细胞通过 CD62P 黏附于缺损处的血小板，并由这些单核细胞促使纤维沉积。不但如此，CD62P 还促使组织因子释放，放大整个反应，组装止血所需的各种细胞成分。在炎症时，受伤的内皮内膜下表达 CD62P，CD62P 可充当白细胞"滚动"受体，使白细胞向毛细血管边缘或血小板、中性粒细胞、单核细胞甚至肿瘤细胞的黏附，从而介导正常组织结构的破坏，导致组织的炎症、损伤。

二、P-选择素的实验室检测

1. *ELISA 法*　采用 ELISA 测定 sP-选择素水平。检测原理是用抗人 sP-选择素包被于酶标板上，标准品和样品中的 sP-选择素与单抗结合，加入生物素化抗人 sP-选择素抗体，形成免疫复合物连接于板上，辣根过氧化物酶标记的亲和素与生物素结合，加入酶底物显色剂，加

入终止液，在 450nm 处测 A 值，sP-选择素水平与 A 值成正比，可通过绘制标准曲线求出标本中的 sP-选择素水平。

2. 流式微球分析技术　采用 P-选择素试剂盒流式检测，在流式细胞仪上按仪器和试剂说明书进行操作即可进行检测。

3. 免疫组化 SP 法　可对组织中 P-选择素的表达进行检测，有商品化试剂盒供应，按说明书操作即可。

三、P-选择素检测的影响因素

1. 血清中使 P-选择素降低的因素

内皮素-1：注射内皮素-1 的 6h 后 sP-选择素的平均浓度以 0.4pmol/(kg·min)的速率呈现非显著性的从 35ng/ml 下降到 29ng/ml。

2. 血清中使 P-选择素升高的因素

心脏病危险因子：个体 P-选择素浓度增高导致以后心脏病发病的高风险。

四、P-选择素检测的临床应用

在动脉粥样硬化形成、脑血管痉挛、高血压、糖尿病、炎症反应、局部缺血再灌注、癫痫发作、老化、胃癌、原发性肝癌、肾病综合征、IgA 肾病、狼疮性肾炎患者血中 P-选择素水平明显增高。

1. P-选择素与肾小球肾炎　周同等用免疫组化和原位杂交技术检测 133 例肾小球肾炎患者肾组织中 CD62P 的表达。提示：CD62P 是人类增生性肾小球肾炎早期发病的重要参与因素，并与患者肾小管间质病变程度密切相关。研究除进一步证实 P-选择素可作为肾炎时肾内血小板活化的分子标志，还推测 P-选择素可能在介导和促进肾内血小板黏附聚集、肾小球早期炎症浸润及细胞增殖中发挥了重要作用。胡小芹等采用流式细胞术检测原发性肾小球肾炎患者血浆 CD62P 表达阳性率，并与 24h 尿蛋白定量做相关分析。显示：34 例原发性肾小球肾炎患者血浆 CD62P 表达阳性率高于正常对照组。其中，在肾小球细胞明显增生和浸润患者的表达阳性率高于肾小球炎症轻微患者及肾小球硬化病变为主者，且患者 CD62P 表达阳性率与其 24h 尿蛋白量呈正相关。说明原发性肾小球肾炎患者 CD62P 的表达阳性率可以反映肾小球免疫炎症性病变及其严重程度。

2. P-选择素与狼疮性肾炎(LN)　通过检测 LN 患者外周血 CD62P 的表达情况，发现 LN 患者外周血 CD62P 表达量显著高于正常对照组，在血小板减少、贫血、肾功能异常时，CD62P 表达明显降低；在 ANA 值呈阳性的患者，表达显著升高。表明 LN 患者体内存在血小板激活状态，CD62P 可能参与了 LN 的血栓形成，因为肾内微血栓形成是 LN 肾小球、肾小管功能障碍及肾小球硬化的重要因素。

3. P-选择素与糖尿病肾病　高血糖能导致肾小球血管内皮细胞高度表达 CD62P 及白细胞滚动、黏附增强，胰岛素能明显抑制 CD62P 的表达及其介导的白细胞黏附，故推测糖尿病微血管病变与 CD62P 介导的白细胞黏附、血栓形成及促进炎症有关。

4. P-选择素与慢性肾功能不全(CRF)　通过检测 CRF 患者的外周血 CD62P 水平，发现 CRF 患者 CD62P 的水平明显高于正常健康人群，并且 CD62P 升高的程度与肾功能衰退的程度一致。提示 CD62P 的变化可能与患者肾功能损害早期肾内以炎症细胞聚集浸润为主，晚期以肾小球硬化、肾小管萎缩、间质纤维化及肾功能下降的变化趋势相吻合。因此,CD62P 表达升高可以作为肾功能减退的一种指标。

五、P-选择素的正常参考范围

ELISA 法:血小板膜表面(780±490)分子数/血小板;血浆(1.62±0.72)$\times 10^{10}$ 分子数/ml。

ELISA 法:血浆中 P-选择素含量为 9.4～20.8ng/ml。

第六节　内皮细胞选择素(E-选择素)

E-选择素(E-selection,CD62E)全称内皮细胞选择性凝集素,是选择素家族中的主要成员,表达于活化的内皮细胞表面,主要集中在毛细血管后微静脉。内皮细胞受刺激后,E-选择素于 4h 表达至高峰,可维持 24h,然后从细胞膜上脱落进入血液,成为可溶性 E-选择素。

一、E-选择素的理化性质和生物学特征

1. E-选择素的理化性质　E-选择素局限性表达于活化的内皮细胞,由 589 个氨基酸残基构成,相对分子质量为 115 000,为一型单链跨膜糖蛋白,其构成包括:氨基末端 C 型植物凝集素区、表皮生长因子区、4～9 个短重复序列区、单一的跨膜区及一个胞质区。与其他选择素相比,E-选择素有 2 个主要结构特点:一是 E-选择素表皮生长因子区域与 C 型凝集区域都具有高度的保守性,使它在与配体结合方面起着重要的作用;二是表皮生长因子和凝集素区域与补体调节型的多个重复序列相结合。研究表明,E-选择素有多种配体:sLeX 和 sLeA 及相关的寡聚糖。sLeX 在中性粒细胞表面呈高密度表达,是 E-选择素识别的主要结构,但与 E-选择素的亲和力较低。sLeA 是 sLeX 的同分异构体,常表达在某些肿瘤细胞上,可能与肿瘤的转移有关。

2. E-选择素的生物学特性

(1)参与炎性反应:E-选择素是诱导性黏附分子,介导白细胞在炎症和组织损伤区域的滚动,TNF-α、IL-1 或脂多糖均可刺激内皮细胞合成 E-选择素。由于肿瘤患者的巨噬细胞等可产生 TNF,肿瘤本身也可产生细胞分裂素,这些因素均可使肿瘤患者局部内皮细胞表达 E-选择素,所以 E-选择素可能促进肿瘤细胞与内皮细胞的黏附、影响肿瘤转移的发生及部位、介导白细胞向炎症部位迁移。

(2)介导起始黏附:E-选择素可介导活化的内皮细胞与中性粒细胞黏附的作用。体内及体外的研究进一步证实,E-选择素还能介导内皮细胞与单核细胞、记忆 T 细胞、嗜酸及嗜碱性粒细胞、血液树突状淋巴细胞、前 T 细胞、成人 T 细胞性白血病细胞等的结合。E-选择素介导的黏附作用既不依赖于白细胞的活化,也不需要白细胞整合素的参与。内皮细胞上 E-选择素可锚定白细胞,继而介导其活化,因而有助于白细胞稳定地黏附于内皮细胞,继而迁移至血管外组织。

(3)组织特异性的归巢受体:E-选择素介导白细胞招募到皮肤,尤其是对记忆性 T 细胞。白细胞招募到移植在重症联合免疫缺陷小鼠的人类皮肤中是 E-选择素依赖性的。迟发型超敏反应 T 细胞浸润至皮肤可被 E-选择素单克隆抗体抑制。浸润至损伤皮肤的 T 细胞强表达

淋巴细胞抗原。

二、E-选择素的实验室检测

1. *ELISA法* 用纯化的sE-选择素抗体包被微孔板，制成固相载体，往微孔中依次加入标本或标准品、生物素化的sE-选择素抗体、HRP标记的亲和素，经过彻底洗涤后用底物(TMB)显色。TMB在过氧化物酶的催化下转化成蓝色，并在酸的作用下转化成最终的黄色。颜色的深浅和样品中的sE-选择素呈正相关。用酶标仪在450nm波长下测定吸光度(OD值)，计算样品浓度。

2. *免疫组织化学染色分析法* 可对各种组织标本进行检测。主要步骤为：对组织切片用正常兔血清室温封闭15min。滴加0.01mol/L PBS 1∶400稀释的羊抗大鼠E-选择素多克隆抗体，阴性对照片不加一抗，以0.01mol/L PBS代替，4℃湿盒内孵育过夜。0.01mmol/L PBS洗涤5min×3次。再滴加含有10g/L伊文蓝的0.01mol/L PBS 1∶200稀释的异硫氰酸荧光素(fluorescein isothiocyanate，FITC)-兔抗羊二抗，室温孵育2h。0.01mol/L PBS振荡洗涤10min×3次。甘油缓冲液封片，荧光显微镜下观察，评分，或用图像分析软件分析免疫荧光图片，计算阳性区域平均灰度值。

3. *分子生物技术检测E-选择素mRNA表达* 主要技术为RT-PCR半定量法，可对各种组织、细胞、血液、培养液或体液标本进行检测。严格按照试剂盒操作说明进行DNA或RNA的提取，用DNaseI消化RNA中的基因组DNA，使用cDNA合成试剂盒将RNA反转录为cDNA，进行PCR扩增。E-选择素上游引物序列：5′-CTCTGCTCTCACCTTTGTTC-3′，下游引物序列：5′-GTCACATCTCTCGTCATTCC-3′，扩增片断：372bp；内参照GAPDH上游引物序列：5′-GGCAAGTTCAATGGCACAGT-3′，下游引物序列：5′-AAGGTGGAGGAATGG-GAGTT-3′，扩增片断：725bp。PCR扩增程序：95℃预变性2min，94℃变性30s，54℃退火30s，72℃延伸30s，28个循环，最后72℃延伸7min。1.5g/ml琼脂糖凝胶电泳，凝胶于0.5μg/ml溴化乙锭染色15min后Labwork凝胶成像系统紫外光下成像分析。配对基因电泳条带灰度值的比值(E-选择素/GAPDH)作为E-选择素相对表达强度。

三、E-选择素检测的影响因素

1. TNF-α、IL-1或脂多糖均可刺激内皮细胞合成E-选择素。凡是引起TNF-α、IL-1或脂多糖升高的各种因素，也可引起E-选择素升高。

2. 肿瘤患者的巨噬细胞等可产生TNF，肿瘤本身也可产生细胞分裂素，这些因素均可使肿瘤患者局部内皮细胞表达E-选择素。

3. E-选择素与感染密切相关。感染人免疫缺陷病毒的患者血清中可溶性E-选择素水平比正常人高2～3倍。

4. E-选择素与器官移植具有一定的关联性。在心脏、肺、肾、大脑等缺血再灌注模型中已证实，内皮细胞表面有E-选择素表达的上调。

5. 在不稳定型心绞痛患者，其血浆中E-选择素水平明显高于稳定型心绞痛患者及冠状动脉血管造影未观察到病变的心绞痛患者。高血压病Ⅱ期患者血清可溶性E-选择素水平显著升高。

6. E-选择素水平与急性脑缺血疾病严重程度有关。可溶性E-选择素在脑梗死组最高，可逆性脑缺血发作者稍低，短暂性脑缺血发作者最低，说明可溶性。

7. 在慢性阻塞性肺疾病、肺炎、气管变应性炎症哮喘中，可溶性 E-选择素参与了炎症的启动过程。在疾病的急性期，可溶性 E-选择素水平均增高。

8. E-选择素与类风湿关节炎、系统性硬皮病、强直性脊柱炎、血管炎、系统性红斑狼疮等自身免疫性疾病有关。上述疾病中可溶性 E-选择素的浓度在血清中的水平与疾病的严重程度有一定的相关性。

9. E-选择素在糖尿病血管并发症的发生、发展过程中具有一定的作用，高血糖能诱导血管内皮细胞表达 E-选择素。

四、E-选择素检测的临床应用

糖尿病肾病(DN)是一种长期低度的慢性炎症改变，已有研究发现，E-选择素在肾脏病变中起重要作用。E-选择素是黏附分子选择素家族的主要成员，主要表达于炎性细胞因子刺激后活化的内皮细胞表面的糖蛋白，是间接介导白细胞与内皮细胞黏附起始阶段的重要因子，从而导致炎症发生。目前已发现 E-选择素基因多态性与多种炎性疾病有关。蒋宁宁等研究显示，E-选择素基因 S128R 多态性与 DN 具有相关性，其中 R 等位基因携带者 DN 的发病率大为增加。通过了解 E-选择素基因多态性在我国人群中的分布，可以探讨 DN 发生、发展的遗传学因素。

赵宏等在肾综合征出血热患者中发现在不同病型、病程的患者血清 E-选择素和 L-选择素含量均见增高，其表达峰值出现在发热期和低血压少尿期，并随病情的好转逐步下降；白细胞、尿素氮和丙氨酸氨基转移酶也随病情的好转逐步下降；提示汉坦病毒感染人体后侵犯的主要靶细胞为血管内皮细胞和免疫细胞，引起血管内皮细胞和免疫细胞免疫应答异常。因此，血清 E-选择素和 L-选择素含量基本上可反映内皮细胞与白细胞的激活状态，以及肾、肝等主要器官的损害程度。

E-选择素在冠状动脉粥样硬化性心脏病、高血压、糖尿病、缺血性脑卒中、子痫前期、鼻息肉、变态反应性皮炎、炎症反应、肝癌、创伤后等患者中表达明显增高。E-选择素的作用是减慢血流中的白细胞流动，使其滚动到血管内皮表面，然后使整合素家族中的 CD11/CD18 与其配体细胞间黏附分子或 E-选择素结合，使白细胞紧密黏附于内皮表面，并介导白细胞的渗出，而白细胞向血管内皮的迁移黏附是动脉粥样硬化的重要机制。有报道显示，冠状动脉粥样硬化性心脏病患者血清可溶性 E-选择素表达增加，E-选择素可能参与了该病的发病过程与冠状动脉粥样硬化的形成。E-选择素诊断冠状动脉粥样硬化性心脏病的敏感性为 74%、特异性为 83%，提示患者血清可溶性 E-选择素水平增高，并反映病情严重程度，可作为可疑胸痛患者的辅助鉴别诊断手段。

高血糖引起选择素浓度升高的机制较为复杂。多数学者认为，高血糖诱导的氧化应激通过激活核转录因子促使内皮细胞与中性粒细胞黏附性增强，刺激 E-选择素的表达；另外，糖尿病中醛糖与蛋白质广泛接触产生的糖基化产物也可通过氧化应激途径诱导 E-选择素的表达。

五、E-选择素的正常参考范围

由于检测的方法多种多样，临床应用目的也各不相同，故未形成统一的正常参考值。各实验室应根据自己的情况，建立自己的正常参考值，供临床使用。

第七节　白细胞选择素(L-选择素)

L-选择素又称白细胞内皮细胞黏附分子(LECAM-1),属于选择素家族,是细胞黏附分子家族成员之一,是一类可与特定构型糖基结合的细胞表面分子,主要通过其与配体的结合发挥生物学作用。L-选择素表达于大多数白细胞表面,包括淋巴细胞、中性粒细胞、造血细胞、单核细胞和嗜酸性粒细胞,但主要表达于中性粒细胞。L-选择素集中表达在未激活中性粒细胞的微绒毛突起上,这可能有利于L-选择素和其内皮细胞上的配体及早接触。

一、L-选择素的理化性质和生物学特征

1. L-选择素的理化性质　L-选择素的结构为单体糖蛋白,相对分子质量为75 000～80 000,由324个氨基酸残基构成,可分为胞膜外区、穿膜区和胞质区。其胞膜外部分由三个结构域构成:①为钙离子依赖的C型外源凝集素结构域,是L-选择素分子的配体结合部位;②紧邻外源凝集素结构域,是表皮生长因子样结构域,对维持分子构型有重要意义;③近胞膜部分是两个补体调节蛋重复序列。L-选择素包括模型分子和可溶性分子,其膜型分子及其可溶性结构均可被检测出来。

L-选择素的配体分布在内皮细胞和一些白细胞上,大部分配体为细胞表面的糖蛋白,这些配体都具有唾液酸化的路易斯寡糖或类似结构的分子,在体内分布较为广泛。

2. L-选择素的生物学特性　L-选择素表达于造血细胞某些分化阶段,包括大多数B细胞和未致敏T细胞,以及大多数单核细胞、中性粒细胞和嗜酸性粒细胞,当白细胞活化后通过蛋白水解方式释放出来。L-选择素介导白细胞与内皮细胞最初的滞留和滚动,尤其重要的是,L-选择素对于未致敏淋巴细胞经高内皮静脉归巢到外周淋巴结和Peyer小体过程中起着重要作用。

在感染及炎症反应过程中,炎性介质首先活化血管内皮细胞,使其表达黏附分子相应的配体,血流中的白细胞通过表面表达的L-选择素与其相应的内皮细胞配体结合,使随机运动的白细胞在切应力的作用下沿炎症附近血管(特别是毛细血管后静脉)内皮缓慢滚动。而后随着L-选择素介导的细胞信号传导的白细胞激活和β_2整合素的黏附加强作用,使白细胞活化、变形,穿越血管内皮细胞到血管外,移行到炎症区域释放炎症介质介导炎性反应。

可溶性L-选择素具有几乎完整的胞外结构和结合配体的活性,与膜结合的L-选择素分子相比主要是与配体的亲和力较低,可能与分子的结构域构型改变有关。在体内炎症反应过程中,白细胞在进入炎性组织前使细胞表面的L-选择素活化脱落,引起白细胞表面L-选择素下调,这样可解除白细胞与内皮细胞的黏附,有利于白细胞的穿越与移行,同时也可避免这些活化的白细胞回到血液循环后再与其他非炎症区内皮细胞发生黏附。白细胞渗出达一定程度后,这些渗出的白细胞活化脱落的sL-选择素进入血液,使血液中sL-选择素的浓度升高,减少了白细胞在内皮细胞上的滚动,并竞争性阻止白细胞继续与内皮细胞相互作用,起负反馈免疫调节作用。因此,检测血清或体液中sL-选择素的水平可反映局部L-选择素的表达状况,很可能成为监测某些疾病状态的指标。

二、L-选择素的实验室检测

1. ELISA 法　采用固相夹心法。已知 L-Selectin/CD62L 浓度的标准品、未知浓度的样品加入微孔酶标板内进行检测。先将 L-Selectin/CD62L 和生物素标记的抗体同时温育。洗涤后，加入亲和素标记过的 HRP。再经过温育和洗涤，去除未结合的酶结合物，然后加入底物 A、B，和酶结合物同时作用，产生颜色。颜色的深浅和样品中 L-Selectin/CD62L 的活性浓度呈比例关系。

2. 流式细胞术　采用 L-选择素试剂盒流式检测，在流式细胞仪上按仪器和试剂说明书进行操作即可进行检测。

3. 分子生物学技术　主要应用 RT-PCR 法检测 L-选择素 mRNA 在组织中的表达。取组织按提取 RNA 的流程。反转录反应条件：70℃ 5min，42℃ 60min，70℃ 10min，终止反应，－20℃保存备测。PCR 扩增：L-选择素引物上游 5′-AACGAGACTCTGGGAAGT-3′、下游 5′-CAAAGGCTCACATTGGAT-3′(扩增产物 194bp)；反应条件为：变性 94℃ 30s，退火 58℃ 30s，延伸 72℃ 30s，反应循环数为 35。反应完毕扩增产物用 2.0%琼脂糖凝胶电泳，应用凝胶成像分析系统半定量分析电泳条带的吸光度。

4. 免疫组化法　免疫组化法可检测 L-选择素在各种组织中的表达。取组织切片，按免疫组化 SP 二步法进行染色，AEC 法显色，苏木素复染，光学显微镜下计数免疫反应阳性细胞数，或用图像分析软件进行分析。

三、L-选择素检测的影响因素

1. 严重创伤后合并全身炎症反应综合征(SIRS)患者血中可溶性 E-选择素、L-选择素浓度均增高。

2. L-选择素与糖尿病动脉粥样硬化的发生有一定的关系，其动脉粥样硬化斑块有 E-选择素高度表达。

四、L-选择素检测的临床应用

L-选择素在消化道肿瘤(结直肠癌、小肠癌、胃癌、食管癌、)、乳腺癌、肝癌、膀胱癌中表达明显增高。同样，脓毒症、儿童脑膜炎、自身免疫性疾病(如类风湿关节炎、系统性硬皮病、强直性脊柱炎、血管炎、系统性红斑狼疮)、变态反应性疾病(儿童哮喘、湿疹)、创伤及器官移植后患者中表达明显增高。而在慢性肾功能不全的患者中其表达变化不明显。

编码 L-选择素的基因定位于人类 1 号染色体长臂上，全长约 30kb，含有 10 个外显子。国外关于 L-选择素基因多态性与疾病关系的研究较多。Kamiuchi 等在研究糖尿病肾病与 L-选择素 P213S 相关性时发现，P 等位基因可能是 2 型糖尿病肾病的遗传易感因素。有报道 L-选择素单核苷酸多态性与 IgA 肾病密切相关。Wenzel 等研究了多种细胞黏附分子基因多态性与动脉粥样硬化的相关性，结果发现 E-选择素 S128R 基因多态性可能与冠心病的发生、发展及该疾病的严重程度密切相关，而且影响患者 E-选择素血清水平。

有研究在缺血预处理后观察大鼠缺血再灌注肾损伤中 L-选择素的表达发现，假手术组 L-选择素表达低，而缺血再灌注组 L-选择素高表达于管周结缔组织中，在肾小管管壁上也有表达；缺血预处理组 L-选择素的表达水平介于前两者之间，多表达于管周结缔组织。L-选择素主要表达于白细胞表面，当白细胞活化后通过蛋白水解方式释放，介导白细胞在血管壁上缓慢地滚动，并与血管内皮细胞黏附，进而启动一系列反应，最终导致白细胞离开循环血液进入组织。以上结果提示，L-选择素在白细胞介导的肾缺血再灌注损伤中发挥着重要作用。而缺血预处理则通过抑制 L-选择素的表达，减少白细胞对缺血区的肾实质的入侵，从而实现其减轻缺血再灌注损伤的作用。缺血再灌注组肾小管区亦高表达 L-选择素，可能是大量高表达 L-选择素的白细胞浸润至实质所致。

肿瘤的转移：血清 L-选择素的水平随着肺癌的进展和淋巴结的转移而升高。Latibli 等研究发现，L-选择素表达缺乏可以减少肺癌转移的概率，降低白细胞向肿瘤组织的浸润和肿瘤细胞的生存时间，更发现肝素抑制肿瘤转移主要是通过抑制 L-选择素而不是 P-选择素实现的，说明 L-选择素在肺癌转移中起非常重要的作用。

五、L-选择素的正常参考范围

由于检测的方法多种多样，临床应用目的也各不相同，故未形成统一的正常参考值。各实验室应根据自己的情况，建立自己的正常参考值，供临床使用。

主要参考文献

Bank J, Ben-David A, Doolman R, et al, 2008. Detection of alpha1 integrin in urine of patients with immunoglobulin A nephropathy[J]. J Investig Med, 56(3): 581-6. doi: 10.2310/JIM.0b013e3181641d74.

Bijnsdorp IV, Geldof AA, Lavaei M, et al, 2013. Exosomal ITGA3 interferes with non-cancerous prostate cell functions and is increased in urine exosomes of metastatic prostate cancer patients[J]. J Extracell Vesicles, 2. doi: 10.3402/jev.v2i0.22097.

Bryan RT, Shimwell NJ, Wei W, et al, 2014. Urinary EpCAM in urothelial bladder cancer patients: characterisation and evaluation of biomarker potential[J]. Br J Cancer, 110(3): 679-85. doi: 10.1038/bjc.2013.744.

Kado S, Nagata N, 1999. Circulating intercellular adhesion molecule-1, vascular cell adhesion molecule-1, and E-selectin in patients with type 2 diabetes mellitus[J]. Diabetes Res Clin Pract, 46(2): 143-8.

Kiani AN, Wu T, Fang H, et al, 2012. Urinary vascular cell adhesion molecule, but not neutrophil gelatinase-associated lipocalin, is associated with lupus nephritis[J]. J Rheumatol, 39(6): 1231-7. doi: 10.3899/jrheum.111470.

Lessey BA, Castelbaum AJ, Wolf L, et al, 2000. Use of integrins to date the endometrium[J]. Fertil Steril, 73(4): 779-87.

Musiał K, Bargenda A, Zwolińska D, 2015. Urine survivin, E-cadherin and matrix metalloproteinases as novel biomarkers in children with chronic kidney disease[J]. Biomarkers, 20(3): 177-82. doi: 10.3109/1354750X.2015.1061598.

Satirapoj B, Witoon R, Ruangkanchanasetr P, et al, 2014. Urine periostin as a biomarker of renal injury in chronic allograft nephropathy[J]. Transplant Proc, 46(1): 135-40. doi: 10.1016/j.transproceed.2013.07.069.

第 15 章

炎性尿液标志物

第一节　抗链球菌溶血素“O”抗体

一、抗链球菌溶血素“O”抗体的理化性质和生物学特征

链球菌溶血素“O”是β-溶血性链球菌 A 族的重要代谢产物，由绝大多数 A 组链球菌和许多 C 组和 G 组链球菌产生；是一种免疫原性、氧不稳定的溶血毒素，名字中的“O”代表氧不稳定性；是具有溶血活性的蛋白质，能溶解人及动物的红细胞导致溶血。同时，链球菌溶血素“O”又具有抗原性，能刺激机体产生相应的抗体，称为抗链球菌溶血素“O”抗体（anti-streptolysin O，ASO）。机体因咽炎、扁桃体炎、猩红热、丹毒、脓皮病、风湿热等感染 A 组链球菌后，可产生 ASO。

ASO 与某些人类抗原（主要是胶原）发生交叉反应，从而攻击多种器官的细胞基质，如心脏、关节、皮肤和脑等。检测血清 ASO 滴度能帮助诊断猩红热、风湿热和感染后肾小球肾炎，而且还能协助指导抗微生物治疗。阳性为＞200U/ml，但正常范围可因实验室不同、年龄差异而不同；假阴性率为 20％～30％，如果怀疑假阴性，可以尝试检测抗脱氧核糖核酸酶 B 滴度。肝脏疾病和结核病可能导致血清 ASO 假阳性。ASO 滴度一般＞200U/ml 才有意义，或者在数天内上升。ASO 水平在链球菌感染后 1～3 周开始上升，3～5 周达高峰，6 个月内下降至正常范围。应该注意的是，ASO 的价值须与临床诊断相结合。

二、抗链球菌溶血素“O”抗体的实验室检测

1. *乳胶凝集法*　结合有链球菌溶血素“O”的乳胶颗粒与含 ASO 的样本混合时将出现凝集反应。链球菌溶血素“O”是一种有毒性的免疫原性胞外酶，是由 A、C、G 族的乙型溶血性链球菌分泌的。该方法是一种定性和半定量试验。

2. *胶体金法*　用乙型链球菌溶血素“O”固相硝酸纤维素膜，应用渗滤式间接法原理，检测血清中 ASO。

3. *免疫比浊法*　有商品化试剂供应，可使用全自动分析仪，按说明书操作即可进行检测。目前主要有胶乳增强免疫比浊法和散射比浊法两种方法。

（1）胶乳增强免疫比浊法：胶乳增强免疫比浊（latex enhanced turbidimetric immunoassay，LETIA）的出现，主要是免疫增强胶乳的出现，增强了胶乳颗粒的稳定性，减低了胶乳自凝聚率，不仅可采用单点定标，还极大提高了检测 ASO 的特异性，几乎达到经典上机方法散射比浊法的结果。该法重复性好，线性范围宽，需要稀释的标本数少。

(2)散射比浊法:抗原与抗体在液相中可快速反应,形成的免疫复合物颗粒具有特殊的光学特性,使反应液出现浊度。速率是指单位时间内抗原、抗体形成免疫复合物(CIC)的速度。随着时间的延长,免疫复合物总量是逐渐增加的,而速率变化则是由慢—快—慢,其反应速率最快的某一时间称为速率峰。当反应体系中的抗体(抗免疫球蛋白)量保持过剩时,速率峰的高低只与ASO含量成正比。仪器将测得的速率峰值通过电脑转换成相应的ASO浓度。

三、抗链球菌溶血素"O"抗体检测的影响因素

1. *乳胶凝集法* 风湿性关节炎、猩红热、扁桃体炎、严重的链球菌感染和健康的带菌者可能会产生假阳性。早期感染和6个月至2岁的儿童可能会产生假阴性。

2. *胶体金法* 抗体含量低的血清样品,有可能检测结果为阴性。部分感染患者,不产生抗体或产生少量的抗体,也可能显示阴性结果。

3. *免疫比浊法* 人体感染A组溶血性链球菌后ASO上升,在4～6周达高峰,血清中ASO升高可达数月至数年。故一次检测尚难肯定是否为近期感染所致,须多次检查,观察动态变化。80%风湿热患者感染后4～6周可见ASO升高,常伴有ESR增快及白细胞增多,有助于鉴别诊断。免疫机制不全及大量使用肾上腺皮质激素者,链球菌感染后ASO可不升高。

4. IgM IgM-κ骨髓瘤的患者在Behring nephelometer 2 gave上用免疫比浊的方法测定血清,当与用IgM-抗体的稀释产生的553 000 U/ml相比,使用盐水稀释会产生的395 000U/ml的假性结果。

四、抗链球菌溶血素"O"抗体检测的临床应用

链球菌溶血素"O"是A族溶血性链球菌的代谢产物之一,是一种具有溶血活性的蛋白质,具有抗原性A族溶血性链球菌在人体中作为正常菌群存在,正常人体内的ASO具有一定基础值。一般当机体受A群溶血性链球菌感染后2～3周,血清中即出现ASO,其滴度直至病愈后数月到半年方才降至正常水平。因此,ASO的增高可作为机体有A群溶血性链球菌感染的标志。

我们在临床上观察到部分AS患者有ASO不同程度的增高,这部分患者往往属于难治性AS链球菌感染后,其细胞壁上的M蛋白或胞质及其分泌的蛋白质作为抗原,与免疫球蛋白结合后形成免疫复合物,沉积于肾小球基底膜上而引起肾小球滤过膜的损伤;链球菌的某些抗原带有阳性电荷,可通过电荷反应与肾小球结构结合而成为原位种植抗原,与免疫球蛋白结合后形成原位免疫复合物,进而激活补体,引起肾小球内皮质细胞及系膜细胞增生,吸引中性粒细胞及单核细胞浸润而引起病变。ASO测定对急性肾小球肾炎的诊断有重要价值。急性肾小球肾炎有70%～80%患者可有ASO滴度增高。

溶血性链球菌感染1周后,抗链球菌"O"效价即开始上升,4～6周达高峰。由于本菌感染后其血清中的抗"O"抗体可持续数月甚至几年,故一次测定结果增高不一定就是近期感染的指征,应多次动态观察,并结合临床做全面分析,怀疑风湿活动而抗"O"多次正常,有助于排除本病。急性肾小球肾炎ASO可增高,风湿性心肌炎、心包炎、风湿性关节炎ASO也会增高。此外,急性咽炎、扁桃体炎等上呼吸道感染ASO也可增高。在某些与溶血性链球菌感染无明显关系的疾病如肝炎、肾病综合征、过敏感性紫癜等也可见非特异性增高。

肾小球炎症损伤全部肾小球功能,导致GFR下降,并常伴有尿量减少;肾小球受损使蛋白

质和红细胞漏出。由于GFR降低，蛋白丢失速率不超过合成速率，所以血浆蛋白一般正常。由于盐和水排泄下降，使水肿、肾病综合征的补体水平通常降低。最常见的原因是感染，特别是链球菌感染后肾小球肾炎；在缺乏特征性链球菌感染史的情况下，ASO具有诊断价值。多种免疫性疾病往往引起肾病综合征，可通过特异性自身抗体加以识别；最常见的原因是狼疮肾炎（抗双链DNA）、韦格纳（Wegener）肉芽肿病（抗中性粒细胞胞质抗体ANCA）及Goodpasture综合征（抗肾小球基底膜抗体）。类风湿因子是抗变性IgG Fc段的自身抗体，常见于类风湿关节炎患者的血清和滑膜液中。其定量测定是判断类风湿关节炎患者免疫应答和观察抗风湿疗效的一个重要指标。C反应蛋白是一种急性时相反应蛋白，在各类炎症和组织损伤中均可升高，对类风湿炎症反应有辅助的诊断作用。抗链球菌溶血素"O"可用于风湿热和风湿性关节炎的鉴别诊断。通过检测血清中ASO的效价，可判断患者有无A族溶血性链球菌感染，常见于A族溶血性链球菌感染引起的疾病，如链球菌感染后肾小球肾炎、扁桃体炎，以及感染性心内膜炎、风湿热等，有助于风湿热与类风湿关节炎的鉴别诊断。

五、抗链球菌溶血素"O"抗体的正常参考范围

乳胶凝集法和胶体金法：阴性。

免疫比浊法：成人0～180U/ml，儿童0～250U/ml。

第二节　肾小球基底膜抗体

一、肾小球基底膜抗体的理化性质和生物学特征

抗肾小球基底膜（glomerular basement membrane，GBM）抗体是一类针对GBM的自身抗体，可介导以急进性肾炎和（或）Goodpasture综合征为主要临床表现的自身免疫性疾病。随着抗GMB抗体检测方法的不断完善，我国抗肾小球基底膜疾病的诊断率明显提高。

经亲和层析提纯人抗GMB抗体，发现该抗体约占多数患者血清中IgG总量的1%。循环中的抗GBM抗体通常为IgG，其中大多数为IgG1和IgG4，一般认为IgG4是长期慢性抗原刺激的结果，临床表现较轻；IgG1亚型的致病性较强。抗GMB抗体IgG亚型有性别差异，男性患者多为IgG1，而女性患者以IgG4多见。偶见IgA或IgM型。

利用重组Ⅳ型胶原α_3链非胶原区1抗原（NC1），经亲和层析提纯α_3（Ⅳ）NC1抗体，并用于制备兔抗人抗GMB抗体的抗独特抗体（抗-IdGMB），然后应用抗-IdGMB研究来自不同患者的抗GMB抗体的分子结构特性。实验结果显示，抗-IdGMB可以识别其他抗GMB抗体阳性患者的抗GMB IgG，而不能识别正常人IgG。尤其值得注意的是，抗-IdGMB仅能结合完整的抗GMB IgG分子，而不能与被还原的抗GMB抗体的重链或轻链结合。这一结果说明，抗-IdGMB与抗GMB抗体相互作用，取决于抗GMB抗体结合位点处的三维立体结构的抗原决定簇（表位）。同时也说明，来自不同患者的抗GMB抗体的抗原结合位点有着共同的结构成分。该研究也间接证明抗GMB抗体识别GMB抗原的相同或相近的位点。

抗体的亲和力取决于抗体结合部位和抗原决定簇之间的作用强度。在抗GMB抗体介导的肾炎动物模型中，随着免疫次数的增加，抗GMB抗体的亲和力不断提高，而动物的肾脏疾病也越发严重，说明抗GMB抗体的亲和力是决定肾脏损害的因素之一。然而对人的抗GMB

抗体研究却证明，对同一个患者而言，抗体的亲和力在发病时和病情缓解后是一致的，说明患者在发病时已经完成了抗GMB抗体亲和力成熟的过程。

抗GMB抗体的靶抗原主要为Ⅳ型胶原分子α_3链的非胶原区。该抗原不仅存在于GBM、肾小管基底膜、包曼囊壁，还存在于肺泡基底膜、晶状体、耳蜗、脑、睾丸、胎盘血管及脑脉络膜血管基底膜中。此外，各部位抗原决定簇的暴露性各不相同，其中肾小球基底膜Ⅳ型胶原抗原决定簇的暴露性最大，易被循环抗体结合，所以GBM受损机会最多，临床多表现为肾脏受累。

二、肾小球基底膜抗体的实验室检测

检测GBM抗体的最常用方法是以肾脏组织为抗原间接免疫荧光法（IIF法），其荧光特点是在肾小球基底膜处显示典型的花瓣状，或斑点状、颗粒状着染。IIF法可出现假阳性结果。以胶原酶消化过的GBM粗制品为抗原的ELISA、放射免疫法也可用，其敏感性和特异性依赖于抗原的纯度，临床上常用间接免疫荧光法等检出。IIF法试验原理：将荧光素标记在相应的抗体上，直接与相应抗原反应。第一步，用未知未标记的抗体（待检标本）加到已知抗原标本上，在湿盒中37℃保温30min，使抗原抗体充分结合，然后洗涤，除去未结合的抗体。第二步，加上荧光标记的抗球蛋白抗体或抗IgG、IgM抗体，如果第一步发生了抗原抗体反应，标记的抗球蛋白抗体就会和已结合抗原的抗体进一步结合，从而可鉴定未知抗体。

三、肾小球基底膜抗体检测的影响因素

抗GBM抗体相关疾病是一组自身免疫性疾病，该病的致病因素为血清存在抗GBM抗体。由于肺和肾小球的基底膜具有共同的抗原，因此主要的受累脏器是肺和肾。肺部有关疾病也可造成GBM阳性，应进行鉴别诊断。

四、肾小球基底膜抗体检测的临床应用

多年来，在肾小球肾炎的免疫发病机制中，人们把GBM抗体性肾炎的特征归结为免疫球蛋白沿肾小球基底膜呈线性沉积，而循环免疫复合物性肾炎以颗粒性沉积为特征。但近年来这种传统的概念受到了挑战，在一些免疫复合物性肾炎者中存在抗GBM抗体。动物实验也发现，在某些动物模型中，其早期表现为免疫球蛋白沿GBM呈线性沉积，但以后逐渐转变为颗粒性沉积，提示抗原抗体存在再分布。

在未累及肺的抗肾小球基底膜疾病患者中，抗GBM抗体的阳性率为60%左右，而累及肺的患者中，抗GBM抗体的阳性率为80%～90%。发病后，大部分患者的抗GBM抗体血清浓度迅速上升，并在短期内达高峰，然后按一定速率下降，发病6个月后，其滴度自发逐渐下降至转阴，仅少数患者在起病数年后仍有持续性抗GBM抗体阳性。部分患者在起病一段时间后检测不出血清抗GBM抗体，而肾组织中依然存在抗GBM抗体。因此，如果抗GBM抗体为阴性，但仍怀疑抗GBM肾炎时，应进行肾活检以明确诊断。

抗GBM抗体滴度高，临床预后差，表明血清抗GBM抗体的水平与疾病活动性及病变程度有一定的相关性。少数ANCA相关性小血管炎患者也可出现抗GBM抗体阳性，肾损伤更加严重。膜性肾病的患者偶尔也会出现抗GBM抗体阳性。这类患者往往表现为肾功能快速下降，肾组织病理显示新月体形成。对这类患者随访发现，这两种疾病可以同时并存，也可以先后出现。检测血清（或肾脏洗脱液）中的抗GBM抗体是诊断抗GBM肾炎的重要手段，抗

GBM 抗体的亲和力与肾脏损害的程度呈正相关。临床监测血清抗 GBM 抗体的滴度变化可以帮助了解患者对治疗的反应，经过治疗后临床症状随着抗体水平的下降而好转。假阳性反应主要见于 SLE 及其他产生多克隆自身抗体的疾病，这种由于非特异性反应造成的假阳性结果较少见。

抗 GBM 抗体相关疾病有正常肾功能并不罕见，可能与循环抗 GBM 抗体的滴度较低和肾小球抗 GBM 抗体沉积较少有关。最近的研究发现肾脏损害严重者，其抗原决定簇位于 α_3（Ⅳ）NC1 区的氨基末端，或其主要的抗原决定簇位于 α_3（Ⅳ）NC1 区的氨基末端。而肾脏损害轻者，其主要抗原决定簇有可能位于 α_3（Ⅳ）链氨基端以外的区域或者是其他的 α（Ⅳ）链，有报道在 α_1（Ⅳ）NC1 区，或在 α_4（Ⅳ）NC1 区。实验已经证实抗 α_1（Ⅳ）NC1 抗体和抗 α_4（Ⅳ）NC1 抗体的损害性小，可能的原因是这些抗体不能轻易结合到 GBM，因为在 GBM 中 α_1（Ⅳ）链、α_4（Ⅳ）链的含量明显少于 α_3（Ⅳ）链，其致病力也远比抗 α_3（Ⅳ）链抗体低。

五、肾小球基底膜抗体的正常参考范围

间接免疫荧光、间接血凝法：阴性（或血清滴度＜4）。

第三节　热休克蛋白 72

热休克蛋白 72（heat shock protein 72，Hsp72）是生物细胞在受到各种理化因子等应激条件下最易产生的一种高度保守的蛋白质，是一种炎性标志物，同时作为分子伴侣也具有多种生物学功能，可减轻氧化应激损伤及抗炎等效应维持细胞自身稳定。

一、热休克蛋白 72 的理化性质和生物学特征

热休克蛋白又称应激蛋白，广泛存在于原核细胞和真核细胞中，是生物细胞在受到各种理化因子刺激下产生的一类高度保守的蛋白质。热休克蛋白在细胞生长、发育、分化，基因转录调节，蛋白质合成、折叠、运输、分解，细胞骨架的功能，膜功能等多方面发挥重要作用。按照热休克蛋白相对分子质量命名和分类包括多个家族，其中热休克蛋白 70 家族中研究最广泛的是 Hsp72（相对分子质量为 72 000）和 Hsp73（相对分子质量为 73 000）。Hsp73 是以非应激状态下的组成性表达为主，应激时诱导产生的量很少。与 Hsp73 相比，Hsp72 在非应激细胞中的含量很少，细胞应激时可大量诱导产生。在应激反应中，Hsp72 在细胞质中快速合成，移至细胞核，在核中可能与蛋白质或其他结构结合发挥生物学功能。大量研究证实，Hsp72 是机体的内源性保护机制，抵御了多种应激对骨骼肌细胞的攻击，对维持骨骼肌细胞的稳态起着关键性作用。创伤后 2～6d 是急性创伤患者 Hsp72 表达的高峰期，Hsp72 表达越高，提示患者存活的可能性越大。Hsp72 的检测可以作为判断预后的预警指标。机体受到应激时，Hsp72 的合成取决于转录和翻译水平，但普遍认为转录水平是制约其合成的关键因素。Hsp72 转录水平主要由热休克转录因子-1（heat shock transcriptional factor-1，HSF1）调节，它能识别被称为热休克反应元件（heat shock element，HSE）的靶序列。HSE 位于 Hsp 基因的编码区上游，是高度保守的顺式反应元件，由重复的 5-nGAAn-3 核心序列组成，这个重复排列的序列是与 HSF1 结合的区域。

二、热休克蛋白 72 的实验室检测

1. ELISA 法　目前，Hsp72 主要用固相夹心法酶联免疫吸附试验（ELISA）进行检测。已知 Hsp72 浓度的标准品、未知浓度的样品加入微孔酶标板内进行检测。先将 Hsp72 和生物素标记的抗体同时温育。洗涤后，加入亲和素标记过的 HRP。再经过温育和洗涤，去除未结合的酶结合物，然后加入底物 A、B，和酶结合物同时作用，产生颜色。颜色的深浅和样品中 HSP 的浓度呈比例关系。

2. 其他方法　如 mRNA 原位杂交法和 Western blot 法，均有商品试剂盒供应。

三、热休克蛋白 72 检测的影响因素

Hsp72 不仅能为热损伤所诱导，而且能为许多其他损伤因素及应激刺激，包括物理、化学因素乃至机械刺激（如葡萄糖缺乏、缺血、寒冷、创伤、中毒、重金属、饥饿、缺氧、氧自由基）所诱导，还能为其他因素如感染（包括细菌、病毒和寄生虫感染）、恶性肿瘤等所诱导。在这些情况下，Hsp72 都有可能升高。

四、热休克蛋白 72 检测的临床应用

缺血再灌注损伤（IRI）是指遭受一定时间缺血的组织恢复血供后，组织损伤程度加重的病理现象。肾脏为高灌注器官，对缺血及缺血再灌注均很敏感。肾 IRI 是构成缺血性急性肾衰竭的重要损伤环节，也是肾移植中影响移植肾早期功能恢复的主要原因。早期治疗可以提高患者肾 IRI 的预后，因此，发现敏感的肾生物学标志物对于确定新的肾 IRI 损伤的治疗策略是至关重要的。肾 IRI 的生物学标志物应包括以下几个特征：容易监测、无侵入性、在临床过程中有能早期探测肾损伤的能力。因为急性肾小管坏死（ATN）是大多数肾 IRI 中最常见的特征，其特点是刷状缘和肾小管上皮细胞极性的消失，以及肾小管细胞的分离、坏死和凋亡。所以，一个好的生物学标志物应同样具有监测肾小管坏死范围的能力。在这些生物学标志物中，Hsp72 是最佳的选择，它除了用于早期的诊断治疗，同样可以用于鉴别肾 IRI 的类型、识别病因学、预测临床结果、评价风险分层和监测对于临床干预的反应。因此，Hsp72 作为一个敏感的生物学标志物，对于检测肾 IRI 有重要意义。

同时，Hsp72 已被证明在一些器官的 IRI 中，参与对它们的保护，这其中包括肝、心脏和大脑。在肾脏缺血后，Hsp72 表达的增高已经被证实。首先，肾 IRI 不仅引起肾功能损害和细胞内环境的破坏，还会诱导细胞应激反应，参与修复过程，在接下来的损伤中保护特定的细胞结构。Hsp72 对这些修复机制具有重要作用。此外，肾 IRI 的主要特点是肾小管坏死。最近研究表明，缺血诱导 Hsp72 表达增多，对细胞支架结构重组和肾小管上皮细胞极性保护有益处。他们通过将变性蛋白复性及恢复功能，限制有害肽的相互作用，调整细胞内转运蛋白的生理位置，或降低不可弥补受损蛋白质含量来发挥作用。此外，经过反复的肾缺血损伤后，Hsp72 的大量表达可以预防神经激肽 Na^+-K^+-ATP 酶 α 亚基的分离，这对缺血后的恢复及神经激肽的酶功能恢复是至关重要的。

最近，在肾 IRI 体外模型中，Hsp72 与损伤或移位的神经激肽 α-亚基之间的直接联系已经被证实。最后，Hsp72 还具有抗细胞凋亡作用。肾 IRI 能够导致细胞线粒体受损水肿，细胞外基质降解，单核细胞和巨噬细胞的渗透，细胞色素 C 释放入胞质，后者联合凋亡蛋白酶活化因

子(Apaf-1)共同形成凋亡小体,从而导致细胞凋亡。Beere 等报道称 Hsp72 能够干扰 Apaf-1 功能和抑制功能性凋亡小体的组装,起到保护作用。另有研究指出,Hsp72 能够抑制细胞凋亡过程中受动器 caspase-3 激活,最终抑制细胞凋亡。

Hsp72 的表达不仅是检测肾 IRI 的一种敏感的生物学标志物:同时具有抗肾 IRI 作用,通过恢复细胞内环境稳定,赋予细胞对肾 IRI 耐受、保护细胞支架结构的重组和肾小管上皮细胞极性、预防 Na^+-K^+-ATP 酶 α-亚基的分离及抗细胞凋亡等作用保护肾功能。

五、热休克蛋白 72 的正常参考范围

由于 Hsp 种类多,检测的方法多种多样,临床应用目的也各不相同,故未形成统一的正常参考值。各实验室应根据自己的情况,建立自己的正常参考值,供临床使用。

第四节　NF-κB

核因子-Kappa B(NF-κB)是一种蛋白复合物,它控制着 DNA 的转录。NF-κB 存在于几乎所有动物细胞内并参与多种刺激(应激、细胞因子、自由基、氧化型低密度脂蛋白、细菌病毒抗原和紫外线照射)引起的细胞反应。

一、NF-κB 的理化性质和生物学特征

NF-κB 是细胞中一个重要的核转录因子,是 1986 年由 Dr. Ranjan Sen 从 B 细胞核抽提物中找到的转录因子,能与免疫球蛋白 κ 轻链基因增强子 B 序列 GGGACTTTCC 特异性结合,并能促进 κ 轻链基因表达。现已证明 NF-κB 是一种具有转录激活功能的蛋白质,能与多种基因启动子或增强子部位 κB 位点发生特异性结合并促进其转录,是细胞中一个重要的二聚化合物转录因子。NF-κB 可以调控多种促炎因子、趋化因子、黏附分子及其受体的基因表达,在炎症损伤、肿瘤、凋亡、细胞再生方面均有重要作用。

NF-κB 以可诱导形式存在于所有有核细胞中,是调控诸多基因的转录因子,与其细胞内抑制性蛋白(IκB)结合,以非活性形式存在于胞质中。许多物质,如肿瘤坏死因子 α(TNF-α)、脂多糖(LPS)或佛波已酯(PMA)等能活化 IκB 激酶(IκK)。IκK 反过来使 IκBα 磷酸化,刺激 NF-κB-IκB 复合物解离,最终 IκBα 被蛋白体降解。随之,NF-κB 进入细胞核,在核内与多种基因启动子特异性序列结合。DNA/NF-κB 复合物招募其他蛋白,如共活化剂和 RNA 聚合酶,调节这些基因的转录活性,从而导致细胞功能的改变。

NF-κB 是真核细胞转录因子 Rel 家族成员之一,广泛存在于哺乳动物细胞中。在哺乳动物细胞内共发现 5 种 NF-κB/Rel 家族成员,它们是 NF-κB1(p50/p65,由 p105 经选择性降解形成),NF-κB2 (p52/p100,由 p100 经选择性降解形成),ReI A(p65),ReI B 和 c-Rel。有 DNA 结合活性的 NF-κB 都是一个二聚体,其中研究最多的是 p50/p65 二聚体。NF-κB/Rel 的 N 端都拥有一个由 300 个氨基酸组成的 Rel 同源结构域(RHD),具有与 DNA 上的 κB 序列结合、与同源或异源性亚基形成二聚体、与 NF-κB 的 IκB 家族成员结合等功能,并且携有参与活化的 NF-κB 由细胞质向细胞核转移的核定位信号。

二、NF-κB的实验室检测

1. 蛋白印迹(Western blot)　有两种检测方法:①检测NF-κB表达量。在生理条件下NF-κB有一定的表达量,疾病和外源性刺激下NF-κB表达量发生异常改变。②检测细胞质中IκB的降解。细胞未受到任何刺激时,细胞质中的NF-κB处于未活化状态,NF-κB/IκB复合物以无活性方式将NF-κB滞留于胞质,当细胞受到外界因素刺激时,NF-κB与IκB分离,NF-κB进入细胞核,IκB则被降解。Western blot可以反映NF-κB蛋白表达量的变化情况,从而可作为研究其功能的一种手段。Western blot检测NF-κB简便、经济,不需要特殊仪器,操作简单,耗时少,是目前检测NF-κB常用的一种方法。不足之处是不能直接反映NF-κB活性,而且部分转录因子功能改变时,只是由于活性变化所引起,蛋白总量并不发生改变,Western blot不能反映出这种由于活性改变引起的NF-κB功能变化,其特异性也有待进一步提高。

2. 凝胶迁移滞留试验(electrophoretic mobility shift assay,EMSA)　EMSA是目前用于检测NF-κB的DNA结合活性应用最多的方法,已成为检测NF-κB结合活性的经典方法。EMSA原理:带标记的与NF-κB有共有序列的寡聚核苷酸探针结合到NF-κB后,因其相对分子质量和表面电荷发生改变,在非变性条件下行凝胶电泳,其泳动率比未结合的游离探针慢,经自显影后即可检测转录因子活性。结合凝胶图像分析系统可实现定量检测。EMSA根据所用标志物的不同分放射性和非放射性两种。放射性EMSA敏感性高,特异性强。非放射性EMSA勿须经过放射显影,采用生物发光或化学发光原理进行检测,敏感性与放射性EMSA相近。EMSA已广泛应用于NF-κB活性检测,但其本身也存在一定缺点,如对于低亲和力结合很难进行鉴定,难以比较不同片段之间亲和力大小的差异;对于蛋白复合体与DNA的结合也无法鉴定等。由于体内外环境存在巨大差异,EMSA目前很难真正重建体内蛋白质与DNA之间的结合过程。

3. ELISA法　为基础的检测方法,以ELISA为基础的试剂盒来检测并定量转录因子活性。试剂盒内有一个96孔板,含有NF-κB固有序列结合位点的寡核苷酸已经被固定在板上。包含在细胞核或全细胞提取物中的激活的NF-κB同源二聚体和异源二聚体特异地结合在寡核苷酸上。通过使用直接与转录因子p65、p50、p52、c-Rel或者Rel B亚基配对的抗体,活化的转录因子亚基结合到寡核苷酸而被检测到。第二抗体与辣根过氧化物酶共轭结合后提供了敏感的显色反应,这可以方便地用分光光度法定量测定。此试剂盒是一个快速、使用方便、敏感而特异的试验方法。

4. 报告基因分析系统检测　是以报告基因为基础的检测方法,如荧光素酶或β-半乳糖苷酶等。报告基因分析系统(reporter gene assay)的建立,给NF-κB的转录活性评价带来了极大方便。① β-半乳糖苷酶(β-galatosidase,β-gal)报告基因:大肠埃希菌编码的β-gal可以水解乳糖生成半乳糖,分光光度计检测颜色改变可反映转录活性。β-gal基因现常用作转染的参照体系。②荧光素(iuciferase,luc)报告基因:luc能催化甲虫的荧光素产生氧化性羧化作用,发射出光子,能被光度计或闪烁计数器捕获定量。luc分析快速、方便,具有很好的浓度线性范围(具有7～8个数量级的线性范围)而被广泛应用。③绿色荧光蛋白(green fluorescent protein,GFP)报告基因:GFP在紫外光下发射荧光,其荧光强度和蛋白表达量呈正相关,可被多种方法检测。该报告基因检测不需要底物,GFP表达稳定,加热、变性剂、去垢剂及一般的蛋白酶均不能使它灭活。结合全自动定量绘图酶标仪或聚焦显微镜,还可对转录调节因子进行高通量分析。GFP报告基因的另一个优点是可以在活细胞条件下检测及细胞内定位。报告基因分析在体内环境下直接测定转录活性水平，真实反映转录因子的生物学活性，并且可以进行定量分析，是目前检测NF-κB的一种比较理想的方法。

5. 染色体免疫沉淀分析　此项技术的原理也是利用转录因子与DNA结合。实验步骤：组织切片使用福尔马林交联转录因子与DNA之间的结合，超声波破碎DNA后，加入转录因子的抗体沉淀转录因子/DNA复合体，减交联去除该复合体中的转录因子得到DNA，以此DNA为模板进行PCR，根据PCR的结果（扩增产物的有无、强弱）可以确定转录因子与DNA之间的作用。

6. 免疫组化法　应用NF-κB单克隆抗体和免疫组化试剂盒，按说明书即可操作。

7. 其他方法　有学者用免疫荧光技术结合激光扫描共聚焦显微镜进行NF-κB的活性检测，方法比较复杂，需要一定的仪器设备，在临床上有一定的推广难度。

三、NF-κB检测的影响因素

1. NF-κB与炎症反应、免疫应答，以及细胞的增殖、分化、凋亡有着密切的关系，这些因素可促进其浓度升高。

2. 病毒感染与核转录因子NF-κB的活化也密切相关，已发现很多病毒包括登革热病毒、巨细胞病毒、人免疫缺陷病毒（HIV）、Epstein-Barr病毒、乙型肝炎病毒等都可激活核转录因子NF-κB。

四、NF-κB检测的临床应用

1. NF-κB在肾脏炎性反应中的作用　在肾脏的肾小球系膜细胞、肾小球内皮细胞、肾小管上皮细胞和由血液循环浸入的血液免疫细胞均存在NF-κB的转录调控。NF-κB可以启动许多炎症因子的表达，如TNF-α、IL-1、IL-2、IL-6、单核细胞趋化蛋白-1（MCP-1）、可诱导NO合成酶、血管细胞黏附分子（VCAM）等，所有这些因子在炎性反应过程中发挥重要作用。NF-κB通过调控它们的转录过程，在原发性肾小球疾病（新月体肾小球肾炎等）及继发性肾小球疾病（狼疮肾炎等）的发生、发展中起着核心作用。

有报道用IL-1刺激培养的肾系膜细胞，观察到IL-1可激活NF-κB进入核内，与MCP-1的A2位点结合，上调MCP-1的转录，后者作为炎性反应趋化因子在肾脏炎性反应中起着中心作用。体外细胞培养实验证实：NF-κB确实可调控肾小球系膜细胞增殖及其分泌的多种细胞炎性因子及化学因子。在许多实验性肾小球肾炎如抗肾小球基底膜肾炎、系膜增殖性肾小球肾炎、免疫复合物性肾小球肾炎等模型中均可见肾小球或肾皮质中NF-κB活性增加。有研究应用凝胶迁移率试验，检测肾毒性血清（NTS）所致WKY小鼠肾小球肾炎时NF-κB活性。动态分析发现NTS注射后1d，NF-κB活性开始升高，3～4d达高峰，且其活性升高至少14d。给予NF-κB活性强力抑制剂PDTC，抑制了NTS诱导的肾小球NF-κB活性的增加，也继而抑制NF-κB调节的炎性因子（IL-1β、MCP-1、ICAM-I、iNOS）mRNA的表达。PDTC也抑制了肾小球肾炎病理生理参数——尿蛋白的生成，表明NF-κB活化诱导肾小球肾炎前炎性因子的产生，可能在肾小球肾炎发病过程中具有重要作用。

有学者用基因干扰的方法，在TNF-α诱导的肾小球肾炎的大鼠模型中用转录因子NF-κB的decoy寡脱氧核苷酸，特异性抑制NF-κB的活性。结果表明，抑制NF-κB的活性，可明显抑制 TNF-α 诱导的内源性 IL-1α、IL-1β、IL-6、ICAM-1、VCAM-1 的基因表达和 TNF-α 诱导的炎性反应。由此可见，NF-κB 在肾小球肾炎发病中起着关键介导作用。

2. *NF-κB 与糖尿病肾病(DN)* DN 是糖尿病晚期常见的并发症。糖尿病时肾组织内各种炎性细胞因子、黏附分子、趋化因子如 TNF-α、IL-6、ICAM-1、VCAM-1、MCP-1 等明显增多，可促进单核细胞和中性粒细胞与血管内皮细胞的黏附，并诱导单核细胞趋化和激活单核细胞释放各种细胞因子，加重炎性反应过程和肾脏损伤。大量研究表明，糖尿病时 NF-κB 异常激活，参与调控上述细胞因子的表达。糖尿病时肾组织中 NF-κB 活化的原因很多。目前发现，高血糖、糖基化蛋白终产物、内皮素(ET)-1、AngⅡ及 LPS 等均可激活 NF-κB。近年发现氧化应激(oxidative stress，OS)在 DN 发生、发展中起着十分重要的作用。DN 情况下，常伴有主要葡萄糖及糖化蛋白的自动氧化，致体内 ROS 产生增加，而机体抗氧化能力如超氧化歧化酶(SOD)、谷胱甘肽过氧化物酶(CSH-Px)、过氧化氢酶(CAT)活性下降，细胞 NADPH 含量不足，血浆抗氧化剂如维生素 C、维生素 E、辅酶 Q10 等水平降低，致机体存在明显的氧化应激，产生大量 ROS。因此，ROS 是诱导 NF-κB 活化的重要因素之一，它可使细胞内 NF-κB 活化，继而转录多种对肾组织有损伤的介质。

3. *NF-κB 与肾细胞癌* NF-κB 参与了抗瘤免疫反应。有文献报道，NF-κB 在肾细胞癌中被激活，活化的 NF-κB 可通过对 T 细胞的作用参与抗瘤免疫。NF-κB 可诱导表达 T 细胞生长因子 IL-2，并且 T 细胞的增殖亦与 NF-κB 的活化有关。有学者在对大鼠的肾细胞癌模型中发现，癌细胞的增长与 T 细胞的增殖及 NF-κB 激活呈负相关，而应用骨髓来源的树突状细胞(DC)与 CpG 寡聚脱氧核苷酸(CpG-ODN)共培养后，接种至大鼠体内可以显著抑制癌细胞增长，恢复肿瘤特异性免疫。DC 具有抗肿瘤免疫效应，CpG-ODN 可以激活 DC 成熟，其机制可能与 CpG-ODN 激活 NF-κB 途径有关。有研究中发现，肾细胞癌外植体的可溶性产物神经节苷脂可抑制 NF-κB P50 和 Rel 核转位和核内聚积，使 NF-κB 活化受抑制，几乎测不到受 NF-κB 调控的 IL-2、IL-2 受体 α 链的基因表达，并且 γ 干扰素 mRNA 水平非常低，因而抑制Ⅰ型 T 细胞因子的产生和正常 T 细胞的增殖，使肿瘤浸润 T 淋巴细胞数目减少，T 细胞介导的抗瘤免疫反应被破坏。

五、NF-κB 的正常参考范围

由于 NF-κB 检测的方法多种多样，临床应用目的也各不相同，故未形成统一的正常参考值。各实验室应根据自己的情况，建立自己的正常参考值，供临床使用。

第五节　白细胞介素-1

白细胞介素(interleukin，IL)，简称白介素，是指在白细胞或免疫细胞间相互作用的淋巴因子。白细胞介素在传递信息，激活与调节免疫细胞，介导 T、B 细胞活化、增殖与分化，以及在炎症反应中起重要作用。1972 年，Gery 及其同事首次观察到人外周血单核细胞和小鼠脾脏巨噬细胞(Mφ)在细菌内毒素刺激下能分泌一种活性因子，它具有促进小鼠胸腺细胞对丝裂原的增殖反应，当时将其定名为淋巴细胞活因子(LAF)。以后研究表明，LAF 除可促进胸腺细胞增殖外，还有具有调节 T、B 淋巴细胞活性的功能。因此，1979 年 5 月在瑞士举行的第二届国际淋巴因子讨论会上建议将其更名为白细胞介素-1(IL-1)。IL-1 在免疫应答的分子调节网络中起重要作用，其功能是诱导 T 淋巴细胞分泌白细胞介素 2(IL-2)，引起细胞毒性和辅助性 T 细胞扩增，从而导致体液和细胞免疫应答的放大。IL-1 的过量产生或分泌缺陷与许多疾病的发生及发展密切相关，提示 IL-1 在一定条件下还可能成为一种病理性介质。

一、白细胞介素-1 的理化性质和生物学特征

1. IL-1 的理化性质　IL-1 由含碳水化合物的一条多肽链构成，在 pH 为 4～12 时稳定，60℃作用 1h 不被破坏，但能被蛋白分解酶处理而失活，可抵抗神经氨糖酸苷酶处理。人的 IL-1 相对分子质量为 15 000～17 000，根据其分子结构和等电点(pI)的差异，可将其分为 IL-1α(pI 5.0)和 IL-1β (pI 7.0)，两者有 25 %氨基酸序列的同源性，能结合同一种受体 IL-1R。人和小鼠 IL-1 基因定位于 2 号染色体，IL-1 前体(Pro IL-1)的相对分子质量为 31 000，通过 IL-1 前体转化酶裂解形成 IL-1 分子。IL-1 在不同种属中有较高同源性。在氨基酸水平上，IL-1α 和 IL-1β 在不同种属同源性分别为 60%～70%和 75%～78%；但在同一种属中 IL-1α 和 IL-1β 同源性只有 25%左右。人 IL-1α 和 IL-1β 分别由 159 和 153 个氨基酸残基组成，相对分子质量约 17 500，同源性为 26%，在 DNA 水平上同源性为 45%。IL-1α 和 IL-1β，以及 IL-1 家族其他成员 IL-1Rα 和 IL-18 均具有 IL-1 签名样序列(signature-like sequence)[Fx(12)FxSx(6)-F/YL]。

单核细胞、巨噬细胞、树突状细胞等在摄取抗原抗体复合物后或在抗原呈递过程中可产生 IL-1。在大多数刺激剂刺激外周血单个核细胞(PBMC)条件下，IL-1β mRNA 水平要比 IL-1 α mRNA 高 20～25 倍。小鼠巨噬细胞细胞系 P388D1、J774、PU5-1.8、WEHI-3，以及人前单核细胞株 U937 等在 LPS 刺激后都能分泌大量的 IL-1。表皮细胞、NK 细胞、B 细胞、成纤维细胞、内皮细胞、星状胶质细胞、肾小球系膜细胞(mesangial cell)、滑膜衬细胞(synovial lining cell)、平滑肌细胞、上皮细胞、胎盘细胞、白血病细胞、中性粒细胞等在某些条件下亦可产生 IL-1。

2. IL-1 的生物学特征　IL-1 在免疫及炎症反应中起着传递信息、促进细胞分化繁殖等多方面的功能。IL-1 对多种免疫活性细胞的分化、增殖和功能表达具有调节作用：①诱导 T 细胞分泌 IL-2。丝裂原的作用只使处于休止期(G_0)的 T 细胞进入 G_1 早期，同时诱导 T 细胞分泌 IL-2 和表达 IL-2 受体，在 IL-2 作用下，T 细胞合成 DNA 并分裂分化为辅助性或细胞毒性 T 细胞。②促进 B 细胞增殖。IL-1 对 B 细胞的影响可以是直接的，也可通过辅助 T 细胞间接作用。③诱导 T、B 细胞前体的分化。④增强机体的抗肿瘤免疫应答功能。IL-1 对多种肿瘤细胞株具有生长抑制和(或)杀伤作用。

IL-1 与内源性致热原具有相同的生化特征和生物学功能，抗内源性致热原抗血清也能阻断 IL-1 促进胸腺细胞增殖的活性。纯化或重组的 IL-1 也可引起机体发热。引起发热所需 IL-1 的量远高于(200 倍)刺激胸腺细胞增殖所需的量。大鼠静脉注射 IL-1 后几类主要急性期蛋白，如 α_2-巨球蛋白、C 反应蛋白、血清淀粉样蛋白及血清淀粉样蛋白 P 成分可增加数百倍，已证明 IL-1 可刺激人嗜中性白细胞的趋化反应，其作用与细胞内钙离子浓度有关。几种影响 IL-1 诱导中性白细胞释放颗粒的试验表明，细胞内钙是与脱颗粒机制有关的成分。由中性白细胞与 IL-1 接触过程中产生的花生四烯酸脂氧合作用产物可能在 IL-1 活化中性白细胞中起作用。

目前认为肾小球系膜细胞也是 IL-1 的一个来源，而 IL-1 又可刺激系膜细胞的增生。有

研究提取肾小球系膜细胞，从中诱导产生IL-1，用胸腺细胞增殖反应检测IL-1的活性。以纯化的IL-1为对照，利用凝胶层析、离子交换层析等方法，发现肾小球系膜细胞的上清中含有一种因子，此因子可促使胸腺细胞增殖，其相对分子质量为15 000左右，从而认为此因子就是IL-1。

Mφ或系膜细胞产生的IL-1，在肾脏疾病发病机制中的作用：①促进T淋巴细胞的生长（如淋巴细胞活化因子）。②促进内皮细胞和Mφ的促凝血活性。当Mφ被免疫复合物或经抗体刺激细胞上Fc受体及C5α或免疫复合物的消化产物可诱导局部"组织因子"产生，增加促凝血活化。此因子是细胞表面上的糖蛋白，是因子Ⅶ的受体，它被活化后，可促进内凝血系统活化，最终导致纤维素在肾小球内沉积。人们现在认为导致这一内凝血系统活化致使纤维素在肾小球内沉积的不是传统的活化了Hageman因子，而是由于IL-1活化组织因子所致。③引起肝脏合成急性期蛋白增加。④使下丘脑产生PGE_2增加，而引起发热。⑤IL-1可增加系膜细胞蛋白激酶的活性。

二、白细胞介素-1的实验室检测

1. *细胞生物学活性检测法*　取肝素抗凝血，经分层液（比重1.077）离心分离单个核细胞，配成一定的浓度加入塑料培养板孔中温育1～3h，洗去未黏附细胞，然后每孔加入含一定浓度LPS的细胞培养液，继续温育一定时间，收集上清检测IL-1活性。IL-1具有淋巴细胞活化因子的活性，可以协同促有丝分裂原刺激T细胞或胸腺细胞发生有丝分裂，同时IL-1可以刺激T细胞产生IL-2或其他T细胞生长因子，并使之表达相应的受体。因此，用细胞增殖法检测IL-1有直接增殖法和间接增殖法两种。

（1）直接增殖法：IL-1在促有丝分裂原存在的情况下，能够促使胸腺淋巴细胞和某些体外建株的T细胞克隆生长，因此测定这些细胞的增殖情况即可反映IL-1的活性。小鼠胸腺细胞测定法操作简单，比较常用；缺点是缺少特异性，因IL-2亦可协同促有丝分裂原刺激胸腺细胞增殖。D10G4.1（一种小鼠TH细胞克隆）测定法较胸腺细胞测定法的敏感性高，且D10G4.1对IL-2不敏感，因此特异性增强，缺点是需要长期饲养细胞株，该实验以^{3}H-TdR掺入法或MTT法检测细胞增殖情况。通常IL-1浓度越高，细胞转化能力越强。IL-1浓度低于0.05ng/ml时，细胞转化能力接近促有丝分裂原单独刺激的程度。

（2）间接增殖法：某些品系小鼠的T细胞系只有在IL-1存在的条件下才能产生IL-2，并且IL-2的产生量与IL-1的浓度成直线关系。因此，可以利用IL-2依赖细胞株（如CTLL2）测定IL-2，借以间接测定IL-1的含量。

（3）成纤维细胞增殖法：IL-1能刺激成纤维细胞的增殖，故可利用来源于新生儿包皮或传代的人皮肤成纤维细胞（如CRL1445）测定IL-1。国内常用小鼠成纤维细胞瘤L929细胞株。检测原则是将生长成单层的L929细胞用胰酶消化后，配成适当浓度的细胞悬液，继而将不同稀释度的待测样本与L929细胞悬液分别加入96孔培养液中。一式三份，并设置阴性对照，放入37℃、5%CO_2的温箱中温育72h，在第16小时时加入适量^{3}H-TdR，继续温育，结束后离心弃去培养上清，加入适量胰酶消化几分钟后，收集细胞测定吸光度值。

2. *骨和软骨组织测定法*　利用IL-1可诱导胶原酶释放，破坏软骨组织的特性，用分光光度计测定软骨硫酸盐释放量，即可间接推知IL-1量。又如IL-1能影响骨质吸收，应用放射性^{45}Ca通过小鼠头顶骨系统吸收可测定IL-1活性，为骨质吸收释放法。

3. PGE_2 测定法　IL-1 作用于下丘脑，诱导脑细胞合成前列腺素 E_2（PGE_2），发挥致热原作用；还能诱导原代培养或建株传代的成纤维细胞产生 PGE_2，故可用放免疫技术测定 PGE_2，借以间接测定 IL-1。

4. 放射免疫测定法　本法利用受检 IL-1 样品与碘标记 IL-1 竞争性结合 Sepharose 4B 中抗 IL-1 抗体结合位点的原理而设计。该法敏感性较高，且可排除样品中其他干扰因素的影响，其特点是可以区分 IL-1α 和 IL-1β。

5. 体内测定法　IL-1 在体内可诱导发热、引起急性期蛋白合成及影响血中铁和锌水平。实验室多利用 IL-1 的致热原作用加以检测。在给动物静脉注射 IL-1 前后，以体温的升高幅度表示 IL-1 的活性，或定期测定血清中某些急性期蛋白的含量，如血清淀粉样蛋白 A、血清淀粉样蛋白 P 等。

6. ELISA 法　本试剂盒采用的是生物素双抗体夹心酶联免疫吸附法（ELISA）测定样品中人 IL-1 水平。向预先包被了人 IL-1 单克隆抗体的酶标孔中加入 IL-1，温育；温育后，加入生物素标记的抗 IL-1 抗体。再与链霉亲和素-HRP 结合，形成免疫复合物，再经过温育和洗涤，去除未结合的酶，然后加入底物 A、B，产生蓝色，并在酸的作用下转化成最终的黄色。颜色的深浅与样品中人 IL-1 的浓度呈正相关。

7. 分子生物学方法　常用反转录 PCR 检测细胞因子 mRNA 转录的情况。

三、白细胞介素-1 检测的影响因素

1. 受各种刺激因子（包括抗原、内毒素、细菌及病毒等）所诱导，在急性和慢性炎症的致病过程中升高。

2. IL-1 升高在某些自身免疫性炎症反应，如类风湿关节炎时，在多种关节炎的关节液中可测出高水平 IL-1，在结核和风湿等疾病时血中 IL-1 升高。

3. IL-1 在再生障碍性贫血患者、老年人或癌症患者外周血中含量低于正常人，因而在感染后不易出现发热等临床症状。

四、白细胞介素-1 检测的临床应用

IL-1 是重要的炎性介质之一，也是一种热原质成分，具有致热和介导炎症的作用，主要在细胞免疫激活中发挥调节作用。IL-1 受各种刺激因子（包括抗原、内毒素、细菌及病毒等）所诱导，在急性和慢性炎症的致病过程发挥重要作用，并与糖尿病、类风湿关节炎和牙周炎的病理过程密切相关。IL-1 参与机体造血系统、神经系统、内分泌系统的反应，以及某些抗肿瘤的病理生理过程，它还介导急性髓性白血病、急性淋巴细胞白血病及多发性骨髓瘤的发病机制中。IL-1 测定依据是它对胸腺细胞的影响。监测 IL-1 的释放有助于了解机体的免疫调节能力，可为疾病的诊断、疗效观察及预后判断等提供一项可靠依据。

有研究者用从免疫复合物肾炎模型的系膜细胞和 P388 D_1 Mφ 小株中提取 RNA。以小鼠 ^{32}P 标记的 IL-1 cDNA 为探针研究了免疫复合物肾炎时大鼠系膜细胞的 IL-1 的基因表达及 IL-1 的活性。结果表明，肾小球肾炎的肾脏所含 IL-1 mRNA 比正常对照肾增加 2～3 倍，从而进一步提示在免疫复合物介导的肾小球肾炎的发病机制中，局部产生的炎性介质 IL-1 起着重要作用。也有研究者根据狼疮肾炎时 Mφ 浸润和系膜细胞增生的特点，为了判定这些细胞是否也可产生 IL-1，他们从这些细胞中提取 RNA，以特异的小鼠 IL-1 cDNA 为探针，进行

转录，结果表明这两种细胞都能分泌 IL-1，放射自显影显示 Mφ 和系膜细胞产生 IL-1 mRNA 的比例为 10∶1。当使用地塞米松时可阻断两者的 IL-1 的基因表达。笔者认为 IL-1 导致肾损伤的作用可能与刺激血栓素 A_2 的产生有关。在狼疮肾炎的治疗中，皮质醇的有益作用与其阻断系膜细胞和 Mφ 的 IL-1 的产生有关。

五、白细胞介素-1 的正常参考范围

ELISA 法：(0.19±0.06)μg/L。

第六节　白细胞介素-2

白细胞介素-2 (IL-2)可引起 T 细胞增殖和维持 T 细胞在体外的持续生长，故曾称为 T 细胞生长因子(TCGF)。该因子于 1983 年克隆成功。

一、白细胞介素-2 的理化性质和生物学特征

1. IL-2 的理化性质　IL-2 是一种糖蛋白，含 133 个氨基酸残基，相对分子质量为 15 000～35 000。天然 IL-2 在 N 端含有糖基，但糖基对 IL-2 的生物学活性无明显影响。IL-2 分子含有 3 个半胱氨酸，分别位于第 58、105 和 125 位氨基酸，其中 58 位与 105 位半胱氨酸之间所形成的链内二硫键，对于保持 IL-2 生物学活性起重要作用。人 IL-2 基因定位于 4 号染色体。人和小鼠 IL-2 基因在 DNA 水平上有 63%同源性。

丝裂原刺激 $CD4^+$ 或 $CD8^+$ T 细胞亚群均可产生 IL-2；同种异体抗原主要刺激 $CD4^+$ T 细胞分泌 IL-2。外周血单核细胞(PBMC)、脾、淋巴结和扁桃体中的 T 细胞受到刺激后都能产生 IL-2。在小鼠 Th1 细胞中，IL-2 主要由 Th1 亚群产生。环孢素 A (CsA)和 FK506 对 T 细胞合成和分泌 IL-2 有明显的抑制作用。

人和动物某些 T 细胞白血病细胞系或肿瘤细胞在丝裂原、钙离子载体(如 A23187)或 PMA 刺激下可产生高水平的 IL-2。小鼠胸腺瘤细胞系 EL-4 和人 Jurkat 细胞静止状态不合成 IL-2，刺激后可分泌高水平的 IL-2。T 细胞杂交瘤：T 细胞杂交瘤 123、FS6-14.13、HT-24A 等在 ConA 刺激下可产生 IL-2。

2. IL-2 的生物学特征　IL-2 是一种重要的免疫调节因子，具有导致 T 细胞的活化与增殖、B 细胞的生长与分化、促进杀伤细胞生成与分化等作用。

(1) $CD4^+$ 和 $CD8^+$ T 细胞都是 IL-2 作用的靶细胞：IL-2 对静止 T 细胞作用较弱。胸腺细胞和 T 细胞经抗原、丝裂原或同种异体抗原激活后，在 IL-2 存在的条件下进入细胞周期 S 期，维持细胞的增殖。IL-2 可刺激 T 细胞转铁蛋白受体(TfR，CD71)、胰岛素受体、MHC-Ⅱ类抗原的表达，并产生 IFN-γ、IL-4、IL-5、IL-6 及 CSF 等多种细胞因子。

(2)促进杀伤细胞分化和效应功能：IL-2 诱导 CTL、NK 等多种杀伤细胞的分化和效应功能，并诱导杀伤细胞产生 IFN-γ、TNF-α 等细胞因子。IL-2 可增强 CTL 细胞穿孔素基因的表达。

(3)直接和间接作用于 B 细胞：IL-2 可促进 B 细胞增殖、分化和 Ig 分泌。已发现活化的 B 细胞也具有 IL-2 R，IL-2 对 B 细胞的调节作用除通过刺激 T 细胞分泌 B 细胞增殖和分化因子外，还可能有直接的调节作用，从而促进体液免疫。

(4)活化巨噬细胞:IL-2促进巨噬细胞通过ADCC机制杀伤肿瘤。IL-2还可刺激少胶质细胞的增殖。

二、白细胞介素-2的实验室检测

1. *生物学活性测定*　IL-2是由Th细胞产生的淋巴因子,在淋巴细胞增殖分化过程中起到非常重要的作用。IL-2活性测定基于IL-2能维持IL-2依赖细胞的代谢和存活,促进这类细胞的增殖。细胞在增殖时能量代谢活跃,可产生大量的能量以供合成多种大分子物质和细胞分裂所需,能量代谢的水平与细胞合成DNA水平基本平行,因此,测定细胞能量代谢的水平可以间接地反映细胞增殖情况。四甲基偶氮唑盐(MTT)是一种淡黄色的水溶性化合物,活细胞(特别是增殖期的细胞)通过线粒体能量代谢过程中的琥珀酸脱氢酶的作用,使淡黄色的MTT分解产生蓝色结晶状甲臜沉积于细胞内或细胞周围,且形成甲臜的量与细胞增殖程度呈正比,甲臜经SDS作用后可溶解显色。溶解液的光密度值与细胞代谢及IL-2活性呈正相关。相同原理的还有^{3}H-TdR掺入法、^{125}I-UdR微量测定法、ConA诱导T细胞微量测定法等。

2. *ELISA法*　采用双抗体夹心法测定标本中人IL-2水平,用纯化的人IL-2抗体包被微孔板,制成固相抗体,往包被单抗的微孔中依次加入IL-2,再与HRP标记的羊抗人抗体结合,形成抗体-抗原-酶标抗体复合物,经过彻底洗涤后加底物TMB显色。TMB在HRP酶的催化下转化成蓝色,并在酸的作用下转化成最终的黄色。颜色的深浅和样品中的IL-2呈正相关。用酶标仪在450nm波长下测定吸光度(OD值),通过标准曲线计算样品中人IL-2浓度。

3. *流式细胞术*　流式细胞术检测细胞内因子是一种相对快速、重复性好并能准确定量的方法,已有专业检测试剂盒,按说明书操作即可进行检测。

三、白细胞介素-2检测的影响因素

1. 引起IL-2升高的影响因素

(1)卡介苗免疫疗法:12例膀胱癌患者,6个疗程的卡介苗免疫治疗后12h,尿液IL-2的排泄量增加到74pg/ml。

(2)血液透析:76例慢性肾病、接受血液透析的患者,血清浓度显著下降,从基础水平24.2ng/L下降至0.51ng/L。在使用了聚磺透析膜后,IL-2下降得更明显。

(3)发热:血清IL-2浓度与发热有很好的相关性。

(4)运动:17名运动员中有15名在马拉松比赛后的血清IL-2立刻增高,但是大多数在24h后回到正常水平。

2. 引起IL-2降低的影响因素

输血:12例慢性肾病的患者,输1个单位的全血,2周后单核细胞IL-2浓度明显减少。

3. 在生物学活性测定中,CTLL-2细胞对鼠IL-4亦有增殖反应,若标本中含sIL-4,将影响检测结果。洗涤细胞时操作不应太剧烈,因为CTLL-2细胞膜极脆,容易破碎。^{125}I-UdR半衰期较短,须定期供应。

四、白细胞介素-2检测的临床应用

1. *IL-2与慢性肾炎*　IL-2是由辅助性T细胞产生的一种免疫调节因子,有促进T细胞增殖和诱导 LAK 细胞促进细胞分泌抗体，促进 T 细胞杀伤作用及增强 NK 细胞活性等作用，可见 IL-2 是免疫 B 细胞增殖和应答调节的一个中心环节。有文献报道，一些自身免疫性疾病血清 IL-2 水平明显低下，其降低的原因可能是患者产生 IL-2 能力和对 IL-2 反应性不同程度的降低。有研究结果表明，慢性肾炎患者在治疗前血清 IL-2 水平显著低于正常人组（$P<0.01$），经中西医结合治疗 2 个月后与正常人组比较仍有显著性差异（$P<0.05$），提示检测 IL-2 水平对观察疗效和预后均有重要的临床价值。

2. IL-2 与过敏性紫癜（HSP） HSP 存在免疫功能紊乱，主要表现在多克隆 B 细胞活化和免疫球蛋白分泌增加，以及相关细胞因子改变等。B 细胞活化除抗原刺激外尚须多种细胞因子辅助，IL-4 能增强休止期 B 细胞受抗原刺激后 IgE 的产生。IL-2 是抑制 NK 细胞活化及促进 B 细胞活化的必需因子，其水平下降则不能有效活化 NK 细胞及抑制 B 细胞，导致 B 细胞分泌球蛋白增加。江华等的研究中 HSP 患者 IL-2 水平较正常儿稍低但无显著差异，伴发紫癜性肾炎患者其水平则显著下降，而在 HSP 和伴发紫癜性肾炎中 IL-4 较正常对照均显著增高，提示 IL-4 参与本病的发生和肾损害，而 IL-2 水平的显著降低参与了 HSP 的肾损害。

3. IL-2 与糖尿病肾病（DN） 本研究发现，DN 的血清乙酰肝素酶（HPA）、IL-2 水平显著高于正常组，且各组间差异有统计学意义（$P<0.05$），并且相关性分析及回归分析显示血清 HPA、IL-2 水平与 24h 尿清蛋白排泄率（UAER）水平呈正相关，而 HPA 与 IL-2 之间亦呈正相关。这一结果表明，HPA、IL-2 这两个炎症细胞因子也许通过共同参与调节 2 型糖尿病患者肾小球对于清蛋白的滤过而影响 2 型糖尿病患者 DN 的发生、发展。研究结果还显示，HPA、IL-2 与糖尿病病程、收缩压呈正相关，而与 HbA1c 无显著性相关，表明血清 HPA、IL-2 改变可能并不是短、中期血糖波动的结果，而是一个较长期的过程，病程和收缩压可能是影响血清 HPA、IL-2 水平的重要因素。

4. 引起 IL-2 升高的疾病 IL-2 水平升高可见于：①炎症和自身免疫病，如 RA、SLE、MS、青少年风湿性关节炎、青少年慢性结肠炎、溃疡性结肠炎、1 型糖尿病；②HIV 和兔弓形虫感染；③霍奇金病和非霍奇金淋巴瘤；④肝、肾移植后；⑤血液透析、酒精性肝硬化、精神分裂症等。

五、白细胞介素-2 的正常参考范围

ELISA 法：(5.0±1.5)μg/L。

第七节 白细胞介素-6

白细胞介素-6 (IL-6)曾被命名为 β_2 干扰素（IFN-β_2）、杂交瘤/浆细胞瘤生长因子（hybridoma/plasmacytoma growth factor，HPGF）、B 细胞分化因子（B cell differentiation factor，BCDF）、B 细胞刺激因子-2 (B cell stimulatory factor 2，BSF-2)、溶细胞性 T 细胞分化因子（cytolytic T cell differentiation factor，CDF）和肝细胞刺激因子（hepatocyte-stimulating factor，HSF）等。该因子于 1986 年克隆成功。

一、白细胞介素-6 的理化性质和生物学特征

1. IL-6 的理化性质 人 IL-6 分子为 184 个氨基酸残基，相对分子质量为 26 000，由 4 个

α 螺旋和 C 端(第 175～181 位氨基酸残基)受体结合点所组成,其中第 179 位精氨酸对于与受体的结合非常重要。N 端 23 个氨基酸残基虽不直接与 IL-6 生物学活性有关,但对于整个 IL-6 分子组成起稳定作用。IL-6 分子中有 4 个半胱氨酸,形成 2 对二硫键(Cys44-Cys50、Cys73-Cys83)。小鼠 IL-6 分子为 187 个氨基酸残基,人与小鼠 IL-6 氨基酸序列有 42%同源性,人的 IL-6 对小鼠某些细胞有刺激作用。IL-6 与 G-CSF 和 IFN-β 的结构有一定的同源性,对骨髓造血细胞和髓样白血病细胞的某些作用也有相似之处。人 IL-6 基因位于第 7 号染色体,小鼠 IL-6 基因位于第 5 号染色体。

肾小球系膜细胞、角朊细胞、内皮细胞等在一定培养条件下均可产生 IL-6,注射 TNF 快速引起循环中 IL-6 水平升高可能是由内皮细胞产生的。LPS 刺激单核细胞产生 IL-6,某些单核细胞系如 P388D1(小鼠)、U937(人)也可分泌 IL-6。在机体发生炎症时,单核和巨噬细胞是最早产生 IL-6 的反应细胞,可使局部及全身 IL-6 水平升高。IL-1、TNF、GM-CSF、LPS、A23187 和 PMA 等对单核细胞产生 IL-6 具有促进作用,而 IL-4、IL-10、CsA、地塞米松等则对单核细胞产生 IL-6 有抑制作用。T 细胞产生 IL-6 依赖于巨噬细胞或 PMA。抗原呈递细胞刺激相应的 T 细胞,以及 HTLV-1 感染的 T 细胞系等均可分泌 IL-6。

2. IL-6 的生物学特征　在正常的生理情况下,IL-6 通过旁分泌和自分泌形式在局部发挥作用。在病理情况下,也可通过内分泌形式在全身发挥作用,如急性炎症时,局部产生的 IL-6 通过全身转运到远端部位作用的靶器官。

(1)刺激细胞生长:IL-6 可促进多种细胞的增殖,如 B 细胞杂交瘤、浆细胞瘤、EBV 转化的 B 细胞、T 细胞、PMA 和 IL-4 刺激的胸腺细胞、造血干细胞、角朊细胞及肾小球系膜细胞。

(2)促进细胞分化:IL-6 促进 B 细胞分化、Ig 的分泌和再次免疫应答;促进 CTL 分化,协同 IL-6 增强 CTL 中穿孔素基因的表达,并增加 T 细胞产生 IL-2 和表达 IL-2R;诱导神经细胞的分化,诱导垂体产生 ACTH;协同 IL-3 诱导干细胞分化和巨核细胞的成熟,促进小鼠骨髓移植后免疫功能的重建;促进 NK 细胞的杀伤活性;IL-6 抑制单核细胞产生 IL-6 和 TNF,促进 IL-1ra 和 sTNFR (p55)的分泌,促进单核细胞和中性粒细胞呼吸爆发反应。

二、白细胞介素-6 的实验室检测

1. ELISA 法　目前,IL-6 主要采用 ELISA 法进行检测。实验采用双抗体夹心 ELISA 法。先用标定稀释液配制标准品浓度,在已用抗 IL-6 单抗包被的微孔板内加检测稀释液 100μl,再分别加入标准品、待检血清样品各 50μl,用塑料粘纸封住微孔板,200r/min 微振荡并室温孵育 2h,洗涤 3 次。加生物素 100μl,用塑料粘纸封住微孔板,200r/min 微振荡并室温孵育 1h,洗涤 3 次。加辣根过氧化酶(HRP)标记的多克隆抗 IL-6 抗体 100μl,再 200r/min 微振荡并室温孵育 1h,再洗涤 3 次。加 TMB 底物溶液 100μl,200r/min 微振荡,室温 10min,最后加终止液 100μl 终止反应,以双波长 450nm/630nm 处测定 A 值,求出标准曲线,计算出样品含量。

2. IL-6 的基因多态性检测　聚合酶链反应-限制性片段长度多态性(PCR-RFLP)的方法。①引物设计与合成:扩增 IL-6 基因-572 位点的一段 DNA 序列,上游引物:5′-GGAGACGCCTTGAAGTAACTGC-3′,下游引物:5′-GAGT TTCCTCTGACTCCATCG-CAG-3′;扩增 IL-6 基因-634 位点的一段 DNA 序列,上游引物:5′-GAGACGCCTTGAAG-TAACTG-3′,下游引物:5′-AACCAAAGA TGTTCTGAA CTGA-3′。②DNA 提取:参照说

明书操作。③PCR 扩增条件：IL-6 的 PCR 扩增反应体系均为 25μl，其中含 10×PCR Buffer 2.5μl，2.5 mmol/L dNTPs 2.0μl，上、下游引物各 20μmol/L，模板 DNA5.0μl，TaqDNA 聚合酶 1.25U，不足体积用灭菌双蒸水补足至 25μl。置热循环仪（Gene Amp PCR System 2700 型，USA）中 94℃预变性 5min；再按下列程序循环 35 次，即 94℃变性 30s、57℃退火 1min、72℃延伸 1min；末次循环后，72℃延伸 5 min。④扩增产物的限制性酶切：分别取 PCR 扩增产物 10μl，用 8U 限制性内切酶 Mbi Ⅰ 酶切 IL-6 基因-572 位点；用 6U 限制性内切酶 Bsr BI 酶切 IL-6 基因-634 位点，37℃孵育 3 h，反应终止后，消化片段在 3%琼脂糖凝胶上电泳，EB 染色，染色后以 DL-2000 DNA 片段长度标准物为参考，在紫外灯下判断结果，并拍照。

3. RIA 法　应用竞争机制原理，标准或样品中的 IL-6 和加入的 ^{125}I-IL-6 共同与一定量的特异性抗体产生竞争性免疫反应。^{125}I-IL-6 与抗体的结合量和标准或样品中 IL-6 的含量呈一定的函数关系。用免疫分离试剂（P. R.）将结合部分（B）与游离部分（F）分离后，测定结合部分的放射性强度，并计算相应结合率 B/B_0。用已知标准 IL-6 含量与对应结合率作图，即得标准抑制曲线。从标准曲线上查知对应结合率的待测样品中的含量。

4. 流式微球分析技术（CBA）　近年来，流式细胞术（FCM）广泛应用于临床，并且应用前景不断扩大，结合 CBA，可对非细胞性物质实现多参数分析，检测所需样本量更少，并大大缩短操作时间，同时其特异性强，敏感性高。本书作者应用该技术建立了对 IL-6、TNF-α、MCP-1 进行同时联合检测的方法。

三、白细胞介素-6 检测的影响因素

1. 血清中使之降低的影响因素

（1）血清：血清标本中浓度降低，EDTA 抗凝血浆是推荐的检测标本。

（2）戒烟：可使浓度降低。

（3）性别：健康男性血清中的平均浓度稍低于健康女性平均浓度。

（4）种族：白种人血清中 IL-6 的平均浓度稍低于非洲裔人水平。

2. 血清中使之升高的影响因素

（1）血浆：血浆标本中其平均浓度较血清中高。

（2）衰老：IL-6 的浓度与年龄呈正相关。

（3）心脏手术：心脏手术缺血时，可见其增高。

（4）血压：血清中 IL-6 浓度与血液收缩压和舒张压均呈明显正相关。

（5）心脏病危险因子：冠心病事件高风险状态时，其浓度会增高。

（6）吸烟：吸烟人群观察到浓度增加。

（7）妊娠：正常妊娠初始 3 个月，女性浓度范围在 17.9～43.1pg/ml。

四、白细胞介素-6 检测的临床应用

1. IL-6 与膜增生性肾小球肾炎　膜增生性肾小球肾炎（mesangial proliferative glomerulo-nephritis，MPG）患者尿中可测出 IL-6，而且其水平与疾病的发展有关。体外培养的患者肾小球系膜细胞可产生 IL-6，提示 MPG 的发生与 IL-6 的自分泌有关。此外，有细菌感染及脓毒血症、病毒及细菌性脑膜炎，肝、肾移植，以及肝炎、肾病和心肌梗死等疾病中可见有 IL-6 水平升高。

2. *IL-6 与肿瘤*　慢性炎症可增加 IL-6 的合成与浆细胞瘤的发生有关。如用石蜡或降植烷腹腔刺激小鼠，诱导炎症，可诱导出较高比例的浆细胞瘤。少数类风湿关节炎患者可能发展为浆细胞瘤。在体外，IL-6 可促进浆细胞瘤和骨髓瘤细胞的生长，某些浆细胞瘤细胞生长依赖于 IL-6 的存在。另外，可能通过 IL-6 自分泌机制与非霍奇金淋巴瘤、慢性淋巴细胞白血病和急性髓样白血病的发病有关。血清中 IL-6 水平与多发性骨髓瘤、浆细胞白血病的病情严重程度有关。多发性骨髓瘤患者不仅骨髓瘤细胞表面 IL-6R 表达较正常浆细胞增加 10 倍以上，而且血浆中 sIL-6R 水平明显升高。

3. *IL-6 与骨质疏松*　许多研究表明，循环的 IL-6 和外周血淋巴细胞产生 IL-6 的能力均随年龄增长而升高。成骨细胞可产生 IL-6，在体内可促进骨吸收增强而导致骨质疏松。此外，IL-6 也可通过加强骨髓破骨细胞的增殖及刺激破骨细胞的功能在老年骨质疏松中起作用。

4. *IL-6 与艾滋病*　IL-6 与艾滋病患者多克隆 B 细胞活化有关，HIV 感染诱导单核细胞产生 IL-6 使血清中 IL-6 水平的升高。

5. *IL-6 与类风湿关节炎及红斑狼疮(SLE)*　类风湿关节炎表现为多克隆性浆细胞增多症，自身抗体、C 反应蛋白(CRP)和血小板升高。急性期血清及关节的滑液中能测到 IL-6 和 sIL-6 R，滑液中 IL-6 及血清中 IL-6 与 C 反应蛋白之间有明显的相关性。IL-1 和 TNF-α 均能诱导滑膜细胞产生 IL-6，IL-1 能诱导分化的软骨细胞合成和分泌 IL-6；IL-6 协同 IL-1 和 TNF-α 刺激滑膜细胞和软骨细胞分泌 PGE_2 和胶原酶，促进类风湿因子的合成。IL-6 刺激破骨细胞的生长，导致关节损伤。红斑狼疮(SLE)患者血清 IL-6 升高，尤以活动期明显，IL-6 与急性期反应蛋白含量呈正相关。

6. *IL-6 与早产诊断*　研究发现 IL-6 与早产的关系密切。羊水中 IL-6 作为一项敏感的生物指标可预测亚临床感染性早产，高水平 IL-6 羊水预示保胎失败；宫颈分泌物 IL-6 浓度的测定可以预测内膜感染性早产，从而及时给予治疗。血清中 IL-6 浓度升高，是预测早产和感染的一个可靠指标，并具有非侵入性和可重复性等优点。

7. *IL-6 与其他疾病*　烧伤和手术后、中枢神经系统感染时的脑脊液中、酒精性肝硬化等 IL-6 水平增加。IL-6 转基因小鼠可出现某些与临床上相似的变化，如血清中高浓度的 IL-6 和 IgG1，浆细胞增多症，MPG 的发生及骨髓中巨核细胞的成熟。IL-1 和 TNF-α 对 IL-6 引起的病理损伤可能有协同作用。IL-6 刺激角朊细胞过度增生可能与银屑病的发病有关。

五、白细胞介素-6 的正常参考范围

ELISA 法：健康男性血清中 IL-6 的平均浓度是(0.95±1.13)pg/ml，健康女性(1.17±1.07)pg/ml。

RIA 法：(0.27±0.12)ng/ml。

由于各实验室使用仪器和试剂不同，所测的正常值会存在一定的差异，所以本正常值仅作参考，各实验室最好能建立符合本实验室要求的正常值范围。

第八节　白细胞介素-8

白细胞介素-8 (IL-8)又称中性粒细胞趋化/激活蛋白 1 (neutrophil activating protein,

NAP-1)，主要由单核细胞和内皮细胞产生。IL-8属CXC亚家族成员。IL-8对淋巴细胞再循环、炎症反应等具有重要的调节效应，于1989年克隆成功。

一、白细胞介素-8的理化性质和生物学特征

1. IL-8的理化性质　IL-8的相对分子质量为8300，不成熟的IL-8为99个氨基酸残基。单核细胞产生的IL-8以72个氨基酸残基的形式为主，相对分子质量为8300，含有14个碱性氨基酸残基，等电点为8～8.5。内皮细胞产生的IL-8有77个氨基酸残基。IL-8耐热，在56℃条件下作用1h，仍保持82%的活性；而在碱性条件下(pH10.0)作用3h，可保持90%的活性，胰蛋白酶和α-糜蛋白酶37℃作用4h仍具活性，但是经过12h后其活性几乎为零。IL-8基因位于4号染色体4q12-21，大小约为5.2kb，由4个外显子和3个内含子组成。

IL-8可由多种细胞产生，包括单核细胞、巨噬细胞、内皮细胞、成纤维细胞、表皮细胞、T细胞、骨肉瘤细胞株及二倍体皮肤成纤维细胞等，其中以单核细胞产量最高。

2. IL-8的生物学特征

(1)趋化和刺激中性粒细胞：该效应无种属特异性。动物经腹腔或静脉注射IL-8可引起外周血中性粒细胞数量的增加，并促进其释放作用，产生呼吸爆发，释放超氧化物和溶酶体酶。内皮细胞上固化的IL-8可诱导中性粒细胞L-选择素的脱落，并通过与内皮细胞上的ICAM分子结合，促进中性粒细胞紧密黏附并穿过内皮细胞到达炎症部位。

(2)趋化嗜碱性粒细胞：IL-8可刺激嗜碱性粒细胞释放组胺，这与速发性超敏反应有关，可促进经GM-CSF或IL-5预处理的嗜酸性粒细胞的脱粒作用。在IL-3存在的条件下，可促使嗜碱性粒细胞大量释放组胺和白三烯，参与速发型超敏反应。

(3)趋化T细胞：在免疫应答中，IL-8通过对淋巴细胞的趋化作用，来调节淋巴细胞的再循环，$CD4^{+}$或$CD8^{+}$影响对抗原的识别和杀伤。在单核细胞存在的条件下，可趋化部分静止的T细胞。局部注射IL-8可使引流区淋巴结T细胞数量增多；此外，还可趋化被IL-2活化的NK细胞。

二、白细胞介素-8的实验室检测

1. ELISA法　应用双抗体夹心法测定标本中IL-8水平。用纯化的IL-8抗体包被微孔板，制成固相抗体，往包被单抗的微孔中依次加入含IL-8的标本、标准品及对照，再与HRP标记的IL-8抗体结合，形成抗体-抗原-酶标抗体复合物，经过彻底洗涤后加底物TMB显色。TMB在HRP酶的催化下转化成蓝色，并在酸的作用下转化成最终的黄色。颜色的深浅和样品中的IL-8呈正相关。用酶标仪在450nm波长下测定吸光度(OD值)，通过标准曲线计算样品中小鼠IL-8浓度。

2. RIA法　应用竞争机制原理，标准或样品中的IL-8和加入的^{125}I-IL-8共同与一定量的特异性抗体产生竞争性免疫反应。^{125}I-IL-8与抗体的结合量和标准或样品中IL-8的含量呈一定的函数关系。用免疫分离试剂(P. R.)将结合部分(B)与游离部分(F)分离后，测定结合部分的放射性强度，并计算相应结合率B/B_0。用已知标准IL-8含量与对应结合率作图，即得出标准抑制曲线。从标准曲线上查知对应结合率的待测样品中的含量。

3. 流式微球细胞术　检测外周血中IL-8的含量，可应用流式细胞检测技术。将IL-8抗体标记在已激活的羧基化聚苯乙烯微球上，然后再用包被好的微球与检测标本进行抗原抗体

免疫反应，加入羊抗人IL-8的多克隆抗体和异硫氰酸荧光素(FITC)标记的驴抗羊的多克隆抗体，经室温避光反应并洗涤后，上流式细胞仪检测FITC的荧光强度，以此测定标本中IL-8含量。

三、白细胞介素-8检测的影响因素

1. 血清中使之降低的影响因素

放疗：中晚期肝癌患者，由于选择性内部放射治疗导致IL-8平均浓度的初步升高，12h后上升到最高值，但24h后开始下降，48h后降低至最低值。

2. 血清中使之升高的影响因素

(1)血液透析：慢性肾衰竭患者，血液透析后导致浓度显著升高。

(2)与其他检验项目相关性：恶性疟疾患者的浓度与血液寄生虫患者的浓度呈显著正相关。类风湿关节炎、肾病综合征、出血热等疾病血清中IL-8含量升高。

四、白细胞介素-8检测的临床应用

1. IL-8与肾小球肾炎　有研究发现新月体肾炎者肾组织中的巨噬细胞在体外培养状态下能释放IL-8，其水平显著高于正常人。另外发现IgA肾病的周围血单核细胞(PBM)能在体外培养状态下自发分泌IL-8，经IL-1β、TNF-α、粒细胞-巨噬细胞集落刺激因子(GM-CSF)、可溶性免疫复合物(IC)和细菌脂多糖(LPS)诱生后，其IL-8较正常人PBM产生量多。说明一些细胞因子和IC参与了IgA肾病IL-8的产生释放过程。也有研究发现膜性肾病(MN)的PBM经LPS诱生后亦具备上述现象，并发现急性链球菌感染后肾炎者，PBM IL-8释放量增加与疾病活动有关。而慢性支气管炎和其他非炎性肾脏疾病(如多囊肾)则不具备上述现象。说明PBM IL-8释放增加是免疫复合物介导肾炎的一个特征。

2. IL-8与肾病综合征　IL-8作为趋化因子，促使中性粒细胞、嗜碱性粒细胞及T细胞在肾内聚积，并被激活。激活的中性粒细胞脱颗粒产生白三烯，释放溶酶体酶产生呼吸爆发，加重肾脏病理损伤；趋化嗜碱性粒细胞释放组胺；趋化T细胞释放细胞因子，使正常肾组织受损，引起肾脏急性炎症损伤，并可影响肾小球基底膜(GBM)硫化物代谢，改变其阴电荷屏障，而引起蛋白尿的产生。

3. IL-8与尿路感染　在肾盂肾炎儿童尿液中，98%可测出IL-8活性。而在其他儿童尿液中，只有12%可测出IL-8活性。即肾盂肾炎儿童尿IL-8水平显著升高。另外有学者测定了113例尿路感染(UTI)者的尿IL-8水平，结果有112例增高，且与上尿路或下尿路感染无关。而对照组中20例正常人和24例非UTI患者无1例增高，尿IL-8水平均在可测定值以下，UTI组尿IL-8水平高于血清，并与尿多形核细胞计数呈正相关，提示尿IL-8由局部产生，并与多形核细胞渗出有关，参与了UTI炎症反应过程。也有研究发现肾盂肾炎者尿IL-8水平升高，并发现有73%的肾盂肾炎血中可测出IL-8活性。还发现尿IL-8水平与肾小球滤过率呈显著负相关。尿液中的IL-8可能来自肾小管上皮细胞和系膜细胞，参与了肾脏炎症的发生和持续过程。IL-8是细胞趋化因子家庭成员之一，其主要功能是趋化中性粒细胞和淋巴细胞向炎症部位集中，在正常情况下，含量很低，而当机体存在炎性病变时，可刺激单核细胞和内皮细胞大量分泌IL-8，与炎症、感染关系密切。IL-8是机体抵抗感染的手段，检测IL-8对判断疾病的严重程度及预后、感染的有无有重要意义。

4. IL-8与心血管疾病　研究表明，血液中IL-8含量与冠状动脉狭窄程度呈正相关。在急性心肌梗死（AMI）患者中，IL-8在心肌损伤的发展中起着重要作用。

5. IL-8与呼吸道疾病　成人呼吸窘迫综合征（ARDS）主要以肺泡-毛细血管膜通透性增高的急性肺损伤为特点，发病过程中IL-8起着关键性的作用。IL-8参与慢性阻塞症过程。对于哮喘病而言，IL-8作为PMN趋化因子，可选择性趋化PMN，并诱导和增强PMN释放作用及杀菌作用，在肺部损伤中起重要作用。嗜酸性粒细胞（EOS）是哮喘发病机制中主要的炎性效应细胞，EOS释放的碱性蛋白具有强烈的细胞毒性，而IL-8可通过调节内皮细胞上的黏附分子，对EOS具有强烈的趋化作用，导致EOS释放炎症介质，诱发哮喘加重。因此，IL-8的检测可反映出气道炎性哮喘的严重程度。

五、白细胞介素-8的正常参考范围

ELISA：8.1～21.3μg/L。

RIA：(0.323±0.06)ng/ml。

第九节　白细胞介素-13

一、白细胞介素-13的理化性质和生物学特征

1. IL-13的理化性质　IL-13是一种主要由活化的Th2细胞分泌的抗炎性细胞因子，具有免疫抑制及免疫调节作用。其最初被命名为p600蛋白，1993年Keystone细胞因子会议上被正式命名为IL-13。人IL-13基因约为4.5 kb，定位于人第5号染色体(5q23-31)，包括4个外显子和3个内含子。IL-13除主要由活化的Th2细胞分泌外，活化的单核细胞、B细胞、树突细胞和肺泡巨噬细胞亦可合成分泌。IL-13 mRNA主要表达于活化的Th2细胞与单核细胞。在T细胞活化后2h，人T细胞的IL-13 mRNA表达即达到高峰，并可持续72h。自IL-13被发现以来，国外学者对它的研究极其活跃。现已发现它在感染、肿瘤、自身免疫及过敏性疾病中起着重要作用，尤其与肾脏疾病关系密切。

2. IL-13的生物学特征　IL-13的许多生物学活性，都是通过细胞膜上受体介导的，其受体有两种：① IL-13Ra′，为一异二聚体，IL-13和IL-4共同的高亲和力受体，为信号传递的组成部分。②IL-13Ra，是一种单体，IL-13特异性结合亚单位，不与IL-4结合。体内、外研究均证明，IL-13对单核巨噬细胞、中性粒细胞、B淋巴细胞、血管内皮细胞等具有多种生物学效应。IL-13可抑制Th1细胞分化，诱导其向Th2细胞转化，使Th1与Th2淋巴细胞相互调节达自稳状态，而在调节体内Th1/Th2细胞因子平衡中发挥重要作用。目前人和小鼠模型的研究明确显示IL-13是炎症反应中心调控因子。IL-13是为数不多的作用较为肯定的抗炎性细胞因子，在机体免疫应答中，其主要效应是对单核/巨噬细胞产生的炎性因子有抑制作用。

其抗炎作用主要表现在：①抑制单核巨噬细胞、中性粒细胞及淋巴细胞分泌的致炎细胞因子和趋化因子，如IL-1α、IL-1β、IL-6、IL-8、TNF-α、IL-12、MCP-1、M-CSF、GM-CSF、IFN-α等的基因转录和蛋白合成，从而起到抗炎作用；并通过上调单核巨噬细胞和B淋巴细胞内IL-1Rα和IL-1 decoy受体的表达、释放，从而阻断IL-1的多种致炎生物学活性。②抑制核因子-κB (NF-κB)的活化、抑制核转录因子蛋白1(AP-1)激活和凋亡，从而发挥其免疫抑制和抗感

染作用。③抑制系膜细胞(MC)增殖，并抑制活化的 MC 表达和分泌 IL-1β 和 IL-6 等致炎因子，IL-13 还可抑制肾小球 MC 一氧化氮(NO)的产生及 NO 合酶(iNOS)mRNA 的表达，并可选择性抑制 TNF 和 IL-1 的促凝作用，在自身免疫性疾病模型和炎性疾病中减轻炎症反应。④IL-13 可抑制蛋白激酶 C(PKC)促发的呼吸爆发。⑤能强烈抑制由趋化因子 IL-8 或 RANTES(一种作用于 T 细胞的趋化因子)引起的 $CD4^+$ 及 $CD8^+$ T 淋巴细胞的趋化运动，使 T 淋巴细胞在过敏及自身免疫损伤时集中定位于它被激活的区域，阻止向炎症及损伤部位移动，调节炎症的发生。此外，IL-13 还具有促进 B 淋巴细胞增殖分化与抗体分泌、产生 IgE，以及诱导内皮细胞表面表达一定的黏附分子、抑制人类免疫缺陷病毒复制、阻止细胞凋亡等多种功能。

二、白细胞介素-13 的实验室检测

1. ELISA 法　应用双抗体夹心法测定标本中 IL-13 水平，用纯化的 IL-13 抗体包被微孔板，制成固相抗体，往包被单抗的微孔中依次加入 IL-13，再与 HRP 标记的羊抗鼠抗体结合，形成抗体-抗原-酶标抗体复合物，经过彻底洗涤后加底物 TMB 显色。TMB 在 HRP 酶的催化下转化成蓝色，并在酸的作用下转化成最终的黄色。颜色的深浅和样品中的 IL-13 呈正相关。用酶标仪在 450nm 波长下测定吸光度(OD 值)，通过标准曲线计算样品中 IL-13 浓度。

2. 分子生物学技术　主要用于基因多态性的分析。反应步骤包括：①DNA 提取。②PCR 反应，引物设计：5′-CGCCTACCCAAGACATTTT-3′。反应体系：50Ll 体系，终浓度分别为：22mmol/L Tris-HCl(pH＝8.4)、55mmol/L KCl、1.65mmol/L $MgCl_2$、220μmol/L dNTPs、2 U Taq 酶、引物 1.5μmol/L、模板 0.5μg。反应条件：95℃ 3min；94℃ 30s，51℃ 30s，72℃ 30s，35 个循环，72℃ 5min。③分子杂交。④毛细管电泳。⑤测序。⑥统计学分析。该技术具有操作简便、检测敏感、特异性强、分析速度快、进样量少、自动化程度高等特点。

三、白细胞介素-13 检测的影响因素

感染、肿瘤、自身免疫及过敏性疾病中起着重要作用，可促进 IL-13 分泌增加。体内单核巨噬细胞、T 淋巴细胞、肾小球 MC 等在各种炎性介质的刺激下被活化，使 IL-13 分泌增多。

四、白细胞介素-13 检测的临床应用

在肾小球疾病的炎症反应过程中，炎症刺激可使肾小球 MC 分泌多种炎性细胞因子损害肾，与此同时，体内单核巨噬细胞、T 淋巴细胞、肾小球 MC 等在各种炎性介质的刺激下被活化，使 IL-13 分泌增多。IL-13 分泌的增加，作为肾脏局部的重要的自我防御机制，在一定范围内可减少已增加的促炎细胞因子对肾的损害作用，同时抑制炎症的扩散而发挥抗感染作用。

资料显示，IL-13 水平的变化可以作为观察病情活动状态的一个免疫学指标。有研究发现肾病综合征(NS)患者 T 细胞能自发产生 IL-13，B 细胞、单核细胞、NK 细胞可持续表达 IL-13 受体(IL-13R)。张爱华等的研究表明，急性肾小球肾炎(AGN)患儿急性期外周血单核细胞(PBMC)中 IL-13 mRNA 和蛋白水平显著高于正常对照组，恢复期降至正常水平，重症患儿急性期 IL-13 mRNA 和蛋白水平显著高于轻症患儿，IL-13 水平和蛋白水平与血清补体呈显著负相关，和尿红细胞计数呈显著正相关；原发性肾病综合征(PNS)患儿肾病期 IL-13 mRNA 和蛋白水平显著高于缓解期和正常对照组，且 IL-13 在初发组显著低于复发组，激素敏感患儿显著低于激素耐药患儿。张肇等研究发现，NS 患者血浆 IL-13 水平与蛋白尿和血尿程度呈负

相关，且蛋白尿伴肉眼血尿的NS患者血浆IL-13水平较单纯蛋白尿组明显降低。蔡柏等观察到不同病理类型的原发性肾小球肾炎(PGN)患者血浆IL-13水平较正常对照组增高，增殖性肾小球肾炎患者血浆IL-13水平高于非增殖性肾小球肾炎，PGN患者血浆IL-13水平与Ccr呈高度负相关。

肾小球疾病(GD)患者血清IL-13水平明显高于对照组，且与GD临床分型无关，患者血清IL-13浓度与24h尿蛋白量呈负相关。未服用免疫抑制剂患者血清IL-13浓度显著高于对照组，服用者与对照组相比无统计学差异，提示肾上腺糖皮质激素及细胞毒药物等免疫抑制剂对血清IL-13水平有抑制作用。在GD的炎性反应过程中，肾脏固有细胞及局部浸润的单核巨噬细胞和淋巴细胞可分泌多种炎性细胞因子及其他炎性介质，这些炎性介质在促进MC增生和细胞外基质积聚的同时，亦启动了体内相应的抗炎机制，促使PBMC活化，诱导IL-13产生增多，拮抗炎性介质的损害作用。

抗炎性细胞因子IL-13通过多途径抑制促炎性介质的生成，降低肾细胞对炎性介质的反应，从而阻断促炎性因子网络，发挥抗感染作用。随着对IL-13与肾脏疾病关系研究的不断深入，IL-13将成为一种新的重要的治疗性细胞因子，这将有利于肾脏疾病的治疗与康复。

五、白细胞介素-13的正常参考范围

血清：健康人群的血清中位浓度为2.2pg/ml。

第十节　肿瘤坏死因子

1975年，Carswell等发现给接种卡介苗(BCG)的小鼠注射内毒素后，血清中含有一种能杀伤某些肿瘤细胞或使体内肿瘤组织发生出血坏死的因子，称为肿瘤坏死因子(tumor necrosis factor，TNF)。1985年Shalaby把巨噬细胞产生的TNF命名为TNF-α，把T细胞产生的淋巴毒素(lymphotoxin，LT)命名为TNF-β。TNF是一种主要由单核巨噬细胞、淋巴细胞产生的细胞因子，肾小球系膜细胞、血管内皮细胞、小管上皮细胞也有少量产生。TNF与其他细胞因子协同作用，导致一些免疫异常性疾病发生，如肾小球肾炎、狼疮性肾炎、肾移植排异等。目前，在大多数情况下，TNF指TNF-α，TNF-β很少用。

一、肿瘤坏死因子的理化性质和生物学特征

1. TNF-α的理化性质　人和小鼠TNF-α基因的结构非常相似，与MHC基因群密切连锁，分别定位于6号和17号染色体上，由4个外显子和3个内含子组成。1984年Pennica等从HL-60、U937等细胞中成功地克隆了人TNF-αcDNA，并在大肠埃希菌中获得高表达。人TNF-α有157个氨基酸残基，无糖基化位点，有1个链内二硫键(Cys145-Cys 177)，相对分子质量约17 000。小鼠TNF-α由156个氨基酸残基组成，有1个糖基化位点，但糖基化与其生物学功能无关。人TNF-α与小鼠TNF-α有79%氨基酸同源性，TNF-α的生物学作用似无明显的种属特异性。TNF-α生物学活性状态是三聚体。TNF-α还有一种膜相关TNF-α(membrane-associated TNF-α，MA-TNF-α)，是一种Ⅱ型膜分子，相对分子质量为26 000。NF-κB转录因子对于LPS诱导单核/巨噬细胞产生TNF-α中起重要作用。

多种因素可影响TNF-α的合成与分泌。PGE_2降低时，促使细胞内环鸟腺苷酸(cGMP)

增高，引起细胞表达和分泌 TNF-α；当 TNF-α 增高＞10ng/ml 时，引起环腺苷酸（cAMP）增高，反而抑制 TNF-α 表达和分泌。中毒性休克毒素 1、病毒、寄生虫、细胞因子（如 IL-1、IL-2、IFN-γ）等神经多肽和免疫复合物均可刺激 TNF-α mRNA 的表达与分泌。有些药物，如可的松、环孢素 A 抑制 TNF-α 表达和分泌，奎宁抑制细胞分泌 TNF-α。

2. *TNF-α 的生物学特征*　TNF-α 对组织的作用依浓度不同而不同。低浓度 TNF-α，调节组织细胞的分化和成熟。高浓度 TNF-α，引起组织损伤，甚至致死性休克（如在感染性疾病、荨麻疹和器官移植急性排异等发病过程中）。恶性肿瘤患者 TNF-α 水平则更高。其主要生物学作用有：①刺激 IL-1、IL-2 及其受体、IL-6、花生四烯酸、血小板活化因子及其他氧化介质的产生；介导白细胞黏性分子的内皮表达、细胞毒 T 细胞及中性粒细胞浸润，并黏附在血管内细胞上，引起移植肾损伤。②刺激 IFN-γ 产生，而 IFN-γ 增强 HLA-DR 表达，引起抗原介导辅助 T 细胞增殖，增强 NK 细胞活性。③促进血管内皮细胞表达白细胞黏附分子，增加 HLA-A、B、C 抗原在细胞膜上的密度，提高血管内皮细胞表达前凝血物质，降低调节蛋白 M、C、S 的表达，引起血管内皮裂口，血浆外渗，管内凝血，组织供血减少。④对肿瘤细胞有直接毒性作用，并抑制细胞增生。

二、肿瘤坏死因子的实验室检测

1. *细胞生物活性检测法*　TNF-α 具有直接杀伤 TNF 敏感小鼠成纤维细胞株 L929，以 WEHI164 亚克隆 13 作为指示细胞，通过染料染色等可检测待检样品中 TNF 的活性水平。

2. *ELISA 法*　实验原理：用纯化的抗体包被微孔板，制成固相载体，往包被抗 TNF-α 抗体的微孔中依次加入标本或标准品、生物素化的抗 TNF-α 抗体、HRP 标记的亲和素，经过彻底洗涤后用底物 TMB 显色。TMB 在过氧化物酶的催化下转化成蓝色，并在酸的作用下转化成最终的黄色。颜色的深浅和样品中的 TNF-α 呈正相关。用酶标仪在 450nm 波长下测定吸光度（OD 值），计算样品浓度。

3. *RIA 法*　应用竞争机制原理，标准或样品中的 TNF-α 和加入的 ^{125}I-TNF-α 共同与一定量的特异性抗体产生竞争性免疫反应。^{125}I-TNF-α 与抗体的结合量和标准或样品中 TNF-α 的含量呈一定的函数关系。用免疫分离试剂（P. R.）将结合部分（B）与游离部分（F）分离后，测定结合部分的放射性强度，并计算相应结合率 B/B_0。用已知标准 TNF-α 含量与对应结合率作图，即得出标准抑制曲线。从标准曲线上查知对应结合率的待测样品中的含量。

4. *化学发光法*　Beckman Coulter 公司、Roch 公司现已推出成套的化学发光或电化学发光法试剂盒，可直接上机检测，按说明书即可操作，自动化程度高。

5. *流式微球分析技术*　近年来，流式细胞术（FCM）广泛应用于临床，并且应用前景不断扩大，结合 CBA，可对非细胞性物质实现多参数分析，检测所需的样本量更少，并大大缩短操作时间，同时其特异性强、敏感性高。

三、肿瘤坏死因子检测的影响因素

1. *血清中使之降低的影响因素*

（1）溶血：采用 T 细胞诊断试剂盒检测溶血标本，结果将会降低。

（2）血清：血清标本浓度降低，EDTA 抗凝血浆为推荐标本血清比血浆中浓度有所降低。

2. 血清中使之升高的影响因素

(1)心脏病危险因子：TNF-α 浓度增加，被认为是冠状动脉事件的初发及复发的危险预示指标。

(2)心脏手术：心脏手术患者术后 24～144h TNF-α 持续升高。

(3)血液透析：透析患者 TNF-α 浓度在透析后 4h 后明显升高。

(4)肥胖：肥胖患者 TNF-α 平均浓度显著非肥胖患者。

(5)感染：感染引起的细菌内毒素刺激机体产生过量 TNF-α。

(6)病毒复制：TNF 还具有类似 IFN 抗病毒作用，病毒感染可引起血清中 TNF-α 水平升高。

四、肿瘤坏死因子检测的临床应用

1. TNF-α 与系膜增殖性肾炎　系膜增殖性肾炎是具有共同病理特征的一组疾病，即由肾小球系膜细胞和基质增殖所致的系膜区增宽，如 IgA、IgM 肾病等。目前，TNF-α 与肾小球系膜的关系认识尚不一致。有学者认为 TNF-α 不影响，甚至抑制鼠系膜细胞增殖。大多数实验证明，TNF-α 促使系膜细胞主要组织相关抗原 1 和 2 表达，促进 5′-核苷酸、前凝血物质、糖蛋白合成。TNF-α 与 IL-1 协同作用，在转录和翻译水平刺激系膜细胞合成前列腺素和花生四烯酸，增强磷酸酯酶 A 活性，增强环氧化酶活性，使系膜细胞增殖、基质增殖和系膜区增宽。用右旋糖酐建立 IgA 肾病动物模型，其系膜区 TNF-α 与系膜细胞增殖和系膜基质增殖有着密切的联系。

2. TNF-α 与狼疮性肾炎　系统性红斑狼疮(SLE)是一种自身免疫性疾病。其发病机制目前认为是由于 T 辅助细胞过度活跃、B 细胞遗传性异常或某种因子刺激引起 B 细胞产生多克隆自身抗体，形成抗原抗体复合物，沉积在皮肤、血管及肾脏，同时也产生一些细胞因子(如 IL-1、IL-2、IL-6、TNF-α)，造成多系统损害。若将肾活检标本经光镜、电镜和免疫荧光检查后，几乎 100%有病理学异常，狼疮性肾炎所致肾衰竭是 SLE 患者死亡的主要原因。因此，深入研究狼疮性肾炎的发病机制有一定的临床意义。

有研究发现，2 个月的先天性狼疮 MRL-Ipr 鼠，其尿蛋白 0.15mg/24h 时，用 Northern blot 方法测定髓质细胞内 TNF-α mRNA 基因表达的相对密度为 0.3，病理学改变为 0 度；6 个月的鼠，尿蛋白为 0.29～1.8mg/24h 时，TNF-α mRNA 基因表达密度为 4.9～43.3，肾脏病理改变为 1～2 度；同时培养肾髓质巨噬细胞，其分泌 TNF-α 量为 8pg/ml。但是正常 MRL^{-++} 鼠或 C3H/Fej 鼠的肾髓质内却没有发现 TNF-α mRNA 基因表达和分泌。临床也发现狼疮性肾炎的病理生理过程。

3. TNF-α 与血管炎性肾炎　1993 年的一项研究对 22 例韦格纳肉芽肿和多发性小动脉炎患者的肾活检组织用免疫细胞化学、聚合酶链反应(PCR)等技术进行了检查，发现 21 例患者在细胞性和纤维性新月体、坏死的肾小管和血管壁中有 TNF-α，阳性细胞、肾间质、小球周围及血管周围 TNF-α 量与肾炎的严重程度成正比；原位杂交和 Northern blot 方法发现，TNF-α mRNA 水平也增加，患者血浆中的 TNF-α 较正常人约高 18 倍。他们认为 TNF-α 是病变活动程度的一个指标。

4. TNF-α 与肾移植急性排异反应　移植物进入机体后，移植物抗原 HLA 进入机体到达淋巴组织或在周围循环中与淋巴细胞接触致敏，由巨核细胞与 T 辅助细胞、B 细胞之间协同作用导致致敏淋巴细胞增生，释放多种细胞因子，重要的有 TNF-α、IL-2 及受体、IL-6 等。这些细胞因子通过对移植细胞表面的识别，直接损伤移植物，引起移植物局部和全身的免疫排斥反应。这些因子常常在免疫细胞激活的早期释放，在周围血液循环中测到。因此，TNF-α 可作为急性排异的免疫生物学指标和早期诊断指标。

五、肿瘤坏死因子的正常参考范围

放射免疫法：0.74～1.54ng/ml。

新生儿：20～80U/ml(活性法)。

化学发光法：0.00～8.10 pg/ml。

主要参考文献

Alachkar N, Ugarte R, Huang E, et al, 2010. Stem cell factor, interleukin-16, and interleukin-2 receptor alpha are predictive biomarkers for delayed and slow graft function[J]. Transplant Proc, 42(9): 3399-405. doi: 10.1016/j.transproceed.2010.06.013.

Lebherz-Eichinger D, Krenn CG, Roth GA, 2013. Keratin 18 and heat-shock protein in chronic kidney disease[J]. Adv Clin Chem, 62: 123-49.

Li Y, Fu C, Zhou X, et al, 2012. Urine interleukin-18 and cystatin-C as biomarkers of acute kidney injury in critically ill neonates[J]. Pediatr Nephrol, 27(5): 851-60. doi: 10.1007/s00467-011-2072-x.

Lin X, Yuan J, Zhao Y, Zha Y, 2015. Urine interleukin-18 in prediction of acute kidney injury: a systemic review and meta-analysis[J]. J Nephrolm, 28(1): 7-16. doi: 10.1007/s40620-014-0113-9.

Liu S, Mei P, Shi W, et al, 2014. Urinary messenger RNA of the receptor activator of NF-kappaB could be used to differentiate between minimal change disease and membranous nephropathy[J]. Biomarkers, 19(7): 597-603. doi: 10.3109/1354750X.2014.956148.

Punsawad C, Viriyavejakul P, 2014. Nuclear factor kappa B in urine sediment: a useful indicator to detect acute kidney injury in Plasmodium falciparum malaria[J]. Malar J, 13: 84. doi: 10.1186/1475-2875-13-84.

Tassi Yunga S, Thévenon AD, Leke RG, et al, 2016. Soluble Tumor Necrosis Factor-α Receptor 2 in Urine Is a Potential Biomarker for Noninvasive Diagnosis of Malaria During Pregnancy[J]. Open Forum Infect Dis, 3(2): ofw084. doi: 10.1093/ofid/ofw084.

Watanabe E, Matsuyama H, Matsuda K, et al, 2003. Urinary interleukin-2 may predict clinical outcome of intravesical bacillus Calmette-Guérin immunotherapy for carcinoma in situ of the bladder[J]. Cancer Immunol Immunother, 52(8): 481-6.

Yilmaz A, Gedikbasi A, Yuruk Yildirim Z, et al, 2016. Higher urine heat shock protein 70/creatinine ratio in type 1 diabetes mellitus[J]. Ren Fail, 38(3): 404-10. doi: 10.3109/0886022X.2015.1136893.

Yilmaz A, Yildirim ZY, Emre S, et al, 2016. Urine heat shock protein 70 levels as a marker of urinary tract infection in children[J]. Pediatr Nephrol, 31(9): 1469-76. doi: 10.1007/s00467-016-3361-1.

第16章 肾脏纤维化尿液标志物

肾纤维化(包括肾间质纤维化和肾小球硬化)是一个动态发展的过程,标志着不可逆性肾损伤,是影响各类肾脏疾病的治疗及预后的重要因素之一。因此,延缓和阻断肾纤维化是防治肾损害的关键,也是目前国内外肾脏病研究的热点。能否及时、准确地判断是否存在肾纤维化,有助于临床医生合理制订治疗方案及较准确地判断预后。目前临床上对肾纤维化的诊断仍以肾组织病理活检为主,但它具有创伤性,加之其他诸多因素,难以动态观察。因此,寻求一种能够比较准确地反映肾脏纤维化病变程度的非创伤性检查方法正是目前临床医生所面临的难题。近年来,血清学方法诊断肾纤维化的价值日益受到人们的重视。大量研究表明,多种物质在肾纤维化过程中发挥着重要作用,为肾纤维化的诊断、治疗在血清学方面提供了依据。

第一节　结缔组织生长因子

结缔组织生长因子(connective tissue growth factor,CTGF)是一种新发现的细胞因子,在TGF-β诱导下,可由成纤维细胞等分泌,并介导TGF-β发挥促细胞增生和细胞外基质(extracellular matrix,ECM)合成等作用。慢性移植肾功能不全的终末期病变主要表现为器官实质和血管的纤维化,一系列生长因子、细胞因子与此过程有关,CTGF是其中的关键性细胞因子之一。

一、结缔组织生长因子的生物学特性

CTGF是相对分子质量为36 000～38 000的分泌性多肽,属于一种即刻早期基因(immediate early gene)CCN(CTGF、cyr61、nov)家族成员。CCN是一个高度保守的家族,其成员包括cyr61(cysteine-rich 61)、CTGF、nov(nephroblastoma over expressed gene)、elml/wisp-1(expressed low in metastasis 1)、CTGF-L (CTGF-like)/wisp-2和wisp-3 7种细胞因子,均已被提取、克隆和测序。虽然它们结构相似,但功能却有显著差异:如cyr61具有趋化细胞,促进细胞黏附、增生和ECM合成等作用;而nov、elml、CTGF-L、wisp-3对细胞增生却表现为负性调节作用。该家族其他成员在体内的生理功能和其重要性还未完全阐明。

人类CTGF(hCTGF)基因位于染色体6q23.1区,含有5个外显子和4个内含子。其mRNA长2.4kb,5′端编码区由1个分泌肽和4个功能结构域组成,3′端非编码区含有负性调节元件,可抑制CTGF基因的转录后表达。CTGF是一种富含半胱氨酸的分泌多肽,由349个氨基酸组成。其氨基端有一个分泌信号肽结构域,其后依次排列着4个功能相关片段:①胰岛素样生长因子(IGF)结合区,属低亲和力IGF结合位点。②vWF(von Willebrand factor)因子的C型重复区,可能与CTGF的聚集及与其他蛋白质形成复合物有关。③血小板反应蛋白

(thrombospondin,TSP)1 型重复区,可促进 CTGF 与可溶性或基质大分子物质结合,如与葡聚糖结合等。④C 末端,富含半胱氨酸,与受体结合有关。其 3′端非编码区含负性调节元件,可在翻译水平抑制 CTGF 基因转录后表达。在 CTGF 启动子序列中,174～167 位有 smad 结合元件,150～144 位有 TGF-β 反应元件(TGFBRE),CN 家族其他成员的多肽结构与 CTGF 相似,hCTGF 与人类 CTGF-L、nov、cyr61 和 wisp-1、2、3 的同源性分别是 60%、53%、43%和 36%～44%,与小鼠、大鼠和猪的同源性分别是 94%、96%和 92%。

1988 年 Almendral 等首先发现了小鼠的 CTGF。1991 年 Bradham 等首次在人的脐静脉内皮细胞条件培养基中发现了这种新的细胞生长因子——hCTGF。此后研究证实,它广泛存在于多种人类组织器官中,如心、脑、肾、肺、肝、胎盘、胰腺和结缔组织等,以肾含量最高。目前认为,多种组织的成纤维细胞、部分血管内皮和平滑肌细胞、某些肿瘤细胞系和软骨细胞等都可表达 CTGF。CTGF 由高尔基体分泌,在内涵体中降解。根据 CTGF 及其作用部位的不同,可显示出不同的生物学效应,但主要表现为促有丝分裂作用、趋化细胞、诱导黏附、促进细胞增生和 ECM 合成等。CTGF 可刺激正常大鼠肾(normal kidney,NRK)成纤维细胞增生,并使这种细胞中Ⅰ型胶原、纤维连接蛋白和 α_5 整合素 mRNA 的表达量显著增加。此外,CTGF 还可调节血管生成并参与机体组织的创伤修复。在病理情况下,CTGF 过度表达还与增生性或纤维化疾病的发生密切相关,如肾纤维化、瘢痕瘤、动脉粥样硬化、肝硬化、硬皮病和慢性胰腺炎等。此外,研究发现不同细胞、组织和体液中存在不同大小、不同可溶性的 CTGF 片段,如相对分子质量为 10 000,12 000,16 000,18 000,19 000,20 000,21 000 等,它们的生物学效应也不完全相同。

低密度脂蛋白受体相关蛋白/α-巨球蛋白受体(low density lipoprotein receptor related protein,LRP)是 CTGF 的特异性受体,是一种多配基受体,最早在人软骨细胞株 HCS-2/8 和小鼠骨髓干细胞 BMS2 的表面发现。CTGF 和细胞膜上的受体结合后,由受体介导入胞质,在胞质内被蛋白激酶 C(PKC)磷酸化,然后转运至细胞核影响基因转录。有研究发现在成纤维细胞胞质内,只有在 LRP 经酪氨酸磷酸化后 CTGF 才发挥作用,应用 LRP 的抗体阻断 LRP 的磷酸化便可以阻断 CTGF 的作用发挥。调控细胞周期素(cyclin A)的活性研究发现,在悬浮培养的 NRK 成纤维细胞,CTGF 能通过周期依赖蛋白激酶抑制剂(cyclin-dependent kinase inhabitor,CDKI)降低细胞内 p15(INK4)、p21(Cip1)、P27(Kip1)的水平,使 pRb 磷酸化并释放出 E2F(一种调节 cyclin A 基因转录的分子),后者上下调 cyclin A 的水平而促使细胞周期由 G_1 晚期进入 S 期,从而介导了 TGF-β 所诱导的成纤维细胞增生。影响信号转导通路研究表明,CTGF 通过 p44/42 有丝分裂原蛋白激酶/细胞外信号调节激酶(ERK)信号通路诱导软骨细胞增生,通过 p38 有丝分裂原蛋白激酶(p38MAPK)信号通路诱导软骨细胞分化。

TGF-β 可诱导多种细胞分泌 CTGF,反过来 CTGF 又可作用于相关细胞,参与 TGF-β 对这些细胞的促增生和 ECM 合成作用。该现象提示,CTGF 可能是 TGF-β 发挥生物学效应的下游分子。在体外细胞培养实验中,应用特异性抗 CTGF 抗体或 CTGF-反义寡核苷酸探针,可有效抑制 TGF-β 诱导 NRK 成纤维细胞增生和胶原合成,提示 TGF-β 的这一作用是通过 CTGF 完成的。此外,在研究细胞因子刺激 NRK 成纤维细胞悬浮性生长时发现,虽然 CTGF 本身无此效应,但特异性抑制 CTGF 可阻止 TGF-β 发挥这种作用。总之,众多实验结果表明,TGF-β 的生物学作用确实与 CTGF 有关。但前者作用广泛,除能诱导细胞增生和促进组织纤维化外,尚有抗炎和抗细胞分化等功能。CTGF 作用相对单一,因此它可能仅介导 TGF-β 的部分生物学效应，主要是在刺激细胞增生和 ECM 合成，即促进组织器官纤维化方面起重要作用。

TGF-β 诱导 CTGF 分泌合成的细胞内机制尚不清楚。研究发现，在 CTGF 基因启动子区域－162～128bp 处有一个 TGF-β 反应元件(TGF-β response element，TbRE)。这种 TbRE 不存在于 CCN 家族其他成员或 TGF-β 诱导的其他基因启动子中，提示 TGF-β 诱导 CTGF 表达具有特异性。此外，大量研究发现细胞内 cAMP 水平与 TGF-β 促 CTGF 分泌有关。细胞内 cAMP 含量增加或应用 cAMP 类似物，可抑制 TGF-β 诱导 NRK 成纤维细胞等表达 CTGF。但在生理状态下，cAMP 不影响 NIH3T3 细胞内 CTGF 的基因转录。高水平的 cAMP 可激活 PKA 或 PKA 依赖性蛋白激酶，使转录因子磷酸化，从而抑制 CTGF 转录。

二、结缔组织生长因子的实验室检验

1. *ELISA 法* 以纯化的抗 CTGF 单克隆抗体(mAbs)作标记抗原建立的 ELISA 方法，已有商品化试剂，可对包括血液、尿、脑脊液、胸腔积液、腹水等标本进行检测。用纯化的抗体包被微孔板，制成固相载体，往包被抗 CTGF 抗体的微孔中依次加入标本或标准品、生物素化的抗 CTGF 抗体、HRP 标记的亲和素，经过彻底洗涤后用底物 TMB 显色。TMB 在过氧化物酶的催化下转化成蓝色，并在酸的作用下转化成最终的黄色。颜色的深浅和样品中的 CTGF 呈正相关。用酶标仪在 450nm 波长下测定吸光度(OD 值)，计算样品浓度。

2. *CTGF mRNA 表达检测* 采用商品化的 RNA 抽提试剂盒抽提组织总 RNA，采用 ReverTra Ace-a-反转录试剂盒(有商品化试剂盒)将组织中抽提得到的 RNA 反转录为 cDNA。根据 NCBI 提供的人 CTGF 引物序列，合成引物(可委托专业公司制作)。正向引物 5′-ACC GAC TGG AAG ACA CGT TTG-3′；反向引物 5′-CCA GGT CAG CTT CGC AAG G-3′，片段长度为 195bp。用内参基因 GAPDH 对 RNA 含量的变异进行较正，其引物序列为：正向引物 5′-AGG GCT GCT TTT AAC TCT GGT-3′；反向引物 5′-CCC CAC TTG ATT TTG GAG GGA-3′，片段长度 206bp。20μl PCR 反应体系为：商品化 PCR Master Mix 10μl，正向、反向引物(10μmol/L)各 0.5μl，灭菌去离子水 4μl，模板 cDNA 5μl。PCR 热循环参数：95℃，60s 预变性；95℃，15s 变性；57℃，15s 退火；72℃，45s 延伸，40 个循环。按实时荧光定量 PCR 仪标准操作规程进行 PCR 反应。

三、结缔组织生长因子检测的影响因素

由于人类各种组织纤维化较多的是肝纤维化，肝硬化组织 CTGF mRNA 表达量有明显增加的趋势。血清中肝硬化标本 CTGF 水平高于正常对照，血清 CTGF 水平与肝纤维化、肝硬化程度密切相关，在做肾纤维化评价时，应予以充分考虑。

四、结缔组织生长因子检测的临床应用

在生理状态下，肾小球壁层、脏层上皮细胞、间质成纤维细胞和管周毛细血管内皮细胞等均可分泌少量 CTGF，是肝硬化程度的一项不可忽视的血清标志物。血清 CTGF 水平与多项临床实验室特征相关，在区分早、晚期肝纤维化时，CTGF 具有比 APRI 更好的诊断效力。在一些病理状态下，特别是在伴有细胞增生和 ECM 合成的肾小球系膜和小管间质病变区，CTGF 表达量明显增加。如在慢性移植肾功能不全、IgA 肾病(IgAN)、新月体性肾小球肾炎

(CGN)、膜增生性肾小球肾炎(MPGN)、局灶节段硬化性肾小球肾炎(FSGS)、糖尿病肾病(DN)和狼疮性肾小球肾炎(LN)中,都可检测到高水平的CTGF mRNA。而在微小变性肾病综合征、特发性膜性肾病和急性感染后肾小球肾炎中,CTGF mRNA含量正常或仅轻度升高。显然,CTGF表达量显著增加是增生性或纤维化性肾脏病变中的一种普遍现象。

1. CTGF与肾小球硬化　CTGF在多种肾小球病变中含量明显增加,病变类型不同,分泌CTGF的细胞种类也不同。在CGN、IgAN和LN肾小球新月体中,可检测到大量CTGF mRNA。在细胞新月体中,这些分子主要分布于增生的上皮细胞;而在纤维新月体中,它们主要来源于成纤维细胞。此外,CTGF还广泛存在于FSGS肾小球毛细血管节段硬化区、伴纤维化的LN纤维化区,以及IgAN、DN系膜增生区,这些部位的CTGF主要由毛细血管内皮细胞或系膜细胞分泌。应用正常大鼠肾系膜细胞和db/db糖尿病小鼠动物模型作为研究对象进行实验,发现:①单独应用重组hCTGF可诱导系膜细胞增生并大量合成纤维连接蛋白、Ⅰ型和Ⅱ型胶原。②在TGF-β、高糖或循环机械张力刺激下,系膜细胞中CTGF mRNA明显增加,前两种因素可促进CTGF蛋白质表达;特异性抗TGF-β抗体可抑制高糖的作用,但对循环机械张力的效应无影响,提示高糖可能通过TGF-β起作用。③在db/db糖尿病小鼠动物模型中,小鼠DN早期即仅有轻度系膜增生,无蛋白质和间质病变时就可以检测到系膜区CTGF mRNA明显增加(较正常对照组高28倍),肾脏中其他部位无明显改变。这一系列现象表明,作为TGF-β的下游因子,CTGF在病理状态下过度表达,可能是导致系膜区基质沉积和进行性肾小球硬化的重要原因之一。

2. CTGF与肾小管间质纤维化　目前,P27蛋白的研究还处于起步阶段,而免疫组化和基因原位杂交受各方面影响因素较多,主要用于对比研究。目前由于缺乏一个统一的标准检验方法,p27的参考范围未见报道。

除可促进肾小球硬化外,CTGF与肾小管间质纤维化的发生、发展也有关系。如在CTR和伴有慢性小管间质损伤的肾小球肾炎间质区,可检测到CTGF mRNA过度表达。肾小管间质炎症时,由成纤维细胞和肾小管上皮细胞等转化而来的肌成纤维细胞,是间质中CTGF的主要来源,表达CTGF的细胞数量与小管间质纤维化程度成正比,巨噬细胞和淋巴细胞等炎症细胞不分泌CTGF。此外,如上所述,CTGF也可在TGF-β诱导下参与成纤维细胞合成纤维连接蛋白、Ⅰ型胶原和α_5整合素,使ECM在间质中沉积。最近研究发现,除成纤维细胞和肌成纤维细胞外,肾小管上皮细胞也可分泌CTGF。因此,推测CTGF可能在肾小管间质纤维化形成中起重要作用。

3. 肾组织中不依赖TGF-β的CTGF分泌　虽然大量研究结果提示TGF-β可通过自分泌和旁分泌方式诱导CTGF合成,但在某些实验中发现存在不依赖于TGF-β的CTGF分泌。如在草酸盐尿实验中,草酸钙晶体刺激肾小管上皮细胞CTGF分泌增加。该实验中虽可观察到生理量的TGF-β_1和TGF-β_2表达,但它们并不随草酸钙晶体刺激作用增强而增加,提示存在非TGF-β依赖性CTGF分泌途径。另外,在应用非洲绿猴肾小管上皮细胞BSC-1细胞株研究肾组织创伤修复过程时,也可观察到类似现象。在损伤后1h内,细胞即开始表达CTGF,4h达高峰,24h恢复正常,在此过程中TGF-β_1和TGF-β_2的表达量无明显改变。这种不依赖于TGF-β的CTGF分泌过程的信号转导途径尚不清楚。总之,在TGF-β、高糖或循环机械张力等因素作用下,多种肾组织细胞均可分泌CTGF。而它作为TGF-β的下游因子,在病理状态时过度表达,可促进细胞增生和ECM在间质沉积,从而参与组织器官纤维化的发生、发展。

虽然 TGF-β 是导致组织纤维化形成的重要细胞因子之一，但它作用的靶细胞较多，效应复杂，因此完全阻断其表达或活性可能会引起许多副作用。与此相反，CTGF 在正常生理时表达水平较低，生物学效应较单一，因此阻断 CTGF 表达或抑制其活性，可能是一种更特异、更有效的防治纤维化的手段。进一步深入研究 CTGF 的作用和信号转导途径，可能为探索抗纤维化治疗策略提供新的思路，并在延缓慢性肾脏疾病的进展和肾衰竭的发病方面起重要作用。

五、结缔组织生长因子的正常参考范围

目前，CTGF 的研究还处于起步阶段，由于缺乏一个统一的标准检验方法，CTGF 的参考范围未见报道。各实验室可建立自己的正常值参考范围，供临床使用。

第二节　转化生长因子-β

转化生长因子-β(transforming growth factor-β，TGF-β)是一种多功能的细胞因子，以自分泌、旁分泌和内分泌的方式，通过细胞表面复杂的受体信号传导途径调控细胞的增殖、分化和凋亡，在许多组织的发育形成中起到十分重要的作用。TGF-β 还参与成熟的哺乳动物机体的免疫调节、细胞黏附及细胞外基质合成和储存，并与多种肿瘤的发生有关，同时 TGF-β 可促进肾脏疾病的发展，导致肾组织的纤维化。因此，了解 TGF-β 对肾的作用对临床延缓肾脏病进展有重要意义。

一、转化生长因子-β 的理化性质和生物学特征

1. TGF-β 的理化性质　TGF-β 共有 5 种同分异构体，哺乳动物则主要有 TGF-β-1、-2、-3 3 种形式，TGF-β_1 和 TGF-β_3 的基因为 100kb，TGF-β_2 为 70kb。内源性蛋白酶如拂林蛋白酶调控产生相对分子质量 12 500 的 TGF-β 单体，其单体再以二硫键形成有功能的同源二聚体，相对分子质量为 25 000。新合成的二聚体以非共价键与一种无活性相关肽(latent associate peptide，LAP)形成小的没有活性的休眠复合物，LAP 再以二硫键与休眠 TGF-β 结合蛋白(latent TGF-β binding protein，LTBP)形成大的休眠复合物，并储存在血小板 α 颗粒中，作为体内最大的贮库，或者分泌到胞外，碳水化合物可促进其分泌。

2. TGF-β 的生物学特征　新合成的 TGF-β 是无活性的，要发挥其生物效应必须活化，即从基质上释放和从 LAP 裂解下来在细胞培养液中，加热、强酸、强碱能使 LAP 变性释放 TGF-β。在体内，TGF-β 的激活与失活受多种蛋白酶系统调控，如纤溶酶原/纤溶酶，当毛细血管内皮细胞与外膜细胞共同培养时，无活性 TGF-β 的激活须纤溶酶的参与，加入纤溶酶抑制剂或耗竭纤溶原均能阻止其激活。脂蛋白 A (Lpa)具有和纤溶酶原相似的区域，可取代纤溶酶原与细胞结合的位点，从而阻止其激活。激活的 TGF-β 须与其受体(TβR)结合后方能产生效应。有研究者将^{125}I 标记的 TGF-β 注入大鼠，观察到血管内皮细胞是 TGF-β 作用的主要部位，受体密度最高的是肾小球和肝，心脏、肺、大动脉和大脑的毛细血管处密度最低。TβR-Ⅰ的相对分子质量为 53 000，TβR-Ⅱ为 80 000，两者都分为胞外的配体结合区、跨膜区和胞内的激酶区。另外，很多细胞还表达 β 聚糖(β-glycan，也叫 TβR-Ⅲ)和 endog Lin，它们都是糖蛋白，并不参与信号传导，只呈递配体分子，并促进配体与受体结合。信号传导时，配体与 TβR-Ⅱ结合后，TβR-Ⅱ自身发生二聚化，然后与 TβR-Ⅱ结合形成四聚体，TβR-Ⅱ使 TβR-Ⅰ胞内区

的 GS(glycine serine)区磷酸化，激活 TβR-Ⅰ，启动细胞的信号传导。

二、转化生长因子-β的实验室检测

1. ELISA 法　本方法可用于测定人血清、血浆及相关液体样本中 TGF-β_1 的含量。

实验原理：用纯化的人 TGF-β_1 抗体包被微孔板，制成固相抗体，向包被单抗的微孔中依次加入 TGF-β_1，再与 HRP 标记的 TGF-β_1 抗体结合，形成抗体-抗原-酶标抗体复合物，经过彻底洗涤后加底物 TMB 显色。TMB 在 HRP 的催化下转化成蓝色，并在酸的作用下转化成最终的黄色。颜色的深浅和样品中的 TGF-β_1 呈正相关。用酶标仪在 450nm 波长下测定吸光度(OD 值)，通过标准曲线计算样品中人 TGF-β_1 浓度。

2. 免疫组织化学法　可用于不同组织中 TGF-β_1 水平的表达。应用纯化的人 TGF-β_1 抗体，配合免疫组织化学检测试剂盒即可进行检测。

三、转化生长因子-β检测的影响因素

1. 血清中使 TGF-β_1 降低的影响因素

(1)戒烟：吸烟者戒烟后血清中 TGF-β_1 浓度会下降。

(2)减肥：肥胖者减肥后血清中 TGF-β_1 浓度会下降。

2. 血清中使 TGF-β_1 升高的影响因素

(1)吸烟：在 1 型糖尿病患者，吸烟可使血清中 TGF-β_1 浓度双倍增加。

(2)血浆置换术：接受血浆置换术治疗的患者血清中 TGF-β_1 浓度会升高。

(3)肝癌、结肠癌、肺癌、宫颈癌、肾癌及前列腺癌患者的血浆和血清中 TGF-β_1 水平升高，并与疾病状态相关。

四、转化生长因子-β检测的临床应用

1. TGF-β 与肾纤维化　TGF-β 是促进器官纤维化发展最重要的细胞因子之一，既可以促进细胞外基质(ECM)的合成又能抑制其降解。一方面，TGF-β 刺激 ECM 合成，即 TGF-β 能刺激肾近曲小管上皮细胞、系膜细胞产生并分泌Ⅰ、Ⅳ型胶原，而抗 TGF-β 抗体能抑制这种变化，TGF-β 也能使纤维细胞的葡萄糖转运蛋白-1(GLUT-1)mRNA 表达增加，从而加速细胞对葡萄糖的摄取，细胞对葡萄糖的摄取增加可进一步刺激 ECM 的合成。另一方面，TGF-β 通过阻止基质金属蛋白酶(MMPs)的合成和刺激基质金属蛋白酶阻滞剂(TIMPs)的产生来抑制 ECM 降解。有文献报道，TGF-β 通过抑制 MMPs 的合成、增加 TIMPs 的合成而使胶原降解减少，并能增加纤溶酶原的激活，进而导致纤维蛋白、层粘连蛋白、纤维连接蛋白降解减少，还可以刺激细胞与细胞、细胞与基质之间的相互作用。因此，TGF-β 从多个途径加剧了 ECM 的积聚。有研究发现，外源性 TGF-β_1 使大鼠系膜细胞 DNA 合成受阻，而系膜细胞 TGF-β_1 mRNA 的表达明显增加，从而引起胶原合成增多，最终导致细胞肥大，ECM 积聚，提示 TGF-β 以内分泌正反馈方式在肾纤维化病理进展中起重要作用。

2. TGF-β 对 CTGF 的作用　TGF-β(包括 TGF-$\beta_{1\text{-}3}$)是诱导 CTGF 生成最重要的因子。TGF-β 诱导 CTGF 表达的机制可能和 TGF-β 反应元件及 smads 蛋白的活化有关：在多种细胞的 CTGF 启动子序列的-162 和-128 位点之间存在特异性的 TGF-β 反应元件(TBRE)，此元件不存在于 TGF-β 所诱导表达的其他基因中，也不存在于 CCN 家族其他成员中，它是 TGF-β

诱导 CTGF 表达所不可少的。这提示 TGF-β 对 CTGF 合成的诱导具有特异性和普遍意义。有研究在 CTGF 启动子上发现了 smads 蛋白的功能性结合位点，TGF-β 可依赖于 smad3 和 smad4 诱导 CTGF 在正常人成纤维细胞中基础表达。有研究观察到 CTGF 和 TGF-β_1 联合刺激成纤维细胞后，成肌纤维细胞标记蛋白 α 平滑肌肌动蛋白(α-SMA)高于单独 TGF-β_1 刺激组，并与剂量呈相关性，提示可能修饰或放大 TGF-β_1 的促成肌纤维细胞生成作用。

3. TGF-β 与肾小球肾炎　有研究者给大鼠注射抗胸腺细胞血清(anti-thymocyte serum，ATS)制备实验性急性系膜增生性肾小球肾炎模型，发现肾小球损伤后局部立即释放激活的 TGF-β，再通过信号转导致大量的基因表达，其中也包括 TGF-β，可进一步放大其生物效应。在 TGF-β 的作用下，肾小球固有细胞大量合成纤连蛋白，Ⅰ、Ⅲ型胶原和一些只在损伤时才出现的基质分子，如 EDA、纤溶酶原激活物抑制剂(PAI-1)、肌腱蛋白，还促进金属蛋白酶组织抑制剂(TIMP)的产生，阻止基质降解。同时，TGF-β 诱导一些整合素受体在肾小球细胞表面的表达，如肌腱蛋白和Ⅰ型胶原的整合素受体与相应配体结合后，则新合成的蛋白快速沉积在系膜区。研究结果表明，注射 ATS 后第 7 天，TGF-β 合成达到最高峰，然后逐渐下降，随着 TGF-β 的下降，基质的合成立即减少，纤溶酶活性恢复，肾小球细胞表面的整合素受体数量减少，几周后增生的基质被完全降解，肾小球恢复正常。这一实验与人类的链球菌感染后急性肾小球肾炎的病理变化类似，一旦损伤持续存在，TGF-β 将持续表达，使细胞外基质过度沉积，导致肾脏纤维化和肾小球硬化。人类肾病终末期硬化的肾小球并没有完全“死亡”，而是有持续和 TGF-β 的过度表达，致基质蛋白过度生成，故认为 TGF-β 能进一步损害残余肾小球，降低残余肾功能。

4. TGF-β 与肾小球硬化　几乎所有类型的肾细胞都能表达 TGF-β、LTBP 和 TβR。通过免疫荧光抗体法和原位免疫杂交法测定 57 例不同类型的肾小球疾病患者肾活检组织标本中 TGF-β mRNA 的水平，发现轻度硬化组的肾小球 TGF-β_1/β-actin mRNA 较肾小球微硬化组升高 1.5 倍，中度硬化组增高 3.5 倍，而同时测定的肾小球Ⅳ型胶原 mRNA 水平则分别增高 1.3 和 2.2 倍，TGF-β_1/β-actin mRNA 水平最高的是膜性肾病，狼疮性肾炎和糖尿病次之，微小病变和 IgA 肾病的水平较低。有研究测定 53 例不同肾组织的 TGF-β mRNA 水平，发现薄基底膜肾病和微小病变的 TGF-β mRNA 表达与正常组没有明显差异，而以细胞外基质(ECM)聚积为特征的 IgA 肾病、局灶节段增生性肾小球硬化、新月体性肾小球肾炎、狼疮性肾炎和糖尿病肾病，其肾小球和小管间质的 TGF-β mRNA 水平显著增高，表明 TGF-β_1/β-actin mRNA 可有效反映肾小球硬化程度。最近，有研究用 HVJ-Liposome 法给正常大鼠肾脏转入 TGF-β cDNA 使其过度表达，结果导致肾小球硬化，而用反义多聚核苷酸抑制其活性或用 IgG-Fc 结合 TβR-Ⅱ的胞外区，以阻止 TGF-β 与受体结合，则可延缓实验性肾小球硬化的进展。

5. TGF-β 与糖尿病肾病　在培养近曲小管细胞、肾小球内皮细胞和系膜细胞时发现，高血糖时细胞内 TGF-β mRNA 表达及 TGF-β 水平明显增加，同时肾小球肥大和 ECM 增多，抗 TGF-β 中和抗体和反义 TGF-β_1 寡聚脱氧核苷酸则能阻止高血糖的促增生作用，用抗 TGF-β 单克隆抗体短期治疗链脲霉素诱导的糖尿病大鼠，可显著减轻肾脏的重量、缓解肾小球增生，ECM 中升高的 TGF-β mRNA 水平也有所回降，提示 TGF-β 在糖尿病肾病的发生、发展中可能起到非常重要的作用。

6. TGF-β 与血管紧张素Ⅱ(AngⅡ)　ACEI 和血管紧张素受体拮抗剂可作为肾脏保护

剂，除改变肾脏血流动力学外，还有抑制 TGF-β 的活性，减少细胞外基质沉积的作用。

五、转化生长因子-β 的正常参考范围

$TGF-\beta_1$ 检验方法和试剂不统一，未见正常参考范围的报道。各实验室应根据自身情况建立参考范围，供临床使用。

第三节　骨形态发生蛋白-7

一、骨形态发生蛋白-7 的生物学特性

1. BMP-7 的生理特性　骨形态发生蛋白-7（bone morphogenetic protein，BMP-7）是一种分泌型多功能蛋白。BMP 亚家族是 TGF-β 超家族中的一员，目前已发现有 30 多种 BMP，至少有 15 种 BMP 参与了细胞信号的转导，其中在肾脏中表达的有 BMP-2、3、4、5、6、7，而 BMP-7 最重要。成熟的 BMP-7 是一个相对分子质量约为 35 000 的同源二聚体糖蛋白，由两条 139 个氨基酸组成的多肽链在第 103 位的半胱氨酸经二硫键连接而成。肾是 BMP-7 合成的主要器官，BMP-7 的表达主要分布于髓袢升支粗段、远曲小管、集合管、肾小球足细胞、肾盂和输尿管上皮及肾动脉外膜。其与多种疾病如输尿管梗阻、糖尿病肾病、慢性肾小球肾炎、急慢性肾衰竭等均有密切关系。用外源性 BMP-7 对疾病模型进行干预，均能发现其肾保护作用。BMP-7 是一种可溶性的局部激活信号蛋白，在细胞内以前体形式合成，前体分子经蛋白水解酶酶解后再通过二硫键结合形成成熟的二聚体分子，可以释放到细胞外与机体各处靶细胞表面特殊的受体结合，介导 smad 细胞间信号，激活特殊的基因发挥作用。BMP-7 在哺乳动物胚胎期肾脏的发育过程中起着重要作用，主要是诱导间充质细胞向正常肾组织结构转化，诱导间充质细胞-上皮细胞转化（mesenchymal-to-epithelial transition，MET），形成由上皮细胞组成的管样结构，最终逐渐分化并形成肾小管和肾小球。在成年动物，BMP-7 的表达主要分布于髓袢升支粗段、远端小管、集合管、肾小球足细胞、肾盂和输尿管上皮及肾动脉外膜，有拮抗 $TGF-\beta_1$、减少细胞凋亡、逆转 EMT 等抗纤维化作用。

2. BMP-7 的信号转导途径　BMP-7 与 $TGF-\beta_1$ 具有非常相似的信号转导机制，BMP-7 分子的受体（BMP-7R）与其他 TGF-β 超家族成员分子的受体一样分为Ⅰ型和Ⅱ型，属于丝氨酸/苏氨酸激酶受体家族。Ⅰ型 BMP-7 R 包括 ALK-2/ActRⅠ、ALK-3/BMPR-Ⅰa 及 ALK-6/BMPR-Ⅰb，Ⅱ型 BMP-7 R 包括 ActRⅡ、ActRⅡb、BMPRⅡ。Ⅰ型受体是Ⅱ型受体的下游活化成分，Ⅰ型受体决定了信号转导的特异性。BMP-7 先与Ⅱ型受体结合后再与Ⅰ型受体结合，使Ⅰ型受体磷酸化，激活的Ⅰ型受体迅速作用与细胞内相应的 Samd1，5，8 信号传递蛋白，后者与 samd4 结合形成有活性的转录复合物，进入细胞核内，发挥相应的生物学效应。

二、骨形态发生蛋白-7 的实验室检测

1. ELISA 法　目前，BMP-7 主要用固相夹心法酶联免疫吸附试验（ELISA）进行检测，已有商品化试剂出售。

2. 免疫组化法　对组织中的 BMP-7 进行检测，取出组织放入 10%中性福尔马林固定液中，固定 24h 后制作石蜡包埋块。用商品化 SABC 法试剂进行免疫组化染色检测。

三、骨形态发生蛋白-7检测的影响因素

非糖尿病患者中，血清 BMP-7 浓度与胰岛素分泌指数和空腹胰岛素水平呈正相关。

四、骨形态发生蛋白-7检测的临床应用

1. *BMP-7 在肾间质纤维化中的作用* 在慢性肾脏疾病中，BMP-7 作为肾纤维化的负性调节因子，通过维持上皮细胞表型、逆转 EMT，抑制肾上皮细胞的凋亡、增加 MMP-2 的表达、促进 ECM 的降解、减少多种促炎症因子表达、影响 TGF-β_1/smads 传导途径及与 TGF-β_1 的互逆作用，对肾间质纤维化起到预防及逆转作用。在 UUO 模型大鼠中，Morriss 发现给予外源性 BMP-7 的治疗组与安慰剂相比，BMP-7 治疗能够恢复 70%的肾小球滤过率(GFR)，减少 14%肾间质容积和 27%Ⅳ型胶原纤维沉积。同时，通过测量肾小管的直径发现，BMP-7 单独治疗能够明显抑制肾小管萎缩，还能保存上皮细胞表型，显著减少肾小管上皮细胞的凋亡。在糖尿病肾病的动物模型研究中发现，肾间质纤维化与 BMP-7 及其受体 ALK-2、ALK-3 及 BMPRⅡ的表达下降有关，而且下降程度随着肾纤维化的进程逐渐加重。同样给予外源性 BMP-7，能减少炎性细胞浸润、ECM 在系膜区积聚及间质容量，拮抗 TGF-β_1 的前纤维化作用。肾毒性血清肾炎模型属于原发性肾小球肾炎模型，呈慢性进行性肾损害，可在 6 周内发展成严重的肾纤维化。有多项临床试验结果显示，BMP-7 治疗能够逆转业已形成的肾损害，修复受损的肾组织结构，显著改善肾功能，降低病死率。此外，许多动物炎性肾病模型显示，BMP-7 能减轻巨噬细胞浸润和组织损伤，在 5/6 肾切除模型、遗传性肾病模型、狼疮性肾炎模型等中均发现 BMP-7 能明显改善肾脏纤维化，具有肾脏保护作用。

2. *BMP-7 在肾间质纤维化中拮抗 TGF-β_1 的作用* 近来许多研究发现，BMP-7 能够拮抗 TGF-β_1 的致肾纤维化作用而发挥其抑制肾纤维化的作用。已有研究证实，EMT 在肾间质纤维化过程中起着重要的作用，而 TGF-β_1 是引起 EMT 的最主要因素，BMP-7 可以有效抑制 TGF-β_1 诱导的 EMT。E-cadherin 是上皮细胞的标志物，对维持肾小管上皮细胞表型非常重要，其缺失是 EMT 的第一步。BMP-7 能通过再诱导 E-cadherin 的表达而逆转 TGF-β_1 诱导的肾小管上皮细胞转化，维持上皮细胞的表型。在小鼠远端小管上皮细胞剂量效应研究中，TGF-β_1 能够减少 BMP-7 和 ALK-3 的表达，抑制内源性 E-cadherin 表达(69%)，BMP-7 不影响 TGF-β_1 的表达，但能拮抗 TGF-β_1 的作用，提高 E-cadherin 表达(174%)。TGF-β_1 激活 ALK-5 受体，引起下游 smad2 和 smad3 的磷酸化并进入细胞核，抑制 E-cadherin 基因的转录，而 BMP-7 激活 ALK-3 和 ALK-6 受体，磷酸化下游的 smad1、smad5 和 smad8，其中 smad1 和 smad5 可在细胞核内拮抗 smad2 和 smad3。因此，BMP-7 可以在基因转录水平上拮抗 TGF-β_1，恢复肾小管上皮细胞 E-cadherin 的表达，抑制病理条件下的 EMT。进一步研究发现，BMP-7 不仅可以抑制肾病发展过程中的 EMT，还能诱导 MET。BMP-7 可以诱导体外培养的人成纤维细胞表达 E-cadherin，逐渐向上皮细胞转化，并相互聚集形成管样结构。此过程类似于胚胎期肾脏发育过程中间充质细胞诱导的肾小管上皮的形成。此作用在动物实验中也得到证实，BMP-7 确实可以通过诱导 MET，促进肾间质成纤维细胞向肾小管上皮细胞转化，修复受损的肾小管，同时减轻肾间质纤维化。此外，BMP-7 还能拮抗 TGF-β_1 在 ECM 沉积过程中的作用。有研究者将 BMP-7 和 TGF-β_1 同时加入系膜细胞中孵育，结果发现 TGF-β 下游致纤维化因子结缔组织生长因子(CTGF)表达明显减少，他们还发现 BMP-7 能在培养的系膜

细胞中拮抗 TGF-β_1 的致纤维化效应，减少 TGF-β 诱导的Ⅳ型胶原及纤连蛋白的产生，但并不影响 A-Ⅳ型胶原和纤维连接蛋白 mRNA 水平。提示 TGF-β_1 和 BMP-7 主要影响 ECM 蛋白降解。TGF-β_1 能通过提高 PAI-1 活性而降低 MMP-2 活性，并提示 BMP-7 的作用机制有两方面：一方面是通过抑制 TGF-β_1 诱导的 MMP-2 激活而维持 MMP-2 的水平和活性，另一方面是通过阻止 TGF-β_1 上调 PAI-1，从而减低在培养的系膜细胞中 ECM 蛋白的聚集。BMP-7 是通过减少 smads 的核积聚，阻止 TGF-β/smad3 和 CAGA2lux 靶转录上调。进一步研究发现敲除 smad5 损害了 BMP-7，干扰 TGF-β_1 激活 CAGA-lux 和 PAI-1 的能力。因此，在 BMP-7 和 TGF-β_1 的相互作用中，smad5 是必需的。smad5 可能是通过直接拮抗 smad3 或是增加 smad6 的表达，抑制 TGF-β_1 增强的 PAI 基因转录。同时，BMP-7 能够调控近端小管上皮细胞内的单核细胞间的相互作用，从而抑制 TGF-β_1 促进炎症细胞浸润的效应。他们还发现，BMP-7 可使近端小管细胞的 Erk1 和 Erk2 迅速磷酸化，进而抑制 smad2 和 smad3 在细胞核内的转移，阻断 TGF-β_1 的信号传导。同时，BMP-7 在近曲小管上皮细胞中能增加 smad6 表达，而 smad6 能抑制 TGF-β_1 的信号转导，抑制靶基因的转录，提示 BMP-7 在近曲小管上皮细胞中的抗炎症和细胞保护作用，与上调 smad6 表达密切相关。

总之，在慢性肾病，BMP-7 通过 smad 细胞间信号通路阻止 TGF-β_1 诱导的肾小管上皮细胞的 EMT 和细胞凋亡，抑制 TGF-β_1 促进炎症细胞浸润的效应，拮抗 TGF-β_1 在 ECM 沉积过程中的作用，从而起到减轻肾间质纤维化的作用。作为维持胚胎期肾脏发育的重要因子，BMP-7 在肾病治疗中有其特殊性和优越性。它不仅可以抑制 EMT，减少肾小管上皮细胞的丢失，还能诱导 MET，修复肾小管损伤，逆转业已形成的肾损害，这是现已应用的其他药物所不能比拟的。此外，动物实验还证实，BMP-7 没有明显的毒副作用。所以，BMP-7 在慢性肾脏疾病的治疗领域中具有很好的临床应用前景，但相关研究尚处于动物实验阶段。因此，还须进行进一步的临床实验来验证 BMP-7 的疗效和安全性，以期为慢性肾病防治开辟一条新途径。

五、骨形态发生蛋白-7 的正常参考范围

BMP-7 检验方法和试剂不统一，未见正常参考范围的报道，各实验室应根据自身情况建立参考范围，供临床使用。

第四节　热休克蛋白 47

一、热休克蛋白 47 的生物学特性

1. HSP47 的分子特点　热休克蛋白 47(HSP47)是一种相对分子质量为 47 000 的热休克蛋白(heat shock protein，HSP)，等电点为 9，属于相对分子质量小的 HSP 家族成员。它是一种胶原结合糖蛋白，存在于内质网内，能与多种类型胶原和前胶原特异性结合，主要作为分子伴侣参与前胶原在内质网内的加工、折叠、聚合和分泌等过程。HSP47 具有 2 个潜在的 N-糖基化位点，且均已被糖基化，其 N 端存在一个疏水性信号序列，可定位靶分子于内质网中，C 末端存在内质网留置信号序列 RDEL(Arg-Asp-Glu-Leu)结构，还存在 2 个 N-连接寡糖结合位点。RDEL 结构被证实具有与内质网阻滞信号 KDEL(Lys-Asp-Glu-Leu)及 HDEL(His-Asp-Glu-Leu)结构相同的作用，可作为阻滞 HSP47 溢出内质网的信号。一旦 RDEL 信号从

C端被删除,突变体蛋白不再滞留于内质网中,而被迅速分泌出细胞外。HSP47在内质网中与前胶原的结合已经通过对HSP47和前胶原的共同免疫沉淀得到证实。从鸡胚胎分离出来的天然HSP47和在大肠埃希菌重组体中新合成的HSP47皆可以结合到Ⅰ型和Ⅴ型胶原中,这一过程可通过体外的降解分析和细胞质基因组表面的共振现象通过生物感受器接收两种方法得到证实。

2. HSP47的生物学特性　正常生理状态下,HSP47在生物体内存在一定程度的表达,对于正常的胚胎发生及正常的胶原合成是必需的。HSP47等位基因的破坏将导致小鼠产生胚胎致死表型及以胶原为结构基础的组织损伤。器官发生纤维化的病理状态下,HSP47则被大量分泌,分泌细胞主要来自异常增生的表型转化细胞,如α-平滑肌肌动蛋白(α-SMA)阳性的肺间质细胞及肾小球系膜细胞,结合蛋白(desmin)阳性的肝脂肪细胞,波形蛋白(vimentin)阳性的肾小管上皮细胞等,而这些细胞又恰巧是胶原产生细胞,这种HSP47与胶原表达的一致性正好验证了HSP47的胶原特异性分子伴侣作用。胶原蛋白是ECM的重要组成成分,组织器官纤维化及硬化的主要病理改变正是ECM的异常合成和积聚,这是病理状态下组织器官纤维化的发病机制。

HSP47特异性作用底物是胶原蛋白。胶原作为分泌性蛋白质,并非在细胞内形成后再分泌出胞外,而是先在细胞内形成前胶原,再分泌到细胞外进一步成熟转变为胶原。构成前胶原分子的基本亚单位为前α-肽链。每个α链包含一个由超过300个重复的Gly-Xaa-Yaa(Xaa,Yaa分别代表甘氨酸以外的氨基酸)区域组成的三重螺旋结构(约1050个残基),其结构侧面带有N-和C-的球形区域。HSP47功能发挥是依靠与已经正确折叠了的具有Gly-Xaa-Yaa重复序列的三重螺旋区域相互作用而实现的。HSP47主要是在内质网内作为前胶原的"分子伴侣",帮助新合成前胶原形成正确的三股螺旋结构,稳固前胶原的3股螺旋分子,对前胶原进行质量控制,防止结构错误的前胶原泌出内质网,防止前胶原肽链在内质网内降解,协助前胶原在正常状况下分泌等,目前还不清楚它的哪种作用更为重要。

HSP47参与胶原合成,是胶原成熟的必要条件,其表达影响胶原产量。敲除HSP47基因的纯核子性大鼠,胚胎寿命不超过11.5d,且发现有上皮组织异常和血管断裂。$HSP47^{-/-}$细胞分泌的Ⅳ胶原有缺陷,其3股螺旋胶原链结构不稳固,易被蛋白酶消化。对交配10.5 d的$HSP47^{-/-}$大鼠胚胎,合成的Ⅳ胶原滞留在内质网,不能正常分泌到细胞外,导致胚胎体的基底膜缺乏Ⅳ胶原,基底膜发生断裂。$HSP47^{-/-}$纤维原细胞合成的Ⅳ胶原大量滞留在内质网,分泌到胞外的Ⅳ胶原较薄,且有较多"分枝",分泌速度较慢。把包含人HSP47 cDNA的反转录病毒转染平滑肌细胞,过表达HSP47的平滑肌细胞Ⅳ前胶原表达、合成、分泌速度明显加快,细胞内外Ⅳ前胶原产量明显增多。在非应激情况下,HSP47表达总是伴随胶原表达,在无HSP47表达的巨噬细胞、淋巴细胞、骨髓白血病细胞都无胶原表达。

二、热休克蛋白47的实验室检测

1. ELISA法　目前,HSP主要用固相夹心法酶联免疫吸附试验(ELISA)进行检测。已知HSP浓度的标准品、未知浓度的样品加入微孔酶标板内进行检测。先将HSP和生物素标记的抗体同时温育。洗涤后,加入亲和素标记过的HRP。再经过温育和洗涤,去除未结合的酶结合物,然后加入底物A、B,和酶结合物同时作用,产生颜色。颜色的深浅和样品中HSP的浓度呈比例关系。

2. 其他方法 mRNA 原位杂交法和 Western blot 法，均有商品试剂盒供应。

三、热休克蛋白 47 检测的影响因素

HSP 不仅能为热损伤所诱导，而且能为许多其他损伤因素及应激刺激，包括物理因素、化学因素乃至机械刺激（如葡萄糖缺乏、缺血、寒冷、创伤、中毒、重金属、饥饿、缺氧、氧自由基）所诱导，还能为其他因素如感染（包括细菌、病毒和寄生虫感染）、恶性肿瘤等所诱导。在这些情况下，HSP 都有可能升高。

四、热休克蛋白 47 检测的临床应用

1. HSP47 与肾小球硬化 肾小球内固有细胞在病理条件下激活增殖，生成的胶原增加，促使肾小球硬化。抗胸腺血清诱导的大鼠肾小球肾炎模型，增殖的系膜细胞区 HSP47 表达明显增高，同时伴随Ⅰ、Ⅲ、Ⅳ胶原表达增加，表明系膜细胞区胶原聚集与 HSP47 表达有密切关系。在残肾大鼠模型（5/6 肾脏切除）中，硬化肾小球内Ⅰ型及Ⅳ型胶原表达明显增加，HSP47 表达亦同步增加。链脲菌素诱导的“急性”和“慢性”糖尿病大鼠，急性组大鼠肾脏未见 HSP47 表达异常，慢性组 HSP47 与胶Ⅲ、Ⅳ表达都同步增加，提示 HSP47 与慢性糖尿病肾病肾纤维化的启动和进展有密切关系。上述模型中 HSP47 表达集中在发生了表型改变的系膜细胞、肾小球成纤维细胞、肾小球上皮细胞，提示肾脏发生表型改变的细胞（即主要产生胶原的细胞）是产生 HSP47 的主要细胞。

2. HSP47 与肾小管间质纤维化 小管间质纤维化的重要特征是肾间质聚积过多胶原。早期研究表明，聚集在间质的胶原主要由细胞表型发生改变的间质成纤维细胞和肾小管上皮细胞产生，它们在小管间质纤维化启动和进展过程中发挥着重要作用。在各种小管间质纤维化模型中，包括 UUO 模型、年老的 Fischer344 大鼠模型、高血压肾硬化模型，HSP47 表达总是上调，且主要表达在产生胶原的间质成纤维细胞和小管上皮细胞，说明 HSP47 表达增加与间质过度积聚胶原有关。

在人类 IgA 肾病及糖尿病肾病中发现，增生硬化的肾小球内，HSP47 与Ⅲ型、Ⅳ型胶原表达同步增加，而在无肾小球增殖性改变的微小病变肾组织中，HSP47 表达较弱，且 HSP47 阳性细胞主要为细胞表型发生转化的肾内固有细胞（α-SMA 表达阳性），而非浸润的巨噬细胞（CD68 表达阳性）。肾活检组织肾小球、小管间质表达 HSP47 与肾小球集聚胶原Ⅳ，间质集聚胶原Ⅰ和Ⅲ有密切关系。新月体肾炎患者早期，细胞性新月体中 HSP47 表达明显增加，晚期纤维性新月体中表达较少。细胞性新月体中 HSP47 表达上调，同时表现为 α-SMA 表达阳性。可能与新月体肾炎中细胞性新月体内 HSP47 过度表达有关，或许通过帮助前胶原分子在细胞内处理及加工，促成胶原过度合成聚集，导致不可逆的纤维性新月体形成。

3. HSP47 的调控 HSP47 作为一种应激蛋白，热休克和其他刺激因子作用可影响其表达。TGF-β、IL-1 是两个公认的促纤维化因子，两者刺激胚胎肺纤维原细胞，可激活热休克因子 1（HSF1）并形成三聚体形式，后者与 HSP47 基因的热休克元件（HSE）序列结合，进而引起 HSP47 基因转录和蛋白表达。利用糖基化终产物刺激大鼠肾原代系膜细胞，HSP47、Ⅳ胶原、TGF-β 表达同步增高，中和 TGF-β 抗体则抑制 HSP47、Ⅳ胶原表达，表明糖基化终产物可能部分通过 TGF-β 诱导 HSP47、Ⅳ胶原表达。系膜细胞转染 smad1 反义寡核苷酸，再用糖基化终产物刺激，HSP47、Ⅳ胶原表达较未转染组少，表明 TGF-β 可能部分通过 smad1 通路引起

HSP47 表达上调。其他促纤维化因子如 IL-4、IL-13 也可诱导 HSP47 和胶原表达。

4. *HSP47 的靶向治疗* 已有报道发现，可以用干扰 HSP47 表达的方法来改善肾纤维化。在抗 Thy-1 肾小球肾炎大鼠模型中，HSP47 反义寡聚脱氧核苷酸转染大鼠肾小球细胞，抑制了 HSP47 表达，从而成功减少了胶原合成，减轻了肾小球硬化的程度。UUO 大鼠模型，通过输尿管注射 HSP47 siRNA 入梗阻侧肾，肾纤维化程度明显减轻，胶原蛋白明显减少。长时间热量限制可以改善年龄相关性大鼠肾纤维化，其机制可能是由于调控了肾 HSP47 表达和胶原产量。

五、热休克蛋白的正常参考范围

由于 HSP 种类多，检测的方法多种多样，临床应用目的也各不相同，故未形成统一的正常参考值。各实验室应根据自己的情况，建立自己的正常参考值，供临床使用。

第五节　胶原蛋白

一、胶原蛋白的生物学特性

1. *胶原蛋白超家族* 胶原蛋白是一种纤维状的蛋白质，在哺乳类动物体内约占蛋白质总量的 1/3，主要存在于细胞外基质和基底膜中。构成胶原分子的基本亚单位是 α 多肽链，现已分离克隆了 34 种不同的 α 肽链，这些 α 肽链均含有数量不等的甘氨酸-X-Y（X、Y 分别代表甘氨酸以外的其他氨基酸残基）重复序列，根据甘氨酸-X-Y 重复序列分布的疏密不同，α 肽链分为胶原区和非胶原区。3 条同源或异源的 α 肽链相互盘绕，形成三股螺旋“绳”样结构的胶原分子。现已发现 20 余型不同的胶原分子，构成了胶原蛋白分子超家族。

2. *胶原蛋白的分类* 根据胶原蛋白分子的结构、功能、分布部位等特点，可将胶原分为 5 类：①纤维形成胶原，包括Ⅰ、Ⅱ、Ⅲ、Ⅴ、Ⅺ型胶原，各同型胶原分子高度有序排列组成不同类型的间质胶原纤维。②基底膜胶原，主要是Ⅳ型胶原，现已克隆 6 种能形成Ⅳ型胶原的 α 肽链（α_1～α_6），各 α 亚链在肾组织中的分布具有高度选择性。α_1（Ⅳ）及 α_2（Ⅳ）分布于肾小球和肾小管基底膜、系膜基质及包曼囊基膜中；α_3（Ⅳ）及 α_4（Ⅳ）分布于肾小球基底膜和远端肾小管基底膜中；α_5（Ⅳ）除分布于肾小球基底膜、包曼囊基膜外，还分布于远端肾小管及集合管基底膜中；α_6（Ⅳ）则分布于远端肾小管、集合管及包曼囊基膜中。现仅有 α_1（Ⅳ）及 α_2（Ⅳ）链构成的经典Ⅳ型胶原分子，即异聚体$[\alpha_1(\text{Ⅳ})]_2\alpha_2(\text{Ⅳ})$被分离提纯，Ⅳ型胶原分子交错排列成基底膜的交叉网络结构，构成了基底膜的骨架。近来发现基底膜中还有少许Ⅶ、Ⅷ、Ⅹ、ⅩⅤ、ⅩⅦ、ⅩⅧ型胶原。③间断 3 股螺旋纤维结合胶原，包括Ⅸ、Ⅻ、ⅩⅣ、ⅩⅥ、ⅩⅨ型胶原，参与纤维骨架的形成。④多股螺旋胶原，包括ⅩⅤ和ⅩⅧ型胶原，由一条含有多个间断胶原区的中心链与多条氨基末端和羧基末端均带有大的非胶原区侧链缠绕成多股螺旋，主要位于基底膜。⑤未分类胶原，包括Ⅵ、Ⅶ、Ⅷ、Ⅹ、ⅩⅢ、ⅩⅥ型胶原。Ⅶ型胶原是迄今为止所发现的唯一一种跨膜胶原蛋白，其羧基末端朝向细胞外，分子中含有大量的非胶原区，参与上皮下基底膜半桥粒（固定细胞于基底膜）的形成。

纤维形成胶原主要分布在细胞和组织之间，由成纤维细胞、网织细胞、巨噬细胞和血管平滑肌细胞等生成。基膜胶原为一类分布在基底膜的非纤维状而呈薄网状的胶原。Ⅳ型胶原是典型的基底膜胶原，是基底膜的支架结构，是基底膜中的主要胶原蛋白。这两类胶原在肾小球疾病的发生、发展过程中含量、分布甚至构成都将发生改变。所以，本文将就这两种胶原分子结构、分布、生物功能在肾小球疾病发展过程中的变化作重点介绍。

3. Ⅰ型胶原的分子结构、组织分布及生物学特性　Ⅰ型胶原属间质胶原，由3条肽链组成，2条α_1(Ⅰ)链和1条α_2(Ⅰ)链组成$[\alpha_1(\text{I})]_2\alpha_2(\text{I})$。每条肽链的相对分子量约为100 000，大约由1000个氨基酸残基组成，长为300nm。α_1(Ⅰ)链和α_2(Ⅰ)链的主体部分含有338个甘氨酸-X-Y(G-X-Y，X、Y分别代表其他氨基酸)重复序列。在α_1(Ⅰ)链的两端分别有一个短的氨基酸序列，其排列顺序不规则，与主体部分不同。N端有16个氨基酸，C端有25个氨基酸。每条α链均为左手螺旋，螺距为0.87nm每转一圈3.3个氨基酸。3条肽链又相互缠绕形成一个长螺旋，为右手螺旋，螺距为9.6nm，每圈有36个氨基酸，形成了胶原蛋白分子特有的三螺旋杆状结构。Ⅰ型胶原在体内细胞以多聚分子结构即纤维的形式存在。电子显微镜观察证明，胶原分子先聚合成微纤维，在每根纤维里，从横断面看含有5个胶原分子。微纤维可被看成Ⅰ型胶原巨分子结构中基本单位。胶原的微纤维再进一步经过横向聚合、轴向聚合，最终形成胶原纤维。胶原纤维直径的大小和形态因胶原类型而异，同类胶原在不同的器官和组织中也常不相同。Ⅰ型胶原的纤维束较其他间质纤维粗大。以纵向错位方式聚合在一起的微纤维是通过形成分子间交联链得以稳定的，两个分子中的α_1(Ⅰ)链之间可形成两对交联键，第一对交联键是在一个分子里的α_1(Ⅰ)链的氨基酸(N端)非螺旋区内第5位赖氨酸残基和另一个分子中α_1(Ⅰ)链羧基端(C端)的第930位羟赖氨基残基形成；另一对交联键是一个分子中α_1(Ⅰ)链C端非螺旋区的第16位赖氨酸残基与邻近分子中α_1(Ⅰ)链N端的第87位羟赖氨酸之间形成。所有这些分子间交联链正好是彼此纵向错位/D_0距离的相邻胶原分子间形成的，所以分子间的这种交联键的形成不仅稳定了微纤维间的横向聚合，而且也稳定了分子间的纵向聚合，使纤维多聚体加粗而且延长，并得以稳定。

Ⅰ型胶原主要分布在皮肤、骨骼、肌腱、血管壁和牙齿等部位，并广泛分布于结缔组织的间质中，是体内一些重要脏器如肺、肝、肾间质组织中的重要成分。胶原在肾中的正常分布已通过胶体金免疫电镜技术在超微结构水平得到确认。Ⅰ型胶原仅存在于肾间质和肾脏较大的血管壁中，肾小球内未发现Ⅰ型胶原。

Ⅰ型胶原以胶原纤维的形式发挥作用，主要功能是作为组织支持物，赋予组织以张力。过去人们更多地注意到了它的支持和保护作用，而忽视了它对细胞、组织乃至整个机体的生理和病理过程的影响。不过近几年，这种趋势正在扭转，已有许多研究开始注意到其在肾间质纤维化中的作用，甚至在肾小球疾病肾小球区的变化和作用。总之，Ⅰ型胶原与细胞的生长、分化、增生、组织损伤的修复，以及炎症反应、硬化、纤维化等均密切相关。

4. Ⅳ型胶原的分子结构、组织分布及生物学特性　Ⅳ型胶原是基质胶原，属非纤维胶原。Ⅳ型胶原分子由3条α(Ⅳ)肽链组成，为三股螺旋结构。除中央螺旋区外，其氨基端为7S区，羧基端为终端膨大的非胶原NC1区。Ⅳ型胶原长约400nm，直径约1.5nm，相对分子质量为549 800～599 800。每条α链约含1700个氨基酸残基，其中主要为胶原性氨基酸，即甘氨酸、脯氨酸、羟脯氨酸和羟赖氨酸，在肽链中组成重复的G-X-Y序列。但Ⅳ型胶原肽链中的G-X-Y重复不像其他胶原分子(Ⅰ型胶原、Ⅲ型胶原)具有那么强的连续性，而且在有的片段，如肽链的羧基末端基本上没有G-X-Y序列。根据肽链本身和氨基酸组成物性不同，Ⅳ型胶原α链可分为3个结构域：① 7S结构域，长约60nm，该区域富含二硫键，区域中有一相对于羧基末端的非胶原氨基酸片段(NC2);②胶原区域,由 914 个氨基酸组成,序列中主要是重复的甘氨酸-X-Y,但常被 2～11 个氨基酸长度的非胶原氨基酸所打断,从而有较强的柔韧性;③非胶原羧基末端区域(NC1),主要由非胶原氨基酸组成,含 12 个半胱氨酸残基,可自身形成二硫键,使该区域呈球状。

目前分离得到的单肽链依其一级结构不同,可分为 α_1(Ⅳ)型胶原链[简写为 α_1(Ⅳ)]和 α_2(Ⅳ)、α_3(Ⅳ)、α_4(Ⅳ)、α_5(Ⅳ)、α_6(Ⅳ)六条。对 α 链的研究主要集中在 NC1 结构域。目前所认识这六条不同 α 链之间区别主要也是在 NC1 结构域。由于Ⅳ型胶原分子的基因产物不须经任何细胞内加工修饰即可构成完整的Ⅳ型胶原分子,不同Ⅳ型胶原 α 链的基因分布可能有特殊的病理意义。令人感兴趣的是,编码基因位置的不同并没有使其基因编码产物的结构序列产生大的差别,不同的 α 链反而有较强的同源性[α_1(Ⅳ)、α_3(Ⅳ)、α_5(Ⅳ)的氨基酸序列相似,而 α_2(Ⅳ)、α_4(Ⅳ)、α_6(Ⅳ)相似],表现为近似的理化性质。α_1(Ⅳ)、α_2(Ⅳ)链构成经典Ⅳ型胶原分子,即三聚体[α_1(Ⅳ)]$_2$$\alpha_2$(Ⅳ),而 α_3(Ⅳ)和 α_6(Ⅳ)只构成Ⅳ型胶原的异构型(isoforms)。α 链在形成空间三级螺旋和大分子后,不同 α 链组成却显示出较大差异,由此直接影响Ⅳ型胶原大分子的结构和功能。在 α 链三级螺旋的基础上,两条多肽链以 NC1 结构域相互融合的方式形成二聚体,又进一步以 7S 结构域平行连接的方式形成四聚体,最后两个四聚体 7S 结构域再平行连接,借稳定的二硫键和醛基形成Ⅳ型胶原大分子交叉网络状结构。

Ⅳ型胶原大分子 α 链有特定的组织分布。α_1(Ⅳ)和 α_2(Ⅳ)出现在所有的基膜,肾小球基底膜和肺基膜中 α_3(Ⅳ)含量高,α_4(Ⅳ)链同样分布在肾小球基底膜,在肾小球基底膜和晶状体前囊基膜中 α_5(Ⅳ)含量高,α_6(Ⅳ)在肾内也存在,但在食管中含量更高,这种特定的组织分布可能对于组织结构的功能维持具有重要意义,如 α_3(Ⅳ)、α_4(Ⅳ)、α_5(Ⅳ),主要分布在肾小球基底膜、前晶状体和视网膜。另一方面,这种分布也将导致同一病理状态下不同部位基膜损伤程度的差异,且可能出现某些链的改变而只累及一个器官。应用免疫组化方法发现Ⅳ型胶原各 α 链在肾组织中的分布具有高度选择性。α_1(Ⅳ)及 α_2(Ⅳ)分布于所有基底膜结构中,而在肾小球内主要分布于肾小球基底膜内皮侧、系膜基质及包曼囊基膜中;α_3(Ⅳ)及 α_4(Ⅳ)主要分布在肾小球基底膜和远端小管基膜;α_5(Ⅳ)除分布于肾小球基底膜、包曼囊基膜外,还分布于远端小管及集合管基膜中;而 α_6(Ⅳ)则分布于包曼囊、远端小管及集合管基膜中。

二、胶原蛋白的实验室检测

1. *免疫印迹法(Western blot)*　将检测物制成蛋白样品,进行 SDS-PAGE 凝胶电泳,使蛋白质因分子量大小而区分;将凝胶转移到硝酸纤维素等膜上,脱脂奶粉或牛血清蛋白封闭后,经特异性胶原抗体(如Ⅰ型胶原抗体,也可以是其他型胶原抗体)孵育结合,洗涤未结合的抗体,而后与耦联 HRP 或 AKP 酶的抗抗体结合,经化学显色,X 线片曝光。通过分子量位置可确定胶片上胶原蛋白表达条带。此法定性与定量相结合,特异性高,敏感性好,结果直观明了,且可通过标准分子量蛋白比较定位,区分胶原蛋白的不同亚型。蛋白表达量既可肉眼直观判断,也可用计算机图像分析扫描。由于图片为黑白方式,条带较规则,无须两者分割,采用图像分析软件即可较好分析蛋白表达量,并且可设立严格的内参照,排除样本上样量与转移效率等因素的影响,即洗脱该膜胶原抗体后,用"管家蛋白"抗体(如 β-actin,β-tubulin,HSP70 等)在同一张膜上连续免疫结合呈色。

2. *ELISA 法*　将目的胶原样本作为抗原包被于 96 孔板上,与抗体结合,再与 HRP 或

AKP酶耦联的抗体结合,经化学显色反应,酶标仪读取吸光度值,由于抗体-抗原抗体复合物-酶-底物显色之间呈相关关系,故检测显色底物的吸光度值,即可测知抗原(胶原)的相对含量。通过一定浓度梯度稀释胶原标准品建立外标准,计算出胶原含量与最终显色产物之间的直线回归方程,以此方程及样本反应的吸光度值,即可计算出样本胶原的浓度。该方法主要用于血液和体液中各型胶原蛋白的检测。

3. *放射免疫法* 基本原理同ELISA法,有商品化试剂供应,参照说明书即可进行应用。

4. *免疫组化染色法半定量原位分析总胶原与不同类型胶原* 既往病理组织化学与免疫组织化学观察多应用于定性研究,随着医学图像分析系统的应用推广,生物形态学向定量研究发展。其分析方法大致为:首先将显微镜下的组织染色图像通过摄像头与图像采集卡录入计算机,其次是在计算上选取所要分析的目标,因免疫组化染色蛋白呈一定颜色,且因背景染色或衬染,周围组织有不同颜色着色,因此需要设定色彩的上下限阈值,二值分割,将目标蛋白质"伪彩色",使之为计算机识别,而后自动计算所识别对象的面积、灰度等参数值,从而半定量组织目标蛋白的含量。该方法简便易行、自动化程度高,非常适合于临床肝、肾等组织器官中难以进行生化分析的小样组织标本,随胶原染色方法的不同,可以分别分析总胶原或各种不同类型的胶原含量。目前用于图像分析的常见胶原病理染色方法有:①丽春红总胶原染色,常规显微镜镜头下观察总胶原的变化。②天狼猩红染色,偏振光下分别观察Ⅰ、Ⅲ型胶原的变化,一般Ⅰ型胶原呈黄红色,Ⅲ型胶原呈绿色。③通过各种特异胶原抗体进行肝脏组织免疫组化染色,分别观察各种不同型别胶原的变化。

三、胶原蛋白检测的影响因素

1. *高血糖* 体外细胞培养发现,无论是鼠的内皮细胞、系膜细胞、肾小管细胞,还是人的上皮细胞,放于高浓度葡萄糖的培养基中培养,均可使编码胶原的mRNA水平明显升高,并同时伴有胶原蛋白合成增加。此效应可能是多元醇通路活性增强、蛋白激酶C激活的结果。高血糖时,在神经、肾、视网膜等器官和组织中,葡萄糖可不依赖胰岛素调节进入细胞内,使细胞内葡萄糖浓度增高,从而激活醛糖还原酶,促使葡萄糖转变为山梨醇,在山梨醇氧化成果糖过程中,激活蛋白激酶C,而蛋白激酶C可使胶原蛋白合成增加。STZ诱导的糖尿病大鼠通过应用醛糖还原酶抑制剂可防止高血糖导致的Ⅳ型胶原合成增加。

2. *蛋白质的非酶糖化作用* 非酶糖化作用是指葡萄糖与蛋白质中游离的赖氨酸残基在非酶条件下相互作用,生成糖基化终末产物(AGEs)。AGEs与葡萄糖浓度密切相关。AGEs可使编码胶原的mRNA水平增高,并使胶原蛋白产物增加。应用AGEs阻滞剂可以阻滞上述反应的发生。胶原分子富含赖氨酸且生物半衰期长,在糖尿病时易与葡萄糖发生非酶糖化作用。研究证明,糖尿病时胶原蛋白糖化产物较正常明显增高。糖化后的胶原分子结构发生改变,稳定性增强,降解减慢,导致胶原在病变的肾组织中积聚。

3. *细胞因子的作用* 一些细胞因子与胶原合成增多有密切关系,近年来研究较多的是转化生长因子-β(TGF-β)。TGF-β最主要的功能是调节细胞外基质的形成,它能促进许多细胞合成胶原蛋白。高血糖时,肾组织中TGF-β mRNA水平及蛋白表达水平均增高。TGF-β可增强胶原基因活性,加快转录速率,并提高其mRNA的稳定性,从而使编码胶原的mRNA水平增高,胶原蛋白合成增加。此外,TGF-β还能通过抑制蛋白酶的合成及增加纤溶酶原激活物抑制剂来减少细胞外基质的降解;还可通过抑制胶原酶的产生,增加MMPs抑制因子,减少胶原的降解。

4. 检验方法　免疫印迹法、免疫组化法存在着随机取样时的抽样误差及背景干扰，抽样误差包括组织取材部位、图像采集视野等。图像分析时，目标染色蛋白区域的选取往往较大程度上受组织片背景的亮度强弱与颜色深浅，组织片本身染色的深浅及其设定选取颜色范围的上限与下限等多种因素影响，所测光密度值也往往随之有较大范围波动。此外需要指出的是，天狼猩红染色＋偏振光观察以区分Ⅰ、Ⅲ型胶原的方法目前有许多争议。无论何种免疫组化染色方法，主要在于反映胶原的分布位置与性质；图像分析的干扰因素较多，严格控制条件排除干扰，可进行半定量。

四、胶原蛋白检测的临床应用

1. 糖尿病时胶原的变化　研究最多，最有代表性的是Ⅳ型胶原。糖尿病时尿Ⅳ型胶原在尿白蛋白尚正常时就已升高。在有微量白蛋白尿的糖尿病患者，尿Ⅳ型胶原含量较正常白蛋白尿的糖尿病患者、膜性肾病和IgA肾病等非糖尿病肾病(DN)患者及正常健康人均显著增高。在正常肾组织，各种胶原蛋白的分布和构成比是一定的，在糖尿病时，其构成比例和组织分布发生改变。早期及中期，在肾小球和肾小管基底膜，以及系膜区Ⅳ、Ⅴ型胶原表达增多；晚期，在肾小球基底膜减少，在肾小管基底膜进一步增加，而在系膜区Ⅳ型胶原减少，Ⅴ型胶原增多。在肾小球出现硬化结节时，基底膜处的Ⅳ型胶原被Ⅲ型和Ⅴ型间质胶原所代替。不仅如此，组成胶原分子的α肽链其分布和构成比亦发生改变。在肾小球基底膜，随DN的加重，α_3(Ⅳ)、α_4(Ⅳ)逐渐增多，而α_1(Ⅳ)、α_2(Ⅳ)则逐渐减少，直至完全消失，转而主要存在于系膜基质中。由上述可见，DN的发生、发展与胶原代谢异常是紧密联系的，胶原代谢异常与胶原合成、胶原降解异常有关。

2. DN时胶原降解代谢变化　正常情况下，胶原处于不断产生和不断降解的动态平衡中，胶原降解减慢是DN胶原积聚的另一重要机制。在胶原降解系统中，最为重要的一大酶系是基质金属蛋白酶(MMPs)。MMPs具有非常重要的生物学功能，其活性受到严格的调控，包括酶基因表达水平的调控、酶原激活程序的调控及酶活性抑制的调控。糖尿病时，编码MMPs的mRNA水平下调，而编码酶活性抑制剂——基质金属蛋白酶抑制因子的mRNA水平却显著增加。MMPs的表达分泌都是以前酶原形式进行激活，纤溶酶原激活物——纤溶酶系统在该过程中起重要作用。而在糖尿病时，纤溶酶原激活物活性下降，纤溶酶原激活物抑制剂产生增多，使酶原激活受到抑制。这些变化导致了MMPs含量减少，活性受抑，从而使胶原降解减慢，造成胶原积聚。总之，多数研究提示实验性DN的早期胶原合成增加，而且此作用与胶原mRNA编码水平的提高有一定关系。胶原合成增加和降解减慢可能是以不同的比率发生的，在疾病早期主要表现为胶原合成亢进，后期以降解减慢为主。

3. Ⅰ型胶原与肾脏疾病　以Ⅰ型胶原为主的间质胶原在肾小球硬化乃至全身纤维化疾病的发生和发展中起到了重要作用。Ⅰ型胶原受多种因素的调节，在病理情况下每一调节路径的改变，刺激胶原过度生成，最终导致肾脏的纤维化和功能减退。有研究表明，前列腺素、糖皮质激素、血糖、各种生长因子和细胞因子在Ⅰ型胶原生理形成和纤维化病理发展过程中都有重要作用。Ⅰ型胶原基因表达主要由TGF-β、TNF-α、IFN-γ等来调控。其中TGF-β通过激活丝裂素活化蛋白激酶(MAPK)信号传导通路刺激α_1(Ⅰ)胶原来表达，并证实这是TGF-β_1的直接作用。而TNF-α与IFN-γ均有抑制α_1(Ⅰ)和(或)α_2(Ⅰ)胶原启动子转录活性作用，具有抗纤维化作用。除细胞因子外，转录因子SP-1、SP-3、AP-1、CBF等亦与Ⅰ型胶原基因的转录调控有关。它们都是介导Ⅰ型胶原基因激活的重要转录因子。

Ⅰ型胶原是肾间质纤维化的重要细胞外基质(ECM)成分。新近有研究发现UUO大鼠肾实质Ⅰ型胶原mRNA水平和肾间质中Ⅰ型胶原表达明显上调，而且有肾实质TGF-β_1 mRNA和肾小管间质TGF-β_1蛋白质的高表达。TGF-β_1同时通过减少基质降解酶(主要指MMP)生成及增加基质降解酶抑制剂(如TIMP等)合成而抑制ECM(包括Ⅰ型胶原)降解。因此，Ⅰ型胶原的过度表达是形成肾脏间质纤维化、肾小球硬化过程中的一个重要环节。

有研究表明，在儿童轻度系膜增生性肾小球肾炎(MsPGN)中，当系膜区系膜细胞数超过4个时，开始出现Ⅰ型胶原的阳性表达，在有肾小球硬化时则会出现明显Ⅰ型胶原的表达。这说明在儿童MsPGN肾小球区有Ⅰ型胶原的表达，并可能提示在有肾小球硬化出现后会有较强的Ⅰ型胶原表达，说明Ⅰ型胶原表达上调可能与肾小球硬化形成有关。

总之，目前对Ⅰ型胶原与肾脏疾病的研究主要在动物模型、体外细胞培养方面开展，极个别研究领域开展了有限的Ⅰ型胶原的研究。如要阐明Ⅰ型胶原在肾脏疾病发生、发展中的作用及其表达调控机制方面取得长足发展，还需要多中心大规模的基础临床研究。

4. Ⅳ型胶原与肾脏疾病　Ⅳ型胶原是典型的基质胶原，可由活化的肾小球系膜细胞、内皮细胞、上皮细胞、肾小管上皮细胞等合成和分泌。故Ⅳ型胶原的合成和分泌增多及降解减少是许多肾脏疾病发展、ECM积聚、终至肾小球硬化和肾间质纤维化的主要原因或重要参与因素之一。

Alport综合征是一组以肾小球基膜病变为病理特征，临床上表现为血尿、进行性肾功能减退的遗传性疾病。其遗传方式目前认为有3种：①X性连锁显性遗传；②常染色体隐性遗传；③常染色体显性遗传。现已证实此类患者肾脏病理改变与Ⅳ型胶原α_3(Ⅳ)、α_4(Ⅳ)、α_5(Ⅳ)或α_6(Ⅳ)的基因突变有关，而且这种突变有多种形式(包括点突变，基因拼接异常、缺失、插入等)。X性连锁显性遗传AS患者是由α_5(Ⅳ)基因Col4A5突变所致，同时也可能伴有Col4A6突变。利用免疫组化发现这类患者α_3(Ⅳ)～α_5(Ⅳ)在肾小球基底膜中分布异常，主要表现为：男性患者α_3(Ⅳ)～α_5(Ⅳ)缺乏，而女性患者α_3(Ⅳ)～α_5(Ⅳ)肾小球基底膜中呈节段性不连续分布。推测此类患者有Col4A5突变，其蛋白产物α_5(Ⅳ)结构异常，不能常整合到α_3(Ⅳ)～α_5(Ⅳ)链组成的Ⅳ型胶原网络结构，使其稳定性破坏，虽然α_3(Ⅳ)及α_4(Ⅳ)正常分泌，但不能结合到肾小球基底膜中，导致肾小球基底膜结构和功能异常，临床上表现为血尿，而免疫组化出现上述结果。

常染色体隐性遗传型AS发病率较低，不足15%。经研究证实是Col4A3/Col4A4突变所致。有学者用免疫组化法对12例此类患者研究发现，肾小球基底膜中α_3(Ⅳ)～α_5(Ⅳ)缺乏，而α_5(Ⅳ)在肾小球基底膜外的ECM中分布正常。这与X性连锁显性遗传型AS不同，认为可以作为诊断常染色体隐性遗传的有力证据。

糖尿病肾病(DN)是引起继发性肾小球硬化、慢性肾衰竭的主要原因之一，其病理特征为进行性系膜区扩张，最后导致肾小球毛细血管袢闭塞、硬化。无论动物实验或对DN患者的研究均表明肾小球ECM合成明显增加，Ⅳ型胶原合成及其mRNA表达增加。对13例DN肾组织中Ⅳ型胶原及其α链亚型进行免疫组化研究发现，无论各期其Ⅳ型胶原均高于正常，而α(Ⅳ)亚型随病性变化而异，随病情加剧α_1(Ⅳ)～α_4(Ⅳ)在肾组织上分布由多到少，最后由Ⅰ、Ⅲ型胶原代替。动物实验进一步表明，增加的Ⅳ型胶原主要是α_1(Ⅳ)、α_2(Ⅳ)及α_3(Ⅳ)，无α_4

(Ⅳ)。对内皮细胞及系膜细胞在高糖培养基中发现其合成Ⅳ型胶原增加,同时用 Northern blot 法证明Ⅳ型胶原 mRNA 表达增加,说明高糖促进细胞合成Ⅳ型胶原。有研究表明,Ⅳ胶原合成主要在该病早期,后期主要表现为降解减少。由于高糖使肾小球系膜细胞、内皮细胞、上皮细胞合成和分泌Ⅳ型胶原增加,降解减少,所以临床上对这类患者应尽早控制血糖以减缓肾衰竭的发展。

MsPGN 的病理特征是系膜细胞增殖、系膜基质增多,或两者同时增多,毛细血管受累较轻。如果系膜区以 IgA 免疫复合物沉积为主,则称为 IgAN。由于系膜细胞增殖,其分泌的基质也增加,Ⅳ型胶原合成及分泌也增多。Floege 等用免疫组化法发现 MsPGN 的 ECM 成分(Ⅳ型胶原、Luminin、Nidogen 等)均增加,并用 Nothetn blot 法见Ⅳ型胶原 mRNA 表达也增加。国内史跃先等对 107 例 IgAN 患者肾活检标本观察发现,IgAN 硬化的肾小球基质及肾小管基膜Ⅳ型胶原分布明显增多,而且与其病理改变的轻重程度呈正相关。MsPGN 及 IgAN 对 ECM 合成增加的机制认为是各种因素通过直接或间接方式作用于肾组织内细胞成分如系膜细胞等,促其增殖,并合成分泌 ECM 增多(包括Ⅳ型胶原)同时伴降解减少,导致系膜基质增多,系膜区扩张。

局灶节段性肾小球硬化(FSGS)指肾脏某些肾小球中的某些节段毛细血管发生病变,表现为系膜基质增多、肾小球基底膜上皮透明物质积聚及毛细血管袢与包曼囊粘连。应用双标记免疫荧光和免疫电镜技术观察在病变肾小球中Ⅳ型胶原不同 α 链的分布,结果发现 FSGS 对肾小球基底膜上皮下积聚的透明物质呈 α_1(Ⅳ)和 α_2(Ⅳ)阳性;当整个肾小球完全硬化时,塌陷的肾小球毛细血管丛被一圈 α_1(Ⅳ)/α_2(Ⅳ)阳性的硬化物质包绕,而 α_3(Ⅳ)、α_4(Ⅳ)、α_5(Ⅳ)只存在于肾小球基底膜中,但硬化物质中呈阳性。

在 Alport 综合征(AS)的临床表现上,是细胞停止表达 α_3(Ⅳ)的 mRNA,却异常表达 α_1(Ⅳ)mRNA。这些研究提示,在硬化病灶的发生中,Ⅳ型胶原除量的异常外,还有 α(Ⅳ)链的异常分布,并起到重要的病理作用。病变节段是细胞Ⅳ型胶原 α 链合成的基因调控存在明显异常,且细胞病变在肾小球硬化的发病机制中具有重要作用。

五、胶原蛋白的正常参考范围

Ⅳ型胶原:<140ng/ml。

主要参考文献

Merrikhi A,Bahraminia E,2014. Association of urinary transforming growth factor-β1 with the ureteropelvic junction obstruction[J]. Adv Biomed Res,28;3:123. doi:10.4103/2277-9175.133196.

Mohtat D,Thomas R,Du Z,et al,2011. Urinary transforming growth factor beta-1 as a marker of renal dysfunction in sickle cell disease[J]. Pediatr Nephrol,26(2):275-80. doi:10.1007/s00467-010-1677-9.

Nguyen TQ,Tarnow L,Andersen S,et al,2006. Urinary connective tissue growth factor excretion correlates with clinical markers of renal disease in a large population of type 1 diabetic patients with diabetic nephropathy[J]. Diabetes Care,29(1):83-8.

O'Seaghdha CM,Hwang SJ,Bhavsar NA,et al,2011. Lower urinary connective tissue growth factor levels and incident CKD stage 3 in the general population[J]. Am J Kidney Dis,57(6):841-9. doi:10.1053/j.ajkd.2010.11.022.

Pofi R, Fiore D, De Gaetano R, et al, 2017. Phosphodiesterase-5 inhibition preserves renal hemodynamics and function in mice with diabetic kidney disease by modulating miR-22 and BMP7[J]. Sci Rep, 15; 7: 44584. doi: 10.1038/srep44584.

Tam FW, Riser BL, Meeran K, et al, 2009. Urinary monocyte chemoattractant protein-1 (MCP-1) and connective tissue growth factor (CCN2) as prognostic markers for progression of diabetic nephropathy[J]. Cytokine, 47(1): 37-42. doi: 10.1016/j.cyto.2009.04.001.

Torabinejad S, Mardani R, Habibagahi Z, et al, 2012. Urinary monocyte chemotactic protein-1 and transforming growth factor-β in systemic lupus erythematosus[J]. Indian J Nephrol, 22(1): 5-12. doi: 10.4103/0971-4065.91179.

Yue L, Xia Q, Luo GH, et al, 2010. Urinary connective tissue growth factor is a biomarker in a rat model of chronic nephropathy[J]. Transplant Proc, 42(5): 1875-80. doi: 10.1016/j.transproceed.2009.11.041.

Zhang H, Zhang X, Hu C, et al, 2012. Exenatide reduces urinary transforming growth factor-β1 and type IV collagen excretion in patients with type 2 diabetes and microalbuminuria[J]. Kidney Blood Press Res, 35(6): 483-8. doi: 10.1159/000337929.

第 17 章

肾脏肿瘤尿液标志物

肾脏肿瘤发病率呈逐年增加趋势，该病的自然过程极难预料，总的 5 年生存率为 40%～50%。临床分期和病理分级是当前肾细胞癌预后的主要依据，然而对于每一个患者来讲，仅依靠此两者所提供的信息仍嫌不足。目前，肾细胞癌的其他一些预后因素，如肿瘤的大小、组织学类型、核形态和 DNA 内容等，都不足以提供独立于分期和核分级的预后信息。肿瘤标志物通常是一些与恶性疾病发展有关的蛋白质类物质，其来源有肿瘤组织、外周血中循环的肿瘤细胞、淋巴结、骨髓和其他体液（腹水、尿、粪等），在临床上可用于原发肿瘤的诊断、高危人群的筛查、肿瘤治疗效果的观察和评价、肿瘤复发和预后预测，还可用于潜在转移灶的检测，以及靶向组织或器官的治疗。因此，探索新的肿瘤标志物有助于深入了解肾细胞癌（renal cell carcinoma，RCC）的疾病发展过程和揭示与之有关的分子生物学信息，为 RCC 的诊断、治疗和预后提供帮助。

第一节　p27 基因

p27 基因是近年来发现的一种抑癌基因，其编码的 P27 蛋白为细胞周期素（cyclin）依赖性蛋白激酶抑制因子（cyclin dependent kinase inhibitor，CDKI）。由于其在细胞周期调控中的枢纽作用，很快成为细胞分子生物学、肿瘤分子生物学的研究热点。

一、p27 基因的生物学特性

p27 基因是 1994 年 Polyak 等发现的一种调控细胞周期并抑制细胞分裂的重要基因，定位于第 12 号染色体短臂 1 区 3 带（12p13），其编码的蛋白质含有 198 个氨基酸，相对分子质量约 27 000，由 2 个外显子和 2 个内含子组成。P27 蛋白质 N 端没有结构锌指的结构域，C 端有 2 个分开的核定位信号。P27 蛋白主要与 cyclin 结合而发挥对 cyclin-CDK 的抑制作用，具有多种生物学功能：①可直接抑制 cyclin-CDK 复合物的生物学活性，从而阻止细胞由 G_1 期向 S 期的转变，同时还可作为细胞外刺激信号的潜在媒介来调控细胞周期。②促进细胞分化，介导细胞间黏附及诱导细胞凋亡。研究发现，缺氧可诱导 P27 蛋白的产生，抑制 CDK2 的活性，从而阻滞细胞周期，如减少或清除 P27 蛋白将清除缺氧所致的 G_1 期阻滞，但也有 P27 蛋白抑制细胞凋亡的报道。P27 蛋白诱导还可抑制细胞凋亡，可能与细胞类型、生长状态及其恶性化与否有关。③与细胞衰老有关。目前发现，CD4 与 CD8 的胸腺细胞和激活的成熟 T 细胞的 P27 表达下降，人为上调 P27 表达后，可引起胸腺细胞发育障碍和成熟 T 细胞增殖能力下降，推测 P27 表达下降对 T 细胞的发育、增殖及免疫反应是必需的。另有研究表明，pRb 导致细胞衰老可因 P27 表达减弱而丧失，pRb 可能通过转录后的调节上调 P27 表达，并特异性地抑制

CDK2活性来延长细胞周期阻滞，从而实现其诱导衰老的作用。

二、p27基因的实验室检测

1. 免疫组化染色　在常规的临床实验室中一般采用免疫组化方法检测p27基因的表达。免疫组化，是应用免疫学基本原理——抗原抗体反应，即抗原与抗体特异性结合的原理，通过化学反应使标记抗体的显色剂（荧光素、酶、金属离子、核素）显色来确定组织细胞内抗原（多肽和蛋白质），对其进行定位、定性及定量的研究。有商品化试剂盒供应，按说明书操作，同时做阴阳性对照即可进行检测。

2. 基因原位杂交　对组织标本的检测同样可以原位杂交法，探针序列为：5′-GGCG-GCTCCCGCTGACATCCTGGCTCTCCT-3′，共30bp，解链温度72℃。其他试剂可成套采购。

三、p27基因检测的影响因素

P27蛋白与肾小球细胞增殖有关。P27蛋白含量的变化与肿瘤的发生及其恶性程度具有一定的相关性。所以，与肾小球细胞增殖的相关疾病，以及与肿瘤和肿瘤恶化程度，均影响p27基因含量。

四、p27基因在肾脏疾病中的临床应用

1. 生理情况下p27在肾脏的表达及调控　应用免疫组织化学方法观察胎儿（孕龄54～104d）肾及成熟肾（肾切除所得）的p27分布情况，结果发现在胚胎肾的胚基、输尿管芽中无p27的表达。随着胚肾的发育，p27的表达逐渐增加，在成熟肾小球中呈现强烈表达。由此可见，p27必参与人肾细胞的分化和成熟过程。此外，有研究表明在$p27^{-/-}$的转基因小鼠，由于致炎作用，相对于正常小鼠有明显的肾系膜细胞和肾小管细胞的大量凋亡，离体实验也证实p27可阻止系膜细胞的凋亡效应。由此可见，p27对人肾细胞的凋亡具有一定的调控作用，但其详细机制有待进一步证实。

2. p27与肾癌　对P27蛋白表达与肾癌关系的研究表明，P27蛋白表达水平可能是衡量及判断肾癌预后的一种关键尺度，低表达者肿瘤侵袭性强，预后不良。

应用免疫组织化学方法检测各种类型肾癌中蛋白表达情况，发现肾癌p27阳性表达率为37.6%，在颗粒细胞癌、混合细胞癌及未分化癌三种病理类型肾癌中p27阳性表达随Robson分期增加而降低（$P<0.05$），从而认为用免疫组织化学方法检测P27蛋白表达在上述3种病理类型肾癌的预后方面有一定的临床应用价值，并且认定P27蛋白失活或低表达与这三种肾癌的Robson临床分期密切相关。另外，用免疫组化的方法检测肾透明细胞癌及正常肾组织中P27蛋白的表达，结果发现p27在正常肾组织中的阳性率明显低于其在肾癌组织中的阳性率（$P<0.01$），并且P27蛋白表达的高低与肾癌的组织学分级呈负相关（$P<0.01$），分级越高，P27蛋白表达越低。因此，认为p27有可能作为判别肾癌分化程度的标志物，并可能成为判断肾癌预后的有用指标。在基因研究方面，野生型vHL抑癌基因可下调p27 mRNA水平，进而减少其蛋白表达。近年来国外学者发现40%～70%肾透明细胞癌在肿瘤发生早期存在VHL基因突变，而该抑癌基因在其他病理类型肾癌中并无突变，这说明肾透明细胞癌的肿瘤发生机制不同于其他类型肾癌，P27蛋白的低表达可能与VHL基因失活有关，两者可能均是

透明细胞癌肿瘤发生过程中的一个早期事件。最近，采用基因转染技术，用脂质体介导将 p27 cDNA 导入肾癌 CRC-1 细胞系中，结果发现外源性 p27 基因的表达可使 GRC-1 细胞端粒酶活性降低，肾癌细胞生长受到抑制。因而认为，提高肾癌细胞 p27 的表达，能抑制肿瘤细胞的生长，而导入 p27 基因是一种理想的临床治疗肾癌的新途径。据报道，肿瘤的分级、分期和淋巴结转移情况与肾盂、输尿管移行细胞癌患者的生存率是相关的。研究发现，较低水平的 p27 与肾盂及输尿管移行细胞癌侵袭度及预后不佳是相关的，这说明 p27 对上尿路恶性肿瘤患者存活率的影响可能是一种有用的预后指标；同样，用多元回归统计分析表明，对于肾盂及输尿管移行细胞癌，p27 有一种独立的前瞻性的预后价值（$P<0.05$）；最近的研究表明，在肾细胞癌患者当中 p27 低表达与肿瘤的大小及不良预后是极其相关的。也就是说，对于上尿路恶性肿瘤来讲，p27 基因可能就是一种新的预后标志。

五、p27 基因的正常参考范围

目前，P27 蛋白的研究还处于起步阶段，而免疫组化和基因原位杂交受各方面影响因素较多，主要用于对比研究。目前由于缺乏一个统一的标准检验方法，p27 基因的参考范围未见报道。

第二节 VHL 基因

VHL 基因得名于 VHL 病——“von Hippel-Lindau 综合征”的简称，即 CNS 血管母细胞瘤合并肾脏或胰腺囊肿、嗜铬细胞瘤、肾癌及外皮囊腺瘤等疾病。VHL 病为一种常染色体显性遗传的家族性肿瘤综合征，涉及多个系统病变，包括肾癌，中枢神经系统和视网膜的成血管细胞瘤，肾上腺嗜铬细胞瘤，肾、胰腺和附睾囊肿等，其中肾癌的发生率高达 28%～45%。1993 年成功克隆出 VHL 基因并证实 VHL 基因失活是 VHL 病的根本原因，98%以上的 VHL 病中存在 VHL 基因失活。

一、VHL 基因的理化性质和生物学特征

人类 VHL 基因是定位于染色体 3p25-26 区，全长约 15 kb，包含有 3 个外显子和 2 个内含子，编码长 4.7kb 的 mRNA。VHL 基因编码产生的蛋白产物称作 VHL 蛋白（pVHL），此蛋白与现存数据库内的蛋白质无同源性。最初人们认为 VHL 蛋白包含 284 个氨基酸，现在证实为 213 个氨基酸，其相对分子质量为 28 000～30 000，称为 p30 或 pVHL L 蛋白；另外 VHL 基因还可编码产生相对分子质量为 19 000 的蛋白，称为 P19 或 pVHL S 蛋白。P19 蛋白曾被认为是 P30 蛋白的降解产物，现证实 P19 蛋白是在 VHL 基因的第二转录起始位点（54 号密码子）上转录形成的异构体，具有与 P30 蛋白相似的功能。产生 P19 蛋白的原因尚不清楚。

VHL 蛋白的二级结构由位于 C 末端的 4 个 α-螺旋和位于 N 末端 7 个 β-折叠构成。其中 3 个 α-螺旋位于蛋白的一侧，构成了 α-区；另外 4 个 β-折叠和 1 个 α-螺旋位于一侧，构成了 β-区。这两个区域包含不同的蛋白结合位点：α-区可以与转录延长因子 B-C（elongin B-C）复合物相连接，β-区可以与缺氧诱导因子-1α（HIF-1α）等底物分子相连接。这两个区域的完整对 VHL 蛋白的功能有重要意义，VHL 病和肾癌中 VHL 基因的“突变热点”即发生在与蛋白结合的关键位点上。

二、VHL 基因的实验室检测

1. 突变基因检测　在临床实验室中常采用聚合酶链反应(PCR)和单链构象多态性分析(SSCP)来分析 VHL 基因的突变。先行 VHL 基因的 PCR 扩增(95℃变性 3min,加入 Taq 酶,循环参数为:94℃ 60s、60℃ 60s、72℃ 60s,共 35 个循环周期,最后于 72℃延伸 10min),取 PCR 产物进行凝胶电泳,电泳后行凝胶银染。根据与自身对照样本单链带在数目、位置上的差异来判断是否存在 VHL 基因突变。重复实验 3 次,以排除假阳性。

2. 免疫组织化学检测　免疫组织化学采用 Rb 二步法,所有步骤须在室温条件下完成。取部分新鲜肿瘤标本 10%福尔马林固定、石蜡包埋。所有蜡块 4μm 厚连续切片,检测肿瘤组织中 VHL 的表达。结果判定:胞质内棕黄色颗粒为 VHL 阳性表达(CD31 抗体标记血管内皮细胞)。结合病理图像分析系统采用盲法阅片的方式,进行结果评价。

三、VHL 基因检测的影响因素

大量研究证实,VHL 基因的突变与肿瘤细胞生长、增殖、分化及转移关系密切,恶性肿瘤中具有较高的突变概率。

四、VHL 基因在肾脏疾病检测中的临床应用

目前人们已知的基因失活机制包括基因突变、杂合性缺失(LOH)和基因的甲基化。在肾癌中,VHL 基因的以上变化得到了充分的研究。人们普遍认为,VHL 基因失活是肾癌,特别是透明细胞癌发生的主要分子机制,而且是肿瘤发生早期的、频发的,并可能是必需的步骤。

1. VHL 基因与杂合性缺失　肾癌中普遍存在 3 号染色体短臂(3p)的 LOH 高发现象,3p 的 LOH 发生率高达 98%。在直径 4~9mm 的微小肾癌中检测到 3p LOH,说明 3p LOH 是肾癌发生的早期事件。肾癌的 3p 中 LOH 分布并不连续,而是存在有多个 LOH 高发区,分别定位在 3p12-13、3p14.2、3p21.3 和 3p25-26 区域,呈斑带状(zebra-likepattern)分布。近年来研究发现,除了定位在 3p25-26 的 VHL 基因外,其他 LOH 高发区域也可能包含与肾癌发生有关的基因,如 FHIT 基因(3p14.2)、NRC-1 基因(3p12)、RASSF1A 基因(3p21.3)等。有研究对肾癌中的这些 LOH 高发区进行比较,发现 VHL 基因所在的 3p25-26 区域的 LOH 发生率远高于其他区域,说明 VHL 基因的 LOH 是肾癌中最主要的改变。

以上研究均采用微卫星作为标志物,由于 VHL 基因内部不包含微卫星,所以各家对 VHL 基因的 LOH 发生率报道差别很大。该研究报道微卫星 D3S1560 和 D3S1317 的 LOH 发生率为 28.6%和 14.3%,而另外的研究报道此 2 个位点的 LOH 发生率均为 100%。为了明确肾癌中 VHL 基因确切的 LOH 发生率,Hamano 应用 VHL 基因内部的 SNP 位点作为标志物,检测到 LOH 发生率为 59.1%。

2. VHL 基因与突变　肾癌中 VHL 基因突变具有极高的发生率,国内外一般报道为 50%~80%。肾癌的不同亚型之间 VHL 基因突变率差异很大,其中透明细胞癌最为多见,乳头状癌极少。在透明细胞癌、嫌色细胞癌和乳头状癌的 VHL 基因突变率分别为 50%、43%和 0。Kondo 报道 VHL 基因突变在早期和进展期肾癌中均可检测到,而且发生率无显著性差异,说明 VHL 基因突变是肾癌发生的早期事件。但是 VHL 基因突变并不意味着导致肾癌发生,人们观察到肾癌常发生于成人,即使遗传有 VHL 基因突变的 VHL 病个体在儿童亦少发

病，因此VHL基因突变是肾癌发生的必要条件，而非充分条件。

无论在肾癌还是在VHL病中，VHL基因突变均发生在54号密码子之后，这揭示了VHL蛋白结构和功能之间的联系。54号密码子为VHL基因的第二转录起始位点，即使在1～53号密码子中有突变发生，VHL基因仍可编码产生具有正常功能的P19蛋白，因此只有在54号密码子之后的基因突变才能导致VHL基因功能丧失。肾癌的VHL基因突变也具有一些不同于VHL病之处。有研究报道，肾癌的VHL基因突变多见于2号外显子，而VHL病多见于1号和3号外显子。造成VHL蛋白结构完全破坏的突变（如移码突变、无义突变等）比例高达78%，而在VHL病中仅为37%；与之相反，对VHL蛋白结构影响较小的突变（如点突变、同义突变等）在肾癌中的发生率仅为22%，在VHL病中高达63%，造成这种差异的机制尚在研究中。

五、VHL基因的正常参考范围

VHL基因的研究还处于起步阶段，而免疫组化和基因原位杂交受各方面影响的因素较多，主要用于对比研究，无统一的正常值参考范围。

第三节　B7-H1

一、B7-H1的理化性质和生物学特征

B7-H1(PD-L1，CD274)由Dong等首次报道，它是B7家族的新成员，又称为程序性死亡配体(programmed death ligand 1，PD-L1)。人类B7-H1基因定位于染色体9p24，编码一个含有290个氨基酸的Ⅰ型跨膜糖蛋白。它是由胞外区、疏水跨膜区和胞内区组成。其中胞外区由IgV样区和IgC样区组成，胞质区有一段短的胞质尾区。B7-H1 mRNA在多种组织中被发现，包括肺、心脏、骨骼肌和胎盘。在许多淋巴器官中也有发现，包括脾、胸腺、肝。但B7-H1蛋白在大多数细胞不表达，仅在巨噬细胞、树突细胞(DC)、诱导活化的T细胞、B细胞、内皮细胞、上皮细胞表达。B7-H1蛋白表达可在多种细胞因子刺激下而激活并上调。在老鼠实验中发现，在抗IgM抗体、LPS和抗CD40抗体存在下，B细胞的B7-H1表达明显上调；在抗CD3抗体存在下，T细胞B7-H1表达明显上调；在抗CD40抗体、LPS、IFN-γ和GM-CSF存在下，巨噬细胞B7-H1表达明显上调；在抗CD40抗体、IFN-γ、IL-4、IL-12和GM-CSF存在下，树突状细胞B7-H1表达明显上调。B7-H1在人类肿瘤组织，如肺癌、宫颈癌、卵巢癌、结肠癌、黑素瘤、头颈部肿瘤、肾透明细胞癌、膀胱癌、肝癌、神经胶质瘤等肿瘤中大量表达。许多肿瘤细胞在IFN-γ作用下表达或上调表达B7-H1。

B7-H1的受体是PD-1。人类PD-1基因定位于染色体2q37。PD-1 cDNA全长2106个核苷酸，编码一个含288个氨基酸残基的蛋白质。PD-1是一个Ⅰ型跨膜糖蛋白，相对分子质量50 000～55 000，在溶液和细胞表面呈单体结构，胞外区IgV样区序列与CTLA-4，CD28和ICOS有21%～33%的一致性。PD-1胞质区有两个酪氨酸残基，一个免疫受体酪氨酸抑制基序(ITIM)和一个免疫受体酪氨酸转换基序(ITSM)。PD-1表达于激活的外周T、B细胞，巨噬细胞。与CD28家族成员在T细胞的表达相比，PD-1的表达更为广泛，这表明它的免疫调控作用更为广泛。

二、B7-H1 的实验室检测

目前，B7-H1 检测方法较多，主要应用 RT-PCR、免疫组化、Western blot 和流式细胞技术在 mRNA 水平和蛋白水平分别检测了 B7-H1 基因在相关组织中的表达情况，并使用相关分析软件进行统计分析。

三、B7-H1 检测的影响因素

B7-H1 与多种肿瘤患者预后不良的病理学指标显著相关。同时，随着细胞的分化，B7-H1 的表达呈现缓慢升高的趋势，受相关细胞因子的诱导，B7-H1 的表达显著增强。

四、B7-H1 检测的临床意义

目前已证实 B7-H1 与其受体 PD-1 的结合可以在体外抑制 T 细胞的增殖和某些细胞因子的分泌，在 T 细胞活化的过程中作为负性共刺激分子存在，B7-H1 诱导 CTL 凋亡的功能是其介导肿瘤逃逸的主要机制。

1. *B7-H1 与肾癌*　B7-H1 在肾透明细胞癌(RCC)中表达可能是肿瘤破坏宿主 T 细胞调节抗肿瘤免疫的机制之一。有学者在老鼠肾细胞癌动物模型的研究中发现 B7-H1 和 $CD4^{+}$ T 调节细胞共同破坏肿瘤特异的记忆 T 细胞的回忆应答。在给予肾细胞癌的荷瘤鼠肿瘤细胞疫苗，并结合 B7-H1 封闭和 $CD4^{+}$ T 细胞耗竭三联治疗，发现肾细胞癌瘤体缩小和持续的免疫保护。也有学者在人 RCC 细胞的体外研究中发现，体外 RCC 细胞表达 B7-H1，但正常组织中不表达。PD-1/B7-H1 之间的相互作用并不影响肿瘤相关抗原特异性 T 细胞的起始阶段，但能抑制 CTL 和 T 辅助细胞的功能。封闭 B7-H1 能提高 RCC 中 CTL 和 T 辅助细胞抗 P53 蛋白的活性，高表达 B7-H1 的 RCC 患者预后明显差于低表达的患者。

2. *B7-H1 与肾癌免疫治疗*　研究发现，IFN-γ 能使许多肿瘤细胞(包括 RCC)表达或上调表达 B7-H1，而 B7-H1 途径是肿瘤细胞免疫逃逸的机制之一。IFN-γ 上调 B7-H1 表达促进了肾癌的进展。IL-2 其抗肿瘤机制主要包括：IL-2 促进 T 淋巴细胞的增殖，诱导细胞毒性 T 淋巴细胞及自然杀伤细胞的活性，同时诱导大量的细胞因子的释放，包括肿瘤坏死因子、IFN-γ 等。IL-2 分泌 IFN-γ 的作用有可能不利于其在肾癌免疫治疗中的作用。B7-H1 途径是否是 IFN 和 IL-2 治疗转移性肾癌效果欠佳的重要原因仍须进一步的研究证实。

五、B7-H1 的正常参考范围

临床上对 B7-H1 的研究还处于初级阶段，各种方法对 B7-H1 基因和蛋白表达的检测主要用于对比研究，无统一的正常值参考范围。

第四节　基质金属蛋白酶

一、基质金属蛋白酶的理化性质和生物学特征

基质金属蛋白酶(matrix metalloproteinases，MMPs)是一个大家族，因其需要 Ca^{2+}、Zn^{2+} 等金属离子作为辅助因子而得名。其家族成员具有相似的结构，一般由 5 个功能不同的

结构域组成:①疏水信号肽序列。②前肽区,主要作用是保持酶原的稳定。当该区域被外源性酶切断后,MMPs 酶原被激活。③催化活性区,有锌离子结合位点,对酶催化作用的发挥至关重要。④富含脯氨酸的铰链区。⑤羧基末端区,与酶的底物特异性有关。其中酶催化活性区和前肽区具有高度保守性。MMPs 成员在上述结构的基础上各有特点。各种 MMP 间具有一定的底物特异性,但不是绝对的。同一种 MMP 可降解多种细胞外基质成分,而某一种细胞外基质成分又可被多种 MMP 降解,但不同酶的降解效率可不同。

MMPs 几乎能降解 ECM 中的各种蛋白成分,破坏肿瘤细胞侵袭的组织学屏障,在肿瘤侵袭转移中起关键性作用,从而在肿瘤浸润转移中的作用日益受到重视,被认为是该过程中主要的蛋白水解酶。目前 MMPs 家族已分离鉴别出 26 个成员,编号分别为 MMP1~26。根据作用底物及片断同源性,将 MMPs 分为 6 类,即胶原酶、明胶酶、基质降解素、基质溶解素、furin 活化的 MMP 和其他分泌型 MMP。Ⅳ型胶原酶为其中重要的一类,主要有两种形式,一种被糖化,相对分子质量为 92 000,命名为 MMP-9;另一种非糖化,相对分子质量为 72 000,被称为 MMP-2。当前对 MMP-2,MMP-9 的研究较深入。

MMP-2 基因位于人类染色体 16q21,由 13 个外显子和 12 个内含子所组成,结构基因总长度为 27kb。与其他金属蛋白酶不同,MMP-2 基因 5′旁侧序列促进子区域含有 2 个 GC 盒而不是 TATA 盒。活化的 MMP-2 定位于细胞穿透基质的突出部位,估计其在酶解细胞间基质成分及基底膜的主要成分Ⅳ型胶原中有“钻头”的作用。

此外,已证实 MMP-3 和 MMP-10 能作用于 PG、LN、FN、Ⅲ型和Ⅳ型胶原及明胶。MMP-7 能作用于明胶和 FN。MMP-1 的产生范围较广,可由基质成纤维细胞、巨噬细胞、内皮细胞和上皮细胞产生。正常情况下 MMP-1 阳性率很低,但在各种刺激下可高表达。有研究显示,恶性肿瘤中 MMP-1 高表达与预后相关。MMPs 的活性受到 3 个水平的调节,即基因转录水平、无活性酶前体经蛋白水解作用而激活及特异性抑制因子(TIMP)的作用。

二、基质金属蛋白酶的实验室检测

1. 活性检测法

(1)底物胶电泳酶谱法:该方法是基于 SDS-聚丙烯酰胺凝胶电泳(SDS-PAGE)的原理和技术方法而建立的,是一种改良的明胶-聚丙烯酰胺凝胶电泳方法(gelatin-PAGE),简称底物胶电泳法,用于测定能够水解明胶的 MMPs 的水解活性。方法的基本过程是先将样品进行 SDS-聚丙烯酰胺(SDS-PAGE,含 0.1%明胶)电泳分离,然后在有 2 价金属离子存在的缓冲系统中使样品中的 MMPs 恢复活性,主要为 MMP-2 和 MMP-9,在各自的迁移位置水解凝胶里的明胶,最后用考马斯亮蓝将凝胶染色,再脱色。在蓝色背景下可出现白色条带,条带的强弱与 MMPs 活性成正比。该方法简便、实用,将底物胶中明胶浓度从 10g/L 降至 2g/L,并将分子质量标准浓度提高至≤40μg/孔。该法较好地解决了实验过程中所遇到的有关分子量鉴定的难题。

(2)比色法:通过显色底物硫环状多肽的水解所产生的巯基团,与二硫基-双 2-硝基苯甲酸(DTNB)反应后吸收峰值的增加来测定细胞样品中酶的活性。该技术用于各种细胞(动物、人体、植物、昆虫等)萃取样品、培养上清悬液、血清和关节滑液等样品中 MMPs 活性及其抑制剂的检测。目前主要进行对 MMP-2 的检测。

2. ELISA 法 ELISA 法可以定量测定血清、血浆、唾液、细胞培养物上清或其他相关液

体中 MMPs 各组分的含量，目前已开发出了基于此原理的试剂盒，此类试剂盒应用双抗体夹心酶标免疫分析法测定标本中 MMPs 水平。用纯化的抗体包被微孔板，制成固相抗体，往包被单抗的微孔中依次加入 MMPs 抗原、生物素化的抗兔 MMPs 抗体、HRP 标记的亲和素，经过彻底洗涤后用底物四甲基联苯胺（TMB）显色。TMB 在过氧化物酶的催化下转化成蓝色，并在酸的作用下转化成最终的黄色。颜色的深浅和样品中的 MMPs 呈正相关。用酶标仪在 450nm 波长下测定吸光度（OD 值），计算样品浓度。

3. 高效液相色谱法

（1）高效液相色谱法与荧光联用：目前报道的高效液相色谱法（HPLC）采用荧光基团和荧光淬灭基团（共 2 个标记基团）标记的多肽作为底物，该底物被样品中的 MMPs 催化水解后，经 HPLC 分离，用荧光检测器测定荧光强度，用外标法定量求得样品中 MMPs 的活性。荧光法主要采用的底物通常是在多肽链的碳端接上 1 个荧光生成基团，在多肽链的另一端接上 1 个荧光淬灭基团，如 FS-1（Mca-Pro-Leu-Gly-Leu-Dpa-Ala-Arg-NH2）及改进过的 FS-6（Mca-Lys-Pro-Leu-Gly-Leu-Dpa-Ala-Arg-NH2），MMPs 则可以特定地水解多肽链的其中 1 个缩氨键。MMPs 的水解产物是 1 个有强荧光活性，另 1 个没有荧光活性，如果 MMPs 没有水解多肽链，则检测出的荧光活性微弱。

（2）高效液相色谱法与紫外基团联用：为进一步简化 HPLC 测定 MMPs 活性的方法，可采用紫外基团标记的多肽作为底物，色谱分离后采用紫外检测器进行检测，既降低了分析成本，又使该方法具有更广泛的实用性。同时，为进一步提高方法的准确度，以合成的 Ala-Dpa 作为内标物，建立了内标法定量测定 MMP-9 活性的 HPLC 法。并采用该方法测定了抑制剂 GM6001 对 MMP-9 的半数抑制浓度（IC50）。该方法经进一步完善后，可用于生物体内 MMP-9 活性的测定。

4. 比色法　MMPs 活性的检测可以单纯利用酶切底物的产物显色的原理来实现。Ⅳ型胶原酶是明胶的特异性水解酶，明胶在水解过程中会产生新的末端氨基，三硝基苯磺酸钠（TNBS）能够与产生的新的末端氨基发生显色反应，以产生新的末端氨基量的多少用来衡量血浆当中Ⅳ型胶原酶含量。该反应显色后无须加酸终止，最大吸收波长在 420nm 处，可用酶标仪标配 405nm 滤光片测量。对明胶琥珀酰化是比色法中重要且必要的一步，因为明胶自身就有一定量的末端氨基，采用琥珀酰化的方法可以封闭其自身的末端氨基，以排除其对新产生的氨基显色的影响。该方法的测量结果能够直接体现出血浆中具有活性意义的Ⅳ型胶原酶的含量，因此与目前成熟的 ELISA、酶谱法及 HPLC 法相比，比色法极大地提高了测量速度，降低了测量成本，也可以做到大量样本的同时检测。

三、基质金属蛋白酶检测的影响因素

1. 引起 MMPs 升高的因素

EDTA 抗凝剂：检测 EDTA 抗凝血浆标本的平均浓度明显高于血清标本的浓度，其差异的大小依赖时间的长短。

2. 引起 MMPs 降低的因素

（1）肝素：肝素抗凝血浆标本的平均浓度低于血清标本的浓度，其差异的大小依赖时间的长短。

（2）枸橼酸盐：枸橼酸盐抗凝的血浆标本的平均浓度低于血清标本的浓度，其差异的大小依赖时间长短。

四、基质金属蛋白酶检测的临床应用

肿瘤转移与明胶酶降解基底膜之间的关系，经许多实验进一步得到了证实。在人体多种肿瘤研究中，乳腺癌患者MMP-2、MMP-9活性比纤维腺瘤明显升高，MMP-2和MMP-9在肾癌中的表达随肿瘤分期增加。本组资料研究显示：MMP-2和MMP-9在肾癌Ⅰ级、Ⅱ级、Ⅲ级分级中，阳性率分别呈递增趋势，Ⅰ级和Ⅲ级之间阳性率相差显著。MMP-2和MMP-9均阳性者在分级中无显著差异。在肾癌细胞类型中，两者分别在透明细胞癌、颗粒细胞癌及混合细胞癌中阳性率均无显著差异。MMP-2、MMP-9在肿瘤高分期组中阳性率均明显高于低分期组。

肿瘤的侵袭与转移也影响着肿瘤患者的预后。在肾癌中，MMP-2和MMP-9表达升高与患者生存率下降、预后差相关。有研究证实膀胱癌患者进展情况与MMP-2、基质金属蛋白酶抑制因子-2（TIMP-2）表达水平相关。Gohji等也进一步证实尿路上皮细胞癌患者中，MMP-2和MMP-3的血清水平与复发有关。本组肾癌患者的研究显示，MMP-2和MMP-9阴性表达者5年生存率明显高于阳性表达者（$P<0.05$）。这一结果显示，随着MMP-2和MMP-9表达阳性率的增高，肾癌肿瘤侵袭和转移的倾向增加，5年生存率下降，预后差，建议MMP-2和MMP-9可作为肾癌预后判断的主要指标之一。

五、基质金属蛋白酶的正常参考范围

血清MMP-9：≤117.17μg/L。

由于基质金属酶种类多，检测的方法多种多样，临床应用目的也各不相同，故未形成统一的正常参考值。各实验室应根据自己的情况，建立自己的正常参考值，供临床使用。

第五节　MN/CA9

一、MN/CA9的生物学特征

MN/CA9是碳酸酐酸家庭成员，在正常人组织极少表达，而在某些恶性肿瘤如宫颈癌组织中呈现高水平表达。

二、MN/CA9的实验室检测

1. RT-PCR检测组织　MN/CA9基因表达：采用Trizol试剂盒提取各种标本中的RNA。RT-PCR MN/CA9基因的引物序列：P1：5′GCCGCTACTTCCAATAT GAGGG-3′，P2：5′ AACCAGGGCTAGGATGTCACCA-3′。RNA反转录成cDNA：取0.5μg提取的RNA，1.5μg Oligo(dT)，10U RNasin，2μl 5×RT buffer，加DEPC-H_2O到10μl。70℃反应10 min，冰上冷却后，摇匀加入5×RT buffer 2μl，10mM dNTPs 2μl，RNasin 10U，AMV反转录酶10U，加DEPC-H_2O到20μl，42℃下反应45 min。PCR扩增：取模板DNA 1μl，加入引物5μl，10×dNTPs 5μl，10×PCR buffer 5μl，Taq DNA聚合酶2μl（约1.25 U），加水至50μl，摇匀后，上机进行PCR扩增；循环为：94℃预变性2 min，94℃变性30s，60℃退火30 s，72℃延伸

40s,共 30 个循环,72℃延伸 5min。扩增产物电泳分析:取 10μl 扩增产物(MN/CA9 基因为 293 bp)于 2%琼脂糖凝胶电泳 1h,通过 Marker 观察样品中是否存在 293 bp 的 MN/CA9 的基因。

2. 免疫组化检测 MN/CA9 蛋白　石蜡包埋的组织片去除石蜡。而后用抗 MN/CAg 抗体,经抗生物素－生物素免疫过氧化物酶技术免疫组织化学染色。经双蒸水洗涤后再用苏木素进行复染,而后封片。分别用肿瘤组织和正常组织切片作阳性和阴性对照。MN/CAg 是膜结合蛋白,因而细胞呈现清晰明显的膜着染即为 MN/CAg 阳性。切片中>50%的细胞阳性即为"弥漫",而<50%细胞阳性时为"局部"。

3. 免疫印迹检测 MN/CA9 蛋白　冰冻切片经冰乙酸固定 10min,晾干,用 PBS 洗 3 次。冰冻组织切片经 RIPA 缓冲液匀化,其蛋白提取物经 10%SDS-PAGE 电泳后转移至硝酸纤维膜,经 1%牛血清蛋白封闭后,与抗 MN/CA9 抗体反应,再加入辣根过氧化物酶标记的第二抗体进行反应、显色。

三、MN/CA9 检测的影响因素

由于临床实验室检测 MN/CA9 方法较多,影响检测结果的因素也较为复杂,特别是在标本采集、运送、保存等环节。同时,各种方法检测结果的可比性也值得重视,注意区分不同检测方法的检测结果,结合临床合理应用和判断结果。

四、MN/CA9 检测的临床应用

MN/CA9 基因是细胞膜表面的糖蛋白基因,属于碳酸酐酶家族成员,最早发现于宫颈癌 Hela 细胞系,现认为是一种致癌基因。在过去通过免疫组织化学方法研究发现,MN/CA9 蛋白仅局限地表达于特定的恶性肿瘤(肾细胞癌和宫颈癌)及正常的胃黏膜上皮细胞中。在肾细胞癌的癌细胞中,如嗜色细胞型、未分化型、乳头状、透明细胞中都有该基因的表达。因此,可以考虑将其作为肾癌检测的一个生物学指标。

MN/CA9 是一种较新发现的肿瘤相关抗原,在正常人组织中几乎不表达。张玉石等研究表明,在 30 例肾细胞癌中 28 例 MN/CA9 蛋白表达阳性(93%),其中 26 例透明细胞型肾癌全部呈强阳性表达,而在正常肾组织和良性病变中 MN/CA9 阴性。这提示 MN/CA9 蛋白是肾细胞癌相关抗原,尤其可作为富糖原型肾细胞癌的肿瘤标志物。传统上,人们认为直径<3cm 的皮质肿瘤是良性肿瘤,但也有资料发现这种小肿瘤也可发生转移。在某研究中观察到直径<3cm 的富糖原型肾细胞癌呈现"弥漫"的 MN/CA9 着染,而良性的腺瘤为 MN/CA9 阴性。因此,MN/CA9 表达可作为富糖原型肾细胞癌和肾皮质腺癌的鉴别点之一。在影像学上,囊性肾细胞癌和肾囊肿易于发生混淆,而大嗜酸性粒细胞与粒状透明细胞型、嫌色细胞型肾细胞癌着染模式较为相似,用 MN/CA9 免疫组织化学染色即可将肾细胞癌区别出来。MN/CA9 可能作为一种细胞特异性肿瘤相关抗原,有助于富糖原型肾细胞癌的早期诊断和治疗,研究尚需要进一步深入。

五、MN/CA9 的正常参考范围

MN/CA9 在正常组织极少表达。目前,以免疫组化和 PCR 技术检测 MN/CA9,主要应用于正常和病例的比较研究,未见参考范围的报道。各实验室应根据自己具体情况,建立本实验室的正常值参考范围,供临床参考。

健康人群中平均浓度为2.9U/ml。

第六节 组织多肽特异性抗原

一、组织多肽特异性抗原的理化性质和生物学特征

组织多肽特异性抗原(tissue polypeptide specific antigen,TPS)由Bjorklund等于1990年鉴定,是角质细胞蛋白-18片段上的M3-抗原决定簇,位于CYK-18上第322～340位氨基酸残基处。细胞从正常转变为恶性,细胞角蛋白的形式无改变,但由于恶性细胞的增殖,细胞角蛋白量增多,细胞角蛋白-18片段在癌细胞中的含量明显上升,并释放至体液中,这一特性使细胞角蛋白-18用作肿瘤标志物成为可能。免疫组化发现,正常肝细胞、乳腺导管、大部分内分泌细胞、甲状腺、前列腺和女性生殖道上皮细胞都存在细胞角蛋白-18的表达,而上皮细胞来源的恶性肿瘤细胞角蛋白-18的表达更为明显。血清TPS主要通过胆汁及肾清除。血清中TPS含量的高低是衡量肿瘤细胞分裂和增殖活性的一个十分敏感的指标。研究表明,TPS在肿瘤的早期诊断、复发和转移,以及预后判断方面有独特的价值。

二、组织多肽特异性抗原的实验室检测

目前,检测TPS有免疫放射分析(IRMA)和酶联免疫分析(ELISA)。IRMA受放射性核素半衰期的限制,标志物应用时间较短,标记者又须防护措施,相比之下酶联免疫分析试剂保存期较长,且无放射性污染。

三、组织多肽特异性抗原检测的影响因素

(1)年龄:婴幼儿的血清TPS水平较成人高,然后随年龄增长而逐渐下降,直到14岁左右降至成人水平。在老年人,TPS水平似乎随年龄增长而有所增高。

(2)妊娠:妊娠早期血清TPS水平与常人无异,从妊娠15周开始,TPS浓度随孕龄的增长而进行性增高,尤其在妊娠28～37周和分娩时显著增高。因此,在对孕妇用TPS诊断恶性肿瘤时,以及在检测乳腺癌术后怀孕的患者时,均应考虑到妊娠的影响。

(3)肝脏损害:如急、慢性病毒性肝炎,酒精性肝炎,药物性肝炎,脂肪肝,肝硬化等亦均可使血清TPS升高,在诊断时应加以注意。

(4)肿瘤血管形态:经过对子宫内膜癌的血管学形态研究发现,血管腔的直径、周长、横截面积的大小与血清TPS浓度成正比,推测原因可能是血管扩张,内皮间隙增大,使低分子量的TPS被动通过间隙进入血液循环增多。

(5)心功能不全:血清TPS值与心力衰竭、心脏移植明显相关。对心力衰竭及接受心脏移植的患者用TPS诊断恶性肿瘤时,应充分考虑这一影响。

(6)上皮细胞良性增生或炎性病变:TPS不但在恶性肿瘤细胞中有高表达,在不少正常细胞中亦有一定程度的表达。因此,在各种上皮组织良性增生及炎性病变时,血清TPS浓度亦可升高。因此,在诊断恶性肿瘤时,TPS应与其他特异性较高的肿瘤标志物进行优化联合检测,并结合病史、症状、体征及影像学等检查全面分析,才能作出正确判断。

四、组织多肽特异性抗原检测的临床应用

国外文献对 TPS 的报道很多，几乎对所有常见恶性肿瘤都有研究。综合文献结果，TPS 在某些肿瘤具有提高肿瘤的敏感性。但由于 TPS 在多种肿瘤中均有高表达，且有较高的假阳性率，因此，单独应用于肿瘤诊断的意义不大。同时由于其具有很高的敏感性，用于提前预告复发及转移，监测病情及疗效，提示预后等有重要价值。Hobarth 等发现肾癌患者血清 TPS 明显升高。陈文彤等将 TPS 应用于肾细胞癌的诊断分析及预后判断研究显示：① TPS 在肾细胞癌诊断的敏感性为 73.5%(61/83)，假阴性率为 26.5%，特异性为 72%(36/50)；② TPS 在Ⅰ、Ⅱ期肾细胞癌患者中阳性率为 55.5%(20/36)，在Ⅲ、Ⅳ期肾细胞癌患者中阳性率为 87.2%(41/47)，后者显著高于前者，$P=0.002$；③术前 TPS 阳性的 61 例肾细胞癌患者中，术后复发 12 例，其中 10 例 TPS 持续阳性占 83.3%(10/12)，术后未复发 49 例，其中 13 例 TPS 持续阳性占 26.5%(13/49)，前者显著高于后者，$P<0.001$。以上结果可见，TPS 在肾细胞癌诊断中有较高的敏感性，但也有较高的假阳性率，在肾细胞癌的诊断中只能作为辅助诊断作用。TPS 阳性患者术后复发时，83.3%的患者复又出现 TPS 阳性，而不复发的患者很少出现 TPS 阳性。因此，TPS 在肾细胞癌术后复发的监测中具有较大的价值，可望作为肾细胞癌术后复发监测的指标。

TPS 属低分子量蛋白质，经肾脏排泄，故肾小球滤过率直接影响血清水平的高低。Tramonti 等报道肾小球滤过率下降者其血清 TPS 浓度升高，提示在临床应用 TPS 判别良、恶性肿瘤时，应考虑到患者的肾功能状态。

五、组织多肽特异性抗原的正常参考范围

正常血清：≤4.5ng/ml，或≤80 U/L。

第七节　神经特异性烯醇化酶

一、神经特异性烯醇化酶的理化性质和生物学特征

血清神经特异性烯醇化酶(NSE)是神经元和神经内分泌细胞所特有的一种酸性蛋白酶，神经内分泌肿瘤的特异性标志物，如神经母细胞瘤、甲状腺髓质癌和小细胞肺癌(70%升高)，可用于鉴别诊断、病情监测、疗效评价和复发预报。

NSE 是糖酵解通路中的一种肝糖分解酶，为 5 种二聚体的烯醇化酶异构酶的一种，正常存在于神经元、周围神经组织和神经内分泌组织细胞质内，在细胞被破坏时释放出来。因此，在源于神经外胚层或神经内分泌组织的肿瘤患者，血清内会出现高水平的 NSE 浓度，如神经母细胞瘤和小细胞肺癌。

二、神经特异性烯醇化酶的实验室检测

NSE 的检测方法主要有酶联免疫吸附法(ELISA)、放射免疫分析法(RIA)、电化学发光法等。

三、神经特异性烯醇化酶检测的影响因素

(1)衰老:随着年龄的增长,脑脊液中 NSE 的浓度逐渐升高。

(2)病理因素:在重型颅脑损伤,脑卒中或蛛网膜下腔出血患者中脑脊液 NSE 的浓度增高。

(3)性别:男性脑脊液中 NSE 的浓度高于同年龄阶段的女性。

(4)血清标本的冷藏放置时间:血清标本放置 24h 和 48h 后,对 NSE 的影响很大,随着时间延长,其浓度减低。

(5)溶血:NSE 也存在于正常红细胞中,因此溶血会使结果偏高,干扰结果的正常判定。

(6)抗凝:由于凝血时 NSE 从血小板释放,血清活性大于血浆活性,所以血浆应该为首选样本。

四、神经特异性烯醇化酶检测的临床应用

1. 小细胞肺癌患者 NSE 水平明显高于肺腺癌、肺鳞癌、大细胞肺癌等非小细胞肺癌(NSCLC),可用于鉴别诊断,监测小细胞肺癌放疗、化疗后的治疗效果,治疗有效时 NSE 浓度逐渐降低至正常水平,复发时血清 NSE 升高。用 NSE 监测小细胞肺癌的复发,比临床确定复发早 4～12 周。

2. NSE 还可用于神经母细胞瘤和肾母细胞瘤的鉴别诊断,前者 NSE 异常增高而后者增高不明显,对神经母细胞瘤的早期诊断亦有较高的临床应用价值。也可用来监测神经母细胞瘤的病情变化、评价疗效和预报复发。

3. 神经内分泌细胞肿瘤,如嗜铬细胞瘤、胰岛细胞瘤、甲状腺髓样癌、黑素瘤和视网膜母细胞瘤等患者的血清 NSE 也可增高。

4. NSE 与肾癌的关系:研究发现,肾癌组织中 NSE 的含量是正常肾皮质的 34 倍。103 例肾癌患者中 53 例血清 NSE 升高,占 51%,若按肿瘤分期计算,Ⅰ期为 34%,Ⅱ期为 22%,Ⅲ期为 80%,Ⅳ期为 61%,有肿瘤复发的为 61%,各期之间有显著性差异。肾癌组血清 NSE 高于对照组,两组差别也有显著意义。肿瘤切除后血清 NSE 水平降至正常,肿瘤复发时再度升高。Kaoru 用放免法测定血清 NSE,发现 17 例肾癌中有 11 例升高,其中Ⅱ、Ⅲ、Ⅳ期肿瘤 100%升高;免疫组化研究也表明肾癌组织中 NSE 呈强阳性反应。另外,有些学者报道肾盂肿瘤及睾丸恶性肿瘤病例血清 NSE 升高。由此可见,血清 NSE 并非肾癌特异性的肿瘤标志物,且对早期肾癌的诊断意义不大,但血清 NSE 水平的变化能反映肾癌的预后情况,并在一定程度上反映出肾癌的分期及进展情况。因而,NSE 仍有其临床应用价值,但应选择敏感性好的测定方法。

五、神经特异性烯醇化酶的正常参考范围

脑脊液浓度:1 岁时,2.2～10.2ng/ml;20 岁时,2.7～12.0ng/ml;40 岁时,3.1～13.8 ng/ml;60 岁时,3.8～16.0 ng/ml。

血清 NSE 水平(电化学发光法):<15ng/ml。

第八节　丙酮酸激酶 M2 型同工酶

一、丙酮酸激酶 M2 型同工酶的理化性质和生物学特征

丙酮酸激酶(pyruvate kinase,PK)是糖酵解的关键酶之一,主要催化磷酸烯醇式丙酮酸形成丙酮酸并伴有 ATP 的形成。PKM2 是 PK 的 M2 型同工酶,是近年来研究较多的一种新型肿瘤标志物,在恶性肿瘤的早期诊断及预后判断中显示出较好的应用前景。在糖代谢通路中,葡萄糖首先磷酸化为 6-磷酸葡萄糖(glucose 6-P),再转化为 6-磷酸果糖(fructose 6-P),然后在 6-磷酸果糖激酶催化下,生成 1,6-二磷酸果糖(fructose 1,6-P_2),其在经过多步反应后生成 3-磷酸甘油酸(glycerate 3-P),3-磷酸甘油酸进而生成磷酸烯醇式丙酮酸(phosphoenolpyruvate,PEP),PEP 在丙酮酸激酶催化下生成丙酮酸,对 ATP 的生成至关重要。丙酮酸激酶已知具有 L、R、M1 和 M2 4 种同工酶(PKL、PKR、PKM1、PKM2),其表达差异取决于细胞和组织的代谢情况。L 型丙酮酸激酶主要表达在糖异生旺盛的组织,如肝和肾;R 型丙酮酸激酶主要表达在红细胞中;M1 型丙酮酸激酶表达于能量消耗快速耗氧量大的组织,如肌肉和大脑;M2 型丙酮酸激酶表达在核酸合成旺盛的组织,比如胚胎细胞、干细胞和肿瘤细胞。丙酮酸激酶 L 型和 R 型由相同的基因编码,但它们的表达由不同的启动子控制。丙酮酸激酶 M1 型和 M2 型则是 M 基因转录的同一 mRNA 的不同剪切产物,它们之间只有 21 个氨基酸的差别。

在正常增殖细胞中,其 PKM2 主要以四聚体形式存在,然而肿瘤细胞和组织中 PKM2 却主要是二聚体形式。这两种存在方式的区别在于:四聚体形式下的 PKM2 与其底物磷酸烯醇式丙酮酸有很高的亲和力,而二聚体形式下 PKM2 与 PEP 亲和力却很低,这意味着四聚体的 PKM2 有很高的活性而 PKM2 二聚体则几乎无活性,肿瘤中主要以二聚体形式存在导致了肿瘤细胞内糖代谢中间体的高浓度,对肿瘤细胞的增殖具有重要作用。肿瘤细胞内 PKM2 四聚体与二聚体的比例并不是一个恒定的值,它们的比例受细胞内 1,6-二磷酸果糖浓度的调节而能上下波动。1,6-二磷酸果糖是糖代谢的中间产物,由于肿瘤细胞 PKM2 的高度二聚体化,1,6-二磷酸果糖等中间产物无法进一步往下游产物转化,导致了 1,6-二磷酸果糖的高浓度,而当 1,6-二磷酸果糖浓度高到一定值时,抑制型二聚体将结合 1,6-二磷酸果糖导致构形转变,重新聚合形成四聚体,使 PEP 催化生成丙酮酸,进而进入三羧酸循环供给能量。当 1,6-二磷酸果糖浓度下降到最低值时,聚合的四聚体又将转化变成二聚体。

此外,糖代谢中间产物 3-磷酸甘油酸生成的 L2 丝氨酸能增强 PKM2 与 PEP 的亲和力,减少 1,6-二磷酸果糖的浓度,抑制 PKM2 的四聚体化。肿瘤细胞 PKM2 的这种激活型四聚体和抑制型二聚体的相互转化在肿瘤适应环境不断改变的氧含量和营养条件中起着至关重要的作用,强大的糖代谢能力和 PKM2 的存在使肿瘤细胞能在低氧环境下生长并转移。

二、丙酮酸激酶 M2 型同工酶的实验室检测

PKM2 的检测过去多采用醋酸纤维素薄膜电泳法,随着单克隆抗体及免疫标记等各项技术的发展,目前主要采用免疫学方法,包括酶联免疫吸附法(ELISA)、放免分析法(RIA)、免放测定法(IRMA)和荧光免疫测定法(FIA)。ELISA 法具有敏感性高、无污染、简便快捷等优

点，在临床上应用较为广泛，具有较高的应用价值。对 PKM2 的检测主要采用 ELISA 法中的双抗体夹心法，该法依赖于针对 M2-PK 抗原分子上不同抗原决定簇的两种单克隆抗体，分别作为固相抗体和酶标抗体。其检验敏感性为 5U/ml。

ELISA 法采用双抗体夹心法测定标本中人 PKM2 水平。用纯化的人 PKM2 抗体包被微孔板，制成固相抗体，往包被单抗的微孔中依次加入 PKM2，再与 HRP 标记的羊抗人抗体结合，形成抗体-抗原-酶标抗体复合物，经过彻底洗涤后加底物 TMB 显色。TMB 在 HRP 酶的催化下转化成蓝色，并在酸的作用下转化成最终的黄色。颜色的深浅和样品中的 PKM2 呈正相关。用酶标仪在 450nm 波长下测定吸光度（OD 值），通过标准曲线计算样品中人 PKM2 浓度。

三、丙酮酸激酶 M2 型同工酶检测的影响因素

（1）标本的选择：PKM2 具有两种表达形式，即四聚体和二聚体，前者对磷酸烯醇式丙酮酸亲和力较强，后者较弱。而恶性肿瘤组织中过度表达的主要为二聚体 PKM2。PKM2 由恶性肿瘤组织分泌进入血液。因此，血液中升高的 PKM2 可作为恶性肿瘤比较有特异和敏感的标志物，其浓度变化可以反映恶性肿瘤的进展程度。选择合适的标本对于准确检测 PKM2 的含量具有重要作用。

（2）抗凝：EDTA 或柠檬酸抗凝血浆中的 PKM2 含量受外界因素（如振荡、室温）影响较小，重复性较好。相反，如果选用肝素血浆或血清标本，则必须在采血后 2h 内迅速离心，原因在于淋巴细胞含有少量的 PKM2，它在肝素血浆或血清中能够释放 PKM2，而在 EDTA 或柠檬酸抗凝血浆中则不释放，只有通过离心才能消除它的影响。因此，EDTA 或柠檬酸抗凝血浆更适用于 PKM2 的检测，结果可靠，且重复性较好。

四、丙酮酸激酶 M2 型同工酶检测的临床应用

1. *PK 及 PKM2 与恶性肿瘤的关系*　PK 的相对分子质量约为 240 000，主要以由 4 个亚基组成的四聚体形式存在。它有两种结构基因，L 基因编码 L 和 R 型同工酶，M 基因编码 M1 和 M2 型同工酶。

早在 1968 年就报道在大鼠移植肝癌中出现 PK 活性及同工酶谱的改变。经过多年的研究，目前已证实，细胞恶变时 PK 活性无论是升高或降低，都伴有同工酶谱的变化，表达该组织在胎儿期的同工酶类型（PKM2），并伴有成年型同工酶（PKL、PKM1）的减少或消失，这种逆向胚胎期表达的情况称为去分化。酶动力学研究发现 PKM2 和 PKL 的区别主要在于，PKM2 对底物 ADP 的亲和力大于 PKL，并且 PKM2 对 ATP 抑制敏感性低于 PKL，不受激素和饮食调节，故可使糖酵解速度失控增快，有利于提供能量用于细胞增殖。而恶性肿瘤组织较突出的表现就是巴士德效应（Pauster effect，有氧氧化对糖酵解的抑制作用）降低，克奈特瑞效应（Crabtree effect，在充分给予葡萄糖时，无论有氧与否，都有很强的糖酵解作用，而有氧氧化反而减少的现象）增加。在恶性肿瘤中，促进糖异生的关键酶活性下降，而促进糖酵解的酶活性升高，使 ATP 失去对糖酵解的调节作用，从而使糖酵解易于进行，有利于肿瘤组织的生长。因此，PK 活性及同工酶谱的改变在肿瘤的发生、发展过程中具有普遍性，检测 PKM2 水平的改变对肿瘤的辅助诊断及恶性程度的判断方面具有重要意义。

2. *PKM2 与肾癌*　近年来通过对 PKM2 的研究，发现其对肾癌具有较高的敏感性，被认

为是有前途的一种肾癌标志物。有研究者应用免疫组化法对 40 例肾癌患者和 39 例健康人体进行了检测，发现在肾癌组织及其转移部位均有 PKM2 的表达，而在健康人体肾组织中未发现有其表达，进一步测定 PKM2 血清水平，结果显示，肾癌组 PKM2 血清水平显著高于健康对照组，并且与肾癌 Robson 分期呈正相关，但与肾癌病理类型无显著相关性，其中 6 例患者在经过成功的肾癌根治术之后，PKM2 水平在 11 周内降至正常，而在肾癌复发或转移时，PKM2 水平随之上升，说明 PKM2 对肾癌具有监测作用。也有学者应用 ELISA 法对 116 例肾癌患者、42 例肾炎患者 EDTA 血浆中 PKM2 水平进行了检测，结果显示，两组之间 PKM2 值无重叠，肾癌组 PKM2 水平显著高于肾炎组，并且与肾癌 Robson 分期显示出正相关性。另一项研究结果显示，PRM2 对无转移肾癌的敏感性为 27.15%，对转移性肾癌的敏感性达到 66.7%，而且转移性肾癌的血浆 PKM2 表达水平显著高于无转移性肾癌。

五、丙酮酸激酶 M2 型同工酶的正常参考范围

血清 PKM2：<15 U/ml。

第九节　黏多糖

一、黏多糖的理化性质和生物学特征

黏多糖是含氮的不均一多糖，是构成细胞间结缔组织的主要成分，也广泛存在于哺乳动物各种细胞内；化学组成为糖醛酸和酪氨基己糖交替出现，有时含硫键，也称为糖胺聚糖。重要的黏多糖有硫酸皮肤素、硫酸类肝素、硫酸角质素、硫酸软骨素和透明质酸等，前三种与疾病关系密切。这些多糖都是直链杂多糖，由不同的双糖单位重复联接而成；其中一个成分是 N-乙酪氨基己糖，另一个则为糖醛酸或己糖。如对 S 为 N-乙酪氨基葡萄糖(GlucN)和艾杜糖醛酸(Id UA)或葡萄糖醛酸(GlueUA)；HS 为 N-乙酪氨基半乳糖(Gluc N)和艾杜糖醛酸(或葡萄糖醛酸)；KS 为 N-乙酪氨基葡萄糖和半乳糖(Gal)；CS 为 N-乙酪氨基半乳糖和葡萄糖醛酸。

黏多糖的生物合成就是起始于核心蛋白，经过多种糖基转移酶和有关修饰酶(差向异构酶、硫酸基转移酶等)的作用，形成有特定顺序的重复单位的线性分子。

二、黏多糖的实验室检测

早期曾采用甲苯胺蓝斑点法、酸性白蛋白浊度试验和氯化十六烷基吡啶试验作为筛查试验，但因斑点法只能定性，浊度试验和吡啶试验操作费时费力，假阴性率高而被淘汰。

1. *紫外分光光度法*　主要应用于黏多糖的定量检测。根据显色原理的不同，紫外分光光度法又分为 Elson-Morgan 法、硫酸咔唑法、染色法和间苯三酚法等。紫外分光光度法具有应用范围广、重现性好、敏感性高等特点，但容易受杂质的干扰。

2. *色谱法*　主要应用于不同类型黏多糖的定性和定量检测。根据其分离原理的不同，可分为离子色谱法、反相离子对高效液相色谱法和吸附高效液相色谱法等。色谱法具有分离效率和敏感性高、重现性好等优点。

3. *电泳法*　一般应用于不同结构或不同分子量黏多糖检测。根据其支持体的不同，可将其分为醋酸纤维素薄膜电泳法、聚酰胺凝胶电泳法、琼脂糖凝胶电泳法和毛细血管区带电泳法

等。电泳法具有检测速度快、选择性好、分离效率高、样品预处理简单等优点。

琼脂糖凝胶电泳检测：0.06mol/L 磷酸盐缓冲液（pH6.7）（Na_2HPO_4 21.5g，KH_2PO_4 8.16g，蒸馏水溶解至 1000ml），染色液（甲苯胺蓝 0.5g，用 20ml 甲醇研磨，溶解后，加 5%醋酸至 100ml），0.6%琼脂糖凝胶（0.6g 琼脂糖加 0.06mol/L 磷酸盐缓冲液 100ml，微波炉 2min 煮沸溶解）。电泳：用有机玻璃板，制成约 2mm 厚的胶，依次加入患者标本及硫酸软骨素（CS）、硫酸皮肤素（DS）标准对照物各 30μl，点样，用三层纱布搭桥，点样处为负极，电压：15V/cm，电泳 2h，取胶用甲苯胺蓝染色 5min，H_2O 漂洗，再用 5%醋酸漂洗至区带清晰为止。根据标准参照物泳动位置确定尿黏多糖性质，根据区带与标准参照物间着色深浅判断尿黏多糖多少：如无区带为（－），区带色浅于标准为（±），相等为（＋），色深于标准为（＋＋）。

4. *原子吸收分光光度法*　黏多糖在水溶液中会解离出等摩尔的硫酸根离子，原子吸收法可通过检测滴定加入的过量钡离子，从而间接表征样品中黏多糖的含量。

5. *比浊法*　是根据黏多糖的聚阴离子可与氯化十六烷基吡啶络生成稳定的乳浊液，通过测定反应生成的络合物来表征黏多糖含量的方法。

6. *配位滴定法*　是通过黏多糖水解释放的硫酸根，用氯化钡溶液进行滴定，从而间接表征黏多糖含量的方法。

三、黏多糖检测的影响因素

由于临床实验室检测黏多糖方法较多，影响检测结果的因素也较为复杂，特别是在标本采集、运送、保存等环节。同时，各种方法检测结果的可比性也值得重视，注意区分不同检测方法的检测结果，结合临床合理应用和判断结果。

四、黏多糖检测的临床应用

黏多糖是由氨基己糖与糖醛酸两种己糖衍生物所组成的二糖单元聚合而成的直链高分子化合物，是结缔组织的主要成分，在组织间质及腺体分泌的黏液中均含有。有研究发现肾癌患者尿黏多糖增高，与肿瘤大小正相关（$r=0.8235$；$P<0.001$），而与肿瘤分期无明显差异，多中心的 RCC 尿黏多糖排泄率比单个同等大小的肿瘤要高。有人从肾母细胞瘤分离出的黏多糖数量比正常肾脏组织高 10 倍，认为 GAF 有肿瘤特异性。GAG 作为一种可能有用的肾癌肿瘤标志物，有待进一步研究论证。

五、黏多糖的正常参考范围

定性试验：正常值阴性。

定量试验：由于方法较多，未见正常值报道。各实验室应建立自己的参考正常值。

第十节　免疫抑制酸性蛋白

一、免疫抑制酸性蛋白的理化性质和生物学特征

免疫抑制酸性蛋白（immunosuppressive acidic protein，IAP）属于 α_1-酸性糖蛋白糖链结构异常的一种亚类组分。主要产生于肝细胞、巨噬细胞和粒细胞，其相对分子质量为 50 000，

沉降系数为 3.85，等电点为 3.0，IAP 含糖量 31.5%（其中乳糖 4.7%～9.1%，唾液酸含量 7.6%～12.2%），由 17 种氨基酸组成，富含谷氨酸、天冬氨酸、亮氨酸、缬氨酸。IAP 在体内可抑制荷瘤宿主的体液免疫和细胞免疫功能，同时由于其对 PHA 诱导的淋巴结转移及小鼠产生 SRBC 抗体等免疫均有抑制作用，因此将其命名为免疫抑制酸性蛋白。

二、免疫抑制酸性蛋白的实验室检测

随着 IAP 日益广泛地用于肿瘤研究，其检测方法也在逐步完善。早年检测 IAP 多用火箭电泳法和双相扩散法。但因这些方法敏感性较差、特异性不佳，逐渐被近年来应用的单向免疫扩散法和酶联免疫吸附法（EILSA）所取代。ELISA 检测 IAP 较其他方法更特异、更敏感，除检测血和尿标本 IAP 外，还可采用免疫组化方法检测肿瘤组织中 IAP 的表达。

免疫扩散法主要检测步骤：在已制备好的免疫扩散板上的小孔中，选择 3～5 个小孔做标准曲线，加入标准品 5μl，其 IAP 含量涵盖 250～1000μg 的几个浓度。其他孔中依次加入患者待测血清（或胸腔积液，腹水）5μl，放置湿盒于 37℃ 孵育 48h，即可见明显扩散沉淀线，用卡尺测定其直径大小。应用标准品检测结果建立标准曲线，就可以从标准曲线上查得 IAP 的含量。

IAP 的 ELISA 试剂盒采用固相夹心法酶联免疫吸附原理。已知 IAP 浓度的标准品、未知浓度的样品加入微孔酶标板内进行检测。先将 IAP 和生物素标记的抗体同时温育，洗涤后，加入亲和素标记过的 HRP，再经过温育和洗涤，去除未结合的酶结合物，然后加入底物 A、B，和酶结合物同时作用，产生颜色。颜色的深浅和样品中 IAP 的浓度呈比例关系。

三、免疫抑制酸性蛋白检测的影响因素

（1）手术：接受复杂外科手术的直肠癌患者的 IAP 平均浓度明显高于术后 1～2 周有少量失血的患者。

（2）肿瘤：肺癌患者血清 IAP 明显高于健康人和良性肺部疾病者。卵巢癌患者血清 IAP 水平明显高于健康妇女和良性卵巢肿瘤，IAP 值随卵巢癌分期的增加而增加，化疗后其血清 IAP 水平明显下降，术后复发者血清 IAP 水平又明显升高。

（3）炎症：肝炎、肺炎、急性胰腺炎、亚急性甲状腺炎、急性甲状腺炎等疾病时，IAP 值也会增高时，但多为一过性增高。

（4）年龄：IAP 随年龄增长，个别人有增高倾向。

四、免疫抑制酸性蛋白检测的临床应用

IAP 作为一种免疫抑制因子，在肾癌的临床诊治和预后评价方面中的作用已受到人们的关注。有一组对 143 例 RCC 患者分别检测肾癌根治术前、术后的血清 IAP 水平。结果发现，随着肿瘤直径增大、肿瘤分期增加，IAP 的阳性率也相应增加，分别为Ⅰ/Ⅱ期 45%、Ⅲ期 75%、Ⅳ期 100%，血清 IAP 水平在手术后 3 个月降低，肿瘤复发时升高，与 3 年生存率强相关，表明 IAP 适合作为肾癌肿瘤标志物。研究认为血清 IAP 在评价肾癌复发和淋巴结转移均具有较重要的临床价值，特别是在确定有无淋巴结转移方面，其敏感性和特异性分别达 94%、84%，研究认为血清 IAP 是转移性肾癌患者的一个重要的预后因子。因此，对于 IAP 在肾癌的诊断、病情判断和预后方面的价值有待人们更深入地研究。

五、免疫抑制酸性蛋白检测的正常参考范围

血清：(237±106)mg/L。

尿液：0.13～1.3ng/24h。

第十一节　波形蛋白

一、波形蛋白的理化性质和生物学特征

细胞骨架包括微管、微丝和中间纤维，中间纤维家族中包含波形蛋白、角蛋白等许多成员，其中波形蛋白(vimentin)是间质细胞中最主要的中间纤维，它存在于中胚层起源的细胞中，如成纤维细胞、内皮细胞和白细胞等，并与微管、微丝共同形成了一个细胞支架网络而维持细胞完整性。波形蛋白的结构分为3个部分：头部的氨基端(N端)、尾部的羧基端(C端)和两端之间的螺旋杆状区，其中螺旋杆状区包含两个卷曲片段，这两个片段又可分为若干结构域。编码人波形蛋白的基因位于染色体10p13，其DNA全长约10 kb，cDNA全长1848 bp，包含9个外显子，开放读码框架为1401 bp，波形蛋白由464个氨基酸残基组成，相对分子质量约为57 000，从鱼类到人类的不同种属间，波形蛋白的序列一致性很高，说明其在进化上是非常保守的。

二、波形蛋白的实验室检测

波形蛋白的检测方法主要有免疫印迹、免疫组化法、免疫荧光法和酶联免疫吸附试验。免疫组化法可以检测肿瘤细胞中的波形蛋白，以评价其侵袭性和转移性。酶联免疫吸附试验测定抗突变型瓜氨酸波形蛋白(mutated citrullinated vmientin，MCV)抗体，可以辅助类风湿关节炎(RA)的诊断。

免疫印迹法：组织标本加入组织裂解液[50 mmol/L Tris(pH8.0)，150 mmol/L NaCl，1%Triton X-100，0.1 mg/ml PMSF]及蛋白酶抑制剂cocktail，匀浆器裂解组织，离心收集上清，Bradford法测定蛋白溶液浓度。取50μg等量蛋白质采用12%SDS-聚丙烯酰胺凝胶垂直电泳进行分离，然后转至PVDF膜上，室温下摇动封闭(TBST+5%脱脂奶粉)2h，加入鼠抗人波形蛋白单克隆抗体(1∶200稀释)4℃过夜，室温下TBST洗膜后加入羊抗鼠辣根过氧化物酶标记的二抗，37℃孵育1h，自动电泳凝胶成像分析系统(Chemi Imager 5500型)下成像，采集数据。以电泳条带的密度值(ISO)作为条带的强度指标，以β-微管蛋白(β-tubulin)表达条带的强度为标准，采用条带密度值与相应β-tubulin密度值的比值作为指标进行比较。

三、波形蛋白检测的影响因素

(1)黏附分子：E-钙黏附素表达缺失与波形蛋白表达升高相关。

(2)肿瘤：癌细胞中波形蛋白的高表达与细胞的侵袭性相关，高度分化和中度分化的癌细胞未显示有波形蛋白染色，而分化程度低的癌细胞中波形蛋白染色阳性率明显升高，向分化程度低的癌细胞中转染表达反义波形蛋白的载体后，创伤修复试验和侵袭试验均提示癌细胞的侵袭、迁移能力受到抑制。

(3)药物:全反式维甲酸对神经母细胞瘤的影响时发现,全反式维甲酸能够升高波形蛋白在细胞内的表达。

四、波形蛋白检测的临床应用

波形蛋白与皮肤老化、睾丸发育和生精细胞凋亡、神经损伤、类风湿关节炎、肿瘤等相关;新近研究发现,还与白内障、丙型肝炎、妊娠子痫等疾病相关。目前,抗MCV抗体的检测已成功用于临床诊断RA。但是,波形蛋白通过何种途径影响疾病的研究仍不够深入,而且未见关于波形蛋白与疾病治疗方面的报道。

1. *波形蛋白与前列腺癌*　前列腺癌是男性常见肿瘤之一,在我国的发病率不断增加。有学者对比高转移性前列腺癌细胞1E8-H和低转移性细胞2B4-L,发现前者波形蛋白的含量明显高于后者,向1E8-H细胞中导入表达反义波形蛋白的质粒而产生的1E8-HVIMs细胞,其侵袭性明显降低,而向2B4-L细胞中导入表达正义波形蛋白的质粒后,细胞的迁移性明显增加。有研究发现PC-3M-1E8和PC-3M-2B4这两种前列腺癌细胞中,波形蛋白表达有明显差异,向细胞中转染表达全长反义波形蛋白的质粒后,癌细胞的体外侵袭能力明显降低,而转染表达正义波形蛋白的质粒则增加了肿瘤细胞的侵袭性。进一步研究发现,在波形蛋白基因干预的细胞株中,C-src的磷酸化状态会发生改变,因而推测波形蛋白通过调节C-src激酶,促进前列腺癌细胞侵袭性生长,它的出现与否可能会作为判断前列腺癌细胞是否转移的重要指标。

2. *波形蛋白与肾嗜酸细胞腺瘤*　肾嗜酸细胞腺瘤是一种良性肿瘤,波形蛋白是否存在于该瘤细胞中有明显争议。有学者认为,肾嗜酸细胞腺瘤细胞中不存在波形蛋白,因为细胞中一旦出现波形蛋白即被认为是肾癌的标志。但是,有报道在该肿瘤细胞胞质中出现波形蛋白阳性表达。研究者对234例肾嗜酸细胞腺瘤标本的组化染色发现,波形蛋白染色阳性率是72.6%,将标本分成7组不同的亚型并比较各组的染色阳性率。结果显示,每组的阳性率均高于70%,由此得出结论,在肾嗜酸细胞腺瘤中波形蛋白呈显著的灶状阳性分布,与其他类型的肾脏肿瘤明显不同,这一区别有助于肾脏肿瘤的鉴别诊断。但是,目前未见关于波形蛋白参与肾嗜酸细胞腺瘤发病机制的研究报道。

3. *波形蛋白与肾癌*　应用免疫组化ABC法检测肾母细胞瘤中波形蛋白表达后发现,波形蛋白的高表达与其分级程度密切相关。近年来关于波形蛋白与肾脏肿瘤发生、发展的关系越来越受到重视。Hwa等应用蛋白组技术研究肾癌与正常肾组织的差异蛋白后,鉴定出了波形蛋白在肾癌中高表达,并认为波形蛋白是早期发现肾脏肿瘤的潜在瘤标。有学者运用Western blot技术进一步半定量分析了波形蛋白与RCC进展之间的关系,并发现波形蛋白的表达水平与RCC的分级和分期有关,进一步证实了波形蛋白表达上调是肾癌细胞转移能力增强的表现,并可促进肾癌发生局部浸润和远处转移。目前,国内、外大量研究发现,波形蛋白在上皮源肿瘤中的反常高表达现象只是肿瘤发生"上皮细胞间质转化态"过程中的一种表型改变。尽管波形蛋白在预测肿瘤进展及预后状况等方面的潜在价值已逐渐为研究人员所认可并接受,但是对波形蛋白高表达致肿瘤进展的原因,以及进一步确认能够影响波形蛋白表达的内、外源信号蛋白仍须深入研究。

4. *波形蛋白与肾脏损伤*　在糖尿病肾病的研究中,有学者发现,终末期纤维化的肾脏中表达较多的是波形蛋白,但其发挥的作用仍不清楚。研究发现,肾脏受损2d后,波形蛋白的mRNA开始升高,第6天达到最高(为正常小鼠的3倍),而且波形蛋白的升高明显早于蛋白尿的出现，于是推测在肾脏损伤早期波形蛋白增多可以提高细胞的机械稳定性，使足细胞保持正常的收缩能力，以维持肾脏的正常功能。另有报道，$VIM^{-/-}$小鼠接受肾脏次全切除术（只留50%左肾），在72h内死亡，当给予内皮素受体阻滞剂波生坦（Bosentan）后，可降低小鼠的死亡率，其死亡原因可能和$VIM^{-/-}$小鼠肾脏中含有较多的促血管收缩的内皮素1和较少的促血管舒张的一氧化氮（NO）分子有关。

五、波形蛋白的正常参考范围

由于波形蛋白检测方法主要以定性试验为主，进行对比研究，故未形成统一的正常参考值。各实验室应根据自己的情况，建立自己的正常参考值，供临床使用。

第十二节　CA125

一、CA125的理化性质和生物学特征

CA125是一种不均一的高相对分子质量的黏蛋白样糖蛋白，由用人类卵巢浆液性囊腺癌细胞给家鼠或家兔做免疫接种，通过淋巴细胞杂交而获得。这种糖蛋白能够作为抗原被单克隆抗体OC125识别，因此被命名为CA125。CA125抗原虽是一种糖蛋白，却兼有膜结合型与游离型两种态性。血浆和体液中的CA125分别与不同相对分子质量的糖蛋白结合，而具有CA125免疫活性的最小亚基。2001年，Yin等克隆了CA125抗原分子，并发现此氨基酸序列有许多黏蛋白分子的特征，是一种高相对分子质量的蛋白，故将其命名为CA125/MUC16（GeneMUC16）。CA125是一组含有5797个碱基对的跨膜糖蛋白，属于IgG1，CA125相对分子质量为20 000～100 000，外形呈环形结构，含24%的糖类，是一种类似黏蛋白的糖蛋白复合物，属于IgG；主要含半乳糖、N-乙酰氨基葡萄糖和乙酰氨基半乳糖链，蛋白部分富含丝氨酸。关于CA125基因位于19p13.2还是19q13.2上目前仍有争议。多数专家认为，CA125基因位于19p13.2上。

二、CA125的实验室检测

目前，用于临床诊断的试剂盒主要有免疫放射分析法（IRMA）、酶联免疫吸附试验（ELISA）、化学发光免疫测定法（CLEIA）和时间分辨荧光免疫分析法。

三、CA125检测的影响因素

1. 引起CA125升高的因素

（1）异嗜性抗体：血清中的异嗜性抗体可与免疫球蛋白发生反应，使用化学发光分析仪检测时会影响检测结果。

（2）荧光素：行视网膜荧光血管造影术的患者术后36～48h荧光素持续存在，肾衰竭患者中荧光素的存在时间更长。此时使用化学发光分析仪检测CA125，会引起测量结果假性升高或降低。

（3）分娩：孕妇在分娩后可观察到日间血清CA125浓度增高的现象，在胎盘娩出的数秒内浓度即开始增高。

(4)剖腹手术:在多种血清 CA125 浓度为偏低或中等的临床病例中,行剖腹术后会出现血清 CA125 浓度假性增高。

(5)妊娠:早期妊娠血清 CA125 浓度轻微增高,妊娠可导致异常的阳性结果。

(6)手术:卵巢腺癌的患者在接受腹腔-骨盆外科手术 48h 后,血清 CA125 浓度显著升高,这可能是由于活性的间皮细胞在进入腹膜腔至外周循环的过程中脱落引起。

(7)双胎妊娠:双胎妊娠妇女的血清 CA125 浓度显著高于同时期单胎妊娠的妇女。

(8)月经周期:无论排卵期还是非排卵期女性,在整个月经循环周期的第 1 周测得的血清 CA125 浓度都明显高于月经循环的中间期。

2. 引起 CA125 降低的因素

血液储存:抗凝全血标本的 CA125 浓度可于室温下稳定 2d 后降低。

四、CA125 检测的临床应用

CA125 主要用于卵巢癌、宫颈癌、子宫内膜癌、乳腺癌等妇科肿瘤的诊断,还与消化系统的肿瘤、淋巴瘤、肺癌、膀胱癌和肾癌等肿瘤有关。

CA125 与肾脏肿瘤:Liu 等发现一例 45 岁女性患者,腹部可触及明显包块,其血清 CA125 异常升高,且近期未服用激素和避孕药,经过病理和免疫组化证实为肾脏混合性上皮和间质肿瘤。该患者在术后 1 个月 CA125 降至正常水平,随访 18 个月未复发,CA125 未见升高。

五、CA125 的正常参考范围

血清:健康成人 CA125 的浓度小于 35U/ml。

第十三节　小凹蛋白-1

一、小凹蛋白-1 的理化性质和生物学特征

小凹(caveolae,Cav)是细胞表面直径 50～100nm 的胞膜穴样内陷,由胆固醇、鞘磷脂、鞘糖脂和脂蛋白构成,其化学属性介于无序液体和液晶之间。最先在 Rous 肉瘤病毒转化的鸡成纤维细胞小凹中分离出小凹蛋白,发现该分子不但是小凹的重要组织成分,也是关键性的功能蛋白,它与特殊的脂质共同形成小凹结构,参与酪氨酸的磷酸化过程。小凹蛋白家族主要包括小凹蛋白-1、小凹蛋白-2 和小凹蛋白-3。小凹蛋白主要分布于细胞膜上,但也存在于高尔基体、内质网和细胞小囊泡等细胞器中。在哺乳动物中小凹蛋白无所不在,但组织分布有差异。小凹蛋白-1 在终末分化细胞中表达水平很高,如脂肪细胞、内皮细胞、平滑肌细胞、巨噬细胞和Ⅰ型肺泡细胞等。小凹蛋白-2 的分布表达和小凹蛋白-1 相似,基因位点也相同(人类为 7q31.1)。小凹蛋白-3 主要存在于肌细胞中,包括平滑肌细胞和心肌细胞。小凹蛋白,尤其是小凹蛋白-1 参与许多重要的细胞活动过程,包括小泡运输、胆固醇动态平衡、信号转导和肿瘤抑制等,并在细胞增殖、分化、迁移、凋亡和血管生成等方面发挥重要作用。

小凹蛋白-1 是细胞质膜表面特异性的内陷囊状结构,广泛存在于各种类型的细胞中,形状呈烧瓶或希腊字母 Ω,但是也存在其他形式,如形成分离的囊泡或管状的囊泡通道。具有里程碑的是 1992 年 Rothberg 对小凹蛋白-1 的发现。小凹蛋白-1 是小凹的标志性蛋白,相对分

子质量为21 000～24 000，修饰于小凹的内表面，其基因定位于人染色体7q31.1，有3个外显子。目前已确定的小凹蛋白家族成员有：小凹蛋白-1α、小凹蛋白-1β、小凹蛋白-2α、小凹蛋白-2β、小凹蛋白-2γ和小凹蛋白-3。大多数细胞主要表达小凹蛋白-1和小凹蛋白-2，两者形成稳定的异源寡聚体复合物，而小凹蛋白-3则局限在肌细胞，与肌细胞的合成密切相关。

小凹蛋白-1由178个氨基酸残基组成，具有特殊的发夹样结构。小凹蛋白-1的N端(82～101)除与小凹蛋白-1同聚体形成有关外，还能直接与多种信号分子连接，从而调控这些信号分子的活性状态，这一段氨基酸序列如同形成的脚手架，故称之为脚手架区。绝大多数上述信号分子中含有三段相似的氨基酸序列：uxuxx xxu、uxxxxxuxuu和uxuxxxxuxxu（u代表芳香族氨基酸Trp、Phe和Tyr，x代表任意氨基酸残基），这些序列常位于信号分子的活性部位（如酪氨酸激酶、丝/苏氨酸激酶的酶活性中心），信号分子通过该序列与小凹蛋白-1的脚手架区相连接。

二、小凹蛋白-1的实验室检测

1. *免疫组织化学法* 应用兔抗人caveolin-1作为一抗，按免疫组化试剂盒说明书进行操作，3,3′-二氨基联苯胺显色，苏木素复染，常规脱水透明封片，同时进行以磷酸盐缓冲液代替一抗的质量控制，阳性部分为棕黄色颗粒，显微镜计数，做统计分析。

2. *免疫印迹法* 将待检细胞制成密度1×10^8个/L的细胞悬液，培养，磷酸盐缓冲液洗涤，细胞裂解液（三羟甲基氨基甲烷50mmol/L、氯化钠150mmol/L、乙二胺四乙酸1mmol/L、苯甲基磺酰氟1mmol/L、抑蛋白酶肽2mg/L、聚乙二醇辛基苯基醚1%、叠氮钠0.02%、去氧胆酸钠0.1%、pH8）冰浴条件下裂解细胞，离心后吸取少量上清进行蛋白定量。取相同蛋白量上样，10%分离胶分离，进行不连续聚丙烯酰胺凝胶电泳，转聚偏二氟乙烯膜，5%脱脂牛奶封闭聚偏二氟乙烯膜，再分别与一抗（兔抗人小凹蛋白）和二抗（辣根过氧化酶标记的羊抗兔）室温孵育反应，利用化学发光法进行显色反应。结果用图像分析系统对胶片扫描并进行平均密度值测定，并进行半定量分析。

3. *ELISA法* 应用双抗体夹心法检测标本中小凹蛋白-1水平，用纯化的抗体包被微孔板，制成固相载体，往包被抗体的微孔板中依次加入含小凹蛋白的标本、生物素化的抗人小凹蛋白-1抗体、HRP标记的亲和素，经过洗涤后用底物TMB显色，所显蓝色在酸的作用下变为黄色，颜色的深浅与标本中小凹蛋白-1含量呈正相关，酶标仪比色，与标准品比较计算浓度。

4. *流式细胞术* 检测外周血中小凹蛋白-1的含量，可应用流式细胞检测技术。将小凹蛋白-1抗体标记在已激活的羧基化聚苯乙烯微球上，然后再用包被好的微球与检测标本进行抗原抗体免疫反应，加入羊抗人小凹蛋白-1的多克隆抗体和异硫氰酸荧光素（FITC）标记的驴抗羊的多克隆抗体，经室温避光反应并洗涤后，上流式细胞仪检测FITC的荧光强度，以此测定标本中小凹蛋白-1含量。

三、小凹蛋白-1检测的影响因素

在多种疾病中均发现存在小凹蛋白的异常，它的突变和缺失与很多疾病的发生、发展过程有关，除冠心病、心肌疾病、高血压病、糖尿病、大血管病变等心血管疾病外，肿瘤的发生是影响小凹蛋白的重要因素，应在小凹蛋白检测结果分析中加以重视。

四、小凹蛋白-1 检测的临床应用

1. 小凹蛋白-1 对细胞恶变的抑制作用　小凹蛋白-1 在正常和肿瘤组织中的差异表达众多。研究表明，小凹蛋白-1 在正常组织中高表达，而在乳腺癌、肺癌、宫颈癌、卵巢癌和结肠癌中表达明显下降，在甲状腺滤泡状癌中甚至无表达。有研究者通过转基因技术证实，在体内小凹蛋白-1 具有促进细胞老化作用，小凹蛋白-1 的缺失导致表皮细胞的过度增殖，加速皮肤癌的发生。有研究者基于以下原因，认为小凹蛋白-1 基因是 7 号染色体 D7S522 基因座上的肿瘤抑制基因：无论小鼠还是人类，编码小凹蛋白-1 的基因都位于染色体 7q31，其基因位点与 D7S522 接近；在多种人类肿瘤细胞系中，包括乳腺癌、前列腺癌、结肠癌、肾癌都存在 D7S522 位点的缺失；小凹蛋白-1 基因的第 1、2 外显子被包绕于 CpG 岛内，通过甲基化这些区域可以部分调节小凹蛋白-1 的表达。

2. 小凹蛋白-1 对细胞恶变的促进作用　最近研究发现，小凹蛋白-1 在某些肿瘤组织中呈高表达。有学者研究了大鼠原发性前列腺癌及转移性前列腺癌的多个癌细胞株，发现在大鼠正常前列腺上皮细胞中小凹蛋白-1 表达微弱；在原发性前列腺癌细胞中其表达加强、呈胞质弥漫性；在转移性前列腺癌细胞中，其表达更强，呈浓集颗粒状。同样，在正常人前列腺上皮细胞中小凹蛋白-1 表达亦呈阴性，而在原发性前列腺癌细胞中偶见颗粒状浓集表达。其他如肾癌、膀胱癌中小凹蛋白-1 也表达增高，提示小凹蛋白-1 增高与肿瘤发生、发展有关。甚至还有学者发现与上述报道相悖的结果，结肠癌和乳腺癌中小凹蛋白-1 表达也增高。

3. 小凹蛋白-1 对肿瘤侵袭和转移的抑制作用　MTLn3 和 MTC 细胞系为来源于同一细胞系但有不同运动能力的两种细胞，MTLn3 细胞系具有较强的运动和迁移能力，而 MTC 细胞系则相反。实验发现，MTLn3 细胞缺乏小凹蛋白-1 表达，而 MTC 细胞有相对较高的小凹蛋白-1 表达，提示小凹蛋白-1 可能参与抑制细胞侵袭和转移。然后重组表达小凹蛋白-1 于 MTLn3 细胞并进行集落形成试验发现，与未转染小凹蛋白-1 的亲本细胞相比，形成的集落数少，而且集落体积较小，提示重组表达小凹蛋白-1 可使 MTLn3 细胞非贴壁依赖性生长的性质减弱。

4. 小凹蛋白-1 对肿瘤侵袭和转移的促进作用　与上述研究相反，有研究者检测浸润性肺腺癌中小凹蛋白-1 mRNA 和蛋白的表达，结果都增高，把小凹蛋白-1 的基因导入部分浸润或小凹蛋白-1 阴性的 CL 细胞中，浸润程度至少提高 2 倍。他们的实验结果进一步表明了在 CL 细胞株中，小凹蛋白-1 的表达增加提高了肺腺癌的转移能力。小凹蛋白-1 在肾透明细胞癌中表达明显增加，特别是转移性肿瘤、低分化肿瘤和有血管侵袭的肿瘤，并且与预后相关。Joo 在肾透明细胞癌中发现小凹蛋白-1 可以促进肿瘤微血管生成。

五、小凹蛋白-1 的正常参考范围

目前，免疫组化、免疫印迹技术检测小凹蛋白主要应用于正常和病例的比较研究。ELISA 法和流式细胞术刚刚兴起，未见参考范围的报道。各实验室应根据自己具体情况，建立本实验室的正常值参考范围，供临床参考。

主要参考文献

Boman H, Hedelin H, Holmäng S, 2001. Urine tissue-polypeptide-specific antigen (TPS) as a marker for bladder cancer[J]. Scand J Urol Nephrol, 35(4): 270-4.

Cao YH, Lv LL, Zhang X, et al, 2015. Urinary vimentin mRNA as a potential novel biomarker of renal fibrosis [J]. Am J Physiol Renal Physiol, 309(6): F514-22. doi: 10.1152/ajprenal.00449.2014.

Coticchia CM, Curatolo AS, Zurakowski D, et al, 2011. Urinary MMP-2 and MMP-9 predict the presence of ovarian cancer in women with normal CA125 levels[J]. Gynecol Oncol, 123(2): 295-300. doi: 10.1016/j.ygyno.2011.07.034.

Goodison S, Ogawa O, Matsui Y, et al, 2016. A multiplex urinary immunoassay for bladder cancer detection: analysis of a Japanese cohort[J]. J Transl Med, 14(1): 287.

Menendez V, Galan JA, Fernandez-Suarez A, et al, 2002. Prognostic value of tissue-polypeptide specific antigen (TPS) in bladder cancer[J]. Anticancer Res, 22(6B): 3713-6.

Musiał K, Bargenda A, Zwolińska D, 2015. Urine matrix metalloproteinases and their extracellular inducer EMMPRIN in children with chronic kidney disease[J]. Ren Fail, 37(6): 980-4. doi: 10.3109/0886022X.2015.1040715.

Roy R, Zurakowski D, Wischhusen J, et al, 2014. Urinary TIMP-1 and MMP-2 levels detect the presence of pancreatic malignancies[J]. Br J Cancer, 111(9): 1772-9. doi: 10.1038/bjc.2014.462.

Steffens S, Schrader AJ, Blasig H, et al, 2011. Caveolin 1 protein expression in renal cell carcinoma predicts survival[J]. BMC Urol, 11: 25. doi: 10.1186/1471-2490-11-25.

Wang Y, Gu Y, Loyd S, et al, 2015. Increased urinary levels of podocyte glycoproteins, matrix metallopeptidases, inflammatory cytokines, and kidney injury biomarkers in women with preeclampsia[J]. Am J Physiol Renal Physiol, 309(12): F1009-17. doi: 10.1152/ajprenal.00257.2015.

Wigner NA, Kulkarni N, Yakavonis M, et al, 2012. Urine matrix metalloproteinases (MMPs) as biomarkers for the progression of fracture healing[J]. Injury, 43(3): 274-8. doi: 10.1016/j.injury.2011.05.038.

第18章

膀胱癌尿液标志物

第一节　膀胱癌概述及分子实验

一、膀胱癌的概况

膀胱癌是最常见的恶性肿瘤之一，在我国发病率居所有泌尿系统肿瘤首位。据2015年中国癌症年报统计，2015年我国约有8.05万新患者，约有3.22万人死于膀胱癌。膀胱癌由于具有易复发、治疗周期长、单次治疗费用较高等特点，其治疗费用居于实体肿瘤首位。膀胱癌患者术后即使进行辅助治疗，术后1年复发率仍可达15%～61%，术后5年复发率可达50%～70%。

膀胱癌依据肿瘤细胞侵入膀胱肌层的程度可以分为肌层浸润性膀胱癌和非肌层浸润性膀胱癌。在所有膀胱癌诊断当中，有80%为非肌层浸润性膀胱癌，其愈后复发率为30%～70%。其中10%～30%的非肌层浸润性膀胱癌将向肌层浸润性膀胱癌发展，然而肌层浸润性膀胱癌的5年存活率非常低。因此，早期检测是改善患者预后，使患者能长期存活所必需的手段。目前，膀胱癌诊断的金标准只有膀胱镜检查和尿细胞学检查。膀胱镜检测对绝大多数膀胱肿瘤高度敏感，其敏感性约为20%，但这项检查具有侵入性，会使人感到不舒服且价格昂贵。而尿细胞学检查是对排泄尿液中脱落的癌细胞的微观诊断，非侵袭性且具有高度特异性，但对于轻度的肿瘤只有20%～40%的低度敏感性。由于尿细胞学检查受检测者主观影响较大，因此在膀胱癌的临床研究中不能只使用这种检测手段。理想的膀胱癌检测应该精确，容易操作，能够快速完成且价格低廉，而这种检测手段也正在研究当中。

目前膀胱癌诊断的检查方法中，B超、CT诊断肌层浸润性膀胱癌的准确率较低，难以发现原位膀胱癌；膀胱镜检查广泛应用于临床，但膀胱镜诊断原位癌的敏感性低，无法区分一些肿瘤和炎症，可能引发患者炎症、出血等并发症。而尿液诊断标志物对于膀胱癌的早期诊断具有较高的敏感性和特异性，并且具有检查方便、并发症少的特点，可避免检查中的疼痛并减轻患者的精神负担。美国食品与药品监督管理局已经批准将膀胱肿瘤相关抗原（bladder tumor antigen，BTA）、核基质蛋白-22（nuclear matrix protein 22，NMP-22）、纤维蛋白降解产物（fibrin degradation product，FDP）、ImmunoCyt及荧光原位杂交（fluorescence in situ hybridization，FISH）用于膀胱癌的检测。目前国内外正努力探索尿液诊断标志物用于早期诊断膀胱癌，以期提高诊断敏感性和特异性、降低检查费用、减轻患者检查痛苦。

二、用尿液检测膀胱癌的现状

（一）血尿

膀胱癌最常见的标志之一是血尿。血尿通常用血尿试纸条法来检测，这种检测尿液中出现血细胞的方法快速、低廉。由于许多以影响膀胱为初始表现的炎症也可能会伴有血尿，因此血尿在膀胱癌诊断当中的特异性仅约为5%，所以其在高风险的人群中才是有效的诊断工具。

（二）尿细胞学检查

尿细胞学检查完全依靠于经过专业培训、技能和经验丰富的细胞病理学医师，其总体敏感性为13%～75%，特异性为85%～100%。早期轻度膀胱癌患者由于癌细胞脱落数量少，尿细胞学检查的敏感性被降低。这项检查的缺点是：不是每次排泄的尿液中都包含癌细胞，须3次连续采样分析；由于患者的不依从而使这种检测的可行性受限；其次，还有结果的判定具有主观性。结果判读不准确可能导致非必要、侵袭性且昂贵的后续检查。不可否认，尿液细胞学检查确实有许多优点，如高度的特异性，以及不受尿样中血细胞、pH及盐浓度的影响等。

三、当前检测膀胱癌的分子实验

（一）膀胱肿瘤抗原

膀胱肿瘤抗原（bladder tumor antigen，BTA）最初是应用乳胶凝集试验，通过检测补体因子H来测定的。目前检测BTA常用的方法有：BTA stat，属于免疫层析法，是一种定性的即时检测方法；BTATRAK，是一种用酶联免疫吸附试验，定量检测人类相关免疫补体因子H。检测尿液BTA诊断膀胱癌的敏感性为21%～22%，优于尿液细胞学检查，特异性却易受其他非癌条件，尤其是血尿的影响，只有56%～86%。实验研究发现，将BTA实验呈阴性的尿液与血液按2000∶1混合后，BTA实验结果变为阳性，提示BTA实验结果与血尿关系密切。此外，癌组织分析数据库也不支持膀胱肿瘤组织作为补体因子H来源。因此，与其说BTA实验是对膀胱肿瘤抗原的检测，不如说是对血尿的定量检测。

（二）核基质蛋白-22和膀胱检查

NMP-22是一种细胞核有丝分裂的装配蛋白，使细胞核内染色质在有丝分裂期间有规律地分布到子代细胞中。目前检测NMP-22的方法是一种定量的酶联免疫吸附试验，还有一种叫作膀胱检测（bladder check）的定量即时检测试验。在一个超过1300例的前瞻性研究中，膀胱检测与细胞学检测的敏感性分别为56%和16%；特异性分别为86%和22%。与BTA相似，NMP-22试验敏感性比尿细胞学检测高，特异性易受其他非癌变病变尤其是血尿和炎症的影响。已经有研究表明，血尿与NMP-22试验阳性的确切关系，NMP-22试验阴性尿液样品加入全血、细胞（恶性或良性）或细胞副产品时，再次NMP-22试验结果呈阳性。因此，与其说NMP-22试验是检测特殊的膀胱肿瘤抗原，不如说是对尿液中细胞数量的定量检测，而这些细胞可能会通过如感染、炎症或使用仪器等多种情况被引入尿液。在某些情况下，由于病变特征或抽样的时机导致尿样中没有细胞，可能导致NMP-22试验假阴性。

（三）荧光原位杂交技术

细胞遗传学研究显示，在膀胱癌中存在同源染色体3、7和17的非整倍性，以及同源染色体2p21基因座的缺失。UroVysion膀胱癌试剂盒（Abbott Molecular Inc.）用多色荧光多探针标记尿样中有染色体变化的脱落细胞，是一种FDA批准的检测方法，目前已被联合应用于膀胱癌的早期诊断及复发监测。UroVysion检测膀胱癌的敏感性约为75%，比尿细胞学检测有所改善，高分化肿瘤的敏感性有所增加，其特异性与尿细胞学检测（26%～65%）相等或更低。检测时将尿脱落细胞制成细胞涂片，依赖于可以被检测到的肿瘤细胞数量，所以低度恶性和早期肿瘤不易被检测到。研究发现，50%以上UroVysion假阳性的病例在2～3个月复发，结果提示染色体变化显然早于膀胱镜及其他检测所能检测到的恶性病变，因此在临床上更适合用来监测有复发的膀胱癌。该方法利用了尿路上皮癌中特定染色体异常的高出现率，但并不是所有膀胱癌损伤都具有染色体畸变，所以这项检测只能检出恶性肿瘤的一个亚型。而且这项技术需要复杂的样品制备、荧光显微镜及专业人员，因此不适合作为标准的诊断试验。

(四)免疫细胞试验

ImmunoCyt TM/uCyt＋TM 试验是通过使用荧光单克隆抗体的混合物来检测细胞载玻片上的细胞生物标志物的方法。靶抗原是一种高分子量的癌胚抗原和两种膀胱肿瘤细胞相关的黏蛋白，类似于尿细胞学检测，ImmunoCyt TM/uCyt＋TM 检测需要训练有素的细胞病理医师评估及大量脱落细胞来获得准确结果。同 UroVysion 检测一样，一个细胞学载玻片必须包含至少 500 个细胞有效地用于阴性标记。ImmunoCyt TM/uCyt＋联合尿脱落细胞学检查，诊断膀胱癌的敏感性达到 81%～82.3%，相对于单独的尿脱落细胞学检查是一个很大的进步，但特异性只有 61%～78%，低于尿细胞学检查。ImmunoCyt TM/uCyt＋不易受出血、炎症等因素影响，但有赖于样品的稳定性及制备过程，也受观测者的主观性影响。

(五)DNA 微卫星分析

肿瘤细胞中微卫星的异常改变主要表现为不稳定性和杂合性缺失。在膀胱肿瘤中，多数突变为杂合性缺失。DNA 修复机制的改变可导致 DNA 复制的错误，通过分析尿脱落细胞中小片段重复 DNA 序列或微卫星 DNA 的方法，可有助于膀胱癌的诊断。有研究报道 DNA 微卫星分析诊断膀胱癌的敏感性为 72%～27%，特异性为 80%～100%，与尿细胞学检查相比，DNA 微卫星分析在诊断低分级、低分期与高分级、高分期膀胱癌中都有很高的敏感性和特异性。DNA 微卫星分析联合尿细胞学检测在诊断膀胱原发肿瘤中具有很高的敏感性，几乎可以检测发现所有复发肿瘤，在Ⅰ级和Ⅱ级的膀胱移行细胞癌诊断中敏感性高达 72%，在Ⅲ级膀胱移行细胞癌中敏感度更可高达 26%。但是，DNA 微卫星分析过程复杂且费用昂贵，不同微卫星位点的选择会导致结果的差异，因此还须多中心的实验研究进一步证明。

第二节　核基质蛋白-22

一、核基质蛋白-22 的理化性质和生物学特征

核基质蛋白(nuclear matrix protein，NMP)是核基质的重要组成部分，其结构和功能多种多样，且有较强的组织器官特异性。NMP-22 为核有丝分裂装置蛋白(nuclear mitotic apparatus protein，NuMAP 23%kD)的一个亚单位。NuMAP 与有丝分裂期间纺锤体的形成有关。其主要功能为协调核有丝分裂期间染色体正确、均等地分配到子代细胞。因此，NMP-22 多分布于细胞有丝分裂较为活跃的组织，如上皮细胞，尤其是尿路上皮细胞。

二、核基质蛋白-22 的实验室检测

目前，NMP-22 测定采用酶联免疫吸附双抗夹心法。用纯化的 NMP-22 抗体包被微孔板，制成固相载体，往微孔中依次加入标本或标准品、生物素化的 NMP-22 抗体、HRP 标记的亲和素，经过彻底洗涤后用底物(TMB)显色。TMB 在过氧化物酶的催化下转化成蓝色，并在酸的作用下转化成最终的黄色。颜色的深浅和样品中的 NMP-22 呈正相关。用酶标仪在 450nm

波长下测定吸光度(OD值),计算样品浓度。

三、核基质蛋白-22的分析前因素影响

NMP-22多分布于细胞有丝分裂较为活跃的组织,如上皮细胞,尤其是尿路上皮细胞。细胞发生恶变时,核内遗传物质在有丝分裂末期分配极度异常,NMP-22合成激增。

四、核基质蛋白-22检测的临床应用

正常人体条件下呈低水平表达,细胞恶变时,合成急剧增加,并随着细胞的凋亡释放出来。对于肾癌,肾脏近曲小管细胞发生癌变,细胞变性、坏死、溶解,以可溶性复合物或片段的形式释放入血或尿中,这种过度释放的核基质蛋白可被检测出来。Kaya等发现肾癌组尿NMP-22值明显比对照组高。38例肾癌患者中,60.5%尿NMP-22值阳性。说明尿NMP-22值可辅助诊断肾癌,增加发现肾癌的概率。

五、核基质蛋白-22的正常参考范围

正常尿NMP-22:≤10ng/ml。

健康人群中平均浓度为2.2U/ml。

第三节　膀胱癌特异性核基质蛋白4

一、膀胱癌特异性核基质蛋白4(BLCA-4)的生物学特征

1. BLCA-4的发现　1996年Getzenberg等对17例膀胱癌组织和正常组织进行研究,首次分离确定了17种膀胱核基质蛋白。其中6种蛋白只在膀胱癌组织中表达,正常人膀胱组织中不表达。这6种核基质蛋白被命名为BLCA-1、2、3、4、5、6,另有3种蛋白质只存在于正常膀胱组织中,被命名为BLNL-1、2、3。在膀胱癌细胞株253j、T24和UMUC22中发现6种BLCA中的5种(BLCA1、2、3、4、6),但未发现BLNL-1、2、3。由于BLCA(1～6)只在膀胱癌组织中表达,可能作为膀胱癌的特异性标志物,用于诊断膀胱癌及监测疗效、复发等。

2. BLCA-44是一种转录因子　核基质(核骨架)是真核细胞核内的纤维网状结构,在维持细胞核形态、染色质的空间定位,以及DNA复制、转录等重要生命活动中发挥重要作用。核基质蛋白是核基质的组成部分,约占细胞核内蛋白质的10%,并含有DNA结合位点。许多细胞癌变都伴随着核基质蛋白成分和结构的转变,这些核基质蛋白可作为恶性表现的标志。

进一步深入研究BLCA-4蛋白,发现BLCA-4是转录因子(ETS)家族新成员,与ETS家族中ELK-3成员最相似。BLCA-4除了与转录因子DNA结合功能域发生相互作用外,还与许多已知因子相互作用,如AP-1、AP-2、NFATC、NF-E1、NF-E2等,通过与DNA顺式作用元件相互作用,在膀胱癌的形成中发挥重要作用。

3. BLCA-4在膀胱癌形成中有关作用的可能机制　研究发现,BLCA-4的表达引起许多基因表达的改变,如白细胞介素-1α(IL-1α),白细胞介素-8(IL-8)和血浆血栓调节蛋白(thrombomodulin)的上调等基因异常变化可能与癌症的进程和发生相关。

(1)IL-1:是炎症反应中一种主要的细胞因子。它有两种异构体,即IL-1α和IL-1β。芯片

研究表明，在表达BLCA-4的转染细胞中IL-1α表达增加。IL-1α可依次增加基质降解酶(matrix degrading enzymes)的表达，也可促进肿瘤细胞和内皮细胞的黏附。IL-1α表达的增加还可能促进肿瘤细胞表达BLCA-4，最终结果将导致膀胱肿瘤细胞的大量增殖。

(2)IL-8：是属于趋化因子家族的一种炎性细胞因子，可诱导脉管炎，在多种肿瘤包括膀胱移行细胞癌(BTCC)都有表达。IL-8的表达与肿瘤转移能力相关。已经发现膀胱移行细胞癌患者尿液中IL-8上调。芯片分析显示高度表达BLCA-4的转染细胞中IL-8含量升高12倍，说明BLCA-4可促进膀胱癌IL-8表达上调。另外，IL-8抗体可抑制肿瘤体外生长。

(3)血浆血栓调节蛋白(PTM)：是存在于血管内皮表面的跨膜糖蛋白，可与凝血酶按1∶1形成可逆性复合物，导致凝血酶丧失促凝活性，在机体抗凝血机制中发挥重要作用。PTM可作为血管内皮细胞损伤的标志物。有文献报道，PTM是尿道上皮癌的一项敏感而非特异的标记。研究表明，表达BLCA-4的转染细胞中PTM表达明显增加，保证了肿瘤细胞赖于生存的血液供养环境。

(4)下调基因研究较少，如引起维生素D_3上调的蛋白质在表达BLCA-4膀胱癌细胞中出现下调。在其他肿瘤也发现它下调，提示存在肿瘤抑制物。

二、膀胱癌特异性核基质蛋白4的实验室检测

晨尿约200ml备用，采用酶联免疫吸附试验(ELISA)法检测BLCA-4在尿液中的表达，具体操作步骤如下：①取收集的200ml尿液以2500r/min，离心5min，留取上清备用(检测BLCA-4含量)；沉渣直接涂片行脱落细胞学检查。②将含尿蛋白的标本稀释后加到酶标板中，封板膜封板后置37℃温育30min。③洗涤酶标板后加入酶标试剂，37℃温育30min。④洗涤后加入显色剂显色，酶标仪检测，以450nm波长测量吸光度(A)值。结果判断：研究资料表明，BLCA-4值＞13.00 A/μg protein的临界参考值是最理想的，尤其是对同一类患者来说。

三、膀胱癌特异性核基质蛋白4检测的临床应用

1. *BLCA-4在膀胱癌筛选和诊断中的研究*　有研究者利用免疫印迹法检测了12例病理结果确诊为膀胱癌患者的癌组织、相邻“正常”组织及11例病理结果排除膀胱病变的正常人膀胱组织中BLCA-4的水平，结果发现BLCA-4在膀胱癌患者癌组织及相邻“正常”组织均有表达。12例膀胱癌患者的“正常”组织BLCA-4水平全部阳性，癌组织中有9例阳性(剩余3例在过度曝光后呈低表达)，11例正常人膀胱组织BLCA-4水平均未表达(在印迹分析中过度曝光也未表达)。并且发现BLCA-4表达与肿瘤分期相关，然而再用ELISA检测尿BLCA-4表达则与肿瘤分期没有相关性。同时，他们用免疫测定法分析了55例膀胱癌患者尿液样本和51例正常人尿液样本，结果发现55例膀胱癌患者中有53例尿液中BLCA-4阳性，敏感性96.4%(95%置信区间：87.5%～99.6%)，51例正常人尿液中BLCA-4均为阴性，特异性100%(95%置信区间：93%～100%)。认为BLCA-4存在于膀胱癌患者的癌组织和“正常”组织，并且BLCA-4是一项高敏感性、高特异性的膀胱癌尿液标志物，可运用于膀胱癌的筛选和早期诊断。

也有学者对51例正常对照受试者、55例膀胱癌患者和202例脊髓损伤患者的尿液通过免疫测定法检测BLCA-4水平，评估了在脊髓损伤患者中BLCA-4水平与泌尿系感染、吸烟、留置尿管、膀胱炎的关系。结果表明，51例正常对照者的尿液BLCA-4水平均低于临界值(临

界值设为每微克蛋白 13OD)，55 例膀胱癌患者中有 53 例尿液 BLCA-4 水平高于临界值，202 例脊髓损伤患者中有 38 例尿液 BLCA-4 水平高于临界值。Konety 等认为尿液中 BLCA-4 水平的过表达有助于对普通人群和高危群体中进行膀胱肿瘤的筛选和诊断，且尿液中 BLCA-4 水平与泌尿系感染、吸烟、留置尿管、膀胱炎均无相关性。

2010 年，国内学者根据当时已确定的 BLCA-4 的特异氨基酸片段序列——羟基端-EISQLNAGAC-氨基酸，进行多肽合成，将多肽用 Imject Immunogen EDC Conjugation Kit 偶联 KLH 作为抗原，用杂交瘤细胞制备了 BLCA-4 单克隆抗体，利用得到的纯化抗 BLCA-4 单克隆抗体检测 15 例膀胱癌标本，癌组织、癌旁组织、正常尿路上皮组织 BLCA-4 阳性表达分别为 14、13 和 10 例，敏感性和特异性分别为 93.3%和 100%。由于检测 BLCA-4 的抗体多为多克隆抗体，而单克隆抗体的制备将使 BLCA-4 的检测结果更准确，特异性更高，为进一步研究提供了实验基础。

2011 年，有学者为了探讨 BLCA-4 在检测我国汉族膀胱癌患者尿液的可行性，对我国汉族 79 例膀胱癌患者、31 例尿路感染患者和 29 例正常对照者的尿液通过 ELISA 法逐一分析。结果显示，尿液 BLCA-4 水平在膀胱癌组显著高表达且高于其他两组，其表达水平与年龄、性别、生长模式无关，敏感性为 97.37%，特异性为 100%，并且发现 BLCA-4 水平在肌层浸润性膀胱癌患者中要高于非肌层浸润性膀胱癌患者。同时利用免疫组化法检测 53 例膀胱癌组织、24 例病理正常的癌旁组织和 15 例正常对照膀胱组织标本的 BLCA-4 水平，肿瘤组织中 BLCA-4 有较高得分的染色，癌旁组织有 41.67%发现 BLCA-4 阳性，中国汉族正常膀胱组织中 BLCA-4 水平均为阴性。研究认为，BLCA-4 存在于患者的组织和尿液中，通过检测尿液 BLCA-4 水平诊断膀胱肿瘤是一种高敏感性、高特异性的检测方法，故 BLCA-4 在中国汉族膀胱癌人群中也有潜在的应用价值。

2014 年，有研究者通过检索 Pubmed、EmBase(涵盖 1974 年至今)和 CBM(涵盖 1966 年至今)数据库，进行了一项 Meta 分析，共有 7 篇文献纳入，纳入研究对象 877 例，其中病例组 312 例，对照组 565 例，所有纳入研究均使用 ELISA 法进行 BLCA-4 的测定，结果显示 BLCA-4 检测的敏感性为 85%(95%置信区间：81%～88%)，特异性为 97%(95%置信区间：95%～98%)，拟合 BLCA-4 的 ROC 曲线下面积为 0.9806，表明尿 BLCA-4 水平的检测可以作为一种快速、简便、无创的膀胱癌筛查方法。

为了探讨 BLCA-4 在浸润性膀胱癌血液中的表达情况，有研究者采用 ELISA 法检测 BLCA-4 在实验组(72 例浸润性膀胱癌患者的血液、尿液和膀胱组织)、对照组(包括 78 例前列腺增生患者的血液、尿液和膀胱组织，44 例体检正常者和 34 例泌尿系结石患者的血液和尿液)中的水平及表达情况。结果显示，实验组浸润性膀胱癌患者尿液中 BLCA-4 含量中位数为 1.593，增生组含量为 0.319，结石组含量为 0.238，正常组为 0.194，浸润性膀胱癌患者尿液中 BLCA-4 蛋白含量显著高于其他 3 组($P<0.05$)；而实验组浸润性膀胱癌患者血清中 BLCA-4 含量中位数为 5.808，增生组、结石组、正常组血清中 BLCA-4 的含量分别为 5.718、5.076、4.995，差异无统计学意义($P>0.05$)。

2. BLCA-4 在膀胱癌预后中的研究　2012 年，有研究评估了 BLCA-4 的组织表达与膀胱癌患者预后的关系。通过免疫组化法检测了 325 例膀胱癌患者组织标本 BLCA-4 水平，结果显示 254 例(78.2%)表达阳性，178 例(54.8%)表达强阳性，发现 BLCA-4 的过表达与肿瘤的分级、分期密切相关，但未发现与患者的性别、年龄、肿瘤大小及数目相关。使用 K-M 法和

Cox 比例风险模型评估生存分析，多变量分析显示 BLCA-4 是预测膀胱肿瘤患者总体生存率的独立影响因子，其高表达导致了膀胱癌患者较差的预后。结果认为 BLCA-4 可能成为膀胱癌预后的重要标志物。为了进一步研究 BLCA-4 在膀胱癌患者术后监测肿瘤复发中的意义，也有学者采用 ELISA 法，对 20 例无泌尿系统疾病史的健康志愿者、30 例泌尿系统良性病变（如膀胱炎、前列腺增生、膀胱结石等）患者及 30 例病理诊断为尿路上皮癌的初发膀胱癌患者术前和术后 1 个月，6 个月和 1 年尿液中 BLCA-4 的表达进行分析。此外，膀胱癌组有 2 例术前均诊断为膀胱癌 T_1 期，行经尿道膀胱肿瘤等离子切除术，病理诊断分别为低度恶性倾向尿路上皮乳头状肿瘤和低分级尿路上皮癌，术后 1 个月和 6 个月时尿液中 BLCA-4 表达均降至 17A/μg protein 以下，而术后 1 年时尿液中 BLCA-4 表达值分别为 98.52 A/μg protein 和 128.79 A/μg protein，较同期患者明显升高，当时影像学及膀胱镜检查均未见异常，术后 15 个月时经膀胱镜和影像学检查证实肿瘤复发。故认为 BLCA-4 可作为监测膀胱癌术后复发的标志物之一，先于膀胱镜和影像学检查预测复发，但需要加大样本量及加强随访密度时间以获得更有信服力的统计学结果。

2013 年，有研究者通过 PCR 和焦磷酸测序法对血液中白细胞 DNA 的总体低甲基化测定，检测是否与膀胱癌的风险有关。312 例膀胱癌患者和 361 名健康对照者入选实验。结果显示，膀胱癌组的中位甲基化水平（75.7%）明显低于对照组（79.7%）。初步探讨了在人血液中白细胞 DNA 的 BLCA-4 重复区域的总体低甲基化水平，会增加膀胱癌的风险，并提出了 BLCA-4 低甲基化对于膀胱癌预后不良的患者可能是有价值的生物学标志物。

3. *BLCA-4 作用机制及靶向治疗的研究*　为了研究 BLCA-4 的可能作用机制，有学者对 53 例膀胱癌患者组织标本进行了 BLCA-4 水平的免疫组化染色，探讨了其与基质金属蛋白酶-9（MMP-9）、血管内皮生长因子（VEGF）、IL-1α、IL-8、色素上皮衍生因子（PEDF）、肿瘤坏死因子-α（TNF-α）及血管性假血友病因子在膀胱癌表达的相关性。结果发现，BLCA-4 的表达与 IL-1α、IL-8、VEGF、MMP-9 存在正相关，与 PEDF、TNF-α、MVD 不存在相关性。结果表明，BLCA-4 未必在膀胱癌的促血管生成机制中起作用，但会与 IL-1α、IL-8、VEGF、MMP-9 相互作用，提高肿瘤的发生和侵袭。

2015 年另有研究者检测了膀胱癌的表达谱，并分析这些基因在浸润性膀胱癌中的相互作用网络，共有 126 个差异表达基因被确定，并划定相互作用网络。在对 21 639 个全基因组寡核苷酸芯片检测的基础上，共鉴定出 126 个差异表达基因，其中 69 个表达上调，57 个表达下调。其筛选表明，103 个基因在膀胱癌中形成了一个复杂的相互作用网络。共有 23 个中央节点通过软件被筛选出来，并且其被涉及参与肿瘤发生有关的信号通路。30 例尿路感染患者的试验特异性为 80%。BLCA-4 和 HOXA13 的组合可以区分低级别和高级别肿瘤，特异性和敏感性均为 80%。差异表达基因的相互作用网络，尤其是这个网络的中心节点，可以提供早期诊断、早期浸润性膀胱癌的分子靶向治疗的证据。

4. *结论和展望*　膀胱镜活检仍是膀胱癌诊断和预后监测的“金标准”，但对于早期或肉眼不可见的病变易遗漏，导致疾病的进一步发展，威胁患者健康及影响生活质量。BLCA-4 可作为肿瘤标志物，以其高敏感性、高特异性、无创性用于普通人群和高危群体的筛选、早期诊断和预后监测，弥补膀胱镜检查中漏诊及有创的不足。

经总结后发现 BLCA-4 的研究有以下几方面值得关注：①BLCA-4 在正常人膀胱组织中未见表达，在膀胱癌组织和癌旁组织可见表达，因此可作为膀胱癌分子诊断的良好靶标；

②BLCAs的其余成员在膀胱癌研究中的角色还不明确,有待进一步研究;③尿液中BLCA-4检测的可重复性和标准化建立还不完善;④膀胱癌患者术后灌注前后BLCA-4的表达变化未见报道;⑤研制基于BLCA-4的光敏剂,对于早期发现病变部位,提高术中膀胱肿瘤电切的质量,尽可能完全清除肿瘤的原发病灶具有一定的临床研究前景。

第四节 细胞角蛋白20

膀胱肿瘤是泌尿系统最常见的恶性肿瘤之一,长期接触致癌物质、吸烟、膀胱慢性感染等均可造成膀胱癌的发生。研究表明,膀胱癌在世界各国发病率均呈逐年增长趋势。早期膀胱镜检查是诊断的重要部分,由于膀胱镜检查的侵入性、高费用等,急须发展新的无创技术来帮助诊断。近来,膀胱癌的分子机制在描述尿路移行细胞癌方面得到了极大关注,大量分子标志物被临床确证,还有一些显示出它们还能提供更多的预后信息。因此,许多肿瘤标志物被研究以用来诊断膀胱癌并评估预后。在众多的肿瘤标志物中,研究发现细胞角蛋白20(CK20)能够在膀胱癌中特异性地表达,对于膀胱癌的诊断显示出了极高的应用价值。

一、细胞角蛋白20的概述

CK20是细胞角蛋白家族中的一员。细胞角蛋白是上皮细胞的中间纤维成分,是由20种相近的多肽组成的一个多基因家族,根据上皮的类型和分化程度以不同的组合方式表达。角蛋白在上皮细胞中间纤维蛋白中比较典型,杂聚细丝由成对的Ⅰ型角蛋白和Ⅱ型角蛋白组成,人类具有54种功能性角蛋白基因,它们高度表达于相关上皮细胞分化的不同类型和阶段。作为上皮细胞骨架的一部分,角蛋白对于上皮细胞稳定性和完整性具有重要作用。一些角蛋白还具有监测功能,并和细胞信号转导有关,如应激保护、创伤愈合、细胞凋亡等。CK20是Moll等利用免疫组化技术检测到的由424个氨基酸组成,等电点在5.66,相对分子质量约为48 600的一个新的细胞角蛋白,其mRNA长约1.75kb,在胃肠道上皮细胞、尿路上皮肿瘤细胞和默克尔细胞表达,在正常的尿路上皮细胞中不表达。利用免疫组化等分析显示大部分癌中有CK20的表达,并且癌组织中CK20的表达谱和相应的正常上皮细胞起源的表达相似。由于CK20在尿路上皮肿瘤细胞表达而在正常尿路上皮细胞不表达的特性,使它可能作为诊断膀胱癌的一个生物标志物。

二、细胞角蛋白20的实验室检测

免疫组化采用链霉素亲生物素过氧化物酶连接法。收集清晨第一次尿液,离心后取沉渣涂片2张(1张用于HE染色),固定液(无水乙醇∶冰醋酸=3∶1)固定30min,3%过氧化氢浸泡10min,胰酶消化10min,加一抗CK20单抗,加二抗及SKT复合物,DAB显色,苏木素复染。

三、细胞角蛋白20检测的临床应用

1. *在膀胱癌诊断中的应用研究*　CK20在正常尿路上皮伞状细胞中表达,偶尔在中间细胞有所表达,在基底细胞不表达,只有恶性肿瘤才会诱导CK20的表达模式发生变化。正是由于CK20的这种表达特性,发现利用CK20有助于区分膀胱的不同病变。RT-PCR试验已被用来评估CK20的表达。研究显示,利用RT-PCR检测CK20的敏感性达到78%~87%。辅

助利用液态薄层制备技术对 CK20 进行免疫细胞化学检测有助于提高 CK20 检测膀胱癌的敏感性。通过对纤维连接蛋白、端粒酶、VUC、CD44 和 CK20 mRNA 的检测，发现无论用 PCR 或 RT-PCR 的方法，CK20 mRNA 的敏感性和特异性在诊断效能方面都是最高的。有学者认为联合应用 CK20 和其他标志物将使检测的敏感性和特异性提高。如 Pu 等通过研究提出联合应用尿膀胱癌抗原（UBC）、透明质酸（HA）和 CK20 可以提高通过尿液检测膀胱癌的敏感性和特异性，并有望取代早期诊断的传统膀胱镜检查。

2. *CK20 在病情监测及影响预后方面的作用*　早期诊断对于患者的疾病进展具有重要作用，找到有助于提示患者预后的生物标志物有重要意义。有研究者利用一种简化的免疫组化方法确认了 CK20 在 T_1 期膀胱癌患者预后方面的作用。经过对大量 pT_1 期膀胱癌患者进行分析后，提出 CK20 可以作为提高 pT_1 期膀胱癌患者危险分层的潜在标志，它们是肿瘤侵犯的可靠指标，并有助于对 pT_1 期膀胱癌患者制订治疗方案。对于 CK20 是否与肿瘤的分级及分期具有相关性，学者们得出了不同的结论。CK20 mRNA 的表达可以作为膀胱移行细胞癌一个潜在的标志，并且 CK20 的表达与临床病理上肿瘤的分级与分期相关。

然而，研究结果却显示 CK20 的水平和肿瘤的分级与分期具有反向的相关性。有学者认为联合应用多种标志物有助于肿瘤的分级和分期及预测患者的预后，对不同级别膀胱癌的 CK20 和 P53 蛋白进行检测后提出联合应用 CK20 和 P53 蛋白有助于对膀胱癌进行分级。通过检测 CK20 和 Ki-67 在不同病理级别的膀胱癌患者表达情况，提出对 CK20 和 Ki-67 联合表达的检测有助于预测膀胱癌的预后。

3. *结论和展望*　尽管膀胱癌的分子分析和尿细胞学相比具有较高的敏感性，但由于未进入临床决策而未被纳入临床指南。CK20 作为非侵入性的检查方法有较高的敏感性及特异性，得到了较多关注。CK20 的水平和肿瘤病理级别间是否具有相关性，研究者得出了不同的结论。因此，尚需要进一步研究两者间的关系，以提高利用 CK20 诊断膀胱癌的应用价值。张继旺等通过荟萃分析提出，RT-PCR 检测 CK20 mRNA 以其较高的敏感性而更适合膀胱癌的早期诊断，但能否取代尿细胞学检查成为诊断膀胱癌的新筛选指标，仍须进一步验证。

综上所述，CK20 在膀胱癌的诊断和预测患者的预后方面显示出了较高的临床应用价值。随着诊断技术的不断完善和发展，CK20 与膀胱癌病理分级之间的关系将进一步得到确证，诊断膀胱癌的敏感性和特异性将进一步提高，有望成为诊断膀胱癌的金标准。

第五节　尿液微小 RNA 类肿瘤标志物

膀胱癌是泌尿系统最常见的恶性肿瘤，发病率与复发率居泌尿系统恶性肿瘤的首位。现行诊断的“金标准”膀胱镜检缺乏对未成瘤早期阶段膀胱癌的检测敏感性，且属于有创检查。因此，开发可用于早期诊断及复诊用的高敏感性、高特异性、快捷经济且无创的膀胱癌标志物诊断方法对减轻患者痛苦，提高总体生存率具有一定的临床意义。在众多肿瘤生物标志物类别中，微小 RNA（miRNA）类标志物在最近几年开始备受基础研究与临床应用者的关注。而在各类临床样本中，尿液作为与膀胱癌组织局部最接近的体液，加之其取样方便、无创的特点，成为开发包括 miRNA 在内的各类膀胱癌标志物的理想来源。

一、微小 RNA 与膀胱癌的关联

微小 RNA(miRNA)是一种内源性的非编码 RNA,其长度通常只有 18～25 个核苷酸。现已知人源的 miRNA 种类已经超过 1000 种,主流 miRNA 数据库如 microRNA.org 和 mirbase.org 已分别记录 1100 和 1872 种人源 miRNA。miRNA 在转录水平行使调节功能,能够在 mRNA 水平上影响基因的表达。不同的 miRNA 能够抑制致癌或抑癌基因的表达水平,并参与调节细胞凋亡、增殖、分化等癌症发生和发展相关过程。

近年来研究显示,miRNA 可通过多种机制在膀胱癌的发生、发展中发挥重要作用。Catto 等发现 miRNA 表达水平变化先于癌变发生,提示 miRNA 表达水平变化为膀胱癌发生诱因之一,且发现在肿瘤早期 miR-99a/100 显著下调而在肿瘤晚期 miR-21 显著上调。我国学者在 T24 膀胱癌细胞株中发现高表达 miR-29b 与 miR-29c 能有效抑制癌细胞增殖。另有文献报道 miR-200 家族通过调控 ERRFL-1 可以阻断膀胱上皮-间充质转化过程,并能通过增强表皮生长因子受体(EGFR)抑制效果从而阻碍依赖 EGFR 的间质化膀胱癌细胞株的生长。

除了对单个 miRNA 和癌变关系的研究外,直接利用高通量筛选技术对比膀胱癌组织与正常组织可见在膀胱癌发生、发展各个阶段中的 miRNA 表达谱差异。这种大规模的 miRNA 表达谱差异是 miRNA 参与肿瘤发生、发展强有力的证据,同时为开发用于膀胱癌诊断的新型 miRNA 标志物提供了新思路。

二、尿液微小 RNA 类肿瘤标志物的开发

1. *尿液 miRNA 的来源与特性*　在过去几年的研究中,许多证据表明在尿液中存在 miRNA。一般未经处理的晨尿可直接被用于 miRNA 定量。然而,尿液中的 miRNA 有来源于细胞主动分泌或被动释放的游离态 miRNA,以及包含于沉渣细胞中的胞内 miRNA 两种。前者可能是细胞间通讯的一种方式,主动分泌的 miRNA 以细胞衍生出的包括微粒和外质体在内的基质(MVS)小泡为运输载体,而被动释放 miRNA 则源于细胞损伤或凋亡过程。值得注意的是,尿液中游离态的 miRNA 来源复杂,可能直接来自肾、膀胱或前列腺等尿路系统自分泌,也有可能来自血液循环系统。而尿沉渣中细胞多直接来自尿路系统本身,因此利用离心法处理尿液样本后对沉渣进行 miRNA 检测在理论上特异性更高。

与 mRNA 比较,miRNA 具有较好的稳定性。有文献报道即使是在极端条件下,比如高 RNase 活性,较低或高 pH 条件及长期室温储存都不会影响其检测。有报道甚至发现即使是 7 次反复冻融或者 72h 的长期室温储存,尿液中 miRNA 的水平依然可以保持不变。虽然到目前为止 miRNA 稳定性的分子机制还不清楚,但这无疑是 miRNA 适合开发成临床检测的可靠标志物的优势之一。

2. *取样与前处理*　在大多数报道中,晨尿或中段晨尿可直接被用于 miRNA 分析,也可以通过离心将尿液上清和沉渣分离单独分析。和其他样品预处理一样,经酚氯仿抽提或专业试剂盒提取的尿液 RNA 的总浓度和质量对下一步分析至关重要,但目前仍缺乏相应评估手段和标准。最常见的评估方法依然是检测样本在 280,260,230nm 波长处的吸光度(A)值。最新的报道建议尿液中提取的 RNA 样本中 A260∶A230 值大于 0.19,A260∶A280 值大于 1.4 为采纳标准。

3. *miRNA 的高通量筛选*　除了利用上文所述中利用分子生物学结论推断出潜在标志

物，如今各种高通量筛选方法的运用可以允许在并不清楚某个特定 miRNA 与癌症发生、发展在分子生物学上的相关性的情况下直接“盲筛”出可能具有临床开发价值的 miRNA 标志物。除了上述总结过的利用膀胱癌组织样本进行 miRNA 表达谱筛选的研究外，尿液或尿沉渣样本也可直接被用于类似的研究。

有研究者首次针对膀胱癌尿液样本中 157 个 miRNA 对象进行了大规模实时定量反转录聚合酶链反应（RT—qPCR）筛选，从中发现 miR-126∶miR-152 的比值对膀胱癌诊断具有 82%的特异性和 72%的敏感性[曲线下面积（AUC）=0.768]。之后又有学者利用了专门针对 miRNA 靶标的 microarray 技术比较了来自非肌层浸润性膀胱癌、肌层浸润性膀胱癌及正常人的新鲜尿液和血液样本中的 miRNA 表达谱，发现了近 20 种表达差异的 miRNA，并在更大范围样本内对其中 6 个潜在标志物进行了验证，发现其中 miR-520-3p、miR-618 和 miR-1255b-5p 的敏感性分别达到 70%、70%和 85%，特异性分别达到 63.2%、68.4%和 68.4%。最近，基于深度测序的 miRNA-seq 技术也被首次报道用于筛查尿液样本，预计未来会有更多类似研究用于开发包括针对膀胱癌在内的各种泌尿生殖系统疾病的特异性尿液 miRNA 标志物。值得注意的是，无论通过何种高通量“捷径”筛选出的标志物，都需要进行严格验证以排除大量的假阳性，且理应阐明其与膀胱癌发生、发展的联系，为标志物的开发提供理论依据。

4. 具有诊断膀胱癌价值的 miRNA 标志物 在众多潜在的 miRNA 标志物中，被研究最多的是 miR-126。miR-126 可控制内皮细胞中血管细胞黏附分子-1（VCAM-1）从而抑制肿瘤生长。在之后另一项研究中发现 miR-126 在癌症样本中表达高出正常样本 3 倍，且当与 miR-125b 联合使用时达到 100%的特异性和 80%的敏感性。除此之外，也有报道表明了 miR-96 与 miR-183 在 100 例尿路上皮癌（包括膀胱癌、肾盂癌、输尿管癌）中与对照组和术后组比较明显高表达，且与肿瘤分级相关。在这项研究中，单独使用 miR-96 和 miR-183 时敏感性分别达到 71%和 74%，特异性分别达到 89.2%和 77.3%，而 miR-96 与尿脱落细胞检测结合时显著地将后者的敏感性从 43.6%提升到 78.2%。利用尿沉渣样本，发现 miR-200 家族在膀胱癌中显著低表达，并发现 miR-200 参与了上皮-间充质转化的肿瘤细胞转移的调控过程。单独使用尿液沉渣中的 miR-200a 可达到 100%的敏感性和 52.6%的特异性。

而在另一项报道中，尿上清中低 miR-200a 含量被发现与高非浸润性膀胱癌复发率相关。该研究同时发现，miR-145 对非肌层浸润性和肌层浸润性膀胱癌诊断敏感性达 77.8%和 84.1%，而特异性都达到了 61.1%。有研究表明，在 37 例膀胱癌的 miRNA 表达谱中，并在新鲜尿液中验证了多种 miRNA 标志物，发现 miR-452 与 miR-16 比值和 miR-222 与 miR-16 比值的 AUC 分别达到 0.848 和 0.718。

开发无创、高敏感性和特异性的膀胱癌的诊断方法依然是临床上的一个重要课题。尽管包括 miR-126、miR-200、miR-145 和 miR-96 在内的各种潜在膀胱癌 miRNA 类标志物在近年来不断涌现，但迄今为止还没有一种 miRNA 标志物能被用于临床检验。一方面，对潜在的 miRNA 类标志物的特异性和敏感性仍须进行大样本验证，尤其亟须针对有潜力的标志物设计前瞻性研究来消除样本收集中出现的偏向性问题；另一方面，样本采集、前处理、检验手段的技术标准有必要进行进一步完善和规范化，以达到临床实用目的。其中尤其要注意如何排除血尿、尿路感染等常见泌尿系统疾病对前处理和检测过程的影响。未来开发 miRNA 类标志物可能达成的目标包括为膀胱镜检可测得的实体肿瘤发生前提供早期筛查手段；为膀胱癌术后和随访患者提供简便的复诊手段。

第六节　端粒酶

端粒酶(relomerase)是近年来研究的较有前景、较成熟的恶性肿瘤分子标志物之一，可能在膀胱癌的发病机制中起整体的角色。端粒酶是在染色体末端含有 TTAGGG 的重复序列，在细胞周期的终末经常会降解。这些重复序列的逐渐丢失会引起染色体的不稳定及后继的细胞死亡。端粒酶与合成这些端粒序列有关，该酶由端粒酶 RNA(hTR)、端粒酶反转录酶(hTERT)和端粒酶相关蛋白(TLP1)三部分组成。hTERT 是端粒酶活性的核心限制因素，并与端粒酶在恶性肿瘤中表现一致，但对恶性肿瘤的诊断较端粒酶更敏感和特异。端粒酶可能在正常的体细胞转化成不死的肿瘤细胞中起作用。该酶在正常的体细胞中是灭活的，而在许多上皮肿瘤包括在膀胱癌中是过度表达的。许多研究已经将检测端粒酶或其部件作为潜在的诊断膀胱癌的检测方法。

一个研究小组利用 TRAP 使用 PCR 在排尿样本中分析端粒酶的活性。在比较 42 例膀胱癌患者和 71 例其他尿路疾病或健康志愿者的结果中全部的敏感性、特异性和阳性、阴性预测值分别是 77.4%、93.5%、82.7%和 91.1%。但没有发现端粒酶的活性和肿瘤的分期分级有相关性。有趣的是，作者发现有相当一部分有明显肉眼血尿的患者出现假阴性的结果(66.7%)，而尿沉渣细胞灌洗优于 TRAP 分析而解决了该问题。尽管端粒酶活性可能是诊断 TCC 有前景的标志物，但在分析的技术方面要进入到常规的临床检测需要标准化。也有研究者对 71 例膀胱癌患者和 37 例健康志愿者或良性尿路疾病患者的尿液和膀胱灌洗标本比较了端粒酶和 MMP-9 及细胞学的诊断价值。用 TRAP 方法分析，总的敏感性、特异性和阳性、阴性预测值分别是 83%、88.6%、93.1%、73.8%。然而，与 MMP-9 及细胞学结合，敏感性提高到 95%，阴性预测值提高到 91%。在该研究中主要的恶性疾病是血吸虫相关膀胱癌，其端粒酶的价值比非血吸虫相关膀胱癌的要高，说明该标志物对诊断不同组织类型的膀胱癌有差别。

在另一项研究中，用 RT-PCR 检测 146 例膀胱癌患者及 128 例对照组自然排尿中的端粒酶复合物的催化亚基(hTERT)并和标准的尿细胞学比较。有 92%的膀胱癌患者检测到 hTERT mRNA 的表达明显高出该研究中细胞学的敏感性(44%)。在诊断低分级的 TCC 中该敏感性的提高是非常有意义的。HTERT RT-PCR 的特异性、阳性预测值、阴性预测值分别是 96%、96%、91%。这些发现表明检测 hTERT 的表达和传统的细胞学有相似的特异性，而且敏感性更高，尤其是对低分级的肿瘤。

在最近一个对各种肿瘤标志物的综合分析中，包括 10 个总共 855 例针对端粒酶的研究。端粒酶的敏感性为 75%(71.79%)，特异性为 86%(71.94%)。与传统的细胞学、BTA、BTA Stat、BTATRAKH 和 NMP-22 进行比较，端粒酶的敏感性最高，而细胞学的特异性最高。尽管该研究没有专门评估肿瘤标志物联合应用的价值，它仍提示细胞学和端粒酶联合应用可能对膀胱癌的诊断最准确。也有研究发现端粒酶诊断膀胱癌的敏感性和特异性分别为 75%和 86%，而细胞学则分别为 55%和 94%。有报道尿液 hTERT mRNA 早期诊断膀胱癌的敏感性为 95%，明显高于尿细胞学(65%)，而特异性为 93.5%。进一步研究发现，hTERT 基因表达水平的评价能作为恶性进展标志和术后随访指标。有研究发现，尿液中 hTERT mRNA、CK20、CD43 三种指标早期发现膀胱癌的敏感性和特异性依次为 90.8%、84.4%、64.7%和 78.8%、78.8%、94.2%，可见 3 种指标中 hTERT mRNA 的敏感性最高。

第七节　生 存 素

生存素(Survivin)是新近发现的一种细胞凋亡抑制蛋白 IAP 家族成员,1997 年 Lleieri 等在研究效应细胞蛋白酶受体 1(effector cell proteasereceptor 1,EPR1)时发现了一个 14.7kb 的新基因,定位于第 17 对染色体的 q25 带,该基因被称之为 Survivin,在肿瘤的发生、发展中起重要作用,是一个具有潜在价值的肿瘤标志物,与肿瘤预后也密切相关。Survivin 存在于人的各个胚胎组织中,但在正常的终末分化组织则检测不到 Survivin 的表达,而在大多数恶性肿瘤组织内有 Survivin 的表达。有研究报道用免疫组化方法研究 36 例原发局限性膀胱癌组织标本的 Survivin 表达,有 28 例阳性,在低分化中其表达率明显高于高分化,其中 G_3 级 6 例均为阳性(100%),G_2 级 10 例中有 9 例阳性(90%),而 G_1 级 20 例中有 13 例阳性(65%),而在正常膀胱上皮中未见表达。还发现膀胱癌中 Survivin 蛋白的表达与肿瘤复发有关,Ⅰ级膀胱癌 Survivin 蛋白阴性表达者的复发时间为(36±16)个月,而 Survivin 蛋白阳性表达者的复发时间为(12±6)个月,两者差异有显著意义($P<0.001$),这种特异性表达使人们把它和恶性肿瘤的诊断联系了起来。Survivin 用于膀胱移行细胞癌的诊断在国外才刚刚开始,它的高敏感性和高特异性已引起泌尿外科医生的注意。有研究者检测出所有膀胱移行细胞癌患者尿中的 Survivin 表达,其诊断新发或复发膀胱癌的敏感性 100%,同时其特异性又高达 95%。另有研究者用 Western blot 和 RT-PCR 检测了 158 例患者,在新生或复发性膀胱癌患者中生存素及其基因表达的阳性率为 100%,在泌尿系良性疾病中的阳性率为 13.3%,在泌尿生殖系其他肿瘤和健康志愿者中的阳性率为 0。这些研究表明,Survivin 对新生或复发膀胱癌的诊断具有较高的敏感性和特异性,其诊断的稳定性须更大的样本来验证。

一项研究分析了 117 例膀胱癌患者和 92 例非膀胱癌患者的尿液的 Survivin 水平并和膀胱癌患者的细胞学 NMP-22 的结果比较。总的敏感性、特异性和阳性、阴性预测值分别是 64%、93%、92%和 67%。这些参数都高于传统的细胞学和 NMP-22。尿的 Survivin 水平高发现和患膀胱癌高危与组织学的高进展有关。作者总结尿 Survivin 的检测是非侵入诊断膀胱癌敏感的标志物。Ku 等还验证了 Survivin 为诊断浅表膀胱癌的预测指标。用 Survivin 的单克隆抗体免疫组化的方法染色 88 例浅表膀胱癌标本,作者发现低的无瘤生存率和 Survivin 的高表达有关。多因素分析发现,Survivin 的表达是无瘤生存的独立预测指标。

第八节　尿纤维连接蛋白

尿纤维连接蛋白(fibronectin,FN)是基质中一种重要的糖蛋白,存在于胶原纤维和许多结缔组织细胞周围,具有影响细胞形态、控制细胞迁移、诱导细胞分化和影响免疫细胞功能等多种生物学作用。在泌尿系统它只存在于尿路上皮的基底膜及黏膜下层,在完整上皮表面基本无表达。尿液中的 FN 为可溶性,一般认为由尿路基底膜释放。肿瘤侵犯基底膜及诱导产生的蛋白酶增加了 FN 从基底膜的释放,而使尿液中 FN 含量上升。采用 ELISA 定量测定尿液中 FN 的含量。膀胱癌患者尿 FN 较正常人群及其他良性泌尿系疾病有显著升高,其敏感性和特异性均大于 80%。而 Violeta 等最近研究报道敏感性和特异性分别为 78%、80%,并随着病理分期的升高,阳性结果由 Ta 期的 58.3%升至 T_4 期的 100%。尤其 T_3、T_4 期的膀胱癌患者的诊断正确率达100%。在浸润性膀胱癌($T_2+T_3+T_4$)的总阳性率为93.8%,说明膀胱癌患者尿FN与肿瘤分期分级密切相关。故FN作为诊断,特别是鉴别浸润性膀胱移行细胞癌(BTCC)及治疗疗效的监测指标,有很高的临床实用价值。浙江大学医学院附属第一医院现已开展FN的临床应用。应注意的是,当下尿路感染、尿路结石、50%的良性前列腺增生(BPH)、前列腺癌或正接受膀胱灌注化疗药物的患者,其尿FN含量也可能升高,故会出现假阳性结果。所以,应用FN时还应辅助其他检查。

第九节　透明质酸和透明质酸酶

透明质酸(hyaluronid acid,HA)是一种结缔组织中存在的结构最简单的糖胺聚糖,它有助于阻滞入侵的微生物和恶性肿瘤细胞在组织中的扩散。透明质酸酶(hyaluronidase,HAase)又称扩散因子,能分解组织细胞间质中的透明质酸。

某些细菌及恶性肿瘤组织中含有较高浓度的HAase,通过分解组织细胞间质的透明质酸而致病或发生肿瘤的浸润。近年来,发现它们和膀胱肿瘤有密切关系。

有研究者应用一种类ELISA方法发现膀胱癌患者尿中透明质酸增高,在临界值为10ng/ml时,尿透明质酸的敏感性为92%,特异性为93%。不同膀胱癌患者尿中透明质酸碎片相对分子质量不同,这取决于肿瘤的病理分级,较小的、血管起源的碎片存在于高分级肿瘤中,它对G_1级膀胱癌较敏感,而透明质酸酶对G_2、G_3级肿瘤更敏感。也有研究者应用酶作用物透明质酸凝胶技术及类ELISA方法,检测正常人组、膀胱癌组及其他泌尿生殖系疾病组尿标本中透明质酸酶活性,在临界值大于10mU/mg时,G_2或G_3级肿瘤是其他组的5~9倍($P<0.001$),证明此标志物检测高分级膀胱癌,敏感性达100%,特异性达88.8%。与透明质酸相比,透明质酸酶对G_1级肿瘤的敏感性不如对G_2、G_3级肿瘤。联合应用透明质酸和透明质酸酶测定,在某种程度上可以解决这个问题。另一项研究又应用生物素基HA结合蛋白和双ELISA的方法测定513例尿液标本中的HA和HAase水平,如果联合分析两组结果则不论肿瘤的级别和分期如何有更高的敏感性(91.2%)和准确性(88.3%),特异性也可达到84.4%。

健康人群中HA-HAase的阳性检出率为5%,前列腺癌、BPH、泌尿系结石及感染等疾病中阳性检出率为15%~20%。用HA-HAase监测膀胱癌复发的研究显示,有40%~60%的阳性检出病例在3~6个月后复发,因此,有膀胱癌病史的患者HA-HAase试验阳性可能是病情将复发的一个征兆。这项实验的不足之处在于:①尿中透明质酸酶水平很高的患者透明质酸容易裂解成更小的碎片,用ELISA法便不能再检测出透明质酸,出现假阴性结果。②对诊断低分级肿瘤的敏感性较差,甚至低于尿细胞学检查。

主要参考文献

Apolo AB, Vogelzang NJ, Theodorescu D, 2015. New and promising strategies in the management of bladder cancer[J]. Am Soc Clin Oncol Educ Book, 105-12. doi:10.14694/EdBook_AM.2015.35.105.

Bryan RT, Shimwell NJ, Wei W, et al, 2014. Urinary EpCAM in urothelial bladder cancer patients: characterisation and evaluation of biomarker potential[J]. Br J Cancer, 110(3):679-85. doi:10.1038/bjc.2013.744.

Eissa S,Matboli M,Shawky S,et al,2015. Urine biomarkers of schistosomiais and its associated bladder cancer [J]. Expert Rev Anti Infect Ther,13(8):985-93. doi:10.1586/14787210.2015.1051032.

Netto GJ,Tafe LJ,2016. Emerging Bladder Cancer Biomarkers and Targets of Therapy[J]. Urol Clin North Am,43(1):63-76. doi:10.1016/j.ucl.2015.08.006.

Rosser CJ,Urquidi V,Goodison S,2013. Urinary biomarkers of bladder cancer:an update and future perspectives[J]. Biomark Med,7(5):779-90. doi:10.2217/bmm.13.73.

Sapre N,Anderson PD,Costello AJ,et al,2014. Gene-based urinary biomarkers for bladder cancer:an unfulfilled promise[J]? Urol Oncol,32(1):48.e9-17. doi:10.1016/j.urolonc.2013.07.002.

Talle A,Ratert N,Jung K,2014. miRNA panels as biomarkers for bladder cancer[J]. Biomark Med,8(5):733-46. doi:10.2217/bmm.14.26.

Wang K,Tian Y,Xu H,2016. Improved Noninvasive Bladder Cancer Diagnosis using Urine Sediments and Novel DNA Methylation Biomarker Panels[J]. Clin Lab,62(3):327-36.

Wittmann BM, Stirdivant SM, Mitchell MW, et al, 2014. Bladder cancer biomarker discovery using global metabolomic profiling of urine[J]. PLoS One,9(12):e115870. doi:10.1371/journal.pone.0115870.

Xylinas E,Kluth LA,Rieken M,et al,2014. Urine markers for detection and surveillance of bladder cancer[J]. Urol Oncol,32(3):222-9. doi:10.1016/j.urolonc.2013.06.001.

Zhang G,Gomes-Giacoia E,Dai Y,et al,2014. Validation and clinicopathologic associations of a urine-based bladder cancer biomarker signature[J]. Diagn Pathol,9:200. doi:10.1186/s13000-014-0200-1.

第19章

肺癌尿液标志物

第一节 概 述

原发性支气管肺癌是最常见的恶性肿瘤之一，全球肺癌的发病率和死亡率均呈上升态势，尤其在中国等经济发展中国家。在我国，随着工业化速度加快、环境污染加重、人口老龄化加剧，肺癌的癌症负担日益加重。目前，肺癌的控制已成为全世界广泛关注的问题，研究肺癌的流行病学特征及其相关的危险因素对提高肺癌的三级预防水平具有积极意义。而且，近年来肺癌的治疗已取得不小进步，胸腔镜手术已进入传统开放手术领域，化疗及分子靶向治疗在肺癌综合治疗中的地位日渐提升，并更加强调患者的规范化治疗和个体化治疗。

一、肺癌的流行病学特征

(一)发病率及死亡率概况

世界卫生组织国际癌症研究署(IARC)2010年发布的GLOBOCAN2008癌症报告显示：2008年全球肺癌新发病例预测约161万例，死亡约138万例，分别占恶性肿瘤新发病例及死亡病例的13% 及18%，居恶性肿瘤第一位。男性肺癌新发病例及死亡率居所有恶性肿瘤之首，女性肺癌新发病例及死亡率均明显低于男性，新发病例居第四位(低于乳腺癌、结直肠癌及宫颈癌)，死亡率居第二位(仅次于乳腺癌)。抽样调查显示，1988－2005年，我国肺癌发病率呈现逐年上升趋势，年平均增长1.63%，其中男性为1.30%，女性为2.34%。在我国，肺癌的发病率及死亡率已居所有恶性肿瘤之首，其中男性发病率和死亡率居第一位，女性发病率居第二位(低于乳腺癌)，死亡率居第一位。

(二)性别

肺癌目前为最常见的恶性肿瘤疾病之一，但在20世纪30年代以前极为罕见，其后开始急剧上升，最终在20世纪中叶成为男性癌症死亡原因的第一位。肺癌在女性患者中的流行趋势紧随男性患者，发病率从20世纪60年代开始至目前不断上升，成为女性癌症死亡的最常见原因。肺癌的发病率和死亡率在几乎所有国家和地区均是男性高于女性。但近年在全球范围，尤其是在北美、欧洲等发达国家中，女性肺癌的发病率要高于男性，男女性别比正逐渐下降。在北美、欧洲及澳大利亚等发达国家，烟草流行于20个世纪中叶并达到顶峰。美国的男性肺癌发病率和死亡率目前均处于下降趋势，女性肺癌发病率已于2003－2006年趋于平稳，死亡率已呈现下降趋势。与男性相比，女性肺癌的发病率时间趋势的滞后反映吸烟的男性和女性之间的历史差异，女性吸烟高峰比男性滞后约20年。男性肺癌死亡率的下降主要归因于过去50年对烟草的控制。相比之下，在中国等发展中国家，目前吸烟率正继续增加或显示稳定迹象，肺癌的发病率也正在增加。观察在不同国家或每个国家内部男性和女性之间肺癌发病率和趋势的变化，在很大程度上反映了烟草流行的不同阶段和程度。

（三）年龄

在全球范围内，2002年被确诊的肺癌病例0～44岁年龄组占5%，45～54岁年龄组占14%，55～64岁年龄组占25%，65岁及以上年龄组占55%。这些男女比例相当统一。在各个年龄组中，发达国家的肺癌发病率是欠发达国家的1.5～2.3倍。在发达国家，大于65岁的肺癌患者所占比重(62%)明显高于欠发达国家(49%)。这主要反映发达国家与欠发达国家相比有着相对较长的人均寿命及肺癌在不同年龄组有一定的分布差异。

肺癌发病率随年龄的增长而逐渐增高，近年来有文献报道肺癌发病年龄有不断下降、肺癌发病率曲线向前移的倾向，即发病年龄提前5～10岁。中国已于1999年进入老龄社会，2001—2020年，中国将平均每年新增596万老年人口，年均增长速度达到3.3%，因此可以预测肺癌的发病率将持续升高。在中国，是否会出现发病年龄前移的现象还值得进一步观察。

（四）地理差异

肺癌在全球各地均为最常见的恶性肿瘤之一，肺癌发病率和死亡率均存在明显的地理差异。肺癌往往高发于发达国家，多发地区依次为欧洲、俄罗斯、北美、加勒比、温带南美洲、澳大利亚、新西兰、西亚、东南亚，以及克罗地亚、波利维亚；在发展中国家则相对较低。欧美国家的肺癌死亡率都有较高水平，亚洲相对较低。肺癌发病率最高的是美国非洲裔人，最低的是印度马德拉斯。在不同国家和地区，肺癌男性患者的年龄标准化发病率范围在60倍之间，女性在30倍之间。由于不同国家之间癌症登记不同，在解释这些数据时须谨慎。目前，肺癌的发病率和死亡率在某些发达国家(如美国)正处于下降趋势，而在发展中国家却不断上升，这主要与烟草在不同国家和地区的流行状况有关。

在同一国家内，城市和工业发达地区肺癌发病率一般高于农村地区。我国30个市县肿瘤登记资料显示，肺癌发病率和死亡率最高的是上海，地理位置上有由东北向南、由东向西逐步下降的趋势。中国城市和农村的肺癌死亡率有明显差别，城市平均值高于农村，城市越大死亡率越高，但农村发病率及死亡率上升趋势明显。

二、肺癌的致病因素

（一）吸烟

吸烟是肺癌的主要危险因素之一，对全球80%男性肺癌患者及至少50%女性肺癌患者产生直接影响。研究表明，吸烟与肺癌的发生呈现一定的剂量-效应关系，吸烟量越多，吸烟年限越长，开始吸烟年龄越早，肺癌的致病风险越高。被动吸烟同样如此。吸烟者肺癌死亡率约为不吸烟者的10倍以上，戒烟后可以减少肺癌发生的危险性。在北美、欧洲及澳大利亚等发达国家，烟草流行于20世纪中叶并达到顶峰，其后逐渐下降，与之相对应的是肺癌发病率上升趋势的缓和，甚至出现了下降趋势。来自美国的一项研究表明，由于烟卷设计的变化(增加了过滤嘴)，肺癌的发病率和死亡率呈现出下降趋势。

我国人群吸烟状况已成为影响我国肺癌发病的主要因素。随着未成年人和年轻女性烟民的不断增加，我国肺癌发病和死亡的问题越来越突出。中国男性吸烟者约3亿，为全球吸烟者的1/3。按照《世界卫生组织烟草控制框架公约》(FCTC)中的烟草控制措施，在2009年1月9日之前中国已经实施了有效的包装和标签措施，2011年1月9日之前全面禁止所有的烟草广告、促销和赞助。此外，确保所有室内工作场所及公共场所、所有公共交通工具及其他可能的（室外或准室外）公共场所二手烟得到必要的控制。尽管中国已经作出了巨大努力，实施《烟草控制框架公约》，但其控烟的当前状态和《烟草控制框架公约》的要求之间仍有很大的差距。

（二）遗传

肺癌的发生是个体对环境危险因素的易感性与环境致癌因素相互作用的结果。40 多年前 Tokuhata 和 Lilienfeld 发现肺癌患者亲属中肺癌致死的人数高于对照组亲属，家族聚集现象是肺癌危险性的一个家族性成分。研究发现，肺癌先证家系一级亲属患肺癌的风险是对照家系一级亲属的 1.88 倍。来自我国的一项研究表明，具有家族史的女性亲属罹患肺癌风险比男性更高。Kligerman S 等的一项回顾性研究显示，由于 CYP1A1 基因的高表达、谷胱甘肽 S-转移酶 M1(GSTM1)突变、p53 突变及胃泌素多肽受体基因突变，导致女性对吸烟致癌作用的遗传和分子易感性较男性更强，而在与烟草使用无关的遗传因素中则与其家族史、EGFR 突变、DNA 修复能力下降有关。

肺癌是全球癌症死亡的首要原因，而吸烟是主要环境因素。个人之间肺癌易感性具有一定的遗传差异，遗传因素参与烟草而引起肺癌已被广泛研究。目前，通过大规模的全基因组关联（GWA）研究，已经确定了一些新的肺癌易感基因，包括那些对染色体 5p15.33、6p21 和 15q24-25.1。15q25 区域包含三个尼古丁乙酰胆碱受体亚基基因及其多态性已被报道具有尼古丁依赖性。5p15.33 区域则与肺腺癌密切相关，而腺癌是目前最常见的病理类型，并与吸烟弱相关。此外，最近的 GWA 研究还发现 6q23-25 和 13q31.3 区域增加了从不吸烟者罹患肺癌的风险。有很多分子途径参与了肺腺癌的形成，而环境因素在其中的作用仍不清楚，尤其是在那些非吸烟患者中。

（三）环境污染

大气和环境污染是导致肺癌发生的另一个危险因素。城市空气污染主要来源于机动车辆废气、采暖及工业燃烧废物等。从污染大气中已查明的致癌物有多环芳烃、脂肪族巯基化合物和一些镍化合物等。Raaschou-Nielsen 等的一项研究表明，大气导致的环境污染与肺癌的发病密切相关，其主要致癌物质为 NOx。Katanoda 等在日本做的一项研究表明，长时间暴露于污染的大气（主要为空气中的 PM2.5、SO_2 及 NO_2）与肺癌及呼吸道疾病密切相关。Liaw 等研究结果表明，大气环境中的致癌物尤其是一氧化氮（NO）浓度与肺腺癌发病率之间呈剂量-反应关系。

室内局部污染主要指的是烟草烟雾、生活燃料和烹调时油烟所致的污染。室内空气污染与肺癌，特别是与女性肺癌的发病有重要的关系。在我国云南省宣威县，男性和女性肺癌平均死亡率分别为 27.7% 和 25.3%，高于我国一些大、中城市，并且宣威县内各公社肺癌死亡率相差很大。经研究发现，宣威肺癌高发的主要原因是由于燃料烟煤燃烧时将大量的致癌物排入室内，导致居民肺癌高发。上海市区的女性肺癌相关研究发现，厨房小环境污染是女性肺癌发病的主要危险因素之一，主要与做饭时厨房内有较多烟雾、经常炒菜和经常食用菜油等相关。

（四）职业暴露

职业暴露也是肺癌的重要致病因素之一。目前已有证据证明能增加肺癌风险的职业接触因素包括石棉、粉尘、电离辐射、无机砷化合物、铬及其化合物、镍及其化合物、氡及氡子体、二氯甲醚、氯化乙烯、芥子气，以及煤烟、焦油和石油中的多环芳烃类等，尚有多种金属及非金属化合物具有致癌作用。有调查发现，云南个旧锡矿、广西栗木矿、湖南香花岭锡矿、山东淄博陶瓷厂等矿工肺癌死亡率明显高于当地一般居民。一些与油漆相关的职业，最显著的木器清漆和污渍，会明显增加罹患肺癌的风险，但其结果不能排除混杂有吸烟或其他合并的职业暴露的机会。

作为发展中国家，我国的职业防护措施并不完善，尤其在一些经济欠发达地区，劳动保护力度相当薄弱。由于劳动保护水平相对较低，处于煤矿、加工产业、建筑业等低产业链的职业伤害比比皆是。而在发达国家，职业危害已在很大程度上得到控制。

(五)饮食

饮食与肺癌的研究目前已进行了近 30 年。饮食在改变肺癌风险中所发挥的作用已被深入研究。对肺癌产生最大预防影响的饮食因素分别为：水果、蔬菜及存在于水果和蔬菜中的特定抗氧化剂及微量营养素。高抗氧化营养素的饮食可减少 DNA 氧化损伤，从而预防癌症。

乙醇是否作为肺癌独立的危险因素，目前仍有争议。因为饮酒者多数吸烟，在饮酒与肺癌关系的研究中，吸烟是一个重要的混杂因素。在本组资料中，2 年饮酒患者中同时伴有吸烟者分别达到 92.8% 及 93.0%。多项 Meta 分析资料表明，饮酒并不会增加非吸烟者患肺癌的风险。需要提出的是，吸烟和饮酒具有协同效应，虽然关于饮酒导致肺癌的机制尚不清楚，但饮酒却可增加吸烟者罹患肺癌的机会。

美国 M. D. Anderson 肿瘤中心对 1526 例肺癌和 1483 例对照者自我报告的膳食中摄入 12 种植物雌激素(PE)(归类为异黄酮、木酚素和总 PE)进行了比较，发现在肺癌患者中，12 种 PE 中有 10 种的摄入都低于健康对照。该研究证实了膳食中的 PE 具有雌激素样作用，体外研究显示它对肺癌具有化学预防作用，结果支持膳食摄入高含量 PE 可降低肺癌发病风险。

三、肺癌的治疗现状

(一)手术

肺癌治疗首选外科手术，根治性手术至今仍是唯一有可能使肺癌患者获得治愈的治疗方式。在非小细胞肺癌(NSCLC)中手术适用于临床分期为Ⅰ、Ⅱ及可完全切除的Ⅲa 期的病例，但对于部分Ⅲb 期及Ⅳ期(孤立性脑、肾上腺及肺内转移)病例，也可施行姑息性手术或以手术为主的综合治疗。

对于可切除的侵犯纵隔重要结构(心包、心脏、大血管、食管和隆凸)的 T_4 及 N_3 分期的 NSCLC 毕竟是少数，其中一部分可通过新辅助化疗来降低 T、N 分期，以提高切除率及远期生存率。小细胞肺癌(SCLC)的手术选择则要求更严，其术后也一律辅助化疗。一项基于 SEER 数据的研究结果显示，15 384 例 SCLC 患者中有 1469 例(9.5%)接受了手术治疗，这些接受手术治疗患者的中位生存期显著优于未接受手术治疗患者。但也有研究显示，对于 SCLC，无论是局限期还是广泛期，手术均不能明显改善患者的生存期。总之，手术治疗在 SCLC 治疗中的价值仍未达成共识。

随着年龄的增长，手术的风险也相对增加。老年人肺功能、肝脏储备功能和肾脏清除能力降低，骨髓造血功能减退及合并多种老年性疾病等因素，导致老年肿瘤患者治疗耐受性低，治疗过程中出现复杂多样的临床状况。30 余年前，大于 70 岁老年肺癌患者非手术治疗 2 年生存率仅为 6%，手术治疗后生存率为 30%。近年来，随着麻醉技术与手术技巧的提高，老年肺癌患者的手术率显著增加，但术后患者的远期生存仍不令人满意，肺癌根治术后 2 年内复发率在80%左右,远处转移的发生率高于局部复发率。目前老年肺癌患者的手术治疗仍有争议,术后的死亡率和病残率均较高,风险也较大。全胸腔镜肺癌手术兴起于20世纪90年代初,其在Ⅰ期肺癌手术中的应用亦已得到公认,并被写入肺癌的临床诊治指南。随着胸腔镜器械及影像系统的不断改进,胸腔镜手术操作技巧的逐步完善,胸腔镜手术应用于Ⅰ期及Ⅱ期肺癌已成为首选。同时,由于胸腔镜手术具有创伤小、恢复快、对肺功能要求相对较低等优点,胸腔镜手术的适应证正不断扩大。目前,国际国内已有不少学者逐步开展全胸腔镜支气管袖式成形手术,使中央型肺癌患者也有机会获得微创手术治疗,并让胸腔镜手术能够涵盖胸外科临床所开展的大部分肺癌手术。

(二)化学药物治疗

许多NSCLC患者在诊断时已为晚期,丧失了手术机会,需要进行化学药物治疗(简称化疗)。即使手术切除的患者,除Ⅰa期外,化疗也有一定价值,对SCLC化疗更是其主要的治疗手段。经过大量的临床试验,肺癌化疗的效果得到了肯定。但受疗效、治疗费用等多方面因素的影响,目前还很难确定标准方案,只能说以哪些方案为主流。目前第3代化疗药(多西他赛、吉西他滨、紫杉醇、长春瑞滨)已广泛用于临床,以它们和铂类组合的两药方案多西他赛+顺铂(DP),吉西他滨+顺铂(GP),紫杉醇+顺铂(TP),长春瑞滨+顺铂(NP)成为治疗NSCLC一线方案的主流。对局部晚期或晚期肺癌,如果患者体力状态(PS)评分≤2,化疗可以延长生存期、提高生活质量。有报道局部晚期或晚期肺癌患者仅做最佳支持治疗,中位生存期4~6个月;如果用传统的丝裂霉素+长春酰胺+顺铂(MVP方案),依托泊苷+顺铂(EP方案)等化疗方案,中位生存期6~8个月;如果用第3代含铂方案,中位生存期可延长至8~10个月。虽然几种第3代含铂方案的疗效与不良反应之间存在一定的差异,但总体来看未发现哪一种方案具有明显优势。有荟萃分析表明,在提高患者生存期方面两药方案优于单药方案,而三药方案与两药方案相比,不良反应增加,生存期无明显提高。含铂方案与不含铂方案比较,第3代含铂方案与不含铂方案的疗效相近,但后者不良反应较低。由于两种第3代化疗药物联合费用较高,也由于历史、习惯等原因,目前临床上仍以含铂方案为首选。对于特殊情况,如肾功能损害、年老体弱者,可选用不含铂方案。对一线含铂方案治疗失败的NSCLC患者,二线治疗的最佳选择被认为是多西他赛,患者总体有效率为9.1%,中位生存期为8~13个月。多西他赛与新的二线药物多靶点叶酸抑制剂培美曲塞(总体有效率8%~18%,中位生存期7~19个月)相比,疗效差异无统计学意义,但培美曲塞不良反应较小。研究证实,NSCLC的术前化疗,即新辅助化疗安全、有效,患者耐受性好,但确切效果还须进一步临床试验证实。Ⅲa期(N2)NSCLC患者应用新辅助化疗对提高手术切除率及改善生存期有益。有些研究结果提示早期(Ⅰb、Ⅱa、Ⅱb期)NSCLC的诱导化疗可比局部晚期(Ⅲa、Ⅲb期)的患者获得更多的好处,但目前仍不能把诱导化疗作为早期NSCLC的标准治疗。对于SCLC的一线化疗方案,局限期常采用依托泊苷+顺铂(EP)方案,依托泊苷+卡铂(EC)方案,另外可联合序贯放疗。广泛期除EP、EC方案外,依立替康+顺铂(IP)方案亦可采纳。二线化疗方案应首选临床新药,如肿瘤在3个月内复发且体质较好者,可考虑应用紫杉醇、多西他赛、吉西他滨及异环磷酰胺等。如肿瘤在3个月后复发,则可考虑应用拓扑替康、依立替康,环磷酰胺+表柔比星+长春新碱(CAV)方案,吉西他滨、紫杉醇、口服依托泊苷或长春瑞滨等。肿瘤在6个月后复发者,仍可维持一线治疗方案。

(三)放射治疗

放射治疗(简称放疗)是治疗肺癌的有效局部治疗手段,对改善患者临床症状、提高生活质量、延长生存期具有积极意义,在国际上已被广泛研究和应用。放疗对不宜手术或不愿接受外科处理的 NSCLC 患者较合适,但生存情况不及外科手术。肺癌的放疗剂量应根据肿瘤的大小、分期而定。手术前、后辅助放疗对Ⅰ～Ⅱ期 NSCLC 患者的生存率无明显益处,因此不宜常规采用。对Ⅲ期 N_2 患者术后放疗仍须临床继续试验观察。对于手术中肿瘤组织未能全部切除或支气管断端残留癌细胞的患者,放置金属标记行术后放疗,可提高患者生存率。姑息性放疗适合于晚期肺癌骨转移所致的疼痛、脑转移、脊髓压迫所致的截瘫等,可达到缓解症状、改善生存质量、延长生命等效果。SCLC 脑转移发生率高,一旦出现脑转移,其 2 年生存率仅 1.7%。几年前对 SCLC 是否进行预防性全颅放疗有很大争议。目前主张对原发灶控制满意的 SCLC 患者,肿块完全消失后可考虑预防性全颅放疗。单纯放疗患者生存率低,接受常规放疗的患者 5 年生存率为 3%～10%,中位生存时间为 6～11 个月。由于局部晚期 NSCLC 患者经放疗后常出现肿瘤远处转移导致治疗失败,因此放疗、化疗序贯结合有互补的优点。研究显示,对于肺癌患者同步放、化疗较序贯放、化疗能取得更高的缓解率和更长的生存期,但前者不良反应发生率较高,包括放射性食管炎和放射性肺炎。

(四)分子靶向治疗

分子靶向治疗是近年肺癌治疗上的重大突破,但靶点药物中还没有对 SCLC 非常有效的。针对 NSCLC 有效的药物较多,主要为抑制表皮生长因子受体(EGFR)和血管内皮生长因子(VEGF)的药物,有吉非替尼(gefitinib,Iressa)、厄洛替尼(erlotinib,Tarceva)、西妥昔单抗(cetuximab,Erbitux)、贝伐单抗(bevacizumab)等。其中 Iressa 应用较为广泛,它是 EGFR 酪氨酸激酶抑制剂,可以抑制肿瘤细胞的生长、促进其凋亡,全世界已应用 10 余万例。对晚期 NSCLC 患者含铂方案治疗失败后的二线、三线治疗,其缓解率为 12%～19%,症状改善率达 40%,中位生存时间 6～7 个月。Iressa 对东亚人种、腺癌、不吸烟、女性患者效果较好,新近研究显示患者对 Iressa 的敏感性与 EGFR 突变有关,其不良反应较轻,一般状况差的患者及老年患者同样有较好的耐受性。但临床试验并没有发现其与化疗有协同作用,也未观察到患者(主要是非亚裔人种)生存期延长。Tarceva 与 Iressa 的作用机制相同,经一线或二线化疗后的进展期Ⅲ、Ⅳ期 NSCLC 患者接受 Tarceva 治疗后,中位生存期(分别为 6.7,4.7 个月)和无进展生存时间(分别为 2.2,1.8 个月)均优于安慰剂组。Tarceva 延长了 NSCLC 患者的生存时间,提高了生活质量。目前,对于已知有 EGFR 基因敏感性突变或扩增、不吸烟的 NSCLC 患者,NCCN 指南已推荐分子靶向治疗作为一线标准治疗。

(五)介入治疗

介入治疗主要包括经血管介入化疗及介入栓塞、射频消融治疗、支气管内镜治疗、放射性粒子植入治疗等。主要应用于中、晚期肺癌患者,是一种姑息性局部治疗,疗效有限,远期效果均不理想,且不能替代手术、放疗和化疗。因此对于肺癌患者,介入治疗仅能作为综合治疗方法之一。

(六)其他治疗

肺癌的其他治疗方法包括免疫治疗、中医药治疗、光动力学治疗、基因治疗、支持治疗等,虽然这些治疗都获得了长足的进步,但总体来说,疗效还不尽如人意,目前还不能和上述治疗方法相比,有些还在研究开发中。但它们也应成为肺癌综合治疗的一部分,甚至有可能成为将来攻克肺癌的重要方法。

四、展望

在人类进入21世纪后，肺癌的发病率和死亡率仍然居高不下，并呈继续增长的趋势，并在相当长的一段时间内仍将是导致人类因癌症死亡的首要疾病。肺癌发病率和死亡率居高不下的原因是多方面的，一些原因已经清楚，但尚无有效方法加以根除，如肺癌的侵袭转移、肺癌易感人群的遗传易感基因异常等。而另一些原因则尚不清楚，如肺癌癌变、癌细胞产生多药耐药、侵袭转移的分子机制等。但有些癌症负担可以通过我们的努力来降低，如开展全面健康教育，实行全民戒烟运动；加强环境污染治理，降低肺癌发病的环境因素影响；加强高危人群的体检，做到肺癌的早诊早治；加强肺癌病因学和肺癌癌变分子机制的基础研究，弄清楚肺癌发生学的确切机制，为肺癌预防提供理论依据。

近年来，肺癌的生存率和生存期得到了一定的改善，这种有限的改善主要是建立在多学科综合治疗模式上，是综合治疗模式的进步，尤其是化疗的进步在其中发挥了重要作用。如何将早期外科治疗、新辅助化疗、辅助化疗及分子靶向治疗结合，以VATS为代表的微创外科怎样更合理地纳入到肺癌多学科综合治疗模式中去，将是肺癌研究的方向和热点。相信，随着现代医学科学技术的发展，人类对肺癌的防治工作会有更大的作为，并将取得更大的成就。

肺癌尿液标志物相关研究也日益增多，研究热点主要集中在尿液中的有机代谢物、游离氨基酸、微量元素、肿瘤相关因子，以及蛋白质组和代谢组的研究、尿液的自发荧光研究等。

第二节　多环芳烃及其羟基代谢产物

多环芳烃(PAHs)是指分子中相邻苯环至少有两个共用碳原子的碳氢化合物，其主要来源是煤、石油、木材等不完全燃烧或热裂解产物。此外，其还存在于熏制食物和香烟烟雾中。PAHs可通过呼吸道、皮肤和消化道进入人体，导致内分泌失调，增加肺癌、皮肤癌和膀胱癌等恶性肿瘤的发病率。因此，检测职业暴露场所的PAHs含量具有重要意义。

一、多环芳烃的代谢途径及致癌原理

PAHs进入人体后被CYP1A1，1A2和1B1等单氧氧化酶酶解为芳烃环氧化物。随即在水解酶作用下生成顺，反-二醇式化合物，进一步被CYP酶氧化为二羟基环氧化物。具有峡湾区结构的二羟基环氧PAHs可以与DAN或蛋白质形成共价键、强毒性的加合物。环氧化物随后可被Ⅱ相酶如谷胱甘肽S-转移酶等失活并解毒，形成水溶性的硫酸盐和葡萄糖苷酸，通过尿液和粪便等排出。相对分子质量小于475的水溶性代谢物主要从尿液排出，相对分子质量较大的代谢物从粪便排出体外，如苯并[a]芘(BaP)主要通过粪便代谢为3-羟基苯并[a]芘(3-OHBaP)排出。而芘主要通过尿液代谢为1-羟基芘(1-OHP)排出。通常口服PAHs 3d可以代谢完毕。

二、常用的生物标志化合物——尿中多环芳烃的羟基代谢物(OH-PAHs)

人们检测了大气中16种优控PAHs，由于人体个体差异，外暴露水平往往不能反映体内实际暴露水平含量。因此，内暴露水平检测有利于实施有效的健康监护。

尿中 PAHs 的生物标志物须具备下列特点:①稳定;②敏感性高,不与其他被分析物在色谱柱中共溢出;③因个体差异,其代谢产物最好可全部检出;④应代表环境中的总 PAHs 含量,而不是仅仅代表其中一种或其自身。由于 PAHs 混合物中均含有 2%～10%的芘,在总 PAHs 中含量较稳定;空气中芘的浓度与 BaP 及总 PAHs 都有很强的关联性;含量易测定;尿中 1-OHP 浓度与空气中 PAHs 浓度有较高的一致性等原因,1-OHP 可以衡量个体短期 PAHs 的实际暴露水平,是目前使用最广泛的 PAHs 代谢生物标志物。

芘虽然主要通过尿液代谢,但毒性不是最强的。而 BaP 的代谢中间产物 7,8-二醇-9,10-环氧 BaP(BPDE)可与 DNA 和蛋白质形成致癌的加合物。由于 BaP 的代谢物,如 3-OHBaP 既是 PAHs 的暴露标志物又是其致癌效应的标志物,尽管难于检测,仍被作为 PAHs 暴露的生物标志化合物。

1-羟基芘葡糖苷酸(1-OHPG)是人体尿中 1-OHP 的前体,其荧光吸收约是 1-OHP 的 5 倍,因此是评价 PAHs 及 1-OHP 暴露的一个更敏感的生物标志物。免疫亲和色谱结合荧光检测的高效液相色谱(HPLC)法,检测尿中的 1-OHPG,发现吸烟与其有较强的正相关性。

一般认为,具有四环或更多环的 PAHs 才有潜在致癌性,而两环萘的代谢物被认为是非致癌的。但 2000 年以来的动物实验证明,当空气中萘含量超过 $50mg/m^3$ 时,肿瘤发生率明显提高。因此,国际癌症研究会(IARC)于 2002 年重新将萘列为潜在致癌物。为了评价不同来源的 PAHs 暴露,有必要建立具有特效暴露剂量-效应关系的生物标志物以反映其来源。因此,1-羟基萘(1-OHN)及 2-羟基萘(2-OHN)作为大量存在于空气中的 PAHs 新型生物标志物受到关注。此外,羟基菲,包括 1-,2-,3-,4-,9-羟基菲(1-,2-,3-,4-,9-OHPhe)也常常被用作 PAHs 代谢的生物标志物。

最近发现 1-OHP 与尿中其他 OH-PAHs 的相关性不强,仅采用 1-OHP 作为生物标志物并不能真实反映人体尿中总的 PAHs 暴露水平。为反映各类人群的 PAHs 内暴露水平和减小或消除个体差异带来的影响,须使用多个 OH-PAHs 如 2-OHN、2-OHF、9-OHPhe、1-OHP、3-OHBaP 等作为共同生物标志物来反映 PAHs 内暴露水平。

三、OH-PAHs 的实验室检测

尿中 OH-PAHs 检测包括预处理和仪器分析两部分。检测方法主要有 HPLC 法、气相色谱-质谱联用(GC-MS)和液相色谱-质谱联用(LC-MS)。样品预处理方法也因检测仪器不同而异,如 GC-MS 法需要将目标化合物衍生化。

样品预处理方式分为离线和在线分析两种。前者如最初人们用有机溶液萃取法将尿中 PAHs 代谢物富集,但效率低且易造成环境污染。20 世纪 80 年代出现的固相萃取(SPE)法,可用反相 C18SPE 小柱富集尿中的 OH-PAHs。为提高预处理方法的选择性,人们不断改进 SPE 小柱填料的性质。当样品用 GC-MS 法分析时,往往用不同性质的柱子进行两次预处理。在线分析则主要采用 HPLC 的柱切换技术,预柱大多采用对 PAHs 具有选择性吸附作用的铜钛菁作为填料。

尿中 OH-PAHs 检测常用的方法是 HPLC 法。1987 年,有学者用 B-葡糖苷酸酶、芳基硫酸酶酶解尿样,经 SPE 富集后,采用 HPLC 荧光检测法(FLD)检测 1-OHP,回收率为(78+2)%。此后,许多学者用该方法检测职业暴露工人尿中 1-OHP 含量。但该法的缺点在于检测低暴露或非职业暴露人群时,尿样基质干扰大,检测限过高。后来人们改进了定量方法,使之缩短分析时间、提高回收率和降低检测限,成功地用于非职业暴露人群检测。如用一根反相 C_{18} 氨基柱可将 2-,3-羟基菲基线分离,用于出租车司机、交通警和泰国清迈农民尿中萘、芴、菲、芘、荧蒽代谢产物的检测。

为排除尿样基质的杂质干扰和降低检测限,有研究者建立了在线分析尿中 1-OHP 的方法,即先用铜钛菁做预柱富集尿中的 1-OHP,然后将液相色谱仪的六通阀切换至分析柱进行分析。该法省略了较复杂的样品前处理过程,具有选择性强、分析时间短、检测限低(0.01 pmol)和重现性好(RSD=4.9%,$n=7$)等优点,该法定量测定了尿中 3-OHBaP,检测限低至 0.1ng/L,使之可用于非暴露人群尿 3-OHBaP 的检测。此后有学者用类似的方法测定尿中的 1-,4-,9-OHPhe、3-羟基苯并[a]蒽、1-OHN 和 2-OHN 等一些 PAHs 代谢物。

此外,GC-MS 法也是检测多环芳烃代谢物的一种有效手段,可分析尿中多种 OH-PAHs,包括羟基菲、羟基芘、羟基菌、羟基苯并[a]蒽和羟基苯并[a]芘等。此后又有人用固相微萃取(SPME)法预处理尿中的 OH-PAHs,经衍生化后用 GC-MS 法检测,分别检测了尿中的 1-,2-,3-,4-,9-OHPhe、1-OHP、1-,2-OHN、2-,4-羟基菌和 2-,9-芴。有研究者加入 ^{13}C 标记的内标,建立了 SPE-GC-MS 法分析 16 种和 18 种 OH-PAHs,用 HRGC 定量,检测限低至 ng/L 级水平。以[ring-$^{13}C_6$]3-phenanthrol 为内标,尿样经 Chem-Elute 柱和蓝色人造丝柱固相萃取后,在负离子化学电离模式下,用 GC-MS 法检测 1-,2-,3-,4-OHPhe。用 HRGC 分析了 23 种 OH-PAHs 和 9 种 PAHs 原型,检测限达 ng/L 级水平。GC-MS 法检测尿中的 OH-PAHs,虽然检测限低,敏感性高,但都需要衍生化处理,进一步的前处理净化过程需要多柱联用,处理过程烦琐、耗时。有时为了提高分析的检测限和敏感性,还需要 HRGC 仪,不是每一个实验室都具备该实验条件。

利用 LC-MS 的电喷雾电离(ESI)和大气压化学电离(APCI)模式研究 OH-PAHs 的质谱性质已有报道,后用于定量。将牛尿酶解后,分别用 C_{18} 的 SPE 柱和硅胶凝胶柱两次纯化 1-OHP,在负离子模式下用 LC-ESI-MS 法定量,实用而敏感。以 ^{13}C 作内标,用 LC-ESI-MS 法定量检测了胃肠道不同部位的 1-OHN、1-OHP、7-OHBaP 等 8 种 OH-PAHs,检测限范围为 0.36~14.09μg/L。用四级杆 LC-MS/MS 分析了萘、芴、菲、芘、菌、BaP、苯并[a]蒽、苯并[c]菲、荧蒽等 13 种 OH-PAHs,敏感性高,检测限低(0.1~5pg)。几种方法相比来看,LC-MS/MS 在 OH-PAHs 的定性定量检测中有独特优势。该方法省略了 GC-MS 法烦琐的前处理过程,且多离子反应模式(MRM)的应用避免了 LC-FLD 分析过程中基质中的杂质干扰,使检测限明显降低,可用于暴露人群和非暴露人群监测。

四、暴露水平与风险的评价

(一)职业暴露人群

尿中 1-OHP 浓度可用于职业高暴露人群的风险评价,如铝厂、炼焦厂、沥青厂、耐火石材料厂、高速路收费处等受 PAHs 污染较为严重的职业人群,但关于生物暴露极限尚无标准。随着检测技术的改进,越来越多的研究者将该技术用于高暴露人群菲及萘代谢物的监测。人们常用空气中 PAHs 的浓度与工人体内 1-OHP 浓度的相关性来估计职业暴露限(OEL)。有研究者提出焦炉工 1-OHP 的 OEL 为 2.3μmol/mol 肌酐,而在铝厂则为 4.9μmol/mol 肌酐,炼焦炉炉前工尿中 1-OHP 的 OEL 为 3.2μmol/mol 肌酐时,相当于吸入空气中含有 2μg/m^3 的 BaP。因此,建议铝厂工人尿液中 1-OHP 的上限值为 4.3μmol/mol 肌酐时较为安全。由于工作环境不同，人体摄入的各个PAHs的比例可能有差异。使用单一生物标志化合物来指示整体水平时，某个PAHs单体的相对比例因时间与地点的变化而改变。特别是在复杂的暴露环境中，芘的相对水平并非定值。因此，1-OHP作为PAHs总体暴露水平的生物标志化合物反映的可能只是芘一种化合物的趋势及暴露于不同场所的个体暴露水平，而不能代表不同工作场所PAHs总体的变化。

（二）非职业暴露人群

非职业暴露水平目前主要是通过测定尿中的1-OHP进行评价。吸烟、生活及饮食习惯是影响非暴露人群尿中1-OHP浓度的主要因素。文献报道各个国家和地区的背景值变化较小，主要是由于周边环境、大气及摄入体内的PAHs所引起。如生活在布隆迪郊区的居民，由于在传统的住房里生火做饭，体内1-OHP的含量是布隆迪城区居民的3倍。云南宣威地区由于人们爱吃火腿及家中生炉膛，肺癌发生率很高，在当地居民尿液中监测到含量较高的9-OH-BaP。1992—2002年有人监测了大同地区居民尿液中1-OHP的含量，发现1992—1994年，因燃煤取暖体内1-OHP水平最高。随着取暖方式的转变，居民体内1-OHP的含量显著降低。此外，饮食及烹饪方式也是非职业暴露人群体内1-OHP的主要来源。对中国328名非职业暴露人群的研究表明，经常在厨房烧饭的主妇体内1-OHP含量要明显高于男性。

（三）儿童的暴露水平及1-OHP的主要来源

对非职业暴露人群的研究表明，长时间、低水平暴露PAHs也会影响健康。今后环境研究的一项重点内容就是要评价易感高危人群，儿童则是其中之一。美国疾病控制中心对2312名对象的统计数据表明，6～11岁儿童体内的1-OHP含量高于其他人群30%左右，表明儿童对PAHs比较敏感。儿童暴露的PAHs来源于大气、饮食、父母吸烟，甚至玩耍场地的泥土都会对儿童体内PAHs的含量产生影响。由于儿童的行为、生理学和发育期间代谢酶方面等因素与成年人有许多差异，导致相同的外环境接触在儿童身上会产生更大的毒性。

近年来，许多学者监测了儿童尿中的OH-PAHs，由于只选用1-OHP作为生物标志物，不同地点浓度变化很大，低的为0.01μmol/mol肌酐，高的达3～7μmol/mol肌酐。吸烟及周边居住环境对儿童的PAHs内暴露有直接影响，父母吸烟的孩子比父母不吸烟的孩子体内1-OHP要高80%。城市中繁忙交通导致的大气污染对儿童的身体健康影响也很大。对低收入家庭孩子的研究表明，儿童和成人尿中的1-OHP浓度没有区别，但处于闹市中心低收入家庭儿童体内1-OHP浓度是环境较好的高收入社区儿童的42倍。泰国曼谷空气中PAHs浓度高于农村地区3.5倍，DNA损伤及修复能力实验显示，曼谷儿童体内DNA的修复能力显著降低。尽管很多研究者认为儿童与成人对PAHs的暴露方式和吸收情况不同，但也有研究表明居住于相同环境的成人和儿童内暴露剂量并无区别。

五、我国居民尿中OH-PAHs的研究现状

20世纪90年代中国环境科学研究院就在国内开展了尿中OH-PAHs的检测，以1-OHP为接触指标，用HPLC-FLD法对一些职业暴露人群进行了检测，发现警察、炊事员、清洁工、铝厂工人尿中1-OHP含量与PAHs有密切的关系。研究表明，1-，2-OHN可用于指示焦炉工体内PAHs的暴露水平。有学者监测了北京交通警察的PAHs暴露，认为只有在PAHs浓度较高的情况下，1-OHP才适合作为生物标志物，而吸烟对于普通人群影响太大，监测时应予以控制。用液相质谱（LC-MS/MS）在多离子反应模式下，定量分析了尿中的1-OHP和3-OHBaP，

分析时间短。有学者研究了广州、珠海、从化的中学生及电子垃圾拆解地人群尿中PAH8的暴露，结果显示广州学生尿样中OH-PAHs含量远远高于美国CDC的各项检测指标。电子垃圾拆解地职业人群暴露水平则与国外的职业暴露相当，但其周边地区的对比人群含量却与国际报道的背景人群相差明显，表明废旧电子垃圾回收产业造成的PAHs污染已对当地及周边地区的居民产生了健康危害。总体来讲，职业暴露研究多于非职业暴露，这与分析手段不够先进、检测限高有关。同时与国外相比，可以测定的生物标志物少，分析的点和面窄，未能涉及早期健康效应，与我国环境的现状极不相称。

我国近年来经济快速发展，排放了大量废气废水和固体废弃物，特别是珠三角、长三角及内陆的一些重工业基地。大量汽车排放的尾气也是PAHs污染不可忽视的因素之一。全国14个大城市大气的研究表明，广州、西安、重庆等城市大气的PM2.5污染非常严重，PAHs等具有致畸、致癌作用的持久性有机污染物含量较高，可能已经形成高风险暴露区。全面了解这些地区PAHs的人体内暴露水平，将为政府职能部门提供可靠的基础数据，为PAHs污染防控提供建议。因此，OH-PAHs研究是一项涉及环境污染与健康研究领域的主要内容，应进一步加强。

六、未来发展及展望

1-OHP与PAHs暴露有较好的相关性，且敏感而实用，今后仍将被用于PAHs的监测。由于吸收、代谢存在个体差异，相同暴露条件下个体尿中1-OHP的水平变化较大，从而使1-OHP的有效性受到质疑，为此就要求同时选择更多的OH-PAHs作为共同的PAHs生物标志化合物。3-OHBaP具有致癌作用，且常用于空气中PAHs的暴露评价，通过BaP的代谢物的监测，可直接得到内暴露与相关的中间代谢产物的相关性，可计算出PAHs内暴露的风险值。因此，测定尿中BaP代谢物含量是值得关注的。其次，应重点对高危人群和易感人群进行监测，根据数据分析得出不同人群的风险评价值；由于PAHs的来源为混合源，应寻找特异性的生物标志化合物，根据生物标志化合物的含量分析不同PAHs的来源具有重要意义。发展快速敏感、实用的检测分析方法仍是今后分析化学工作者的努力方向，特别是毒性大而在尿中含量较低的OH-PAHs监测。由于LC-MS/MS的检测限较低（ng/L级），今后可能会大量应用到PAHs的生物监测中。

第三节　游离氨基酸

一、肿瘤与氨基酸的关系

肿瘤与氨基酸之间的关系一直是癌症研究的热点。血清、组织及尿液中由各种氨基酸及其浓度组成的氨基酸谱，即氨基酸模式，蕴涵着重要的反映机体代谢和功能状态的生物化学信息。氨基酸被认为是代谢网络中的中央复合物，使血液供应作为一种媒介连接人体内不同器官的代谢进程。因为各种疾病导致代谢改变，在所有的蛋白质代谢产物中，患者体内的氨基酸平衡和正常人不同。肿瘤的胃肠外营养可能会造成肿瘤的生长，肿瘤生长的基础在于肿瘤细胞动力学的改变，主要表现在肿瘤组织蛋白质合成增强和氨基酸分解减弱，这与肿瘤细胞旺盛生长相适应。体内氨基酸是蛋白质合成原料及分解代谢产物，其成分和浓度的改变可反映患者的代谢状况。肿瘤组织的快速生长和细胞无限制增殖需要摄取并消耗大量的氨基酸，导致机体氨基酸代谢缺陷，有学者将肿瘤对氨基酸的大量需求称为宿主的“氮陷阱”。与正常组织或细胞一样，肿瘤组织细胞生长也需要丰富的营养，这种营养需要通过与机体竞争，甚至于“掠夺”而得到。目前已证实：肿瘤细胞摄取利用氨基酸的速度明显快于正常细胞，使宿主某些氨基酸的含量降低；肿瘤组织为满足生长代谢的需求，具有氮原子捕获器的功能，能主动与宿主竞争氮化合物。不断地摄取多种必需氨基酸和非必需氨基酸为肿瘤细胞增殖提供营养物质研究发现，肿瘤细胞能选择性地从血浆中摄取某些特定氨基酸来满足自身快速生长的需求，导致机体氨基酸的含量降低。体外试验表明，肝癌细胞对精氨酸、苏氨酸、牛磺酸、谷氨酸的消耗明显增加。此外，肿瘤的分期也可能影响体内氨基酸水平，随着肝脏储备功能的下降，肝癌患者的酪氨酸、蛋氨酸及苯丙氨酸的浓度升高。另外，有研究者对肾癌患者血清中的氨基酸水平进行了测定，发现在检测的 15 种氨基酸中有 13 种降低，2 种上升。对大肠癌患者血清中的氨基酸与正常对照组血清中的氨基酸水平进行了比较分析，发现所测得的 26 种氨基酸中有 11 种含量显著降低。胡世莲等在对非小细胞肺癌患者血清游离氨基酸含量变化的研究中发现，非小细胞肺癌患者血清总游离氨基酸有明显降低趋势，呈特征性变化，可视为非小细胞肺癌氨基酸代谢紊乱的一种反应。

肿瘤的生长需要大量的氨基酸支持其旺盛的蛋白质、核酸合成和能量代谢，随着肿瘤病程的进展，肿瘤细胞的代谢活动也发生变化。肺癌血清中的大部分氨基酸含量下降，可能因为肿瘤导致营养不良，也可能是肿瘤生长对氨基酸需求的增加。谷氨酰胺、甘氨酸和天冬氨酸用于合成嘌呤核嘧啶，丝氨酸用于合成膜脂质成分，因此这种对氨基酸选择性的需求可能导致了血清中氨基酸水平呈现变化。

二、游离氨基酸的分析

尿液氨基酸测定用丹磺酰氯荧光试剂标记游离氨基酸，然后经聚酰胺薄膜双相层析分离氨基酸，最后再用日本岛津 RF-510 荧光分光光度计检测定量，结果以氨基酸(mmol)/肌酐(mmol)表示。尿肌酐测定采用苦味酸比色法。

三、肺癌与游离氨基酸

许多研究都显示，癌细胞中的氨基酸代谢改变最显著，因此血清及尿液中的氨基酸模式也会改变。虽然对发生在肿瘤细胞内，影响系统和血清氨基酸模式的代谢改变尚不是很清楚，但结果表明，由于癌症发展引起的代谢改变至少部分导致了血清及尿液氨基酸模式的改变，即使在肺癌早期也能发现。因此，确定氨基酸的模式可以更好地满足我们对特定器官在特殊条件下的检测。

第四节　游离 RNA

游离 RNA 是指存在于血清、血浆、肺泡灌洗液、尿液、胸腔积水、腹水等体液中的细胞外游离 RNA。循环 RNA 是特指血清或血浆中的游离 RNA。随着现代分子生物学的发展，证实了游离 RNA 的存在，为肿瘤研究开辟了新的领域。

一、游离 RNA 的生物学特征

(一)游离 RNA 的结构

RNA 相对 DNA 而言,更易被广泛存在的核糖核酸酶所降解,而且癌症患者血清中含有更高浓度的核糖核酸酶,有研究者阐述了癌症患者血清中以 RNA-蛋白脂复合物化学组成来保护 RNA,半衰期约为 2d。有实验报道,向血浆中加入十二烷基磺酸钠(一种表面活性剂)破坏血浆中脂质或 RNA-蛋白质复合体后,不能被检测到血浆中游离 RNA,说明血浆 RNA 被降解,证明了游离 RNA 与蛋白质组成复合物形式存在。一项对原发性肝癌患者血浆中 RNA 的研究结果显示,采用不同直径的滤网过滤,分别为 0.22,0.45,5μm,利用实时 PCR 的方法测定滤液中 3-磷酸甘油醛脱氢酶(GAPDH)mRNA 浓度,发现 0.22μm 的直径滤液 RNA 的浓度比未过滤组下降了 15 倍,有力地证明了体液中存在 RNA 不是真正地裸露,而是以颗粒包裹或蛋白质结合的结构存在的,正是这种结构保护了 RNA 不被降解。目前多数学者认为游离 RNA 包被在凋亡小体中。

(二)游离 RNA 的来源

游离 RNA 主要来源于肿瘤细胞。据报道,在 6 例恶性黑素瘤患者的血浆中,有 4 例可以检测到肿瘤来源的酪氨酸酶 mRNA,而 20 例健康对照组均为阴性。有研究发现 19 例结肠癌患者手术成功切除后,其中 16 例 β-连接素 mRNA 含量下降。以上实验均说明了游离 RNA 与肿瘤密切相关,具有肿瘤来源。此外,肿瘤细胞来源有凋亡、坏死、主动释放三种机制,目前认为以凋亡为主。研究发现,在经放射线照射诱导的凋亡小鼠脾细胞培养上清中,可以提取到大量 RNA,用流式细胞仪检测发现凋亡细胞内的 RNA 量与正常细胞比较有所下降,采用细胞化学染色方法,脾细胞间质呈染色阳性,提示小鼠脾细胞通过凋亡释放 RNA,胞内 RNA 含量减少不是胞内核糖核酸酶降解作用。

(三)游离 RNA 的稳定性

有学者对比了内源性和外源性 RNA 在体液中的稳定性,当外源性 RNA 加入血清中 15s 后,99%不能进行扩增检测。然而,未离心 EDTA 抗凝血浆 4℃下分别放置 0,6,24h,内源性游离 RNA 浓度没有统计学意义的差别,单一的冻融前后的血清 RNA 浓度也没有统计学意义的差别。提示了在未离心 EDTA 抗凝血浆 4℃环境下和单一的冻融循环过程中游离 RNA 是稳定的,未离心的自凝血需要在 6h 内分析完毕才能测定稳定的血清 RNA 浓度。

(四)游离 RNA 的完整性

有研究者分别对孕妇血浆内 6 种胎盘相关 RNA 和一种管家基因 RNA 的 3′端和 5′端进行定量检测,发现 5′端明显高于 3′端的拷贝数($P<0.01$),说明可能由于 5′端帽子结构的存在,游离 RNA 片段主要分布在 5′端。Blenda 等还发现 53 例鼻咽癌患者血浆中 3′端与 5′端 GAPDH mRNA 比值较健康者明显下降($P=0.002$),与肿瘤的分期呈正相关,说明了肿瘤患者游离 RNA 完整性是下降的。游离 RNA 在体液中主要是以核酸片段形式存在的,绝大多数游离 RNA 片段分子量在 2.5S 和 4S 之间,核苷酸长度为 100bp 左右,但仍能扩增检测到 200 bp 甚至完整的 RNA。

二、游离RNA的生物学功能

(一)作为肿瘤标志物

研究发现,肺癌、黑素瘤、乳腺癌、胃肠道肿瘤等患者肿瘤组织中肿瘤相关基因表达与体液中游离肿瘤相关性基因RNA表达密切相关,游离RNA作为肿瘤标志物鉴别良、恶性病变具有较好的特异性和敏感性。具有转移潜能的肿瘤细胞在术前或术时脱离原发灶,以非常少的数量转移到淋巴结、骨髓、血液或远处器官中,普通的检测手段不能发现。肿瘤的微转移是肿瘤复发和转移的重要起始步骤,及时诊断微转移有助于对临床治疗方案的选择和预后的判断,游离RNA是肿瘤微转移、监测疗效、预后判断的有效标志物。肿瘤相关性游离RNA本身是否具有微转移功能,即“基因微转移”假说,目前尚未被证实。

(二)血液的促凝作用

有研究者通过体外试验表明,凝血因子Ⅻ、Ⅺ具有强烈RNA结合能力,游离RNA具有促进凝血因子Ⅻ、Ⅺ蛋白酶活性,为Ⅻ、Ⅺ因子提供了表面激活途径的辅助模板。而且,在三氯化铁诱导的小鼠动脉血栓形成模型中,游离RNA与纤维蛋白含量具有相关性,给予核糖核酸酶预处理能明显延长血栓形成的时间。因此,应用核糖核酸酶可能是一种全新的抗凝治疗策略。

(三)介导血管内皮的渗透性

实验表明,游离RNA以其聚阴离子作用结合稳定血管内皮生长因子(VEGF)及其受体,通过VEGF介导了单层内皮细胞间紧密连接的解离,增加了内皮细胞通透性。在三氯化铁诱导的小鼠前矢状窦血栓形成、脑梗死模型中,给予核糖核酸酶预处理能明显减少脑梗死的体积,阻止脑水肿的形成。因此,核糖核酸酶处理可作为血管内皮渗透性保护的一种方法。

三、游离RNA在肺癌患者中的临床意义

目前国内外文献报道,游离RNA中的RNA成分有看家基因GAPDH、肌动蛋白基因、18S-rRNA等,有肿瘤标志物特异基因角蛋白18片段mRNA、癌胚抗原mRNA、不均一核糖核蛋白B1 mRNA、端粒酶mRNA等。

(一)肺癌游离看家基因RNA定量的测定

看家基因是维持细胞最低限度功能所不可少的基因,如编码组蛋白基因、编码核糖体蛋白基因、线粒体蛋白基因、糖酵解酶的基因等。这类基因在所有类型的细胞中呈组成性表达,对于维持细胞的基本结构和代谢功能是必不可少的,通常在细胞内恒定表达。测定体液中游离看家基因拷贝数可以评价总的游离RNA的水平。有研究者分析了73例肺癌患者肺泡灌洗液上清中GAPDH mRNA水平,其平均拷贝数为34 600/ml,56例良性疾病患者为9200/ml,明显低于肺癌患者($P=0.009$),而血清中比较无显著性差别,提示了定量检测肺泡灌洗液上清总的游离RNA是鉴别肺部良、恶性病变的有用工具。

(二)肺癌肿瘤相关性基因mRNA的测定

1. 不均一核糖核蛋白(heterogeneous nuclear ribonucleoprotein,hnRNP)B1　HnRNP B1 mRNA是一种核内RNA结合蛋白,可与端粒重复序列单链特异性结合,保护其免受核酸酶的分解,并激活端粒酶。它在癌细胞和增殖细胞中过度表达,可能是细胞癌变的原因之一。有研究者检查了25例肺癌患者的肺泡灌洗液中,18例hnRNP B1 mRNA阳性(72%),5例MAGE-2阳性(20%),3例hTERT阳性(12%),25例患者至少有一项是阳性,hnRNP B1

mRNA 阳性率最高。也有研究者采用实时 RT-PCR 定量分析了 112 例肺癌患者血浆中 hnRNP B1 mRNA,其平均浓度为 0.99pg/g RNA,而 25 例健康对照者及 24 例肺部良性疾病患者分别为 0.23pg/g RNA 和 0.30pg/g RNA,明显低于肺癌患者($P<0.05$),20 例肺癌患者(45.5%)血浆 RNA 的浓度超过 0.70pg/g,相比较健康对照组只有 3 例(12%)超过其值。Ⅰ期肺癌患者 3/7(42.9%)、Ⅱ期 3/5(60%)血浆 hnRNP B1 mRNA 含量升高。结果表明,hnRNP B1 mRNA 有望成为肺癌早期诊断的一种无创或微创的分子标志物。

2. *端粒酶 mRNA*　端粒酶的激活是细胞永生化的必要途径,而永生化是肿瘤发生必要的步骤,端粒酶表达可能是肿瘤细胞形成和发展的共同途径。有研究采用实时定量 PCR 的方法测定了 112 例肺癌患者和 80 例对照血清中端粒酶反转录酶 mRNA 及表皮生长因子受体 mRNA 含量,结果发现 hTERT mRNA 的拷贝数与肿瘤大小、数量、是否转移复发、吸烟指数独立相关。hTERT mRNA 作为标志物诊断肺癌的敏感性和特异性分别为 89.0%和 72.7%。同时发现 hTERT mRNA 血清中拷贝数与肿瘤组织中拷贝数呈正相关,表明游离 hTERT mRNA 是肺癌诊断和临床分期的新颖特异的标志物。

3. *癌胚抗原 mRNA*　有研究发现,在 32 例肺癌患者中有 17 例血清癌胚抗原(CEA)mRNA 阳性,这 17 例中 12 例在 9 个月内发生转移,而 15 例血清 CEA mRNA 阴性患者有 12 例随访 24 个月未出现转移。由此可见,游离 CEA mRNA 检测有助于评价肺癌患者转移的风险是临床治疗的选择之一。

4. 5T4 mRNA　5T4 是一种高表达于上皮恶性肿瘤细胞和胚胎干细胞表面的糖蛋白分子。在胚胎正常发育中,5T4 分子促使干细胞有规律地移动,而在癌组织中促使癌细胞以一种失控方式扩散。有研究采用半巢式 RT-PCR 方法测定了 14 例肺癌患者和 25 例正常对照者血清中 5T4 mRNA 的阳性率,结果 8 例肺癌 5T4 mRNA 阳性(42%),而对照组只有 3 例阳性(12%)。游离 5T4 mRNA 可以作为肺癌诊断的标志物。

游离 RNA 作为一个新兴的研究领域,许多方法和技术尚处于探索阶段。它作为一种非侵入性的早期检测手段,能在许多领域广泛地应用,目前的研究中已显示出了良好的发展前景。但是游离 RNA 作为一种成熟的监测、诊断手段,还需要大样本基础临床实验和检测技术的标准化。随着循环 RNA 分子的基础实验及临床研究在深度和广度上的日益加强,也许在不远的明天,尤其肿瘤相关性游离 RNA 分子的检测会成为肿瘤早期诊断、鉴别诊断、有效观察及预后监测中一个重要的检测项目。

第五节　尿液自发荧光

尿液自发荧光指尿液中的某些物质在一定的激发波长下可自发荧光,利用这个特点对肺癌进行早期诊断和筛查具有直观、方便的特点,相关的研究也越来越多。如 Al SHAL 等采用荧光分光光度计(激发波长 400nm,谱带扫描 425～675nm)检测 27 例肺癌患者与 27 例健康对照者的尿液自发荧光,发现肺癌组在 475nm 和 515nm 处的荧光强度为正常组的 1.7 倍,两处荧光所对应的物质分别是烟酰胺腺嘌呤二核苷酸(NADH)和维生素 B_2,通过统计显示其用于肺癌诊断的准确率可达 90%。而有学者在研究了 50 例癌症患者和 100 例健康志愿者晨尿自发荧光后,发现癌症患者尿液与对照组相比,荧光光谱发生明显红移,可能与癌症患者尿液中核黄素的浓集及酸性微环境有关。同时发现癌症患者尿液中卟啉、胆红素和维生素 B_2 3 种物质含量显著升高。进一步采用多指标联合(卟啉和维生素 B_2)诊断,发现其诊断特异性为92.0%,敏感性为76.0%,准确性为86.7%,对肺癌等肿瘤有较好的诊断效果,同时可用于治疗监测和判断是否复发。

第六节　蛋白质组学与肺癌

当抑癌基因功能减弱甚至消失或致癌基因功能增强时,肿瘤细胞得以繁殖。基因功能最终由蛋白功能表现。蛋白质组学通过研究差异蛋白的功能进而揭示肿瘤的发生、发展机制。蛋白质组学尤其有利于寻找与肿瘤相关的癌蛋白、细胞周期调节因子和信号传导分子。蛋白质组学运用于以下肺癌研究中。

一、肺癌的发生、发展

有学者通过膜蛋白质组学研究肺腺癌和正常组织的蛋白之间的差异,对所得568个差异蛋白进行鉴定,其中257个蛋白表达上调和311个蛋白表达下调。生物信息学分析发现这些蛋白质中有48%为膜蛋白或与膜功能相关。这为膜蛋白对肺癌发生、发展的调控机制提供线索。该研究发现S100A14在低分化肺癌表达量低于其他分化程度的肺癌。S100A14是S100家族中的新成员,研究发现其与肝癌、胃癌等密切相关。

二、肺癌细胞转移

肺癌发生转移是肺癌患者治疗失败和死亡的主要原因。运用蛋白质组学寻找肺癌转移标志物,对阻断转移、寻找药物靶标有重大意义。众所周知,线粒体功能障碍与癌症进展相关。在一项研究中,通过对不同侵袭能力肺癌细胞系的线粒体进行蛋白质组学研究发现,表皮生长因子受体(epithelial growth factor receptor,EGFR)在高侵袭性非小细胞肺癌(NSCLC)细胞线粒体高度表达。线粒体高表达表皮生长因子受体可调节线粒体动态增强肿瘤的侵袭和转移。研究发现,线粒体表皮生长因子受体的表达量与肺癌患者的生存期呈负相关。斯钙素2(stanniocalcin-2,STC2)能参与调节钙、磷在肾脏的运输,并在一些癌症中扮演多重角色。然而,其在肺癌中的作用和临床意义尚不清楚。有学者研究STC2在肺癌细胞生长、转移和进展中的作用,发现其可作为肺癌的生物标志物,这为肺癌转移的病理机制和相关的分子标志物研究提供了线索。

三、肺癌的早期诊断

由于肺癌早期比较隐匿,使得肺癌很难在早期时候被检出,当务之急是寻找肺癌早期诊断的生物标志物。蛋白质组学应运而生,通过比较正常细胞与癌细胞内蛋白质的表达,对有差异表达的蛋白质进行定性定量分析,筛选与肿瘤相关的生物标志物,再研究肺癌早期诊断试剂,这会极大提高肺癌5年生存率。有研究者对石棉导致的肺癌组织、石棉照射的正常组织、肺癌患者和吸烟的健康人的肺组织进行蛋白质组学研究,发现peroxiredoxin 1 (PRX1)是一种新型的肺癌标志物。PRX1是一种过氧化物,主要分布于细胞质和细胞核中,广泛参与细胞信号传导,尤其对癌症的发生具有重要的调节作用。血清中原肌球蛋白的过表达与石棉辐射相关,PRX1和PRX2的表达量和吸烟量呈负相关,高表达的PRX1可能导致基因损伤。这个发现为肺癌和与石棉相关疾病的鉴定提供了新的方向。有学者通过蛋白质组学得出3个肺癌潜在标志物：pentraxin-3（PTX3）、激肽释放酶Ⅱ（KLKⅡ）和颗粒蛋白前体蛋白（progranulin）。通过203名肺癌患者、180例重度吸烟的高风险诱发肺癌者和43例非肺癌癌症患者的血清检测验证，PTX3的敏感性和特异性等指标已达到现已应用于临床的肺癌生物标志物水平。

另有学者用鸟枪法蛋白质组学检测6例早期肺癌患者和5名健康人痰上清中蛋白质表达情况，并通过Westem印迹法和酶联免疫吸附试验（ELISA）初步验证，烯醇化酶1（ENO1）可能是一个肺癌早期的肿瘤标志物。通过对小鼠肺癌模型内皮细胞和正常内皮细胞的蛋白质组学分析发现transgelin-2为肺癌的潜在标志物。transgelin-2是一个相对分子质量为22 000～25 000的细胞骨架蛋白，研究发现其与临床肿瘤的发展、转移和神经浸润有关。外泌体（exosomes）为圆形单层膜结构，可由机体众多类型细胞释放到唾液、血浆、乳汁、尿液等体液当中。外泌体可携带多种蛋白质、mRNA、miRNA，参与细胞通讯、细胞迁移、血管新生和肿瘤细胞生长等过程。有蛋白质组学研究数据显示，外泌体参与非小细胞肺癌的进程，可以作为非小细胞肺癌的早期诊断标志物。通过蛋白质组学研究的这些差异蛋白将可能作为肺癌早期诊断的靶向标志物，为肺癌的早期诊断提供借鉴和依据。

四、肺癌的治疗

近20年来，肿瘤的药物治疗模式从单纯以细胞毒药物杀伤肿瘤逐步向靶向治疗发展，分子靶向药物日益成为肿瘤治疗的重要利器。蛋白质组学也为肺癌蛋白靶标的研究提供了有利线索。有学者通过核素标记相对和绝对定量蛋白质组（iTRAQ）分析对黄绿青霉素治疗肺癌进行研究。在高重复性定量之后，对2659个差异蛋白进行鉴定。生物信息学分析发现其中141种差异蛋白与葡萄糖代谢相关。实验结果提示，黄绿青霉素可以减少糖酵解中间产物高分子的合成并抑制细胞增殖。通过应用蛋白质组学，了解药物体内代谢过程，能进一步解释肺癌黄绿青霉素抑瘤效应。通过蛋白质组学的分类，预测表皮生长因子受体酪氨酸激酶抑制剂治疗肺癌患者的效果，准确率达93%。

肿瘤细胞的放射敏感性是放疗失败的主要原因，因此找出是否含抗辐射基因对选择放疗与否至关重要。另有研究者分离了抗辐射H460细胞和辐射敏感H460肺癌细胞，使之暴露于辐射后，利用蛋白质组学分析，确定了8个蛋白质可能参与抗辐射相关的生物过程。值得注意的是，其中4个基因（these-pai-2、nomo2、klc4和plod4）还未有与辐射相关的报道。该研究结果表明，耐辐射基因的发现为解决肺癌的耐放疗提供依据。

肿瘤细胞在治疗过程中获得的耐药性限制了放疗的临床疗效。抗辐射的非小细胞肺癌（NSCLC）细胞比辐射敏感的细胞存活率明显增加。通过比较蛋白质组学分析结果显示，血浆纤溶酶原激活物抑制物-1（PAI-1）为抗辐射的关键分子，可作为细胞外信号触发细胞增强抗辐射能力。其过程为在辐射诱导的转录因子，包括p53，HIF-1α和smad3等的诱导下，癌细胞过量分泌PAI-1，抑制caspase-3的活性，从而获得抗辐射能力。该研究提示抑制PAI-1的分泌可以阻止敏感细胞获得抗辐射而达到治疗效果。由此可见，蛋白质组学可在癌症治疗中提供更多的信息和线索。

五、肺癌的预后评价

在一项研究中，研究者使用一个基于iTRAQ定量蛋白质组学分析并获取了6个候选蛋白，包括 ERO1L、PABPC4、RCC1、RPS25、NARS 和 TARS，然后应用免疫组化和免疫印迹分析法进一步验证这 6 种蛋白的表达。与癌旁正常组织相比，这 6 个候选蛋白在癌组织中表达水平较高，且 ERO1L 和 NARS 水平与淋巴结转移呈正相关。另外，早期肺腺癌患者 ERO1L 过度表达与预后差呈正相关，它的过度表达提示肿瘤转移的风险更高、预后更差。此研究提供了一个潜在的肺腺癌生物标志物的诊断及预后指标。

据报道，血清 C 反应蛋白水平升高，对肺癌患者有预后意义。通过差异蛋白质组学分析法，分析肺癌患者或健康对照者血清中的 C 反应蛋白的结合成分，进一步确定 C 反应蛋白的结合组分为肺癌的预后标志物，并验证其预后价值。研究组发现 crp-saa 升高水平与肺癌严重的临床特征显著相关。值得注意的是，在Ⅰ～Ⅱ期患者，只有 crp-saa 与生存率显著相关，而不是总 SAA 或 C 反应蛋白。此外，单变量和多变量 COX 分析也表明，只有 crp-saa 可作为早期肺癌患者的一个独立的预后标志物。crp-saa 有可能成为肺癌比总 SAA 或 C 反应蛋白更好的预后指标，尤其是在早期患者。

肺癌是最常见的恶性肿瘤之一，攻克肺癌一直是临床医学的热点与难点研究课题。近年在肿瘤的研究中，先有基因组学大放光彩，随后蛋白质组学应运而生，已日益成为肺癌研究的重要手段。后基因组时代，蛋白质组学倍受人们的青睐，它不断地给我们指明研究道路。但在发展中也遇到一些问题，如在蛋白质的分离纯化方面，尤其是低含量或难于用常规方法溶解分离的蛋白；另外，蛋白质组学技术未有国际标准，导致各实验室结果不一。相信随着蛋白组技术的进一步发展及普及，它将继续在探索肺癌发病机制、转移、肺癌早期诊断、寻找有效的肺癌治疗靶点和研发治疗肺癌药物及预后评价等方面发挥巨大作用，蛋白质组学必将在后基因组时代为肺癌的防治发挥更大的作用。

主要参考文献

Hassanein M，Callison JC，Callaway-Lane C，et al，2012. The state of molecular biomarkers for the early detection of lung cancer[J]. Cancer Prev Res (Phila)，5(8)：992-1006. doi：10. 1158/1940-6207. CAPR-11-0441.

Hsu WY，Chen CJ，Huang YC，et al，2013. Urinary nucleosides as biomarkers of breast，colon，lung，and gastric cancer in Taiwanese[J]. PLoS One，8(12)：e81701. doi：10. 1371/journal. pone. 0081701.

Lowe FJ，Luettich K，Gregg EO，2013. Lung cancer biomarkers for the assessment of modified risk tobacco products：an oxidative stress perspective [J]. Biomarkers，18 (3)：183-95. doi：10. 3109/1354750X. 2013. 777116.

Mazzone PJ，Wang XF，Lim S，et al，2015. Accuracy of volatile urine biomarkers for the detection and characterization of lung cancer[J]. BMC Cancer，15：1001. doi：10. 1186/s12885-015-1996-0.

Moein MM，Jabbar D，Colmsje A，et al，2014. A needle extraction utilizing a molecularly imprinted-sol-gel xerogel for on-line microextraction of the lung cancer biomarker bilirubin from plasma and urine samples[J]. J Chromatogr A，1366：15-23. doi：10. 1016/j. chroma. 2014. 09. 012.

Nolen BM，Lomakin A，Marrangoni A，et al，2015. Urinary protein biomarkers in the early detection of lung cancer[J]. Cancer Prev Res (Phila)，8(2)：111-9. doi：10. 1158/1940-6207. CAPR-14-0210.

Shinke H，Masuda S，Togashi Y，et al，2015. Urinary kidney injury molecule-1 and monocyte chemotactic protein-1 are noninvasive biomarkers of cisplatin-induced nephrotoxicity in lung cancer patients[J]. Cancer Chemother Pharmacol，76(5)：989-96. doi：10. 1007/s00280-015-2880-y.

Wang D, DuBois RN, 2013. Urinary PGE-M: a promising cancer biomarker[J]. Cancer Prev Res (Phila), 6(6): 507-10. doi: 10.1158/1940-6207.CAPR-13-0153.

Yang T, Guo X, Wu Y, et al, 2014. Facile and label-free detection of lung cancer biomarker in urine by magnetically assisted surface-enhanced Raman scattering[J]. ACS Appl Mater Interfaces, 6(23): 20985-93. doi: 10.1021/am5057536.

Yuan JM, Butler LM, Stepanov I, et al, 2014. Urinary tobacco smoke-constituent biomarkers for assessing risk of lung cancer[J]. Cancer Res, 74(2): 401-11. doi: 10.1158/0008-5472.CAN-13-3178.

Yuan JM, Gao YT, Wang R, et al, 2012. Urinary levels of volatile organic carcinogen and toxicant biomarkers in relation to lung cancer development in smokers [J]. Carcinogenesis, 33 (4): 804-9. doi: 10.1093/carcin/bgs026.

Zhang H, Cao J, Li L, et al, 2015. Identification of urine protein biomarkers with the potential for early detection of lung cancer[J]. Sci Rep, 5: 11805. doi: 10.1038/srep11805.

第 20 章

前列腺癌尿液标志物

第一节　概　述

前列腺癌(prostate cancer,PCa)是欧美发达国家老年男性的常见恶性肿瘤之一,其发病率占美国男性泌尿系统恶性肿瘤的第一位。我国前列腺癌发病率虽远低于欧美国家,但有研究表明近年来随着医疗保健设施的普及和改善,诊疗技术的提高及生活方式的改变,我国前列腺癌的发病呈显著增长态势,在部分发达地区尤其明显,无论占泌尿外科住院人数还是泌尿外科肿瘤的百分比都呈明显上升趋势。前列腺癌发病率在地区间的明显差异和国内迅速增长趋势使得我们有必要对其流行病学情况,尤其是病因、危险因素等进行相关研究和探讨,为更好地防治前列腺癌提供依据。

一、前列腺癌的流行病学

(一)发病率

前列腺癌是全球男性发病率最高的肿瘤,每年约有 90 万新发病例。前列腺癌的发病率在各个地区差异很大,其中西方发达国家发病率最高,而亚洲国家发病率最低。现有的病例数据受限于各地区流行病学工作的开展和医疗资源的普及情况。前列腺癌的发生具有隐匿性,自然病史较长,肿瘤生长速度缓慢,相应地造成部分地区发病率分布差异性较大,具有一定的偏倚性。在全球范围内,前列腺癌的发病率在所有癌症发病率中位列第四位,在 2012 年中前列腺癌的新发病例为 110 万例,占所有癌症的 15%。统计所有前列腺癌的病例,70%都是在发达地区被诊断出来。在欧洲发达国家,前列腺特异性抗原(prostate specific antigen,PSA)检查已经得到全面普及。我国关于前列腺癌的流行病学调查还处在落后阶段,没有全国性的资料可查。国际癌症研究署(IARC)的资料显示,中国是世界上前列腺癌低发国家,2002 年中国前列腺癌的标化发病率是 1.6/10 万,死亡率是 1.0/10 万。我国上海市过去 40 年来男性前列腺癌的发病率明显升高,20 世纪 80 年代后期开始,前列腺癌发病呈快速上升趋势,跃居男性泌尿生殖系肿瘤的第 1 位,男性从 60 岁起前列腺癌发病率、死亡率和标化发病率、死亡率均呈显著上升趋势,至 85 岁组达到高峰。调查显示,高年龄组在前列腺癌患者中的比重逐年增加。病例统计分析显示,国内大部分的前列腺癌患者是以尿路症状或骨痛起病,仅 6.2%是由于 PSA 升高而就诊。近年来随着生活水平的提高,健康意识的增强,PSA、前列腺穿刺活检的应用,以及超声、CT、MRI 等影像学检查水平的提高,使得前列腺癌的检出率明显提高。

(二)死亡率

前列腺癌死亡率在筛查人群中显示为低风险。在美国,每 7 个人中就会有 1 个人在他一生中被诊断发生前列腺癌，仅有1/30的人会因前列腺癌而死亡。调查研究显示，2005—2011年，被诊断发生前列腺癌的患者的5年生存率为98.9%。前列腺的死亡率低主要归因于前列腺癌自然生长缓慢和应用PSA及时发现早期病变。PSA检测具有高度敏感性，能够及时发现早期癌症病变，但受限于各国家地区经济水平的影响，在全球范围内发达地区的死亡率显著低于其他落后地区，所以因前列腺癌所造成死亡与检查发现的时间有关。依据SEER数据库显示，前列腺癌全年龄组的死亡率为每年21.4/10万，因前列腺癌死亡的男性人群位列所有男性死亡人口的第五位，仅次于肺癌、肝癌、胃癌和结肠癌。

综上所述，前列腺癌发病的流行病学调查有待加强，在具有前列腺癌患病风险的人群中，提高PSA检查普及性，有利于早期发现病变。前列腺癌发病的各项危险因素中，年龄、种族和遗传因素在前列腺癌的发病中起了重要作用。随着年龄的增长，前列腺癌的发病率逐渐升高。前列腺癌还存在遗传易感性。但年龄、种族和遗传因素作为不可抗拒的因素，在当下的科学水平下对于疾病的防治具有的意义相对较小。性激素及性生活、环境因素也与前列腺癌有相关性。有流行病学资料表明，体内雄激素水平高者较低者患前列腺癌的危险性增加。国外有资料表明，过早性生活、性行为频繁及较多性伴侣都是前列腺癌发病的危险因素。饮食因素方面，高热量饮食、高脂摄入可增加前列腺癌发生的危险性，蔬菜、水果、绿茶等则有保护作用。此外，吸烟和肥胖也被认为是前列腺癌的危险因素。

二、前列腺癌的诊断

(一)直肠指检

直肠指检(DRE)是诊断前列腺癌常用的方法。癌灶多位于前列腺外周带，DRE可触及前列腺表面，对前列腺癌的诊断和分期有着重要价值。

(二)影像学

1. *超声*　经直肠超声(TRUS)是目前前列腺癌诊断常用的检查手段。TRUS贴近前列腺，能清晰地显示前列腺内部结构和包膜，提高前列腺癌检出率。但TRUS的特异性较低，与前列腺炎、BPH难以鉴别。超声造影技术的发展提高了前列腺癌诊断的分辨力。前列腺癌可促进大量新生血管生成，癌灶血流灌注增加，超声造影通过动态监测组织的灌注特征与其他疾病相鉴别，提高了前列腺诊断的特异性。研究还显示，超声造影得到的组织灌注时间-强度曲线，对评估前列腺癌的侵袭性有一定的作用。三维和四维超声对前列腺解剖结构及病灶可多平面成像，对肿瘤的形态、大小，以及与包膜的关系显示得更加清晰，定位更加准确，为前列腺癌的临床分期提供了重要依据。超声弹性成像利用组织的弹性系数不同区分肿瘤组织和正常组织，提高前列腺癌检出率。有人通过弹性超声和TRUS分别对29例可疑前列腺癌患者进行检测，弹性超声检出率高达93%，明显高于TRUS。弹性超声引导的前列腺癌穿刺活检，活检阳性率明显提高，并有效减少了穿刺针数。

2. *磁共振成像(MRI)*　MRI具有良好的软组织分辨能力，可清晰显示前列腺包膜的完整性、邻近组织受累情况及盆腔淋巴结是否转移，有助于前列腺癌的临床分期和治疗方案的制定。前列腺癌在T_2WI呈低信号，与TRUS相似，MRI特异性较低。然而，磁共振波谱学成像(MRSI)、动态增强磁共振成像(DCE-MRI)及MRI计算机辅助诊断(MRI-CAD)技术的发展，弥补了普通MRI的不足，显著提高了前列腺癌诊断的特异性。MRSI通过检测枸橼酸盐、胆碱、肌酸等代谢产物，与正常前列腺或增生组织鉴别，提高了前列腺癌诊断的特异性。研究发现，联合应用MRI和MRSI，前列腺癌诊断的敏感性和特异性分别为91%和95%，较单独使用MRI明显提高。有研究发现，对于PSA升高且穿刺阴性的患者，若MRSI为阴性，可有效避免再次穿刺活检。DCE-MRI利用对比剂通过前列腺癌新生血管迅速进入细胞外间隙和血管外，使得对比剂在血液及间质组织中积聚而获得序列图像，表现“快进快退”的特征。

有研究报道，DCE-MRI前列腺癌检出的敏感性高达96%、特异性高达97%，明显高于普通MRI。目前，MRI-CAD成为人们研究的热点。MRI-CAD利用计算机对MRI获取的信息通过医学图像学技术，对病变的特征进行量化分析处理并作出判断。MRI-CAD诊断前列腺癌的敏感性高达97%。另外，MRI-CAD诊断前列腺癌的敏感性和特异性分别为60%～90%和66%～99%，明显提高了前列腺癌诊断的准确率。

3. CT　CT对早期前列腺癌的敏感性低，对晚期前列腺癌的敏感性与MRI相近。因此，CT主要用于协助前列腺癌的临床分期，了解肿瘤局部侵犯及盆腔淋巴结转移情况。近年来正电子发射计算机断层显像(PET-CT)的迅速发展推动了前列腺癌的诊断，PET-CT利用正电子核素作为显影剂示踪人体内特定物质的代谢活动，并通过显影剂获取信息，了解靶器官的解剖及功能状态。目前前列腺癌诊断最常用的示踪剂有^{18}F-胆碱和^{11}C-胆碱。研究显示，PET-CT显像对前列腺癌原发灶检出的特异性较低，但对于伴有盆腔淋巴结转移的前列腺癌特异性高达92%，尤其适用于前列腺癌复发灶的检测。

(三)穿刺活检

前列腺穿刺活检是前列腺癌诊断的金标准。目前最常用的穿刺方式是TRUS引导下前列腺系统穿刺。近年来，随着影像技术的迅速发展，前列腺靶向穿刺活检成为国内外研究的热点，国内多篇文献报道超声或MRI引导下的前列腺癌靶向穿刺可明显提高活检阳性率。与国内报道不同，国外学者认为靶向穿刺并未提高总体前列腺癌的检出率，但中、高危前列腺癌检出率明显增高，使前列腺癌的临床分期和治疗决策更加准确。该研究还显示，超声和MRI共同引导下的靶向穿刺联合系统穿刺可明显提高前列腺癌的检出率。

三、前列腺癌的治疗进展

(一)手术治疗

手术主要用于高危局限性晚期前列腺癌患者，通常与其他方法联合使用。根治性前列腺癌切除术(RP)和盆腔淋巴结清扫术(PLDN)是最常用的术式，其中RP在高危前列腺癌患者的应用具有争议。有研究指出RP会引起切缘阳性、淋巴结转移、PSA复发等的发生率和生化复发率较高。有研究发现RP能降低前列腺癌术后8～10年的总死亡率、死因别死亡率、转移及局部浸润的发生率。有研究者对12 677例术前Gleason评分为8～10分的患者进行术后随访，10年和15年的肿瘤特异生存率分别为72%、89%。也有研究者对66 492例前列腺癌患者进行分析，15 155例患者行RP，51 337例患者行放疗，结果显示低危患者中行RP与放疗的肿瘤特异生存率分别为86.2%和79.3%，中、高危患者中两者的肿瘤特异生存率分别为76.3%和63.3%，RP的肿瘤特异生存率高于放疗。机器人辅助腹腔镜RP是近年研究热点之一。研究表明，机器人辅助腹腔镜RP无论在手术并发症的发生率还是肿瘤学指标方面较开放及腹腔镜RP并无明显优势。机器人辅助腹腔镜RP联合PLND与开放RP联合PLND相比，在淋巴结切除数、手术时间、出血量、术中并发症发生率、术后并发症发生率及淋巴囊肿形成率上的差异均无统计学意义。

（二）放疗

放疗是继RP之后的第二位治疗高危局限性前列腺癌的方法，近距放射疗法和外照射放射疗法（EBRT）是应用最广泛的方法。法国一项研究认为近距放射疗法和手术具有同样的治疗价值。近距放射疗法包括低剂量近距放射疗法（LDRB）和高剂量近距放射疗法（HDRB）。有研究将200例低危前列腺癌患者随机均分为LDRB组和RP组，LDRB组患者的5年无进展生存率（91.0%）虽与RP组（91.7%）差异无统计学意义，但LDRB组患者在短期内出现了尿道狭窄、尿失禁、出血性膀胱炎等泌尿系统的并发症。进一步的研究结果显示，HDRB与EBRT联合应用较HDRB、EBRT单独应用可使前列腺癌患者的生存期至少达5～10年。目前，关于放疗的剂量仍存在较大的争议。有研究表明将放疗总剂量增加到76～78Gy可在一定程度上控制肿瘤的生化复发，提高肿瘤特异生存率。也有学者认为EBRT的治疗剂量大于74Gy时可降低局限性前列腺癌患者的生化复发，EBRT的治疗剂量为60～66Gy时可减少前列腺患者肿瘤转移的危险。前列腺癌患者放疗后会出现一系列的不良反应，如直肠功能紊乱、直肠出血、性功能障碍等，均会导致患者生活质量下降。氩等离子凝固治疗和局部福尔马林治疗均可有效控制直肠出血，西地那非可有效提高患者勃起功能指数和性生活满意度。

（三）低温手术

低温手术疗法适用于低危局限性前列腺癌患者。一项研究对2008－2011年行低温手术治疗的26例局限性前列腺癌患者进行随访，其中17例行全程前列腺低温手术，5例于放疗失败后行救助性低温手术（其中2例行救助性低温手术患者治疗失败后改为激素去势治疗），4例行局部低温手术，随访中位时间18个月（1～40个月）。结果显示，无1例患者出现术中和术后并发症，表明前列腺癌低温手术的可行性。有学者对接受了3次低温手术治疗的局限性前列腺癌患者进行分析，结果显示第3次低温手术后，患者的复发率下降，生活质量与第2次及第1次手术相比有很大的提高，表明第3次低温手术的效果优于第2次及第1次低温手术。低温手术也可用于放疗后的救助性治疗。有研究对放疗后行救助性低温手术的前列腺癌患者进行随访分析，行救助性低温手术的5年及10年总生存率（87%、81%）高于未行救助性低温手术患者（74%、45%），提示放疗后行救助性低温手术可提高患者的总生存率。但是低温手术在高危患者的应用中并未表现出优势，Chin等研究发现行低温手术与外照射疗法的T_2c～T_3b期前列腺癌患者的8年无进展生存率分别为17.4%、59.1%，低温手术组明显低于外照射组。

（四）内分泌治疗

内分泌治疗的目的是降低体内雄激素浓度、抑制肾上腺来源雄激素的合成及睾酮转化为双氢睾酮、阻断雄激素与其受体的结合，以抑制或控制前列腺癌细胞的生长。雄性激素去势疗法（ADT）通常用于前列腺癌患者的最初治疗，尤其是局限性晚期和转移性前列腺癌患者。前列腺癌患者ADT治疗后8个月内PSA水平低于0.2μg/L则预后较好。然而，一项研究对294例RP后进行ADT的前列腺癌患者的PSA谷值进行了分析。结果表明，PSA谷值0.01～0.20μg/L是患者发生去势抵抗、转移、前列腺癌特异死亡的危险因素，对于此类患者，应及早进行临床干预。目前ADT的药物主要包括雌激素、促性激素释放激素（GnRH）激动剂、GnRH拮抗剂、雄性激素受体阻断剂、5-α还原酶抑制剂、肾上腺雄性激素抑制剂等。ADT治疗会出现一系列的不良反应，如胰岛素敏感性降低，体质量、血清胆固醇和三酰甘油水平升高等。Saylor等研究显示，接受GnRH拮抗剂治疗的患者每年胆石症的发生率为15.7/1000，高于未行 ADT 治疗者的 13.4/1000,提示 GnRH 拮抗剂可增加前列腺癌患者发生胆石症的风险。

一项研究显示接受 ADT 治疗的患者糖化血红蛋白高于未接受 ADT 治疗的患者,提示 ADT 可增加前列腺癌患者患糖尿病的风险。ADT 可增加前列腺癌患者发生心血管疾病的风险。GnRH 激动剂与 GnRH 拮抗剂相比,导致合并冠状动脉病变的前列腺癌患者发展为充血性心力衰竭或者心肌梗死的风险较高。另外,有研究指出超过 90%的前列腺癌患者经过 ADT 治疗后发生骨转移。

(五)化疗

20 世纪 90 年代中期以前的研究认为,化疗对前列腺癌患者无益处。之后的研究发现,行化疗的激素抵抗性前列腺癌(HRPC)患者生活质量明显提高,PSA 水平明显降低。晚期前列腺癌患者化疗的药物包括米托蒽醌、多柔比星、长春碱、紫杉醇、多西他赛等。米托蒽醌是一种蒽类抗肿瘤药物,通常与泼尼松联合应用,能减轻晚期 HRPC 患者的疼痛,提高其生活质量,但不能提高患者的生存率。多西他赛是一种抗有丝分裂化疗药物,通过与微管结合作用于细胞周期,破坏肿瘤细胞的有丝分裂,并通过影响 bcl-2 的磷酸化作用促进细胞凋亡。多西他赛和泼尼松联合应用,可提高患者的生存率和延长无病期。多西他赛联合顺铂可有效治疗晚期激素非依赖性前列腺癌。

(六)饮食和生活方式的调整

与其他肿瘤一样,前列腺癌的发生除了个体基因差异外,还与饮食有关,饮食调整是阻断肿瘤发生、发展的一个重要途径。流行病学和实验研究均证实,低脂肪、高纤维、豆类、蔬菜、水果、绿茶、限制热量等可降低发生前列腺癌的危险。具有抗氧化作用的维生素及矿物质可有效降低前列腺癌的发生。有学者给移植瘤模型鼠喂食无碳水化合物生酮的饮食,发现其能减慢前列腺癌的生长,延长存活时间。在硒和维生素 E 抗肿瘤试验(SELECT)中,对 35 533 例健康美国人服用硒或维生素 E,发现其可阻止异质群体前列腺癌的发生。此外,有研究指出 ω-3 不饱和脂肪酸能够阻止前列腺癌的发生和发展,鱼油相对于其他食用油类能够减缓前列腺癌的发展。

综上所述,确定前列腺癌治疗方案时应根据患者的自身情况,权衡治疗目标和治疗风险,选择合理、有效的治疗方法。笔者提倡联合治疗,同时注意饮食调整。

第二节　前列腺特异性抗原

前列腺特异性抗原(PSA)是由前列腺柱状上皮细胞和腺管上皮细胞分泌的单链糖蛋白,具有 237 个氨基酸残基,相对分子质量约为 34 000。1979 年 Wang 等在前列腺组织中首次分离出此糖蛋白,并命名为前列腺特异性抗原;1980 年 Papsidero 等在晚期前列腺癌患者的血清中检测出 PSA。直至今日,PSA 仍是临床上应用最广泛的,用于前列腺癌的早期诊断、监测治疗及预测复发的前列腺肿瘤标志物。通常以总 PSA 值为 4μg/L 作为是否需要进一步做组织活检的临界值,当总 PSA 值在 4～10μg/L 时,患者经过组织活检有 25%被确诊为前列腺癌;当总 PSA>10μg/L 时,高度怀疑患有前列腺癌,应穿刺活检进一步证实,前列腺癌的阳性检出率约 70%。随着 PSA 检查的广泛开展和对 PSA 的深入研究,学者们逐渐发现单独依靠血清 PSA 筛检前列腺癌患者仍存在一定的假阳性和假阴性。为了弥补 PSA 的不足,学者们开发了PSA的各种衍生物，如PSA速率、PSA密度、移行区PSA密度、游离PSA百分比、年龄特异性PSA、半衰期、最低点、倍增时间及升高时间。

(一)PSA速率

Carter等在1992年提出PSA速率的概念，即是PSA单位年内变化的情况，用来提高PSA检测前列腺癌的能力。研究表明，前列腺癌患者与非前列腺癌患者的PSA速率差异较大，当PSA＜4μg/L及PSA速率＞0.4μg/L/a时，提示前列腺癌阳性概率较大；当PSA值处于4～10μg/L而PSA速率≥0.75μg/L/a时强烈提示前列腺癌的存在。PSA速率可结合PSA浓度来判断患者是否需要进行前列腺活检。

(二)PSA密度

PSA密度是指单位体积前列腺的PSA含量。恶性细胞分泌的PSA是良性细胞的10倍以上，且前列腺体积大小与PSA分泌量呈正相关。为了排除前列腺体积对PSA的影响，有学者提出了PSA密度这个概念，当血清PSA超出该体积前列腺应有的PSA上限时，即可怀疑前列腺癌的存在。

(三)移行区PSA密度

移行区PSA密度是血清PSA浓度与前列腺移行区体积比。随着年龄的增长，移行区前列腺体积不断增大，此时若周边区出现了前列腺癌便会影响前列腺移行区体积，从而使移行区PSA密度产生变化。有研究发现，当PSA浓度处于4～10μg/L，而前列腺体积大于30cm^3时，应用移行区PSA密度可以提高患者前列腺癌检测的特异性；此时若患者前列腺体积小于30cm^3，应用游离PSA百分比可以提高患者前列腺癌检测的特异性。

(四)游离PSA百分比

血清中PSA有游离PSA和复合PSA两种形式，游离PSA水平可以反映前列腺正常的生理功能，复合PSA水平则可以作为前列腺疾病的标志物。当游离PSA百分比(游离/总)下降时，患者患有前列腺癌的可能性增加。当患者PSA水平在4～10μg/L且以0.25为界值时，可减少20%患者不必要的活检，且前列腺癌检出率为95%。为提高诊断的特异性，推荐在年龄大于70岁时，取游离PSA百分比总比值为0.16作为临界值；在年龄小于70岁时，取游离PSA百分比比值为0.20作为临界值。游离PSA百分比比值在临床实践中的效用和应用仍在研究中。

(五)年龄特异性PSA

随着年龄的增长，PSA水平也会相应升高。因此，对不同年龄段的人群，PSA的参考范围应有所不同。在年龄对PSA水平产生影响的同时，种族的差异也不容忽视。美国肿瘤协会推荐了不同种族的各种年龄段PSA的参考范围。与年龄相结合的PSA范围是否比标准PSA界值(4μg/L)更有利于前列腺癌的检出，这个观点还有待进一步证实。

第三节　谷胱甘肽S-转移酶P1

谷胱甘肽S-转移酶P1(GSTP1)是人谷胱甘肽S-转移酶(hGSTs)超基因家族的成员之一。该家族包括A、M、T、P 4个成员，其中GSTP1是hGSTs家族中酸性同工酶1的编码基因，该酶主要作用为清除内源性或外源性致癌物质，避免基因组的损伤。

一、GSTP1 多态性与前列腺癌风险性的关系

1989年Board等分离了人类GSTP1的cDNA,将其定位于染色体的11q13,并首次报道了GSTP1基因105位(Ile05Val)和114位(Ala114Val)的多态性。目前研究结果对GSTP1多态性与前列腺癌(PCa)风险性之间关系的认识有很大分歧。有学者研究认为GSTP1多态性与PCa发生显著相关。对127例北印度PCa患者的研究显示:GSTP1-313G多态性是北印度偶发性PCa患者重要的易感性风险因子。

一项对384例PCa患者基因型研究显示:包括GSTP1(Ile05Val)在内的3种基因多态性与PCa风险性密切相关。有学者研究了122例PCa患者GSTP1(Ile05Val)多态性、吸烟和PCa之间的关系。结果显示:吸烟与PCa风险性之间无相关性,然而在Ile纯合子个体中,吸烟却与PCa的风险性高度相关。说明GSTP1(Ile05Val)多态性和吸烟在对PCa风险性中有交互作用,两者的共同作用提高了PCa风险性。有研究表明具有多个GSTs多态性的高风险基因,即同时具有GSTM1-null,GSTT1-null,GSTP1-105 Val中2个或2个以上基因的比单独具有某一基因的PCa易患性要高。

与之相反,另一项对美国438例家族性PCa和499例偶发性PCa患者的研究结果显示,GSTP1(Ile05Val)多态性与美国人家族性和偶发性PCa的风险性均无关系。一项对190例日本PCa患者的研究结果显示,GSTP1多态性与日本人PCa易感性无关系。有学者对11个GSTM1基因型、10个GSTT1基因型和12个GSTP1基因型进行了大样本研究,进行Meta分析后指出,这3种基因多态性在大样本基础上不可能成为PCa易感性的主要决定因素。

综上所述,GSTP1多态性与PCa风险性之间的关系还不确定,GSTP1多态性在不同种族群体中分布情况还无定论,还须进一步深入研究。GSTP1与PCa风险相关性结果不同,原因可能为:①存在种族、地域差别;②实验所选取的对照组不同;③样本量大小不同及系统误差的存在等。同时,由于PCa的发生、发展是多因素共同起作用,因此,还应该注意与其他风险因子之间的交互作用,以期较为全面地评价GSTP1多态性与PCa风险性的关系。

二、GSTP1 与前列腺癌诊断

在PCa中已鉴定出多个基因CpG岛超甲基化,GSTP1启动子超甲基化就是其中之一,它在PCa的发病过程中起着非常重要的作用,而且这种GSTP1启动子超甲基化可以较为特异地在PCa患者的组织和体液中检测到。因此,国内外学者对GSTP1在PCa诊断中的意义做了许多研究。

有学者检测了52例PCa患者尿沉渣中9种基因启动子的超甲基化。结果显示,在52例PCa患者尿沉渣标本中至少检测到了一种基因启动子的超甲基化,而对照组91例无泌尿生殖系统肿瘤病史个体的标本中则没有检测到p16、ARF、MG-MT、GSTP1的超甲基化,由此提出一种由p16、ARF、MG-MT、GSTP1 4种基因组成的联合检测方法,并认为:理论上这种方法可检测到87%的PCa患者,而且特异性可达100%。

另有学者采用实时甲基化特异PCR技术分析了53例PCa患者5种基因CpG岛的超甲基化。结果显示,在PCa患者中,GSTP1、APC、PTGS2 CpG岛超甲基化的发生率为71%~91%,而且这3种基因超甲基化检测在鉴别PCa和非癌性前列腺组织病变(如BPH)时,敏感

性为71.1%～96.2%,特异性为92.9%～100%。因此提出,GSTP1、APC、PTGS2 CpG岛超甲基化是PCa诊断有意义的指标。通过对31例PCa患者进行的预实验分析,得出以下结果:①31例PCa患者中,28例检测到GSTP1启动子超甲基化(90.3%),而5例BPH患者则无1例检测到。②统计学分析结果显示:GSTP1启动子超甲基化和Gleason评分、PSA、年龄和TNM分期无关系。由此认为,GSTP1启动子超甲基化是PCa的一个重要致病因素,而且还可借此可靠地区分PCa和BPH。对144例可疑PCa患者进行了检测,结果在诊断为PCa的42例患者中有31例检测到GSTP1启动子超甲基化(敏感性为74%),102例非PCa患者中仅2例可检测到(特异性为98%),认为GSTP1启动子超甲基化是一种高度特异但不十分敏感的指标。

一项研究证实,联合检测血浆中游离的细胞外DNA数量变化和GSTP1启动子甲基化状态对未经治疗的PCa患者确诊率可达83%,是早期诊断PCa的一种新非侵袭性途径。有学者还研究了PCa根治术前血浆中GSTP1 CpG岛超甲基化与术后早期PSA再次升高的关系,认为:①GSTP1 CpG岛超甲基化是血清PSA再次升高的重要预测指标。②GSTP1 CpG岛超甲基化是一种重要的PCa血清生物标志物。另有学者检测了PCa患者前列腺按摩液(EPS)中端粒末端转移酶反转录酶(hTERT)表达和GSTP1甲基化状态,并与前列腺组织穿刺活检结果进行了比较,结果显示:GSTP1甲基化对PCa敏感性为46%,特异性为56%;而hTERT和GSTP 1联合分析时,敏感性为73%,特异性为43%;阳性预测率为40%,阴性预测率可达75%,对于PSA升高的患者,可以应用此联合分析法做EPS检测来预测针刺活检的阴性率。此法不仅可以避免患者活检的痛苦,而且降低了花费,是一种较好的PCa诊断方法。在研究了GSTP1启动子超甲基化在不同种族之间的差异性的实验结果显示:①在同一种族中,PCa患者GSTP1启动子超甲基化被检出率明显高于BPH患者。②非洲、美洲人比高加索人和亚洲人有更高的PCa风险性。③CSTm启动子超甲基化检测对非洲人、美洲人比高加索人和亚洲人有更高的敏感性。

以上研究表明,GSTP1超甲基化在PCa的诊断中是一种具有高度特异性的指标,其特异性避免了PSA在PCa诊断中所面临的“灰区”尴尬,即在4.0～10.0μg/L时很难区分BPH和PCa。而且,这种DNA甲基化在组织和体液中都可检测到,可以避免病理活检的侵袭性损伤。虽然它的敏感性相对较低,但有研究提示,与其他特异性指标的联合应用或许可以解决这个问题。总之,GSTP1超甲基化检测的高度特异性及非侵袭性,检测方法如GSTP1基因调控区甲基化变化的实时定量PCR方法的广泛开展,使其成为一种极有前景的PCa诊断指标。同时,由于它与PCa的发生、发展、预后及种族等风险因子的高度相关性,使其成为PCa研究的一个重要突破点。

第四节　前列腺癌基因3

前列腺癌(PCa)是发生于老年男性的主要恶性肿瘤之一,其早期症状不明显,20%的患者初诊时已发生转移。血清前列腺特异性抗原(PSA)是目前用于筛选本病最常用的标志物,其敏感性高,但特异性较低。当血清总PSA在“灰区”4～10μg/L时,活检阳性率仅为22%,造成很多不必要的穿刺活检。穿刺活检是一种有创性检查,感染和出血有一定的发生率,因此,有必要找到高特异性的标志物。前列腺癌基因3(prostate cancer gene 3,PCA3)是有助于

PCa 诊断的新的生物学标志物，对 PCa 检测有高度特异性，可减少不必要的穿刺活检。

一、PCA3 基因及其存在部位

1999 年 Bussemakers 等利用差异显示分析法（比较良、恶性组织之间 mRNA 的表达）发现了 PCA3 基因，最初被称为 DD3（differential display code 3），其定位于人类第 9 号染色体（q21-22），由 4 个外显子和 3 个内含子组成，在第 4 外显子（由 4a、4b、4c 三个亚单位组成）的 3 个不同位置上有选择性的多聚腺苷酸化位点。外显子 2 由于选择性剪接，仅有 5%存在于 cDNA 克隆中。由外显子 1、3、4a 和 4b 组成的 cDNA 克隆是最主要的转录产物。

PCA3 是一种在 PCa 组织中高度表达的非编码 RNA（non-coding RNA，ncRNA），具有高度特异性。有研究者应用 Northern blot 分析和 qRT-PCR 分析表明，PCA3 在正常前列腺组织和良性前列腺增生组织中仅少量表达甚至不表达，而在 PCa 组织中表达增高。此外，在其他组织或肿瘤中未检测到 PCA3，提示 PCA3 是 PCa 检测的一种特异性生物学标志物。

二、PCA3 基因的功能

在 PCA3 cDNA 序列内，3 个读码框内存在大量终止密码子，但缺乏 1 个广泛的开放阅读框架（open reading frame，ORF），表明 PCA3 是一种 ncRNA。转录的核定位和高频率的终止密码子均支持 PCA3 是一个未翻译的 ncRNA。分子生物学“中心法则”是遗传信息沿着最终产物蛋白质的方向传递。然而，越来越多的证据表明未翻译成蛋白质的 RNA（即 ncRNA）的作用。通过 ORF 分析，PCA3 基因序列含有高密度的终止密码子，目前研究证明 PCA3 虽在 PCa 中高表达，但并不产生相应蛋白质。类似信使 RNA 长度的 ncRNA 已确定广泛存在于生物中，其功能是一个活跃的研究领域。ncRNA 可能在基因调控中起重要作用。有研究表明，ncRNA 参与表观遗传调控、转录调控、小分子 RNA 调控及其他监管职能。这些资料证明 PCA3 可能发挥类似于前列腺特异性 ncRNA 的作用。PCA3 基因具体的生物学功能还须深入探讨。

三、PCA3 基因在 PCa 组织中表达的高度特异性

PCA3 mRNA 仅在 PCa 组织中表达，在人体其他任何正常组织或肿瘤中均不表达或表达水平极低，具有高度特异性。有研究对除前列腺外的 22 种正常组织和外周血淋巴细胞进行分析，未发现 PCA3 mRNA 表达。另外，在乳腺、子宫颈、子宫内膜、卵巢和睾丸等器官原发肿瘤中也未发现 PCA3 表达产物。PCA3 在正常前列腺组织和良性前列腺增生组织中的表达相对较低，而在 PCa 中表达较非癌组织平均上调约 66 倍。也有研究发现同一患者的 PCa 组织与邻近非癌组织中 PCA3 mRNA 比值是（6～1500）∶1。提示 PCA3 在 PCa 组织中表达具有高度特异性，PCA3 基因与 PCa 密切相关。

四、PCA3 基因与 PSA 的关系

血清 PSA 是目前用于筛选 PCa 最常用的标志物，但其特异性较差，阳性预测值低。PSA 是前列腺组织特异性标志物，但不是 PCa 组织特异性标志物，并非所有 PCa 患者血清 PSA 均升高，且血清 PSA 升高并不能诊断为 PCa，如前列腺炎、良性前列腺增生及有关前列腺的各种检查等均可引起血清 PSA 升高。PSA 缺乏 PCa 特异性，无法区分前列腺良、恶性疾病。血清

PSA 检测值处于“灰区”(4～10μg/L)时，其阳性预测值为 25%～40%，导致约 75%的阴性活检。有研究证实，PCA3 水平与血清 PSA 水平无关；与 PSA 相反，PCA3 不受前列腺肿瘤大小、年龄或阶段的影响，使 PCA3 成为 PSA 的互补性标志物。PCA3 的特异性和敏感性较高，在 PCa 诊断的准确性上优于血清 PSA。因此，与 PSA 相比，PCA3 是 PCa 特异性更强的基因；PCA3 作为诊断 PCa 的肿瘤标志物可能比 PSA 有更好的敏感性及特异性。

有研究发现 PCA3 有助于预测 PSA 水平处于“灰区”(4～10μg/L)的 PCa。初次活检时，PCA3 可增加预测总前列腺特异抗原(tPSA)值 2～10μg/L 的 PCa 准确率，其优于目前使用的 tPSA%。最近一项研究表明，血液中 PCA3 检测显示特异性和敏感性分别为 94%和 32%，结合其在组织中的检测，可显著提高诊断参数。而当 PSA 值≥10μg/L 时，对血液中的 PCA3 mRNA 进行检测，其结合检测显示：特异性为 93%，敏感性为 60%。以上研究表明，PCA3 和 PSA 联合检测可提高 PCa 诊断的准确度。

五、PCA3 基因的临床应用、检测方法及展望

由于 PCA3 在 PCa 组织中高度特异性表达，研究人员对其在临床上的应用进行分析。目前检测 PCA3 方法主要包括 qRT-PCR 技术、以核酸序列为基础的等温扩增技术(NASBA)、转录介导的扩增(TMA)检测法和 bDNA(branched DNA)分析技术等。

有研究采用 qRT-PCR 技术检测 PCA3 mRNA，同时测定 PSA mRNA 表达水平。在一项研究中，99 人接受前列腺活检，其中 35 人患有 PCa，与活检结果相比，PCA3 结果显示受试者操作特征曲线下面积(ROC AUC)为 0.786(95%CI=0.683～0.889)。在最大的诊断准确率下，当 PCA3/PSA 比值的临界值为 0.107 时，其敏感性和特异性分别为 62.9%和 90.6%。PCA3 尿液测试的阳性预测值和阴性预测值分别为 78.6%和 81.7%。最近一项研究应用 qRT-PCR 技术证明，PCA3 的阳性测试结果(OR=7.549，95%CI=1.858～30.672，P=0.005)与 PCa 后续诊断有关。这些数据表明尿液 PCA3 检测有助于诊断 PCa。

也有学者应用 NASBA 技术对 PCA3 mRNA 和 PSA mRNA 进行 qRT-PCR 检测，该研究结果显示，PCA3 临界值为 0.5 时，其敏感性、特异性、阳性预测值和阴性预测值分别为 82%、76%、67%和 87%；而 tPSA 临界值为 2.5 ng/ml 时，其敏感性、特异性、阳性预测值和阴性预测值分别为 98%、5%、40%和 83%。有学者也应用同样方法证实尿液中 PCA3 检测的有效性和可行性。

TMA 检测法利用标记有化学发光分子的 DNA 探针进行特定目标捕获检测 PCA3，对 PSA mRNA 进行定量检测，通过计算 PCA3/PSA mRNA 比率检测 PCa 细胞。该检测法中，将 PCA3/PSA mRNA 的比值乘以 1000，得到 PCA3 积分。一项研究表明，在 PSA 为 4μg/ml 的临界值，检测其敏感性和特异性分别为 83%和 21%，阳性预测值和阴性预测值分别为 40%和 64%；在 PCA3 积分为 35 时，检测其敏感性和特异性分别为 52%和 87%，阳性预测值和阴性预测值分别为 72%和 74%。PCA3 的 ROC AUC 为 0.77，而在同组患者(P=0.004)中 PSA 的 ROC AUC 为 0.57。提示 PCA3 的效能高于 PSA。

bDNA 分析技术于 20 多年前被开发利用，现被广泛应用于临床及科研，用于定量检测特定的核酸序列。bDNA 分析技术利用探针设计捕获待测目标，经过杂交、信号放大、酶促化学发光，实现对待测核酸的定量检测。bDNA 分析技术属于核酸信号扩增检测技术，其擅长对小片段基因的捕获，使得检测结果的敏感性和特异性均有高度保证。bDNA 分析技术有望被应

用于 PCa 中 PCA3 的检测。

PCA3 基因是 PCa 的特异性基因，PCA3 mRNA 检测对 PCa 的早期诊断和提示预后有十分重要的意义。尿液 PCA3 水平与 PCa 的恶性程度无关。量化的 PCA3 积分与患者活检阳性的风险相关。有研究发现 PCA3 积分与活检阳性患者的百分比有关，PCA3 积分越高，活检阳性的概率越大，可避免不必要的重复活检。这项研究首次证明 PCA3 可预测未来 2 年内的活检结果。最近一项研究表明，当 PCA3 积分为 20 时，提供再次活检的重要信息，可用于 PCa 的筛查诊断。PCA3 可检测被活检漏检的 PCa，并可能与癌前病变进展有关。PCA3 在 PCa 诊断中的高度特异性和敏感性使其在 PCa 的早期诊断、治疗和预后评价中发挥重要作用。

PCA3 在 PCa 中高表达，是 PCa 特异性生物学标志物。PCA3 可能是一种 ncRNA，其功能仍在调查研究中。PCA3 的临床效用和诊断准确性在许多研究中已得到证实。PCA3 因其较高的特异性，优于血清 PSA。因此，PCA3 检测不仅是早期诊断 PCa 的一种较敏感的方法，也有望成为 PCa 治疗后监测和随访的方法，有预后价值。目前，由于 PCA3 被人们认识的时间不长，其生物学行为和在 PCa 发生、发展中的作用尚不清楚，并且受实验和操作的限制，还须进一步深入研究。

第五节　DD3 基因

前列腺癌的术前诊断方法主要包括血清前列腺特异性抗原（PSA）或前列腺膜抗原（PSMA）检测、直肠指检、直肠超声检查，但效果均不佳。文献报道 DD3 基因仅在前列腺上皮细胞表达，且具有肿瘤特异性，在前列腺癌早期诊断和判断预后方面具有很好的临床应用前景。

一、DD3 基因的分子生物学特征

DD3 基因定位于人类染色体 9q21-22，全长约 25kbp，目前还没有发现它的同源基因。DD3 基因由 4 个外显子和 3 个内含子组成。内含子 1 最大，长约 20kbp；内含子 2 和 3 较小，分别为 873bp 和 227bp。现较多学者认为 DD3 的特异性区域位于外显子 4 中。国外研究表明，DD3 的特异区域位于外显子 4 中，而外显子 3 也是 DD3 基因的特异性区域。

DD3 开放阅读框架（ORF）分析显示 DD3 序列中含有高密度的终止密码子，目前认为 DD3 表达非编码 mRNA，但其蛋白产物非常少。通过 Grail 软件探测编码区发现，DD3 基因中分布着数个小的 ORF，DD3 最有可能的 ORF 位于外显子 3 和 4a。外显子 2 的交替拼接或使用 CTG、ACG 作为翻译的启动密码子并不能明显加长任何开放读码框。DD3 被表达为接合和多聚腺苷酸化的 RNA 分子，表明 DD3 不可能是一种假基因。

目前 DD3 基因的功能仍尚未明确，可能有小分子的蛋白质产物，也可能 RNA 就是最后的功能性产物，也有可能还没有探究到 DD3 产生作用的机制和形式。

二、DD3 基因表达分布

1. DD3 基因表达的组织特异性　DD3 在正常前列腺组织中表达水平较低，在其他正常组织、血液或其他肿瘤标本中不表达。有研究发现在动脉、脑、脊髓、膀胱、结肠、睾丸、乳腺、心脏、肺、脾、皮肤、卵巢组织中均未发现 DD3 基因表达；仅检测到肾脏中有 DD3 基因低水平表达。表明 DD3 基因的表达仅限于前列腺组织，具有良好的组织特异性。

2. DD3 基因表达的肿瘤特异性　有研究发现，乳腺、子宫内膜、宫颈、卵巢、睾丸等器官原发肿瘤中均未发现 DD3 的扩增产物，表明 DD3 基因表达有前列腺癌组织特异性。RNA 印迹(Northern blot)分析显示，56 例前列腺癌根治术手术切除前列腺癌组织标本中 53 例高水平表达 DD3 mRNA，并且发现在同一标本内肿瘤区域的 DD3 mRNA 的表达水平是邻近良性组织的 10～100 倍。有学者用实时定量 RT-PCR 定量检测前列腺癌组织中的 DD3 mRNA，证实前列腺癌组织中 DD3 是良性前列腺增生组织的 140 倍。也有学者同样证实前列腺癌区域 DD3 的表达水平是邻近良性组织的 6～1500 倍。对激光显微解剖分离的前列腺正常组织和前列腺癌组织进行 eDNA 微阵列分析，结果证实 DD3 基因在所有病例的癌组织中均表达。国内学者研究发现前列腺癌组织 DD3 的表达量较良性前列腺增生组织和正常前列腺组织显著增高($P<0.01$)，而良性前列腺增生组织和正常前列腺组织比较 $P>0.05$。用 ROC 曲线对 DD3 mRNA 诊断前列腺癌的能力进行了分析结果显示，其敏感性、特异性、准确性、阳性预测值(PPV)、阴性预测值(NPV)、阳性拟然比、阴性拟然比分别为 90.5%、85.0%、86.7%、76.0%、94.3%、6.03 和 0.11。

3. DD3 基因在外周血中的表达　前列腺癌患者外周血中 DD3 基因的表达明显升高，且升高程度较大。应用实时定量 RT-PCR 技术比较了前列腺癌患者外周血中 DD3 和 hTERT 的表达情况，结果显示前列腺癌患者外周血 DD3 基因表达水平较正常对照组升高 34 倍，而 hTERT 只升高 6 倍。亦有学者报道健康男性志愿者外周血 DD3 mRNA 均为阴性；前列腺癌患者外周血中 DD3 mRNA 阳性表达率为 67%。

4. DD3 基因在尿液中的表达　有研究者对 223 例血清 PSA 持续高于 2.5ng/ml 且曾有过穿刺活检阴性经历的男性进行直肠指检后尿液 DD3 mRNA 表达评分，以 35 分作为诊断阈值则敏感性和特异性分别是 58%和 72%，比值比为 3.6。也有研究发现前列腺癌患者尿液 DD3 基因表达呈阳性，前列腺增生患者为阴性。根据血清 PSA 水平将前列腺癌和良性前列腺增生患者分成 4 组。血清 PSA>10μg/L 组 DD3 基因和 PSA 诊断前列腺癌的敏感性差异不大；血清 PSA 4～10μg/L 组尿液 DD3 基因诊断前列腺癌的敏感性高于 PSA。

三、DD3 基因表达检测在前列腺癌早期诊断中的应用

临床上约有 50%的前列腺癌患者在确诊时就已经发生远处转移，另外 50%的患者中又约有 1/3 的比例被认为是局限癌，但病检时发现癌细胞已经扩散。早期诊断可明显提高前列腺癌患者生存率。有研究发现，DD3 mRNA 在前列腺癌发生早期呈明显的高表达。应用荧光定量 RT-PCR 方法研究发现，早期前列腺癌组织 DD3 表达量与良性前列腺增生组织相比显著增高。测定 DD3 mRNA 有可能在大量正常前列腺细胞存在的背景下检测出少量癌细胞，这与文献报道结果一致。表明检测前列腺组织中的 DD3 基因有助于前列腺癌的早期诊断。

综上所述，DD3 基因在前列腺癌中的特异性表达，使其成为一个前景广阔的前列腺癌标志物，在前列腺癌早期诊断、判断预后方面有良好的应用前景。

第六节　长链非编码 RNA

在世界范围内，前列腺癌在男性恶性肿瘤中的发病率位居第 2 位。在美国，前列腺癌成为第 1 位危害男性健康的肿瘤。据美国癌症协会估计，美国 2014 年前列腺癌预计新发病例达到

233 000人,占男性所有恶性肿瘤发病率的27%,预计死亡约29 480人,占男性所有恶性肿瘤死亡的10%。PSA的筛查联合前列腺穿刺活检对前列腺癌的早期诊断有重要意义。然而,当PSA处于灰区时前列腺穿刺诊断前列腺癌的敏感性较低,以及因前列腺穿刺感染、出血等并发症都限制了其在临床上的应用。另外,转移性前列腺癌往往在内分泌治疗18～24个月后对激素产生依赖进展为去势抵抗性前列腺癌(castration resistant prostate cancer,CRPC),成为前列腺癌的治疗难题。因此,迫切需要有更加有效的诊断、治疗方法能在临床上应用。

一、长链非编码RNA及其功能

长链非编码(LncRNA)是内源性转录RNA分子,含200～100 000个核苷酸,体内数量为7000～23 000个,位于细胞核或细胞质内。根据LncRNA基因在基因组上的位置,可将其分为3类:①位于基因间区的LncRNA,又被称为LincRNA(10ng intergenic RNA);②天然反义链LncRNA;③内含子区LncRNA。LncRNA缺乏明显的开放阅读框,没有蛋白编码功能,它以RNA的形式在表观遗传学、转录和转录后等多种层面调控基因的表达水平,引起疾病和肿瘤的发生、发展。

在肿瘤发生、发展的基因调节网络中,LncRNA的异常调节已经是不可或缺的成分,它在肿瘤当中作为基因沉默元件与抑癌基因转录产物结合,造成表达沉默,诱发肿瘤的发生、发展。既往有众多研究表明,miRNA等在前列腺癌中起重要作用,如P504S/AMACR、miR-19a在前列腺癌中高表达,P504S/AMACR有望成为前列腺癌的瘤标;miR-19a在激素非依赖性前列腺癌中起着癌基因作用,与前列腺癌的增殖及凋亡相关。随着对LncRNA的深入研究,越来越多的证据也表明LncRNA的异常表达与前列腺癌的发生、发展、转移及预后等有着密切的关系。

二、LncRNA与前列腺癌的发生、发展、转移和预后

1. 前列腺癌基因表达标志物1(prostate cancer gene expression marker 1,PCGEM1)以往研究表明,PCGEM1是一种新的雄激素调节的LncRNA,它在前列腺癌中高表达,可以促进LNCaP细胞增殖,其机制未进一步阐明。He等研究发现,PCGEM1和miR-145之间有一种相互调节作用:在LNCaP细胞中,PCGEM1表达下调可增加miR-145的表达,而miR-145的过表达可降低PCGEM1表达,PCGEM1通过抑制miR-145的作用调节LNCaP细胞增殖和NU/NU前列腺癌肿瘤生长;miR-145表达载体的转染和siRNA-PCGEM1可抑制体外肿瘤细胞的增殖、迁移和侵袭,并诱导早期凋亡,成为治疗前列腺癌的潜在靶点。

2. GAS5(growth arrest specific 5) GAS5位于前列腺癌相关基因座1q25,与原发性前列腺癌细胞系(PNT2C2、P4E6和22RV1)相比,GAS5基因在转移性前列腺癌细胞系(LNCaP和PC-3)中表达下降,并且在一个体内模型研究中,当LNCaP细胞进展为CRPC时GAS5表达下降。然而,GAS5对前列腺细胞存活的影响尚未确定,GAS5可以促进前列腺细胞的凋亡,GAS5表达水平异常低下时可降低化学治疗剂的效力。因而,增强GAS5表达可以提高化疗的有效性,增强前列腺癌的治疗效果。在此基础上,有研究发现,哺乳动物雷帕霉素靶蛋白(mammalian target of rapamycin,mTOR)抑制剂可以增加雄激素依赖性(LNCaP)和雄激素敏感(22RV1)细胞系的GAS5表达水平,并不增加GAS5在雄激素非依赖性(PC-3和DU145)细胞系的表达水平,其原因可能与雄激素非依赖性细胞系中GAS5低水平有关,该研究为如何

增强雄激素依赖性前列腺癌的化学治疗效果提供了一个思路。

3. 前列腺癌相关转录本(prostate cancer associated transcript,PCAT)　PCAT 特异性表达于前列腺中,不同转录本对前列腺癌的作用不同。有研究表明,PCAT-1 能促进癌细胞增殖,参与前列腺癌的转移,其机制可能是通过抑制抑癌基因乳腺癌易感基因 2(breast cancer suscepbility gene 2,BRCA2)促进肿瘤的生长。Prensner 等最新的研究显示,PCAT-1 促进前列腺癌的增殖可能在于 cMyc 蛋白质稳定化,并通过 miR-3667-3p 靶向作用于 PCAT-1 后,可以逆转 PCAT-1 引起的 cMyc 蛋白质稳定化,进一步表明 PCAT-1 引起 cMyc 蛋白质稳定化发生在转录后层面。有学者发现了一种新的 LncRNA,命名为 PCAT-5,它是转录因子 ERG (ETSrelatedgene)的调节靶点。在 ERG 蛋白阳性的前列腺癌中,PCAT-5 表现为致癌基因作用。Crea 等对转移性前列腺癌和非转移性前列腺癌进行 RNA 配对测序,发现表达上调最高的转录本是 LOC728606,现命名为 PCAT-18,与其他 11 种正常组织比较 PCAT-18 在前列腺中特异性表达,与其他 15 种肿瘤相比 PCAT-18 在前列腺癌中上调,从健康人到局限性前列腺癌和转移性前列腺癌 PCAT-18 逐渐增加,与原发性前列腺癌相比,PES(PCAT-18-associated expression signature)在转移性前列腺癌中表现为高度特异性和活化性,其机制可能与雄激素受体(androgen receptor,AR)的活化有关,因而,PCAT-18 对评估前列腺癌预后有潜在价值。有研究发现 PCAT-29 的表达被双氢睾酮抑制,而在去势治疗的前列腺癌中表达上调,敲除 PCAT-29 后前列腺癌细胞的增殖和迁移能力显著增加,过度表达 PCAT-29 后前列腺癌细胞的增殖和迁移能力受到抑制,表明 PCAT-29 是一个 AR 阻断的 LncRNA,表现为肿瘤抑制作用。另外,对前列腺癌患者预后与 PCAT-29 表达水平对比分析发现,PCAT-29 的低表达与前列腺癌的预后差有关。

4. 前列腺癌非编码 RNA1(prostate cancer noncoding RNA1,PRNCR1)　2011 年有学者在前列腺癌的基因位点的人染色体 8q24 中发现了一个长约 13kb 的 LncRNA,命名为 PRNCR1,并且 PRNCR1 在一些前列腺癌细胞和前列腺癌上皮内瘤变细胞中高表达;用 siRNA 沉默 PRNCR1 后,前列腺癌细胞生存力降低,同时可激活 AR。也有学者比较了 PRNCR1 mRNA 在雄激素依赖性前列腺癌细胞(LNCaP)和雄激素非依赖性前列腺癌细胞(C4-2)的表达水平,发现 PRNCR1 mRNA 在 C4-2 细胞中的表达水平明显升高;在 C4-2 细胞中,进一步用 PRNCR1-siRNA 沉默 PRNCR1 mRNA 的表达,发现 C4-2 细胞的增殖和侵袭能力下降,AR 蛋白表达受到抑制,同时细胞凋亡速率增加。这两项研究表明,PRNCR1 通过调节 AR 活性影响前列腺癌的发生和发展,PRNCR1 在转移性前列腺癌中高表达;PRNCR1 结合到 AR 羧基末端乙酰化增强子上并与 DOTIL 共同作用,招募 PCGEM1 结合到 AR 甲基化的氨基端,促进前列腺癌细胞的增殖;在 CRPC 细胞中,PRNCR1 可与全长的 AR 及切去顶端 AR 相互作用,调控配体依赖性 AR 转录并促进 CRPC 细胞增殖,说明 PRNCR1 参与了 CRPC 的发生。

5. 肺腺癌转移相关转录本 1(metastasis-associated in lung adenocarcinoma transcript-1, MALAT-1)　MALAT-1 在人类正常组织中均可见表达,特别是在脑组织中高表达。有研究发现 MALAT-1 在人前列腺癌组织和细胞系中表达上调,高表达的 MALAT-1 与高 Gleason 评分、PSA、肿瘤分期和 CRPC 相关。并且,下调 MALAT-1 的表达可以抑制前列腺癌细胞的生长、侵袭和转移,并诱导 CRPC 的细胞周期阻滞于 G_0/G_1 期。在去势雄性裸鼠模型中,注射 MALAT-1 靶向 siRNA 可延迟肿瘤的生长,减少前列腺癌异种移植物转移,延长荷瘤小鼠存活期。据此,MALAT-1 可能成为治疗前列腺癌的新靶点。

6. NEAT1(nuclear enriched abundant transcript 1)　NEAT1 ncRNA 由 MEN1(multiple endocrine neoplasia type 1)基因座转录而来，位于人类染色体 11q13 中，可促进肿瘤的发生、发展。有研究表明，雌激素受体(oestrogen receptor-alpha，ERα)在前列腺癌中表达并促进前列腺癌进展，然而其作用机制未进一步阐明。有研究通过染色质免疫沉淀和 RNA 测序数据的组合发现，ERα 调节的 LncRNA 中 NEAT1 在前列腺癌中显著表达，并通过两组临床数据验证了 NEAT1 的高表达促进前列腺癌进展，其机制可能与 AR 抵抗有关。

7. PLncRNA-1(prostate cancer up-regulated LncRNA-1)　有研究对前列腺癌组织、前列腺癌细胞系、前列腺增生组织和正常前列腺上皮细胞系进行 qRT-PCR 分析，发现 PLncRNA-1 在前列腺癌组织和前列腺癌细胞系中明显高表达；siRNA 沉默 PLncRNA-1 后发现 AR 表达受抑制，前列腺癌细胞凋亡增加；同时，阻断 AR 信号引起 PLncRNA-1 表达下调。因此，PLncRNA-1 与 AR 相互作用参与了前列腺癌的发生和发展。

8. HOX 转录反义 RNA(HOX transcript antisense RNA，HOTAIR)　HOTAIR 位于 HOXC 基因座，长约 2.2 kb。有学者在研究金雀异黄素的抗肿瘤作用时发现，与正常前列腺细胞相比，HOTAIR 在 CRPC 细胞中表达更高；沉默 HOTAIR 可降低前列腺癌细胞的增殖、迁移和侵袭能力，并诱导细胞凋亡和细胞周期停滞，然而其作用机制尚未阐明。也有研究发现，HOTAIR 是一个雄激素抑制 LncRNA。为进一步研究其作用，他们将 HOTAIR 结合到 AR 蛋白，阻断 AR 与 E3 泛素连接酶 MDM2 相互作用，防止 AR 泛素化和蛋白降解。结果表明，HOTAIR 表达足以诱导雄激素非依赖性 AR 激活，并在缺乏 AR 时驱动 AR 介导的转录程序，增强前列腺癌细胞的增殖和侵袭，促进 CRPC 进展。沉默 HOTAIR 抑制了前列腺癌细胞的增殖和侵袭，HOTAIR 成为前列腺癌的潜在治疗靶点。

9. SChLAP1(second chromome locus associated with prostate-1)　SChLAP1 也称 LINC00913，在前列腺癌中高表达。有研究者通过体内和体外试验发现，SChLAP1 对前列腺癌的侵袭和转移起重要作用，其机制可能与它拮抗 SWI/SNF 复合物的肿瘤抑制功能有关。经过对 SChLAP1 从前列腺增生到 CRPC 的表达谱的分析，发现随着前列腺癌进展，SChLAP1 表达水平增加；并通过原位杂交技术(in situ hybridization，ISH)验证了局限性前列腺癌行根治性前列腺切除术后，SChLAP1 表达越高其预后越差，可以作为预测前列腺癌根治性切除术后预后的生物学指标。

10. H19　H19 是第一个被发现的肿瘤相关 LncRNA，位于人染色体 11p15.5。大量研究表明，H19 具有致癌和抑癌双重作用，既往的研究没有描述其在前列腺癌中的作用。2014 年的一项研究发现，LncRNA H19(H19)和 H19 衍生的 microRNA-675(miR-675)在转移性前列腺癌细胞系(M12)和非转移性前列腺上皮细胞系(P69)均有表达，且在 M12 细胞中表达更低。当上调 H19 表达后，在 P69 和 PC3 中 miR-675 水平显著升高并抑制细胞迁移；而在 M12 中 miR-675 水平未见升高，对细胞迁移也没有影响。转化生长因子 β 诱导蛋白(transforming growth factor β induced protein，TGFβI)是参与癌转移的细胞外基质蛋白，通过双荧光素酶报告分析显示，miR-675 直接与 TGFβI mRNA 的 3′UTR 结合抑制 TGFβI mRNA 翻译。H19-miR-675 对前列腺癌转移起抑制作用，成为转移性前列腺癌的潜在治疗靶点。

11. Linc00963　有研究发现，与 LNCaP 细胞系相比，Linc00963 在 C4-2 细胞系中表达明显上调；在 C4-2 细胞系中，敲除 Linc00963 可以减弱 C4-2 细胞的增殖和浸润能力，减少表皮生长因子受体(epidermal growth factor receptor，EGFR)表达水平并促进细胞凋亡；EGFR 信号途径可能是 Linc00963 的作用机制。

12. 母系表达基因 3(maternally expressed gene 3,MEG3) 以往研究表明,MEG3 的低表达与多种肿瘤有关,然而对其在前列腺癌中的认识却很少。最新研究发现,MEG3 在前列腺癌中表达下降。MEG3 通过降低 bcl-2 的蛋白表达、增强 Bax、激活天冬氨酸蛋白水解酶 3 种途径抑制细胞存活,并且通过抑制细胞周期调控蛋白 Cyclin D1 的表达,使细胞周期停留在 G_0/G_1 期,成为治疗前列腺癌的潜在靶点。

13. BX647187 有研究发现,Hec1(highly expressed in cancer)mRNA 和蛋白在前列腺癌中表达增加,通过生物信息学分析表明 BX647187 受到 Hec1 的正性调控,在前列腺癌细胞中,抑制 LncRNA BX647187 表达可减少细胞增殖和促进细胞凋亡,成为前列腺癌的发病机制和临床治疗的分子基础。

三、LncRNA 与 PCa 的诊断

既往众多研究表明,PCA3 在前列腺中特异性表达,在前列腺癌组织中表达增加。有学者收集了将要进行前列腺穿刺活检的 1015 例患者尿液样本来验证 PCA3 评分,结果表明,穿刺活检阳性(诊断为前列腺癌)患者的 PCA3 评分平均值明显高于穿刺活检阴性(诊断为非前列腺癌)患者;且与 PSA 相比,PCA3 对前列腺癌诊断的敏感性和特异性明显升高,尿 PCA3 检测成为前列腺癌早期诊断的生物学标志物。Hendfiks 等最新的一项研究,通过对比全尿、尿沉渣、尿外质体中 PCA3 和 ERG 水平,发现全尿中的 PCA3 和 ERG 表达最高,并且前列腺癌患者尿液中表达更高;另外他们还发现,前列腺按摩后尿液中的 PCA3 和 ERG 较未进行前列腺按摩尿液中高。前述结果为检测尿液 PCA3 早期诊断前列腺癌提供依据。可能成为治疗前列腺癌新靶点的 MALAT-1,在前列腺癌的诊断方面也有一些研究。MALAT-1 以片段形式稳定存在于血浆中,其中表达量最高的为 MD-miniRNA,对前列腺癌诊断的敏感性和特异性均高于血清 PSA。另外,在尿液中检测到 MAIAT-1,且前列腺穿刺阳性患者的 MALAT-1 评分显著高于穿刺阴性患者,当血清 PSA 值为 4~10ng/ml 时,结合尿 MAIAT-1 评分可以减少许多不必要的穿刺活检。因此,血浆和尿液 MALAT-1 有望成为诊断前列腺癌新的生物学标志物。

有学者对 30 例前列腺癌患者和 49 例前列腺增生患者尿液检测 LincRNA-p21(long intergenic noncoding RNA-p21)表达水平,发现前列腺癌患者尿液中 LincRNA-p21 表达水平明显升高,且与 PSA 联合应用时 LincRNA-p21 诊断前列腺癌的特异性高达 94%,提示 LincRNA-p21 可能成为诊断前列腺癌新的生物学标志物。有学者采集了 213 例进行前列腺穿刺患者,因直肠指检(DRE)异常或 PSA>4ng/ml 的尿液,进行 FR0348383 transcript 测定,结果发现 FR0348383 评分随活检阳性率的增加而增加;当 PSA 值为 4~10ng/ml 时,FR0348383 评分对前列腺癌的预测优于 PSA、f/tPSA 和 PSA 密度,并且当 FR0348383 评分取 30%为阈值时,可以避免 52%的前列腺穿刺而不会漏诊高危前列腺癌。因此,测定 DRE 后尿液 FR0348383 transcript 可以作为预测前列腺癌的生物学标志物。

四、结语及展望

近年来 LncRNA 受到广泛关注,越来越多与前列腺癌发生、发展密切相关的 LncRNAs 被发现。目前,多数研究还局限在 LncRNA 对前列腺癌细胞的生长、增殖、侵袭、凋亡等影响层

面，其具体基因调控机制还不是很了解，还需要进一步的研究。LncRNA 的研究需要紧密结合临床，从基础研究向临床应用转化，以 PCA3 为代表的 LncRNA 作为诊断前列腺癌的指标已经逐渐开始在临床上应用。我们相信，在不久的将来，将会有更多的 LncRNAs 应用于前列腺癌的诊断、治疗和预后的评估。

主要参考文献

Dijkstra S，Mulders PF，Schalken JA，2014. Clinical use of novel urine and blood based prostate cancer biomarkers：a review[J]. Clin Biochem，47(10-11)：889-96. doi：10. 1016/j. clinbiochem. 2013. 10. 023.

Falzarano SM，Ferro M，Bollito E，et al，2015. Novel biomarkers and genomic tests in prostate cancer：a critical analysis[J]. Minerva Urol Nefrol，67(3)：211-31.

Filella X，Foj L，2015. Emerging biomarkers in the detection and prognosis of prostate cancer[J]. Clin Chem Lab Med，53(7)：963-73. doi：10. 1515/cclm-2014-0988.

Lee B，Mazar J，Aftab MN，et al，2014. Long noncoding RNAs as putative biomarkers for prostate cancer detection[J]. J Mol Diagn，16(6)：615-26.

Ma W，Diep K，Fritsche HA，et al，2014. Diagnostic and prognostic scoring system for prostate cancer using urine and plasma biomarkers[J]. Genet Test Mol Biomarkers，18(3)：156-63. doi：10. 1089/gtmb. 2013. 0424.

Martens-Uzunova ES，Böttcher R，Croce CM，et al，2014. Long noncoding RNA in prostate，bladder，and kidney cancer[J]. Eur Urol，65(6)：1140-51. doi：10. 1016/j. eururo. 2013. 12. 003.

Moradi Sardareh H，Goodarzi MT，Yadegar-Azari R，et al，2014. Prostate cancer antigen 3 gene expression in peripheral blood and urine sediments from prostate cancer and benign prostatic hyperplasia patients versus healthy individuals[J]. Urol J，11(6)：1952-8.

Overbye A，Skotland T，Koehler CJ，et al，2015. Identification of prostate cancer biomarkers in urinary exosomes[J]. Oncotarget，6(30)：30357-76. doi：10. 18632/oncotarget. 4851.

Rigau M，Olivan M，Garcia M，et al，2013. The present and future of prostate cancer urine biomarkers[J]. Int J Mol Sci，14(6)：12620-49. doi：10. 3390/ijms140612620.

Saini S，2016. PSA and beyond：alternative prostate cancer biomarkers[J]. Cell Oncol (Dordr)，39(2)：97-106. doi：10. 1007/s13402-016-0268-6.

Sapre N，Hong MK，Macintyre G，et al，2014. Curated microRNAs in urine and blood fail to validate as predictive biomarkers for high-risk prostate cancer[J]. PLoS One，9(4)：e91729. doi：10. 1371/journal. pone. 0091729.

Warrick JI，Tomlins SA，Carskadon SL，et al，2014. Evaluation of tissue PCA3 expression in prostate cancer by RNA in situ hybridization--a correlative study with urine PCA3 and TMPRSS2-ERG[J]. Mod Pathol，27(4)：609-20. doi：10. 1038/modpathol. 2013. 169. Epub 2013 Sep 27.

第21章

阿尔茨海默病尿液标志物

第一节　概　述

阿尔茨海默病(Alzheimer's disease,AD)是一种多发生在老年期的、多病因的大脑皮质神经系统变性病变,其病理特征主要为大面积大脑皮质萎缩,大脑及海马区出现β淀粉样蛋白(Aβ),并在细胞外积累形成老年斑(SP),脑神经细胞内tau蛋白异常聚集,出现由成对螺旋丝(PHF)组成的神经纤维缠结(NTF)、脑皮质神经细胞减少等。其临床表现为进行性记忆障碍、运动障碍、认知障碍等。阿尔茨海默病的病因、发病机制至今不明,给临床的预防及治疗带来很多困难。

一、阿尔茨海默病的病因及各种发病学说

(一)基因学说

通过分子生物学技术,已经为AD的深入研究提供了较好的试验基础。研究表明,有4种基因与AD有关,涵盖了约50%AD患者的病因。①APP基因与早发性家族性AD:APP蛋白是一种跨膜糖蛋白,存在于全身组织细胞膜上,APP降解生成Aβ,Aβ自聚形成极难溶解的沉淀,不断沉积导致老年斑及tau样蛋白,诱导慢性炎性反应,最终导致神经元功能减退,出现AD。②载脂蛋白E(ApoE)基因与迟发AD及散发AD。③早老素-1(PS-1)和早老素-2(PS-2)基因与AD的关系。

(二)碱能学说

近事记忆障碍是早期AD的主要临床症状,而大脑内乙酰胆碱(Ach)浓度被认为与近事记忆相关。胆碱能神经元能合成大量Ach,经投射纤维输送至大脑皮质和海马。研究表明,在AD患者的脑脊液和脑组织中,胆碱能神经元部位的严重缺失、变性及功能缺陷损坏了乙酰胆碱能神经,导致学习记忆减退和认知障碍,产生AD症状。

(三)钙代谢紊乱学说

血清钙低还能影响到细胞通透性、细胞间相互作用,干扰细胞的生长发育,同时低钙可使氧自由基生成增加,使神经细胞发生变性,促进AD的发生、发展。另外,钙缺乏或钙吸收障碍可导致血清钙降低,细胞外钙的增加导致钙沉积,而细胞内钙的减少影响了细胞的正常代谢,导致APP的异常裂解和神经纤维缠结的形成。

(四)铝中毒学说

铝具有神经毒性,在脑内以硅酸盐的形式存在于脂褐素颗粒中,容易沉淀于大脑皮质、海马及枕叶等部位,其中海马内含量最高。大脑内铝含量的增高,拮抗镁的作用,阻断磷酸化反

应的可逆性，造成蛋白质的代谢发生紊乱，引起个体的记忆功能减退和大脑内局部特殊物质的沉积。

(五)自由基损伤学说

在细胞及组织衰老及凋亡过程中，神经元产生大量自由基，而自由基可能损伤细胞膜、细胞器，诱导神经元功能凋亡，导致功能严重损害，从而促使AD的形成。另一方面氧自由基增加能促进Aβ的毒性和聚集，使其在脑内过度活跃，导致神经元退行性变而发生AD，而Aβ的聚集也可使自由基的生成更多，这样会造成一种神经细胞受损和功能紊乱的恶性循环。

(六)其他学说

有研究表明，AD是一种慢性炎症疾病，与同龄老年人相比，炎症患者长期服用抗感染药物后AD患病率显著降低。另一些资料表明，在AD患者血清中相关病毒抗体浓度增加，所以考虑AD与病毒感染有关，目前已知的病毒有单纯疱疹病毒(HSV)、麻疹病毒和腺病毒。另外，胆固醇水平与AD有关。

二、阿尔茨海默病的诊断

(一)生物标志物

大量实验研究证实在AD疾病中存在生物标志物，它们广泛存在于脑脊液、血液、尿液中，有助于疾病的预防、诊断及治疗，以及追踪疾病的进展。

目前常用的脑脊液(CSF)生物标志物有Aβ、总tau蛋白(T-tau)、磷酸化tau蛋白(P-tau)、特异位点磷酸化tau等。在AD患者CSF中，P-tau提高了诊断AD的特异性，其中P-tau231及P-tau181可以分别用于鉴别AD和额颞叶痴呆及路易体痴呆，并且两种标志物的敏感性和特异性较高；在CSF中，AD患者T-tau、P-tau、特异位点磷酸化tau升高，CSFAβ42降低。T-tau和Aβ42的特异性较差。而可以用VILIP-1预测AD的进展，反映AD造成脑细胞损害的程度。

近年来，无创性血浆生物标志物的研究逐渐增多。有学者研究表明，在轻、中度AD患者血液中可以检测出不同浓度的信号蛋白，如白介素-3,-11,-1α及巨噬细胞集落刺激因子等的浓度。同时，在AD患者尿液中，也可检测到AD相关神经丝蛋白(AD7c-NTP)水平升高，此时痴呆程度越重。AD7c-NTP可作为AD早期诊断的标志物，在疾病早期阶段检测。

(二)影像学检测

影像学是作为临床诊断AD及轻度认知障碍(MCI)的辅助手段之一，用于对MCI向AD转化的预测、早期干预治疗效果的评价。目前影像学手段用于AD诊断方面运用较多的是MRI。AD影像学表现为脑萎缩、脑回变窄、脑沟增宽，尤以额顶及前额叶的萎缩最明显。研究提示，利用MRI显示MCI患者的脑萎缩结构改变，通过MRI测量海马结构体积、内嗅皮质体积及海马角角度，有助于鉴别诊断AD与皮质下缺血性痴呆患者。

正电子发射断层扫描(PET)是利用β^+衰变核素成像的放射性核素体层显像技术，是一种无创探索人体神经系统生化代谢和功能的新技术。运用氟脱氧葡萄糖PET显像剂诊断AD诊断，能反映脑葡萄糖的代谢水平，了解脑细胞受损的情况。因为在AD患者出现明显的临床症状之前，脑内糖代谢的生理学改变已经存在，通过氟脱氧葡萄糖-PET检测，可为AD的早期诊断提供依据。

三、阿尔茨海默病的治疗

(一)胆碱能递质相关的治疗途径

胆碱酯酶抑制剂(ACHEI)为目前最常用的胆碱能递质相关药物。如加兰他敏、石杉碱甲、卡巴拉汀等,能选择性增强脑皮质和海马等部位乙酰胆碱的作用,改善患者的认知功能、日常生活能力,缓解病情严重程度。

(二)脑代谢改善药物

银杏叶提取物能增加脑血流量,改善脑正常代谢,其黄酮类药物成分具有抗氧化,清除自由基,增强中枢胆碱能功能等作用,如脑复康等。

(三)钙通道阻滞药

如盐酸氟桂嗪、尼莫地平能选择性扩张脑血管,改善脑血液循环,从而预防脑部缺血、缺氧及细胞内钙离子浓度升高所致的细胞损害。

(四)抗感染治疗

非甾体抗感染药的抗 AD 作用可能通过抑制小胶质细胞的异常增生而影响 AD 的进程。如丹参酮、雷公藤多苷等可通过抑制大鼠海马区炎症细胞因子的异常表达而减轻神经细胞的炎性损伤,改善认知功能。

(五)抗氧化药

自由基可加速 Aβ 的沉积聚集,使细胞膜脂质过氧化,细胞变性坏死。如褪黑激素、红景天提取物、姜黄素等具有对抗细胞氧化性损伤、降低细胞内钙离子浓度及减少神经细胞死亡的作用,通过减少生物体内自由基的水平,保护细胞和组织免受自由基攻击,避免氧化应激损伤的发生。

(六)抗淀粉样蛋白

通过阻止 Aβ 的合成和沉淀,可以改善神经元的退变及凋亡。如三七总皂苷等可以减轻细胞对 Aβ 的毒性反应,促进细胞突起生长。

(七)雌激素替代治疗

研究表明,雌激素与老年性痴呆的发病密切相关,使用雌激素的妇女 AD 的发病率明显低于未使用患者。

(八)神经营养因子(NT)治疗

神经生长因子(NGF)能改善老龄动物基底胆碱能神经元的功能,防止中枢胆碱能神经元的变性坏死,NGF 在改善 AD 患者的认知功能障碍、生活自理能力及记忆力方面效果较明显。研究发现,AD 患者海马和顶叶脑源性神经营养因子的蛋白水平明显降低与特定区域神经元变性有关。

(九)中药治疗

老年性痴呆的病机是本虚标实。本虚为肾精亏损和气血不足;标实为痰浊阻窍,气滞血瘀。因此,临床治疗需要补虚扶正、祛实攻邪和活血化瘀。临床上多使用的中药依次为石菖蒲、茯苓、当归、远志、地黄、陈皮、甘草、白术、半夏、川芎和党参。目前,AD 的诊断和治疗不明确,这将是未来临床工作者的首要工作。

第二节　神经丝蛋白

阿尔茨海默病(AD)是痴呆最主要的类型,而轻度认知功能障碍(MCI)是介于正常老化的认知改变和痴呆之间的一种临床状态。处于这种状态的个体有超过其年龄所允许范围的记忆障碍,但仍能维持日常生活,尚未达到痴呆的诊断标准。2011 年美国国立衰老研究所——阿尔茨海默病协会(NIA-AA)制定的 AD 诊断新标准将 AD 的第二阶段称为 AD 所致 MCI,指 AD 痴呆前的有症状阶段,患者有认知障碍而又非痴呆,脑组织中已发生 AD 标志性的病理变化。根据这一新标准,目前比较公认的生物标志物为 Aβ(PET 或脑脊液)和神经元损伤的标志物(Tau 蛋白,FDG-PET,sMRI)。通过脑脊液检查可测得 Aβ 及 Tau 蛋白含量,但腰穿为有创检查,很多患者及家属尚难以接受,而 PET 及 sMRI 检查价格昂贵,因此这些生物标志物检查在临床尚未能得到广泛应用。所以,寻找易采集且敏感性及特异性高的非侵入性生物标志物非常必要,其中以尿液为来源的生物标志物最为理想。

近年国内外研究发现,在 AD 患者的脑组织、脑脊液及尿液中 AD 相关神经丝蛋白(AD7c-NTP)的表达水平会选择性增加,对 AD 早期诊断的敏感性及特异性在 90% 左右。同时近年一些研究也发现,MCI 患者脑脊液及尿液中 AD7c-NTP 的含量均有所升高,与对照组相比差异显著。脑脊液及尿液样本中 AD7c-NTP 的敏感性和特异性较高,且较接近。以下介绍了 AD 患者尿液中 AD7c-NTP 含量变化及其与 AD 及 AD 所致轻度认知功能损害(MCI)发病之间关联的研究进展。

一、AD7c-NTP 的结构和分布

AD7c-NTP 是神经蛋白家族的一个成员,在神经元中表达,定位于神经细胞发生的轴突,是一种相对分子质量为 41 000 的跨膜磷蛋白,其所表达的蛋白质是由 374 个氨基酸组成,富含 Ser 和 Pro 残基。根据一项研究结果,低水平的 AD7c-NTP mRNA 转录产物在 AD 脑灰质和白质的胶质细胞中可检测到,而在胰腺、肾、肝、脾、胃肠道(不同区域)、卵巢、输卵管、子宫、甲状腺、肺、骨骼肌、睾丸和胸腺则未见表达。

二、AD7c-NTP 的功能及其与 AD 的关系

AD7c-NTP 可在神经元胞体中表达,其功能与神经元的萌发及细胞死亡有关,脑内 AD7c-NTP 水平的增加与 Tau 蛋白过度磷酸化引起的细胞骨架损伤有关,同时 AD7c-NTP 的过度表达会导致神经元发生与 AD 患者神经元相似的变化,如由凋亡介导的细胞死亡增加、线粒体功能受损及 p53 和 CD95 的表达增强。有研究发现,AD 患者脑中升高的 AD7c-NTP 免疫活性与核周堆积的 Tau 蛋白、磷酸化的神经节纤维和神经节苷脂等共存。人类组织学研究也揭示,AD 患者脑额叶和颞叶的 AD7c-NTP 表达水平高于正常对照组,且组织学完整的变性神经元中 AD7c-NTP 的表达增加,提示 AD7c-NTP 蛋白异常表达是 AD 神经变性的早期表现。也有研究发现,检测尿液样本中 AD7c-NTP 含量与检测其在脑脊液样本中的含量结果相符。

有研究表明,AD 患者尿液样本中 AD7c-NTP 含量与脑组织及脑脊液中 AD7c-NTP 含量相符,对 AD 诊断的敏感性和特异性均可达 90%左右。有学者分析患者尿样显示,尿样中也含有 AD7c-NTP,利用高压液相层析法及毛细管电泳法观察发现,尿 AD7c-NTP 与脑脊液中

的 AD7c-NTP 含量相同。自 1998 年起，先后有一系列的研究分析 AD 患者和非 AD 患者尿样中 AD7c-NTP 的含量差异，结果提示，AD 组尿 AD7c-NTP 含量显著高于非 AD 型痴呆组及正常对照组，如果以 1.5ng/ml 为标准，尿 AD7c-NTP 对 AD 诊断的特异性为 89%～91%，敏感性为 80.0%～96.8%。自 2009 年起，国内许多学者也陆续报道通过检测尿 AD7c-NTP 含量，分析 AD 患者和健康对照组间尿样中 AD7c-NTP 含量的敏感性和特异性，研究结果与国外报道相似。

三、尿液 AD7c-NTP 与 MCI 的关系

有学者研究 MCI 患者和健康人群发现，MCI 患者脑脊液、血液及尿液中 AD7c-NTP 的含量均升高，且和健康人群差异显著。当脑脊液 AD7c-NTP 含量为 436.97ng/L 时，对应的敏感性和特异性之和最大，分别为 86.7% 和 85.0%。当尿样 AD7c-NTP 含量为 268.57ng/L 时，对应的敏感性和特异性之和最大，分别为 83.3% 和 90.0%。由此可见，脑脊液及尿样 AD7c-NTP 含量用于 MCI 诊断的敏感性和特异性较高，且较接近。但血液中 AD7c-NTP 含量对于 MCI 诊断的敏感性和特异性较脑脊液及尿液低。有研究显示，AD、MCI 患者尿样 AD7c-NTP 值分别为 2.14，1.57ng/ml，均高于正常对照组的 0.53ng/ml。两项研究均提示，尿样 AD7c-NTP 水平可能是一个重要的 MCI 早期诊断生物标志物。

四、问题及展望

在 AD 早期，皮质神经元、脑组织提取液、脑脊液、尿液中的 AD7c-NTP 表达会升高，其水平与痴呆的严重程度呈正相关，且 AD7c-NTP 水平用于 AD 的诊断敏感性和特异性高，尿液检查与脑脊液检测精度相似。此外，其具有非侵入性和操作简单的特点，易于在临床推广，尿样 AD7c-NTP 检测有望成为一个潜在的生物标志物，而尿样 AD7c-NTP 诊断试剂盒的研制使其操作更便捷，与其他生物标志物相结合，诊断准确率更高。但尿样 AD7c-NTP 检测目前尚存在某些需要解决的问题，首先对尿液标本的质量要求较高，颜色深的样本无法使用，同时有下列异常之一的样本须被剔除：①蛋白(24 h)＜40mg 或＞200mg ；②存在任何显著数量的血白细胞、红细胞或细菌；③存在结晶体；④异常比重；⑤异常值；⑥存在葡萄糖、酮、亚硝酸盐、胆红素、尿胆素原。其次，AD7c-NTP 的分离和纯化非常困难，要提高 AD 检测的敏感性和特异性，需要更高的试剂盒生产技术。

此外，尽管 AD7c-NTP 在 AD 早期诊断的地位已得到公认，尚有诸多问题需要研究和探讨：① AD7c-NTP 的具体功能。AD7c-NTP 在 AD 病理过程中的作用机制还不清楚，其究竟是突变基因表达的产物，还是蛋白质转运和加工过程异常累积的结果，其在脑的正常功能中占据什么样的地位，其与 Tau 的具体关系尚须进一步的基础研究阐明。②尿样 AD7c-NTP 在正常人群中的临界值。一项针对中国人群的研究表明，随着年龄的增长，尿样 AD7c-NTP 值逐渐增加，因此建议对于不同年龄组的认知功能下降，依据尿样 AD7c-NTP 的诊断范围应加以区别。但之前也有研究发现，健康人群、轻度和重度 AD 患者尿样 AD7c-NTP 水平有明显差异，但与年龄无关。因此，AD7-NTP 水平对于健康人群的临界值及其与年龄的关系须更多研究和数据加以证实。③尿样 AD7c-NTP 对于高度怀疑及中、重度 AD 的检测敏感性和特异性都较高，但对于早期 AD 的检测率仅为 48.6%，且目前的研究还存在尿样 AD7c-NTP 测试方法及试剂盒的差异，尚未有统一的临界值，因此仍须更多研究以确定统一的检测标准。

主要参考文献

Butcher J,2007. Urine tests for Alzheimer's disease-are they fool's gold[J]? Lancet Neurol,6(2):106-7. No abstract available.

Jones MR,Villalón E,Garcia ML,2016. Genetic Manipulation of Neurofilament Protein Phosphorylation[J]. Methods Enzymol,568:461-76. doi:10.1016/bs.mie.2015.07.027.

Mufson EJ,Leurgans S,2010. Inability of plasma and urine F2A-isoprostane levels to differentiate mild cognitive impairment from Alzheimer's disease[J]. Neurodegener Dis,7(1-3):139-42. doi:10.1159/000289224. Epub 2010 Mar 3.

Perry EA,Castellani RJ,Moreira PI,et al,2013. Neurofilaments are the major neuronal target of hydroxynonenal-mediated protein cross-links[J]. Free Radic Res,47(6-7):507-10. doi:10.3109/10715762.2013.794265.

Teunissen CE,Khalil M,2012. Neurofilaments as biomarkers in multiple sclerosis[J]. Mult Scler,18(5):552-6. doi:10.1177/1352458512443092.

Youn YC,Park KW,Han SH,et al,2011. Urine neural thread protein measurements in Alzheimer disease[J]. J Am Med Dir Assoc,12(5):372-6. doi:10.1016/j.jamda.2010.03.004. Epub 2010 Oct 2.

Zhang C,Nestorova G,Rissman RA,et al,2013. Detection and quantification of 8-hydroxy-2′-deoxyguanosine in Alzheimer's transgenic mouse urine using capillary electrophoresis[J]. Electrophoresis,34(15):2268-74. doi:10.1002/elps.201300036. Epub 2013 Jul 15.

第 22 章

自身免疫相关尿液标志物

第一节　半乳凝素-1

半乳凝素-1 (galectin-1)是多元性保守的凝集素家族中的一员，包含了约 130 个氨基酸保守序列构成的糖识别域(carbohydrate recognition domains，CRD)，具有识别 N-乙酰氨基乳糖的能力，可以和 β-半乳糖苷特异性结合。半乳凝素-1 具有独一无二的细胞外和细胞内功能，可以影响细胞黏附、信号传递、增殖、分化及凋亡等过程。它们在炎症和非炎症细胞都有表达，有广泛的免疫反应相关性。在哺乳动物中，半乳凝素-1 与多糖相互作用，在固有免疫和适应性免疫中发挥调节作用。大量研究表明，半乳凝素-1 参与调节 T 细胞内稳态，包括前 T 细胞发育成胸腺细胞、激活及完全分化成效应 T 细胞等；同时也可以调节细胞因子，如 TNF-α、IFN-γ、IL-2、IL-10 等的释放。我们主要描述半乳凝素-1 的生物学属性及一些在自身免疫性疾病研究中的发现，这对自身免疫性疾病新的干预策略的研发有重要意义。

一、半乳凝素-1 的生物学属性

半乳凝素-1 是第一个发现的半乳凝素家族成员，由位于染色体 22q12 上的 LSGALSI 基因编码的 0.6kb 的转录产物，编码 135 个氨基酸。它是以包含 1 个 CRD 亚基的单体及通过非共价键结合的同源二聚体发挥生物学功能。有研究表明，半乳凝素-1 识别细胞表面的多糖(多聚-N-乙酰氨基乳糖序列)，可以保护半乳凝素-1 免受氧化反应，提高半乳凝素-1 的二聚化。

二、半乳凝素-1 与自身免疫性疾病

自身免疫性疾病的发病机制很复杂，普遍认为自身反应性 T 细胞、B 细胞的激活是自身免疫性疾病发病过程中一个必然的环节。在适应性免疫应答中，辅助性 T 细胞亚群 Th1 与 Th2 处于相对平衡状态，许多疾病的发生和结局都与 Th1/Th2 细胞失衡有关，目前对自身免疫疾病的研究主要聚焦在如何维持 Th1/Th2 细胞的平衡。

在多个自身免疫性实验模型中，半乳凝素-1 可以通过其促凋亡效应和唾液酸化作用促进 Th1 细胞和 Th17 细胞向 Th2 细胞分化倾斜；半乳凝素-1 也可以通过非凋亡的机制抑制 Th1 细胞因子产生，刺激 Th2 细胞因子合成。给予低浓度的人重组半乳凝素-1(hr Gal)处理，可以延缓炎症效应，使得 Th1 细胞因子产生迟钝。非活化和活化的 $CD4^+$ T 细胞暴露在重组半乳凝素-1 中，可以持续地诱导产生 IL-10。体内实验中给予半乳凝素-1 处理，也可以观察到类似的现象。因此，这些发现提示半乳凝素-1 参与自身免疫疾病中的自身免疫机制。

越来越多的研究表明固有免疫在自身免疫性疾病中的作用，树突状细胞可以通过改变其耐受性而对抑制性信号作出反应。有研究表明，半乳凝素-1 在树突状细胞上有很高的表达，它可以赋予树突状细胞致耐受性潜能。树突状细胞暴露在半乳凝素-1 后，可以依赖 IL-27 调节功能以刺激 IL-10 介导 T 细胞耐受，抑制自身免疫反应。如果缺乏半乳凝素-1，树突状细胞有更高的免疫原性潜能，可以减轻损害、停止炎性疾病。

（一）半乳凝素-1 与类风湿关节炎

类风湿关节炎（RA）是一种以关节慢性炎症和破坏为特征的全身免疫性疾病。大量研究表明，免疫细胞、细胞因子在 RA 的发生和发展中有重要作用，其中 T 细胞的活跃是其他细胞活跃和发生作用的关键。有研究表明，在疾病明显活动的 RA 患者中，血清抗半乳凝素-1 自身抗体的水平上升，并且这些患者的临床预后也较差，提示半乳凝素-1 在 RA 中可能发挥重要作用。在胶原诱导的动物模型中敲除半乳凝素-1 或者过表达半乳凝素-1 可以增加淋巴结细胞中抗原介导的 T 细胞凋亡比率，同时减少 T 细胞浸润、降低关节连接处微血管的密度、显著降低关节的活动指数。另外一项研究表明，一种新型的大鼠半乳凝素-1 与人 Ig 嵌合体（Gal-1 hFc），可以诱导 RA 患者的关节液中半乳凝素-1 配体阳性的 Th1 和 Th17 细胞、粒细胞等凋亡。这些研究表明，抗半乳凝素-1 自身抗体有望成为 RA 的一个新的治疗靶点。然而，半乳凝素-1 在 RA 发病机制中的具体机制尚需要进一步的研究。

（二）半乳凝素-1 与系统性红斑狼疮

系统性红斑狼疮（SLE）是一种系统性自身免疫性疾病，以细胞因子的异常和多脏器受累为特点，其发病机制尚不完全清楚。辅助性 T 细胞亚群不平衡及调节细胞数量和功能下降在 SLE 发病中发挥重要的作用。有研究发现，系统性红斑狼疮患者的血清中抗半乳凝素-1 的自身抗体水平及半乳凝素-1 水平显著升高。体内实验证明，给予重组半乳凝素-1 处理，可以增加外周血调节性 T 细胞的比例，同时可以减少淋巴细胞活性，抑制血清抗体的产生，降低蛋白尿的发生率，提高生存率。而半乳凝素-1 缺陷的成年大鼠血清抗-抗体水平显著升高，提示内源性的半乳凝素-1 对降低自身免疫的易感性有重要的作用。半乳凝素-1 在 SLE 的发病机制中是通过直接靶向体液免疫影响抗体的产生，还是通过影响 T 细胞免疫进而影响体液免疫，或者是通过调节性 T 细胞影响 T 细胞内稳态，其具体机制尚需要进一步研究。

（三）半乳凝素-1 与 1 型糖尿病

1 型糖尿病是 T 细胞介导的自身免疫性疾病，以胰岛炎为病理特征，胰岛细胞发生自身免疫反应，使其丧失合成和分泌胰岛素的功能，进而引起糖代谢紊乱。有研究证明，半乳凝素-1 是神经节苷脂（GM1）交联的相对受体，在 T 细胞活化过程中表达上调，使致病性的 T 效应细胞逃避抑制性调节，导致自身免疫的胰岛细胞损害。另外，半乳凝素-1 在树突状细胞上过表达可以预防 NOD 大鼠模型的高血糖的发生，恢复胰岛细胞特异的自身免疫。1 型糖尿病患者外周血单核细胞在体外给予刺激，其合成的半乳凝素-1 水平均显著降低。黄芪多糖处理后，NOD 大鼠模型的脾脏 $CD8^+$ T 细胞的凋亡比率增加，给予特异性抗体阻断半乳凝素-1 可以减少 $CD8^+$ T 细胞的凋亡比率，提示半乳凝素-1 在 1 型糖尿病的病理机制中发挥重要的作用。因此，有研究者设计鸡尾酒疗法治疗 1 型糖尿病，这个方法包含可溶的半乳凝素-1、雷帕霉素和组蛋白脱乙酰化酶抑制剂（HDACi），实验证明不单单可以封闭 T 细胞和细胞因子介导的自身免疫，而且可以恢复胰岛细胞抗原的自身耐受性。然而将其运用到临床之前，尚需要研究更精确的机制。

三、总结及展望

在类风湿关节炎、系统性红斑狼疮、糖尿病等自身免疫性疾病的研究中发现，患者的半乳凝素-1或者抗半乳凝素-1抗体的水平发生变化，在实验模型中通过转基因工程或给予重组半乳凝素-1处理均可以观察到疾病的发生及发展变化，提示过表达半乳凝素-1可能成为自身免疫性疾病中的一种新的治疗策略。然而，将半乳凝素-1的基础研究结果运用到临床治疗之前，更彻底地了解半乳凝素-1在自身免疫性疾病中的机制是非常必要的，同时还需要进一步评估半乳凝素-1抗炎活性所致的副反应及其在体内的毒性，选择最适当的给药途径等。这就需要来自生物化学、免疫学、药理学等各领域的专家采用多学科的方法一起研究探讨，以共同解决这个问题。

第二节　免疫球蛋白

免疫球蛋白(immunoglobulin，Ig)是由浆细胞合成和分泌的、具有抗体活性或化学结构与抗体相似的球蛋白。Ig主要存在于机体血液、外分泌液和组织液中，血清中Ig的含量是评估机体体液免疫功能的一项重要指标。

一、免疫球蛋白的理化性质和生物学特征

Ig单体由四条肽链组成，即两条重链和两条轻链，轻链(κ或λ)和重链(α、β、γ、δ和ε)通过二硫键连接。根据重链抗原性的差异可将人类Ig分为五类，即IgG、IgA、IgM、IgD和IgE，其中人Ig又有4个亚类：IgG1(γ1)、IgG2(γ2)、IgG3(γ3)和IgG4(γ4)，IgA包括IgA1(α1)和IgA2(α2)两个亚类。

1. IgG　IgG主要由脾、淋巴结中的浆细胞合成和分泌，以单体形式存在。在个体发育过程中机体合成IgG的年龄要晚于IgM，在出生后第3个月开始合成，3～5岁接近成年人水平。IgG是血清中主要的抗体成分，约占血清总Ig的75%。根据IgG分子中γ链抗原性差异，人IgG有4个亚类：IgG1、IgG2、IgG3和IgG4(小鼠4个亚类，分别是IgG1、IgG2a、IgG2b和IgG3)。其中IgG3γ3铰链区含有62个氨基酸残基，具有4个重复γ1铰链区(15个氨基酸残基)的串连结构，重链间二硫键数量多，为10～15个，因此易被蛋白酶裂解，半衰期也较短。不同IgG亚类的生物学活性有所差异。IgG1、IgG2和IgG4相对分子质量为146 000，IgG3相对分子质量170 000，它是血清中含量最高的Ig，约占80%，也是γ球蛋白的主要成分。IgG1、IgG2和IgG4半衰期较长(20～23d)，IgG3半衰期7d左右。IgG可通过经典途径活化补体，其固定补体的能力依次是IgG3＞IgG1＞IgG2，在小鼠为IgG2b＞IgG2a＞IgG3，人的IgG4和小鼠的IgG1无固定补体的能力。IgG是唯一能通过胎盘的Ig，在自然被动免疫中起重要作用。此外，IgG还具有调理吞噬、ADCC和结合SPA等作用。由于IgG的上述特点，IgG在机体免疫防护中起着主要作用，大多数抗菌、抗病毒、抗毒素抗体都属于IgG类抗体。应用对麻疹、甲型肝炎等有免疫力的产妇或健康人丙种或胎盘球蛋白可进行人工被动免疫，能有效预防相应的传染性疾病。不少自身抗体如抗甲状腺球蛋白抗体、系统性红斑狼疮的LE因子(抗核抗体)，以及引起Ⅲ型变态反应免疫复合物中的抗体大都也属于IgG。IgG的血清含量与年龄有一定关系，儿童较低，随年龄增长含量逐渐升高。

2. IgM 血清中 IgM 是由 5 个单体通过一个 J 链和二硫键连接成五聚体，相对分子质量最大，为 970 000，沉降系数为 19S，称为巨球蛋白（macroglobulin）。在分子结构上 IgM 无铰链区。在生物进化过程中 IgM 是最早出现的免疫球蛋白，如八目鳗可产生 IgM。在个体发育过程中，无论是 B 细胞膜表面的 Ig(SmIg)，还是合成分泌到血清中的 Ig，IgM 都是最早出现的 Ig，在胚胎发育晚期的胎儿即有能力产生 IgM。在抗原刺激诱导体液免疫应答过程中，一般 IgM 也最先产生。IgM 占血清总 Ig 的 5%～10%。由于 IgM 在免疫应答早期产生，并在补体参与下的溶血作用比 IgG 强 500 倍以上，而且活化补体后通过 C3b、C4b 等片段发挥调理作用，因此 IgM 在机体的早期免疫防护中占有重要地位。天然的血型抗体（凝集素）为 IgM，血型不符的输血易发生严重的溶血反应。IgM 不能过胎盘，脐血中如出现针对某种病原微生物的 IgM，表示胚胎期有相应病原微生物如梅毒螺旋体、风疹或巨细胞毒等感染，称为胚胎感染或垂直感染。正常人血清中也含有产量单体 IgM。

膜表面 IgM 是 B 细胞识别抗原受体中一种主要的 SmIg。成熟 B 细胞有 SmIgD，在正常人 B 细胞库（B cell repretorire）中 SmIgM+B 细胞约占 80%。在记忆 B 细胞中 SmIgM 逐渐消失，被 SmIgG、SmIgA 或 SmIgE 所替代。

3. IgA IgA 主要由黏膜相关淋巴样组织产生，其中大部分是由胃肠淋巴样组织所合成，少部分由呼吸道、唾液腺和生殖道黏膜组织合成。哺乳期产妇腺组织含有大量 IgA 产生细胞，这些细胞主要来自胃肠。在人类，还有少量的 IgA 来自骨髓。人出生后 4～6 个月开始合成 IgA，4～12 岁血清中含量达成人水平，血清型 IgA 占总 Ig 的 10%左右，半衰期 5～6d。IgA 有 IgA1 和 IgA2 两个亚类。IgA1 主要存在于血清中，约占血清中 IgA 的 85%，α1 链相对分子质量为 56 000；IgA2 主要存在于外分泌液中，少部分以血清型 IgA 存在，约占血清中 IgA 的 15%，α2 链缺乏铰链区，相对分子质量为 52 000。血清中的 IgA 除单体形式外，还有由 J 链共价相连的二聚体或三聚体等形式。分泌型 IgA 是由 J 连接的双体和分泌成分所组成，主要存在于初乳、唾液、泪液、胃肠液、支气管分泌物等外分泌液中，是黏膜局部免疫的最重要因素。分泌型 IgA 通过与相应的病原微生物（如脊髓灰质炎病毒）结合，阻抑其吸附到易感细胞上；还可中和毒素如霍乱弧菌毒素和大肠埃希菌毒素等。新生儿易患呼吸道、胃肠道感染可能与 IgA 合成不足有关。慢性支气管炎发作与分泌型 IgA 的减少也有一定关系。产妇可通过初乳将分泌型 IgA 传递给婴儿，这也是一种重要的自然被动免疫。嗜酸性粒细胞、中性粒细胞和巨噬细胞表达 FcαR，血清型单体 IgA 可介导调理吞噬和 ADCC 作用。此外，分泌型 IgA 具有免疫排除（immune exclusion）功能，即分泌型 IgA 结合饮食中大量的可溶性抗原及肠道正常菌群或病原微生物所释放的热原物质，防止它们进入血液。

4. IgD IgD 于 1995 年从人骨髓瘤蛋白中发现，以单体形式存在，相对分子质量 170 000，主要由扁桃体、脾等处的浆细胞产生，人血清中 IgD 浓度为 3～40μg/ml，不到血清总 Ig 的 1%，在个体发育中合成较晚。IgD 铰链区很长，且对蛋白酶水解敏感，因此 IgD 半衰期很短，仅 2.8d。血清中 IgD 确切的免疫功能尚不清楚。在 B 细胞分化到成熟 B 细胞阶段，除了表达 SmIgD，抗原刺激后表现为免疫耐受。成熟 B 细胞活化后或者变成记忆 B 细胞时，SmIgD 逐渐消失。IgD 是 B 细胞的重要表面标志，mIgD 的出现标志着 B 细胞的成熟，且对增强机体的免疫监视有重要作用。IgD 通过替代途径激活补体。

5. IgE IgE 是 1966 年发现的一类 Ig，相对分子质量 188 000，血清中含量极低，仅占血清总 Ig 的 0.002%，在个体发育中合成较晚。ε 链有 4 个 CH(Cε1～Cε4)，无铰链区，含有较多的半胱氨酸和甲硫氨酸。对热敏感，56℃ 30min 可使 IgE 丧失生物学活性。IgE 主要由鼻咽部、扁桃体、支气管、胃肠等黏膜固有层的浆细胞产生，这些部位常是变应原入侵和Ⅰ型变态反应发生的场所。IgE 为亲细胞抗体，Cε2 和 Cε3 功能区可与嗜碱性粒细胞、肥大细胞膜上高亲和力 FcεRⅠ结合。变应原再次进入机体与已固定在嗜碱性粒细胞、肥大细胞上 IgE 结合，可引起Ⅰ型变态反应。寄生虫感染或过敏反应发作时，局部的外分泌液和血清中 IgE 水平都明显升高。

二、免疫球蛋白的实验室检测

1. *传统方法学* 目前血清中 IgG、IgA、IgM 定量检测主要采用免疫扩散法和免疫比浊法。IgD 和 IgE 含量较低，主要采用敏感性较低的酶免疫技术、放射免疫技术和免疫胶乳浊度法。

（1）单向免疫扩散法：是将血清均匀分散于加热熔化的含有缓冲液的琼脂中，打孔、加待检血清，在合适的条件下，经一定时间的扩散后，在抗原抗体比例合适处，形成乳白色沉淀环，在一定抗原浓度范围内，沉淀环直径的评分与抗原含量成比例关系。该方法由于影响因素多，试验时间长，结果重复性差，目前基本上被自动化分析所取代。

（2）RIA 法：是将 IgD 或 IgE 吸附在固体载体上，以检测 IgD 或 IgE 的方法，也称固相放射免疫测定。采用双抗体法，以 ^{125}I 标记抗人 IgD 或 IgE 为第二抗体，检测值与血清中 IgD 或 IgE 的含量相关。该方法敏感性高，特异性好，精密度好，但由于放射污染和危害，试剂盒不稳定，已逐步被非放射性方法取代。

（3）ELISA 法：常采用双抗体夹心法，以辣根过氧化物酶标记抗人 IgD 或 IgE 为二抗进行检测。该方法敏感性高，操作简便，临床使用较为普遍。

2. *免疫比浊技术* 免疫球蛋白定量检测传统使用单向免疫扩散法，但费时费力，影响因素甚多。自优质的免疫球蛋白抗血清问世以来，免疫透射比浊法的应用得到逐渐普及。免疫透射比浊测定技术（immunoturbidimetry）和免疫散射比浊测定技术（immunonephelometry）作为目前检测人血清中特定蛋白的常用方法，在临床实验室得到推广应用。随着科技的发展，免疫学技术及全自动生化分析仪技术日趋完善，透射比浊法已逐渐成熟，现已发展成为优于散射比浊法的常用测定特定蛋白的方法。该方法具有以下优点：①抗干扰能力强：免疫复合物、免疫球蛋白聚集、脂蛋白及胆红素或游离血红蛋白等都可对光散射或光透射分析结果产生干扰。而免疫透射比浊法所采用的全自动生化分析仪可联合应用双波长检测，样本自动稀释，与样本空白对照检测，有助于最小化这些因素对检测的影响。因此，免疫透射比浊法的抗干扰能力较强。②仪器投资成本较低：免疫透射比浊分析是在全自动生化分析仪上进行的，因此不需要另行配备专用的特定蛋白仪。③试剂消耗成本较低：免疫透射比浊法的试剂相对成本较低，且试剂开启后稳定，校准周期较长，故总体消耗成本较低。④检验结果回报时间短：生化分析仪的检测速度要远快于使用免疫散射比浊法的特定蛋白仪，使得检验报告时间提前，降低周转时间。⑤易于规范管理：由于生化、免疫学采用的都是血清样本，合并到生化分析仪上后易于对科室进行质量管理。

3. *基于胶体金标记的阳极溶出伏安免疫分析方法检测 IgG* 免疫反应在聚苯乙烯微孔板中以夹心分析模式进行，通过物理吸附将兔抗人免疫球蛋白 G（IgG）抗体固定于微孔板上，与相应抗原 IgG 发生免疫反应后，再通过夹心模式捕获相应的纳米金标记的羊抗人 IgG 抗体，然后再与金标羊抗人 IgG 抗体和金标兔抗羊二抗形成的免疫复合物反应，在微孔板上进一步引入大量的纳米金，将金溶解后，在碳糊电极上用阳极溶出伏安法（ASV）对金离子进行检测，溶出峰电流的大小间接与待分析物 IgG 的浓度成正比。该方法检测 IgG 的对数浓度在 1.1～1143ng/ml 范围内呈良好的线性关系，检出限为 1ng/ml。

4. *尿中免疫球蛋白的检测*　临床一般采用免疫比浊法检测免疫球蛋白中的 IgG、IgA、IgM。机体的免疫功能反应异常是引起各种肾脏疾病的重要原因。在循环中形成的抗原抗体免疫复合物沉积在肾小球基底膜上并激活补体而造成肾组织损伤，肾小球基底膜细胞间缝隙的大小对免疫球蛋白滤过起屏障作用，感染、肾中毒、血管病和免疫损伤均可导致基底膜孔径变大。单纯性孔径轻度增大时，尿中主要以 IgG 滤过增多为主，形成部分选择性蛋白尿；当滤过膜损伤严重时，IgM 滤过也增多，形成非选择性蛋白尿。40%～50%IgA 肾病患者尿中 IgM 明显高于正常。

三、免疫球蛋白检测的影响因素

1. *病理生理性因素*　免疫球蛋白对肾脏病的诊断多为非特异性，如感染、自身免疫性疾病、慢性活动性肝炎、多发性骨髓瘤、冷球蛋白血症等，均可引起免疫球蛋白增高。遗传性丙种球蛋白缺乏症、选择性 IgM 或 IgA 缺乏症、网状淋巴系统恶性疾病、免疫抑制性药物、蛋白丢失和营养不良等，均可引起免疫球蛋白减少。

2. *其他引起免疫球蛋白升高的因素*

（1）硫柳汞：血清标本中作为防腐剂的硫柳汞会影响免疫扩散的结果，硫柳汞会增强免疫扩散的沉淀环。

（2）标本溶血可导致血清中免疫球蛋白含量增高。

（3）抽血时由卧位转为直立姿势由于血容量减少，导致免疫球蛋白升高。

3. *其他引起免疫球蛋白降低的因素*

（1）妊娠：妊娠时血清中含量降低，且在产后短时间内达到最低水平。

（2）抗感染治疗：血浆浓度下降程度与有效的抗感染治疗相对应。

四、免疫球蛋白在肾脏疾病诊断中的临床应用

1. *血清中免疫球蛋白浓度增高*　血清中免疫球蛋白浓度增高可分为多克隆性球蛋白增高和单克隆性球蛋白增高，两者的基础疾病有所不同。多克隆性球蛋白增高常见于结缔组织病、慢性肝病及淋巴瘤等，由它们引起的肾病可出现多克隆性球蛋白增高，如系统性红斑狼疮合并肾炎时，血清 IgG 可明显升高，同时 IgA、IgM 也可上升。单克隆性球蛋白升高，主要见于多发性骨髓瘤肾损害、华氏巨球蛋白血症肾病等。

IgA 肾病时，30%～50%患者的血清 IgA 增高，但国内报道血清 IgA 升高者约占 20%，这可能与检测时机有关。血清 IgA 常在黏膜感染后呈一过性升高，于数周后恢复正常，若检测时机不同，则阳性率不同。IgA 肾病时血清 IgA 增高与其生成过多有关。与 IgA 肾病相似，过敏性紫癜性肾炎（HSP）也常有血清 IgA 增高。

狼疮性肾炎，尤其是系统性红斑狼疮活动时，血清免疫球蛋白常增高，既可为多克隆性免疫球蛋白增高，亦可为单克隆性免疫球蛋白增高，以 IgG 增高最常见。但狼疮性肾炎大量蛋白尿时，免疫球蛋白可随尿排出，血清免疫球蛋白也可因此而表现为正常或降低。

血清 IgM 增高，多见于华氏巨球蛋白血症和 IgM 肾病。急性链球菌感染后常有 IgG 和 IgA 增高，通常和病情严重程度有关，病情严重时则明显增高。多发性骨髓瘤肾病，增高的免疫球蛋白 IgG 型占 50%以上，IgA 和本-周（Bence-Jones）蛋白轻链各占 20%，极个别为 IgD 型。

2. 血清免疫球蛋白浓度降低　见于各种先天性和获得性体液免疫缺陷病，长期应用免疫抑制药患者。肾病综合征时血清 IgG 常降低，而 IgM 可增高。其原因主要是 IgG 在尿中丢失过多造成，但亦可能与免疫紊乱有关。免疫球蛋白来自 B 细胞，T 细胞能调节 B 细胞产生抗体的浓度。正常 B 细胞先分化为产生 IgM 的浆细胞，然后由此类浆细胞再分化为产生 IgG 的血内浆细胞。肾病综合征时辅助性 T 细胞数量不足或功能低下，上述转化过程发生障碍，引起血清 IgG 降低，IgM 增高。血清 IgG 降低造成肾病综合征患者易发生感染。

3. 急性肾小球肾炎与免疫球蛋白的关系　急性肾小球肾炎患者的 IgG 可升高，是由于链球菌产生的神经氨酸酶可以释放血液免疫球蛋白中的唾液酸，因此导致自身免疫，使 IgG 抗原决定簇暴露，产生抗 IgG 的抗体。也有可能使急性肾小球肾炎血清中的 IgG 降低，这可能与患者的肾小球损伤程度有关，当肾小球损伤严重时，大量的蛋白因超过肾小球最大重吸收量导致过量的蛋白会从肾小球滤过，IgG 可从尿中丢失，导致血清中含量降低。因此，通过检测血清中 IgG 的变化能够反映肾小球的损伤程度，为临床治疗提供参考依据。另外，还发现急性肾小球肾炎患者 IgA 的含量也可能升高，推测急性肾小球肾炎可能与由免疫球蛋白导致的局部肾小球弥漫性炎症所致的免疫反应有关。

五、免疫球蛋白的正常参考范围

1. 血液中正常参考范围

(1)IgG：7.23～16.85 g/L；

(2)IgA：0.69～3.8 2g/L；

(3)IgM：0.63～2.77g/L；

(4)IgD：＜200U/ml(0～0.58mg/L)；

(5)IgE：＜100U/ml(0.03～5.5mg/L)。

2. 尿液中正常参考范围

(1)IgG：(0.3±0.2)mg/L；

(2)IgA：(0.7±0.3)mg/L；

(3)IgM：(0.03±0.01)mg/L。

第三节　补　体

近年来，随着对补体系统的深入了解，也同时对它们在各种慢性肾脏病的肾脏损伤中重要的免疫介质和标志物作用有了更多新的认识。

一、补体的理化性质和生物学特征

“Complement”最早是存在于哺乳动物血清、组织液与细胞膜表面的一组不耐热、易降解的球蛋白质，经活化后具有酶活性，是协助抗体和吞噬细胞发挥清除病原体作用的补充条件，因此称作补体。补体系统是固有免疫的重要组成部分，在机体的免疫系统中起着抗感染和免疫调节作用，同时也参与病理免疫反应。

补体系统中有30种以上小分子蛋白及其片段，主要由肝脏合成，包括三个组成部分：补体固有成分，如C1～C9、B因子、D因子、P因子等；补体调节蛋白，如H、I因子、C4bp等；补体受体，如C1qR、C3a受体、C5a受体等。固有成分间的分子量差异较大，其中C1q最大，D因子最小。对热不稳定，56℃、30min即被灭活，0～10℃条件下活性只能保持3～4d。多种理化因素如乙醇、机械振荡、射线、胆汁和某些添加剂等均可破坏补体。

补体系统是机体免疫系统的重要组成部分，在启动和控制适度的免疫反应的过程中起重要作用。补体系统包括三条激活通路，并在整个通路中有多个调节点控制整个系统的平衡。三条通路通过关键蛋白C1q、甘露糖-结合外源凝集素(MBL)和因子H参与机体的先天免疫的过程，也同时辅助机体产生适当的获得免疫。三条补体激活的通路系统汇聚在C3水平，C3的激活导致在补体激活表面上形成膜攻击复合体(MAC)。

(1)补体激活的经典激活途径：经典的补体激活启动于识别单位C1q同免疫复合物或带电荷分子的结合。上述结合引起构象改变，激活了C1q相关的丝氨酸蛋白酶C1r和CIS。CIS的激活裂解C4和C2，裂解后的片断结合成为C4b2a，是补体激活经典途径的C3转化酶。上述途径中，C1q除了可以被IgG和IgM免疫复合物分子激活，凋亡和坏死的细胞及急性时相蛋白如CRP也可以参与补体的激活。

(2)补体激活的外源凝集素激活途径：该途径与经典途径共用相同的C3转化酶。但其启动的环节是甘露糖-结合外源凝集素(MBL)，它可以识别广泛分布于微生物表面的糖配体zM-BL。其由6个三聚体的亚体组成，其结构类似C1q的花束形状。MBL在不同个体的血浆内的浓度可出现成千倍的差异，这样的巨大差异源于MBL-2基因的一号外显子的一个单核苷酸多态性。启动子区的基因多态性会进一步影响MBL血浆内的水平。MBL与其配体结合导致其相关的丝氨酸蛋白酶MASP-2活化，并继而裂解C4和C2，导致C3转化酶C4b2a的形成。

(3)补体激活的替代途径：该途径源自C3在血浆中的自动水解形成C3 (H_2O)。该分子与因子B结合，经因子D激活形成C3 (H_2O)Bb。这个复合体以低速率将C3裂解为C3a和Cab。当体内存在引起活化的表面(如细菌胞壁等)，调节蛋白因子I和因子H会减少Cab的失活。

三条补体活化的途径的终端非常相似。替代途径中，Cab同C3转化酶合并形成C3bBbC3b，经典途径和外源凝集素激活途径中形成C4b2a3b。该C5转化酶通过裂解C5为C5a和C5b，启动形成膜攻击复合体。C5b同C6和C7一起形成三分子的聚体。当上述分子聚体插入细胞膜后，C8和C9也结合到复合体中，从而可导致细胞膜上造成孔形成的膜攻击复合体(MAC)装配成功。高密度的细胞膜孔的形成会直接导致细胞死亡，而亚致死数量的细胞膜孔形成会引起细胞的激活和加强机体的免疫反应。

补体系统对于免疫复合物的代谢过程至关重要，并且是免疫反应的重要效应器。补体激活除了会导致产生膜攻击复合体MAC，引起细胞死亡或细胞激活，还会导致产生具有化学驱动作用的过敏毒素C3a和C5a。补体的裂解产物如Cab可结合免疫复合物加速它们的清除。MBL和C1q也可能会结合凋亡细胞加速它们的清除。

二、补体的实验室检测

1. 血清补体总活性的检测　补体最重要的活性是溶细胞作用，可以通过溶血反应进行检测。在一个适当的、稳定的反应体系中，溶血反应对补体的剂量依赖呈一个特殊的“S”形曲线，在轻微溶血和接近完全溶血时，补体量的变化不能使溶血程度有显著变化，即溶血对补体量的改变不敏感。在半溶血(50%溶血)时的曲线最陡，补体的变化非常敏感，故一般采用50%溶血作为终点指标要比100%溶血敏感得多，这一方法称为补体50%溶血试验，简称CH50。CH50试验检测的是经典途径总补体溶血活性，所反映的是补体9种成分的综合水平。CH50试验方法简便、快速，但敏感性较低。

2. 单个补体的检测

(1)免疫溶血法：溶血法主要根据抗原与其特异性抗体结合后可激活补体的经典途径，导致细胞溶解。该方法中抗原为SRBC，抗体为兔或马抗SRBC的抗体，即溶血素。将两者组合作为指示系统参与反应。试验中有两组补体参与，一组是作为实验反应系统的补体，选用或制备缺少待测成分的试剂，此类试剂选用先天缺乏某单一补体成分的动物或人血清，也可利用化学试剂人为灭活正常血清中某种成分制备缺乏该成分的补体试剂；另一组为待测血清中的补体，当加入待测血清，使原来缺乏的成分得到补偿，补体成分齐全，级联反应恢复，产生溶血。溶血程度与待测补体成分活性有关，仍以50%溶血为终点。

免疫溶血法检测的是某补体的活性，而不是具体的含量。检测待测标本中某一单个补体成分是否缺乏，可以帮助诊断补体某个成分缺失或其含量正常但无溶血活性的先天性补体缺陷。该法无须特殊仪器设备，快速，但敏感性较低，影响因素多。

(2)免疫化学法：分为单向免疫扩散法、火箭免疫电泳、透射比浊法和散射比浊法。前两种方法多用手工操作，影响因素多，结果重复性差，已逐渐被淘汰。后两种方法根据补体与相应的抗体结合形成复合物，仪器通过对复合物产生的光散射或透射信号进行自动检测而得出所测补体的浓度。此法方法简单、重复性和特异性好，可反映所测补体成分的含量，进行标准化流程管理，是目前补体的主要检测方法。

三、补体检测的影响因素

溶血反应检测血清补体总活性，方法简便、快速，但敏感性较低。补体的活性除与反应体积成反比外，还与反应所用缓冲液、SRBC数量及温度有关。血清补体值增高还受许多炎症疾病，以及阻塞性黄疸、糖尿病、急性风湿热、皮肌炎、甲状腺炎、结节性结肠炎、菌血症、急性心肌梗死、各种传染病、肺炎、肿瘤等疾病影响。补体减低除受免疫复合物引起的肾炎、系统性红斑狼疮、类风湿关节炎等疾病影响外，病毒性肝炎、肝硬化、休克、异体移植排斥反应、痢疾的反复发作、桥本甲状腺炎等也是引起其含量降低的主要原因。

补体C3是补体系统中含量最多、最重要的一个组分，其含量降低，主要见于免疫复合物引起的肾炎、系统性红斑狼疮、反复性感染、皮疹、肝炎、肝硬化、关节疼痛等影响；其含量增高见于各种传染病及组织损伤和急性炎症、肝癌等。

补体C4是补体经典激活途径的一个重要组分，其含量降低除了受免疫复合物引起的肾炎、系统性红斑狼疮影响外，病毒性感染、狼疮性症候群、肝硬化、肝炎等疾病也可引起其含量减少；其含量增高见于各种传染病、急性炎症、组织损伤、多发性骨髓瘤等。

四、补体检测的临床应用

补体在肾小球肾炎中可能发挥有益的作用，也可能表现为有害的作用。在各种肾小球肾炎的肾活检标本中都可以发现补体的沉积。除了Ⅱ型膜增生性肾小球肾炎，补体的沉积通常都伴随着免疫球蛋白的沉积。临床上常做总补体活性(CH50)和单一补体成分C3、C4，及C1q的检测，帮助判断机体的免疫状态。血清CH50增高多见于急性炎症、组织损伤和恶性肿瘤等，降低见于急性肾小球肾炎、SLE、RA和强直性脊柱炎等。

补体C3和C4作为血清补体成分，具有重要的生物学功能，尤其C3是含量最多、最重要的一个组分，是补体两条主要激活途径的中心环节。血清C3的检测对某些急、慢性肾小球肾炎具有重要的诊断价值，其减少主要见于急性肾小球肾炎、狼疮性肾炎和膜增生性肾小球肾炎，也可见于乙型肝炎病毒相关性肾炎、冷球蛋白血症性肾炎、感染性心内膜炎肾损害及Ⅱ型急进性肾小球肾炎等。膜增生肾小球肾炎50%～70%的患者血清C3降低，其中Ⅱ型膜增生性肾小球肾炎者血清C3降低较Ⅰ型发生率高且程度重。

血清C3、C4水平减低还见于反复感染、重症感染、自身免疫性溶血性贫血、RA、肝炎和肝硬化等。血清C3、C4水平增高则见于各种传染病、组织损伤和多发性骨髓瘤等。因此，血清C3、C4水平的监测可作为临床许多疾病的重要辅助诊断指标。在SLE患者中，血清C3、C4水平与患者病情的严重程度或肾脏组织病理改变有很大的相关性，几乎所有的狼疮性肾炎患者出现血清C3降低，C3的分解增加，合成减少，最终导致血清C3下降。对于部分肝病和肝硬化患者的低补体血症可能是补体产生减少所致。

尿C3(相对分子质量为185 000)增加是因为肾脏病变时肾小球基底膜通透性增加，正常情况下不易通过的大分子物质C3从肾小球滤过，在肾小球内沉积的C3以碎片形式排泄。另外，既往有研究发现临床尿C3可以预测患者对糖皮质激素的治疗效果。

1. 补体与狼疮性肾炎　狼疮性肾炎的病理改变中以IgG、IgM、IgA、C3和C4及C1q的“满堂亮”的沉积为特征。狼疮性肾炎患者肾脏病理损害中补体成分的大量沉积，以及患者血浆内显著降低的补体水平等现象都提示补体系统在狼疮患者中参与了经典途径的激活，参与了肾脏病变的发生。大量的动物实验模型可以部分揭示补体系统在该疾病中发挥的作用。具有129 x C57BL/6基因背景的小鼠中，C1q或C4基因被破坏，这些小鼠会表现自发的肾小球肾炎和自身抗体的形成。与该动物模型实验结果相吻合的是，在有先天性C1q和C4缺陷的患者中，伴发狼疮性肾炎的倾向非常明显。从上述来自动物和人类的研究结果可以推测：补体经典激活途径中的早期成分具有调理和清除体内凋亡细胞和免疫复合物的作用，这些有益的作用从总体上超过了补体激活后下游产物的潜在的有害作用。

研究显示，在30%～40%的狼疮性肾炎患者中可以检测到C1q抗体的存在。当单独使用这些抗体时，可以发现在动物鼠的肾脏看到有明显的C1q沉积，并且有单核细胞的显著聚集，但实验鼠并不发生肾脏损害的临床表现如蛋白尿等。然而，当将鼠先用亚致肾炎剂量的兔抗鼠GBM抗体预处理后，再给予抗C1q抗体时，实验动物会明显表现出肾脏受损，也会在组织学中看到更为显著的免疫球蛋白和补体沉积。

2. 补体与IgA肾病　多聚IgA分子在肾小球系膜区的沉积是IgA肾病的显著特征。同时肾脏组织也常会伴有C3的共同沉积。由于IgA并不能参与经典的补体激活途径，因此认为该疾病过程由补体的替代激活途径参与。另外，因为在30%的IgA肾脏病理组织中可以发现 C4 的沉积，因此也有学者认为甘露糖-结合外源凝集素(MBL)激活途径可能参与了疾病过程。有研究证实在 IgA 患者肾活检组织中可以发现 IgA 和 MBL 的共沉积现象。进一步的研究显示 MBL 结合 IgA 分子可以导致补体的激活。

3. 补体与缺血再灌注肾损伤　有若干的研究探讨了补体在肾脏缺血再灌注损伤中的作用。研究显示，C3、C5 或 C6 缺陷的鼠模型对于肾脏缺血再灌注损伤可以起到明显的保护作用，而 C4 缺陷鼠并没有保护作用。这些研究结果提示，补体替代激活途径产生的 C5b-9 在肾脏缺血再灌注损伤中起重要作用，而补体的经典激活途径似乎并不在该模型中发挥作用。该理论也得到另一个研究的验证，在这个研究中发现，因子 B 缺陷的鼠中，肾脏缺血再灌注损伤也得到明显保护。同一研究小组进一步证实，人类急性肾小管坏死的肾脏组织中可以发现 Cab 的沉积，而没有 Cob 的沉积。这些提示补体的替代激活途径可能是肾脏缺血再灌注损伤中占主导地位的激活途径。新近的研究还显示，在心脏和肠道的缺血再灌注损伤中甘露糖-结合外源凝集素(MBL)补体激活途径可能发挥重要的作用。在人类和鼠的缺血再灌注损伤的肾组织中也可以发现 MBL 的沉积。在最新的研究中，研究者使用 MBL-A 和 C 缺陷鼠确实证实了 MBL 在肾脏缺血再灌注损伤中发挥的作用。

4. 补体与移植肾　近些年，移植肾的组织学检查引入了 C4d 的染色，这为评价移植肾的体液排斥提供了新的重要指标。C4d 通过共价键与小管基底膜结合，因此在疾病过程的几周内仍然可以检测到。C4d 如果在管周毛细血管中有沉积，提示体液排斥的存在或者存在供体特异性抗体存在。有多个研究提示，移植肾组织 C4d 染色阳性与移植肾存活差密切相关。这些新近的研究结果指导了 Banff 移植肾脏排斥分类中增加了抗体介导排斥的新内容。体液排斥的患者除了有相应的临床表现外，约有 30%的肾脏会有 C4d 染色阳性，提示了补体在介导排斥过程中发挥了重要作用。而且 C4d 的存在表明该病理生理过程主要是通过补体经典激活途径来实现的。另一方面，因为甘露糖-结合外源凝集素(MBL)补体激活途径可能会同免疫球蛋白如 IgM 和 IgA 相互作用。因此，有研究探讨患者 MBL 水平是否影响移植肾的预后，发现患者在移植前如果 MBL 水平高，同移植肾的存活差相关。因此，该研究提示 MBL 在移植肾中会起到不利的作用。

5. 补体与进行性进展的 CKD　在非选择性大量蛋白尿的患者的尿液中可以检测到补体分子，有学者推测这些补体成分可能参与伴有蛋白尿的慢性肾脏病(CKD)患者的肾小管间质的损害。在动物模型和人类患者中的膜性肾病的尿液中都发现了 C5b-9 的排泄。而且，在糖尿病肾病患者尿液中也发现有高水平的 C5b-9，在微小病变患者中可以检测到少量的 C5b-9。动物模型的研究显示，使用 C6 缺陷的 PVG 大鼠制作的各种蛋白尿相关的间质损害模型，可以证实补体对于进行性肾脏损害的有害作用。用嘌呤霉素引起蛋白尿的动物模型中，补体水平正常鼠比 C6 缺陷的鼠会表现更为明显的小管间质损害。在残肾的模型中也可以同样证实 C6 缺陷具有肾脏保护作用。在大量非选择性蛋白尿时，一旦补体成分进入小管腔内后，补体会在小管刷状缘被局部高浓度的氨分子激活。

6. 补体与糖尿病肾病　前文已经提到，在糖尿病肾病患者尿液中可以检测到高浓度的 C5b-9。糖尿病患者的肾、神经和视网膜中都发现有 MAC 的沉积。研究发现，补体调节蛋白糖尿病 CD59 的失活可能是糖尿病患者中补体过度激活的原因。有研究发现糖尿病患者微量白蛋白尿中存在高水平的 MBL，提示外源凝集素补体激活途径可能参与介导糖尿病肾病的损伤。这些研究和证据都强烈提示补体在糖尿病患者中有增强血管和组织损伤的作用。

五、补体的正常参考范围

(1)CH50(单扩法):75～160U/ml;

(2)CH50(试管法、微量法):75～160U/ml;

(3)CH50(溶血法):50～100U/ml;

(4)补体 C3:(1.12 ±0.55)mg/L;

(5)补体 C4:(0.553±0.109)mg/L。

第四节　类风湿因子

类风湿因子(rheumatoid factor,RF)为类风湿关节炎(RA)、各种胶原结缔组织病、肝病及多种慢性疾病时出现的一种多株系自身抗体。过去认为 RF 在 RA 免疫发病机制中具有重要作用,认为 RF 是病理性球蛋白,其抗原决定簇为免疫球蛋白分子的特异性 Fc 受体。现在已经阐明,RF 既可能是 IgG,也可能是 IgM、IgA,或是 IgE。它们的靶抗原均为 IgG,其结合部位一般认为在 IgG 的 Fc 段。凡是存在变性 IgG,并能产生抗变性 IgG 自身抗体的人或动物,在其血清中均可能检测出类风湿因子,所以类风湿因子并不是类风湿关节炎的特异性自身抗体。

一、类风湿因子的理化性质和生物学特征

RF 检测由 Erik Waaler 在 1940 年首次报道,1948 年 H. M. Rose 再次描述,因此又叫"Waaler-Rose test"。常见的 RF 有 IgE 型、IgA 型、IgG 型和 IgM 型,RF 可以是 5 种免疫球蛋白中的任何一种类型,其中 IgM 型最常见,而且具有高凝集、易于沉淀的特点,故临床上主要测定 IgM-RF。IgG-RF 和 IgA-RF 也相对较常见,但用凝集法往往检测不出,须采用酶联免疫吸附试验和放射性免疫试验。RA 中 IgG 特征性的 Fc 片段多糖终点末端半乳糖残基缺失,血清中和滑膜液中均可见到。Fc 片段糖基化在许多生物功能中都需要,但却不会影响 Fc 片段与 IgM-RF 的结合。RF 可增强 IgG 与其存在于免疫复合物中抗原的亲和力,或通过直接将 IgG 结合在一起介导免疫复合物的形成。两种情况都可以迅速激活补体,诱导趋化因子如 C5a 释放,然后通过 C5a 受体共同作用吸引炎症细胞进入炎症组织。

RF 的产生原因可能是由于病毒、支原体等持续感染刺激机体产生了抗体 IgG,当抗原与抗体形成复合物,使自身的 IgG 变性,变性的 IgG 又成为新的抗原,促使机体再产生抗 IgG 的抗体(即抗抗体),这种抗变性 IgG 的抗体即为 RF。RF 可见于多种系统性自身免疫病和感染性疾病,也可在健康人群中检测到,常见于 RA、干燥综合征(SS)及混合性冷沉淀球蛋白血症。在 RA 中 60%～80%的患者可以检测到 RF,在后两者中也有 70%左右的阳性率。有 5%正常人,尤其老年人 RF 可阳性,且随年龄的增长,阳性率可增高,年龄超过 75 岁的老年 RF 假阳性率可达 2%～25%。正常人产生的 RF 与 RA 产生的 RF 具有不同的细胞基础和致病性,$CD5^+$ B 细胞是自然发生 RF 的细胞基础,外周血、淋巴结及扁桃体淋巴滤泡是合成自然发生 RF 的主要部位,可调节免疫反应、激活补体及清除免疫复合物等。

二、类风湿因子的实验室检测

RF的检测最初是用致敏绵羊红细胞凝集试验(Rose-Waaler法)进行检测,目前最常采用IgG吸附的胶乳颗粒凝集试验;但此法的敏感性和特异性均不高,而且只能检出血清中的IgM类RF。IgG类和IgA类RF则需要用RIA或ELISA等方法检测。

1. *胶乳凝集试验* RF是一种主要发生于RA患者体内的抗人变性IgG抗体,可与IgG的Fc段结合。将变性IgG包被于聚苯乙烯胶乳颗粒上,此致敏胶乳在与待测血清中的RF相遇时,即可发生肉眼可见的凝集。其原理为将变性IgG包被于聚苯乙烯胶乳颗粒上,这种致敏胶乳在与待测血清中的RF相遇时,即发生肉眼可见的凝集,此称胶乳凝集试验。

2. *ELISA法* 在用热凝集变性IgG包被聚苯乙烯反应板的微孔中,加入待测血清,如有RF存在,则相互结合,随后再加入酶标记热凝集变性的IgG与之反应,在加入底物后即可显色。根据显色程度可判断有无RF存在及其水平,此为双抗原夹心ELISA法。

3. *免疫比浊法* 免疫散射比浊法检测RF的原理是当包被有人IgG球蛋白/绵羊抗人IgG球蛋白的含有类风湿因子的标本与抗原抗体复合物的聚苯乙烯颗粒进行混合后,立即会发生颗粒凝集现象。检测样品光线随着悬浊液浓度发生了散射的改变,在仪器中显示的散射光强度样本中RF的含量,从而把检测结果与已知浓度的标准品进行对比分析,这样可以把某个样本中RF的含量确定下来。比浊法是近年来开始使用的一种RF测定方法,其操作自动化强、重复性好,对一些规模大、标本检测量多的单位来说,应用自动化分析仪进行测定RF具有测定速度快、结果准确、重复性好等优点,因而目前在国内得到了较多的运用。

三、类风湿因子检测的影响因素

引起RF升高的影响因素如下。

(1)EDTA:采用贝克曼-库尔特全自动生化分析仪(Beckman Coulter Synchron)RF检测方法,1.5mg/ml EDTA浓度可导致升高180U/L,致使EDTA抗凝血浆标本不适用此试验。

(2)标本稳定性:采用IgG包被乳胶比浊法检测,血清在4℃保存16h可使38份丙肝病毒阳性标本中的12份RF滴度升高,9份原来阴性者转为阳性。

(3)放疗:在一些采用放疗的恶性肿瘤患者中可检测到RF。

(4)吸烟:在年轻的吸烟者中可检测到RF。

四、类风湿因子检测的临床应用

RF阳性不仅见于RA,还可出现在多种疾病及少数正常人体内,尤其是老年人。RF阳性可见于其他风湿性疾病、蛋白代谢、遗传异常,以及有慢性抗原刺激的其他疾病,如系统性红斑狼疮的阳性率达30%,硬皮病阳性率为27%左右,结节性多动脉炎、慢性肝炎、肝硬化、结核,以及气管炎、慢性支气管炎,特别是并发阻塞性肺纤维化的患者,也会有一定数量的阳性。在2%的健康人及5%~10%老年人RF也可以阳性,但结果呈低效价;RA患者的子女,也有部分人可查到RF阳性,但他们并没有RA的表现;不同原因引起的高球蛋白血症、麻风、锥虫病、病毒感染、心肌梗死、亚急性细菌性心内膜炎、阵发性夜间血红蛋白尿、异体肾移植、传染性单核细胞增多症、多次输血、多次预防注射、白血病等偶尔也可查到RF阳性。

RF在RA患者中的检出率很高,RF阳性支持早期RA的倾向性诊断,如对年轻女性应进行RA和风湿热间的鉴别；而对非活动期RA的诊断，须参考病史。但RF也像ANA一样，并不是RA独有的特异性抗体。在SLE患者均有50%RF阳性，在其他结缔组织病如干燥综合征(SS)、硬皮病、慢性活动性肝炎及老年人中均可有不同程度的阳性率。

1. 风湿性疾病引起的RF　RA、原发性干燥综合征、系统性红斑狼疮、多肌炎/皮肌炎及进行性硬皮病均可伴RF阳性，尤其是RA，滴度往往比非风湿性疾病高，除有IgM-RF外，往往IgG-RF和IgA-RF均为阳性。RF在血清中滴度升高，常与RA患者处于疾病活动期，病程长或有关节以外表现相关，病情得到控制或缓解后RF降低。所以，临床上可将RF作为判断疾病活动性和药物治疗效果的一项指标。IgM-RF可在RA有临床表现，前几年就存在于患者血清中，且血清中高滴度RF的“正常人”，要警惕发生RA的高度危险性。多种风湿病性疾病RF均可出现阳性，诊断这类疾病一定要结合病史、查体和其他免疫学检查。

血清中含有高滴度IgM-RF的患者，较血清RF阴性的患者关节病变更严重。IgG-RF和IgM-RF的存在与关节外的损害，如类风湿血管炎和类风湿结节相关。IgG是感染等原因诱导的免疫应答中的主干抗体，这些抗体与相应抗原结合时会发生变性；此外，在炎症等病理条件下滑漠或其他部位可能产生不正常的IgG；这些变性IgG就构成自身抗原，刺激免疫系统产生各种抗IgG抗体。滑膜液中的IgG-RF与变性IgG结合而形成中等大小的免疫复合物，比血清中的IgM-RF更具有致病意义，因为这一类免疫复合物易于沉积在关节滑膜等部位，可激活补体，形成慢性渐进性免疫炎性损伤。

2. 非风湿性疾病引起的RF　慢性感染性疾病(如结核、亚急性心内膜炎和梅毒等)，病毒感染性疾病(如肝炎、EB病毒感染、传染性单核细胞增多症及HIV感染等)，高球蛋白血症性疾病(如混合性冷球蛋白血症和高丙球蛋白血症性紫癜)，寄生虫感染(如疟疾、弓形虫病和锥虫病等)，这类疾病虽然RF阳性，但通常滴度比较低，一般为单纯的IgM-RF，很少有IgG-RF和IgA-RF，阳性持续的时间比较短。风湿性疾病外周血细胞常有不同程度的减少，而引起RF阳性的其他非风湿性疾病除病毒感染外一般有增高或出现分类比例异常。非风湿性疾病进一步检查其他自身抗体，如ANA一般都为阴性或其滴度较低。

3. 非疾病引起的RF　一些老年人或体质较弱的人体格检查时发现RF阳性，但一般滴度较低、重复化验变化不大，针对这些人只须定期随访观察。

五、类风湿因子的正常参考范围

乳胶凝集法定性检测：正常人1∶20稀释血清为阴性。

散射比浊法定量检测：血清IgM-RF<20U/ml。

第五节　κ轻链和λ轻链

与免疫球蛋白中重链结合、相对分子质量小的肽链被称作轻链，它对于维持Ig结构和功能的完整性方面有重要作用。

一、κ轻链和λ轻链的理化性质和生物学特征

免疫球蛋白的轻链可分为Kappa(κ)型和Lambda(λ)型，分别由2号染色体上的Kappa基因和22号染色体上的Lamdba基因编码。κ型和λ型的不同主要表现在氨基酸序列和二硫

链位置的不同。但是,不同种属的 κ 型或 λ 型之间有较大的相似性。不同种属的 κ/λ 的比值并不相同,一般 κ 和 λ 型与重链配对有同样的可能性,只是从某些种属基因表达的研究显示,Kappa 基因的重排先发生于 Lambda 基因,这可能也是 κ 型出现较多和重链配对的原因。两种轻链的相对分子质量均为 23 000,属于小分子片段。轻链为能自由通过肾小球基底膜的小分子蛋白质,在肾小管被重吸收回到血液循环中,所以正常人尿中只有少量轻链存在。当代谢失调和多发性骨髓瘤时,血中出现大量游离轻链,并由尿中排出,即为本-周蛋白(Bence-Jones protein)。每条轻链由两个串联的 Ig 结构域组成,一个是恒定区(CL),一个是可变区(VL),VL 是与抗原结合的重要部位。一条轻链一般由 211～217 个氨基酸组成。若检测完整的总抗体,健康人血清中 κ:λ 为1.5～2,若检测游离轻链,该比值为 0.26～1.65。但游离轻链目前尚无国际参考品,检测方法也没有统一,因此,不同厂家试剂盒的检测结果无可比性。每个 Ig 分子上只有一个型别的轻链,即淋巴组织中的一种 B 细胞要么拥有 κ 链,要么拥有 λ 链,但不能同时具有两种轻链。如果淋巴结或相似的组织被活化,或良性增生,它应该拥有 κ 阳性和 λ 阳性两种细胞;如果一种轻链明显多于另一种,这些细胞很可能属于同一单克隆亚群,从而提示组织恶变比如 B 细胞淋巴瘤。Ig 轻链能够结合肥大细胞和中性粒细胞,并使之活化而增强炎症反应。

二、κ 轻链和 λ 轻链的实验室检测

1. *电泳技术* 电泳技术包括血清蛋白电泳(PE)和血清免疫固定电泳(IFE),是单克隆免疫球蛋白病常用的检测手段。PE 敏感性介于 0.5～6g/L,IFE 检测范围为 100～300mg/L。FLC 通常采用尿标本进行检测,尿 PE 和 IFE 为敏感性高,可检测到低达 10mg/L 的 FLC。电泳方法较免疫测定相比,其敏感性低且更为复杂。

2. *散射比浊法* 试验原理:一定波长的光沿水平轴照射,通过溶液时遇到抗原抗体复合物粒子,光线被粒子颗粒折射,发生偏转,光线偏转的角度与发射光的波长和抗原抗体复合物颗粒大小及多少密切相关。散射光的强度与复合物的含量呈正比,即待测抗原越多,形成的复合物也越多,散射光也越强。散射光的强度还与各种物理因素,如加入抗原或抗体的时间、光源的强弱和波长、测量角度等密切相关。

3. *ELISA 法* 试剂盒采用双抗体一步夹心法酶联免疫吸附试验(ELISA)。往预先包被免疫球蛋白轻链 λ(λ-IgLC)抗体的包被微孔中,依次加入标本、标准品、HRP 标记的检测抗体,经过温育并彻底洗涤。用底物 TMB 显色,TMB 在过氧化物酶的催化下转化成蓝色,并在酸的作用下转化成最终的黄色。颜色的深浅和样品中的免疫球蛋白轻链 λ(λ-IgLC)呈正相关。用酶标仪在 450nm 波长下测定吸光度(OD 值),计算样品浓度。

4. *流式细胞术法* 外周血 B 淋巴细胞膜表面免疫球蛋白轻链的测定:用淋巴细胞分离液分离外周血单个核 细 胞(PBMCs),以无菌生理盐水洗涤 3 次,备用。取 10μl Anti-κ/Anti-λ/CD19 试剂加入流式细胞术专用试管底部,对照管为 10μl CD19-PerCP、10μl IgG2a-PE 和 10μl IgG1b-FITC,每管中加入洗涤后的 PBMCs 50μl,轻轻混匀后,置室温避光反应 15min;加入 1ml 溶血素,混匀,室温避光溶血 10min,以裂解残留的红细胞。之后以 1500r/min 离心 5min,弃上清,加入生理盐水 1ml 洗涤 1 次,再以 1500r/min 离心 5min,弃去上清。加入 250μl 1% 多聚甲醛,混匀后用流式细胞仪检测。以 Cell Quest 软件收集和分析数据,以 CD19 阳性细胞为所分析的目标细胞群,分析其中 κ 与 λ 表达水平。κ 和 λ 的表达率为其阳性细胞占总 B 淋

巴细胞的百分比，并计算 κ/λ 比值。

三、κ 轻链和 λ 轻链检测的影响因素

（1）免疫电泳法标本要新鲜，不可污染或有沉淀，否则电泳时会出现拖尾现象；用抗 κ 或抗 λ 血清电泳时，其中一种抗血清有时出现 2 条沉淀线，靠近加样孔较粗的一条为骨髓瘤蛋白所致，另一条通常较弱为游离轻链所致，极少数情况下提示标本与抗血清中可能存在非特异性反应物质，应用抗 IgD、抗 IgE 血清进一步鉴定；另外，琼脂浓度、缓冲液离子强度、电压等要合适，每次实验必须做阴性、阳性血清对照。

（2）速率散射比浊法抗血清效价高、特异性和亲和力强是实验的关键；PEG 的分子量、浓度要适当，所用器具必须清洁；注意抗原和抗体比例，防止钩状效应（HOOK 效应）的发生。

（3）除了肾功能不全、肾炎外，多发性骨髓瘤、糖尿病及肝硬化等疾病时，尿中游离轻链含量均有不同程序升高。

四、κ 轻链和 λ 轻链检测的临床应用

1. *多克隆增殖* 5 种免疫球蛋白含量的全面上升，或虽只有 1 种免疫球蛋白上升，但这种免疫球蛋白的 κ/λ 的比值不变。多克隆增殖常见的疾病包括慢性肝炎及肝硬化、结缔组织病、慢性感染、恶性肿瘤及艾滋病等。

2. *单克隆增殖* 特点包括单种免疫球蛋白均一增殖且含量大，正常免疫球蛋白的比例下降，κ/λ 比例失调，伴有相关的临床症状。浆细胞单克隆增殖，造成游离的免疫球蛋白轻链增加，即本周蛋白，这种蛋白通常以二聚体的形式存在于尿及血清中，有时亦可见单体和四聚体。单克隆增殖常见的疾病主要有多发性骨髓瘤、巨球蛋白血症和淋巴瘤。MM 患者的肾功能损害主要与游离轻链被肾小管吸收后沉积在上皮细胞胞质内，产生溶酶体，使肾小管细胞变性有关，尤其 λ 链的损害程度更大。轻链病（light chain disease，LCD）占 MM 的 10%～20%。患者的疾病过程是以单克隆 B 淋巴细胞恶性活化增殖引起体液免疫功能发生异常，大量产生的小分子轻链片段是主要的致病因子。这些轻链片段或其碎片可通过血液循环在多器官沉积，引起功能障碍，患者预后较差。尿液中轻链蛋白含量及 κ/λ 比值异常高于血清是诊断轻链病的最具特征性的金指标。

3. *尿轻链与肾小管损伤* 尿 κ 轻链为诊断早期糖尿病肾病肾小管病变指标。有研究表明，尿 κ 轻链升高在肾脏疾病中是特征性的肾小管源性蛋白尿，为肾小管重吸收小分子蛋白功能受损的结果。在系统性红斑狼疮性肾病患者尿 κ 轻链的研究中发现，红斑狼疮患者尿 κ 轻链增多除了与循环和肾内的免疫细胞活动异常导致其分泌增加外，还与肾小管受损后重吸收轻链减少有关。国内学者杜建明等在研究儿童肾脏病的尿 κ 轻链变化时发现，尿 κ 轻链检测能及时反映肾小管重吸收功能及其损伤的程度，并可作为监测疗效的指标。

五、κ 轻链和 λ 轻链的正常参考范围

免疫电泳法：正常为阴性。

免疫速率散射比浊法（ARRAY-360 测定仪参考值）：①κ 链血清 0.598～1.329g/L，尿液＜18.5mg/L；②λ 链血清 0.280～0.665g/L，尿液＜500mg/L；κ/λ 血清 1.47～2.95。

主要参考文献

Burwick RM,Fichorova RN,Dawood HY,et al,2013. Urinary excretion of C5b-9 in severe preeclampsia:tipping the balance of complement activation in pregnancy[J]. Hypertension,62(6):1040-5. doi:10. 1161/HYPERTENSIONAHA. 113. 01420.

Dejoie T,Attal M,Moreau P,et al,2016. Comparison of serum free light chain and urine electrophoresis for the detection of the light chain component of monoclonal immunoglobulins in light chain and intact immunoglobulin multiple myeloma[J]. Haematologica,101(3):356-62. doi:10. 3324/haematol. 2015. 126797.

Jenner W,Klingberg S,Tate JR,et al,2014. Combined light chain immunofixation to detect monoclonal gammopathy:a comparison to standard electrophoresis in serum and urine[J]. Clin Chem Lab Med,52(7):981-7. doi:10. 1515/cclm-2014-0023.

Luciano RL,Castano E,Fogazzi GB,et al,2014. Light chain crystalline kidney disease:diagnostic urine microscopy as the "liquid kidney biopsy"[J]. Clin Nephrol,82(6):387-91. doi:10. 5414/CN108424.

Newkirk MM,Zbar A,Baron M,et al,2010. Distinct bacterial colonization patterns of Escherichia coli subtypes associate with rheumatoid factor status in early inflammatory arthritis[J]. Rheumatology (Oxford),49(7):1311-6. doi:10. 1093/rheumatology/keq088.

Salih M,Demmers JA,Bezstarosti K,et al,2016. Proteomics of Urinary Vesicles Links Plakins and Complement to Polycystic Kidney Disease[J]. J Am Soc Nephrol,27(10):3079-3092.

van der Pol P,de Vries DK,van Gijlswijk DJ,et al,2012. Pitfalls in urinary complement measurements[J]. Transpl Immunol,27(1):55-8. doi:10. 1016/j. trim. 2012. 06. 001.

第 23 章

尿液外泌体

第一节　外泌体概述

外泌体(exosomes)是由多种细胞分泌的 40～100nm 的膜性小囊泡，由细胞内多泡体(MVE)出芽形成，再与细胞膜融合后释放至细胞外基质中。细胞间的通讯可通过外泌体携带 mRNA、microRNA(miRNA)和蛋白质等到达受体细胞发挥调控作用。

目前研究表明，外泌体携带的蛋白质、mRNA 和 miRNA 与机体及细胞的生理疾病状态密切相关，是潜在的理想生物标志物。另外，干细胞分泌的外泌体是干细胞发挥治疗作用的主要作用机制之一，树状突细胞的外泌体还具有抗肿瘤免疫、促进肿瘤血管新生等生理功能。经过国内外科学家的努力，目前在外泌体领域的研究取得较大进展。

一、外泌体的生物学特征

1. *外泌体的特点*　外泌体是囊泡转运的主要组成部分之一。囊泡转运对于细胞发挥多种功能活动起重要作用，James 因发现细胞囊泡转运调控机制而获得 2013 年诺贝尔生理学或医学奖。在囊泡转运过程中，根据转运过程中所处的位置不同将囊泡分为早期内涵体(EE)、晚期内涵体(LE)和循环内涵体(RE)。其中，晚期内涵体会形成多泡体，多泡体进一步分泌一类直径为 40～100nm 的膜性囊泡——外泌体。释放至细胞外面的外泌体参与一系列生物过程，如免疫应答、凋亡、血管生成、炎症反应、凝结过程、肿瘤转移、动脉硬化、抗原提呈和治疗受损器官等。诸多研究表明，不同细胞来源的外泌体，通常含有相同的一套蛋白质来调节膜骨架的动态性及膜融合，这类蛋白如 GTP 酶的 Rab 家族、Alix、ESCRT 蛋白、热休克蛋白、膜联蛋白等；另外，外泌体中还包含核酸物质，统称为 eRNA，外泌体的生物学功能通过其携带蛋白质和 miRNA 等到达受体细胞而发挥调控作用。外泌体可由树突状细胞(DC)、血小板、肥大细胞、内皮细胞间充质干细胞和肿瘤细胞等不同细胞类型分泌，并可在多数体液如外周血、尿液、唾液、羊水、乳汁、脑脊液、支气管肺泡灌洗液等体液中检测到。诸多研究表明，外泌体携带的 mRNA、miRNA 和蛋白质在疾病发生和发展过程中会发生明显变化，可作为疾病诊断的理想标志物。并且将外泌体从体液中分离出来用于监测，显著降低了样品复杂性，有利于生物标志物的检出。因此，外泌体为疾病诊断及标志物的探索提供了一个全新的思路和方向。不同细胞分泌的外泌体会有不同的功能。在外泌体治疗疾病研究方面，目前比较关注的是骨髓间充质干细胞(MSC)和 DC 来源外泌体的治疗作用。

2. *外泌体的分泌调节和提取*　如今人们对外泌体的起源和分泌的分子机制知之甚少，但外泌体的分泌被多种信号分子精确控制。通常，外泌体的分泌受多种因素的影响，如神经酰胺的合成、钙信号、p53基因、酸中毒、高温和外界应力等。外泌体的分泌主要受保守的细胞质蛋白家族控制，如Rab家族GTP酶，尤其是Rab27a和Rab27b。

超速离心能够得到较高纯度的外泌体，是目前公认的提取外泌体的有效方法，但是其过程复杂且耗时较长。外泌体试剂盒在许多试验中证明了它的高效性，其操作简单方便，无须超速离心，通过加入几种试剂就能够得到外泌体沉淀。2009年，有研究者设计了一种内部具有三明治结构的酶联反应吸附试验，应用管家蛋白（CD63和Rab5b）的表达与肿瘤细胞关联作为标志物，成功捕获并量化了血浆来源的外泌体。同时，发现和健康对照组比较，肿瘤患者血浆中外泌体含量更高。

3. *外泌体的功能*　一直以来，外泌体被看作是细胞内运送“垃圾”的载体，允许细胞排出废物，如对细胞分化不利的分子和对细胞有损伤的药物分子。但研究发现外泌体是免疫表达重要的调控者和抗原提呈者，之后外泌体的功能被广泛研究。虽然外泌体在生理和病理方面作用的具体细节仍在研究，但其主要功能是通过自身膜蛋白与靶细胞识别并融合，进而参与细胞间信息和物质的传递，可以调节受体细胞的转录及表型。外泌体是天然的细胞间RNA传输的信使，有研究者构建了一种人源黑素瘤细胞移植瘤稳定表达EGFR编码质粒的小鼠模型，发现EGFR编码的RNA被外泌体运送到血液，最终到达小鼠的精子中，说明外泌体可以将遗传信息运送到受体细胞。

二、外泌体的内标志物和疾病诊断

1. *外泌体中的miRNA对疾病的诊断作用*　miRNA是一类长度为18～25nt的小分子非编码小RNA，广泛存在于真核细胞中，能通过降解靶mRNA或抑制其翻译，调节细胞增殖、分化与凋亡，参与个体发育、机体代谢及肿瘤发生等。诸多研究已表明，miRNA可作为肿瘤、肌肉损伤、炎症等多种疾病的生物标志物。目前有学者发现miRNA可选择性组装到外泌体中，然后稳定存在于患者的血液、尿液和其他体液中，更有意义的是miRNA数量和组成在患者和正常人中存在差异，与疾病的发生、发展密切相关，可作为疾病诊断的理想标志物。

在肿瘤标志物研究方面，有学者发现外泌体中的let-7a、miR-1229、miR-1246、miR-150、miR-21、miR-223和miR-23a与结肠癌的发生密切相关。外泌体中的miR-1290、miR-375可作为去势难治性前列腺癌的诊断标志物。在筛选肺癌和正常吸烟者血清外泌体中的差异miRNAs的研究中，发现miR-378a、miR-379、miR-139-5p和miR-200b-5p可用于鉴定肺癌和正常吸烟者。另外，他们还发现miR-151a-5p、miR-30a-3p、miR-200b-5p、miR-629、miR-100和miR-154-3p可用于区分肺腺癌和肺肉芽肿瘤患者。

有学者比较肿瘤和外泌体中miR-17-3p、miR-21、miR-106a、miR-146、miR-155、miR-191、miR-192、miR-203、miR-205、miR-210、miR-212和miR-214的表达情况，发现肿瘤中的表达情况和外泌体中的表达情况无统计学差异，即检测外泌体中的差异miRNA可反映肿瘤实际情况，可作为肿瘤诊断标志物。对前列腺癌患者血清中外泌体的RNA进行测序，发现在前列腺癌患者中miR-1290和miR-375呈高表达，且miR-1290和miR-375的表达与生存期密切相关。外泌体中存在的差异miRNA分子和蛋白质可作为肺癌的筛查和诊断标志物，敏感性和特异性分别可达96%和76%。Roccaro等通过microRNA芯片分析正常人骨髓间充质干细胞和多发性骨髓瘤患者骨髓间充质干细胞外泌体的miRNA组成，发现miR-15a在多发性骨髓瘤患者骨髓间充质干细胞的外泌体中明显下调，并进一步探索发现它们与多发性骨髓瘤的特性密切相关。

在急性冠状动脉综合征研究方面，发现外泌体中的 miR-1 和 miR-133a 在急性冠状动脉综合征患者中明显升高，可作为其检查的特异性标志物。有学者发现相对于正常人，心肌梗死患者尿液和血清外泌体中 miR-1 和 miR-2081 的水平均明显升高。在肾脏疾病研究方面，通过 RT-PCR 检测 miR-29、miR-200 在慢性肾病患者健康人尿液外泌体中的表达情况，结果显示 miR-29 水平明显下降，ROC 曲线结果显示 AUC 为 0.902，提示 microRNA-29c 对慢性肾病有较高的诊断价值。IgA 肾病患者尿液外泌体中的 miR-200a、miR-200b 和 miR-429 明显减少，进一步研究发现其减少的程度与疾病的严重程度呈负相关。尿液外泌体中的 CD2AP mRNA 是肾脏疾病的诊断标志物，RT-PCR 检测 CD2AP、NPHS2 和 synaptopodin 的 mRNA 水平，结果显示 CD2AP mRNA 水平在患者中明显下降，ROC 曲线分析结果显示 AUC 值为 0.821(P=0.008)，说明外泌体中的 CD2AP mRNA 对肾脏疾病的诊断有较高价值。

2. *外泌体中蛋白质对疾病的诊断作用*　蛋白质组学是一门大规模、高通量、系统化地研究某一类型细胞、组织或体液中的所有蛋白质组成及其功能的新兴学科，是对蛋白质翻译和修饰水平等研究的一种补充，是全面了解基因组表达的一种必不可少的手段。目前在外泌体研究领域，可通过蛋白质组学全面分析外泌体中蛋白质的组成，从而更加全面地了解外泌体的功能及作用靶点，同时对探索疾病的标志物有重要意义。在肿瘤研究方面，有学者通过蛋白质组学技术发现膀胱癌患者尿液外泌体中存在的差异蛋白可用于膀胱癌的早期诊断，并且证实外泌体中的差异蛋白和膀胱癌组织间存在高度相关性。有研究者通过蛋白质组学分析正常人骨髓间充质干细胞和多发性骨髓瘤患者骨髓间充质干细胞的外泌体蛋白质组成差异，发现 IL-6、CC12 和纤粘蛋白(fibronectin)在多发性骨髓瘤患者骨髓间充质干细胞中明显上调，并进一步探索发现它们与多发性骨髓瘤的特性密切相关。

在其他疾病研究方面，有学者分别比较了帕金森病患者和正常人尿液外泌体中 1RRK2 或 DJ-1 的表达情况，发现在正常人和帕金森病患者中差异不是很明显，但当按照性别分析时，发现在男性帕金森病患者中的 DJ-1 表达情况有明显差异。有学者构建小鼠肝脏损伤模型，收集其尿液提取外泌体进行蛋白质组学分析，发现 28 种未曾在外泌体中报道过但与疾病密切相关的蛋白，其中 CD26、CD81、S1c3A1 和 CD10 可作为肝脏损伤的标志物。有学者分别检测 HIV 阳性患者血清外泌体和无外泌体血清中 21 个细胞因子和趋化因子的表达情况，发现大部分细胞因子在 HIV 阳性患者血清外泌体中的相对表达量明显升高，是 HIV 潜在的检测标志物。

三、不同来源的外泌体

外泌体不仅能从培养细胞的上清中被提取，在血液、尿液、胸腔积液、腹水、脑脊液、唾液、乳汁等体液中也容易获得。不同来源及不同生理状况下外泌体内容物的差异提示可以将外泌体作为疾病诊断的一种新方法。

1. *血液外泌体内标志物*　血液标本较好地反映了一些重大疾病如肿瘤、心血管病等疾病的病理情况，传统的 EA、PSA、CA125、CA19-9 等的检测存在特异性和敏感性不高，对疾病早期诊断及预后判断帮助不够等问题。许多学者努力寻找新的血清标志物，如 Eichelser 等发现三阴性乳腺癌(雌激素受体 ER、孕激素受体 PR 和人表皮生长因子受体 HER2 均阴性)患者血清外泌体中 miR-373 的表达量明显高于乳腺腔内乳腺癌患者，ER 阴性乳腺癌患者血清外泌体中 miR-373 水平也明显高于 ER 阳性的患者，相比于肿瘤抗原更具特异性。有研究者发现通过免疫沉淀反应，用人体小肠和结肠特性表达的蛋白 GPA33 的抗体捕获肠道来源外泌体，通过芯片筛选发现和乳腺癌耐药基因 BCRP 呈负相关的 miR-328 由该外泌体包裹并能反映乳腺癌细胞中 miR-328 的含量，为评估 BCRP 的表达情况并对乳腺癌耐药及后续用药提供指导。有研究者发现急性心肌梗死和心绞痛患者血浆外泌体中 miR-1 和 miR-133a 的表达水平较健康人显著升高，对心血管疾病的早期快速诊断具有重要意义。此外，约有 67%恶性黑素瘤患者血浆中分离的外泌体中能检出微囊蛋白-1，而通过传统 LDH 监测，阳性率只有 7%。食管鳞状细胞癌患者血清中外泌体包含的 miR-21 水平高于良性食管肿瘤，且其表达水平的高低与肿瘤的分期及淋巴结转移相关。结肠癌患者血清外泌体中的 let-7a、miR-1229、miR-1246、miR-150、miR-21、miR-223 及 miR-23a 表达量远高于非肿瘤患者和已进行肿瘤切除术的患者。血清外泌体中 miR-629、miR-100 和 miR-154-3p 则可以用于区分肺腺癌和肉芽肿。通过比较 78 例运动员和 16 例非运动员血浆外泌体中的 Tau 蛋白含量，结果显示运动员组比非运动员组的外泌体所含 Tau 蛋白量更高，其特异性达 100%，敏感性达 83%。此外，Tau 蛋白含量越高，受试者记忆力检测的成绩越差，检测血浆外泌体中 Tau 蛋白可以判断是否有过脑部外伤史，为慢性创伤性脑部伤的诊断和预后提供帮助。虽然血浆、血清标本中分子标志物直接检测与分析更为方便，但有些血清标志物如 microRNA 在外泌体内含量更丰富且不易降解，因此，比较这两者的临床应用价值并选择更合适的检测方法用来指导临床疾病诊断值得引起更多关注。

2. *脑脊液外泌体内标志物*　脑脊液是目前能够微创获取的最能反映神经系统状况的标本，研究发现脑脊液中也能提取外泌体。阿尔茨海默病（AD）患者外泌体中的蛋白质转运受体如受体相关蛋白 6（LRP6）、热休克因子-1（HSF1）、抑制因素 1（REST）明显低于健康人，揭示了 AD 患者神经退行性变化的原因，是一个预测 AD 进展的指标。AD 脑脊液外泌体中磷酸化 Tau 蛋白含量上调，反映了病情进展及预后。外泌体在帕金森病和亨廷顿舞蹈症的诊断中具有重要作用。帕金森病患者脑脊液外泌体含有的 α-突触核蛋白（α-synuclein）、LRRK2 等蛋白是导致 β-淀粉样前体生成的重要蛋白质，若能对外泌体中该蛋白质的含量进行分析是预测帕金森病进展的重要手段。对于 AD 和帕金森病的鉴别，通过比较脑脊液外泌体所含的 miRNA 含量，可以为该两种疾病更精确的诊断提供帮助。此外，通过检测外泌体分泌的亨廷顿蛋白也是预测亨廷顿舞蹈症的途径，为后续治疗提供帮助。外泌体分子标志物将为神经方面疾病的研究和治疗提供新的实验室资料和依据。

3. *腹水外泌体内标志物*　腹水常见于腹部器官的病变如肝硬化、肝癌、卵巢癌、结肠癌等。Vaksman 等提出卵巢癌患者腹水外泌体中 miRNA-21、23b、29a 高表达常意味着高死亡率，而结肠癌患者腹水分离的外泌体中 claudin-3 水平明显高于健康人对照。有研究者通过检测胃癌切除术患者腹腔灌洗液、胃癌转移瘤分离株培养上清及胃癌卵巢转移患者腹腔灌洗液发现，miR-21 和 miR-1225-5p 在胃癌转移标本中的表达量明显升高，这可能为胃癌侵犯腹腔及相关器官早期检测提供帮助。腹水中含有大量的蛋白质和核酸，腹部器官众多，这些物质的来源难以确定，仅从游离蛋白质核酸分析诊断疾病有一定的难度，而外泌体具有组织特异性，在肿瘤组织的定位上更具优势，诊断的精准度也会更高。除了以上体液，唾液、肺泡灌洗液、卵泡液中也发现了外泌体，在肿瘤、生殖功能、呼吸功能的诊断中显示其意义。

4. *MSC 来源外泌体对疾病的治疗作用*　干细胞是一类未充分分化、具有自我更新、多向分化潜能的细胞，主要包括胚胎干细胞、诱导性多能干细胞等，它们为目前临床难以治疗的重大疾病提供了一种新的治疗方法。其中 MSC 具有取材方便、应用广泛和免疫原性低等优点，是目前干细胞应用研究的热点。至于 MSC 治疗疾病的机制，主要与其定向分化和旁分泌功能有关。有研究者发现从现在干细胞治疗的动物实验或临床试验观察到的获益主要来源于干细胞的旁分泌效应，其中外泌体是目前细胞旁分泌的主要研究热点，诸多研究已证实干细胞修复器官的功能与其分泌的外泌体密切相关。既往多项研究发现，MSC 培养上清可能是通过生长因子、细胞因子等旁分泌效应对损伤组织起修复作用。

在肾脏损伤治疗方面，MSC 来源的外泌体对甘油诱导的 SCID 鼠急性肾损伤模型具有保护作用，其修复能力与其母体细胞无统计学差异。2011 年一个课题组通过进一步研究发现，MSC 来源的外泌体对缺血再灌注损伤诱导的非 SCIDSD 大鼠急性肾功能损伤有保护作用，实验组血清中的 BUN 和 Cr 水平明显减低，差异有统计学意义。若预先用 RNase 处理外泌体，虽然外泌体的体积和表面黏附分子表达未发生变化，但外泌体却失去了肾脏保护作用，这提示外泌体的肾保护作用可能通过 RNA 实现。与缺血再灌注组相比，MSC 处理的缺血再灌注组、MSC 来源外泌体处理的缺血再灌注组 BUN 水平明显下降、凋亡细胞明显减少、炎症因子水平明显下降。

在皮肤创面治疗方面，有学者构建了 SD 大鼠皮肤深二度烧伤模型和体外皮肤细胞烧伤模型，然后用来源于 MSC 的外泌体进行治疗，以肺成纤维细胞的外泌体作为对照组，发现经 MSC 的外泌体治疗后，SD 大鼠皮肤深二度烧伤模型的创面愈合率、细胞存活、上皮化情况和 PCNA 表达情况明显优于对照组。同样体外皮肤细胞烧伤模型的增殖情况、存活率和 PCNA 表达情况明显优于对照组。进一步研究发现，来源于骨髓间充质干细胞的外泌体通过激活 wnt4/β-连珠蛋白(β-catenin)和 AKT 通路促进皮肤创面愈合。利用人诱导多能干细胞起源 MSC 的外泌体注射于大鼠创面周围皮下，结果显示 MSC 的外泌体可促进上皮化，减少痂皮宽度，促进胶原成熟，促进新生血管形成和促进创面成熟。同样，在体外试验发现人诱导多能干细胞起源 MSC 的外泌体以剂量依赖方式刺激人真皮成纤维细胞和静脉内皮细胞增殖和迁移。另外，Ⅰ，Ⅲ型胶原和弹性蛋白分泌及 mRNA 表达亦随外泌体浓度增加而增加。

在心肌梗死治疗方面，经预缺氧的 MSC 可分泌携带有 miR-22 的外泌体作用于心肌细胞的靶基因 Mecp2 从而保护心肌细胞，保护心肌缺血模型。在肝脏损伤治疗方面，用来源于 MSC 的外泌体和四氯化碳(CCL4)一起注射到小鼠中，发现外泌体可减轻 CCL4 对肝脏的损害，进一步检测发现肝实质细胞的存活率和 PCNA 表达量明显优于对照组，说明在 MSC 修复靶器官过程中外泌体旁分泌效应有重要作用。

5. *DC 来源外泌体对疾病的治疗作用*　DC 是目前功能最强的抗原呈递细胞，能刺激初始型 T 细胞增殖，激发机体免疫应答。近年来，DC 释放的有生物学活性的外泌体引起了人们极大兴趣，其显示出呈递生物相关抗原、具有免疫治疗作用的特性。有研究发现成熟 DC 分泌的外泌体(mDex)激活抗原特异性 T 细胞的能力比未成熟 DC 分泌的外泌体(imDex)强，进一步比较其分子组成显示，与 imDex 相比，mDex 含较丰富的 B7.2、MFG-E8，较少且几乎无 FasL。DC 来源的外泌体可通过其表面分子引起 T 细胞免疫应答，通过实验阻断 DC 来源外泌体上部分分子(CD11a、CD11b、CD11c、CD54、CD83、MFG-E8)后检测外泌体免疫学功能，结果显示阻断这些分子均能不同程度地抑制 Dex 对 T 细胞刺激的作用。

第二节 尿液外泌体的研究方法

目前国际上主要使用的尿外泌体分离、富集方法有两大类：一种以超速离心为基础，具体的步骤是首次离心清除细胞与细胞碎片，第二次超速离心使外泌体沉淀而得到分离、富集。第二种方法是以纳米膜超滤为基础。但这两种主要方法均有缺点：前者耗时、需要昂贵的设备、不能同时处理大量的尿液样本（而理论上越大量的尿液样本可以获得浓度越高的外泌体，从而越容易发现有意义的低丰度蛋白）；后者在分离富集外泌体的同时也保留并浓缩了尿液中的可溶性蛋白，这些“污染性的蛋白”将严重影响外泌体相关蛋白的鉴定。目前所有尿液外泌体富集与纯化过程中面临的另外一个非常棘手的问题，就是正常人尿液中大量存在的 Tamm-Horsfall 蛋白（THP）的干扰。

目前尚无研究报道可以在外泌体中完全消除 THP 等外部蛋白的干扰，从而使尿外泌体得到完全的纯化，上述两种分离、富集方法同样如此。缺乏尿液外泌体相关检测指标（如内部某种蛋白生物标志物）的标准化方法也是影响后续临床应用的一个问题。不同尿液标本稀释程度的差异决定了不能直接以实际测得的尿液外泌体相关指标来做正常与异常的比较。临床上目前应用尿肌酐来校正尿白蛋白浓度的方法欠准确，而应用外泌体本身的标志物蛋白如 TSG101 或者 Alix 蛋白来校正的方法又比较复杂，过程较慢。因此，有必要寻求一种较简单、实用的外泌体相关标准化指标。

南方医科大学和爱尔兰都柏林城市大学国家生物传感器中心研究团队通过两年的研究创立了一种新的外泌体分离、富集方法——“液压透析法（hydrostatic dialysis）”。该方法以 1000KD 的透析膜为基础，通过简单的设备就可以同时处理大量（几百甚至上千毫升）的尿液标本。该方法的主要优点包括：设备简单、成本低、处理量大，尿液中干扰性的可溶性蛋白有效清除，排除个体间外泌体外其他因素差异对后续生物学分析的影响（如不同尿液来源的酸碱程度差异在本方法处理后处在同一 pH 水平），最大程度减少了外泌体的损失，而且可以与超速离心、超滤方法相结合用于不同目的的研究。

一、尿液外泌体分离与富集技术

如今用于分离和富集尿外泌体的方法和技术众多，主要有：①超速离心法：是目前外泌体研究的基本方法。但耗时耗力，每次只能处理少量样品，设备昂贵，限制了其临床应用。②超滤法：基于外泌体粒径的大小（40～100nm），用孔径＜100nm 的纳米膜（通常是聚醚砜或 PVDF 膜）短时间低速离心过滤以浓缩尿样本，进行外泌体分离。该方法可避免超速离心，并能滤过小体积的样品。但一些外泌体相关蛋白可黏附在纳米膜上，因此须冲洗纳米膜才能得到所有外泌体或使用蛋白吸附低的滤膜。③沉淀法：目前多种商品试剂盒均采用此法。此法只须低速离心机，易于应用，且富集速度快，适用于多数实验室。但该法分离的外泌体常有多量蛋白聚合物杂质，影响后续实验操作，且试剂盒价格昂贵，难以在临床推广应用。聚乙二醇（polyethylene glycol，PEG）以往被用于分离病毒，鉴于外泌体与病毒相似的大小，现已被用于分离外泌体，并取得了一定成绩。④其他：如免疫亲和肽基分离法（immunoaffinity and peptide-based isolation）、微流控芯片法（microfluidic-based method）、分子排阻色谱（size-exclusion chromatography）等，各有优缺点，可根据实验目的选用。总之，这些方法都不能完全排除非外泌体颗粒的污染，目前尚无适用于临床的外泌体分离金标准。

二、尿外泌体的分离前处理

尿液成分及理化性质复杂，易受体内外各种因素影响，分离尿外泌体荷载的特定分子或成分也较困难。目前的研究认为，尿外泌体分离前处理在其成功分离中起着很重要的作用。这些处理包括：使用清晨第一次尿和(或)第二次尿，避免饮水、活动和出汗等影响分离效果；针对外泌体的蛋白成分进行研究时，推荐在保存尿液标本前加入蛋白酶抑制剂；外泌体易于贴附在塑料管壁，因此在使用储存的尿液标本进行外泌体分离前，须对标本进行充分的涡旋，重悬贴附在塑料管壁的外泌体；样品可以立即处理，也可以放在－80℃短期保存，不影响实验结果，但置于－20 ℃保存的标本外泌体会减少；作为尿标本处理的一个常规程序，应注意防止微环境中细菌污染；可采用二硫苏糖醇(dithiothreitol，DTT)或 3-[(3-胆固醇氨丙基)二甲基氨基]-1-丙磺酸[3-(3-cholamidopropyl) dimethylammonio-1-propanesulfonic，CHAPS]还原聚集的 T-H 蛋白(THP)形成的网格，使其中包裹的外泌体释放出来，增加外泌体产量；在分离外泌体前先减少或消除白蛋白(albumin)等的影响；pH 和离子强度对外泌体分离可能有影响，适当碱化样品有利于提高得率；尿外泌体分离前需 17 000×g 离心 10min 去除尿标本中的细胞碎片等。

三、液压透析法分离尿液外泌体

1. 选取尿液样本　从－80℃超低温冰箱所保存的尿液样本库中选取正常人群组、前驱糖尿病组、糖尿病无蛋白尿组、糖尿病微量白蛋白尿组、糖尿病大量蛋白尿组尿液样本。前驱糖尿病的诊断标准为空腹血糖 5.6～6.9mol/L 或餐后 2h 血糖(OGTT 2h)7.8～11.1mmol/L；糖尿病诊断标准为空腹血糖至 7.0mmol/L 或 OGTT 2h＞11.1mol/L；糖尿病无蛋白尿的诊断标准为糖尿病患者尿微量白蛋白/尿肌酐(ACR)＜30μg/mg；糖尿病微量白蛋白尿的诊断标准为糖尿病病史大于 5 年，ACR＝30.299μg/mg，排除其他类型的肾脏损害；糖尿病大量蛋白尿的诊断标准为糖尿病病史大于 5 年，ACR＞299μg/mg，排除其他类型的肾脏损害。最终从样本库选取正常组尿液样本 15 份，前驱糖尿病组尿液样本 15 份，糖尿病无蛋白尿组尿液样本 14 份，糖尿病微量白蛋白尿组尿液样本 13 份，糖尿病大量蛋白尿组尿液样本 5 份。

注：尿液标本进入生物样本库之前已经经过 2000g 离心处理(去除细胞、细胞碎片及部分 T-H 蛋白)。

2. 液压透析法(hydrostatic dialysis)对各组尿液样本进行外泌体分离、富集

(1)尿液标本的前处理：从－80℃超低温冰箱取出的部分尿液样本解冻后可见白色或淡红色沉淀，考虑为尿酸盐、磷酸盐或碳酸盐沉淀，给予加热、加酸或碱性 Tris 缓冲液后可迅速消失。

(2)液压透析装置的组建：整个液压透析装置由量筒、漏斗、1000kD 透析膜通过封口膜连接而成，塑料夹子控制透析膜中液体的开放。

(3)液压透析法外泌体分离、富集

①检测装置接口紧密、透析膜无破裂后从漏斗缓缓倒入所要处理的尿液样品，挤压透析膜去除气泡。不同尿液样品使用各自的透析装置。

②在透析膜内尿液剩余 6～8ml 时更换一次。

③再次剩余 6～8ml 时，予 10ml miliQ 水冲洗，收集量筒内的液体(1000kD solution)。

④200ml miliQ 水冲洗透析膜，剩余 6～8ml 时收集膜内富含 vesciles 的液体(1000kD solution)，−80℃冻存待检。

3. 液压透析法获得的 1000kD 部分蛋白定量　蛋白定量的方法很多，文献中最常用的是 BCA(Bicinchoninic acid)法和 Bradford 法。相比较 BCA 蛋白定量法，Bradford 考马斯亮蓝法具有干扰物质少的优点。而且由于外泌体是由脂质双分子层包裹的小体，而 BCA 法在样品含有脂类成分时，会使测得的蛋白浓度偏高，因此本研究采用 Bradford 法。前期本课题组成员也已经通过对比试验发现采用 Bradford 法测定富含外泌体的 1000kD 部分蛋白浓度较 BCA 法更准确。

操作步骤如下：考马斯亮蓝溶液预热，混匀。采用 BSA 作为标准品，配置标准品浓度分别为 6.25，12.5，50，100，200，400μg/ml，纯水作为空白对照。取标准品、对照和样品各 20μl 每孔，每个样品重复 3 次。用排枪加入考马斯亮蓝溶液，每孔 200μl。微孔板分光光度仪检测，设定 595nm 波长。通过标准品绘制标准曲线，进而计算出待测样品蛋白浓度。

四、尿液外泌体外部干扰蛋白去除及其纯化

正如前所述，尿液外泌体携带大量的生物信息(包括蛋白、RNA 等)，是深入探索疾病发病机制及相关生物标志物研究的重要资源。但研究的前提是尿液外泌体的有效分离、富集与纯化。大样本尿液“液压透析法”及国际上其他两种方法均可实现尿液小囊泡(vesicles)的有效分离、富集，但都远没有达到纯化的程度。目前尚无报道可以完全清除尿液小囊泡外部所有干扰蛋白，尤其是 T-H 蛋白(THP)。THP 在尿液聚合成几微米长的双螺旋绳索样结构，将很多外泌体包裹其中，在分离外泌体时这些 THP 同时沉淀下来。

目前所有关于尿液外泌体纯化的研究，尽最大努力使 THP 得到清除是不可回避的问题，也是很棘手的难题。THP 是正常人尿液中含量最丰富的蛋白成分，其与尿外泌体共同存在将严重干扰尿小囊泡内部低丰度蛋白的检测与鉴定。用还原(reduction)、烷化(alkylation)、酶解消化(digestion)反应这些蛋白质组学研究中采用的蛋白样本处理方法来纯化富集后的尿液外泌体，即尝试通过适当的还原剂(reduction agent)、烷化剂(alkylation agent)及胰蛋白酶(trypsin)降解尿液外泌体外部干扰蛋白，从而实现尿外泌体的真正纯化，同时为后续的蛋白质组学等技术分析提供基础。

第三节　尿液外泌体的临床应用

虽然外泌体的发现已有 30 多年的历史了，但对尿外泌体的研究却仅有 10 余年，将其应用在肾纤维化诊断方面的研究尚处于起步阶段。有研究者通过对尿外泌体的蛋白质组学分析表明，几乎所有的肾脏固有细胞，如足细胞、近端小管上皮细胞、髓袢升支及降支小管上皮细胞、集合管主细胞和润细胞及泌尿生殖道的其他细胞，如前列腺、膀胱细胞，都可以分泌外泌体进入尿液。通过对尿外泌体的蛋白组学研究分析还发现，尿外泌体携带了母细胞来源的标志蛋白，如足细胞的足糖萼蛋白(podocalyxin，PCX)和肾母细胞瘤基因蛋白-1(Wilm′s tumor，WT-1)，近曲小管的钠氢交换蛋白 3(sodium hydrogen exchanger protein 3，NHE3)和水通道蛋白-1(aquaporins-1，AQP1)，远曲小管的钠氯同向转运体蛋白(Na^{+}-Cl^{-} cotransporter，NCC)和集

合管的AQP2等。

此外，有研究也显示有一部分外泌体来自于泌尿道之外的细胞，这些外泌体经血液循环到达肾脏，经过"跨肾"进入尿液，以尿外泌体的形式排出。和其他体液中的外泌体一样，尿外泌体中除含有蛋白之外，还含有核酸、脂类等。对尿外泌体的RNA质量分析及高通量测序发现，小RNA是尿外泌体RNA中最主要的种类，其中包括miRNA。尿外泌体的双层膜结构，将内载物与外界尿液中蛋白酶、核糖核酸酶相隔绝，稳定地保护了来源细胞的基因、蛋白、抗原及抗体等信息，成为潜在的泌尿道疾病诊治的分子标志物，并可反映泌尿道外母细胞的生理病理状态。

一、尿外泌体在肾纤维化诊断中的应用

目前，国内外学者在肾纤维化尿外泌体标志物方面有以下研究。

1. *外泌体荷载miRNA方面* 对32例做了肾穿刺的慢性肾脏病患者和7名正常人尿标本的研究发现，慢性肾脏病患者尿外泌体中肾纤维化相关miRNA(miR-29及miR-200)水平较健康对照组明显下降，miR-29a和miR-29c可以预测肾小管间质纤维化程度(曲线下面积分别为0.883和0.738)。使用miR-29c和miR-29a区分轻度和中度至重度纤维化的敏感性和特异性分别为93.8%、81.3%与68.8%、81.3%。因此，尿外泌体中miRNA水平可作为肾纤维化诊断的无创性标志物，尿外泌体中miR-29c与肾功能和肾纤维化程度均有相关性，可作为一个新的非侵入性肾纤维化标志物。

2. *外泌体荷载mRNA方面* 有研究分析了肾病患者尿泌体中CD2相关蛋白(CD2-accosiated protein，CD2AP)和突触极蛋白(synaptopodin，SYNPO)mRNA含量，发现SYNPO水平升高而CD2AP mRNA水平降低。并且发现肾病患者尿外泌体中CD2AP mRNA水平随着尿蛋白增加而下降，与肾纤维化程度呈负相关，可反映肾小管间质性纤维化和肾小球硬化症的严重程度。因此，尿外泌体源CD2AP mRNA也可作为肾病患者肾功能及肾纤维化的标志物。

3. *外泌体荷载蛋白方面* 有学者推测肾近曲小管来源外泌体中有肿瘤坏死因子(TNF)超家族细胞因子和受体，并应用LC-MS/MS蛋白质组学法对人近曲小管培养细胞和尿液进行检测，发现在人近曲小管培养细胞释放的外泌体样囊泡中不含TNF超家族细胞因子——肿瘤坏死因子相关的凋亡诱导配体(tumor necrosis factor-related apoptosis-inducing ligand，TRAIL)或TWEAK，但这些囊泡中含有一种TNF受体超家族蛋白——骨保护素(osteoprotegerin，OPG)。在肾小管细胞来源外泌体样囊泡中还发现了其他21种蛋白，包括维生素D结合蛋白(vitamin D binding protein，BDP)，以及12种细胞外基质蛋白类，包括基底膜蛋白Ⅳ型胶原(type Ⅳ collagen，Col Ⅳ)、巢蛋白-1(nidogen-1，NID 1)、集聚蛋白(agrin，AGRN)和纤蛋白-1(fibulin-1，FBLN1)等。慢性肾脏疾病患者比健康志愿者尿中有更多的外泌体源蛋白及外泌体源骨保护素。

4. *外泌体荷载肾纤维化发病机制相关因子方面* 梗阻性肾病是肾纤维化的重要病因及常见研究模型。对肾盂输尿管梗阻的患者研究发现，尿外泌体可用于评价肾功能不全发生风险。与对照组相比，这些患者尿胞外囊泡中含有高水平的上皮细胞钙黏蛋白、转化生长因子、神经-钙黏蛋白和L1细胞黏附分子。尤其是外泌体中促纤维化因子转化生长因子β_1(transforming growth factor beta 1，TGF-β_1)水平与肾小球滤过相关。

二、外泌体在肿瘤诊断中的应用

大量研究发现，肿瘤细胞来源的外泌体中含有大量特异性 miRNA，且生化性能稳定，易于保存，可以作为肿瘤早期诊断的标志物。Madhavan 等对胰腺癌患者血清来源的外泌体研究表明，83％患者的外泌体中 miR-1246、miR-4644、miR-3976 和 miR-4306 表达水平明显上调，然而健康对照组则较少表达。有研究发现，结直肠癌患者血清来源的外泌体中 let-7a、miR-1229、miR-1246、miR-150、miR-21、miR-223 和 miR-23a 的表达水平明显高于健康对照组。Ⅰ期结肠癌患者，miR-23a 和 miR-1246 的表达具有较高的敏感性，分别达到 95％和 90％，手术后它们的表达水平明显下调。肿瘤细胞来源的外泌体中磷脂酰肌醇聚糖-1(glypican-1，GPC1)属于细胞表面蛋白多糖，在外泌体中含量丰富，在患者血清和患癌小鼠体内成功分离出含 GPC1 的外泌体，与健康对照组相比其含量有明显差异。利用蛋白多糖含量的高低，在胰腺癌中还成功区分了早期和晚期肿瘤。此外，含 GPC1 的外泌体还携带特殊的 KRAS 突变基因，可以预测预后和辅助化疗效果。使用表面处理后的金属纳米颗粒可以特异性地识别外泌体，前列腺癌细胞分泌的外泌体表面蛋白能够被这些特异性的纳米颗粒识别，如上皮细胞黏附分子(epithelial cell adhesion molecule，EpCAM)，也可以成为新的肿瘤诊断标志物。

(一)肿瘤细胞分泌的外泌体在肿瘤发展和治疗中的作用

1. *促进肿瘤细胞发展、侵袭和转移* 肿瘤转移是大部分肿瘤治疗失败的主要原因。肿瘤转移是一种过程，这个过程允许肿瘤细胞侵袭某些特定的正常人类器官，形成新的转移灶。肿瘤细胞来源的外泌体能够提供自分泌、旁分泌、内分泌和其他能够促进肿瘤生长的信号，促进肿瘤的侵袭和转移。

结、直肠癌细胞来源的外泌体富含与细胞周期相关的 mRNAs，能够促进内皮细胞增殖，促进肿瘤生长和转移。研究发现，肝癌细胞来源的外泌体通过调节 β 活化激酶-1 及其相关信号通路的表达可以促进肝癌细胞的生长。除肿瘤细胞外，其他细胞(巨噬细胞、人骨髓间充质干细胞、肥大细胞)分泌的外泌体通过调控相应的信号通路，同样可以促进肿瘤细胞增殖。胃肠道间质肿瘤细胞分泌的外泌体通过侵袭细胞间质，可以促进肿瘤细胞的形成。对于外泌体功能的研究发现，处理后的埃博拉病毒分泌的外泌体，能够提高鼻咽癌细胞系的迁移和侵袭，可能与上皮到间质细胞的转化有关(epithelial mesenchymal transition，EMT)。研究表明，肿瘤细胞能够共享一些恶性特征。例如，KRAS 表达特异的结、直肠癌细胞分离的外泌体包含一些肿瘤促进蛋白，包括 KRAS、EGFR、SRC 家族激酶和整联蛋白，可以转移到受体细胞增强侵袭性，进而使受体细胞表达各种类型的 KRAS 基因。

转移前肿瘤细胞会控制局部微环境，使其最有利于迁移和移植，其控制范围甚至会在远端病灶区，这个过程需要肿瘤基质间复杂的相互作用，包括各种细胞间通信。外泌体在肿瘤转移中扮演重要的角色，它们会排出肿瘤抑制相关的 miRNA，如 miR23b，使受体区获得转移特性，促进肿瘤细胞远端转移。黑素瘤细胞分泌的外泌体能够为肿瘤转移创造微环境，增强黑素瘤细胞的迁移能力。此外，肿瘤细胞来源的外泌体能够诱导宿主免疫应答及其表型的转化，在前哨淋巴结中建立一个利于肿瘤的环境。虽然这些现象在不同的肿瘤模型中已经被发现，但是具体的可能机制仍然需要继续探索。

2. *促进肿瘤的血管新生* 肿瘤血管新生主要受缺氧诱导因子家族的调节，肿瘤细胞中供给和消耗氧量的不平衡，使肿瘤细胞处于低氧环境，特别是肿瘤晚期患者，在低氧环境下肿瘤细胞会表现出更强的生长能力，肿瘤细胞在低氧环境下能够分泌更多外泌体，调节肿瘤微环境，促进肿瘤血管新生和转移。缺氧环境能够促进肿瘤细胞分泌外泌体，主要受低氧诱导因子的控制。当乳腺癌细胞在低氧(1％氧含量)和严重缺氧(0.1％氧含量)时，外泌体的获得量分别提高 32.3％±4.8％和 90.9％±7.1％。

外泌体可促进肿瘤血管新生，缓解肿瘤细胞的缺氧状态，然而在缺氧条件下形成的新血管是混乱的、无序的。研究发现，使肿瘤血管系统正常化可以改善化疗效果和肿瘤放射敏感性。因此，抑制外泌体的分泌或转移，可能会抑制或正常化肿瘤血管新生。在临床中，抑制血管新生可以通过调控一些靶向分子基因，如贝伐单抗(bevacizumab，Avastin)。对于结、直肠癌患者和晚期非小细胞肺癌患者，通过使用贝伐单抗使得化疗效果能够更加持久。美国食品和药品监督管理局已经批准，在转移性结、直肠癌和晚期非小细胞肺癌的治疗中可以使用贝伐单抗，并且建议和鼓励阻断肿瘤细胞来源的外泌体对血管新生的促进作用，从而改善肿瘤治疗效果。

3. *肿瘤免疫调节*　肿瘤在发展和转移的过程中，大多数肿瘤细胞受到免疫系统排斥。抑制免疫反应或免疫逃逸对于肿瘤发展至关重要，在这个过程中外泌体充当重要的角色。大多数肿瘤患者存在免疫抑制和免疫缺陷，最近免疫疗法在肿瘤治疗中越来越受到重视，如恶性黑素瘤、肾癌、肝癌甚至是非小细胞肺癌。外泌体的另外一个应用是作为肿瘤疫苗的开发。肿瘤细胞来源的外泌体通常包含一些肿瘤抗原，可以使抗原提呈细胞(antigen presenting cells，APC)激活，包括树突状细胞。Escudier 等在 15 例转移性黑素瘤患者，采用自体树突状细胞来源的外泌体进行治疗，结果显示外泌体没有二级毒性和最大耐受剂量，表明了外泌体的安全性。研究发现，树突状细胞来源的外泌体能够显著增加 NK 细胞的循环数量，且在 50％患者体内上调类分子相关蛋白 NKG2D 的表达，进而增强 NK 细胞的抗肿瘤活性。

另外一个类似的临床研究，在非小细胞肺癌患者的治疗中，应用自体树突状细胞(dendritic cells，DC)来源的外泌体可以运载黑素瘤抗原基因(melanoma antigen gene，MAGE)。这项临床研究表明，外泌体制得的疫苗具有可行性和有效性。对腹水来源的外泌体结合粒细胞-巨噬细胞集落刺激因子(GM-CSF)或单独使用外泌体治疗 40 位结、直肠癌患者，结果发现两种治疗方法都是安全且可行的，因为外泌体结合 GM-CSF 能够诱导 T 淋巴细胞免疫反应。同时研究表明，肿瘤细胞来源的外泌体能够促进免疫抑制。如 OVA(ovalbumin)表达的黑素瘤细胞，包含所有的 OVA 蛋白，能够抑制 OVA 特异性的免疫反应。

肿瘤细胞来源的外泌体可以抑制多种淋巴细胞的免疫反应，也能够通过下调 NKG2D 基因的表达引起免疫逃逸。NKG2D 的下调是由于外泌体递送转化生长因子($TGF\text{-}\beta_1$)到 $CD8^+$ T 细胞或 NK 细胞的结果，各种肿瘤细胞来源的外泌体携带有 NKG2D 配体，这些外泌体能够控制 NKG2D 在 NK 细胞和 $CD8^+$ T 细胞的表达，因此会引起免疫逃逸。虽然很多研究表明，肿瘤细胞分泌的外泌体能抑制特定抗原和非特异性抗肿瘤反应，但其同样能够激活免疫系统。

4. *肿瘤化疗的增敏作用*　外泌体可以增强肿瘤耐药，通过改变肿瘤局部 pH 或信号通路，影响外泌体的分泌，进而提高化疗药物的效果。由于肿瘤细胞来源的外泌体容易靶向肿瘤细胞，可用外泌体投放化疗药物、活性小分子和基因治疗剂。研究发现，表面修饰后的外泌体可靶向肿瘤细胞，同时可以运送多柔比星等药物。应用外泌体投放 miRNA 可以增强肿瘤对化疗药物的敏感性。研究发现，miR-15、miR-16、miR-342 和 anti-miR-221/22 均可增强肿瘤细胞对于他莫昔芬的敏感性，其中过表达 miR-15 和 miR-16 可以恢复表达 bcl-2 抗凋亡基因。

过表达 miR-342 可以增加他莫昔芬诱导的凋亡。吉非替尼在肿瘤治疗时的靶标是 PI3K 通路，miRNA 家族的 Let-7 可抑制这个信号通路，进而增强肿瘤细胞对吉非替尼的敏感性。Anti-miR-135 可以增强肺癌异种移植瘤细胞对紫杉醇的敏感性。miR-34 在肺癌、前列腺癌和胰腺癌等肿瘤中表达较低，可以使用 miR-34 替代疗法，起到对常规化疗药物的增敏作用。

5. *肿瘤治疗中的应用*　外泌体的主要功能就是递送各种生物分子，包括蛋白质、多肽配体、DNA 和 RNAs。当外泌体有计划或有选择性地包裹特殊生物活性分子时，可以用于投放抑癌分子或化疗药物。如人第 10 号染色体缺失的磷酸酶-张力蛋白同源的蛋白（phosphatase and tensin homolog deleted on chromosometen，PTEN，一种肿瘤抑制蛋白），被发现存在于鼠胚胎成纤维细胞和人胚胎肾脏细胞来源的外泌体中。PTEN 能够被受体细胞吞噬并抑制细胞增殖。在遗传工程中，外泌体可以运送自杀式 mRNA 或蛋白质，也可以运送前体药物在肿瘤组织中转化成 5-氟尿嘧啶（5-FU），能够诱导肿瘤细胞凋亡。还有学者发现，修饰后的外泌体能够有效递送 let-7amiRNA 到乳腺癌细胞，使表皮生长因子表达。然而，所有的应用都仅处于实验阶段，外泌体在临床上的应用还需要进一步探索。

肿瘤细胞来源的外泌体含有肿瘤活化分子，这些分子可以引起宿主的免疫反应参与肿瘤治疗。因此，开发靶向性、功能性的外泌体对肿瘤治疗具有深远的意义。在 1989 年，有研究者发现，使用血液提取法，降低血液中外泌体的含量，6/16 患者的肿瘤体积减少 50%以上。研究者设计了一种血液过滤治疗方案，称为自适应亲和力平台技术系统（adaptive dialysis-like affinity platform technology，Aethlon ADAPT），这个系统能够捕获大量的抗体和其他类似物质，如核酸适配体、蛋白配体和外泌体。除了血液净化，质子泵抑制剂（proton pump inhibitors，PPIs）同样能够改善低 pH 条件的肿瘤细胞，在活体内用 PPI 预处理能够减少肿瘤细胞来源的外泌体在血浆中的含量。因此，PPI 很有可能成为抑制肿瘤细胞分泌外泌体的有效方法。

（二）泌尿系统恶性肿瘤中外泌体源性 miRNAs 的诊断与预后意义

前列腺癌细胞外 miRNAs 的研究主要集中在血清与血浆。血液中存在两个有前景的 miRNAs，即 miRNA-141 与 miRNA-375。在转移性前列腺癌患者血浆中，miRNA-141 的水平是健康对照的 46 倍。血浆 miRNA-141 与 miRNA-375 表达水平可区别转移性与非转移性患者，血清 miRNA-141 与 miR-NA-375 表达水平与高 Gleason 评分及阳性淋巴结数目相关。通过从血清中分离外泌体与微囊泡，Bryant 等进一步证明，与无复发患者比较转移性前列腺癌患者的 miRNA-141 与 miRNA-375 表达明显上调，同时研究也显示前列腺癌患者尿沉淀与组织样本细胞内 miRNAs 中的 miRNA-141 表达上调，提示 miRNA-141 作为前列腺癌诊断与预后标志物的潜能。在另一项研究中，研究者在 23 例激素抵抗型前列腺癌患者筛查组中进行了 RNA 测序分析，并在随访组中对 100 例该类患者应用 qRT-PCR 技术进一步评估血浆外泌体源性 miRNAs 作为预后生物标志物的价值。结果在随访组中，miRNA-1290 与 miRNA-375 的高水平和较低的总生存率明显相关（$P<0.004$）。将 miRNA-1290/miRNA-375 与激素抵抗型前列腺癌分期模型中的假设临床预后因子合并后预测性能明显提高，时间依赖性曲线下面积从 0.66 增加到 0.73，提示血浆外泌体源性 miRNA-1290 与 miRNA-375 是激素抵抗型前列腺癌患者具有前景的预后生物学标志物。

miRNAs 水平的上述改变不仅可以发生在前列腺癌患者血清及血浆中，也可能发生在尿液中。有研究报道，墨西哥的前列腺癌患者尿细胞沉淀中证实了 21 个 miRNAs 存在明显的表达变化，miRNA-196b，miRNA-574-3p，let-7b、-7c、-7d、-7e、-7g，miRNA-200b、-149、-20b、-17、-184、-20a、-106a、-671-3p、-148a、-429、-31 和 miRNA-100 表达明显增加，miRNA-150 与 miRNA-328 表达下调，但这些结果仍需要在更大的患者群体中进一步分析。

另一研究为了探讨 miRNAs 作为前列腺癌非侵袭性生物标志物的潜能，对尿样中经芯片及 qRT-PCR 研究证实的前列腺癌组织中明显表达失调的 miRNAs 进行了分析，miRNA-205 与 miRNA-214 表达明显下调，两者联合使用能区别前列腺癌患者与健康对照，敏感性与特异性分别为 89%与 80%。上述结果强调了 miRNA-205 与 miRNA-214 作为前列腺癌患者非侵袭性生物标志物的潜能。

膀胱癌诊断与预后的 miRNAs 标志物研究大部分采用尿液。有研究者在膀胱癌患者尿液中确定了 157 个 miRNAs 的表达图谱，鉴定出 miRNA-126、miRNA-182 与 miRNA-199a 的表达水平明显增加，同时也发现尿液中 miRNA-126 与 miRNA-152 的比值能够检测膀胱癌，敏感性、特异性及曲线下面积分别为 72%、82%及 0.768。另一项研究表明，尿液中的 miRNA-96 与 miRNA-183 在区别膀胱癌与非癌患者方面均具有较高的敏感性与特异性，miRNA-96 分别为 71.0%与 89.2%，miRNA-183 分别为 74.0%与 77.3%。在该研究中与健康对照者比较，膀胱癌患者尿液中 miRNA-96 与 miRNA-183 表达水平明显升高，但术后尿液中上述两种 miRNAs 的表达水平明显降低。此外，miRNA-96 与尿细胞学结合时，可将尿细胞学的敏感性从 43.6%提高到 78.2%，因此 miRNA-96 可以作为一个优良的诊断标志物。Wang 等行尿液离心分离后，分别对膀胱癌患者的尿液沉淀和上清液进行 miRNAs 表达研究，尿液沉淀中 miRNA-200 家族、miRNA-192 及 miRNA-155 低表达，尿液上清液中 miRNA-192 低表达，但 miRNA-155 高表达。该研究的肿瘤组织切除后尿液沉淀中 miRNA-200 家族表达增加。上述研究结果表明，miRNAs 在尿液中作为膀胱癌非侵袭性生物标志物的潜能。

肾细胞癌中关于 miRNAs 的研究主要描述了 miRNAs 在鉴别肿瘤组织与肾实质、肾细胞癌的组织学分类及预后判断方面的重要作用。其中仅一项研究是关于肾细胞癌患者尿液 miRNAs 的检测，miRNA-15a 作为一个肾细胞癌的抑制基因促进凋亡，同时通过与 α 同型蛋白酶 C(PKCα)的紧密结合抑制细胞增殖，PKCα 直接通过分子相互作用抑制 miRNA-15a 的初级转录本 pri-miRNA-15a 的细胞核释放，降低的 PKCα 水平导致 miRNA-15a 表达增加。在活组织检查与尿液样本中，miRNA-15a 上调也可能是一种鉴别透明细胞肾细胞癌与良性肾肿瘤的重要生物标志物。

主要参考文献

Barutta F，Tricarico M，Corbelli A，et al，2013. Urinary exosomal microRNAs in incipient diabetic nephropathy [J]. PLoS One，8(11)：e73798. doi：10.1371/journal.pone.0073798. eCollection 2013.

Bruschi M，Ravera S，Santucci L，et al，2015. The human urinary exosome as a potential metabolic effector cargo [J]. Expert Rev Proteomics，12(4)：425-32. doi：10.1586/14789450.2015.1055324.

Chen CY，Hogan MC，Ward CJ，2013. Purification of exosome-like vesicles from urine[J]. Methods Enzymol，524：225-41. doi：10.1016/B978-0-12-397945-2.00013-5.

Cheng L，Sun X，Scicluna BJ，et al，2014. Characterization and deep sequencing analysis of exosomal and non-exosomal miRNA in human urine[J]. Kidney Int，86(2)：433-44. doi：10.1038/ki.2013.502.

Gudehithlu KP，Garcia-Gomez I，Vernik J，et al，2015. In Diabetic Kidney Disease Urinary Exosomes Better Represent Kidney Specific Protein Alterations Than Whole Urine[J]. Am J Nephrol, 42(6): 418-24. doi: 10.1159/000443539.

Hiemstra TF, Charles PD, Gracia T, et al, 2014. Human urinary exosomes as innate immune effectors[J]. J Am Soc Nephrol, 25(9): 2017-27. doi: 10.1681/ASN.2013101066.

Ho DH, Yi S, Seo H, et al, 2014. Increased DJ-1 in urine exosome of Korean males with Parkinson's disease [J]. Biomed Res Int, 2014: 704678. doi: 10.1155/2014/704678.

Huebner AR, Somparn P, Benjachat T, et al, 2015. Exosomes in urine biomarker discovery[J]. Adv Exp Med Biol, 845: 43-58. doi: 10.1007/978-94-017-9523-4_5.

Li M, Zeringer E, Barta T, et al, 2014. Analysis of the RNA content of the exosomes derived from blood serum and urine and its potential as biomarkers[J]. Philos Trans R Soc Lond B Biol Sci, 369(1652). pii: 20130502. doi: 10.1098/rstb.2013.0502.

McKiernan J, Donovan MJ, O'Neill V, et al, 2016. A novel urine exosome gene expression assay to predict high-grade prostate cancer at Initial biopsy[J]. JAMA Oncol, 2(7): 882-9. doi: 10.1001/jamaoncol.2016.0097.

Principe S, Jones EE, Kim Y, et al, 2013. In-depth proteomic analyses of exosomes isolated from expressed prostatic secretions in urine[J]. Proteomics, 13(10-11): 1667-1671. doi: 10.1002/pmic.201200561.

Prunotto M, Farina A, Lane L, et al, 2013. Proteomic analysis of podocyte exosome-enriched fraction from normal human urine[J]. J Proteomics, 82: 193-229. doi: 10.1016/j.jprot.2013.01.012.

RamachandraRao SP, Matthias MA, Kokoy-Mondragon C, et al, 2015. Proteomic analysis of urine exosomes reveals renal tubule response to leptospiral colonization in experimentally infected rats[J]. PLoS Negl Trop Dis, 9(3): e0003640. doi: 10.1371/journal.pntd.0003640. eCollection 2015 Mar. Erratum in: PLoS Negl Trop Dis. 2015 Apr; 9(4): e0003718. PLoS Negl Trop Dis. 2015 Jun; 9(6): e0003911.